R. BLONDEL

MANUEL

DE

MATIÈRE MÉDICALE

avec 358 figures dans le texte

MANUEL

DE

MATIÈRE MÉDICALE

BIBLIOTHÈQUE DE L'ÉLÈVE ET DU PRATICIEN

Collection publiée dans le format in-18 jésus. Cartonnage-diamant, tranches rouges

---

OUVRAGES PARUS DANS CETTE NOUVELLE ÉDITION :

Histoire de la médecine, d'Hippocrate à Broussais et ses successeurs, par le docteur J.-M. GUARDIA. Un vol. de 600 p. 7 fr.

Manuel pratique de médecine mentale, par le docteur E. RÉGIS, ancien chef de clinique de la Faculté de médecine de Paris à Sainte-Anne, précédé d'une préface de M. B. BALL, professeur de clinique des maladies mentales à la Faculté de médecine de Paris. Un volume de 600 pages avec planches. 7 fr. 50

De la suggestion et de ses applications à la thérapeutique, par le docteur BERNHEIM, professeur à la Faculté de médecine de Nancy. Un volume de 450 pages, avec figures dans le texte. 6 fr.

Manuel pratique de laryngoscopie et de laryngologie, par le docteur G. POYET, ancien interne des hôpitaux de Paris. Un volume de 400 pages, avec figures dans le texte et 24 dessins chromolithographiques hors texte. 7 fr. 50.

Manuel pratique des maladies de l'oreille, par le docteur P. GUERDER. Un volume de 320 pages. 5 fr.

Manuel pratique des maladies des fosses nasales, par le docteur MOURE. Un volume de 300 pages, avec 60 figures et 6 planches hors texte. 5 fr.

Manuel d'ophthalmoscopie, par le docteur A. LANDOLT, directeur du laboratoire d'ophthalmologie à la Sorbonne. Un volume, avec figures dans le texte. 3 fr. 50

Hygiène de la vue, par le docteur G. SOUS (de Bordeaux). Un volume de 350 pages, avec 67 figures. 6 fr.

Manuel d'accouchement et de pathologie puerpérale, par A. CORRE, professeur agrégé d'accouchement à l'École de médecine de Brest. Un volume de 650 pages, avec 80 figures et 4 planches chromolithographiques hors texte. 5 fr.

Traité pratique des maladies des organes sexuels, par le docteur LANGLEBERT. Un volume de 550 pages avec figures. 7 fr.

Manuel clinique de l'analyse des urines, par P. YVON, pharmacien de première classe, ancien interne des hôpitaux de Paris, 2e édition, revue et augmentée. Un volume de 320 pages, avec 37 figures dans le texte et 4 planches hors texte. 6 fr.

Manuel pratique des maladies de la peau, par le docteur F. BERLIOZ, professeur à l'École de médecine de Grenoble. Un volume de 500 pages. 6 fr.

Traité pratique de massage et de gymnastique médicale, par le docteur SCHREIBER, ancien professeur libre à l'Université de Vienne, membre des Sociétés d'hygiène et d'hydrologie de Paris. Un volume de 350 pages avec 117 figures. 7 fr.

Manuel d'hydrothérapie, par le docteur PAUL DELMAS, inspecteur du service hydrothérapique de l'hôpital Sainte-Anne de Bordeaux. Un volume de 600 pages, avec 39 figures, 9 tableaux graphiques et 60 tracés. 6 fr.

Manuel pratique de médecine thermale, par le docteur H. CANDELLÉ, ancien interne des hôpitaux de Paris, membre de la Société d'hydrologie médicale. Un volume de 450 p. 6 fr.

Guide thérapeutique aux eaux minérales et aux bains de mer, par le docteur CAMPARDON, avec une préface de M. Dujardin-Beaumetz. Un volume de 300 pages, 5 fr.

Des vers chez les enfants et des maladies vermineuses, par le docteur Elie GOUBERT, ouvrage couronné (médaille d'or) par la Société protectrice de l'enfance. Un volume de 180 pages, avec 60 figures dans le texte. 4 fr.

Manuel de dissection des régions et des nerfs, par le docteur Charles AUFFRET, professeur d'anatomie et de physiologie à l'École de médecine navale de Brest. Un volume de 47 pages, avec 60 figures originales dans le texte, exécutées pour la plupart d'après les préparations de l'auteur. 7 fr.

Nouveaux éléments d'histologie, par le docteur R. KLEIN, professeur d'anatomie et de physiologie à l'École médicale de Saint-Bartholomew's Hospital de Londres, traduit de l'anglais et augmenté de nombreuses notes, par le docteur G. VARIOT, chef de clinique des Enfants assistés et préparateur des travaux d'histologie à la Faculté de médecine de ..., et précédé d'une préface du professeur ... ROBIN. Un volume de 54 pages, avec 183 figures. 8 fr.

Nouveaux éléments de petite chirurgie, (pansements, bandages et appareils), par le docteur CHAVASSE, professeur agrégé au Val-de-Grâce. Un volume de 900 pages avec 525 figures. 9 fr.

Nouveaux éléments de chirurgie opératoire, par le docteur CHALOT, professeur agrégé à la Faculté de médecine de Montpellier. Un volume de 750 pages avec 450 figures. 8 fr.

Manuel d'Embryologie humaine et comparée, par le docteur Ch. DEBIERRE, professeur agrégé à la Faculté de médecine de Lyon, chef des travaux anatomiques. Un volume de 794 pages, avec 321 figures dans le texte et 8 planches en couleur hors texte. 8 fr.

Manuel pratique de médecine militaire, par le docteur AUDET, médecin-major à l'École spéciale militaire de Saint-Cyr. Un volume de 300 pages, avec planches hors texte. 5 fr.

MANUEL

DE

MATIÈRE MÉDICALE

CONTENANT

LA DESCRIPTION, L'ORIGINE, LA COMPOSITION CHIMIQUE,
L'ACTION PHYSIOLOGIQUE ET L'EMPLOI THÉRAPEUTIQUE
DES SUBSTANCES D'ORIGINE ANIMALE OU VÉGÉTALE,
EMPLOYÉES EN MÉDECINE

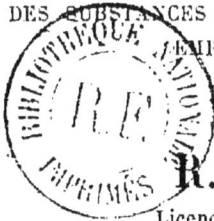

PAR

R. BLONDEL

Licencié ès sciences naturelles,
Préparateur des Travaux pratiques d'Histoire naturelle
à la Faculté de Médecine de Paris,
Membre de la Société de Thérapeutique.

PRÉCÉDÉ D'UNE PRÉFACE

DE

M. DUJARDIN-BEAUMETZ

MEMBRE DE L'ACADÉMIE DE MÉDECINE,
ETC., ETC.

Avec 358 figures dans le texte.

PARIS

OCTAVE DOIN, ÉDITEUR

8, PLACE DE L'ODÉON, 8

—

1887

PRÉFACE

Voici un bon et excellent ouvrage que je suis heureux de présenter au public médical, et qui, malgré son titre modeste de *Manuel*, n'en a pas moins réclamé de son auteur une somme considérable de travail. Pour moi, qui ai suivi pas à pas M. Blondel dans cette œuvre et qui ai assisté aux diverses transformations de l'ouvrage depuis sa première ébauche jusqu'à la forme sous laquelle il se présente aujourd'hui, je puis affirmer que pendant plus de trois ans M. Blondel n'a cessé d'y travailler.

Je crois que ses efforts seront récompensés et que tous ceux qui parcourront ces pages verront combien sont nombreuses et précieuses les indications qui y sont accumulées.

La Matière médicale, il faut bien le dire, est, de la part des médecins et en particulier des élèves en médecine, l'objet d'un dédain injustifié ; ils la considèrent comme ressortissant beaucoup plus à la pharmacie et à la droguerie qu'à la médecine proprement dite et ne la jugent digne ni de leur étude ni de leur attention.

C'est là une profonde erreur contre laquelle on ne saurait trop réagir. Le premier devoir du soldat n'est-il pas de connaître l'arme qu'on met entre ses mains ? Ne lui en indique-t-on pas le mécanisme ? N'est-ce pas même là le premier enseignement qu'il reçoit à son entrée au service ? Pourquoi n'en serait-il pas de même pour le médecin ? Peut-il ignorer l'origine des substances qu'il ordonne journellement ? Peut-il en ignorer la provenance ? Peut-il en ignorer la composition ? Faudra-t-il qu'aux questions que lui posera le patient sur la substance administrée, il soit incapable de répondre et que, sur ce point particulier, la moindre garde-malade en sache plus long que lui ? — Mais cette ignorance a encore d'autres inconvénients bien plus sérieux et sur lesquels on me permettra d'insister.

Ne possédant que des notions vagues et incertaines sur la Matière médicale, peu habitué par la pratique hospitalière à mettre de la rigueur dans ses prescriptions pharmaceutiques, mal habile à formuler, le jeune médecin, au début de sa carrière, redoutant de commettre quelque erreur, s'aban-

donne entièrement à la spécialité pharmaceutique.
Cette dernière devient par suite de plus en plus
prépondérante ; aussi le nombre des pharmaciens
qui, imbus des vieilles et saines doctrines, se faisaient un devoir de préparer ou de faire préparer
sous leurs yeux les ordonnances qui leur étaient
soumises, se fait-il de plus en plus rare, et ceux-ci
poussent-ils le cri d'alarme en répétant : « La pharmacie se meurt! la pharmacie est morte! »

Mais le médecin lui-même est frappé plus directement encore : car le client, sachant où trouver le médicament spécialisé, a recours directement à lui sans
réclamer de nouveau le conseil de son médecin.

Dans ce livre, l'élève, comme le praticien, trouvera toutes les notions utiles à connaître sur les
différents médicaments qu'il prescrit. Cet ouvrage
lui fournira la description botanique de la plante,
sa composition chimique et même l'action physiologique et l'emploi thérapeutique des différentes
parties qui la constituent. L'ordre suivi dans cet
ouvrage est celui des familles végétales, adopté par le
Droguier de la Faculté. Encore ici, et même à ce
point de vue spécial, ce livre est appelé à rendre de
grands services aux élèves, et leur permettra de
subir sans échec cette partie des examens si redou-
tée jusqu'ici, et connue sous le nom d'*examen des
bocaux*.

Le seul reproche qu'on puisse faire à ce manuel de Matière médicale, c'est qu'il conserve la description de quelques substances médicamenteuses aujourd'hui tombées dans l'oubli : mais, comme le fait remarquer M. Blondel dans son avant-propos, le Droguier de la Faculté représente notre arsenal thérapeutique, et, comme tout arsenal, il renferme les armes d'aujourd'hui et celles d'autrefois.

Cette grandeur et cette décadence des divers agents thérapeutiques ne doivent pas nous faire abandonner l'étude de la Matière médicale. Si la chimie est parvenue à créer aujourd'hui de toutes pièces de puissantes substances médicamenteuses, la nature n'en fournit pas moins tous les jours des végétaux utiles à l'art de guérir, et plus nous pénétrerons dans les continents ignorés, plus la moisson sera abondante, plus le butin sera précieux.

Les ouvrages sur la Matière médicale sont d'ailleurs rares en France et même à l'étranger. Presque tous ont été rédigés dans un but spécial, plutôt pharmaceutique que médical. Celui-ci au contraire s'adresse plus particulièrement aux médecins et aux élèves en médecine, et résume tout ce qu'il leur est nécessaire de connaître sur les différentes substances médicamenteuses. — Ce n'est pas à dire que les pharmaciens et les élèves en pharmacie n'y puissent trouver un grand nombre de no-

tions précieuses. S'ils savent d'ordinaire mieux que
le médecin la provenance des médicaments qu'ils
délivrent, ils ont tout avantage à en mieux connaître la puissance et le mode d'action, et le fossé
créé malencontreusement par l'orgueil profesionnel
entre deux sciences inséparables, devra être comblé
par des livres de ce genre, apportant le trait d'u-
nion, et renfermant à la fois chacune des parties
que les uns ou les autres négligent le plus habituellement.

Je ne veux pas terminer cette courte introduction sans adresser mes vives félicitations à M. Blondel, sans lui dire quel intérêt j'ai pris à la lecture
de son travail, et sans lui souhaiter le succès que
méritent de pareils efforts.

DUJARDIN-BEAUMETZ.

AVANT-PROPOS

Ce livre n'a pas d'autre prétention que de faciliter aux praticiens et aux étudiants en médecine la connaissance des principales substances d'origine animale ou végétale, dont on fait usage aujourd'hui en thérapeutique.

Ils y trouveront, outre l'indication des caractères extérieurs et anatomiques de chacune de ces substances, une description rapide de la plante ou de l'animal qui les fournissent, la liste des principes actifs qu'elles renferment, les principaux effets physiologiques qu'elles produisent, et les circonstances pathologiques les plus communes dans lesquelles il convient de les administrer.

Pour faciliter la lecture de la partie purement descriptive dans les salles où se trouvent les collections, c'est-à-dire le livre à la main, ces **Descriptions** ont été imprimées en caractères plus gros, fatiguant moins la vue. — Il en est de même des alinéas intitulés **Diagnose**, qui terminent la plupart des articles, et où les caractères des substances avec lesquelles on risque le plus de confondre celle que l'on étudie, ont été brièvement rappelés. Plusieurs de ces rapprochements paraîtront sans doute puérils à ceux qui sont en état de ne plus commettre de semblables méprises ; outre que nous n'écrivons pas pour ceux qui savent, mais pour ceux qui veulent apprendre ou se souvenir, l'expérience nous a montré que la plupart des élèves étaient obligés de rédiger pour eux-mêmes des sortes de tableaux ou de mementos du même genre, et nous avons cherché à leur éviter cette perte de temps en leur présentant le travail tout préparé.

Dans cette partie descriptive nous avons surtout fait œuvre personnelle, laissant de côté les formules anciennes, et recherchant sur une grande masse d'échantillons, comme sur les types de choix, les caractères extérieurs les plus frappants, les plus faciles a observer, qui permettent d'arriver à la détermination immédiate de la drogue, réservant l'emploi du microscope comme un excellent procédé de contrôle, mais dont l'application demande un certain temps et l'emploi d'un matériel relativement compliqué.

L'histoire naturelle, chimique et thérapeutique de chaque substance a été rédigée d'une façon plus brève et imprimée en caractères plus fins, plutôt en rapport avec le travail de cabinet, à tête reposée.

Ici nous n'avons pas voulu autre chose que préparer le lecteur à l'étude des traités classiques spéciaux, où il trouvera de beaucoup plus amples renseignements, pour peu qu'il veuille ou qu'il doive pousser plus loin ses recherches. A cet effet, nous nous sommes adressé aux meilleurs et aux plus récents de ces ouvrages, dont on retrouvera ici l'esprit et les conclusions importantes, ce qui peut-être rendra l'étude de ceux-ci plus facile et plus profitable, en permettant au lecteur, lorsqu'il les ouvrira, d'y entrer, en quelque sorte, de plein pied et comme en pays connu.

Pour la partie botanique, en particulier, notre voie était toute tracée. La récente publication du *Traité de Botanique Médicale* de notre vénéré maître M. le professeur Baillon, a mis entre les mains des élèves un livre d'une grande clarté, où ils trouveront, exposés avec cette méthode et dans cette langue admirables dont son auteur a le secret, non seulement les caractères organiques et les rapports taxonomiques de toutes les plantes dont la connaissance importe au médecin, mais aussi les larges et puissantes idées du maître sur les affinités des groupes naturels des plantes et sur leur enchaînements, — idées plus développées d'autre part dans un ouvrage colossal, qui restera comme un monument de la Botanique française à notre époque, l'*Histoire des Plantes*.

C'est dans ces deux livres qu'il faut désormais étudier la Botanique médicale et générale, si l'on est réellement animé du désir de la connaître ; c'est là que nous renverrons le lecteur presque à chacune de nos pages, comme à la source à laquelle nous avons toujours puisé nous-même.

Les ouvrages de Guibourt et de Planchon, de Bentley et Trimen, de Berg et Schmidt, de Flückiger et Hanbury, de J. de Lanessan, de Cauvet, pour l'origine des Drogues et la distinction de leurs variétés commerciales, — le Dictionnaire de Würtz, l'ouvrage déjà cité de Flückiger, les Revues de Pharmacie, pour la partie chimique, — les ouvrages de Rabuteau, de Dujardin-Beaumetz, de Nothnagel et Rossbach, sans parler des Traités classiques et plus anciens de Trousseau et Pidoux ou de Gubler, pour la partie thérapeutique, l'excellent livre de Cazin pour les plantes médicinales indigènes, — tels sont les meilleurs ouvrages spéciaux auxquels le lecteur pourra se reporter dès qu'il voudra étudier plus profondément une des questions qu'il trouvera indiquées ici.

Pour l'histoire thérapeutique de ces substances, partie capitale selon nous, puisqu'elle est la vraie raison de l'introduction de ces études dans le cadre des sciences médicales, le travail, pour être complet, aurait été énorme, et les dimensions même de ce livre, bien avant notre courage, s'y seraient opposées. Aussi avons-nous dû suivre une méthode un peu différente de celle des ouvrages classiques, et, au lieu de donner une énumération complète de symptômes, aller droit au fait capital, au centre d'action physiologique, lorsqu'il était connu, pour en faire découler les symptômes secondaires comme autant de conséquences, dès lors faciles à concevoir.

Le but que nous nous sommes proposé a donc été simplement de grouper toutes ces notices dans un même article, à côté de la description de la drogue qui a été le point de départ des recherches particulières dans chacune de ces diverses directions.

Quant à la liste des substances passées en revue dans ce livre, nous n'avons pas cru pouvoir mieux choisir que d'adopter celle des Drogues qui figurent dans la collection officielle de la Faculté, et dont la connaissance est

exigée des Etudiants pour le 1er examen du Doctorat.
D'aucuns l'auraient peut-être souhaitée plus complète à
certains égards, plus brève à d'autres, en particulier au
sujet de certaines substances dont on ne fait plus guère
usage aujourd'hui. Il ne faut toutefois pas perdre de vue
que le rôle officiel et didactique de cette collection est
impossible à concilier avec l'instabilité de la vogue, qui
chaque jour se porte sur une substance pour la rejeter
ensuite, et plus tard y revenir. D'autre part, comme collection d'étude, le Droguier doit représenter, en quelque
sorte, l'arsenal de notre thérapeutique, et, comme dans
tout arsenal, on y trouvera, à côté des armes dont on fait
couramment usage aujourd'hui, celles plus anciennes,
peut-être simplement démodées, avec lesquelles nos
pères ont su bien faire.

En terminant, il est de notre devoir d'adresser ici nos
remerciements à tous ceux qui, d'une façon directe ou
indirecte, nous ont encouragé dans ce travail ou
nous en ont facilité l'exécution, en particulier à
M. Dujardin-Beaumetz, dont les conseils nous ont été
extrêmement précieux, — à M. le professeur Planchon,
grâce auquel il nous a été permis de faire une
étude aussi complète que possible des échantillons
des collections de l'Ecole de Pharmacie, — à M. Poisson,
à qui nous devons d'avoir pu consulter les collections
du Muséum; — à MM. Moniez, professeur à la Faculté
de Lille, et Valser, professeur à l'École de Reims,
qui ont bien voulu accepter de revoir nos épreuves,
M. Moniez pour la partie zoologique, M. Valser pour
la partie chimique, — à M. le professeur Pouchet, notre
premier maître, et à M. Beauregard, aide naturaliste au

Muséum, qui ont bien voulu nous communiquer sur plusieurs points particuliers, leurs recherches encore inédites, — à M. E. Genevoix, directeur de la Pharmacie centrale de France, qui nous a ouvert toutes grandes les portes de son magnifique établissement, pour l'étude des différentes formes commerciales, et chez qui nous avons pu choisir les échantillons typiques d'après lesquels ont été établies nos descriptions et nos planches, — à MM. le Perdriel et A. Genevoix, à MM. Alland et Robert, négociants en drogues, à qui nous devons plusieurs renseignements importants, — à M. Oberlin, dessinateur, qui a su reproduire et mettre en relief avec une grande habileté les caractères extérieurs, souvent délicats, des racines et des feuilles que l'on trouvera figurées dans ce livre. Je ne dois pas oublier mon éditeur et ami, M. Doin, qui a déjà beaucoup fait pour les sciences naturelles médicales, et n'a reculé devant aucun sacrifice pour mener à bien l'exécution de cet ouvrage.

                                                    R. B.

Paris, 25 juin 1887.

ADDENDA ET CORRIGENDA

Page 15. Après l'alinéa usages, ajoutez :

Le *Kéfyr*, qui est également un lait fermenté, est obtenu en Russie (Caucase) avec le lait de vache, dans lequel le dédoublement de la *lactose* en alcool et acide carbonique est obtenu au moyen de corpuscules nommés *graines de Kéfyr,* que l'on sème à la surface du liquide, et qui sont formés d'amas d'un *Saccharomycète,* le *Dispora caucasica.* Le *Kéfyr* est beaucoup moins riche en alcool que le *Koumyss* (0,60 à 1,50 p. 1000). — Enfin en ajoutant au lait (1 litre) du sucre de canne (10 gr.) et de la *levure haute* (4 gr.), et enfermant le tout dans une bouteille bien bouchée, on obtient un liquide désigné sous le nom de *Lait de Champagne,* renfermant 1 p. 100 d'alcool, très agréable au goût, et parfaitement supporté par les malades, chez lesquels il permet, comme le *Koumyss,* d'établir une transition entre l'alcoolisme chronique et le régime lacté. On a employé également cette liqueur dans certaines formes torpides de la tuberculose. (Voy. Dujardin-Beaumetz. *Hygiène thérapeutique,* 1887, p. 43.)

P. 27, ligne 23. La plupart *de* temps, *lisez : du* temps.

P. 27, ligne 35. *Piapisme, lisez : Priapisme.*

P. 49, ligne 11. *Trois* alcaloïdes, *lisez : deux* alcaloïdes.

P. 54, 14ᵉ ligne... un *nucelle, lisez :* une *amande.*

P. 62, ligne 6. Une certaine âcreté en plus, *lisez :* moins d'âcreté.

P. 64, après l'alinéa Botanique, ajoutez :

On connaît aujourd'hui un *Illicium* à fleurs rouges, dont le fruit, doué d'un arome très délicat, peut être substitué sans inconvénients, sinon avec avantage, à celui de l'*I. anasitum* dans tous ses emplois, différant en ceci des fruits des *I. religiosum* et *I. parviflorum*, à saveur âcre, et inutilisables en médecine et dans l'industrie. C'est l'*I. Cambodieuse*, arbuste très abondant au Cambodge.

P. 69, note, 2ᵉ ligne. 8 carpelles, *lisez :* ∞ carpelles.

P. 79, Description, 12ᵉ ligne. Le *nucelle, lisez : l'amande.*

P. 92, note 2, 6ᵉ ligne avant la fin. *Apicole, lisez : apicale.*

P. 93. *Les gommes du Sénégal les plus estimées...*

Des renseignements plus précis qui nous sont parvenus au cours du tirage, nous permettent de donner une classification plus exacte des Gommes du Sénégal du commerce, au lieu de celle de Soubeiran (la plus récente en date), que nous avions reproduite dans cet article et qui est erronée sur plusieurs points.

Les *Gommes du Sénégal* se divisent en deux catégories :

Celles qui sont récoltées vers l'embouchure du fleuve sont *plus dures*, et en morceaux plus volumineux, blancs ou rosés, résistant mieux au transport, et donnant par conséquent moins de débris ou de miettes (*grabeaux* en terme commercial : ici 15 p. 100); ce sont les gommes dites du *bas-du-fleuve* ou *Gommes dures*, les plus estimées de toutes. Elles arrivent des pays avoisinant l'une et l'autre rives, et se concentrent sur trois points : Podor, Dagana et Cayor. Celles de Podor, qui renferment environ 40 p. 100 de beaux morceaux blancs, sont les plus recherchées: celles de Cayor, bien moins estimées, ne renferment que 5 à 10 p. 100 de gomme blanche ; la plus grande partie des fragments sont noirs et sales.

Les gommes récoltées dans les pays avoisinant le fleuve entre sa source et le milieu de son parcours (Bakel), sont dites *Gommes du haut du fleuve*, ou *Gommes tendres*, ou *Gommes Galam*. Elles sont moins estimées en général, parce que leur moins grande dureté fait qu'une bonne partie des morceaux se brisent pendant le transport et se réduisent en miettes (*grabeaux*). On en connaît plusieurs sortes : *Médine* (les meilleures), *Bakel*, *Salabreida* (blanches, vertes ou rouges, 90 p. 100 de *grabeaux*), et enfin une sorte assez dure, d'un bel aspect, qui tient le milieu entre les gommes du haut et du bas du fleuve, la *Gomme Tebekou*, avec ses 2 variétés : *Tebekou dur* et *Tebekou Galamé*. Toutes ces gommes donnent un mucilage qui noircit peu à peu par l'exposition à l'air. Certaines *Salabreida* très blanches, friables, craquelées profondément, ressemblent à s'y méprendre à la *Gomme arabique*, et se vendent couramment comme telle.

P. 95, 1re ligne. *Pour une même région, ajoutez :*

Quoi qu'il en soit, la production de la gomme paraît en rapport très constant avec les crues du fleuve. Pendant l'inondation, au dire des marchands, une sève abondante et très aqueuse gonfle les arbres. Lorsque le fleuve se retire, laissant la place à une sécheresse absolue qu'accroît encore le vent d'Est, l'écorce des arbres éclate et la sève desséchée sur les fissures constitue la *gomme.* Si l'inondation est insuffisante, ou que le vent du désert souffle médiocrement, les jeunes arbres, à écorce tendre, éclatent seuls et fournissent leur suc au commerce : les vieux arbres, à écorce plus dure, restent intacts, et la récolte est mauvaise.

Les *Acacia* sont effectivement très souvent piqués par les insectes : mais il s'écoule par ces piqûres un suc noir mêlé de poudre de bois, qui se solidifie en plaques mamelonnées et poreuses : ce sont les *marrons* que l'on trouve mêlés aux mauvaises gommes.

P. 96, Reporter la note 1 au bas de la page 95.

P. 101, 1re ligne. *Gamosépale, lisez : Gamopétale.*

P. 115, article Botanique, 4e ligne. *C. pubifera, lisez : C. pubiflora.*

P. 158, ligne 4. Coque mince, *lisez :* membrane mince.

P. 160, Diagnose, ligne 6. Le *nucelle, lisez : l'embryon.*

P. 161, note 1. Lorsque le nucelle est encore revêtu de ses deux téguments, il constitue, *lisez :* lorsque la graine est encore pourvue de ses deux téguments, elle constitue.

P. 204, note 2, 2e ligne. *Cassitha, lisez : Cassytha.* — Même note, 3e ligne. Filets *pourvues, lisez : pourvus.* — Même note, avant-dernière ligne. *Cryptogarycées, lisez : Cryptocaryées.*

P. 231, note 2, 2e ligne. *Panataze, lisez : Panatage.*

P. 234, alinéa Botanique, ligne 11. Au lieu de *quartiers d'orange, lisez : quartiers de sphère.*

P. 234, note 1, dernier paragraphe. Au lieu de *Hébiscées, lisez : Hibiscées ;* au lieu de *Buettniricées, Buettnériées.*

P. 245, 6e ligne. *Recouvrant les cinq étamines, lisez :* recouvrant *une* des étamines.

P. 252, 7e ligne en partant du bas de la page (par. *ramex*), *lisez : rameux.*

P. 271, note 1, 4e ligne. *Cellules sécrétoires, lisez : sécrétrices.*

P. 277, ligne 19. Le même antagonisme s'observe *avec la musca-rine*, lisez : *entre la muscarine* et *l'atropine*.

P. 307, CHIMIE, 2e alinéa. *L'hygrine*, etc., *ajoutez :* on lui a cependant attribué, plus récemment, des propriétés convulsi-vantes.

P. 264, note 1, le 2e alinéa représente la note 2, dont le chiffre est tombé pendant le tirage.

P. 373. Même observation.

P. 376. Même observation.

P. 382, note, 1re ligne. *Benghalens, lisez : Benghalensis.*

P. 391, note 1, 3e ligne. *Les* $^2/_4$**,** *lisez :* les $^3/_4$.

P. 403, 3e paragraphe, dernière ligne. Le glucose... provien-drait de glucosides accompagnant le tannin impur, et *étranger* à sa constitution... *lisez : étrangers.*

P. 415, note 2. A cette saveur, se joint *à celles* de la cannelle, *lisez : celle* de la cannelle.

P. 431, 8e ligne. Ce *nucelle, lisez :* cette *amande.*

P. 436, note 1, par. 2, ligne 2. *Cicuta varosa, lisez : virosa.*

P. 442, note 1, dernière ligne. *Apigéine, lisez : Apigénine.*

P. 465, article PHYSIOLOGIE ET THÉRAPEUTIQUE : avant-dernière ligne. Pour *marquer* la saveur désagréable, *lisez :* pour *masquer.*

P. 479, formule du *Sirop de Desessard.*

Eau de fleurs d'oranger } 750 gr. *lisez :* àà 750.
Vin blanc

P. 510, BOTANIQUE, 3e paragraphe, 2e ligne. *Maritiana, lisez : Mauritiana.*

P. 553, CHIMIE, 4e ligne. Cette *graine, lisez :* cette *écorce.*

P. 607, ligne 10. La Digitaline des Allemands *renferme, lisez : est.*

P. 642. La note 3 sur les *Clusiacées,* doit être reportée p. 646.

P. 648. 207. BENJOIN, *lisez :* 209. BENJOIN.

P. 690, note, 1re ligne. Au nombre de 9, *lisez :* au nombre de 3.

P. 711, formule des *Pilules de Coloquinte composées.* Au lieu d'*Aloès des Barbares, lisez : Aloès des Barbades.*

P. 797, ligne 20. Colorant en violet, persels de fer, *lisez : les* persels de fer.

P. 807, note 1, ligne 7, le Codex, *lisez : l'ancien Codex.*

P. 863, DESCRIPTION, 2ᵉ ligne. *Capsule, lisez : baie.*

P. 908, note, ligne 9. *Zorysiées, lisez : Zoysiées.*

P. 916. Tableau. Masses *irrégulière* (!), masses... *petits* (!) *mammelonnées* (!) : le mot POUDRES, placé devant la première accolade, à gauche, doit être supprimé.

P. 921. Légende de la figure 334 : *Vepidium felix mos, lisez : Aspidium filix mas.*

P. 936, note, ligne 9. *Basidionus cités, lisez : Basidiomycètes;* ligne 14. *Saprolynées, lisez : Saprolégniées; Trychophytés, lisez : Trichophytés.*

INDEX[1]

ZOOLOGIE

Mammifères.

1. Castoreum.   1

Sécrété par une paire de glandes débouchant dans la gaine
préputiale du *Castor Fiber* (*Rongeur*). — Huile essentielle et
résine. — Antispasmodique.

2. Musc.   5

Sécrété dans une poche située à la région abdominale, entre le
nombril et l'ouverture du prépuce, du *Moschus moschiferus* (*Artiodactyle Ruminant*). — Huile volatile, résine, etc. — Antispasmodique.

3. Corne de cerf râpée.   10

Corne de cerf : production osseuse de nature dermique, implantée
sur le frontal, mais sans rapport d'origine avec cet os. — *Cervus
Elaphus* (*Artiodactyle Ruminant*). — Phosphate de chaux, gélatine. — Sert à fabriquer des gelées alimentaires. Calcinée, entre
dans la *Décoction blanche de Sydenham*.

4. Sucre de lait.   12

Obtenu par concentration du petit lait. Prend naissance dans la
mamelle par l'action d'un ferment lactogène, aux dépens de la
glucose du sang ; abondant surtout dans le lait de jument ; extrait
industriellement du lait de la vache *Bos taurus* (*Artiodactyle
Ruminant*). — *Lactose* ou *Galactose*. — Dragées médicinales, granules, etc. Koumiss, Képhyr, Lait de Champagne.

---

[1] Les substances dont le nom est suivi des initiales N. C. ont été rayées de la
dernière édition du *Codex Médicamentarius* (1884).

pendant la ponte, anneau dont l'animal se retire ensuite à reculons et qui se referme aux deux extrémités comme une bourse. *Hirudo medicinalis* (*Annélide Discophore* : *Gnathobdellidés*). — Albumine desséchée. — Sans applications médicales.

Spongiaires.

a. Lames de tissu d'éponge imbibées de cire fondue et écrasées à chaud entre des plaques de fer. — *b*. Cylindres de tissu spongieux comprimés fortement par l'enroulement d'une cordelette. *Spongia usitatissima* (*Fibro-Spongiaires*). — Matières cornées (albuminoïdes). — Sert à dilater par son gonflement les cavités naturelles ou artificielles, fistules, etc.

BOTANIQUE

Renonculacées.

Se compose de la racine vraie et de racines adventives nées à la base de bourgeons, inférieurs de la tige, et destinées au développement des différents axes aériens annuels; on emploie de préférence la racine surmontée d'un bourgeon, encore gonflée des sucs devant servir au développement de celui-ci en tige. — *Delphinium napellus* (*Aquilégiées*). — *Aconitine, napelline* (alcaloïdes); *acide aconitique*. — Toxique : paralyse le système grand sympathique et les plaques terminales motrices dans les muscles. Antinévralgique, décongestionnant. Névralgies faciales, angines, pneumonie.

Delphinium Napellus. — *Aconitine*. — Inactives à l'état sec.

Delphinium Staphysagria (*Aquilégiées irrégulières*). — *Delphinine, Staphisine, Staphysagrine*. — Toxique : détruit le pouvoir excito-moteur de la moelle. A l'intérieur, éméto-cathartique violent (inusité); à l'extérieur, parasiticide.

Helleborus niger et souvent aussi *H. viridis* (*Aquilégiées*). —

Elléborcine, elléborine (Glucosides), *Acide aconitique*. — Toxique. Paralysant (?). Eméto-cathartique et drastique violent, employé rarement dans le rhumatisme et l'hydropysie.

Magnoliacées.

17. Badiane ou **Anis étoilé.** 61

Fruit multiple, à 8 capsules monospermes, récurvées, s'ouvrant en follicules. *Illicium anisatum, I. cambodiense (Illiciées)*. — Huile essentielle. — Stomachique, digestif, tonique : substituée à l'anis vert, dont elle n'a point l'âcreté. Liqueurs. Anisette de Bordeaux, Absinthe.

18. Ecorce de Cannelle blanche. 65

A remplacé l'*Ecorce de Winter. Canella alba (Canellées)*. — Huile volatile, principe amer, sucre. — Tonique, digestive, anti-scorbutique. Vin diurétique amer de la Charité.

Rosacées.

19. Roses de Provins. 68

Pétales de la *Rosa gallica (Rosées)*. — *Quercitrin, Acide gallique, Acide quercitannique*, etc. — Astringent. — Collyres, miel rosat, conserve de roses (pour pilules), etc.

20. Kousso. 70

Inflorescences (grappes de cymes ramifiées) de l'*Hagenia abyssinica (Agrimoniées)* : l'inflorescence femelle est la plus commune. — *Koussine* ou *Kosine*, résine, huile essentielle, tannin. — Tœnifuge.

21. Rhizome de Fraisier. 74

Fragaria vesca (Fragariées). — *Tannin, acide gallique*. — Astringent.

22. Rhizome de Tormentille. 77

Potentilla Tormentilla (Fragariées). — *Rouge de Tormentille, Acide quinovique, Rouge quinovique*. — Astringent.

23. Amandes douces. 79

Prunus Amygdalus, var. α *dulcis (Prunées)*. — Huile, *Emulsine, amandine*. — Lait d'amandes. Huile contre brûlures, affections de la peau, maux d'oreille, etc.

24. Amandes amères. 81

Prunus amygdalus, var. β *amara (Prunées)*. — Huile. *Emulsine* et *amygdaline* (glucoside), donnant par décomposition réciproque, en présence de l'eau, de l'*hydrure de benzoïle*, de l'*acide cyanhydrique* et du sucre. — Toxique : paralyse le bulbe et asphyxie les globules sanguins ; effets de l'acide cyanhydrique. — Antispasmodique : asthme, coqueluche. Loochs, orgeat, etc.

Légumineuses Mimosées.

Légumineuses Cœsalpiniées.

Légumineuses Papilionacées.

tielle, amidon. — Tonique et stimulante comme la *C. de Ceylan*. mais moins estimée.

Myristicacées.

plaques de fer chauffées. — Divers glycérides, parmi lesquels la *Myristine* : 6 p. 100 d'huile essentielle. — Stimulant : employé à l'extérieur seulement.

Ménispermacées.

59. Racine de Colombo.   169
Rondelles coupées dans la racine du *Chasmanthera palmata*. — Principes actifs : *Berbérine, Colombine, Acide Colombique* : jamais de tannin. — Amer non astringent, apéritif, eupeptique et tonique. Vin de Colombo.

60. Coque du Levant.
Drupe du *Menispermum Cocculus*. — *Picrotoxine*, principe actif de la drogue, regardée avec doute comme un alcaloïde : *Ménispermine* et *Paraménispermine*, alcaloïdes véritables, peu toxiques. — Poison violent du système nerveux, déterminant une sorte de paralysie totale, analogue à la catalepsie. Employée rarement, comme parasiticide ou pour empoisonner le poisson.

Berbéridacées.

61. Rhizome de Podophylle.   175
Podophyllum peltatum.. — *Podophylline* (résine amorphe, jaunâtre, probablement complexe). — Purgatif doux, employé contre la constipation, surnommé le Calomel végétal.

Papavéracées.

62. Opium de Smyrne.   180
Latex concreté, provenant d'incisions pratiquées sur la capsule du *Papaver somniferum album*, variété *glabra*. — Alcaloïdes nombreux : *morphine* (10 p. 100 en moyenne), *codéine, narcéine*, etc., unis à l'*acide méconique* et à l'*acide lactique* : ne doit renfermer ni amidon ni tannin. — Poison du système nerveux, stimulant d'abord, puis déprimant l'excitabilité musculaire, paralysant les vaso-constricteurs, et amenant la congestion des centres ; anexosmotique. Très employé comme soporifique, analgésique, anti-catarrhal (diarrhée, bronchite). Préparations officinales nombreuses : *Extrait thébaïque, Laudanum de Sydenham, Laudanum de Rousseau, Elixir parégorique, Sirop diacode, Poudre de Dower, Pilules de Cynoglosse, Diascordium, Thériaque*, etc.

Crucifères.

tylédons renferment de la *Sinigrine* (ou *Myronate de potasse*) et un ferment albuminoïde, la *Myrosine* : celles-ci, mises en présence au contact de l'eau, au-dessous de 50º, donnent, entre autres produits de réaction, du *Sulfocyanure d'allyle* ou *Essence de moutarde*. — La farine sert à préparer des cataplasmes rubéfiants (*sinapismes*), des bains, des pédiluves, etc.

71. Graines de Moutarde blanche.   210

Brassica alba.— Les téguments donnent un abondant mucilage. L'embryon renferme de la *Sinalbine* et de la *Myrosine*, réagissant l'une sur l'autre, en présence de l'eau au-dessous de 50º, et donnant ainsi naissance à du *Sulfocyanure d'acrinyle*. — S'emploient entières, ingérées avant le repas, comme émollientes, en raison de leur mucilage, dans les dyspepsies.

Saxifragacées.

72. Styrax liquide.   212

Baume obtenu en faisant bouillir dans l'eau les copeaux râclés sur l'écorce interne du *Liquidambar orientalis*. — Renferme une résine, une huile essentielle (*Styrol*), de la *Styracine* et de l'*Acide cinnamique*. — Anticatarrhal : topique stimulant. *Onguent de Styrax*.

Pipéracées.

73. Poivre noir.   215

Baies desséchées du *Piper nigrum*. — Résine, huile essentielle, et *Pipéridine* (alcaloïde). — Stimulant gastrique.

74. Poivre blanc. N. C.   220

Poivre noir dépouillé, par macération dans l'eau, puis frottement, de son tégument superficiel (*épicarpe* et partie du *mésocarpe*). — Moins actif que le *Poivre noir*.

75. Poivre long.   221

Fruit composé (épi de baies monospermes) du *Piper longum* et du *Piper officinarum*. — Mêmes principes que le *Poivre noir*. — Inusité aujourd'hui.

76. Cubèbe.   223

Baie fortement étirée à la base (faussement pédonculée) du *Piper Cubeba*. — Huile volatile, *Camphre de Cubèbe*, résine, *Cubébine*. — Stimulant gastrique, anticatarrhal (*et anti-blennorrhagique*.

Ternstroemiacées.

Cistacées.

Violacées

Rutacées.

alcaloïdes, la *Cocaïne* et l'*Hygrine*. — Aliment d'épargne, stimulant et tonique. Anesthésiant local très puissant.

Polygalacées.

Rhizome et racines du *Polygola Sénéga*. — *Sénégine* (peut être identique à la *Saponine*). — Stimulant, incisif, vomitif à haute dose.

Provient de divers *Krameria*, selon les sortes, en particulier du *Krameria triandra*. — *Acide Ratanhia-Tannique*. — Astringent et tonique puissant. Employé contre la diarrhée et les catarrhes.

Euphorbiacées.

Latex desséché (gomme-résine) de l'*Euphorbia resinifera*. — Mucilage, résine âcre et *Euphorbone*. — Purgatif hydragogue violent : révulsif énergique. Inusité.

Euphorbia Lathyris. — Huile âcre (40 p. 100), principe drastique inconnu. — Purgatif violent.

Ricinus communis. — Huile (40 à 46 p. 100), résine brune ; principe actif inconnu. — Purgatif drastique léger.

Pulpe écrasée, lavée, séchée, puis concassée grossièrement, provenant des racines des *Manihoc dulcis* et *Manihoc edulis*. — Amidon. — Bouillies et gâteaux.

108. b. Tapioka.
Amidon abandonné par les eaux de lavage et d'expression de la pulpe de Manihoc (racine), puis séché sur des plaques de fer chaudes. — Réactions de l'amidon cuit. — Potages.

Graines du *Jatropha Curcas*. — Huile (25 p. 100). — Purgatif drastique violent. Inusité.

Croton Tiglium. — Huile (50 p. 100), *Crotonol* (?). — Huile em-

Myrtacées.

Hypéricacées.

Caryophyllacées.

Ombellifères.

détruit le pouvoir excito-moteur des centres nerveux. Antispasmodique, analgésique, anaphrodisiaque, dépuratif et fondant.

nelé majeur : *Uragoga granatensis.* — *Emétine* (1. p. 100) et *acide Jpécacuanhique.* — Irritant local : vomitif. Une fois absorbé, déprimant, controstimulant, anexosmotique, et antihémorrhagique (paralysie des fibres vaso-motrices). Dysenterie.

· l. strié majeur : *Uragoga emetica.* I. strié mineur : *Richardia* indéterminé. — *Emétine* (2 à 9 p. 1000). — Moins actif que l'I. annelé ; inusité.

Chioccoca anguifuga. — *Acide caïncique,* traces d'*émétine.* —Antidysentérique, diurétique. Inusité.

Graine du *Coffea arabica.* — *Caféine* (1 à 2 p. 100), *Acide Cafétannique* se dédoublant, par la torréfaction, en *Caféine* et *Caféone.* — Café vert (ou *Caféine*), sédatif du système, musculaire, régulateur du cœur, médicament d'*épargne*, regardé comme diurétique. — Café torréfié, stimulant énergique (grâce à la *Caféone*).

Suc extrait par ébullition des feuilles et des bourgeons de l'*Ourouparia Gambir* et de l'*Ourouparia acida.*— *Catéchine, Quercétine, Acide Quinovique.* — Astringent.

Deux variétés : *roulé* ou *plat* (dépouillé de son suber). *Cinchona Calisaya.* — *Quinine* (25 à 30 p. 1000), *Quinidine, Quinicine, Cinchonine, Cinchonicine, Acide quinique, Acide Cincho-tannique, Quinovine.* — Stimulant, puis sédatif névro-musculaire (fibres lisses) : ralentit les combustions vitales et la désassimilation, abaisse la température : fébrifuge et antipériodique de premier ordre : antinévralgique, eupeptique, tonique.

Deux variétés : *plate* ou *roulée. Cinchona succirubra.*— *Quinine* (20 p. 1000). — Fébrifuge et surtout eupeptique (12 p. 1000 de *Cinchonine*). Vins de quinquina.

Cinchona nitida., C. micrantha, C. peruviana. — *Quinine* (2 à 6 p. 1000) *Cinchonine* (20 à 40 p. 1000). — Eupeptique et astringent. Vin de quinquina du Codex.

Cinchona officinalis. — *Quinine* (0 à 119 p. 1000). — Surtout eupeptique.

Solanacées.

Scrofulariacées.

Apocynacées.

Asclépiadacées.

Convolvulacées.

Borraginacées.

Cucurbitacées

Aristolochiacées

Synanthéracées ou Composées

Chéropodiacées.

Polygonacées

Juglandacées

Santalacées

Conifères

Iridacées.

Liliacées.

' L'*Aloès soccotrin*, autrefois le plus estimé des Aloès africains, n'arrive qu'accidentellement dans le commerce. (Codex de 1884, p. 35.)

ments. — Amidon : gluten peu abondant. — Décoction adoucissante, anti-diarrhéique.

Fougères.

Lycopodiacées.

Lichens.

Champignons.

Algues.

MANUEL

DE

MATIÈRE MÉDICALE

1. CASTORÉUM

Description. — On désigne sous le nom de *Castoréum* une matière résineuse d'un rouge brun, s'écrasant sous la dent, douée d'une saveur un peu âpre et d'une odeur spéciale très forte, assez désagréable.

On la trouve dans les collections telle que le commerce la livre, c'est-à-dire encore enfermée dans la poche qui l'a produite. Sous cette forme, on distingue deux sortes de castoréum : celui d'*Amérique* ou du *Canada*, le plus employé et le seul qui figure au musée Orfila, — et le *castoréum de Russie*, beaucoup plus rare.

Le *Castoréum d'Amérique* se présente en masses oblongues, géminées, — soit distinctes, soit accolées, — pédiculées, fortement ridées, colorées en brun violacé et rappelant souvent, par leur forme, de grosses figues plus ou moins aplaties. Leur poids est de 30 à 60 grammes; leur longueur de 6 à 12 cent.; leur largeur, à la base, de 3 à 4 cent.: leur épaisseur de 1 cent. environ. Au milieu des plis longitudinaux ou obliques de la surface, on peut souvent constater qu'une ou deux petites masses secondaires sont étroitement accolées et comme incorporées à la masse principale : ce sont des

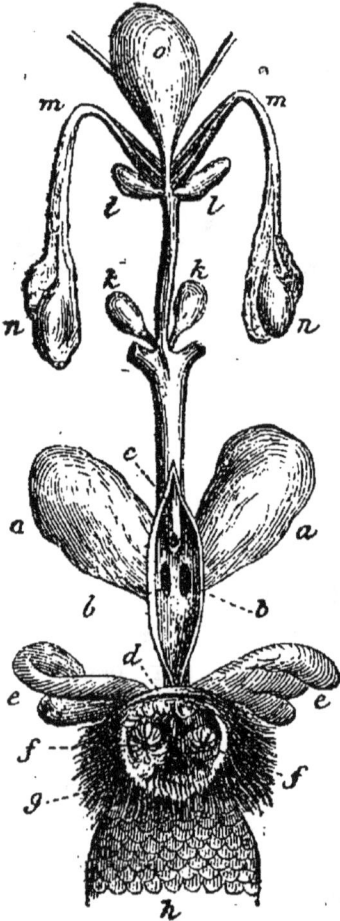

FIG. 1. — Appareil génito-urinaire du castor et ses annexes.

a a, glandes du castoréum ; — *b b*, orifices par lesquels ces glandes débouchent dans le canal préputial ; — *c*, verge devenue visible par l'ouverture faite au prépuce ; — *d*, orifice du canal préputial dans le cloaque ; — *e e*, glandes anales ; — *f f*, orifices par lesquels ces glandes débouchent dans le cloaque ; — *g*, anus : — *h*, portion de la queue ; — *k k*, glandes de Cooper ; — *l l*, vésicules séminales; — *m m*, canaux déférents ; — *n n*, testicules ; — *o*, vessie (d'après Moquin-Tandon).

poches voisines, dites *glandes anales*, souvent extirpées par les chasseurs en même temps que les poches à castoréum.

La membrane enveloppante s'enlève facilement par lambeaux minces et fibreux. Le centre est occupé par la masse résineuse ; celle-ci est lisse, dure, mais rayable à l'ongle ; brisée, elle offre une cassure luisante, souvent marbrée ; les raclures faites au couteau sont d'un blanc rosé. Dans les poches mal remplies, on distingue facilement les replis membraneux qui se détachent des parois et divisent la masse résineuse centrale.

L'état de vacuité ou de plénitude de la poche varie selon l'état physiologique de l'animal au moment de la capture. Les poches recueillies sur les individus en rut sont les mieux remplies et par suite les plus estimées.

Zoologie. — Le *Castoréum* est le produit de glandes nombreuses disséminées dans la paroi de la poche qui le renferme. Ces deux poches sont des annexes de l'appareil génito-urinaire du *Castor Fiber*, et, bien qu'elles ne prennent un développement important que chez le mâle, elles existent dans les deux sexes.

Elles débouchent (chez le mâle) à la face interne du fourreau préputial, à 1 ou 2 cent. environ de la terminaison de celui-ci dans le cloaque ; elles sont par conséquent bien distinctes des deux masses glandulaires plus petites dites *glandes anales*, situées plus en avant et s'ouvrant chacune par un conduit spécial dans le cloaque lui-même ; ces glandes, qui passaient pour sécréter une substance analogue ou identique au castoréum, ne produisent, selon Guibourt, qu'un liquide jaune, huileux, doué d'une odeur repoussante ; sur quelques échantillons, elles ont pu être conservées en même temps que les deux poches, mais sans ajouter à la drogue aucun produit utile.

Le castoréum, sur l'animal vivant, est liquide, huileux, beaucoup plus odorant encore qu'à l'état sec ; avec le temps, il se concrète, s'épaissit et finalement se transforme en une masse solide et résineuse.

Le *Castor Fiber*[1], L. est un *Mammifère* de l'ordre des *Rongeurs*, tribu des *Castoridées*. Plusieurs naturalistes ont considéré comme

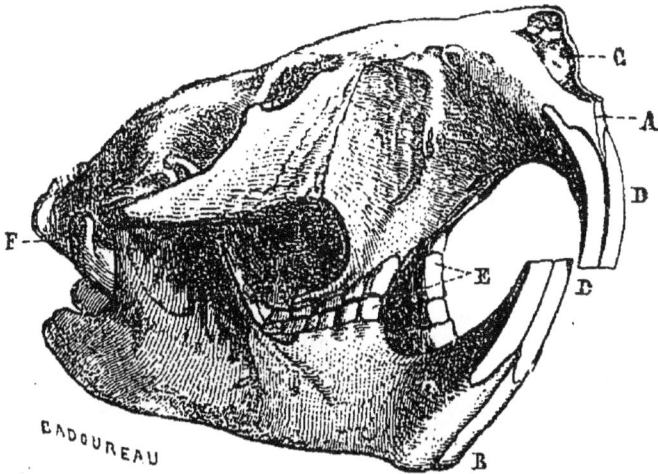

FIG. 2. — Tête de castor (d'après Bocquillon).

A, mâchoire supérieure ; — B, mâchoire inférieure ; — C, fosses nasales ; — DD, incisives ; — E, molaires ; — F, trou auditif.

une espèce spéciale le castor de l'Amérique du Nord sous le nom de *Castor Canadensis*.

Ce sont des animaux à membres très courts, à queue longue,

---

[1] Ne point confondre avec le *Fiber Zibethicus*. L. ou *Ondatra*, rat musqué de l'Amérique du Nord, construisant des cabanes comme le castor et recherché comme lui pour sa fourrure et ses organes odorants.

aplatie, couverte d'écailles ; celles-ci sont disposées comme celles
des poissons et formées de poils agglomérés en plaques. Le corps
mesure de deux à trois pieds de longueur, non compris la queue ;
il est recouvert d'un duvet fin et grisâtre mêlé de poils roux,
longs et raides. Il existe quatre mamelles pectorales. Les pattes
possèdent cinq doigts armés de solides crochets ; ceux des pattes
postérieures sont réunis entre eux par une membrane disposée
comme celle de la grenouille. Chaque mâchoire porte huit molaires
et deux incisives, point de canines. Les incisives longues, taillées
en biseau, sont à croissance continue ; celles de la mâchoire supérieure recouvrent celles de la mâchoire inférieure et usent leur
face interne contre la face externe de celles-ci ; les molaires sont
dépourvues de tubercules, et séparées des incisives par une large
échancrure du maxillaire.

Les castors existent depuis longtemps en Europe [1] et en Sibérie ; on en rencontre encore sur les bords du Rhône (dans la
Camargue), sur ceux de l'Elbe et du Danube, mais en petit nombre ; là, leur industrie s'est transformée, et au lieu de construire
des huttes, ils creusent des sortes de terriers au niveau de l'eau.

On les trouve aujourd'hui en beaucoup plus grand nombre au
Canada, où ils élèvent, sur le bord des grands fleuves ou de lacs
profonds, des ouvrages d'une industrie merveilleuse, des digues
destinées à les mettre à l'abri des inondations, ou des huttes
entassées en véritables villages ; pour ces constructions faites de
boue et de troncs d'arbres, leur queue leur sert de truelle et
leurs dents font l'office de scies. Ils passent l'hiver dans ces
huttes, et plongent sous la glace au moindre bruit ; les chasseurs
vont les attendre alors au bord de trous ménagés un peu plus
loin, sur la glace, et s'en emparent dès qu'ils y viennent respirer.

Leur poil était employé autrefois pour la confection des cha-
peaux. La recherche du castoréum fait seule aujourd'hui l'objet
de la chasse active qu'on leur livre et qui ne tardera point sans
doute à faire disparaître l'espèce entièrement.

Chimie. — Le Castoréum du Canada renferme environ 12,2 p. 100
d'une résine particulière et 2 p. 100 d'huile volatile. Les autres
corps constituants sont : la *castorine* (environ 2 p. 100), sorte de
matière grasse cristallisable, soluble dans la benzine, l'éther, les
essences, etc., et douée d'une odeur agréable, — des substances

---

[1] Les castors portaient autrefois en français le nom de *Bièvres*, et c'est à la
présence de ces animaux sur ses bords, que la petite rivière la *Bièvre*, qui se
jette dans la Seine à Paris, devrait primitivement son nom.

gélatineuses ou albuminoïdes, — et une forte proportion de sels minéraux, particulièrement de sels de chaux (phosphate, carbonate, urate, benzoate). On y a signalé des traces d'acide salicylique, de salicine, d'acide ellagique ou benzoardique, d'acide sébacique, d'acide benzoïque, de cholestérine et d'acide carbolique.

Le Castoréum est fréquemment falsifié à l'aide de gommes, de résine, de sang desséché, de cire, etc.; la poche est imitée au moyen de scrotums de boucs ou de vésicules biliaires de moutons.

Physiologie et Thérapeutique. — Le castoréum, qui ne paraît avoir d'autre rôle sur l'animal vivant que de révéler aux autres castors le voisinage d'un individu en rut, est doué de propriétés antispamodiques très marquées, qu'il semble devoir plutôt à son huile essentielle qu'à sa résine ou à la *castorine*; vanté jadis comme une véritable panacée, il convient spécialement aux troubles de l'innervation de l'utérus et de l'intestin. Il peut, comme tel, être administré en potion, en lavement, plus rarement en pilules, à la dose de 5 à 50 centigr. dans presque tous les cas où l'on prescrit le musc, dans le délire qui accompagne les fièvres graves, dans les convulsions, l'hystérie, etc.

Les préparations pharmaceutiques les plus employées sont là poudre (5 à 50 centigr.) et la teinture du Codex au 10e (10 à 20 gr.). C'est un médicament peu usité aujourd'hui, assez cher et facile à remplacer. Il entrait dans la composition de la thériaque, des pilules de cynoglosse, etc.

Diagnose. — Le castoreum, facile à distinguer du musc par son odeur toute spéciale, en diffère encore par l'absence de poils et par sa forme allongée.

2. MUSC

Description. — Le *musc* se présente, en pharmacie, sous forme d'une poudre grumeleuse, de couleur brune, douée d'une saveur âcre, et d'une odeur très forte, souvent difficile à supporter quand elle se produit en masse, beaucoup plus douce et plus agréable quand elle est diluée. Les grains sont irréguliers, très inégaux et s'écrasent facilement sous la dent. Le musc figure dans les collections, comme le castoreum, enfermé dans la poche qui le produit.

Ces poches nous arrivent du centre de l'Asie soit par la Chine, soit par la Sibérie. Les sortes chinoises ou indiennes sont les plus estimées ; c'est parmi elles que se trouve le *musc Tonquin* dont le droguier de la Faculté renferme un échantillon. Les muscs sibériens sont rangés sous la dénomination de *musc Kabardin* et ont une beaucoup moindre valeur commerciale. Les dénominations de *musc en vessie* ou *hors vessie* s'appliquent au musc encore renfermé dans la poche ou à l'état de poudre extraite de celle-ci ; le premier, moins facilement adultéré et conservant mieux son arôme, est beaucoup plus apprécié.

Une poche de Musc Tonquin est de forme discoïde et sensiblement biconvexe, avec une aile membraneuse et coriace entourant toute sa circonférence ; le diamètre est de 4 à 5 cent., l'épaisseur maxima de 1 à 2 cent., le poids variant entre 20 et 40 gr.

L'une des faces, moins bombée que l'autre, parfois presque plane, est glabre, lisse, luisante, colorée en brun foncé et parcourue par des plis irréguliers ; c'est la face interne ou péritonéale. L'autre face (face externe) est plus saillante, presque hémisphérique, couverte de poils et percée d'un trou. Ce trou est ordinairement central, mais il peut occuper une portion excentrique et venir se placer à la limite de l'aile plane, au delà de la convexité de la poche ; ce trou est étroit, circulaire et bordé par les poils. — Ces poils sont de deux sortes : à la périphérie de la poche ils sont blancs ou jaunâtres, durs, raides, épais et creux, coupés assez ras ; sur la plupart des échantillons, les poils du centre sont rares, courts, fins, colorés en jaune, couchés à plat et convergeant tous vers l'orifice de la poche, autour duquel ils décrivent parfois des sortes de spirales. Au bord même de l'orifice existe un pinceau de poils plus longs et plus drus indiquant l'ouverture du canal préputial, ouverture très petite, extrêmement rapprochée de celle de la poche à musc et généralement invisible sur les pièces desséchées du commerce; parfois une crête saillante des téguments, partant de ce pinceau de poils et gagnant la circonférence, marque la direction de ce canal préputial sous-jacent. — L'aile membraneuse est épaisse de 1 millim. environ, rigide, desséchée, plus ou moins gondolée et plus ou moins large selon les échantillons.

Morphologiquement, la poche qui sécrète le musc est due à une sorte de hernie des téguments à l'intérieur, à une invagination de la peau en dedans du plan musculaire superficiel de l'abdomen; la région ainsi isolée se modifie ensuite en vue d'une fonction nouvelle, et l'épiderme cutané devient épithélium glandulaire. En isolant l'une après l'autre les membranes qui enveloppent la poche à musc, on doit trouver de dehors en dedans : 1° l'épiderme cutané; 2° le derme cutané avec ses poils; 3° le plan musculaire

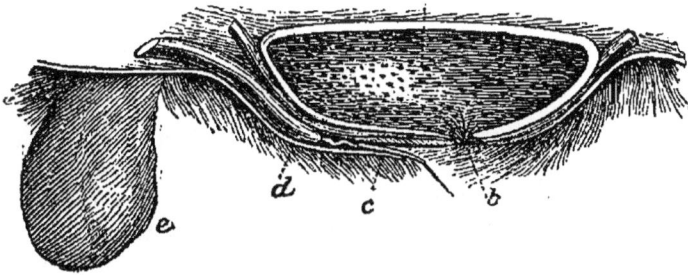

FIG. 3. — Appareil du musc.

a, poche à musc coupée verticalement; — *b*, orifice entouré de poils à l'intérieur de la poche; — *c*, orifice du prépuce; — *d*, extrémité de la verge munie d'un prolongement filiforme; — *e*, testicule. (D'après Moquin-Tandon.)

abdominal; 4° le tissu cellulaire; 5° la couche sécrétante du musc; celle-ci renferme donc les éléments de la peau, mais disposés en sens inverse : c'est-à-dire, la couche pro-

fonde du derme (devenue ici *zône vasculaire*), — la couche
superficielle du derme (ici *enveloppe nacrée* (Pereira [1]), —
enfin l'épiderme, formé de plusieurs plans de cellules épi-
théliales devenant de plus en plus granuleuses et se colorant
de teintes plus foncées à mesure qu'elles se rapprochent de
la cavité de la poche. La surface interne de celle-ci est
couverte de légères anfractuosités qui semblent être des
ébauches de culs de sacs glandulaires; leurs cellules épithé-
liales, très volumineuses et à parois minces, ont un contenu
noirâtre et résineux qui n'est autre que la matière musquée
en voie de formation [1].

Le musc, sur l'animal vivant, est semi-fluide, onctueux et
fortement odorant. Autour de l'orifice de la poche, se développe, à l'intérieur, une étroite couronne de poils courts
venant de la profondeur de la couche dermique.

Zoologie. — La poche à musc constitue, comme les glandes à
castoréum, une annexe des organes génitaux d'un mammifère :
le *Chevrotain porte-musc* (*Moschus moschiferus.* L.); mais ici la
poche n'existe que chez le mâle : l'animal n'en possède qu'une, et
son orifice, au lieu de se trouver dans le fourreau préputial, est
placé en avant de celui-ci, entre lui et le nombril. Le rôle physiologique du musc au moment du rut, c'est-à-dire l'excitation des
femelles et l'annonce du voisinage d'un mâle, est identique à
celui du castoréum.

Le *Moschus moschiferus.* L., est un petit *Mammifère* de la taille
d'une chèvre, appartenant à l'ordre des *Artiodactyles* (*Ongulés*
à doigts en nombre pair) sous-ordre des *Bisulques* ou *Ruminants*,
famille des *Moschidées*. Les pattes sont élancées, à sabot bifurqué. La tête est fine, privée de cornes et dépourvue des glandes
spéciales situées sur l'os lacrymal, qui portent chez le cerf le
nom de *larmiers*. Les oreilles sont longues, dressées et poilues;
la queue est presque nulle. Le poil est court, serré, d'un roux plus
ou moins foncé. Il existe à chaque mâchoire douze molaires et
deux canines, — les deux canines supérieures faisant saillie, chez

[1] Voy. : Pereira. *The Elements of Mat. Med. and Therapeut.*, Londres,
1849. Pallas. *Reise durch Verschiedene Provinzen des Russischen Reichs*,
Saint-Petersbourg, 1771-'76. A. Milne Edwards, *Recherches anatomiques... sur
la famille des chevrotains.* Ann. sc. naturelles, 5° série, t. II, 1864.

le mâle, de chaque côté de la mâchoire inférieure pour constituer de véritables crocs de défense ; les incisives n'existent qu'à la mâchoire inférieure et sont au nombre de six. L'estomac se compose, comme chez tous les ruminants, de quatre poches : la *panse*, le *bonnet*, le *feuillet* et la *caillette*. L'utérus est bicorne et le placenta cotylédonaire. La femelle ne] met au monde qu'un seul petit.

Les Chevrotains porte-musc habitent les régions montagneuses

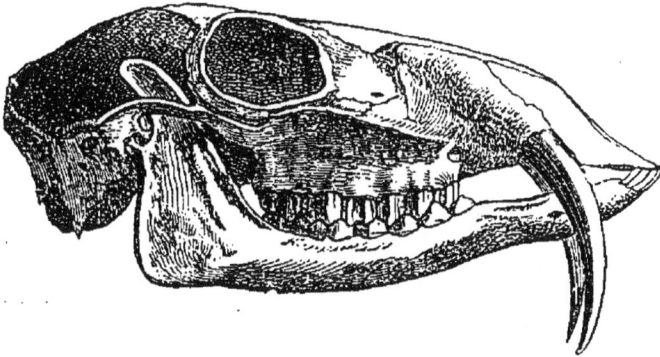

FIG. 4. — Tête de Chevrotain porte-musc.

de l'Asie centrale, et plus particulièrement le plateau du Thibet. Ils vivent en général par troupes, sauf à l'époque de la reproduction.

Chimie. — Le musc renferme une forte proportion d'eau, un peu d'ammoniaque due à un commencement de putréfaction, de la cholestérine (5 p. 100), de l'huile volatile, une résine amère (5 p. 100), un acide particulier (*acide du musc*. Büchner) et une proportion variable de sels de chaux et d'ammoniaque (lactates).

Le musc est très fréquemment falsifié, — surtout le musc hors vessie, — à l'aide du sang desséché, de la terre, et de toute espèce de poudre noire, même le tabac à priser. Souvent aussi les poches déjà vidées sont remplies d'un mélange de ce genre, puis recousues soigneusement.

L'odeur du musc, très persistante et susceptible d'une atténuation presque illimitée, est complètement détruite par les composés cyaniques, tels que l'essence d'amandes amères, par certains sels d'antimoine, par le seigle ergoté, l'orgeat, etc.

1.

Physiologie et Thérapeutique. — Le musc est stimulant et anti-spasmodique. A haute dose, il peut provoquer des vomissements et du vertige ; il stimule, dit-on, les fonctions génitales et jouit de propriétés emménagogues réelles. On l'emploie contre les convulsions, le délire, la dépression générale qui accompagne certains mouvements fébriles (pneumonie, fièvre typhoïde) : il se prescrit soit en poudre, sous forme de pilules [1] de 10 centigr. (3 à 30 par jour), — soit en teinture du Codex au 10ᵉ (10 à 20 gouttes) dans une potion, plus souvent dans un lavement.

C'est un médicament actif, mais peu employé en raison de son prix excessif et de la persistance de son odeur, que beaucoup de personnes trouvent insupportable. — Nothnagel et Rossbach le considèrent comme une drogue insignifiante et inutile.

Diagnose. — Le musc, grâce à son odeur spéciale, ne peut guère être confondu avec d'autres produits; dans le cas où il ne serait pas possible de percevoir ce caractère, on le distinguerait du castoreum par sa forme arrondie, et par la présence des poils et de l'orifice qui existent sur l'une de ses faces.

[1] *Pilules au Musc :*

Musc Tonkin.	1 gr.
Essence de menthe anglaise	0 gr. 25
Conserves de roses	5 gr.
Pour 10 pilules argentées.	

3. CORNE DE CERF RAPÉE

Description. — La *Corne de cerf* se trouve, dans le commerce, sous deux formes : en petits cônes de 5 à 10 cent. de long, à section blanche et lisse, à surface d'un jaune sale — ce sont les *cornichons*, — ou en copeaux blancs; ces derniers constituent la *corne de cerf râpée*.

Ils forment des lames irrégulières, dépassant rarement

2 ou 3 cent. de long, épaisses de 1 mill. environ, fortement courbées, lisses ou fibreuses sur les deux faces; elles sont translucides très flexibles, se rompent facilement par lamelles déchiquetées et montrent alors une structure plus ou moins fibreuse. Les copeaux réunis en masse ont une odeur fade assez désagréable. Le goût est nul.

La corne de cerf est presque constamment remplacée par de simples os râpés de la même façon, et la falsification est à peu près impossible à reconnaître d'après les caractères extérieurs. Selon Guibourt, la corne de cerf *grise* serait seule authentique, la corne de cerf *blanche* étant ouvertement et publiquement fabriquée avec des copeaux d'os provenant de n'importe quel mammifère.

Zoologie. — On peut employer pour l'usage médical les cornes de plusieurs espèces de cerfs. Celui auquel on s'adresse le plus souvent est le cerf commun, *Cervus Elaphus*, L., *Artiodactyle Ruminant* de la famille des *Cervidés*, qui habite les forêts de l'Europe et de l'Asie.

Le corps est élancé et peut atteindre 1m 50 de long; le poil est d'un brun roussâtre avec une ligne noire au milieu du dos.

Le mâle seul porte une ramure; elle apparaît dès la première année, chez le *faon*, sous forme de deux petites éminences coniques, pleines, constituées chacune par un os dermique implanté sur le frontal, mais indépendant de lui. La seconde année, ces cornes devenues plus longues, mais toujours simples, portent le nom de *dagues* et l'animal celui de *daguet*. A la fin de la seconde année, ou au début du printemps de la troisième, c'est-à-dire aux approches du rut, le bois tombe grâce à la production, à sa base, d'une sorte d'anneau étranglant les vaisseaux nutritifs et amenant peu à peu le dessèchement de la ramure; deux nouvelles cornes apparaissent alors, qui peu à peu émettent de courtes branches constituant les *andouillers*. Chaque année, à l'époque du rut, le bois tombe ainsi, et se trouve remplacé par une ramure nouvelle un peu plus ramifiée que celle de l'année précédente.

La dentition est celle de la plupart des ruminants. Il existe à chaque mâchoire douze molaires et, à la mâchoire inférieure seule, huit incisives et deux canines; souvent, chez le mâle, la mâchoire supérieure porte en outre deux canines de grande dimension. Les oreilles sont droites et poilues ; les os lacrymaux portent deux glandes allongées dites *larmiers*. L'estomac est à quatre poches. Le sabot est bifurqué. La femelle ne porte qu'un seul petit.

Chimie. — La corne de cerf renferme 50 p. 100 de phosphate de chaux, 42 p. 100 de matières organiques, un peu de carbonate de chaux et de phosphate de magnésie.

Usages. — On se servait autrefois des copeaux de cornes de cerf soit pour les faire bouillir et en extraire la gélatine, soit pour les faire calciner et employer leurs cendres riches en sels de chaux. La gelée de corne de cerf passait pour très efficace dans l'anémie et le rachitisme. On lui préfère aujourd'hui l'ichthyocolle pour la préparation des gelées dites *alimentaires*. La corne de cerf calcinée faisait partie de la Décoction blanche de Sydenham[1], employée quelquefois encore contre la diarrhée des phthisiques.

L'Huile volatile de corne de cerf riche en succinate d'ammoniaque, et *l'Esprit volatil de corne de cerf* ou *carbonate d'ammoniaque huileux liquide*, sont depuis longtemps abandonnés : la première, distillée plusieurs fois, constitue *l'Huile animale de Dippel* très vantée jadis comme antihystérique.

---

[1] *Décoction blanche de Sydenham*

Corne de cerf calcinée et porphyrisée . .	8 gr.
Mie de pain (ou gomme arabique)	24 —
Sucre	32 —
Eau distillée	1000 —
Eau de cannelle.	8 —
Eau de fleurs d'oranger	16. —

4. SUCRE DE LAIT

Description. — Le *sucre de lait* ou *lactose* se présente généralement en cristaux prismatiques orthorhombiques, à pointes octaédriques, très durs, amoncelés autour d'une baguette de bois ou d'une ficelle qui a servi de point de départ à la cristallisation. L'ensemble forme une masse cylindrique ou globuleuse, renfermant au centre la brindille de bois, la ficelle, ou simplement le trou laissé par celles-ci si on les a enlevées. La surface est hérissée d'angles de cristaux luisants, troubles, dépolis, disposés très irrégulièrement; la cassure est cristalline, nacrée, et d'aspect fibroïde. La coloration est d'un jaune sale; par le broiement d'une parcelle, on obtient une poussière fine et blanche comme le sucre en poudre.

L'odeur est presque nulle; la saveur très faiblement sucrée; la masse résiste fortement sous la dent, et se pulvérise en ne se dissolvant qu'avec peine.

Le sucre de lait est soluble dans l'eau, insoluble dans l'alcool, l'éther, la benzine; il réduit la liqueur de Barreswill; les cristaux dévient à droite le plan de polarisation.

Origine. — La *lactose* s'extrait du lait, où elle existe en proportions assez variables selon les animaux qui l'ont fourni. Chez la femme, on en trouve de 42.6 à 62.3 pour 1000, c'est-à-dire plus que de beurre. Le lait le plus riche en sucre est celui de la jument qui en renferme 86.5 pour 1000 en moyenne; puis viennent la jument des steppes (57.1), l'ânesse (57.0), la vache (53.8), la truie (51.0), la brebis (46.9), la chèvre (45.3), la chienne (30.3), etc. Le dosage se fait soit avec la liqueur de Barreswill (10 centimètres cubes sont réduits par 0^m 06 de sucre), soit par l'examen des colorations diverses que prend le petit-lait chauffé avec de la soude caustique (orangé ou brun-rouge), soit enfin par l'examen au saccharimètre.

C'est ordinairement du lait de vache que l'on retire industriellement la *lactose*. On l'obtient en faisant concentrer le petit lait par évaporation : les cristaux s'accumulent autour des corps étrangers plongés dans le vase.

La *lactose* a été retrouvée dans plusieurs graines ou fruits farineux, dans la graine du *Sapotillier* (Bouchardat), dans les haricots et les lentilles en particulier. Les physiologistes pensent aujourd'hui qu'elle se forme dans la mamelle aux dépens de la glucose du sang. La glucose apparaît en effet rapidement dans les urines, dès que l'on supprime la lactation et, d'autre part, la glucose injectée

---

[1] *Gschleiden*. Mittheilung zweier einfacher Methoden, den Zuckergehalt des Milch zu bestimmen, (Arch. de Pflüger, 1877).

dans les veines d'une femelle en lactation, ne se retrouve que partiellement dans ses urines. P. Bert a assimilé la production de la lactose à celle du sucre du foie, et l'a attribuée à la présence d'un *ferment lactogène* observé par lui dans le pis des vaches (1879).

La vache est la femelle du taureau (*Bos taurus*, L.) *Mammifère* du groupe des *Artiodactyles* (ongulés à doigts pairs), famille des *Cavicornes*, tribu des *Bovidées*. Le front est large et plat, le mufle glabre ; les cornes sont plantées à une assez grande distance l'une de l'autre : elles sont creuses, persistantes, simplement arquées en dedans, et constituées par une base osseuse communiquant avec les sinus frontaux et surmontée d'une production de nature épidermique analogue aux sabots. Les canines et les incisives manquent à la mâchoire supérieure ; la mâchoire inférieure seule porte 8 incisives et 2 canines ; chaque mâchoire possède douze larges molaires. L'estomac est à quatre cavités (Voy. Chevrotain porte-musc, page 9). Il existe treize côtes au squelette du thorax : le pied ne renferme que deux doigts (3e et 4e) et les deux métacarpiens correspondants sont réunis en une seule pièce. La femelle ne met bas qu'un petit à la fois : le placenta est cotylédonaire, et les mamelles unies en un seul pis à quatre tétines.

Chimie. — Le sucre de lait ou *lactose* $C^{12} H^{22} O^{11} + H^2 O$ diffère du sucre de canne ou *saccharose* par la présence d'une molécule d'eau de cristallisation qu'il perd à 140e, par le type ortho-rhombique de ses cristaux et par sa moins grande solubilité dans l'eau. Les acides étendus le transforment à chaud en *glucose* et en

---

[1] On sait que le lait n'est autre qu'une émulsion de globules de graisse (mélange de *tripalmitine, trioléine* et *tristéarine*) dans une masse considérable d'eau (87 à 90 p. 100) tenant en dissolution une matière albuminoïde spéciale (la *caséine*), de la *lactose* et des sels.

Le lait, abandonné à lui-même, se couvre spontanément d'une couche de *crème ;* celle-ci est constituée par la plus grande partie des globules graisseux et par un peu de caséine. Plus tard, la fermentation lactique se déclare et le lait *se congule ;* c'est grâce à la présence d'un ferment particulier — tombé de l'atmosphère à l'état de spores, selon Pasteur, préexistant dans le lait, selon Béchamp, — que la *lactose* se transforme partiellement en *acide lactique ;* celui-ci, soit seul, soit aidé d'un autre ferment particulier (Hammarsten), précipite la caséine qui entraine avec elle presque tous les globules graisseux demeurés libres ; — la partie non caillée constitue le *petit lait* et renferme de la lactose, de l'acide lactique, des sels, un peu de graisse et de caséine non précipitée. La crème fraiche, battue longtemps (*barattage*) laisse tous ses globules graisseux se rassembler en *beurre ;* le résidu renferme la caséine avec laquelle on fabrique des fromages dits *secs*, et du petit lait ; les fromages *mous* sont obtenus avec le lait non baratté, et simplement caillé. — Un peu de bicarbonate de soude, ajouté au lait, retarde ou empêche la coagulation en saturant l'acide lactique au fur et à mesure qu'il prend naissance.

galactose, toutes deux isomères. La levure de bière opère la même transformation et la poursuit jusqu'à la fermentation alcoolique. Avec l'acide azotique, la *lactose* donne divers acides : *acide mucique*, $C^6 H^{10} O^8$, *acide saccharique*, *acide tartrique*, *acide paratartrique*, et finalement *acide oxalique*. Le ferment lactique, en présence d'un alcali et d'une substance albuminoïde (fromage et craie, par exemple), transforme la lactose en *acide lactique*, $C^3 H^4 O^3$. La nature de ce ferment, que beaucoup d'auteurs croient organisé (Pasteur, Béchamp), est encore mal déterminée : on a pu, toutefois, extraire du lait frais par la glycérine et par la dyalise, dans ces derniers temps, une sorte de ferment soluble [1].

Usages. — Le sucre de lait n'est utilisé que comme excipient de pilules et de granules ; il sert à enrober les dragées médicinales, et se mêle à différentes poudres. Fonssagrives conseille de l'employer de préférence au sucre de canne pour sucrer le lait destiné aux enfants.

Le lait de jument, riche en lactose, fermente facilement et donne une liqueur alcoolique, le *koumiss*, qui sert de boisson journalière aux Khirgiz. C'est un tonique excellent qui stimule toutes les sécrétions, rend la respiration libre et donne de l'embonpoint. On l'a préconisé dans la thérapeutique de la phthisie pulmonaire où il a donné des résultats excellents, mais passagers. Dujardin Beaumetz le conseille dans le traitement des alcooliques invétérés, comme formant une transition entre l'usage des alcools et la diète lactée.

5. BLANC DE BALEINE

Description. — Le *Blanc de baleine* ou *Spermaceti* est livré au commerce en pains cubiques de 15 kil. environ.

---

[1] Le lait *se coagule* dans l'estomac ; ce fait est indépendant de l'action de la pepsine ou de l'acide libre du suc gastrique (acide chlorhydrique ou acide lactique), car il s'accomplit même au sein d'une solution fortement alcaline. On a admis dès lors, dans la présure, l'existence d'un ferment particulier, le *lab* (Hammarsten), doué d'une action spéciale sur la caséine et distinct du ferment lactique.

Il se présente, dans les collections, en fragments plus ou moins aplatis, d'un blanc légèrement bleuté, couverts de rugosités et d'entailles brillantes, cristallines. La masse est très légère, translucide, facilement rayable à l'ongle, se laissant cliver en lamelles minces, et s'écrasant par la pression comme le camphre, sans se réduire en poudre fine.

Le toucher est gras, la saveur nulle; l'odeur est faible et rappelle celle des bougies ordinaires, bien qu'un peu moins désagréable quand le produit n'est point trop ancien.

Zoologie. — Le *Blanc de baleine* est extrait de la masse renfermée à la région antérieure gauche du crâne du *cachalot* (*catodon macrocephalus*). Cette masse est liquide sur le vivant, transparente, jaunâtre, et douée d'une odeur fort désagréable : par l'exposition à l'air et par le refroidissement, elle se sépare en deux parties : une huile claire et jaune, et des lames cristallines, brunes, flottantes, qui constituent le blanc de baleine proprement dit. On sépare ces lamelles de l'huile, on les essore à la presse et on les purifie par un lavage à la potasse faible et une refonte dans l'eau bouillante.

On a cru longtemps que le spermaceti était renfermé dans des sortes d'alvéoles cartilagineuses placées, selon les uns, en dehors du crâne, dans le tissu cellulaire sous-cutané, — selon les autres, dans l'épaisseur même des parois de l'os frontal. Il est bien établi aujourd'hui que c'est dans la narine droite de l'animal qu'est renfermée, sinon entièrement produite, la masse huileuse qui tient en dissolution le spermaceti (G. Pouchet et H. Beauregard).

Le crâne du cachalot porte en dehors, à sa partie supérieure et antérieure, une large excavation en cuiller, dont le plancher est formé par les maxillaires supérieurs et par l'intermaxillaire, la crête postérieure par le frontal. Les fosses nasales proprement dites sont réduites, sur le squelette, à deux courts conduits un peu obliques, s'ouvrant d'une part derrière le voile du palais, de l'autre à la base du frontal, au niveau du coude que forme cet os avec le plan des maxillaires; un de ces canaux, le droit, est plus petit que l'autre, et sa direction n'est point exactement symétrique de celle de celui-ci.

Cette large excavation de la face antérieure du crâne est comblée par une masse charnue considérable se terminant par un museau excessivement volumineux et presque taillé à pic : à l'extrémité de ce museau et sur sa face supérieure, existe un orifice placé à gauche de la ligne médiane, l'*évent*.

L'évent s'ouvre dans un sac peu profond dans lequel aboutit un long conduit tubuleux, provenant de la fosse nasale gauche et traversant obliquement la masse charnue de la tête : c'est la narine gauche. Du côté droit, la fosse nasale s'ouvre dans un conduit analogue qui, presque aussitôt, se bifurque pour conduire à deux sacs volumineux : le premier (*réservoir postérieur*) est pyriforme, dirigé à peu près verticalement, et adossé au frontal, dont il comble à droite la concavité; l'autre (*réservoir antérieur*) s'étend horizontalement pour former un long boudin parallèle à la narine gauche et se terminant au bout du museau et sous la peau par une fente transversale dite en *museau de singe*, qui donne dans un sac vertical très étroit, presque virtuel, en communication avec la poche de l'évent.

Ces deux sacs constituent les réservoirs à huile. On voit qu'ils proviennent d'une transformation spéciale de la narine droite et qu'ils communiquent avec le larynx par la fosse nasale droite et avec l'extérieur par l'intermédiaire de l'évent. Cette différence de volume des deux narines est compensée du côté gauche par le développement considérable des masses musculaires et du tissu

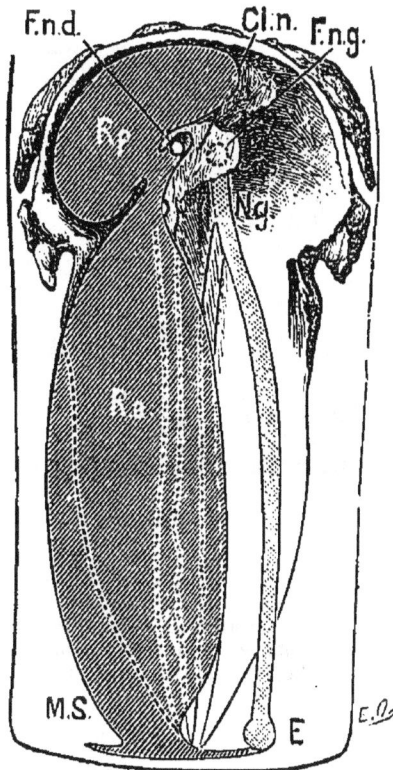

FIG. 5. — Disposition des narines chez le *Cachalot* : figure demi-schématique.

Cln. Cloison des fosses nasales, rejetée à gauche; — *Fnd*. Fosse nasale droite; — *Fng*. Fosse nasale gauche; — *Ng*. Narine gauche; — *Rp*. Réservoir postérieur; — *Ra*. Réservoir antérieur; — *M-S*. Fente transversale en *museau de singe*, vue en dessus, et faisant communiquer le réservoir antérieur avec la poche étroite qui s'ouvre dans l'évent; — *E*. Évent.

conjonctif adipeux, en sorte que la conformation de la tête ne présente à l'extérieur aucune asymétrie sensible.

Un épithélium noirâtre tapisse ces deux sacs et recouvre la trame fibreuse; le réservoir postérieur est à peu près dépourvu d'éléments glandulaires; l'antérieur, au contraire, renferme de nombreuses glandes lobulées, du type des glandes sébacées, mais qui ne paraissent être d'aucune manière en relation avec la pro-

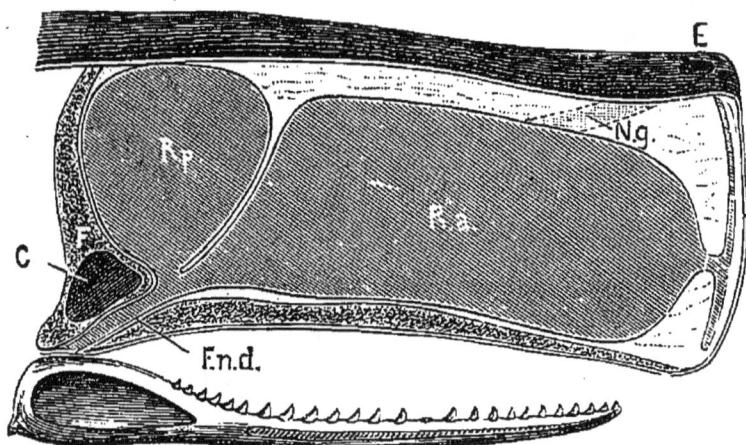

FIG. 6. — Coupe longitudinale faite dans la partie droite de la tête du *Cachalot*.

C. Cavité crânienne; — *Fnd*. Fosse nasale droite, au sortir de laquelle commence la narine droite; — *Rp*. Réservoir postérieur adossé au frontal; — *R a*. Réservoir antérieur s'ouvrant par la fente transversale *M s*. (fig. 5) dans la poche antérieure qui communique avec l'évent: — *E*. Event; — *N g*. Narine gauche, vue dans l'épaisseur des tissus et aboutissant à l'évent.

duction du spermaceti. Celui-ci serait plutôt dû à une sorte d'*exsudation*. — La narine gauche est absolument dépourvue de glandes ainsi que de nerfs olfactifs; elle semble réduite simplement au rôle de tuyau à air [1].

Le *Cachalot* est un *Mammifère* de l'ordre des *Cétacés carnivores*, tribu des *Catodontes*, famille des *Catodondides* ou *physétérides*, le *Catodon macrocephalus*, Lac. Il vit constamment dans l'eau, habite l'océan Atlantique, le Pacifique, et en général les mers chaudes et tempérées de l'ancien monde; on en pêche en Europe jusque dans la mer du Nord; il se nourrit de mollusques, surtout de seiches.

Son corps, entièrement dépourvu de poils, mesure 60 pieds en-

[1] Nous devons adresser ici nos remerciements à notre vénéré maître M. le professeur Pouchet, ainsi qu'à M. H. Beauregard, qui ont bien voulu nous communiquer leurs remarquables préparations et leurs planches nombreuses, ces dernières encore inédites à l'heure actuelle. Le schéma ci-joint a été dressé d'après les indications mêmes de M. Pouchet.

viron de longueur, c'est-à-dire autant que la *Baleine mysticete* des régions arctiques. La tête est énorme et occupe le tiers de la longueur du corps; le museau est court et tronqué, et l'évent reporté à sa face supérieure [1]. Les deux membres antérieurs sont transformés en nageoires; les membres postérieurs sont rudimentaires, cachés sous la peau, et le corps se termine par une large queue adipeuse, fourchue, rappelant extérieurement celle de certains poissons, mais disposée horizontalement; il existe en outre une longue crête dorsale, très adipeuse (le *hump*), plus ou moins prononcée, qui paraît jouer le rôle d'une nageoire. La mâchoire inférieure porte de 40 à 50 dents coniques, qui se logent, quand la gueule est fermée, dans des cavités correspondantes de la mâchoire supérieure; celle-ci ne possède que quelques dents très petites, faisant à peine saillie sous la muqueuse.

Le cerveau est très petit, le cristallin sphérique, le conduit auditif externe dépourvu de pavillon; les narines sont privées de nerf olfactif.

Le larynx traverse verticalement et comme un pilier, l'œsophage horizontal; il est fixé par un sphincter puissant dans un voile du palais tendu horizontalement derrière l'arrière-cavité des fosses nasales et isolant complètement et constamment celle-ci des voies digestives. La déglutition devient dès lors absolument indépendante de la respiration et ce n'est point de l'eau, comme on l'a cru longtemps, mais de la vapeur d'eau rapidement condensée, que le cachalot rejette par son évent comme tous les autres cétacés. Les poumons sont très allongés horizontalement, et cette direction est suivie en partie par le diaphragme. Le système circulatoire renferme une quantité prodigieuse de liquide sanguin et présente, sur le parcours de l'aorte et de l'artère pulmonaire, des dérivations et des diverticules nombreux, toutes conditions parfaitement en rapport avec le long intervalle qui sépare chaque inspiration. Les reins sont divisés en lobes; l'utérus est bicorne, le placenta diffus, la mamelle double et inguinale.

Chimie. — Le blanc de baleine fond à 44°. Il renferme encore un peu d'huile incolore que l'on peut extraire par l'alcool; le reste constitue la *cétine*, c'est-à-dire un éther composé que l'on peut

---

[1] L'asymétrie dans la disposition des organes crâniens est constante chez les Cétacés, selon M. Pouchet. C'est ainsi que l'évent se trouve *toujours* plus ou moins dévié vers la gauche dans les types même les plus réguliers; on peut encore citer l'exemple du narval qui possède une défense unique en forme de long éperon, mais dont la mâchoire porte originairement les germes de deux dents, dont une seule subit son développement entier.

dédoubler (Chevreul) en un alcool et en plusieurs acides parmi lesquels domine l'*acide palmitique* (C^{40} H^{34} O) commun à un grand nombre de corps gras; l'alcool est l'*alcool cétylique* ou *hydrate de cetyle* (C^{46} H ^{33}. OH), que l'on obtient en saturant l'acide par la potasse. La cétine pure, fusible à 49°, peut donc être considérée comme un *palmitate de cétyle* (C^{46} H^{32} O^2. C^{40} H^{33}) (Würtz). Elle est soluble dans l'alcool absolu, l'éther et les huiles grasses. Oxydée par l'acide nitrique, elle donne naissance, comme le suif, a des *acides adipique*, *œnanthylique*, *pimélique*, etc.

Les autres acides associés à l'alcool cétylique, que l'on peut obtenir par la saponification, en outre de l'*acide palmitique*, sont l'*acide stéarique*, l'*acide myristique* (C^{44} H^{38} O^2), l'*acide coccinique*, l'*acide cétique*.

L'*acide cétique* C^{45} H^{30} O^2 (Hentz) est isomère de l'*acide bénique* ou *bénomargariqu?*.

Usages. — Le spermaceti était prescrit autrefois à l'intérieur en émulsion comme béchique et expectorant.

La pharmacie l'utilise quelquefois pour la confection des emplâtres ou des onguents, en particulier pour la fabrication du *cold-cream*[1]. Il a trouvé récemment un emploi heureux en chirurgie : comme il fond à une température plus élevée que celle du corps humain, mais facilement supportable, on l'a injecté dans la poche de certains kystes à récidive fréquente, pour disséquer ensuite facilement sur cette base la membrane limitante de la poche demeurée adhérente.

Il est surtout employé industriellement pour la fabrication de bougies diaphanes et à peu près inodores; les gouttes de ces bougies ne pénètrent point les étoffes et tombent en poussière par le simple frottement, sans laisser de taches.

[1] *Cold cream :*

Blanc de baleine.	2 gr.
Cire blanche.	2 —
Huile d'amandes douces. . .	32 —
Eau de roses.	12 —
Teinture de benjoin.	2 —

6. COLLE DE POISSON

Description. — La *Colle de poisson* ou *Ichthyocolle* se présente en lames minces, transparentes, plus ou moins ridées, diversement configurées selon les sortes. On distingue ainsi : 1° la colle de poisson en *lyre*, roulée en cylindres blancs et ternes, creux, de la grosseur du petit doigt, pliés de manière à figurer grossièrement un triangle ouvert à son sommet ; — 2° la colle de poisson en *cœur*, assez semblable à la précédente. mais plus volumineuse ; — 3° la colle de poisson en *feuilles* ou en *livres*, la plus commune de toutes, formée de lames brillantes, longues de 15 à 20 cent., larges de 6 à 10 cent., ridées, jaunâtres, coriaces, faciles à déchirer dans le sens longitudinal, paraissant bleuâtres et nacrées quand on les regarde obliquement et par transparence.

L'odeur et la saveur sont à peu près nulles ; la colle de poisson mise dans la bouche devient assez rapidement gluante et commence à se dissoudre.

Zoologie. — L'ichthyocolle provient en grande partie de la Russie, où on la tire de la vessie natatoire de plusieurs espèces d'esturgeons communes dans la mer Noire, la mer Caspienne et les fleuves qui se jettent dans l'une ou l'autre : cette vessie est d'abord plongée dans l'eau froide, jusqu'à ce que la membrane extérieure brune s'enlève facilement : la tunique interne, soigneusement lavée, blanchie aux vapeurs d'acide sulfureux, est alors enroulée soit en lyre, soit en cœur, ou simplement pliée en deux comme une feuille de papier ; on la laisse ensuite sécher à l'ombre.

L'ichthyocolle de l'Inde est obtenue de la même manière avec la vessie d'autres poissons, les *Silurus*, les *Polynemus*, les *Bola*. (Guibourt, IV, 192.)

Les grandes plaques d'ichthyocolle sont assez souvent falsifiées avec des rubans taillés dans la vessie natatoire ou l'intestin de la morue ; l'ichthyocolle fausse se déchire avec une égale facilité dans le sens transversal et le sens longitudinal.

Les esturgeons recherchés pour leur vessie natatoire sont nombreux ; parmi eux, les *Acipenser Huso, stellatus, ruthenus, sturio*, etc., sont les plus communément employés. Ce sont des poissons à squelette cartilagineux, du groupe des *Ganoïdes*, famille des *Acipenserides*.

Leur corps, toujours volumineux (*A. Huso*, 16 à 20 pieds de long), est recouvert d'écailles osseuses, et le bord supérieur de leurs nageoires est garni de *fulcres*, sortes de plaques pliées en chevrons. Il existe, comme chez les poissons osseux, deux paires de nageoires vraies correspondant aux membres, et de plus une nageoire anale, une dorsale et une caudale à plan dirigé verticalement; cette dernière est fourchue, à deux branches inégales (*hétérocercie*). La cavité branchiale, incomplètement fermée par un opercule privé de rayons branchiostèges, renferme quatre arcs branchiaux libres, disposés comme chez les *Téléostéens*, et communique avec un évent situé à la partie supérieure du museau; celui-ci est muni de barbillons. La bouche, petite et protractile, est dépourvue de dents. L'intestin renferme une valvule spirale, et le bulbe aortique, régulièrement contractile, est sillonné de plusieurs plis longitudinaux. L'ovaire, libre dans la cavité viscérale et indépendant de l'oviducte, renferme une quantité considérable d'œufs (jusqu'à 1,500,000). Ces œufs servent à la confection d'un plat très goûté des Russes, le *caviar*.

Chimie. — L'ichthyocolle, qui est un tissu complexe de nature épithéliale et conjonctive, se convertit presque tout entier dans l'eau bouillante en *gélatine*; celle-ci est une substance du groupe des albuminoïdes, insoluble dans l'eau froide dont elle peut absorber, en se gonflant, quarante fois son poids, — soluble dans l'eau chaude, et se prenant en gelée par le refroidissement, même en solution très faible (3 p. 100). Elle précipite par l'alcool et le tannin, et se trouble par les chlorures de mercure et de platine. M. Schutzemberg lui donne la formule $C^{76} H^{124} Az^{24} O^{20}$.

Usages. — L'ichthyocolle sert dans l'industrie à préparer une gélatine de qualité supérieure; c'est à ce titre qu'elle figure dans la composition des gelées de viandes, fréquemment prescrites aux convalescents. On s'en sert souvent, comme de l'albumine de l'œuf, pour clarifier le vin et la bière, la gélatine entraînant avec elle les impuretés du liquide au moment où le tannin la précipite.

Le *taffetas d'Angleterre*, sorte de sparadrap simple, fréquemment employé pour réunir les lèvres des coupures légères, n'est autre que du taffetas enduit d'ichthyocolle. On tend à remplacer aujourd'hui le taffetas par la baudruche, qui a l'avantage d'être à peu près transparente.

7. CANTHARIDES

Description.—La *Cantharide* est un insecte coléoptère qui se présente dans nos collections, entier, desséché, la tête un peu infléchie sur le thorax et les pattes repliées.

Le corps est fortement allongé (1 1/2 à 2 cent. de long ; 5 à 7 mill. de large ; 2 à 3 mill. d'épaisseur); l'abdomen représente plus des deux tiers de la masse. Le tégument, sur les deux faces, est finement grenu et coloré en un beau vert émeraude, à reflets cuivrés.

La tête, terminée par la masse buccale, est presque cordiforme ; elle porte de chaque côté un œil ovoïde et une antenne grêle composée de onze articles. La bouche comporte l'armature ordinaire des coléoptères, à savoir : une large lèvre supérieure, impaire et médiane, ou *labre* ; — une paire de *mandibules* cornées; — une paire de *mâchoires*,

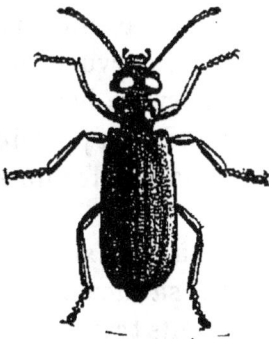

FIG. 7. — Cantharide.
Lytta vesicatoria.

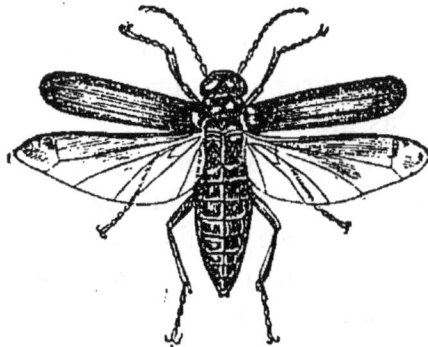

FIG. 8. — Cantharide pendant
le vol.

accompagnées chacune d'un *palpe maxillaire ;* — une lèvre inférieure ou *labium* pourvue de deux palpes labiaux.

Le *thorax* est également cordiforme ; mais, à l'inverse de la tête, il présente en avant sa partie la plus large ; un étranglement très marqué le sépare de celle-ci à laquelle il est réuni par une sorte de cou. Le thorax donne attache par sa face ventrale à trois paires de pattes, et par sa face supérieure à deux paires d'ailes.

Les pattes sont formées de cinq segments articulés[1] dont le dernier, le *tarse*, comprend lui-même cinq articles à chacune des deux premières paires, quatre à la dernière ; un fort crochet bifurqué termine chaque patte.

La première paire d'ailes est chitineuse, flexible, colorée en vert à la face supérieure, en noir brillant à la face inférieure ; chacune des pièces qui la compose, ou *élytre*, est bombée, terminée à son angle supérieur et externe, par une forte bosse en forme d'épaule, et aplatie légèrement le long du bord extérieur. La face supérieure porte deux très fines nervures parallèles qui la divisent en trois champs ; la face inférieure est bordée d'un liseré vert de 1/2 mill. d'épaisseur, tranchant fortement sur la coloration noire. Les ailes de la seconde paire, complètement repliées sous les élytres, sont brunes, membraneuses, transparentes, parcourues sur leur bord externe par une forte nervure chitineuse, brune, arquée, et par une seconde nervure beaucoup plus mince, également arquée, venant rejoindre la première à ses deux extrémités de manière à laisser entre elles un espace en forme de fuseau[2].

L'*abdomen* est allongé, presque fusiforme à son extrémité, et recouvert complètement par les élytres à sa face dorsale ; la face ventrale est divisée par des plissements transversaux en huit anneaux de 2 à 3 mill. de largeur.

La cantharide desséchée des officines est extrèmement

---

[1] Ces pièces ont reçu les noms suivants, en allant du thorax à l'extrémité de la patte : *coxa, fémur, trochanter, jambe, tarse.*

[2] Cette sorte de ressort paraît destiné à assurer le déploiement rapide de l'aile.

friable ; les organes internes apparaissent, après rupture, sous forme d'une poudre brune. L'odeur est très pénétrante, fétide et rappelant celle de la souris. La saveur est très faible ; mais le contact de la drogue avec la muqueuse des lèvres ou de la langue peut y faire apparaître rapidement de petites phlyctènes.

Le principe actif, absent des parties chitineuses et des organes digestifs, est renfermé dans le sang (Leidy, Beauregard). Il résulte des dernières recherches de M. H. Beauregard (1885) que les organes génitaux sont le lieu d'élection de ce principe.

Chez la femelle, l'appareil génital entier jouit de la propriété vésicante ; chez le mâle, les testicules, les canaux déférents et la première paire de glandes annexes, en paraissent dépourvus ; mais la deuxième paire de glandes, constituée par deux longs tubes renflés en massue au niveau de leur cul de sac, est douée d'une action des plus énergiques. Ces propriétés, qui sont permanentes, se montrent au plus haut degré aux approches de l'époque de l'accouplement ; après la mort, elles s'atténuent avec le temps, surtout à l'air libre.

Zoologie. — La cantharide est un *Coléoptère* du groupe des *Hétéromères* [1], famille des *Trachélides* [2], le *Lytta vesicatoria*, L. (*Cantharis vesicatoria*, Geoff.). L'insecte employé en médecine est l'individu adulte et parfait ; mais, au sortir de l'œuf, il a dû passer par une série assez complexe de métamorphoses, qui, assez bien connues depuis un certain temps pour plusieurs espèces très voisines, telles que les *meloe*, les *sitaris*, etc, et attribuées par induction aux cantharides, n'ont été véritablement observées que récemment par M. H. Beauregard.

La ponte a lieu dans le sol à 3 centimètres de profondeur environ et dure près de deux heures. Il sort de l'œuf une première

---

[1] Cinq articles aux tarses des deux paires antérieures de pattes ; quatre à ceux de la paire postérieure.

[2] Entre le thorax et la tête existe un assez large intervalle occupé par un prolongement de cette dernière en forme de cou.

larve dont l'appareil buccal offre les dispositions essentielles de celui de l'adulte, dont le thorax est divisé en 3 segments pourvus chacun d'une paire de pattes articulées, et dont l'abdomen se compose de 10 anneaux portant chacun deux soies latérales.

Dans cet état, la larve s'accroche au corps d'une abeille maçonne, le *Colletes signata*, au milieu des galeries souterraines duquel elle subit deux ou trois mues successives (2e larve). Elle dévore le miel contenu dans les cellules et paraît laisser intact les œufs de son hôte ; toutefois la larve peut s'accommoder également du miel de plusieurs autres espèces, telles que la *Mégachile Muraria* ou l'*Osmia tridentata* (H. Beauregard). Ultérieurement la larve quitte la ruche et s'enfonce plus profondément dans le sol où elle se transforme en *pseudo-chrysalide* et passe l'hiver. Vers le mois de mai, la chrysalide se fend et laisse passage à une larve (3e larve). Au bout de quelques jours, celle-ci se transforme en une nymphe qui, à son tour, devient, en une semaine, une cantharide adulte.

Les cantharides [1] se trouvent, en France, dans les provinces méridionales, dans le Languedoc, en Provence et jusqu'en Franche-Comté ; elles dévorent avec une voracité extrême les feuilles de plusieurs Oléacées : frêne, troène, jasmin, lilas, souvent aussi celles des rosiers, des chèvrefeuilles et des peupliers. La récolte a lieu de grand matin ; on secoue les arbres, au pied desquels on a étendu des draps pour recevoir les insectes que l'on tue ensuite en les exposant à la vapeur du vinaigre bouillant. On fait sécher les cantharides à l'étuve, opération qui leur retire une grande partie de leur poids. Il convient de ne les manier qu'avec prudence et de les conserver dans des flacons parfaitement bouchés [2].

Chimie. — Les cantharides renferment, entre autres produits, des phosphates, de l'acide urique, une huile verte non vésicante, et un principe cristallisable auquel elles doivent leur action, la *cantharidine* $C^5 H^6 O^6$ (Robiquet) ; cette dernière est à peu près insoluble dans l'eau, peu soluble dans l'alcool, beaucoup plus dans le chlo-

---

[1] Il résulte des recherches de M. Beauregard, qu'à l'exception de la tribu des *Horiides*, tout le groupe des cantharides : *Cerocoma, Mylabris, Meloe, Sitaris, Zonitis, Zagorina*, etc., jouit de propriétés vésicantes plus ou moins énergiques, et qu'en dehors de cette tribu aucun insecte n'en paraît doué d'une façon certaine.

[2] Les cantharides sont attaquées, dans les bocaux des officines ou des musées, par une foule d'insectes (*Dermestes, Ptinus, Anthremus muscarum, Tyroglyphus longior, Anobium paniceum*) qui diminuent sensiblement leur action et altèrent la *cantharidine* (Robiquet). Fonssagrives conseille de placer dans chaque bocal un morceau de camphre.

roforme, les huiles, l'éther sulfurique, l'éther acétique (Galippe) ;
elle cristallise en tablettes rhomboïdales incolores, légèrement volatiles à la température ordinaire, et cependant inodores ; elle peut
former des *cantharidates*, et reproduit, à elle seule, tous les phénomènes physiologiques auxquels donne lieu l'administration des
cantharides entières.

Physiologie et Thérapeutique. — La cantharide possède une
action locale irritante des plus énergiques sur les surfaces muqueuses. La poudre, appliquée en un point quelconque de la
peau, y détermine une véritable inflammation qui se traduit d'a-
bord par la rougeur, la chaleur, la douleur, puis par l'apparition
d'une ou plusieurs ampoules remplies d'une sérosité jaunâtre ;
après l'ouverture de l'ampoule, l'exsudation de sérosité continue
ordinairement pendant vingt-quatre ou quarante-huit heures, pour
s'atténuer graduellement et disparaître en laissant un nouvel épiderme au point dénudé. En même temps, par une sorte de révulsion ou de dérivation, selon les uns, — par voie réflexe vaso-constrictrice, suivant les autres, — un afflux de sang plus considérable
s'est fait dans la région de l'ampoule ; les capillaires se sont dilatés et ont laissé transsuder le plasma sanguin ; les vaisseaux
des organes voisins ont par suite un moindre débit. Il en résulte
que si quelque phlegmasie existe dans les tissus environnants,
celle-ci se trouve, la plupart de temps, enrayée.

L'absorption de la cantharidine par l'organisme donne lieu à
certains symptômes [1], appréciables parfois après une simple application externe, beaucoup plus marqués après l'administration
à l'intérieur. Sans parler de l'irritation locale, des vomissements,
etc., que cause l'absorption par les voies digestives, la cantharidine
porte son action principalement sur les centres nerveux. La première phase est marquée par des phénomènes d'excitation générale
(accélération du pouls et des mouvements respiratoires, élévation
de la température, sueur, dilatation de la pupille, etc.), à dose
toxique, ces symptômes s'exagèrent et deviennent comparables sous
plusieurs rapports, à ceux de la rage: spasmes du larynx, convulsions et surtout priapisme intense. Ce priapisme, extrêmement
douloureux, peut être compliqué d'accidents plus graves, tels que
la gangrène de la verge ou la métrite aiguë. Une période de
dépression succède bientôt à cette excitation et la mort survient

[1] Virey a signalé le premier (et l'on a vérifié depuis) l'immunité singulière
que présente le hérisson à l'intoxication par la *cantharidine ;* cette substance,
donnée à l'intérieur, provoque chez les animaux en expérience des accidents
assez graves, mais non mortels, et assez passagers.

dans le délire ou le coma. L'élimination a lieu par les urines. Celles-ci sont rouges, peu abondantes, mêlées de sang et s'écoulent goutte à goutte au milieu de douleurs intolérables.

Les cantharides s'emploient journellement sous forme d'emplâtre révulsif dit *vésicatoire* [1]. On en distingue deux sortes : les *vésicatoires volants* que l'on enlève dès que l'ampoule est formée (c'est-à-dire au bout de 6 à 12 heures), ampoule que l'on crève et que l'on recouvre d'un pansement approprié (ouate, cérat), afin d'amener une prompte cicatrisation, — et les *vésicatoires permanents*, dont on arrache l'ampoule et sur la plaie desquels on entretient une longue suppuration au moyen d'une pommade irritante (onguent épispastique, pommade au garou). Ces emplâtres, qu'il est bon de saupoudrer de camphre pour prévenir la réaction sur les organes génitaux, conviennent aux douleurs rhumatismales ou névralgiques, aux maladies de peau et à une foule de phlegmasies internes, telles que : pneumonie, bronchite, pleurésie, péricardite, ascite, entérite, métrite, etc. On peut employer aux mêmes usages, la *teinture de cantharides* (Canth. 1. alcool à 80°, 10), le *collodion cantharidal* [2], *l'onguent epispastique*. La *pommade de Dupuytren* dont elles font partie, est prescrite contre la calvitie

A l'intérieur, les cantharides constituent un aphrodisiaque dangereux et trompeur. On les prescrit très rarement, soit en poudre (25 milligr. à 10 centigr.) dans un véhicule approprié, soit en teinture alcoolique (5 à 10 gouttes), soit en teinture éthérée (1 à 5 gouttes), dans le catarrhe vésical, la blennorrhagie, le tétanos.

Les contre-indications sont la néphrite, la cystite et surtout l'existence de conditions propres au développement de la diphthérie, les plaies des vésicatoires se couvrant facilement de fausses membranes.

L'empoisonnement par les cantharides est assez fréquent ; on le combattra au début en provoquant le vomissement, puis par les saignées, les grands bains, l'alcool, les diurétiques et les préparations opiacées ou camphrées.

---

[1] *Emplâtre vésicatoire :*

Elémi.	100 gr.
Cire jaune.	400 gr.
Huile d'olives.	40 gr.
Onguent basilicum *ou* poix résine	300 gr.
Cantharides pulvérisées.	420 gr.

[2] *Collodion cantharidal :*

Cantharides pulvérisées.	100 gr.
Ether sulf.	150 gr.
Acide acétique.	20 gr.

Filtrez et ajoutez 5 p. 40 de fulmi-coton.

8. CIRE BLANCHE. — CIRE JAUNE.

Description. — La *Cire blanche* est livrée par l'industrie
en disques réguliers de 8 à 10 cent. de diamètre, de 2 à
3 mill. d'épaisseur, colorés en blanc plus ou moins jaunâtre,
translucides, à surface lisse mais généralement terne. Ils
sont facilement rayables à l'ongle, un peu élastiques, et se
ramollissent légèrement entre les doigts en laissant à la surface de ceux-ci un léger enduit qui leur donne une âpreté
particulière au frottement. Ces disques sont fragiles, et offrent nne cassure régulière à tranche grenue. Le goût est
nul ; l'odeur est spéciale et assez agréable, quand elle n'est
pas dénaturée par celle du suif que l'on mêle souvent en
fortes proportions à cette substance.

La *Cire jaune* se trouve généralement en cubes ou en
parallélipipèdes volumineux (5 à 8 cent. sur 20 à 30 cent.).
La consistance est moindre que celle de la cire blanche,
l'odeur plus forte, la surface des pains plus brillante ; le
toucher est gras ; la couleur est d'un brun orangé, mais les
arêtes des cubes ou les fragments minces se montrent par
transparence d'un beau jaune safran; la cassure est franche
et d'aspect marbré. Cette cire se laisse pétrir beaucoup
plus facilement que la précédente et adhère fortement aux
doigts.

Zoologie. — La cire est produite par un insecte de l'ordre des
Hymenoptères, sous-ordre des *Porte-aiguillons*, famille des *Apides*,
— l'abeille domestique (*Apis mellifica*, L. [1]).

Les abeilles habitent presque toutes les régions chaudes et

---

[1] Tout au moins est-ce le seul genre dont les produits soient utilisés en
Europe. On emploie de même, au Brésil, la cire de la *Mélipone* ou *Caveja*,
petite abeille sans aiguillon. (Cire des Andaquies.)

tempérées de l'ancien monde. Leur corps entièrement velu, long
de 12 à 17 millim., est très nettement divisé en tête, thorax et
abdomen; ces deux derniers surtout sont séparés par un fort étranglement. La *tête*-est aplatie verticale-
ment et porte deux gros yeux latéraux
à facettes et deux antennes coudées à
angle droit, dont la baguette terminale
(*fléau*) comprend dix articles. Les pièces de la bouche sont propres à la fois
à la succion et au broiement; ce sont,
de haut en bas : — une lèvre supérieure ou *labre*, impaire et médiane,
— deux fortes *mandibules*, — deux
mâchoires allongées et excavées, formant par leur juxtaposition une sorte
d'étui et pourvues chacune d'une
courte languette latérale représentant
un *palpe maxillaire*, — une lèvre inférieure ou *langue*, protractile, enfermée
dans l'étui des mâchoires, formée d'une
languette médiane et de deux palpes
labiaux tous trois également couverts
de poils.

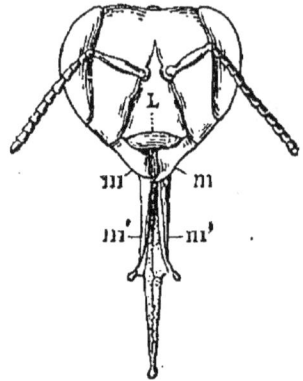

FIG. 9. — Tête d'une abeille
ouvrière.

1. Labre;—*m m*, mandibules;
—*m' m'*, mâchoires soudées, accompagnées de leurs palpes
maxillaires.

Le *thorax* porte trois paires de pattes et deux paires d'ailes.
Chaque patte est composée de cinq pièces articulées dont un tarse
à cinq articles. Le tibia et le premier article du tarse sont larges
et aplatis, surtout a la paire postérieure des pattes, toujours plus
développée que les deux antérieures : le tibia de cette troisième

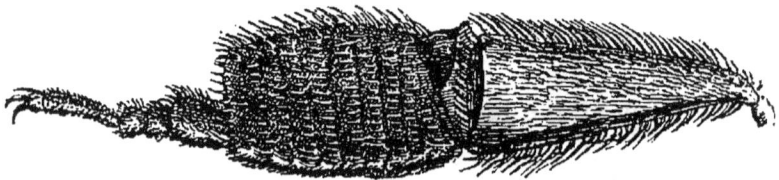

FIG. 10. — Tarse et tibia de la patte postérieure de l'abeille ouvrière,
vue en dedans, montrant la *corbeille* et la *brosse*.

paire porte inférieurement une petite cavité, dite *corbeille*, servant
à recueillir le pollen, et le deuxième article tarsien, très élargi, est
garni, sur sa face interne, de plusieurs rangées de soies formant
brosse. Les deux paires d'ailes sont minces, transparentes et

parcourues par des nervures grêles qui dessinent à leur surface des sortes de cellules polyédriques : ces ailes sont solidaires les

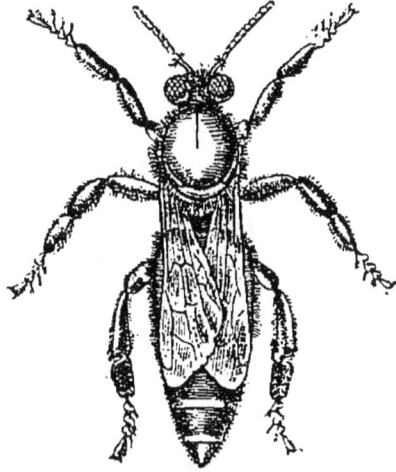

FIG. 11. — Abeille femelle ou *reine*.

unes des autres dans le vol, grâce à une sorte d'engrenage qui s'opère sur leur bord de contact : la première paire ne se replie point.

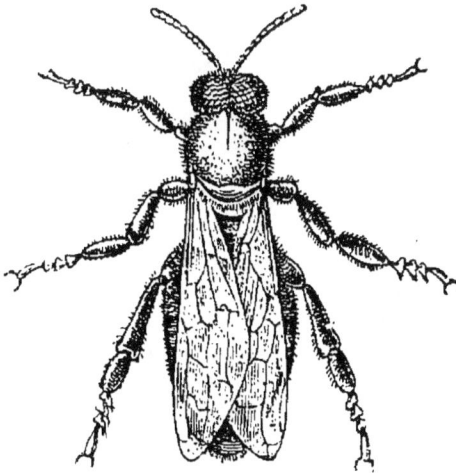

FIG. 12. — Abeille mâle ou *faux-bourdon*.

L'*abdomen* est piriforme et divisé en six anneaux dans l'intervalle desquels se montrent, sur la membrane unissante, deux plaques symétriques dont la surface se couvre d'écailles cireuses.

Un caractère important de la tribu est tiré de la présence d'un appareil venimeux placé à l'extrémité de l'abdomen et composé d'un dard barbelé et creux, dans le canal duquel parvient le venin sécrété par deux longues glandes.

Bien qu'il n'existe en réalité que des individus mâles et des individus femelles, les colonies d'abeilles renferment trois types d'êtres : les mâles ou *faux bourdons*, à antennes faiblement coudées, à bosses oculaires en contact sur le front, à abdomen court, large à son extrémité; — les femelles fécondes ou *reines*, aux yeux nettement latéraux, à abdomen long et conique, à tarses dépourvus de brosses; — les femelles infécondes ou *neutres*, à antennes fortement coudées, à appareil de succion extrêmement développé : elles-mêmes comprennent deux catégories, suivant

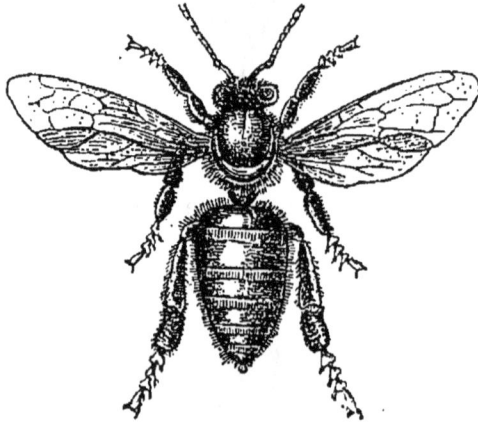

FIG, 13. — Abeille ouvrière.

les fonctions spéciales qui leur sont attribuées dans l'œuvre commune : ce sont les *nourrices*, chargées de surveiller la ponte et d'élever les larves, — et les *ouvrières*, occupées à la récolte du pollen et à la construction des cellules de la ruche.

La femelle pondeuse ou *reine*, seule par ruche, s'accouple une fois en sa vie (5 ans), et le sperme, accumulé dans des réservoirs spéciaux de son abdomen, suffit à la fécondation ultérieure des milliers d'œufs qu'elle pondra; l'accouplement a lieu dans les airs, après quoi tous les mâles sont mis à mort par les ouvrières. La reine pond un œuf dans chacune des cellules de cire préparées d'avance : il en sort une larve à laquelle la nourriture est apportée par les nourrices : dans quelques cellules plus grandes que les autres, les larves reçoivent une nourriture particulière, la *pâtée royale*, qui accélère leur développement et les transforme en femelles fécondes ou *reines*; les autres larves deviendront des femelles aux organes génitaux atrophiés, les unes ouvrières, les autres nourrices : la larve passe, avant l'état parfait, par la forme de *nymphe*, d'ailleurs de courte durée.

Les ouvrières forment dans la colonie une immense majorité (20,000 à 50,000). Les femelles sont très peu nombreuses, et, dès la naissance, une seule est reconnue reine par les ouvrières; les autres sont mises à mort, et l'ancienne reine s'échappe avec un certain nombre de neutres (*essaimage*) pour fonder plus loin une colonie nouvelle. Quelquefois deux reines sont conservées vivantes; l'une d'elles s'enfuit alors, le plus souvent après une longue bataille, et essaime pour laisser la ruche libre à l'autre.

Les mâles, assez peu nombreux, sont produits surtout par les œufs incomplètement ou non fécondés, soit ceux de la fin de la ponte (alors que le sperme de réserve est à peu près épuisé), soit ceux d'avant l'accouplement (œufs produits par *parthenogénèse*), soit enfin, et plus rarement, les œufs pondus par quelques ouvrières sans fécondation aucune.

Les abeilles établissent leur ruche dans les cavités de troncs d'arbre ou les trous des murs, à moins qu'on ne leur offre des corbeilles toutes préparées, comme il arrive dans l'industrie. Elles en bouchent soigneusement toutes les fentes par lesquelles pourrait passer la lumière à l'aide d'une matière résineuse et rougeâtre, comparable à la glue des bourgeons de peuplier, le *propolis*. Elles construisent ensuite, avec la cire de leurs plaques abdominales, des *rayons*; c'est-à-dire des lames minces verticalement disposées et couvertes sur chaque face d'un plan de cellules polyédriques à contour hexagonal et à fond triédrique. Ces cellules servent à loger les œufs et à renfermer le miel. Cette dernière substance est constituée presque entièrement par du glucose et provient directement des liquides des organes glanduleux des fleurs, absorbés par les ouvrières, modifiés par le séjour dans leur estomac et déglutis par elles à leur retour à la ruche. La cire est produite par une sorte d'exsudation, à la surface des plaques ventrales : on a pu constater que les matériaux recueillis par les abeilles sur les fleurs n'avaient aucune part à la formation de ce produit; des ouvrières que l'on avait enfermées dans un espace clos et privé de plantes, et que l'on nourrissait exclusivement avec du miel ou du glucose, ont fourni tout autant de cire que celles qui étaient demeurées libres (Hubert).

Pour obtenir la cire, on *châtre* la ruche, c'est-à-dire qu'on lui enlève la moitié ou les deux tiers de ses rayons ; ceux-ci sont privés ensuite du miel qu'ils renferment, d'abord par égouttage au soleil (miel vierge), puis par la pression, enfin par un lavage à l'eau bouillante. Ainsi se prépare la cire brute ou *cire jaune*. La cire blanche s'obtient en faisant fondre la cire jaune et en la versant peu à peu dans l'eau ; les fragments sont ensuite blanchis par une longue exposition nuit et jour à l'air libre et à l'humidité, ou plus rapidement par l'action du chlore. Pour la cire destinée aux bougies, ce dernier procédé a l'inconvénient d'amener la naissance de produits chlorés dégageant de l'acide chlorhydrique pendant la combustion. On coule la cire blanche en disques en y mêlant une quantité *très faible* de suif [1].

Chimie. — La cire est insoluble dans l'eau, peu soluble dans l'alcool et l'éther, très soluble dans l'essence de térébenthine et dans toutes les huiles ; elle se ramollit à 35°, fond à 68° et brûle sans fumée. La cire la plus pure est constituée par le mélange d'un acide gras, la *cérine* ou *acide cérotique* ($C^{27} H^{54} O^2$) et d'un éther composé, la *myricine* ou *palmitate de myricile* ($C^{16} H^{31} O$, $C^{30} H^{61} O$). On a signalé en outre la présence d'un corps spécial, soluble dans l'alcool froid, la *céroléine* (?) (Lœvy).

L'*acide cérotique* $C^{27} H^{54} O^2$ est incolore, cristallisable et soluble dans l'alcool bouillant. — Le *Palmitate de myricile*. $C^{16} H^{31} (C^{30} H^{61}) O^2$ est soluble dans l'alcool froid. — La cire est entièrement saponifiée par la potasse. Bouillie avec l'acide azotique, elle donne comme l'*acide stéarique*, des acides *adipique*, *pimélique*, *succinigu* mais pas de traces d'*acroléine*.

La cire jaune renferme, en outre, des produits aromatiques et des matières colorantes mal connues.

La cire blanche est très souvent falsifiée par l'addition d'acide stéarique (Guibourt), de *cire du Japon* (cire végétale), d'une quantité exagérée de suif, ou de *paraffine*[1].

Usages. — La cire entre dans la composition d'une foule d'onguents et d'emplâtres : cérat [1], diachylon, etc. Elle est employée pour le moulage des pièces anatomiques.

Dans l'industrie, elle sert à prendre des empreintes, à fabriquer des bougies sans odeur, ni fumée, ne tachant point les habits, — à enduire les parquets, soit seule, soit dissoute dans l'essence de térébenthine.

---

[1] Voy. H. Pihier, *Histoire naturelle et chimique des cires d'Insectes*. Paris, 1880.

Diagnose. — Certains échantillons de *Beurre de cacao* ou de *Beurre de muscades* en blocs, pourront présenter quelque ressemblance par leur couleur et leur consistance avec la cire jaune : leur saveur, l'odeur qu'ils exhalent lorsqu'on les réchauffe quelques instants avec l'haleine, suffiront à lever tous les doutes.

> 1 *Cérat de Galien* :
>
> | | |
> |---|---|
> | Cire blanche. . . . . | 100 gr. |
> | Huile d'amandes douces. . . | 400 |
> | Eau de rose. . . . . | 300 |

9. COCHENILLE DU MEXIQUE

Description. — La *Cochenille du Mexique* ou *Cochenille grise* est un petit corps grisâtre, très léger, de forme assez irrégulière. Elle est à peu près de la taille d'un grain d'orge, et, bien que très diversement raccornie par la dessiccation, elle ressemble, dans son meilleur état de conservation, à une petite carapace de tortue à bords ondulés. La face dorsale est convexe ; elle est parcourue en son milieu par une sorte de crète longitudinale et porte des plis transversaux noirs, bien parallèles, au nombre de onze, correspondant aux anneaux du corps et laissant entre eux d'étroits sillons blanchâtres. La face inférieure est irrégulièrement excavée et offre des segments transversaux semblables.

La cochenille, coupée par le milieu, présente une coque noire entourant une partie centrale pulvérulente, dont la couleur rouge brun rappelle celle du sang desséché. La masse s'écrase assez facilement entre les doigts. Son odeur est nulle ; mâchée, elle développe une saveur de moisi assez désagréable et colore la salive en rose violacé.

Zoologie. — La *Cochenille*, que l'on regardait jadis comme une graine, n'est autre que le corps desséché de la femelle du *Coccus cacti*, L.

Les *Coccus* sont des insectes de l'ordre des *Hémiptères Homop-tères*, section des *Diptères*, famille des *Coccidées* [1]. Le *C. cacti* vit sur plusieurs cactus mexicains et en particulier sur le *Cactus Opuntia* et le *Cactus coccinellifera*; il est acclimaté aujourd'hui aux Canaries, en Algérie et à Java.

La femelle est ovale, longue de 1/2 à 1 cent., large de 4 mill., épaisse de 2 mill. environ. Le corps, bombé à la partie dorsale, est divisé en onze anneaux, dont les 2e, 3e et 4e portent chacun une paire de pattes très courtes; l'extrémité antérieure est terminée par un bec en forme de trompe, et l'extrémité inférieure par deux soies très courtes; les deux antennes sont petites, poilues et formées de sept articles.

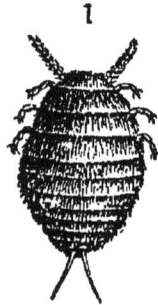

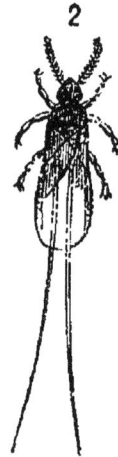

FIG. 14. — Cochenille femelle.   FIG. 15. — Cochenille mâle.

Le mâle est plus allongé et ne mesure guère que 1 mill. de lar-geur; la tête et le thorax sont plus distincts que chez la femelle; les pattes sont plus longues, ainsi que les soies postérieures et les antennes, composées ici de dix articles; enfin le thorax porte deux ailes grisâtres plus longues que l'abdomen.

Le mâle meurt après l'accouplement: la femelle dépose ses œufs au milieu d'une sorte de poudre blanchâtre produite par ses tégu-ments et meurt presque aussitôt. Les larves, assez semblables à la femelle, pourvues d'antennes à cinq articles chez le mâle, à six articles chez les femelles, — subissent des métamorphoses

[1] Voir, sur les Coccidées intéressant la médecine. la remarquable thèse de notre excellent ami R. Blanchard : *les Coccidées utiles. (Bulletin de la Société zoologique de France. 1883.)*

assez rapides : les premières dans une coque creuse qu'elles se construisent, les secondes à l'air libre et sur la surface même du nopal. Selon Clark, l'acide carminique ne serait point dissous dans les liquides de l'organisme de la cochenille, mais resterait en suspension à l'état de granules dont le centre serait occupé par un noyau incolore ; ces granules se montreraient en beaucoup plus grande abondance chez la femelle à l'époque de la ponte.

La récolte a lieu après la fécondation, avant la ponte ; les femelles, seules survivantes, sont détachées des branches des nopals avec un pinceau et tombent sur un drap étendu à terre ; on les tue soit par l'immersion dans l'eau bouillante, soit en les faisant chauffer sur des plaques chaudes ou dans des fours. Il peut y avoir, par an, trois générations successives, et dans quelques régions favorisées (sud de Ténériffe) les cochenilles passent l'hiver. — Cette culture demande de grands soins [1]. Bien souvent, les nopals doivent demeurer entourés complètement d'une enveloppe de toile.

La cochenille du Mexique est remplacée aujourd'hui assez fréquemment par celle des Canaries.

Chimie. — La cochenille renferme une *matière grasse* volatile (*acide coccinique* de Pelletier et Caventou), — des albuminoïdes, entre autres de la *tyrosine* et de la *coccine* (?), — de la *chitine*, substance ternaire commune à tous les arthropodes, — et enfin un principe colorant, le *carmin* ou *acide carminique* (Pelletier et Caventou).

Le carmin du commerce, qui est une combinaison mal définie d'acide carminique, est insoluble dans l'alcool et l'éther, très peu soluble dans l'eau et totalement soluble dans les alcalis, en particulier dans l'ammoniaque qui lui donne une teinte pourpre violacée ; les acides le précipitent en rouge vif de sa solution ammoniacale. En ajoutant à une solution de carmin dans un liquide alcalin, de l'alun, puis de l'ammoniaque, on obtient la précipitation d'une poudre très employée en peinture, connue sous le nom de *laque carminée*.

Les procédés à l'aide desquels on retire le carmin de la cochenille sont très variables et chaque fabricant tient ordinairement secrète la méthode qui lui permet d'obtenir les qualités plus ou moins fines de ce produit : en général, on emploie surtout les lavages alcalins.

[1] Il existe au Mexique une autre sorte de cochenille dite *cochenille sylvestre*, qui n'est autre que le *Coccus cacti* resté à l'état sauvage ; elle est plus petite que les deux autres sortes, moins riche en carmin et se montre rarement seule dans le commerce.

L'acide carminique $C^{14} H^{14} O^8$ est soluble dans l'eau et l'alcool, insoluble dans l'éther. Selon Schutzemberger, il représenterait la réunion de deux corps $C^9 H^8 O^5$ et $C^9 H^8 O^7$; selon Hlasiwetz, c'est un glucoside pouvant se dédoubler en sucre non fermentescible et en *rouge de carmin* $C^{14} H^{12} O^7$. L'acide azotique le décompose à chaud en *acide oxalique* et en *acide nitrococcusique* $C^8 H^5$ $(Az O^2)^3 O^3 + H^2 O$ cristallisable en lamelles jaunes. — Le contact prolongé de l'*acide carminique* et de l'ammoniaque donne naissance à la *carminamide*.

Usages. — La cochenille, employée autrefois comme lithontriptique, puis complètement abandonnée, a été prescrite de nouveau récemment contre la toux spasmodique de la coqueluche et de l'asthme (50 centigr. à 1 gr. par jour, en potion) (Laboulbène et Larcher).

Elle est presque uniquement employée aujourd'hui à l'extraction du carmin, qui sert non seulement à la teinture des étoffes, mais à colorer les poudres dentifrices, onguents, etc.

Le carmin jouit d'une affinité très grande pour les noyaux des éléments anatomiques (Gerlach). On emploie journellement, dans la technique histologique, le *picro-carminate d'ammoniaque*, obtenu en saturant peu à peu, par l'acide picrique, une solution ammoniacale de carmin; ce corps, très instable, voit son équilibre rompu au contact des cellules ayant perdu leur vitalité et préalablement *fixées* par un des nombreux réactifs employés en histologie à cet effet : acide osmique, alcool, bichromate de potasse, etc.; le carmin se fixe avec avidité sur les noyaux, et l'acide picrique teint en jaune le corps cellulaire.

10. COCHENILLE DU HONDURAS

Description. — La *Cochenille du Honduras* ou *Cochenille noire* ne diffère de celle du Mexique que par l'absence de matière blanche et pulvérulente entre les plis transversaux de ses deux faces; elle est, en outre, un peu plus petite et plus déformée.

Zoologie. — *Coccus cacti*, L. Voir l'article précédent.

La différence de coloration tient, selon les uns, à un mode particulier de culture, plus parfait pour les cochenilles noires; — selon les autres, au procédé employé pour tuer l'insecte, les sortes grises étant mises au four sans avoir subi de lavage préalable, les autres étant d'abord lavées, puis portées à une température plus élevée que les premières. Guibourt n'admet point cette dernière opinion. Les sortes grises sont moins estimées que les noires.

Chimie. — Voir l'article précédent. La cochenille noire renferme une plus forte proportion de carmin que la grise : elle est, d'autre part, aussi fréquemment falsifiée. Les droguistes savent d'ailleurs parfaitement opérer la transmutation des sortes, en lavant les cochenilles blanches, et en frottant de céruse les cochenilles noires.

11. COCONS DE SANGSUES

Description. — Petites boules régulièrement ovoïdes, très légères, creuses, quelquefois affaissées par places, longues de 15 à 25 millim., larges de 10 à 15 millim. L'enveloppe externe, épaisse de 1 à 3 mill., est colorée en blond sale et terreux ; elle est veloutée, d'aspect spongieux et se montre formée par un enchevêtrement de fils très délicats, soyeux, bouclés, figurant au moyen de ces boucles une foule de pores arrondis ; à chaque pôle existe un trou du diamètre d'une grosse épingle, souvent caché par l'empiètement de la couche spongieuse. Cette première enveloppe recouvre une coque parcheminée, semblable à une lame de gélatine sèche, mince, résistante, colorée en jaune ou en brun, et présentant à chaque pôle une petite saillie, percée d'un trou directement en regard de celui de la couche spongieuse.

L'odeur et la saveur sont nulles.

Zoologie. — Les cocons de sangsues, — dont Linnée prit d'abord une variété (ceux de la *Néphélis*) pour un insecte aquatique du genre *Coccus* qu'il décrivit sous le nom de *C. aquaticus*, — sont lés enveloppes albumineuses dont s'entourent les sangsues au moment de la ponte, et au milieu desquelles les œufs pondus demeurent renfermés.

On peut, ou plutôt on a pu, employer les cocons produits par différentes espèces : *Aulastoma*, *Trocheta*, *Hœmopis*, *Hirudo*; néanmoins, les cocons de l'*Hirudo medicinalis*, L., passent seuls pour officinaux, bien qu'ils ne soient connus que depuis une date relativement récente, et que l'on ait dû faire usage auparavant de ceux des autres espèces.

L'*Hirudo medicinalis*, L., est un ver de la classe des *Annélides*, sous-classe des *Discophores* ou *Hirudinées*, famille des *Gnathobdellidées*. Le corps est fortement allongé, renflé à sa base (5 à 8 cent. sur 1/2 à 1 1/2 cent. à l'état de repos), terminé à chaque extrémité par une ventouse et se montre divisé par des stries transversales en quatre-vingt-quinze anneaux réguliers[1]. Les anneaux 1, 2, 3, 5 et 8 portent chacun une paire de points oculaires. Entre le vingt-quatrième et le vingt-cinquième anneau est situé l'orifice des organes mâles ; entre le vingt-neuvième et le trentième, celui des organes femelles.

La ventouse buccale se continue directement avec l'œsophage, à l'entrée duquel se montrent, sur un même plan, trois lames cornées ou *mâchoires*, articulées au moyen d'une sorte de manche et portant, sur leur bord libre, 80 à 90 petites dents. La ventouse anale est au contraire imperforée, et c'est en dehors et à la base de son bourrelet, à la face dorsale, qu'existe l'orifice anal véritable. Le tube digestif est rectiligne et présente onze paires de poches latérales; la dernière paire (cœcums), mesure à elle seule le quart de la longueur du corps.

L'appareil circulatoire est composé de quatre vaisseaux longitudinaux et parallèles : un dorsal, deux latéraux et un ventral, ce dernier enfermant comme un étui la chaîne nerveuse ganglionnaire; un cercle péri-œsophagien et un cercle péri-anal font communiquer entre eux les quatre canaux, d'où partent de nombreux vaisseaux se rendant dans les organes. Il existe en outre, sous le nom d'*organes en lacets*, ou *organes segmentaires*, dix-huit paires de tubes courts et contournés, placés latéralement, se terminant dans la cavité viscérale par une extrémité close et renflée, s'ouvrant au dehors sur la face ventrale, et que leur riche vascularisation ainsi que leur communication avec l'extérieur, ont fait con-

---

[1] Il ne faut point confondre cette striation des téguments avec la division interne du corps en *zoonites*, commune à toutes les annélides ; il existe chez la sangsue dix-neuf ou vingt de ces zoonites, ceux du milieu étant assez nettement différenciés à l'intérieur par la répétition symétrique des mêmes parties.

sidérer par les uns comme des organes excréteurs, par les autres comme des organes respiratoires.

Le système nerveux est constitué par une double chaîne ventrale de vingt-cinq ganglions accouplés par paires, et par une paire de ganglions sus-œsophagiens ou cérébroïdes, réunis à la première paire ventrale par deux commissures latérales, — ce qui, avec la commissure transversale de chacune de ces paires, constitue un anneau de substance nerveuse dit *collier œsophagien*. Deux petites masses symétriques, placées au voisinage des ganglions cérébroïdes et en rapport avec eux, représentent le système grand sympathique.

Les organes génitaux mâles et femelles sont réunis sur le même individu ; néanmoins, il n'y a pas auto-fécondation, mais bien accouplement réciproque de deux êtres herma-

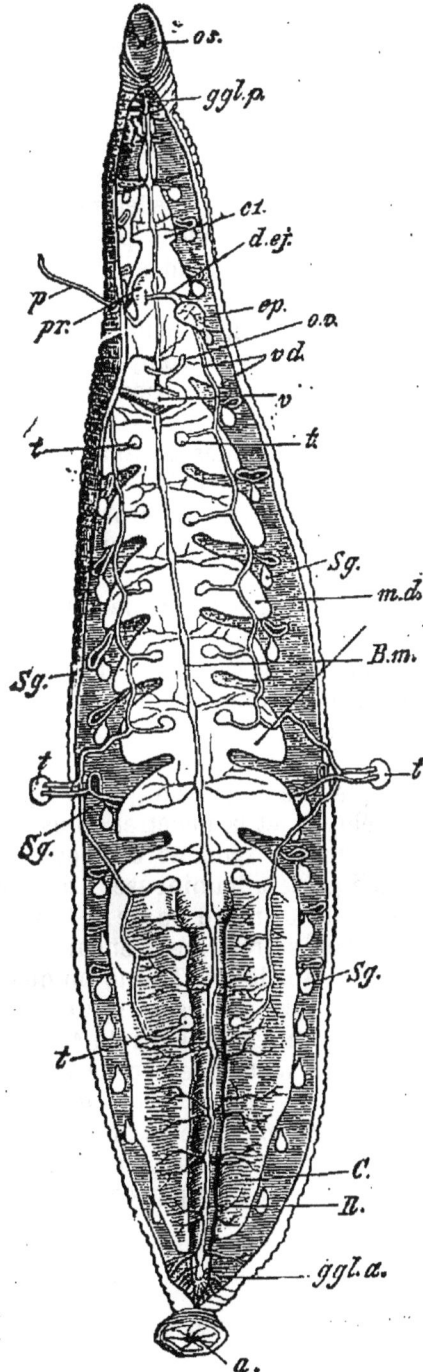

FIG. 16. — Sangsue médicinale, *Hirudo medicinalis*, ouverte par la face ventrale.

os, bouche ; — *gglp.*, premier ganglion sous-œsophagien ; — *ggla.*, dernier ganglion ; — *c 1.*, premier diverticulum de l'intestin ; — *c.*, cœcum ; — *md.*, diverticulum de la région moyenne ; — *R.*, rectum ; — *a.*, ventouse postérieure ; — *Bm.*, chaîne ganglionnaire ; — *Sg.*, organes segmentaires ; — *t.*, testicules ; — *vd.*, canal déférent ; — *ep.*, vésicule séminale ; — *dej.*, canal éjaculateur ; — *p r.*, glande prostatique ; — *p.*, pénis ; — *o.*, ovaire ; — *V.*, vagin. (D'après Rolleston.)

phrodites. L'appareil mâle se compose de neuf paires de glandes arrondies ou *testicules*, disposées symétriquement de part et d'autre de la ligne médiane, et pourvues chacune d'un canal déférent particulier; deux canaux longitudinaux, placés sur les côtés et en dehors de la ligne des testicules, reçoivent le produit des petits canaux et le portent dans deux *vésicules séminales;* celles-ci ont chacune un canal efférent qui se joint sur la ligne médiane à celui du côté opposé pour former, par leur réunion, un *canal éjaculateur* débouchant au dehors; ce canal est un peu plus long que le trajet qu'il doit parcourir, en sorte que, légèrement enroulé à l'état de repos, il peut faire saillie au dehors au moment de la copulation et se comporter comme un pénis; à l'origine de ce canal éjaculateur existe une glande à sécrétion albumineuse. — Les organes femelles se composent de deux *ovaires* situés au niveau des vésicules séminales, pourvus chacun d'un canal excréteur qui se réunit bientôt à celui du côté opposé pour former un *oviducte* tortueux, dilaté près de son orifice en une poche appelée *utérus;* une glande albumineuse entoure cet oviducte comme un fourreau.

La ponte a lieu hors de l'eau, dans les trous des berges. L'animal produit à ce moment, au moyen de ses glandes cutanées (ou même, selon certains auteurs, par l'orifice buccal), une grande quantité de mucus spumeux qui forme, au niveau des orifices génitaux, une sorte de ceinture; puis une couche d'albumine, provenant de la glande albumineuse de l'oviducte (?) ou des glandes muqueuses de la peau, vient tapisser intérieurement cette première enveloppe et la pénétrer plus ou moins profondément; les œufs sont ensuite pondus en petit nombre (trois à vingt), au milieu d'une gelée albumineuse. La sangsue se débarrasse alors de cette sorte de ceinture en se retirant à reculons; les deux orifices de la coque se referment ensuite spontanément, et le cocon est abandonné dans le sol. Trente ou quarante jours suffisent au développement des petites sangsues, qui sortent du cocon par l'une de ses ouvertures, longues de 1 à 2 cent. et pourvues d'une organisation déjà identique à celle de l'adulte.

Il existe une dizaine de variétés de sangsues médicinales; la sangsue médicinale grise, la sangsue médicinale verte (sangsue officinale) et la sangsue médicinale marquetée (sangsue truite) sont les seules employées.

Chimie. — Les cocons de sangsues sont constitués par du mucus desséché; nous n'en connaissons point d'analyse récente.

Usages. — Les cocons de sangsues ont disparu depuis longtemps de la pratique médicale ; ils ont pu être employés, dit-on, comme hémostatiques ; en réalité, il n'est fait aucune mention de leurs usages dans les traités de Matière médicale, même les plus anciens [1] (Geoffroy, Mérat et de Lens, etc., etc.).

12. ÉPONGE A LA CIRE. — ÉPONGE A LA FICELLE

Description. — On donne le nom d'*éponge à la cire* à de très minces lames d'éponges imbibées de cire jaune, et fortement pressées entre des plaques métalliques. Elle se présente en rectangles ou en disques de dimensions variables, et dont l'épaisseur dépasse rarement 3 à 5 millim. La couleur et l'odeur sont celles de la cire ; la surface, lisse et polie, présente généralement des marbrures et des craquelures nombreuses. La lame se déchire comme un tissu et laisse voir sur sa tranche le fin feutrage de fibres élastiques qui forme sa trame.

L'*éponge à la ficelle* n'est autre qu'une éponge fine, d'un jaune clair, appartenant généralement à la variété d'une *éponge fine de Syrie*, taillée en cylindre, et fortement comprimée par l'enroulement d'une cordelette solide. Les fragments atteignent généralement 12 à 15 centim. de longueur sur 1 à 1 1/2 cent. de diamètre dans la portion compri-

---

[1] L'emploi unique des sangsues, dans la médecine contemporaine, est limité aux émissions sanguines locales ; on applique l'animal sur la partie désignée, sous un verre à Bordeaux. La sangsue est gorgée ordinairement au bout de dix à quinze minutes ; elle atteint alors jusqu'à 15 ou 20 centimètres de longueur, et tombe d'elle-même. On a calculé qu'une sangsue absorbe environ 10 grammes de sang, et que la quantité de ce liquide qui s'écoule de la plaie avant sa fermeture est à peu près égale. Habituellement, on fait ensuite dégorger les sangsues en les plongeant dans une solution tiède de sel marin (16 p. 100). Laissées alors au repos dans l'eau fraîche, elles peuvent être employées à nouveau au bout d'une huitaine de jours. La transmission des virus par les morsures des sangsues déjà employées paraît impossible (expériences de Pallas). La cicatrice en forme d'étoile à trois branches disparaît difficilement.

Les sangsues, beaucoup plus employées autrefois qu'aujourd'hui, sont prescrites encore quand on veut faire cesser rapidement une congestion intense et bien limitée : apoplexie, orchite, métrite, etc.

mée. Aux deux extrémités, la masse spongieuse est libre et forme un renflement.

Zoologie. — C'est l'éponge fine de Syrie, *Spongia usitatissima*, Lam.(*Spongia mollissima*, Schmidt) qui est employée en médecine. Elle est généralement en forme d'entonnoir ou de coupe, fine, veloutée, percée, sur la face externe, de trous de petite dimension, creusée de larges et profondes anfractuosités sur la face excavée. La couleur est d'un jaune citron : l'éponge fraîche exhale une forte odeur de marée.

La partie employée de l'éponge ne constitue, en quelque sorte, que la carcasse, ou plutôt la trame de l'animal. C'est un fin tissu de fibres élastiques, cylindriques, ramifiées, souvent anastomosées, et circonscrivant des espaces de forme et de taille variables que tapisse sur le vivant un épithélium pavimenteux à cils vibratiles. Dans l'intervalle existent par places des éléments cellulaires souvent animés de mouvements amiboïdes: parmi ceux-ci, un certain nombre se transforment directement en éléments mâles ou *spermatozoïdes*, un certain nombre d'autres en *ovules*, et la fécondation a lieu généralement dans l'épaisseur même du tissu.

L'ensemble de l'éponge représente, à vrai dire, non pas un individu, mais une colonie d'individus se rattachant chacun au type *Cœlentere*, et dont la structure fort simple se ramène à celle d'un sac dont l'orifice unique porte le nom d'*oscule* et dont la paroi est percée de nombreux trous dits *pores inhalants*. Mais l'apparition d'individus nouveaux, — nés du premier par bourgeonnement, greffés sur sa paroi et mettant leur cavité gastrique en communication avec la sienne, — est venue rendre la distinction des orifices à peu près impossible. Bien qu'en somme les oscules occupent en grande majorité la surface extérieure, les cavités individuelles et les canaux de communication sont devenus indistincts les uns des autres ; le contour des individus s'est effacé, et l'ensemble constitue une colonie de *Cœlenterés* en complète communauté de fonctions. La reproduction par bourgeonnement permet l'extension de la colonie sur place; la reproduction par œufs donne naissance à des larves libres qui, après avoir nagé quelque temps, se fixent et se transforment en une éponge simple bientôt entourée de ses nombreux bourgeons et devenue l'origine d'une colonie nouvelle.

Chimie. — Le squelette de l'éponge est constitué par une substance élastique de la nature de la corne, c'est-à-dire une matière albuminoïde : elle se dissout dans les acides et les alcalis concentrés et donne des produits ammoniacaux par distillation. Elle renferme en outre un peu d'iode combiné à la matière organique.

Usages. — L'éponge à la ficelle et l'éponge à la cire sont employées pour dilater des cavités naturelles ou artificielles : fistules, abcès, col de l'utérus. Le tissu spongieux, au contact des liquides de l'organisme, se gonfle et exerce sur les parois qui le compriment une pression modérée et très constante. L'éponge préparée, introduite avec précaution dans le col de l'utérus, est le moyen le moins dangereux employé aujourd'hui pour amener l'accouchement prématuré artificiel.

Elle est remplacée aujourd'hui, dans beaucoup de ses emplois, par les tiges de Laminaire dont le mode d'action est identique et dont le prix est bien moins élevé.

13. RACINE D'ACONIT

Description. — La racine complète se compose de deux — plus rarement de trois — pivots unis au niveau de leur portion supérieure et que l'on a dès longtemps comparés à de petits navets (*napus, napellus*). L'une est la racine véritable ou racine mère ; les autres sont des racines adventives nées à la base de bourgeons inférieurs de la tige.

On trouve ordinairement cette racine dans le commerce débitée en fragments de taille et de forme variables : les uns ont l'aspect de baguettes cylindriques ou coniques, et proviennent des portions médiane et terminale ; les autres, renflés en massue et verruqueux à une extrémité, sont assez souvent contournés en virgule ; ces derniers proviennent de la portion supérieure de la racine, et portent soit la cicatice, soit

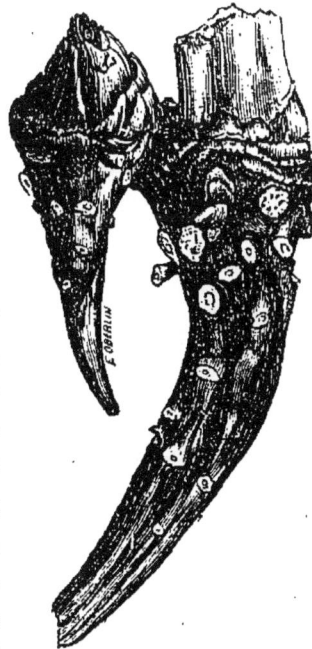

FIG. 17. — Racine d'Aconit. (*Delphinium Napellus.* H. Bn.)

3.

un tronçon de la tige de l'année précédente (ordinairement fistuleuse et sillonnée de stries fines), soit un bourgeon à écailles brunes et imbriquées ; dans l'un et l'autre cas, la portion renflée de la racine est surmontée de bases d'écailles disposées en cercles, et porte latéralement une large cicatrice (le plus souvent blanche) indiquant l'insertion de la racine primitive ou adventive qui l'accompagnait.

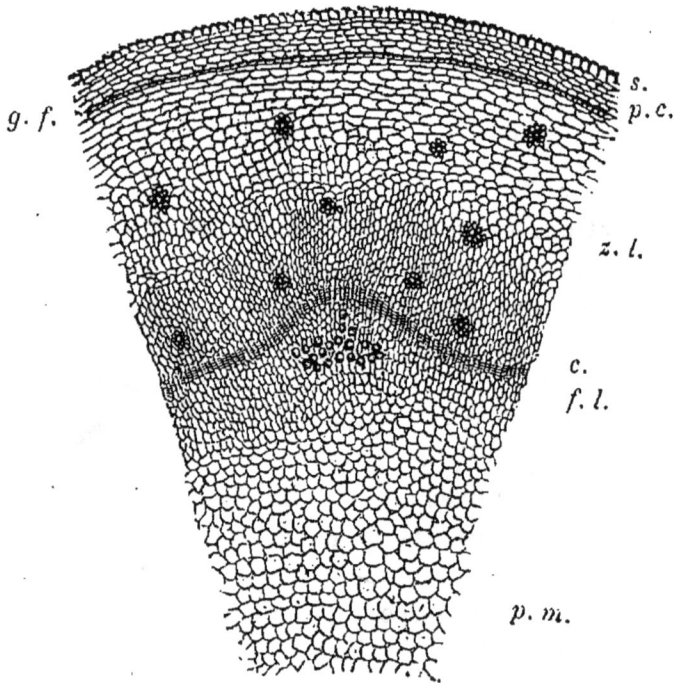

FIG. 18. — Coupe transversale de la racine d'Aconit.
(D'après de Lanessan).

S., couche superficielle subéreuse ; — p. c., parenchyme cortical ; — g. f., gaine des faisceaux ; — z., l., zone libérienne renfermant quelques faisceaux disséminés dans un abondant parenchyme ; — c., zone cambiale, à laquelle est adossé, au niveau d'un angle, un faisceau ligneux f. l. ; — p. m., parenchyme médullaire.

La surface est colorée en brun chocolat, finement granuleuse, et porte des plis longitudinaux de dessiccation fortement marqués, très sinueux au niveau de la portion renflée.

Les racines secondaires, très nombreuses surtout au niveau de la portion renflée, sont le plus souvent tombées et ont laissé à leur place de petites éminences tronquées, terminées par une cicatrice blanche.

La cassure est franche et rugueuse; la section est de couleur pâle et comprend une zone blanche centrale (moelle), entourée d'un cercle gris sale (parenchyme cortical, et zone libérienne); à la limite des deux zones existe une mince circonférence brune, renfermant les faisceaux ligneux, et la périphérie de la section est bordée d'un imperceptible liséré brun chocolat.

L'odeur est peu caractéristique; la saveur est faible au début; mais au bout de quelques instants il se développe sur la langue une sensation de fourmillement toute spéciale et comparable à celle que donne le passage d'un courant électrique faible.

Examinée au microscope, la racine d'aconit présente, de dehors en dedans : 1° une mince couche subéreuse formée d'éléments aplatis et brunâtres, s'exfoliant facilement; — 2° un parenchyme cortical à cellules tangentiellement disposées et remplies d'amidon; — 3° une gaîne des faisceaux, formée d'un seul plan de cellules jaunâtres et aplaties; — 4° un parenchyme central divisé en deux zones : la zone externe est composée de cellules dirigées d'abord tangentiellement, puis radialement, et parsemée d'ilots d'éléments allongés suivant l'axe de la racine, éléments que M. Baillon regarde comme libériens; la zone interne ou *moelle* consiste en un parenchyme à cellules polygonales ou arrondies, remplies d'amidon; entre les deux zones existe un cercle ou plutôt une ligne polygonale de *cambium* à laquelle sont adossés six ou huit faisceaux ligneux disposés aux angles, à vaisseaux larges, épais et jaunâtres, à fibres faiblement sclérifiées.

Botanique. — La racine des pharmacopées françaises[1] provient presque exclusivement du *Delphinium Napellus*[2], H. Bn. (*Aconitum Napellus*, L.), *Renonculacée*[3] de la série des *Aquilégiées*, herbacée, vivace, haute de 65 cent. à 1ᵐ 25, et répandue dans toute l'Europe, l'Asie centrale et l'Amérique du Nord.

Tige fistuleuse. — *Feuilles* alternes, palmatipartites, à subdivisions pennatipartites. — *Inflorescence* en grappe. — *Fleurs* hermaphrodites et irrégulières. — *Réceptacle* convexe. — *Calice* à 5 sépales libres, très inégaux, colorés en blanc ou en bleu, dont un (le supérieur) est dilaté en un large capuchon. — *Corolle* absente. — 8 *staminodes*, dont deux, souvent décrits comme pétales, sont fortement allongés, creusés en cuiller, et s'abritent sous le capuchon du calice : 8 files radiales d'étamines (chaque file en comprenant 4 à 5), à filets libres, à anthères biloculaires et introrses. — 3 à 5 *carpelles* libres : le placenta, situé dans leur angle interne, supporte deux séries longitudinales d'ovules anatropes. — *Fruit* multiple formé de 3 à 5 follicules secs déhiscents par la ligne ventrale. — *Graines* petites, à téguments ridés, à embryon petit, à albumen abondant.

La richesse de la racine en principes actifs varie considérablement selon une foule de circonstances : l'exposition, la nature du sol, l'altitude, — mais surtout selon l'époque de la récolte. Les racines soit primitives, soit adventices, ne sont utilisables qu'avant l'apparition des axes aériens et l'épuisement de leurs principes actifs par le développement de ceux-ci : c'est donc au début de

---

[1] On trouve dans les pharmacopées indienne et anglaise les racines du *D. ferox* (*Aconitum ferox*, Wall) ou *Bish*, plus riches en alcaloïdes, — du *D. heterophyllum* (*Aconitum heterophyllum*, L.), [un peu moins riches et moins amères ; on emploie également celles du *D. lycoctonum* (aconit tue-loup), etc.

[2] Vulg.: Aconit Napel, capuchon, coqueluchon, tue-loup bleu, pistolets, madrielets, capuce ou capuchon de moine, fève de loup (d'après Cazin).

[3] RENONCULACÉES. — Plantes HERBACÉES ou suffrutescentes. —FEUILLES le plus souvent ALTERNES (opposées chez *Clématis*). — FLEURS HERMAPHRODITES, régulières ou irrégulières, solitaires ou disposées en cymes, plus rarement en grappes. — RÉCEPTACLE le plus souvent CONVEXE (concave chez les *Pæoniées*). — Calice formé normalement de 5 pièces libres, souvent pétaloïdes. — Corolle (fréquemment absente) à 5 pièces libres. — ÉTAMINES LIBRES, EN NOMBRE INDÉFINI, souvent disposées en faisceaux iso ou diplostémonés, à anthères biloculaires, introrses, déhiscentes par deux fentes longitudinales : souvent il existe un grand nombre de staminodes, le plus souvent pétaloïdes. — CARPELLES LIBRES, au nombre de 5 à 10, parfois en nombre indéfini, à placentas axiles. — OVULES ANATROPES, à micropyle inféro-externe, solitaires ou au nombre de 2 dans chaque carpelle ou en nombre variable sur deux rangées verticales. — FRUITS MULTIPLES, SECS (quelquefois charnus) composés d'ACHAINES ou de FOLLICULES POLYSPERMES. — GRAINES ALBUMINÉES.

M. Baillon divise cette famille en 4 séries (*Bot. méd*, 465) ; PŒONIÉES, CLÉMATIDÉES, RENONCULÉES, AQUILÉGIÉES.

l'hiver qu'il convient de faire la récolte ; encore doit-on négliger la racine ridée et vide qui vient de subvenir au développement de la plante, mais recueillir uniquement la racine adventice déjà apparue à la base d'un bourgeon en vue des parties aériennes qui se montreront au printemps suivant. Cette racine cueillie à point se reconnaîtra dans les officines à ce que sa couronne ne porte aucune trace de tige, mais un bourgeon entouré de ses écailles imbriquées et scarieuses.

Chimie. — Le racine d'aconit renferme des sucres (mannite, glucose), — de la résine, — une matière huileuse, — un acide, — *acide aconitique*, $C^9 H^9 O^6$, — et trois alcaloïdes : l'un cristallisable, l'*aconitine* ($C^{27} H^{40} Az O^{10}$) (Geiger et Hesse, 1833), l'autre amorphe, la *napelline* (Hübschmann). (Le produit désigné sous le nom d'*aconitine anglaise*, *pseudo-aconitine*, *népaline* ou *napelline* de Wiggers, provient de la racine non du *D. napellus*, mais du *D. ferox*, employé aux Indes.) L'*aconelline* (Smith, 1864), *Acolyctine* ou *Napelline* de Hübschmann, est un corps dont l'existence n'est point suffisamment démontrée jusqu'ici.

L'*aconitine* est incolore, cristallisable, peu soluble dans l'eau froide, plus soluble dans l'eau bouillante, soluble dans l'alcool, l'éther, le chloroforme et la benzine ; elle donne avec les acides des sels cristallisables : l'acide sulfurique chaud la dissout et la colore en jaune, puis en rouge violacé.

L'*acide aconitique* [1] ou *équisétique* ou *citridique* ou *paracitrique*, est isomère de l'*acide fumarique* et de l'*acide maléique* : soluble dans l'eau, l'alcool et l'éther, il se décompose vers 160° en donnant de l'*acide itaconique*; par fermentation, il donne de l'*acide succinique*, et, par l'hydrogène naissant, de l'*acide carballylique* $C^6 H^8 O^6$.

De tous ces corps, l'aconitine est le seul employé : 10 gr. de racine en renferment 5 milligr.

Physiologie et Thérapeutique. — L'aconitine se comporte comme un poison du système nerveux et paraît agir à la façon du curare, en paralysant les plaques terminales des nerfs dans les muscles ; cette paralysie s'étend en outre au système grand sympathique ; néanmoins, les opinions sont encore partagées à ce sujet.

L'action locale de l'aconitine et des préparations d'aconit est peu marquée, sinon sur la langue.

A l'intérieur, les doses faibles déterminent de la salivation, de la

---

[1] L'*acide aconitique* peut s'obtenir en chauffant à 175° l'*acide citrique*; celui-ci se dédouble en acide aconitique et en eau.

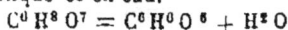

$$C^9 H^8 O^7 = C^6 H^9 O^6 + H^2 O$$

diurèse, de l'engourdissement de la peau, une sensation particulière de picotement sur la langue (sensible au bout d'une heure), des vertiges et des troubles de la vue et de l'ouïe. — Les doses élevées exagèrent l'altération de la sensibilité et amènent, en outre : la somnolence, l'affaiblissement de l'énergie musculaire, le ralentissement du pouls et des mouvements respiratoires (paralysie des pneumogastriques), la dilatation de la pupille (Rabuteau), l'affaiblissement des contractions cardiaques (paralysie des ganglions automoteurs). — A dose toxique, la respiration est ralentie jusqu'à la cessation, les battements du cœur s'accélèrent et deviennent irréguliers ; le système musculaire entier paraît paralysé, et la mort survient dans le coma, sans doute par asphyxie.

L'aconit et l'aconitine sont employés en thérapeutique comme décongestionnants (paralysie des vaso-moteurs), et anti-névralgiques, dans une foule d'affections : pneumonie, pleurésie, fièvre puerpérale, scarlatine, rougeole, rhumatisme, — dans l'hypertrophie cardiaque, — dans les névralgies, surtout celles du trijumeau, les spasmes nerveux, asthme, chorée, etc., — dans les maladies de la gorge. C'est le remède populaire de l'enrouement des chanteurs.

Il existe un assez grand nombre de préparations pharmaceutiques dans lesquelles entre la racine d'aconit. La plupart — poudre de racine (2 à 20 centigr.), — extrait alcoolique, éthéré ou aqueux de racine sèche (2 à 20 centigr.) — sont inactives ou tout au moins très inconstantes dans leur action.

L'alcoolature de racine *fraîche* obtenue par macération de la plante entière (*teinture mère* des homœopathes) est le seul médicament sur l'efficacité duquel on puisse compter : on donne de 5 à 40 gouttes graduellement.

L'aconitine se prescrit rarement à l'état d'alcaloïde (Aconitine cristallisée de Duquesnel, 1/4 à 2 millim. progress. Aconitine amorphe de Hottot, 1 à 3 milligr.). On emploie de préférence le nitrate d'aconitine cristallisé de Duquesnel en pilules rigoureusement dosées : on l'administre par 1/4 de mill. de 4 en 4 heures.

L'empoisonnement par les préparations d'aconit sera combattu d'abord par le vomissement, le tannin et l'iodure de potassium, puis, quand apparaîtront les symptômes de l'absorption, par les préparations opiacées et surtout par la strychnine que l'on peut regarder comme l'antagoniste de l'aconitine.

La *napelline*, selon Laborde, jouit de propriétés très analogues à celles de l'*aconitine*, mais moins énergiques à dose égale, avec une tendance plus marquée à l'anesthésie et au sommeil.

Diagnose. — Les principales racines qui pourraient être confondues avec celle d'Aconit s'en distinguent :

Celle de l'Ellébore noir (p. 56) par la présence de ses collerettes transversales, et l'absence de zone blanche au centre de la coupe ;

Celle de Podophylle, par la localisation des cicatrices de ses racines adventives à une seule face et tout autour des renflements en *cachets* qui se montrent de place en place;

Celle de Grande Consoude, par sa couleur d'un noir bleuâtre et l'absence des cicatrices blanches;

Celle de Cynoglosse par sa couleur brune (p. 000), sa consistance faible sous le couteau, sa saveur mucilagineuse, et le cercle brun-verdâtre, qu'offre sa section transversale.

14. FEUILLES D'ACONIT

Description. — La feuille entière, que l'on trouve rarement dans les droguiers à l'état sec, offre l'aspect général d'une main étalée.

Elle est portée par un pétiole engaînant (5 cent. de long environ), et mesure une longueur maximum de 12 à 15 cent. Le limbe est découpé par de profondes échancrures en cinq à huit lobes que parcourent autant de nervures principales disposées suivant le type *palmé* (feuille *palmatiséquée*). Chaque lobe est divisé en trois lobes secondaires, souvent entaillés à leur tour, et les nervures secondaires issues de la nervure principale du lobe, correspondent au type *penné* (lobe *pennatifide*).

Le plus souvent on trouve la feuille brisée en fragments dont la forme varie beaucoup suivant le point dont ils proviennent ; ce sont ordinairement des lanières minces, larges de 2 à 5 millim., quelquefois pourvues d'une ou deux dents sur le côté ; elles sont recroquevillées et comme cannelées par la dessiccation ; leur surface glabre est légèrement granuleuse ; la face supérieure, d'un vert gris et sale, est parcourue par un ou deux sillons longitudinaux bifurqués, cor-

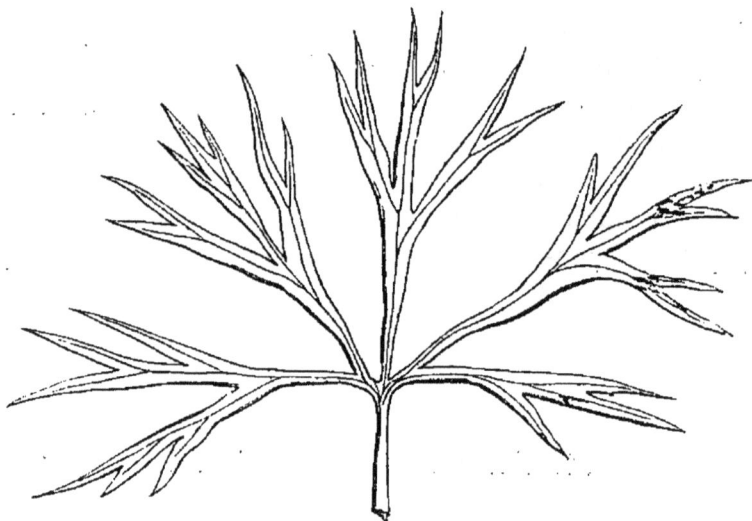

FIG. 19. — Feuille d'Aconit (*Delphinium Napellus*).

respondant à des côtes jaunes, nettement visibles sur la face inférieure : cette dernière est souvent plus pâle que l'autre.

On trouve fréquemment mêlés à la masse des pétioles isolés, jaunes, satinés, secs et tordus sur eux-mêmes.

L'odeur et la saveur, très faibles l'une et l'autre, sont celles de toutes les herbes sèches.

Botanique. — *Delphinium Napellus*. Voir plus haut Aconit (Racine d').

Chimie. — Les feuilles d'aconit *fraîches* renferment un peu d'*aconitine*, de l'*acide aconitique* (voir p. 49), un peu de tannin et de sucre, mais point de principes volatils (Groves). Les feuilles *sèches* ne contiennent plus que des traces d'alcaloïde.

Physiologie et Thérapeutique. — Les feuilles d'aconit sont les parties les moins actives de la plante, même à l'état frais ; une fois sèches, on peut les considérer comme à peu près inactives, bien que la teinture préparée avec elles soit encore inscrite au Codex.

L'extrait des feuilles vertes (5 à 20 centigr.), l'alcoolature de feuilles fraîches (25 centigr. à 1 gr. 50) sont des préparations peu employées et assez infidèles, de beaucoup inférieures à l'alcoolature de racine fraîche.

15. SEMENCES DE STAPHISAIGRE

Description. — Petits corps polyédriques, mesurant 4 à 6 mill. environ selon leur plus grand diamètre. Leur forme est celle d'un tétraèdre (pyramide triangulaire) à arêtes

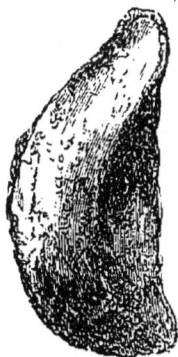

FIG. 20. — Semence de Staphisaigre. (*Delphinium Staphisagria*, L.).

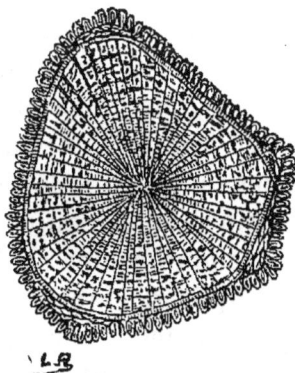

FIG. 21. — Coupe de la graine de Staphisaigre.

courbes, ou encore d'un quartier de sphère très aplati tangentiellement. L'irrégularité de leur aspect tient à leur mode de disposition dans le fruit, où ils forment dans chaque carpelle deux rangées longitudinales très compactes, chaque graine étant fortement comprimée et déformée par celles qui l'entourent.

La couleur est d'un brun terreux et sale ; la surface entière de la graine est réticulée et recouverte d'un riche réseau de lignes saillantes dessinant de petites fossettes creuses, polyédriques. Les arêtes qui séparent les faces de la graine sont nettes.

Le tégument, sec et cassant, s'enlève facilement, soit en entier, soit en deux couches ; dans ce dernier cas, l'enveloppe interne, très mince, se montre argentée et moulée exactement sur le réseau polyédrique de la couche externe.

Sous les téguments existe un nucelle grisâtre, rappelant l'aspect de la noix rance et doué d'une odeur désagréable comparable à celle de la jusquiame ; il est fortement huileux, et, à la moindre pression, laisse perler à sa surface des gouttelettes jaunâtres. L'embryon est très petit et logé dans l'épaisseur de l'albumen, à la périphérie.

La saveur est âcre et chaude ; on ne goûtera de cette graine qu'avec précaution.

Les téguments se divisent, sous le microscope, en trois zones : la plus extérieure est formée de cellules brunes, cubiques ou rectangulaires, allongées perpendiculairement à la surface au niveau des lignes saillantes ; les éléments de la couche moyenne sont aplatis tangentiellement, incolores, et remplis de grains d'amidon ; ceux de la couche interne sont cubiques et à paroi brune. — La parenchyme de l'albumen est constitué par des éléments polyédriques, gorgés de gouttelettes huileuses.

Botanique. — Les semences de Staphisaigre proviennent du *Delphinium staphisagria*[1], L., *Renonculacée* du groupe des *Aquilégiées*

---

[1] Delphinette staphisaigre, dauphinelle staphisaigre, pied d'alouette staphisaigre, herbe aux poux, mort aux poux.

irrégulières, (H. Baillon, *Bot. méd.*, p. 479), herbacée, bisannuelle, haute de 3 à 4 pieds, entièrement recouverte d'un duvet de poils très fins.

Racine pivotante. — *Tige* dressée. — *Feuilles* alternes, pétiolées, palminerves. — *Fleurs* disposées en épi, hermaphrodites et irrégulières. — *Calice* à cinq sépales violets, lilas, dont un (le postérieur) prolongé en un éperon légèrement bifide. — *Corolle* absente comme chez tous les *Delphinium*. — 3 à 7 *Staminodes;* le postérieur est dédoublé incomplètement en deux pièces pétaloïdes, dressées, prolongées chacune inférieurement par un éperon creux, nectarifère, qui s'enfonce dans celui du calice; *étamines* nombreuses, à anthères violettes. — 2 à 4 *Carpelles*, à placenta situé dans l'angle interne et garni de deux rangées longitudinales de six ou sept ovules anatropes à micropyle externe. — *Fruit* sec, multiple, composé de deux ou quatre follicules à déhiscence ventrale, remplis par deux cordons massifs de graines fortement comprimées les unes contre les autres.

La staphisaigre, originaire du littoral nord de la Méditerranée, croît dans les lieux incultes et ombragés; on la cultive à Nîmes et en Italie.

Chimie. — Les principes actifs sont localisés dans les téguments de la graine. Ce sont trois alcaloïdes : la *delphinine* (Lassaigne et Feneulle, 1819) $C^{24}H^{35}AzO^2$, la *staphisine* (Couerbe, 1833), $C^{60}H^{23}AzO^2$, et la *saphisagrine* (Darbel, 1844). On a signalé en outre la présence d'un *acide delphinique* ou *staphisagrique* (Hofschläger, 1820).

La *Staphisine* ou *Staphisin*, qui est peut-être identique à la *Staphisagrine*, est soluble dans l'alcool, insoluble dans l'eau et dans l'éther; l'acide nitrique la transforme à chaud en une résine amère. — La *delphinine* est amorphe, jaunâtre, très peu soluble dans l'eau. L'*acide staphisagrique* est blanc et cristallisable.

L'albumen renferme 27 p. 100 d'une huile fluide non siccative.

Physiologie et Thérapeutique. — La *delphinine* (ou *delphine*) est un poison violent qui agit sur la moelle en détruisant son pouvoir excito-moteur ou, selon Rabuteau, en diminuant la sensibilité périphérique et en paralysant les terminaisons des nerfs moteurs. La mort arrive par arrêt des mouvements respiratoires et des battements du cœur.

La staphisaigre est surtout employée à l'extérieur en pommade ou en onguent (poudre 1, axonge 3) — en lotion (poudre 20, eau 1000), comme parasiticide, contre les poux, la gale et la teigne; on peut employer de même une pommade à la *delphine* (delphine, 4 centigr.; axonge, 10 gr.).

A l'intérieur, elle est très rarement prescrite. On peut employer la graine en poudre (10 centigr à 1 gr.) comme purgatif éméto-cathartique dans l'hydropisie ou le rhumatisme. La *delphine* se prescrit en pilules (2 milligr. à 5 centigr., progressivement), contre les névralgies.

16. RHIZOME D'ELLÉBORE NOIR

Description. — Le *Rhizome d'Ellébore noir* se présente :
1° Soit en cordons courts, tortueux, noirâtres, granuleux à la surface, souvent fendus dans le sens de la longueur,

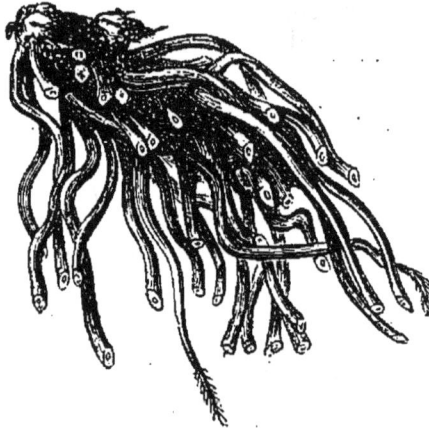

FIG. 22.—Rhizome d'Ellébore noir : souche âgée (*Helleborus niger*, L.).

et plus ou moins anfractueux au niveau de cette division ; ils sont couverts de racines adventives nombreuses, longues, tortueuses et ridées, parfois poilues à leur extrémité. Leur section, à contours très sinueux, est gris-brun, entourée d'un cercle foncé, et présente au centre une moelle jaunâtre. Les faisceaux sont plus ou moins nombreux, très grêles, d'une couleur assez claire et dirigès radialement, en formant par leur ensemble une zone assez étroite, et parfois très irrégulière.

2° Soit en cylindres rectilignes, plus rarement aplatis ou
sinueux, souvent ramifiés, longs de 5 à 10 cent. épais de 1/2
à 1 cent., à surface colorée en brun rougeâtre et chargée
de racines adventives droites, non ramifiées, couchées parallèlement à l'axe. Ces derniers frag-
ments, qui sont les plus communs,
sont ordinairement striés suivant leur
longueur par des plis de dessiccation
très fins et bien parallèles. Ils portent
des sortes de collerettes annulaires,
d'un brun très foncé, correspondant
à des cicatrices de feuilles, et espacées
les unes des autres de 1/2 à 1 cent. ;
enfin les racines adventives, souvent
tombées, ont laissé à leur place de
petites éminences tronquées, à section
très nette, offrant en leur centre un
point ou un tronçon blanchâtre. L'é-
corce s'enlève assez facilement, surtout
au niveau des cassures, et se montre, à
sa face interne, lisse et rosée. La cassure est franche, peu fibreuse ; la coupe
s'opère facilement, le tissu étant assez
mou ; elle présente, sous le liseré brun
de l'écorce (1/2 mil.), une bande d'un
gris sale (zone des faisceaux) formant

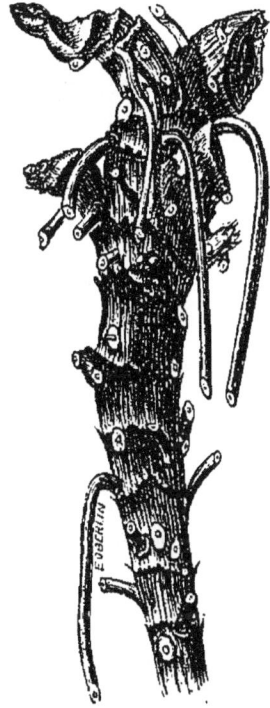

FIG. 23.— Rhizome d'El-
lébore noir (*Hellebo-
rus niger*, L.).

un cercle mince (1 à 2 mill.) et aplati, divisée par des lignes
radiales brunes et fines en segments assez inégaux. Le
centre est occupé par une moelle d'un jaune brun, piquetée
de points brunâtres dus à la présence de la résine.

Les racines adventives sont épaisses de 1 ou 2 mill., longues de 2 à 3 cent., brunes, ridées à la surface, très cassantes ; leur section est marquée d'un point blanc au centre.

L'odeur est à peu près nulle ; la saveur est légèrement
âcre et devient secondairement un peu amère.

Au microscope on trouve, sous un suber assez épais, un parenchyme abondant, rempli de grains d'amidon et de gouttelettes résineuses, à peu près semblable dans la moelle et sous le suber. Les faisceaux sont cunéiformes, séparés

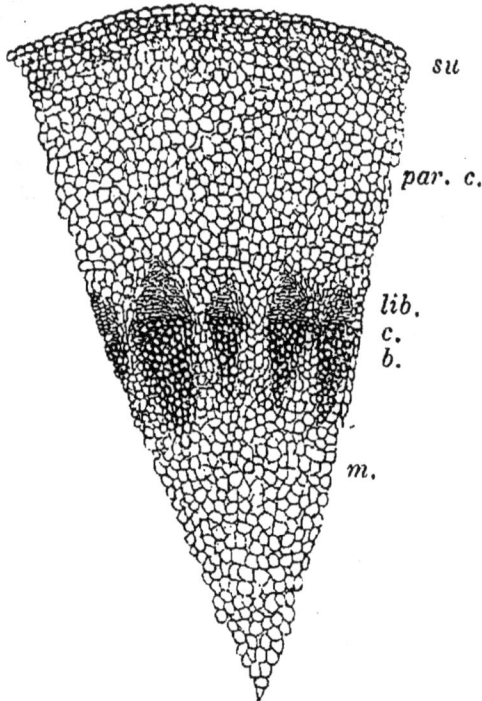

FIG. 24. — Rhizome d'Ellébore noir; coupe transversale.
ub., suber; — *par. c.*, parenchyme cortical; — *lib.*, liber; — *c.*, cambium; — *b.*, zone ligneuse, — *m.*, moelle.

par des rayons médullaires assez larges et renferment une très faible proportion de fibres ligneuses. Les vaisseaux sont larges et abondants : le liber forme, sur la coupe transversale, des calottes bombées correspondant aux faisceaux ligneux : il est constitué surtout par des tubes cribreux. Les racines adventives offrent une masse ligneuse centrale composée de vaisseaux et de fibres, entourée de quelques éléments libériens, le tout divisé obscurément en 4 ou 5 faisceaux et entouré par une gaîne très mince.

Botanique. — Le Rhizome d'*Ellébore noir* est fourni par l'*Elleborus niger*[1], L., herbe de la famille des *Renonculacées* (série des *Aquilégiées*), haute de 15 à 25 cent., à *rhizôme* traçant, à rameaux aériens non ramifiés.

Feuilles vertes, glabres, luisantes, naissant directement du rhizome; leur limbe, à nervation pédalée, se montre décomposé en sept segments ovales aigus, dentés et penninervés. — *Fleurs* régulières, disposées en courtes cymes terminales. — 5 *sépales* libres, pétaloïdes, colorés en blanc rosé, parfois verdâtre. — Pas de *Corolle*. — 12 à 15 *Staminodes* verdâtres, nectarifères. — De nombreuses *étamines* disposées en spirales, à anthères biloculaires et introrses. — 5 à 10 *Carpelles* libres : le placenta situé dans l'angle interne de chacun d'eux porte deux rangées d'ovules anatropes, horizontaux, à micropyle externe. — *Fruit* multiple composée de 5-10 follicules déhiscents par leur angle interne et renfermant un grand nombre de graines petites, noirâtres, à albumen abondant.

L'Ellébore noir est originaire de l'Europe méridionale et orientale. On le cultive fréquemment dans les jardins [2].

Chimie. — Le Rhizôme d'Ellébore noir renferme du sucre, une résine, une huile fixe, de *l'acide aconitique* (?), et deux glucosides, l'*elléboréine* $C^{30}H^{42}O^{30}$ (Bastick, 1852), et l'*elléborine* $C^{10}H^{44}O^{15}$ (Marme et Husemann). L'*Elléborine* est incolore, cristallisable, insoluble dans l'eau : l'acide sulfurique la colore en rouge brun : les acides dilués la dédoublent en glucose et en *Elléborésine* $C^{30}H^{38}O^{4}$.

L'*Elléboréine* est soluble dans l'eau, peu soluble dans l'alcool, insoluble dans l'éther ; les acides étendus la dédoublent en sucre et en *Elléborétine* $C^{14}H^{20}O^{3}$; l'acide sulfurique la colore en rouge, puis en violet.

La première est à peu près inactive; à l'*elléboréine* seule se rattachent les effets physiologiques de la drogue. — Cette racine ne renferme jamais de tannin.

---

[1] On lui substitue fréquemment dans le commerce le rhizome de l'*Helleborus viridis*, et parfois celui de l'*Helleborus fœtidus* (pied de griffon), assez commun aux environs de Paris. Le Rhizome de l'*Helleborus viridis* ne se distingue de celui de l'Ellébore noir que par ses racines adventives ramifiées, son écorce plus épaisse et sa saveur très amère.

Le faux Ellébore noir semble provenir (Bergius) de l'*Actæa racemosa*, ou plutôt (Murray) de l'*Actæa spicata* (herbe de saint Christophe, Renonculacée); il noircit sous l'influence des sels de fer, réaction qui manque à l'Ellébore vrai.

[2] Rose de Noël. Herbe de feu, ellébore à fleurs roses.

Physiologie et Thérapeutique. — L'ellébore noir possède des propriétés encore mal connues. Il paraît avoir une action locale irritante; il détermine des vomissements et de la diarrhée. A forte dose, ces symptômes se compliquent de l'exagération de toutes les sécrétions, de vertiges, de troubles sensitifs, de paralysies partielles, et la mort arrive par arrêt du cœur.

L'ellébore est très peu employé aujourd'hui; on le prescrivait jadis comme purgatif drastique dans l'hydropisie et le rhumatisme; il a surtout joui dès l'antiquité d'une grande vogue dans le traitement de la folie, et, jusqu'en 1846, plusieurs médecins ont affirmé lui avoir dû de beaux succès dans le traitement de divers délires[1].

On prescrivait la poudre (20 gr. à 50), l'infusion, le vin, la teinture au 1/5 (0 gr.50 à 2 gr. progressivement), l'extrait, etc.

Elle faisait partie de plusieurs drogues composées dont les noms même sont justement oubliés : la teinture de mélampe, la teinture martiale elléborée, l'extrait panchimagogue de Crollus, les pilules polychrestes de Becker, et autres étrangetés des vieux Codex.

Diagnose. — Les racines suivantes, qui pourraient être confondues avec celle d'ellébore (forme usuelle) s'en distinguent :

Celle d'aconit, par l'absence de collerettes transversales (p. 45) ;

Celle de fraisier, par la couleur rouge sang de sa moelle sur la coupe, par ses collerettes plus nombreuses, plus rapprochées, et par ses écailles terminales pubescentes.

Celle de benoite, par sa taille plus grêle, sa forme conique, sa couronne de pétioles de feuilles aériennes, et les tronçons courts, creux, cratériformes, qu'elle porte à sa partie supérieure ;

---

[1] Il paraît prouvé aujourd'hui que la drogue, employée par les anciens sous le nom d'ellébore, était l'écorce de la racine de l'*Helleborus orientalis*. Inutile de faire remarquer que dans les deux vers célèbres de La Fontaine,

> Ma commère, il faut vous purger
> Avec quatre grains d'ellébore.

le mot *grain* est employé comme mesure de poids (54 milligrammes) et non comme l'équivalent de *graine* ; c'était effectivement la dose ordinaire.

Celle de polypode, par sa forme arquée, aplatie, l'absence de collerette, et le goût sucré qu'elle développe.

On ne pourrait guère confondre avec les vieilles souches d'ellébore noir que la racine d'ellébore blanc, également divisée par la moitié et pourvue de racines adventives nombreuses. Mais l'ellébore blanc est d'une teinte générale gris jaunâtre. Les extrémités portent une couronne assez haute de bases de feuilles très minces, imbriquées en bourgeon; enfin les racines adventives, très nombreuses et très grosses, sont assez facilement décorticables, et renferment à leur centre un cylindre ligneux jaune, lisse, de 1 mill. d'épaisseur, semblable à un brin de jonc, facile à extraire en tordant les racines un peu grosses, ridées et molles.

17. BADIANE

Description. — Le fruit de la *Badiane* ou *Anis étoilé*, est composé de huit sacs *(Badiane de Chine* du commerce) comprimés latéralement, d'une couleur de Terre de Sienne, ayant la forme de proues de navire et disposés en étoile autour d'un axe réceptaculaire qui continue le pédicelle floral. Chaque sac, long de 1 cent., large de 3 mill. environ, n'est autre qu'un carpelle très obliquement inséré et rabattu à la maturité. Par une fente de sa partie supérieure, correspondant à son angle interne primitif, on aperçoit la graine unique qu'il renferme. La paroi est rugueuse et coriace au dehors, et, dans l'angle qui sépare deux carpelles, on trouve deux facettes ovales, rougeâtres, finement grenues; en dedans, la coque est lisse, dure, colorée en jaune pâle et rappelle l'aspect de la face interne d'un noyau. La graine est brune, lenticulaire et présente l'aspect de l'acajou poli;

elle est d'une grande dureté et renferme au milieu d'un albumen abondant, un peu huileux, non aromatique, un très petit embryon situé dans le voisinage du micropyle.

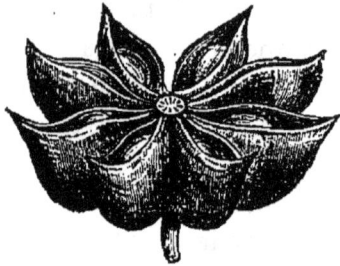

FIG. 25. — Badiane ou Anis étoilé (*Ilicium anisatum*, L.). (D'après Baillon).

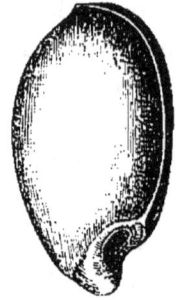

FIG. 26. — Graine de la Badiane. (D'après Baillon).

La saveur que présentent également tous les points du fruit est brûlante, sucrée et rappelle beaucoup celle de l'anis, mais avec moins de persistance, et une certaine âcreté en plus. L'odeur est celle de l'anis.

La structure microscopique de la coque est intéressante et rappelle celle du péricarpe d'une drupe ; l'épicarpe *(a)* forme une zone peu différenciée d'éléments à paroi épaisse ; le mésocarpe (*b*) renferme plusieurs plans de cellules irrégulières, à paroi brune et épaisse ; un certain nombre d'entre elles contiennent de l'huile essentielle ; en bas de la figure se trouve représenté un faisceau fibro-vasculaire *(f)*, coupé transversalement ; en haut, la coupe se rapproche des lèvres de déhiscence du carpelle, et le mésocarpe renferme à sa partie interne une zone d'éléments scléreux à paroi épaisse et à cavité très étroite (*c*). L'endocarpe forme une rangée unique de cellules rectangulaires, allongées transversalement, à paroi très mince, à contenu granuleux ; en se rapprochant des lèvres de déhiscence, ces cellules se raccourcissent selon leur diamètre transversal ; en même temps, leurs parois interne et latérale s'épaississent, tandis que leur paroi contiguë au mésocarpe reste mince.

La graine présente trois enveloppes.

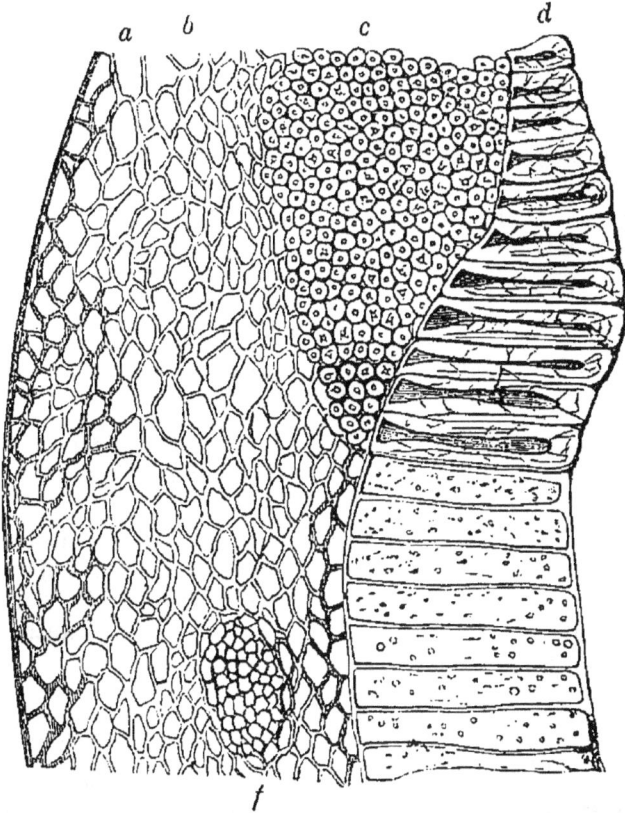

FIG. 27. — Anis étoilé. Coupe longitudinale du péricarpe,
(D'après de Lanessan.)

Botanique. — Le véritable[1] Anis étoilé de Chine est fourni par l'*Ilicium anisatum*, L., de la famille des *Magnoliacées*[2].

[1] On lui substitue parfois deux espèces voisines de valeur inférieure : l'*I. floridanum* et l'*I. parviflorum*; le nombre des carpelles peut s'élever considérablement dans ces espèces.

[2] MAGNOLIACÉES. — Plantes ARBORESCENTES. — FEUILLES ALTERNES dépourvues de stipules (sauf chez les *Magnoliées*). — FLEURS RÉGULIÈRES, ordinairement

L' *Il. anisatum* est un arbrisseau de 4 mètres environ, toujours vert, que l'on cultive quelquefois dans nos serres et qui croît naturellement en Chine. — *Feuilles* alternes, lancéolées, parsemées de ponctuations pellucides (glandes à essence). — *Fleurs* jaunâtres, axillaires. — *Réceptacle* convexe. — *Périanthe* à vingt pièces. — 20 *Etamines* à filets trapus et libres, à anthères introrses et biloculaires. — 6 à 12 *Carpelles* obliquement insérés, se rabattant horizontalement à la maturité ; *style* court et pointu ; *ovule* unique, incomplètement anatrope, à micropyle dirigé en bas et en dehors.

On emploie uniquement le fruit, quoique les feuilles et la tige ne soient pas complètement dépourvues d'arôme. Le siège de la matière parfumée semble être le parenchyme de la couche la plus externe du mésocarpe. (V. H. Baillon, *loc. cit.* p. 502.)

Chimie. — On a extrait de la badiane du sucre, du mucilage, et surtout une huile volatile (4 à 5 p. 100), dont les propriétés paraissent identiques à celles de l'essence d'anis vert (p. 100).

Physiologie et Thérapeutique. — On emploie la badiane comme carminatif et stimulant dans les dyspepsies, l'anémie, la chlorose, etc., en infusion (2 à 10 gr. p. 1.000), en teinture (badiane, 10 gr. ; alcool à 90°, 10 à 20 gouttes) ; elle entre dans la composition de produits pharmaceutiques complexes plus ou moins employés aujourd'hui. Elle est fréquemment substituée à l'anis vert et fait partie de plusieurs produits industriels, entre autres la liqueur dite *absinthe*, et l'anisette de Bordeaux.

HERMAPHRODITES (unisexuées chez les *Schizandrées*), solitaires ou disposées en cymes. — RÉCEPTACLE CONVEXE (exc. dans les *Euptéléées*). — Calice et corolle composés d'un nombre indéfini de pièces pétaloïdes libres (sauf chez *Cinnamosma*), disposées en spirales ou en verticilles peu distincts ; périanthe nul chez les *Euptéléées*. — ETAMINES LIBRES (sauf chez les *Canellées*) en nombre indéfini, à anthères biloculaires et introrses (exc. chez les *Canellées*), déhiscentes par deux fentes longitudinales. — CARPELLES EN NOMBRE INDÉFINI, LIBRES, quelquefois connés (*Zygogynum*) (unis bord à bord en un ovaire uniloculaire à placentas pariétaux chez les *Cannellées*). — Ovules anatropes, solitaires dans chaque carpelle, ou au nombre de deux, ou très nombreux et disposés sur deux rangées longitudinales ; micropyle supéro-externe (*Magnoliées, Schizandrées*), supéro-interne (*Cannellées*) ou inféro-externe (*Iliciées*). — Fruit simple ou multiple, sec ou charnu. — GRAINE ALBUMINÉE.

M. Baillon divise cette famille en cinq séries : *Magnoliées, Schizandrées, Iliciées, Euptéléées,* ou *Trochodendrées, Cannellées.* (*Hist. des Plantes,* I, 171.)

18. ÉCORCE DE CANNELLE BLANCHE

Description. — L'écorce de *Cannelle blanche* nous arrive des îles Bahama sous forme de rouleaux ou plus souvent de gouttières mesurant 5 à 30 cent. de longueur, 2 à 5 cent. de diamètre et 2 à 5 mill. d'épaisseur.

La surface externe est parfois encore recouverte d'une couche subéreuse d'un gris terreux, rugueuse et résistante, épaisse de 1 à 2 mill. et sillonnée de crevasses noirâtres longitudinales et transversales; le plus souvent, cette couche fait défaut et l'écorce se montre, au dehors, lisse et très finement grenue, d'une teinte noisette claire et comme corrodée à sa surface; elle est, en effet, couverte de dépressions longitudinales et transversales peu profondes, parfois régulièrement annulaires et cratériformes. La face interne est lisse, d'un blanc sale et parcourue par de très minces lignes longitudinales, onduleuses et parallèles.

La cassure est nette, compacte et offre l'aspect grenu du plâtre brisé. La section nette se pratique facilement, la masse étant très homogène; elle est grisâtre et comme piquetée de points bruns, plus nombreux au niveau du bord interne où ils se rassemblent en lignes radiales délimitées. Un fin liseré blanc limite ce bord interne.

La face externe humectée devient orange et se montre parcourue de fines raies blanches jusque-là imperceptibles, la face interne, humectée de même, ne change pas la coloration, caractère assez rare parmi les écorces du droguier.

L'odeur est légèrement poivrée et comparable à celle de l'œillet. La saveur est aromatique, amère et légèrement camphrée.

3.

Au microscope, on trouve, sous le suber, une zone plus ou moins épaisse de photocystes scléreux, cubiques, à paroi

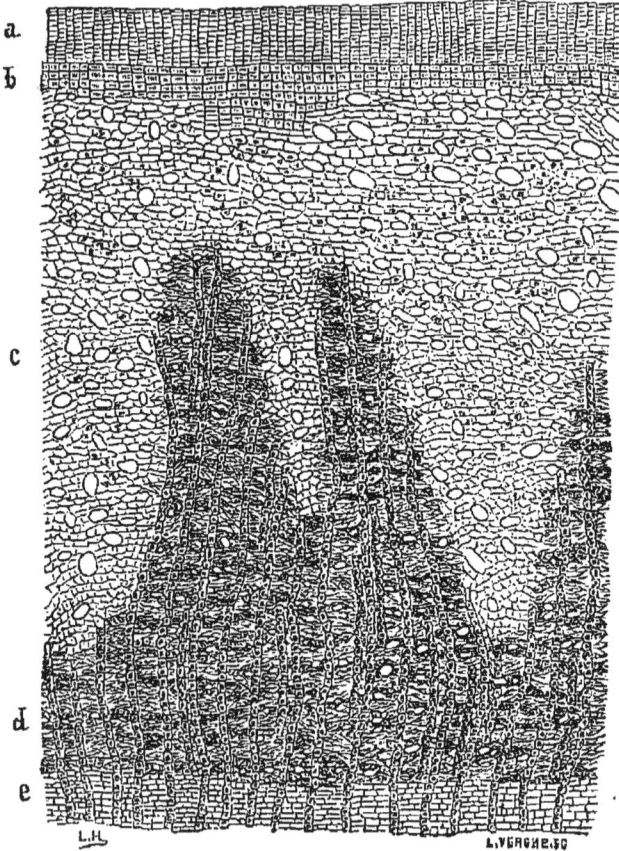

FIG. 28. — Ecorce de Cannelle blanche (*Canella alba*), Murr. Coupe transversale. (D'après de Lanessan.)

a, couche superficielle subéreuse ; — *b*, zone de phytocystes scléreux ; — *c*, parenchyme cortical, dont les éléments renferment les uns de l'huile essentielle, les autres des cristaux d'oxalate de chaux ; — *d*, zone libérienne ; — *e*, zone cambiale.

criblée de ponctuations ; au dessous, commence un parenchyme cortical dont les cellules renferment de nombreuses gouttelettes d'huile essentielle, et à la base duquel pénètrent en coins les minces faisceaux de la couche libérienne sous-jacente; les fibres de ce liber découpé en dents de scie, sont striées transversalement et enferment entre elles quelques cellules à essence; de nombreux rayons médullaires traversent cette dernière zone, et se reconnaissent facilement aux dépôts d'oxalate de chaux qui remplissent leurs cellules.

Botanique. — L'écorce de *Canelle blanche* est fournie par le *Canella alba*, Murr., arbuste de la famille des *Magnoliacées (Cannellées)*, assez abondant à la Floride et aux Antilles, mesurant de 5 à 18 mètres de haut.

Feuilles alternes, ovales, glabres, penninerves, parsemées de points translucides (glandes à essence). — *Fleurs* régulières, hermaphrodites, disposées en grappes de cymes. — *Réceptacle* convexe. — *Calice* à trois pièces. — *Corolle* à 5 pétales libres. — 20 *Étamines* environ soudées en tube, à anthères uniloculaires et extrorses. — *Ovaire* uniloculaire, renfermant deux ou trois placentas pariétaux chargés de plusieurs rangées d'ovules descendants, incomplètement anatropes, à micropyle supérieur et externe: style allongé, terminé par deux ou trois lobes stigmatiques. — *Baie* globuleuse, renfermant une quinzaine de graines à embryon long et arqué, à albumen charnu et abondant.

Chimie — L'écorce de cannelle blanche renferme 0,94 p. 100 d'une huile volatile spéciale (Meyer et von Reiche, 1843), dont les principes constituants ont été en partie retrouvés dans l'huile de clou de girofle et dans l'huile de cajeput. On en a retiré encore 8 p. 100 d'une substance dite *cannelline* (Robinet, 1822), qui semble n'être que de la *mannite*. L'écorce ne paraît pas renfermer de tannin. Le principe amer n'est point encore connu.

Physiologie et Thérapeutique. — L'écorce de cannelle blanche est stimulante, carminative, eupeptique; elle est rarement prescrite seule; elle fait partie d'un certain nombre de préparations officinales complexes, telles que le Vin diurétique amer de la Charité.

Diagnose. — On distinguera facilement de cette écorce :

L'écorce de *fausse angusture* qui se présente en morceaux irréguliers, marqués de taches rouillées et subéreuses à l'extérieur, à face interne brunissant quand on l'humecte, à saveur amère très intense.

L'écorce d'*angusture vraie*, dont la face externe est d'un

gris de fer à larges taches brunes et la face interne d'un rouge brun ; elle est très amère.

L'écorce de *Mousséna*, dont le suber est mince, grisâtre, satiné, parsemé de larges taches brunes, et dont la tranche, beaucoup plus épaisse (1 centim.), est dans sa partie interne très grossièrement fibreuse.

Les *quinquinas de Huanuco* et *de Lima* en gros rouleaux peuvent rappeler l'aspect des beaux échantillons de cannelle blanche entourés de leur suber ; la cassure fibreuse des quinquinas, leur saveur amère, l'odeur de tan et la coloration brune de la face interne suffiront à lever tous les doutes.

19. ROSES DE PROVINS

Description. — Les pétales de roses forment de petites lames minces, demi-opaques, plus ou moins plissées par la dessiccation, figurant assez bien un cœur de cartes à jouer, moins l'échancrure. Parfois, on les trouve agglutinés en masses coniques. Ils sont d'un beau rose carminé sur le limbe et jaunâtres au niveau de l'onglet (ordinairement enlevé dans les bonnes qualités). Leur odeur est caractéristique, bien qu'elle s'affaiblisse par la dessiccation ; la saveur est faible, un peu astringente.

Botanique. — Les Roses de Provins sont produites par la *Rosa gallica*, L., Rosacée[1] de la série des *Rosées*, importée, dit-on, de

[1] ROSACÉES. — Plantes herbacées, suffrutescentes ou arborescentes. — FEUILLES ALTERNES (opposées dans *Rhodotypos*, etc.), souvent composées, et ordinairement stipulées. — FLEURS RÉGULIÈRES (sauf certaines *Chrysobalanées*) HERMAPHRODITES (plus rarement dioïques ou polygames-dioïques), disposées ordinairement en CYMES. — RÉCEPTACLE CONCAVE, sauf quelques exceptions. — CALICE RÉGULIER (quelquefois doublé d'un calicule) à CINQ PIÈCES (4 chez les *Sanguisorba*) LIBRES et quinconciales. — COROLLE RÉGULIÈRE (nulle chez les *Agrimoniées*) ordinairement composée de CINQ PIÈCES LIBRES. — Etamines disposées en 1, 2 ou plusieurs verticilles : filets libres ; anthères biloculaires, introrses, déhiscentes

l'Orient au XIII° siècle, cultivée à Toulouse, en Corse, dans la France centrale, etc.; c'est une plante de petite taille (1 m.) à rhizome traçant, couverte, sur ses rameaux aériens, de piquants caractéristiques, aplatis et arqués.

Feuilles composées, pourvues de deux stipules aiguës unies avec le pétiole, à cinq ou sept folioles doublement dentées, penninerves et glanduleuses. — *Fleurs* solitaires, hermaphrodites et régulières. — *Réceptacle* extrêmement concave. — *Calice* à cinq sépales libres, aigus. — *Corolle* à cinq pièces, alternes avec celles du verticille précédent, larges, légèrement concaves et pourvues d'un court onglet. — *Etamines* insérées en grand nombre sur les bords de la coupe réceptaculaire; anthères introrses, biloculaires, déhiscentes par deux fentes longitudinales. — *Carpelles* uniloculaires, en nombre variable, terminés chacun par un long style stigmatifère, et disséminés sur le fond du réceptacle au milieu de poils nombreux; dans chaque carpelle existent un ou deux ovules anatropes, descendants, à micropyle supérieur et externe. — *Fruit* multiple, composé d'achaines petits et nombreux. *Graine* dépourvue d'albumen; embryon à radicule supère, entouré de deux cotylédons plan convexes. Le réceptacle persiste après la maturité et forme autour de la masse des achaines une enveloppe protectrice, rouge, charnue et épaisse.

Chimie. — Les pétales de roses rouges renferment du *quercitrin*, précipitable par les sels de fer, — de l'acide *gallique* $C^7 H^6 O^5$ accompagné d'*acide quercitannique* et de traces d'*acide tannique*, $C^{27} H^{22} O^{17}$, — une matière colorante, — une huile fixe, — une huile essentielle dont il ne reste que des traces sur les pétales desséchés, — et du glucose provenant (?) d'un commencement de dédoublement de l'acide tannique.

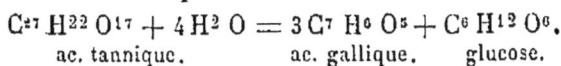

$$C^{27} H^{22} O^{17} + 4 H^2 O = 3 C^7 H^6 O^5 + C^6 H^{12} O^6.$$
ac. tannique.   ac. gallique.   glucose.

La matière colorante n'a pu encore être isolée.

Usages. — Les pétales *frais*, broyés avec du sucre, constituent la conserve ou la confection de roses, médicament astringent et

par deux fentes longitudinales. — Gynécée régulier (sauf chez *Chrysobalanées*) comprenant 1, 2 à 8 CARPELLES ORDINAIREMENT LIBRES (unis chez les *Quillajées*) à styles gynobasiques et libres: ovules solitaires, ou géminés, ou en nombre indéfini sur deux rangées longitudinales; micropyle supérieur ou inférieur. — Fruit simple ou multiple, sec ou charnu. — GRAINES DÉPOURVUES D'ALBUMEN.

M. Baillon divise les Rosacées en huit séries (*Hist. des Pl.* 1,442) : *Rosées*, *Agrimoniées*, *Fragariées*, *Spirées*, *Quillajées*, *Pyrées*, *Prunées*, *Chrysobalanées*.

légèrement tonique qui sert d'excipient à une foule de pilules[1].
Très souvent on la prépare avec les pétales secs.

La tisane (10 p. 100) et le vinaigre rosat sont peu employés;
le miel rosat sert de base à une foule de gargarismes, de collutoires[2], et de lavements (30 gr. p. 200 gr. d'eau). L'eau de roses
est légèrement astringente; elle sert de véhicule à un grand
nombre de collyres et on l'incorpore, à quelques pommades[3].

Employées seules, ces préparations ont les mêmes indications
que tous les astringents : angines, leucorrhée, diarrhée, conjonctivite catarrhale; elles figuraient dans beaucoup de drogues composées de l'ancienne médecine : thériaque, diascordium, confec-
tions alkermès, opiat de Salomon, etc.

La pommade rosat se prépare aujourd'hui avec la racine d'orcanette.

[1]
  Conserve de Roses :
    Poudre de pétales de roses de Provins.   50 gr.
    Eau distillée de roses.   100 gr.
    Sucre en poudre.   400 gr.

[2]   *Miel Rosat :*   *Collutoire au borax :*
  Roses de Provins.   1,000 gr.   Borate de soude.   10 gr.
  Eau bouillante.   6,000 gr.   Miel Rosat.   20 gr.
  Miel blanc.   6,000 gr.

[3]   *Collyre au sulfate de zinc :*   *Cérat de Galien :*
  Sulfate de zinc.   0.15 centigr.   Huile d'amandes douces.   400 gr.
  Eau de roses.   100 gr.   Cire blanche.   100 gr.
                                         Eau de roses.   300 gr.

20. KOUSSO

Description. — On emploie sous ce nom les inflorescences
mâles et femelles d'un arbre d'Abyssinie, le *Koussotier*; elles
parviennent en Europe par petites bottes de 30 à 40 cent.
de long sur 6 à 8 cent. d'épaisseur, très compactes, légères,
brunâtres, autour desquelles on a enroulé pour les maintenir une longue et étroite bandelette d'une écorce flexible.
Chaque botte renferme deux ou trois inflorescences en
moyenne, très fortement comprimées et conservant quelquefois une ou deux feuilles au milieu d'elles.

Cette inflorescence est une grappe de cymes très ramifiée (panicule des anciens auteurs). Les axes sont très tortueux, jaunâtres, lisses, couverts d'un duvet grisâtre et accompagnés, à l'origine de chaque ramification nouvelle, d'une courte bractéole brune et triangulaire. Les fleurs sont, dans le plus grand nombre des échantillons, d'un marron pâle ou pelure d'oignon. Elles sont petites et portées par un court pédicelle chargé lui-même de deux bractées ovales, longues de 6 à 8 mill., membraneuses, coriaces, enveloppant le réceptacle floral et parcourues par une nervure médiane rougeâtre à divisions nombreuses. Le réceptacle est en forme de cône renversé, haut de 2 mill. environ, creusé en coupe et recouvert extérieurement d'un duvet gris extrèmement fin ; sur ses bords s'attache un périanthe composé de pièces scarieuses, également veinées de rouge, mais différemment développées selon le sexe. Dans les inflorescences

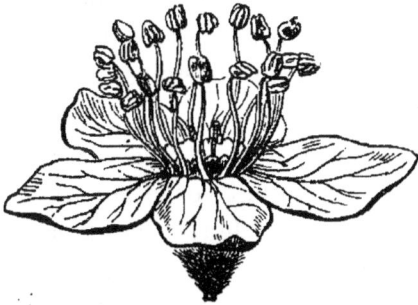

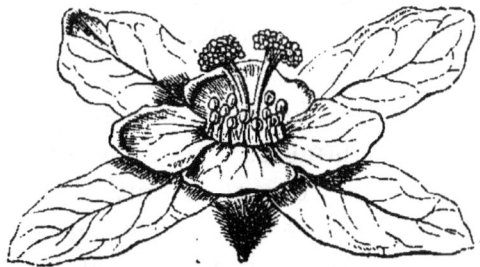

FIG. 29. — Fleur mâle de Kousso (*Hagenia abyssinica*, Lamk). FIG. 30. — Fleur femelle de Kousso (*Hagenia abyssinica*, Lamk).

femelles (de beaucoup les plus nombreuses), le premier verticille est formé de quatre ou cinq pièces larges, étalées, longues de 6 à 8 mill., constituant un *calicule* selon M. Baillon ; — le second (*calice*) comprend un même nombre de pièces, alternes avec les premières, mais beaucoup plus petites, dressées, pliées, suivant leur largeur, en deux moitiés, et formant par leur juxtaposition une sorte de tube très court (1 mill.); — plus intérieurement encore se place un verticille de cinq languettes, courtes et grêles, disparues constamment dans les échantillons du commerce, toujours trop âgés (*corolle*). — Un cercle de vingt étamines atrophiées, à filet court, à anthère petite et stérile, rarement visibles sur les pièces de droguier, s'insère en dedans de la corolle. — Le bord de la coupe réceptaculaire est limité en dedans par une collerette dressée et laciniée, également mal conservée, constituant un disque; l'orifice de la coupe se rétrécit au dehors et ne laisse voir à ce niveau que deux ou trois styles à tête large et étalée, couverte de papilles stigmatifères; ces styles sont grêles, un peu arqués et proviennent d'autant de carpelles ovoïdes, haut de 2 mill. environ, insérés au fond de la coupe réceptaculaire et renfermant chacun, dans leur angle interne, un ovule descendant, à micropyle dirigé en haut et en dehors. Il n'est pas rare, sur les échantillons de commerce, de trouver la fleur déjà fécondée et d'extraire du carpelle unique, qui seul subsiste dans la fleur à maturité, une graine ovoïde, brune ou noire, dont l'un des pôles porte une pointe courte.

Les inflorescences mâles, plus rares et moins estimées dans le commerce[1], sont d'une teinte généralement verdâtre; les fleurs diffèrent surtout des fleurs femelles par leur réceptacle moins profond, par le peu de développement des pièces du calicule, réduites à l'état de languettes courtes et réfléchies, — par l'importance des pièces du calice, larges, pétaloïdes et toutes semblables à celles du calicule femelle, — par le développement normal des étamines, dont le filet beaucoup plus long porte une anthère fertile, biloculaire, introrse, déhiscente par deux fentes longitudinales. Les deux carpelles du centre sont courts et atrophiés de bonne heure.

---

[1] Il est évident que les appréciations individuelles peuvent varier à cet égard; l'opinion que nous transcrivons ici est celle de droguistes expérimentés à l'autorité desquels nous avons cru pouvoir nous en référer.

Les bractées du pédicelle, vues par transparence, sont verdâtres.

L'odeur est fade, la saveur un peu âcre et amère.

Les feuilles, que l'on trouve parfois mêlées aux inflorescences, sont composées-imparipennées à cinq ou sept folioles;
celles-ci sont longues de 4 à 5 cent., ovales, aiguës, dentées
sur les bords, coriaces, assez cassantes, et d'un brun plus ou
moins clair à la face supérieure, plus ou moins verdâtre à
la face inférieure. Il existe une grosse nervure médiane et
vingt à trente nervures secondaires marquées en creux à la
face supérieure, en relief à l'inférieure, où elles sont recouvertes d'une pubescence très fine. La surface de la feuille,
examinée avec attention, se montre très finement granuleuse. Le pétiole (que l'on trouve rarement) est long, grêle
et accompagné de deux lames coriaces formant gaine à sa
base et terminées à leur extrémité par deux pointes de nature stipulaire.

Botanique. — Le koussotier (*Hagenia Abyssinica*, Lam.) est un
arbre d'une vingtaine de mètres de hauteur, à *feuilles* nombreuses,
à *inflorescences* axillaires ou terminales, à extrémités velues, à
fleurs polygames dioïques, à *fruit* coriace, monosperme. Il croît en
Abyssinie, sur les collines et au voisinage des habitations, de
même que le mousséna, dont il partage les propriétés. C'est une
Rosacée de la série des *Agrimoniées*.

On récolte de préférence les inflorescences femelles, que l'on
fait simplement sécher au soleil et que l'on roule en paquets.

Chimie. — Le kousso renferme du sucre, de la gomme, du
tannin (25 p. 100), une huile essentielle, une résine amère et un
corps jaune cristallisable, insoluble dans l'eau et l'alcool, soluble
dans l'éther et le chloroforme et qu'on a regardé comme le principe actif de la drogue, la *koussine* ou *kosine*, $C^{31} H^{36} O^{10}$.

Physiologie et Thérapeutique. — Le kousso passe pour le
meilleur vermifuge aujourd'hui connu; son action s'exerce sur
tous les parasites, y compris le tœnia et le bothriocéphale.

Son administration provoque des nausées et des vomissements,
rarement des coliques; l'expulsion du parasite ne tarde guère
plus d'une heure ou deux.

On a contesté au kousso, dans ces dernières années, une action médicamenteuse véritable ; c'est par l'irritation que 'causent sur la muqueuse digestive les poils dont toutes ses parties sont couvertes, que l'on a expliqué les contractions fibrillaires de l'intestin, qui font peu à peu lâcher prise aux ventouses ou aux crochets du parasite. Cette opinion semble corroborée 'par la nécessité où l'on est, pour obtenir les effets vermifuges de la drogue, d'avaler non seulement l'infusion, mais aussi la poudre des fleurs et des axes ; une infusion filtrée se montre en général beaucoup moins active. Cependant on a obtenu quelques effets avec la *kossine*.

On le prescrit en *poudre* (15ᵛ à 20 gr.) que l'on avale après infusion dans 250 grammes d'eau bouillante, en *granules* (kousso 1, sucre 2), le tout à jeun.

Diagnose. — Les fleurs du kousso ne peuvent guère être confondues qu'avec celles de sureau, qui sont d'une couleur jaune clair et à réceptacle dépourvu de poils, sans parler de la différence des caractères botaniques qu'un examen peu approfondi révèlera immédiatement.

21. RHIZOME DE FRAISIER

Description. — Le *rhizome* du fraisier (vulg. *racine* de fraisier) se présente en fragments longs de 6 à 15 cent., épais de 2 cent. environ, tortueux, rugueux et terminés à l'une de leurs extrémités par une sorte de bourgeon garni d'un duvet soyeux.

La surface extérieure, d'un brun très foncé, présente : 1° de nombreuses *côtes circulaires*, transversales, grossières et peu distinctes dans la portion âgée du rhizome, plus nettes et formant de véritables écailles imbriquées au voisinage du bourgeon terminal ; ces écailles sont garnies d'une frange de poils très fins et comme argentés, de plus en plus développés au fur et à mesure que l'on se rapproche de l'extrémité ; 2° des *racines adventives* brunes, grêles, tortueuses, étroitement appliquées contre le rhizome, se laissant assez aisément décortiquer et montrant alors leur axe ligneux blanc et poli ; 3° des bases de *pétioles* de feuilles aériennes, situés

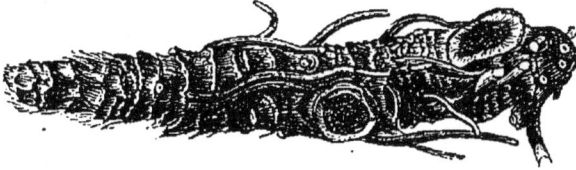

FIG. 31. — Rhizome de fraisier. (*Fragaria Vesca*, L.)

au voisinage du bourgeon terminal, dirigés en sens contraire des racines adventives, larges, aplatis, creux, finement striés suivant leur longueur ; 4° des *cicatrices* de racines adventives et de ramification du rhizome : les premières sont petites, coniques, offrant au centre un point blanc ; les secondes, très caractéristiques, sont circulaires ou elliptiques, larges de 1/2 à 1 cent., creusées en cratères, bordées d'un bourrelet noir et saillant constitué par l'écorce du rhizome ; le fond est rouge foncé, plus ou moins bombé, entouré d'une zone annulaire jaunâtre.

Le rhizome est très dur ; sa cassure est courte et fibreuse. La coupe offre le même aspect que les cicatrices de la surface, à savoir : une zone corticale d'un brun très foncé, subéreuse et libérienne, facile à détacher, — une zone annulaire, blanche ou couleur chair, marbrée de veines rouges, correspondant au bois, — enfin, une moelle centrale circulaire, d'un brun rougeâtre, séparée de la précédente par un mince filet noir (au niveau duquel se produisent fréquemment des crevasses) envoyant dans le bois quelques rayons médullaires également rouges. L'odeur est faible, la saveur un peu âpre.

Au microscope, les éléments du parenchyme cortical et de la moelle se montrent remplis d'une matière colorante d'un brun rougeâtre. Le liber est peu abondant, et les fiasceaux ligneux, avec la structure ordinaire des dicotylédones, présentent des vaisseaux assez régulièrement alignés dans le sens du rayon, entourés de nombreuses fibres à parois épaisses.

Botanique. — Le fraisier (*Fragaria Vesca*, L.) est une *Rosacée* de la série des *Fragariées*, herbacée, vivace, à rhizome court et traçant.

Feuilles alternes, pétiolées, stipulées, trifoliolées, à folioles dentées, penninerves. — *Fleurs* petites, jaune-pâle ou blanches, régulières et hermaphrodites, solitaires ou disposées en courtes cymes unipares. — *Réceptacle* concave, mais le fond, fortement relevé en bosse et entouré d'un disque à la base, simule un réceptacle convexe. — *Calice* à cinq sépales, doublé extérieurement d'un calicule à cinq pièces. — *Corolle* à cinq pétales libres, étalés ou concaves, courtement onguiculés. — *Etamines* très nombreuses, à filet libre, à anthère introrse, biloculaire. — *Carpelles* libres, en nombre variable, accompagnés d'un style stigmatifère inséré latéralement (gynobasique); ovule solitaire, incomplètement anatrope, à micropyle supérieur et externe. — La *fraise* est un fruit multiple dans lequel le réceptacle devenu charnu supporte un grand nombre de petits achaines. *Embyron* dépourvu d'albumen.

Chimie. — La rhizome de fraisier renferme du *tannin*, de *l'acide gallique*, une *matière colorante* et du glucose (? ?)

Physiologie et Thérapeutique. — C'est un astringent très rarement employé : sa décoction (30 gr. p. 1000) passe pour diurétique. On peut la prescrire en gargarismes, en lavements et en lotions, dans les angines, diarrhée, dyssenterie, leucorrhée, uréthrite, etc.

Les feuilles de la plante ont été préconisées contre la dyssenterie et les fruits passent pour diurétiques.

Diagnose. — On distinguera de la racine de fraisier :

Celle de l'*Ellebore noir* qui porte des collerettes transversales toujours glabres, beaucoup plus espacées et moins saillantes, et dont la coupe n'offre point en son centre le disque rouge caractéristique. (Voy. p. 56.)

Celle d'*aconit*, dépourvue de collerettes transversales ; le centre de la coupe est d'un blanc de farine. (Voy. p. 45.)

Celle de *benoite*, beaucoup plus grêle, presque toujours accompagnée d'un riche chevelu de pétioles de feuilles, couverte de tronçons courts et creux et de rameaux aériens allongés en sens contraire des radicelles; la section est jaunâtre sur les bords, violacée au centre.

Celle de *Tormentille*, dépourvue de collerettes et couverte de ponctuations.

22. RHIZOME DE TORMENTILLE

Description. — Le *Rhizome de Tormentille* (vulg. *racine* de *Tormentille*), se présente en fragments courts, de la grosseur du petit doigt, souvent contournés sur eux-mêmes, et donnant naissance à des ramifications dont la taille est égale, au début, à celle de la souche.

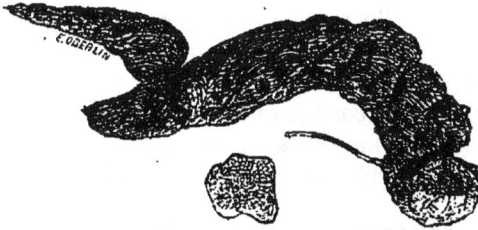

FIG. 32. — Rhizome de Tormentille. (*Potentilla Tormentilla*, D.C.)

La couleur est d'un brun terreux. La surface est parsemée de nombreuses ponctuations caractéristiques, disposées en spirales autour du rhizome. Chaque ponctuation est formée par une cavité triangulaire, qui semble creusée à l'ébauchoir et au fond de laquelle existe une racine adventive ou sa cicatrice. La surface du rhizome laissée libre par les ponctuations, forme des sortes de côtes tortueuses marquées de plis légers de dessiccation.

Les cicatrices laissées par les grosses ramifications sont

larges, à bords sinueux, à fond très net, rougeâtre et strié de blanc.

La cassure est courte et granuleuse. La section nette montre, en son centre, une large zone rouge sang ou rouge brique, marbrée sur ses bords de veines jaunâtres et entourée d'une couche jaune pâle de 1 mill. environ d'épaisseur, dont le tracé sinueux empiète sur la première et que borde un fin liseré brun correspondant au suber.

La saveur est très astringente, l'odeur à peu près nulle.

La structure histologique rappelle beaucoup celle du Fraisier; toutefois, les rayons médullaires sont plus larges, les faisceaux ligneux plus courts; les éléments parenchymateux de l'écorce et de la moelle renferment des grains d'amidon et une matière colorante rouge très abondante.

Botanique. — La *Tormentille* (*Potentilla Tormentilla*, D.C.) est une petite herbe vivace de la famille des *Rosacées*, série des *Fragariées*, répandue dans toute l'Europe tempérée.

Comme le fraisier, elle possède un rhizome traçant, des *feuilles* composées et un *réceptacle* concave, surélevé en son centre; mais ses *fleurs* jaunes sont organisées suivant le type 4. Le *calice* comprend quatre sépales, la *corolle* quatre pétales. Les étamines et le gynécée sont ceux du fraisier : seul le fruit, au lieu d'être charnu, est formé d'un réceptacle sec chargé de nombreux achaines.

Chimie. — Le rhizome de Tormentille renferme, selon Rembold, une faible quantité d'acide *ellagique* ou *bézoardique* $C^{14} H^9 O^8 + 2 H^2 O$ (dû à l'altération du tannin), de l'*acide quinovique* $C^{24} H^{38} O^4$, du *rouge quinovique*, un *tannin* particulier et une matière rouge amorphe, dite *rouge de Tormentille* $C^{20} H^{22} O^{11}$, offrant la même composition que le *rouge de ratanhia*, donnant par fusion avec la potasse, de l'*acide protocatéchique* et de la *phloroglucine*.

Usages. — Mêmes usages que la racine de fraisier.

Diagnose. — On distinguera de la racine de Tormentille :
Celle de *bistorte*, contournée en S, beaucoup plus brune, couverte de collerettes annulaires transversales très rappro-

chées, dépourvue de ponctuations; la section est brune et non marbrée.

Celle de *benoite,* couverte de collerettes rugueuses et de courts tronçons creux.

Celle de *fraisier,* pourvue de collerettes annulaires pubescentes et dépourvue de ponctuations.

23. AMANDES DOUCES

Description. — Les amandes sont de petits corps aplatis, ovales aigus, longs de 2 à 2 1/2 cent., larges de 1 1/2 cent. environ à la base, épais de 4 à 5 mill.; l'extrémité en pointe correspond au micropyle; l'autre, arrondie et renflée, correspond à la chalaze; on voit quelquefois de nombreuses veines noirâtres rayonner autour de celle-ci et s'éparpiller sur la surface du tégument. Sur la tranche, au voisinage de l'extrémité aiguë, existe une crête un peu saillante qui correspond à un funicule très court.

Le tégument est rugueux, poudreux, couleur de rouille, couvert de cannelures dirigées suivant la longueur, et ne se laisse enlever que par lambeaux et avec difficulté. Le nucelle se compose d'un embryon à larges cotylédons plan-convexes, d'un blanc de lait, sans albumen; les cotylédons, écrasés sur le papier, y laissent une tache graisseuse.

La saveur est douceâtre, l'odeur faible.

Au microscope, les enveloppes se montrent constituées par plusieurs plans de phytocystes distincts. Ce sont : d'abord une zone superficielle de grosses cellules brunes, ponctuées, se détachant facilement et formant l'enduit pulvérulent de la surface, — puis une zone de cellules rectangulaires un peu moins foncées, disposées sur plusieurs couches entre lesquelles sont répandus les faisceaux fibro-vasculaires, —

puis une zone transparente très mince, — enfin une couche
de cellules cubiques, à paroi incolore et renfermant de nombreuses gouttelettes d'huile. Les cotylédons sont constitués
par des éléments polyédriques, gorgés de gouttelettes huileuses et de fines granulations azotées.

Botanique. —Les amandes douces sont les graines de l'amandier.
Prunus amygdalus, var. α *dulcis*; c'est un arbuste (*Rosacées-
prunées*), de 1 à 10 mètres de haut, à tronc grêle et droit. –
Feuilles alternes, aiguës, finement dentées sur leurs bords. –
Fleurs blanches, veinées de rose. — *Réceptacle* très concave. –
Calice dyalisépale, à cinq pièces. — *Corolle* à cinq pétales. — 20 *Etamines* environ, à anthères biloculaires et introrses. — *Carpelle*
unique, renfermant 2 ovules anatropes, descendants; style terminal. — *Drupe* à exocarpe vert et duveté, à mésocarpe charnu,
coriace, à endocarpe sclérifié (noyau).

Chimie. — Les cotylédons renferment 54 p. 100 d'huile dite
d'*amandes douces*, de la gomme, du sucre, du mucilage, 24 p. 100
de substances albuminoïdes solubles : l *émulsine* et l'*amandine*, —
et un peu d'*asparagine*.
L'*émulsine* ou *synaptase* est un ferment de nature albuminoïde,
très analogue à la diastase et à la pepsine : elle est blanche, soluble dans l'eau, et précipite par l'alcool et l'acétate de plomb.
Chauffée à 100° en présence de l'eau, elle perd ses propriétés. La
nature de l'*amandine* n'est pas nettement déterminée; elle est
peut-être identique à la *légumine*.

Usages. — L'*huile d'amandes douces*, extraite par compression,
est utilisée à l'extérieur contre les brûlures, les inflammations siégeant au voisinage de la peau; à l'intérieur, pour retarder
l'absorption de principes toxiques (empoisonnement par les champignons). Le résidu de l'extraction de l'huile est utilisé par les
parfumeurs.
Le *lait d'amandes* est une émulsion dans laquelle l'*émulsine*
permet aux gouttelettes d'huile de demeurer en suspension dans
l'eau; c'est une boisson rafraîchissante, de digestion facile, bonne
pour les convalescents; sa composition, au point de vue alimentaire, correspond assez exactement à celle du lait (Proust); elle sert
de base à beaucoup de potions ou de loochs.

24. AMANDES AMÈRES

Description. — Les caractères extérieurs des amandes douces et des amandes amères sont les mêmes : en général, les amandes amères sont un peu plus petites. La saveur de ces dernières et l'odeur caractéristique qu'elles dégagent lorsqu'on les écrase au contact de l'eau suffisent à les faire distinguer.

La structure histologique est la même. Toutefois, on a noté, dans les cellules parenchymateuses des cotylédons, la présence de nombreuses granulations, les unes volumineuses, les autres plus petites et colorables en jaune par l'iode, bien visibles lorsque les gouttelettes huileuses ont été préalablement dissoutes par la benzine : on a supposé que ces granulations, qui d'ailleurs disparaissent au contact de l'eau, étaient constituées : les premières par l'*amygdaline*, les secondes par l'*émulsine* (O. Berg).

Botanique. — Le *Prunus amygdalus*, L. var. B. *amara*, qui fournit ces amandes, est identique comme organisation à la var. *dulcis*, et il n'existe point de caractère botanique qui puisse les faire reconnaître.

Chimie. — Les amandes amères renferment un peu moins d'huile fixe que les douces (43 p. 100), et à peu près autant de substances mucilagineuses et sucrées. Elles contiennent 26 p. 100 d'*émulsine* (*synaptase* de Robiquet) et 23 p. 100 d'un glucoside particulier, l'*amygdaline*, $C^{20} H^{27} Az O^{11}$. Cette dernière substance, en présence de l'eau et de l'*émulsine*, est décomposée en *sucre, acide cyanhydrique, hydrure de benzoïle* et il se forme, en outre, un peu d'*acide formique* et d'ammoniaque.

$$C^{20} H^2 Az O^{11} + 2H^2 O = C^7 H^6 O + C Az H + 2 C^6 H^{12} O^6$$
Amygd.   Hyd. benz. Ac. cyanh.   Glucose.

L'essence d'amandes amères renferme environ 14 p. 100 d'acide cyanhydrique dont on peut la priver industriellement, par l'oxyde de mercure; le reste est constitué par de l'*hydrure de benzoïle* presque pur[1].

L'*amygdaline*, que l'on retrouve dans les feuilles de laurier-cerise et dans presque tous les végétaux dégageant de l'acide cyanhydrique, est incolore, cristallisable, soluble dans l'eau, insoluble dans l'éther, soluble dans l'alcool bouillant; chauffée avec la potasse, elle se dédouble en ammoniaque et en *acide amygdalique* $C^{30} H^{26} O^{12}$; la décomposition opérée par l'émulsine peut avoir lieu également en présence d'autres corps tels que l'acide sulfurique et l'acide chlorhydrique étendus et bouillants[2].

Physiologie et Thérapeutique. — Les préparations dans lesquelles entrent les amandes amères agissent par l'acide cyanhydrique qu'elles dégagent au contact des liquides de l'estomac; à faible dose, cet acide détermine des vertiges, le ralentissement du pouls, de la dyspnée. Les doses élevées aggravent ces symptômes; il y a nausées, vomissements, ptyalisme, perte de la sensibilité et de la motricité; la mort survient dans le coma, ordinairement sans convulsions. C'est en suspendant l'oxygénation des globules à la façon de l'oxyde de carbone, et en déterminant une sorte d'asphyxie générale, qu'agit l'acide prussique; selon d'autres, il porterait immédiatement son action sur le bulbe, au siège des mouvements respiratoires.

On ne prescrit guère que l'émulsion d'amandes amères, plus souvent comme véhicule de potions calmantes que seule. Elle est indiquée dans les cas de toux quinteuse, grippe, coqueluche, etc., et contre certains délires au cours des fièvres graves, comme antispasmodique et sédative. Pour l'usage externe, on lui préfère les solutions étendues d'acide cyanhydrique (affections cutanées, névralgies). L'huile essentielle s'emploie aux mêmes usages (1 à 3 centigr.), ainsi que l'eau distillée d'amandes amères (1 à 10 gr.).

L'empoisonnement sera combattu par le vomissement; puis on réchauffera le malade avec des briques; on lui fera boire une

---

[1] On désigne parfois, en chimie organique, sous le nom d'*essence d'amandes amères*, une substance qui n'offre rien de commun avec l'hydrure de benzoïle qu'une vague ressemblance d'odeur, la *nitrobenzine* ou *essence de mirbane*, qu'on lui substitue assez souvent dans la parfumerie et même, dit-on, dans la pâtisserie.

[2] D'autres substances peuvent opérer la même transformation. Sans parler de l'acide chlorhydrique, le jaune d'œuf, les graines de pavot, de moutarde et de chanvre se comportent comme l'émulsine : certaines graines de *vicia* fournissent même des produits de décomposition identiques, sans que l'on ait pu y découvrir d'amygdaline. Le laurier-cerise, le manioc amer, certaines convolvulacées, un champignon *(agaricus preadus)*, etc., peuvent également fournir de l'acide cyanhydrique.

solution faible d'alcool[1] et d'ammoniaque et, plus tard, des préparations camphrées. La dose toxique est généralement de six à huit amandes.

Dans l'industrie, les amandes amères sont plus souvent employées que les autres pour l'extraction de l'huile d'amandes douces, bien qu'elles en renferment proportionnellement moins que celles-ci ; mais le tourteau, résidu de cette extraction, est beaucoup plus estimé : on l'utilise en parfumerie sous le nom de *pâte d'amandes ;* cette pâte est vénéneuse et sert dans l'industrie à la préparation de l'essence d'amandes amères.

Emulsion d'amandes amères :

| Amandes douces. | 5 gr. | Sucre. | 60 gr. |
| Amandes amères. | 5 gr. | Eau. | 500 gr |

25. QUEUES DE CERISES

Description. — Les pédoncules ou *queues* des fruits du cerisier forment de petites baguettes d'un jaune brun ou rougeâtre, striées, flexibles, longues de 2 à 4 cent., larges de 1 mill., terminées par un renflement à chaque extrémité ; le plus petit porte des restes de pulpe brune et desséchée ; l'autre, plus gros et plus rugueux, porte une cicatrice arrondie qui correspond à l'insertion du pédoncule sur la branche.

L'odeur est celle du bois de palissandre ; la saveur est légèrement sucrée et astringente.

Botanique. — Les pédoncules que l'on trouve dans le commerce proviennent du cerisier des jardins, *Prunus cerasus,* et quelquefois du merisier, *Prunus avium.*

Le *Prunus cerasus, L.,* est une *Rosacée-prunée,* haute de 3 à 5 mètres, qui semble originaire de l'Asie Mineure, et que l'on dit importée en Europe par Lucullus. — *Feuilles* alternes et stipulées. — *Fleurs*

---

[1] Il paraît exister une sorte d'antagonisme entre l'alcool et l'acide prussique, l'un faisant supporter l'autre par l'organisme. De là l'usage antique d'avaler une ou deux amandes amères pendant les festins pour prévenir l'ivresse.

disposées en grappes courtes simulant l'ombelle. — *Réceptacle* très concave. — *Calice* dialysépale, à cinq pièces quinconciales. — *Corolle* à cinq pétales d'un blanc rosé. — *Étamines* nombreuses (20), à anthères introrses et biloculaires. — *Carpelle* unique, à placenta pariétal portant deux ovules; ceux-ci sont anatropes, à micropyle dirigé en haut et en dehors, et pourvus d'un obturateur. Un disque nectarifère tapisse toute la cavité réceptaculaire. — *Drupe* typique: l'exocarpe est pelliculeux, le mésocarpe charnu, l'endocarpe sclérifié et transformé en noyau.

Chimie. — Ces pédoncules, dont la composition n'a pas encore été suffisamment étudiée, ne paraissent pas renfermer autre chose que de la gomme, du sucre, un peu de tannin et des traces de sels potassiques.

Physiologie et Thérapeutique. — Les queues de cerises servent à la confection d'une tisane, dont les propriétés diurétiques sont populaires (30 gr, pour 1 litre d'eau); on leur attribue une certaine astringence [1].

26. FEUILLES DE LAURIER-CERISE

Description. — Les feuilles de laurier-cerise sont ovales et terminées en ogive émoussée. Elles atteignent en moyenne 8 à 12 cent. de longueur et mesurent 4 à 6 cent. dans leur plus grande largeur. Elles forment des lames minces, sèches, cassantes et d'une grande rigidité, souvent brisées dans les collections, jamais pliées.

Leur couleur varie du vert tendre au vert brunâtre, et la face inférieure est notablement plus claire que la supérieure; celle-ci est, d'autre part, plus brillante et plus lisse.

Le pétiole est brun, court (1 centim. environ), irrégulièrement prismatique et tordu sur lui-même. La nervure médiane, continuation du pétiole, porte des nervures secondaires

---

[1] L'écorce du cerisier est légèrement fébrifuge.

au nombre de 8 à 12 de chaque côté, disposées suivant le type
penné. Toutes, et surtout la nervure principale, forment à la
face supérieure de petites crêtes saillantes placées au fond
de sillons plus ou moins marqués.

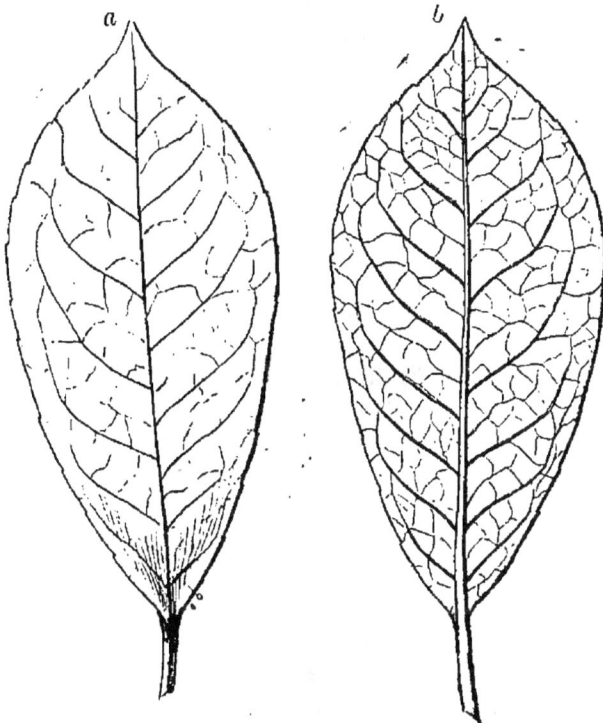

FIG. 33 et 34. — Feuille de Laurier-cerise. (*Prunus lauro-cerasus*, L.)

a. Face supérieure.   *b*. Face inférieure.

A la face inférieure, la nervure médiane forme une grosse
côte sillonnée de plis longitudinaux plus ou moins fins ; les
nervures secondaires sont également marquées en relief, et
leurs divisions en nervures tertiaires, à peu près invisibles
à la face supérieure, forment ici un réseau anastomotique
très marqué.

Les bords du limbe, un peu réfléchis en dessous, portent
des dents très fines, espacées de 1 cent. environ.

La cassure est nette et donne des lamelles rigides, à bords frangés, sans trace de fibres.

La saveur est un peu âpre; l'odeur des feuilles sèches est nulle; écrasées entre les doigts mouillés, elles ne laissent plus dégager l'odeur d'acide cyanhydrique, caractère que présentent à un haut degré les feuilles fraîches.

Botanique. — Le *Laurier-cerise* est un arbuste originaire de l'Asie Mineure et de la Perse, cultivé dans toute l'Europe tempérée ou chaude, le *Prunus lauro-cerasus*, L., *Rosacée* de la série des *Prunées*; il mesure de 6 à 7 mètres de haut.

Feuilles pourvues à leur base de stipules très courtes. — *Grappes* axillaires. — *Fleurs* régulières et hermaphrodites. — *Réceptacle* très concave. — *Calice* à cinq dents. — *Corolle* blanche à cinq pièces libres, pourvues d'un onglet très court. — 20 *Etamines* biloculaires à anthères introrses, déhiscentes par deux fentes longitudinales. — *Carpelle* libre, terminé par un style renflé, renfermant deux ovules anatropes descendants, à micropyle supérieur et interne; l'un d'eux avorte à peu près constamment. — *Drupe* noire, de la taille d'une petite cerise, renfermant une graine sans albumen, à larges cotylédons plan-convexes.

Chimie. — Les feuilles fraîches, distillées en présence de l'eau, donnent l'*eau distillée de laurier-cerise*, très analogue à l'essence d'amandes amères et renfermant comme elle de l'hydrure de benzoyle et de l'acide cyanhydrique. La production de ces deux corps est expliquée par un processus semblable à celui qui s'observe dans les amandes amères, mais beaucoup moins bien connu; la présence de l'*amygdaline* dans ces feuilles n'est point encore démontrée et l'*émulsine* ne s'y rencontre certainement pas. On y trouve, en outre, un peu de tannin, de sucre et de matière grasse.

Usages. — La feuille fraîche est souvent employée, non sans danger, comme condiment; sa teneur en essence varie selon les différents mois de l'année. L'eau de laurier-cerise est prescrite contre les spasmes nerveux de la coqueluche et de l'asthme, contre les suffocations d'origine cardiaque. La symptomatologie et les indications sont les mêmes que celles de l'eau d'amandes amères.

Les feuilles sèches de nos droguiers ne renferment à peu près aucun principe actif.

27. RHIZOME DE BENOITE

Description. — Le *rhizome de Benoite* du commerce (improprement appelé *racine*) comprend deux parties : le rhizome lui-même, et la couronne de bases de pétioles laissée à son extrémité au moment de la récolte ; l'ensemble forme une masse assez enchevêtrée, atteignant généralement 10 à 12 cent. de longueur.

Les bases de pétioles sont longues de 5 cent. au plus, grêles, fistuleuses, à surface extérieure finement pubescente, pourvue de côtes et colorée en brun plus ou moins verdâtre. Les plus gros pétioles sont à peu près cylindriques, les autres fortement aplatis ; leur extrémité est nettement tranchée, et la section est jaune ; le pétiole s'élargit à sa base et y devient franchement ligneux. — L'ensemble de ces bases de pétioles est inséré au sommet du rhizome sur un espace très restreint et se trouve mêlé de quelques larges écailles brunes, coriaces et fibreuses.

Le rhizome lui-même ne dépasse jamais la taille du petit doigt ; il est un peu tortueux, atténué en pointe, et entouré d'un chevelu de racines adventives entrelacées ; sa longueur varie de 4 à 8 cent. La

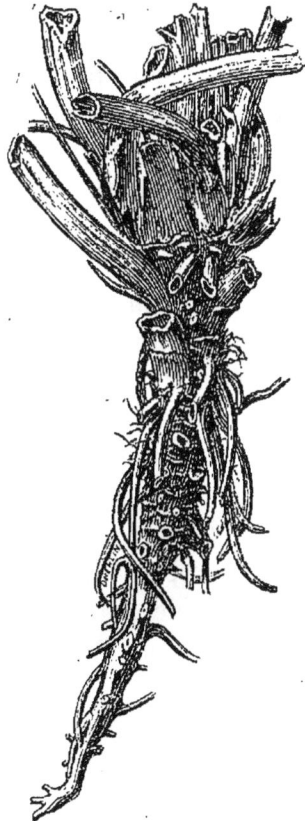

FIG. 35. — Rhizome de Benoîte. (*Geum urbanum*, L.).

surface est d'un brun terreux et extrêmement rugueuse;
elle est hérissée dans toute sa longueur, mais surtout au
voisinage du collet, de *collerettes annulaires*, très saillantes,
irrégulières et très rapprochées; elle porte, en outre, quelques tronçons cratériformes de rameaux aériens, courts (1 à
5 mill.), insérés obliquement et dirigés vers la partie supérieure. Ces tronçons sont très distincts des racines adventives:
celles-ci sont grêles (1 à 2 mill.), très longues, insérées perpendiculairement à l'axe du rhizome, et repliées presque à
angle droit vers son extrémité inférieure; elles sont brunes,
striées, souvent divisées à leur terminaison; lorsqu'elles
manquent, leur cicatrice forme un léger mammelon circulaire (1 millim.), de couleur blanche quand elle est récente,
noire quand elle est ancienne. Enfin, au voisinage du collet,
se montre une sorte de bourre de poils très longs et très
fins, de couleur brune.

Le rhizome est très dur; sa cassure est fibreuse. La coupe
montre : une zone corticale épaisse de 1 mill. environ, dé-
collée par places; une zone ligneuse d'un blanc jaunâtre, divisée par des lignes radiales ou des fissures en faisceaux de
taille variable, entourant une moelle d'un gris rosé ou violacé.

L'odeur est faible, la saveur un peu astringente.

Au microscope, on trouve les éléments parenchymateux
remplis de grains de fécule très petits, ou de cristaux d'oxalate calcique, ou même, dans la moelle, de granulations résineuses de couleur violacée. Le bois a la structure ordinaire
des dicotylédones : il est coupé par des rayons médullaires
très nombreux et très étroits.

Botanique. — La *Benoite* est une herbe vivace, abondante dans
nos haies, dont les fruits, hérissés de pointes recourbées, s'attachent
désagréablement aux vêtements des passants, d'où le nom ironique
qui lui a été donné : c'est une *Rosacée* de la série des *Fragariées*,
le *Geum urbanum*, L.

 Feuilles alternes, composées-palmées, à cinq ou sept lobes dentés, palminerves. — *Fleurs* jaunes, hermaphrodites et régulières, disposées en cymes unipares pauciflores, organisées comme celles des fraisiers. — *Ovule* toujours ascendant, mais à micropyle dirigé en dehors. — *Fruit* multiple, formé par le réceptacle coriace chargé d'un grand nombre de petits achaines, à style persistant et recourbé en crochet à son extrémité.

Chimie. — Le rhizome de benoite renferme du tannin (10 p. 100), de la gomme, une huile volatile, une matière colorante et une résine amère particulière. Les principes actifs sont localisés dans l'écorce.

Physiologie et Thérapeutique. — Cette racine, absolument oubliée aujourd'hui, est légèrement astringente, tonique et fébrifuge. On la prescrit en poudre (1 à 4 gr.), ou en infusion (30 à 60 gr. p. 1000).

28. SEMENCES DE COINGS

Description. — Ces semences, qui constituent le *cydonium* des anciennes pharmacopées, se présentent soit isolées, soit agglutinées en masses par leur mucilage desséché.

La graine isolée forme une languette aplatie, de couleur acajou, en forme de D, excavée sur ses deux faces, mesurant 1/2 à 1 cent. de longueur et 1 mill. d'épaisseur environ; elle offre à sa surface la consistance de la cire, se laisse facilement décortiquer et montre alors un embryon jaune pâle, à larges cotylédons plan-convexes, sans albumen.

Réunies en masse, elles forment des masses oblongues d'un marron violacé, recouvertes d'une sorte de pruine bleuâtre; elles mesurent 2 cent. environ de longueur, sont aplaties, légèrement incurvées et présentent sur chaque face une arête longitudinale, d'où partent des côtes saillantes obliquement dirigées. Chaque moitié de la bande correspond à une rangée de graines et chaque côte saillante à une graine entière.

L'odeur est nulle, la saveur faible et rappelant celle des amandes amères ; conservée quelques instants dans la bouche, la graine augmente de volume et s'entoure d'une couche onctueuse et douceâtre de *mucilage*.

La structure anatomique des enveloppes de la graine est assez intéressante. La couche la plus superficielle, celle qui forme à la surface l'enduit bleuâtre et cireux dont nous avons parlé, se compose de cellules très petites et très comprimées à l'état sec, mais se gonflant considérablement dans l'eau, devenant rectangulaires, allongées radialement, et gorgées de mucilage. La couche sous-jacente est formée d'éléments bruns, aplatis tangentiellement : au-dessous vient une zone étroite de cellules incolores et de petite taille, puis le tégument interne dont les éléments volumineux renferment des gouttelettes huileuses et des granulations. — Les cotylédons sont formés d'un parenchyme assez lâche d'éléments polyédriques ou arrondis, renfermant des granulations protéiques et des gouttelettes huileuses.

Botanique. — Le *cognassier* est un petit arbre grêle, tortueux, à rameaux duvetés, originaire d'Asie, cultivé aujourd'hui dans presque toute l'Europe : c'est une *Rosacée* de la série des *Pyrées*, le *Pyrus Cydonia*, L.

Feuilles alternes, stipulées, courtement pétiolées, ovales acuminées, entières, cotonneuses à la face inférieure. — *Fleurs* d'un blanc rosé, régulières et hermaphrodites, solitaires à l'aisselle de bractées glanduleuses. — *Réceptacle* velu, très concave. — *Calice* à cinq pièces ovales et dentées. — *Corolle* à cinq pétales elliptiques et échancrés. — 2 verticilles d'*étamines* de huit à dix chacun. — *Anthères* biloculaires, introrses, déhiscentes par deux petites fentes longitudinales. — *Carpelles* libres, insérés au centre de la coupe réceptaculaire, renfermant chacun deux rangées verticales d'ovules anatropes, à micropyle inférieur et externe, se touchant par le raphé. — *Drupe* charnue, de la taille d'une grosse poire, dont la partie pulpeuse est due au développement du réceptacle.

Chimie. — Le mucilage, qui est la seule partie utile, existe autour des graines dans la proportion de 20 p. 100 ($C^{12} H^{20} O^{10}$) : il s'y trouve mêlé de sels et de matières albuminoïdes. Une fois

précipité par l'alcool ou les sels métalliques, il devient insoluble
dans l'eau. Les cotylédons donnent par distillation un peu d'essence d'amandes amères.

Physiologie et Thérapeutique. — Ses propriétés émollientes
destinent le mucilage de coings au même usage que celui du lin :
cataplasmes, boissons rafraîchissantes ou lotions sur les yeux. On
l'emploie souvent aussi comme cosmétique. La gelée de coings est
anti-diarrhéique et prescrite dans l'alimentation des convalescents
et des vieillards.

29. GOMME ARABIQUE

Description. — La gomme arabique se présente dans le
commerce sous forme de boules arrondies, d'un jaune très
pâle, parfois entièrement blanches. Leur volume habituel est
celui d'un gros pois ; elles sont dures, mais se laissent facilement égrener entre les doigts ; la masse est transparente,
la surface brillante, rugueuse, et comme craquelée. Les
cassures sont petites, à facettes multiples, finement craquelées comme la périphérie. — L'odeur et la saveur sont à peu
près nulles. Elle se dissout rapidement dans la salive.

Les sortes les plus estimées, bien blanches, et bien limpides, portent souvent dans le commerce français le nom de
gomme turique.

Botanique. — La *gomme arabique* est le nom d'une sorte *commerciale* de gomme fournie par plusieurs espèces d'Acacias. Le
plus important n'est peut-être pas tant l'*Acacia arabica*, W.,
(*A. Vera*, W., *A. Nilotica* Desf.) que l'*A. Sénégal*, W., (*A. Verek*,
Guill. et Perr.), auquel on doit également les gommes de même
nom : il faut y joindre les *A. Seyal, Stenocarpa* et *horrida*, sans
compter cinq ou six espèces australiennes.

Au total, la gomme arabique d'*Afrique* est fournie : les meilleures qualités par l'*A. Sénégal* au Kordofan, les qualités infé-

rieures par l'*A. arabica*; la gomme qui provient des *Indes* est due
à l'*A. arabica*, variété *indica*.

L'*A. arabica* habite les mêmes zones que l'autre espèce productrice de la même gomme, l'*A. Sénégal*, c'est-à-dire au Sénégal et
en Arabie : il s'étend de plus, au sud, jusqu'à la côte du Mozambique
et au Cap, et à l'ouest jusque dans les Indes. C'est une *Légumineuse*[1] *Mimosée*[2] de la série des *Acaciées ;* elle diffère assez peu de
l'*A. Sénégal* (V. p. 94); ses *feuilles* sont un peu plus longues
(7 cent.), le pétiole commun est moins poilu et ses épines basilaires moins arquées; il porte un plus grand nombre de pétioles
secondaires, eux-mêmes plus chargés de folioles. Le principal
caractère différentiel est tiré de l'inflorescence qui est ici un capitule, c'est-à-dire une grappe très condensée, et non, comme dans
l'*A. Sénégal*, une grappe lâche. Le disque marginal de la coupe
réceptaculaire manque, et le fruit, plus grêle et plus allongé, est
divisé comme un chapelet, en grains peu nombreux, par des étranglements situés entre chaque graine.

L'*A. arabica* forme quatre variétés suivant les zones qu'il
habite : 1° au Sénégal, var. *Tomentosa*; 2° sur les rives du Haut-
Nil, var. *Nilotica*; 3° au Mozambique, var. *Kraussiana*; 4° aux
Indes, var. *Indica*[3].

La gomme arabique, fournie par l'*A. Sénégal*, comprend plusieurs sortes : la meilleure vient du Kordofan, l'autre provient du

---

[1] LÉGUMINEUSES. — Groupe de dicotylédones POLYPÉTALES, ordinairement
PÉRIGYNES, A CARPELLE SOLITAIRE, ayant le plus souvent (mais non constamment),
pour fruit une GOUSSE (*Légumen*). — Ce groupe se subdivise en trois familles ou
sous-familles : *Mimosées, Cæsalpiniées* et *Papilionacées.*

[2] LÉGUMINEUSES MIMOSÉES. — Plantes ligneuses. - - FEUILLES ALTERNES,
stipulées, souvent composées ou décomposées-pennées (pétiolules dilatés en
phyllodes chez les *Acacias*). — FLEURS RÉGULIÈRES et de petite taille, HERMA-
PHRODITES (rarement polygames) disposées en GRAPPES. — RÉCEPTACLE CONCAVE
(convexe chez certains Acacias). — CALICE 5-mère (plus rarement 3-6-mère
chez les *Mimosas*) souvent GAMOSÉPALE, valvaire (quelquefois imbriqué). —
COROLLE 5-mère (3-6-mère chez les *Mimosas*, ordinairement GAMOPÉTALE et
VALVAIRE. — Androcée isostémone, ou diplostémone, souvent pleiostémone;
FILETS LIBRES (monadelphes ou polyadelphes chez quelques *Acacias*); anthères
biloculaires, introrses, déhiscentes, par deux fentes longitudinales, souvent
surmontées d'une glande apicole. — CARPELLE UNIQUE (exc. quelques *Acacias*),
parfois stipité : OVULES ANATROPES, descendants, en nombre variable, disposés en
deux séries longitudinales. — FRUIT SEC (*Gousse*) parfois indéhiscent. — GRAINE
NON ALBUMINÉE.

M. Baillon a divisé les légumineuses-mimosées en 4 séries (*Hist. des Pl.*,
II, 51) : *Adénanthérées, Eumimosées, Parkiées, Acaciées.*

[3] L'écorce de l'*A. arabica* et ses fruits (*bablahs*) sont fortement astringents
et employés soit dans le traitement de la dysenterie, soit dans le tannage des
peaux.

Sennaar, la moins estimée vient du littoral de la mer Rouge, dans les environs de Kartoum.

Chimie. — Composition identique à celle de la gomme du Sénégal.

Physiologie et Thérapeutique. — Mêmes usages que la gomme du Sénégal.

Diagnose. — Elle se distingue de la gomme du Sénégal par sa division en fragments plus petits, plus blancs, plus friables, plus profondément craquelés.

30. GOMME DU SÉNÉGAL

Description. — La gomme du Sénégal se présente en boules irrégulières, colorées en jaune brun, du volume d'une noisette; elles sont d'une extrême dureté et ne se fragmentent entre les doigts qu'avec difficulté; la surface, légèrement craquelée et rugueuse par places, est, dans d'autres, polie et brillante. Elle ne présente jamais les fissures profondes qui caractérisent la gomme arabique; au niveau d'une cassure récente, la surface de la section est large, vitreuse et d'une limpidité parfaite.

Odeur et saveur à peu près nulles.

Les sortes inférieures sont rougeâtres, et mêlées de morceaux arrondis, bruns, très impurs, renfermant des débris ligneux et connus dans le commerce sous le nom de *marrons*.

Les gommes du Sénégal les plus estimées sont les gommes dites *du bas du fleuve*, récoltées surtout sur la rive droite du Sénégal : la plus usitée est la *gomme de Galam*, en fragments irréguliers, quelquefois très volumineux, d'une couleur pâle, et d'une saveur un peu acide. — La *gomme de Ghioloff*, qui est peut-être la sorte la plus pure, se reconnaît au glaçage brillant de sa surface : elle est très estimée et très rare. — La *gomme de Bondou*, d'une saveur très amère, et la *gomme Gonaké*, âcre et rougeâtre, sont quelquefois mêlées par fraude aux bonnes sortes.

Parmi les gommes inférieures dites *du haut du fleuve*, on ne trouve guère dans le commerce que la *gomme Salabreda* ou *Sadra-beida*, dont les larmes petites, cassantes, colorées en blanc, jaune, vert ou rouge, ont une saveur un peu amère et donnent une pâte très hygrométrique.

Botanique. — La gomme du Sénégal est produite par l'*Acacia Sénégal*, W.; c'est l'*A. Vérek* des anciens auteurs, le même qui, dans la région du Nil supérieur, au Kordofan, placé dans des conditions climatériques différentes (Flückiger), donne la plus belle sorte de gomme arabique.

L'*A. Sénégal* est une *Mimosée* de la série des *Acaciées*, dont le tronc tordu et lisse mesure six mètres de hauteur au plus. — *Feuilles* très petites (4 cent. de long), décomposées pennées, à pétiole primaire garni de poils et accompagné à sa base de trois longues épines recourbées, à folioles minuscules (5 mill.), ovales, aiguës, insérées par dix ou vingt paires sur les pétioles secondaires. — *Inflorescence* en épis lâches, solitaires ou groupés par deux ou trois. — *Fleurs* hermaphrodites et régulières. — *Réceptacle* très concave, bordé d'un disque glanduleux. — *Calice* gamosépale à quatre ou cinq pièces aiguës. — *Corolle* à quatre ou cinq pièces alternisépales, plus ou moins connées à leur base. — *Étamines* libres en nombre illimité, à anthères introrses, biloculaires, à déhiscence longitudinale. — *Carpelle* unique, pédonculé, terminé par un style tronqué et renfermant deux rangées verticales chacune de 8 à 10 ovules anatropes, insérés dans l'angle interne, à micropyle dirigé en haut et en dehors. — *Gousse* plate, spatulée, bordée par un cordon saillant et renfermant 5 ou 6 graines discoïdes, sans albumen, à larges cotylédons, plan-convexes.

L'*A. Sénégal* croît à peu près dans les mêmes lieux que l'*A. arabica*, c'est-à-dire au Sénégal et en Nubie. La gomme, née par exsudation sur les troncs des arbres comme celle des cerisiers et des pêchers de nos climats, paraît être une production pathologique due à une dégénérescence, dite *gommeuse*, de la cellulose des phytocystes dans les divers parenchymes de la tige : moelle, rayons médullaires, parenchyme cortical : cette dégénérescence, attribuée autrefois à la piqûre d'un insecte, paraît épidémique pour une même région. Le produit de la même espèce, rouge et compacte au Sénégal, est blanc et friable en Nubie où il porte le nom de *gomme arabique*.

Les boules sont enlevées à la main ou à l'aide d'un instrument, et avec certaines précautions, en raison des épines qui hérissent les arbres. La récolte a lieu dès que la saison des pluies est terminée, et que le fleuve, qui inonde alors les forêts d'acacias, commence à rentrer dans ses limites ordinaires. Les boules sont entassées dans des sacs, que l'on enterre souvent dans le sol faute de magasins ; si la gomme est encore fraîche au moment où on l'enterre, elle se charge d'impuretés et perd beaucoup de sa valeur : c'est la *gomme enterrée* ou *non marchande*.

Chimie. — La bonne gomme du Sénégal ou *arabine* est entièrement et facilement soluble dans l'eau ; elle est insoluble dans l'alcool qui la déshydrate, la rend blanche, opaque et cassante, et la fait diminuer de volume ; elle précipite par l'acétate *basique* de plomb, non par l'acétate *neutre* [1]. Sa formule est celle de l'amidon, elle partage avec toutes les gommes le caractère général de donner, avec l'acide azotique, de l'*acide mucique*, de l'*acide oxalique*, et parfois un peu d'*acide succinique* et d'*acide tartrique*. — Elle est lévogyre, mais avec l'acide sulfurique étendu, elle se transforme en dextrine, puis en sucre dextrogyre : en présence de la craie et du fromage, elle donne naissance à de l'alcool.

Sa réaction est acide. On peut la définir : un sel acide résultant de la combinaison de l'acide *arabique* ou *gummique* avec des bases terreuses, chaux, potasse, magnésie. Elle renferme, en outre, un peu d'acide *mucique*, du glucose, une résine, une matière colorante, des carbonates et des chlorures.

L'*acide gummique* $C^{12} H^{22} O^{11}$ (Frémy) s'obtient en traitant une solution de gomme par l'acide chlorhydrique et en précipitant par l'alcool : chauffé à 150°, il se transforme en *acide métagummique*, insoluble dans l'eau.

Physiologie et Thérapeutique. — La gomme, outre ses applications en technique histologique, comme durcissant, est employée dans une foule de préparations pharmaceutiques pour épaissir les sirops ; ses propriétés thérapeutiques sont des plus contestables. Elle a servi, en chirurgie, à imbiber des bandes de toile destinées à confectionner des appareils inamovibles.

---

[1] Un exemple cité par Flückiger et Hanbury permet de supposer que la transformation de la cellulose en gomme aurait pour phase intermédiaire l'état de mucilage (?)

Diagnose. — Les fragments sont plus gros, plus rouges, plus durs, moins profondément craquelés que ceux de la gomme arabique [1].

31. CACHOU DE PÉGU

Description. — Le *Cachou de Pégu* se présente en masses volumineuses résultant, selon Guibourt, de la fusion de plusieurs masses plus petites primitivement enveloppées dans une feuille ou une natte de jonc, en sorte qu'il n'est pas rare de trouver dans son épaisseur des cordons fibreux ou des fragments de feuilles rouges ou jaunes.

Il est relativement léger et coloré en brun très foncé comme des fragments de sang desséché; la surface est luisante, mammelonnée et irrégulière, mais non grenue. La cassure est nette, conchoïdale, luisante et présente souvent de petits trous extrèmement fins, dus à la présence de bulles gazeuses.

Le cachou s'égrène assez facilement entre les doigts et peut se réduire sous l'ongle en une poudre très fine, de l'aspect de la poudre de cholocat.

L'odeur est nulle, la saveur âpre et, au bout de quelque temps, légèrement sucrée. Les fragments, humectés pendant quelques instants, colorent la salive et laissent une trace d'un brun chocolat sur le papier ou le linge blanc.

---

[1] Le Dr Schweinfurth raconte l'impression étrange que lui produisit — lors de son voyage dans l'ouest du bassin inférieur du Nil — l'aspect des forêts d'acacias qui couvrent les bords du fleuve. Les longues épines de la base des pétioles sont presque constamment attaquées par un insecte encore indéterminé qui y dépose un œuf et détermine ainsi la production d'une véritable galle: il en résulte, à la base de l'épine, la formation d'une forte boule donnant à celle-ci l'aspect d'un oignon et lorsque la larve a quitté sa demeure, en la laissant complètement creuse, le vent, passant devant l'orifice de la boule, produit un sifflement particulier qui devient, parait-il, assourdissant lorsqu'il est émis à la fois par une forêt entière d'acacias.

Botanique.—Le cachou de Pégu est produit par l'*A. Catechu*, W., et (paraît-il), par l'*A. Suma*, Kurz., deux *Légumineuses mimosées* de la série des *Acaciées*, d'ailleurs très voisines l'une de l'autre. On l'obtient en faisant évaporer l'extrait obtenu en traitant par l'eau bouillante des tronçons de la tige dépouillés de leur écorce.

L'*A. catechu*, W. est un arbre de six à huit mètres de haut, cultivé aux Indes dont il est originaire, dans l'est de l'Afrique et dans les îles de l'Amérique centrale. *Rameaux* épineux, duvetés à leur extrémité. — *Feuilles* décomposées, à pétiole primaire cannelé et pourvu de glandes à ses deux extrémités, à folioles ciliées sur leur bord, groupées par quarante ou cinquante paires sur des pétioles très grêles, eux-mêmes réunis par dix ou vingt paires sur les pétioles secondaires. — *Inflorescence* en épis axillaires, à axes pubescents. — *Fleurs* presque sessiles, hermaphrodites et régulières. — *Réceptacle* légèrement convexe. — *Calice* gamosépale à cinq lobes duvetés. — *Corolle* gamopétale à cinq lobes blancs, également duvetés sur leur bord. — *Étamines* très nombreuses, insérées en dehors d'un petit disque nectarifère circulaire; anthères introrses, biloculaires, déhiscentes par deux fentes longitudinales. — *Carpelle* unique, pubescent, fusiforme, stipité, à style stigmatifère court et cupuliforme : ovules anatropes en nombre indéfini, descendants, disposés sur deux rangées longitudinales, à micropyle supérieur et externe. — *Gousse* en navette, très aplatie, membraneuse, renfermant cinq ou six graines discoïdes, très comprimées, non albuminées.

L'*A. Suma*, qui n'est peut-être qu'une variété de l'espèce précédente, n'en diffère que par la couleur plus pâle de ses rameaux, le peu de développement des épines qui les couvre et par la couleur jaune de ses fleurs.

Chimie. — Le cachou, qui ne doit sa couleur noire qu'aux impuretés qu'il renferme, est en partie soluble dans l'eau; la portion insoluble constitue la *catéchine* ou *acide catéchique* $C^{10}H^{18}O^8$, soluble dans l'éther; elle est accompagnée de son anhydride, l'acide *catechu-tannique*, $C^{38}H^{34}O^{15}$ et de petites quantités d'une matière colorante jaune spéciale, la *quercitine* $C^{27}H^{18}O^{12}$. A la distillation sèche le cachou donne de la *pyrocatéchine*.

Physiologie et Thérapeutique. — C'est un astringent puissant; prescrit fréquemment en poudre ou en lotion, en gargarismes, en lavements, rarement seul. Il est indiqué dans le pansement d'ulcères sanieux de mauvaise nature, dans le traitement de la leucorrhée, des diarrhées rebelles, de l'uréthrite, de quelques angines.

Les fumeurs emploient, pour faire disparaître l'odeur du tabac;

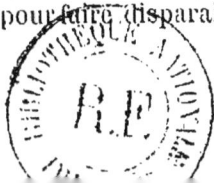

des tablettes aromatisées (cachou de Bologne), dans lesquelles le cachou n'entre que pour une faible partie. L'industrie l'emploie dans le tannage des peaux.

Diagnose. — Le cachou de Pégu peut être confondu avec le cachou terreux (voy. l'article suivant), ainsi qu'avec les *aloès*, surtout celui des *Barbades*; ce dernier offre, en effet, la même couleur, la même cassure, mais l'odeur de l'aloès est absolument spéciale et son goût, très amer, diffère beaucoup de celui du cachou; si ces caractères ne pouvaient être suffisamment perçus, il suffira d'écraser sur une table, ou entre les ongles, un fragment de la substance douteuse; l'aloès, de quelque nature qu'il soit, se réduira en poudre jaune plus ou moins verdâtre; le cachou (*C. de Pégu* ou *C. terreux*) donnera une poudre marron très analogue à celle du chocolat.

32. CACHOU TERREUX

Description. — Le *cachou terreux* se présente en pains cubiques plus ou moins déformés par la compression, quelquefois réduits à l'état de galettes ovales. Il est lisse et noirâtre à la surface; à l'intérieur, il est d'un brun roux, et assez souvent se montre divisé en tranches parallèles. La section est très finement grenue, rugueuse au toucher, parsemée de trous d'une finesse extrême et de lacunes étroites et allongées de 4 à 5 millim. de long. Les fragments sont irréguliers, très friables, donnant facilement par écrasement une poudre d'un brun rougeâtre semblable à celle du chocolat. La surface des fragments, examinée attentivement, se montre parsemée de veines et de taches rougeâtres un peu plus claires que le reste de la masse.

La saveur, fortement âcre et astringente au début, devient peu à peu sucrée et fort agréable; la salive n'est que faiblement teintée.

Botanique. — *Acacia catechu* (p. 97). La dénomination de *cachou terreux* est absolument inusitée en matière médicale : elle paraît s'appliquer aux sortes employées antérieurement à 1834, c'est-à-dire avant l'introduction définitive du cachou de Pégu en Europe, et que Guibourt décrit en détail sous les noms de *Cachou terne et parallélipipède, C. brunâtre en gros pains parallélipipèdes, C. brun siliceux*, etc., etc. (Guibourt, *Hist. nat. des drogues simples*, 7e édit., t. III, p. 414). De toutes ces sortes le cachou terne et parallélipipède, que nous décrivons ici, paraît avoir été le plus usité. Aujourd'hui, depuis que le *cachou de Pégu* est seul employé en Europe, il est devenu un véritable objet de musée, d'ailleurs assez rare.

Chimie. — Même composition que le cachou de Pégu.

Usages. — Mêmes propriétés que le cachou de Pégu. Les droguiers renferment souvent sous son nom un cachou en pains ovales et aplatis, de dimensions plus fortes, reconnaissable aux glumes de riz qui couvrent sa surface, et produit par une plante toute différente, l'*Areca catechu*, de la famille des *Palmiers*.

Diagnose. — C'est surtout avec le cachou de Pégu que cette substance pourrait être confondue. Mais le cachou de Pégu offre un reflet moins terne, une texture plus compacte et les arêtes de ses fragments sont presque toujours mousses et arrondies ; le cachou terreux est plus pâle, à reflets ocreux ; il est finement grenu, plus cassant, criblé de trous moins espacés et ses fragments sont à arêtes vives, régulières et presque coupantes. Il est, en outre, beaucoup plus friable ; sa saveur, une fois l'âcreté primitive passée, est beaucoup plus douce.

33. ÉCORCE DE MOUSSÉNA

Description. — Cette écorce se présente en lattes aplaties ou cintrées en gouttières, larges de 5 à 8 centim., épaisses de 1/2 à 1 centim. et de longueur variable. La surface externe est formée par une couche subéreuse, très mince,

lisse, lustrée, colorée en gris-brun, avec de larges taches
marron très irrégulières; elle se desquamme d'ailleurs assez
facilement et laisse voir la couche mince sous-jacente, d'un
gris verdâtre, ou même plus profondément le parenchyme
cortical granuleux. La surface interne est jaune, très fibreuse
et comme finement cannelée; de place en place se montrent
d'assez minces fuseaux intercalés entre les fibres et formés
par une matière grisâtre très granuleuse.

La cassure est fortement fibreuse et se montre nettement
divisée en deux couches, plus distinctes encore sur une coupe
transversale. Sous la mince enveloppe subéreuse existe une
zone de 3 à 5 mill. d'épaisseur, offrant l'aspect du plâtras
brisé, grumeleuse, colorée en gris mêlé de brun; elle est
doublée intérieurement par la couche jaune et compacte
des fibres libériennes à peine striée de lignes radiales fines,
correspondant aux rayons médullaires.

La saveur est un peu âcre et acide, l'odeur nulle.

Le suber se montre, au microscope, formé de plusieurs
plans assez réguliers de cellules aplaties : le parenchyme cortical, très abondant, renferme, au milieu d'éléments arrondis, à parois minces, plusieurs groupes allongés tangentiellement, formés de phytocystes à paroi épaisse et sclérifiée.
Le liber, divisé en faisceaux par des rayons médullaires très
minces, se compose de fibres compactes, entremêlées d'éléments du liber mou (tubes cribreux) et du parenchyme libérien : ces derniers renferment des cristaux et des grains
d'amidon.

Botanique. — L'écorce de *Mousséna* provient d'une *Mimosée* de
la série des *Acaciées*, l'*Acacia anthelminthica*, H.Bn. (*Albizzia anthelminthica*, Ad. Brong.). C'est un arbre de 4 à 6 mètres de haut, dont
la production paraît limitée à l'Abyssinie : il pousse sur les plateaux
peu élevés en compagnie du kousso.

Feuilles décomposées, stipulées, à folioles obovales, glabres,
échancrées ou mucronulées au sommet. — *Fleurs* hermaphrodites,
disposées en grappes compactes, ombelliformes. — *Calice* gamosépale, à cinq lobes inégaux, épaissis à leur partie moyenne. —

Corolle gamosépale, à 4 ou 5 lobes valvaires. — *Étamines* en nombre indéfini, légèrement monadelphes à leur base. — *Ovaire* des autres *Acacias*, à style renflé, à ovules peu nombreux. — *Gousse* aplatie, déhiscente, tantôt atténuée, tantôt renflée au sommet. — *Graines* jaunâtres, arrondies.

Chimie. — L'écorce de Mousséna paraît devoir ses propriétés à une résine encore mal déterminée. On en a extrait une matière amorphe, douée d'une saveur forte, soluble dans l'eau et l'alcool, insoluble dans l'éther, la *musénine* (Thiel).

Physiologie et Thérapeutique. — Le Mousséna est un anthelmintique très puissant, dont l'énergie égale celle du kousso, et lui serait même supérieure, de l'avis des indigènes. On l'emploie en infusion (50 gr. pour 250 gr. d'eau), rarement en poudre. L'effet n'est produit généralement que le lendemain ; d'autre part, son administration ne détermine aucun malaise.

34. BOIS DE CAMPÊCHE

Description. — Le bois de Campêche arrive dans le commerce dépouillé de son aubier et réduit au *cœur* ligneux ; il se présente en blocs ou en copeaux. Les blocs sont à peu près prismatiques, lourds, compacts, homogènes ; souvent l'une des faces latérales, appartenant à la périphérie du cylindre ligneux, est polie, colorée en brun très foncé avec des marbrures noirâtres, et parsemée de stries longitudinales extrêmement fines, très courtes elles-mêmes et formées d'une file de ponctuations microscopiques. Les autres faces latérales offrent une structure nettement fibreuse ; elles sont rayées de nombreuses lignes d'un beau rouge, droites et parallèles, larges de 1 mill. environ, séparées les unes des autres par des filets bruns ou roses. La surface de section transversale est d'un rouge veiné de marron et de violet et parcourue par de nombreuses lignes fines, grisâtres, onduleuses, à peu près parallèles. L'odeur est fort agréable et analogue à celle de la rose ou de la violette, bien que la senteur du tan y soit un peu mêlée. La saveur est légèrement astringente.

La structure du bois est déjà en partie visible à la loupe: on distingue, en effet, nettement les rayons médullaires,

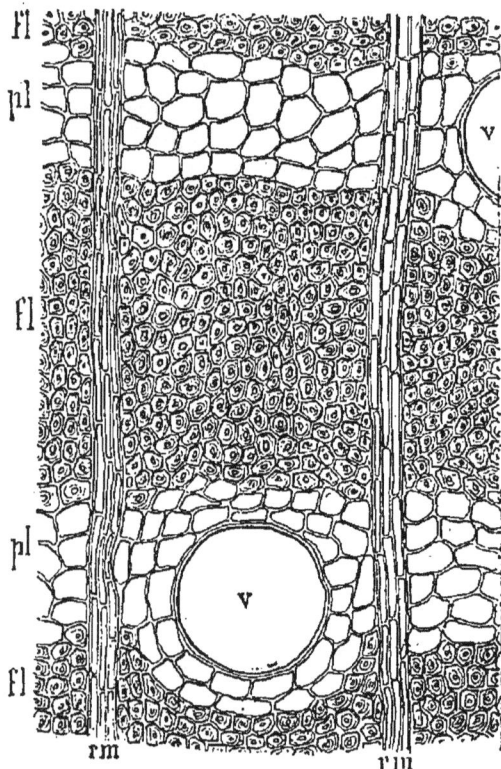

FIG. 36. — Bois de Campêche. (*Hematoxylon campechianum*. L.)

Coupe transversale

f, l., fibres ligneuses; — *p. l.*, parenchyme ligneux; — *v.*, vaisseaux.

minces, pâles, très nombreux, que coupent des lignes concentriques, également pâles et minces, peu espacées, renfermant des pores très visibles. Au microscope, ces lignes concentriques se montrent formées par du parenchyme igneux, dont les éléments, larges, à parois minces, renfermant des cristaux calcaires, entourent quelques rares vaisseaux, à très large ouverture : on ne trouve généralement qu'un ou deux de ces vaisseaux dans le cube de tissu limité par deux rayons médullaires.

Les fibres ligneuses qui forment le reste de la masse du bois sont volumineuses, quadrangulaires ou polygonales sur la coupe et possèdent une paroi très épaisse. — Les rayons médullaires sont formés de 2 ou 3 plans de cellules très allongées dans le sens du rayon.

Les copeaux forment des aiguilles fibreuses pointues aux deux extrémités, se désagrégeant facilement en fibres plus petites; elles sont d'un rouge brun ou violacé, longues de quelques centimètres et offrent tous les autres caractères de la souche.

Botanique. — La plante qui donne le bois de Campêche est une *Légumineuse-cœsalpiniée* [1] de la série des *Eucœsalpiniées*, l'*Hœmatoxylon Campechianum*, L.

C'est un arbre de taille moyenne (12 à 14 mètres), originaire de la Baie de Campêche, au Honduras, répandu aujourd'hui dans presque toutes les îles et le continent de l'Amérique centrale. *Tronc* et rameaux glabres; ces derniers flexueux et couverts de ponctuations. — *Feuilles* alternes, rapprochées par groupes de trois ou quatre, stipulées, composées-pennées, chacune à 10 ou 12 folioles en forme de cœur de carte à jouer. — *Fleurs* petites,

[1] LÉGUMINEUSES-CŒSALPINIÉES. — Plantes ligneuses. — FEUILLES ALTERNES stipulées, ordinairement composées ou décomposées pennées. — FLEURS IRRÉGULIÈRES (sauf chez les *Cadiées* et les *Dimorphandrées*. — RÉCEPTACLE CONCAVE convexe chez certaines *Copaïférées* et *Dimorphandrées*). — CALICE 4-5-MÈRE, GAMOSÉPALE OU POLYSÉPALE peu irrégulier. — COROLLE GAMOPÉTALE OU DIALYPÉTALE (nulle chez quelques *Copaïférées*) à pétale supérieur ou vexillaire recouvert par ses deux bords (ou par un seul) dans la préfloraison. — ANDROCÉE ISO ou DIPLOSTÉMONÉ; FILETS LIBRES, anthères biloculaires, introrses, déhiscentes par leux fentes longitudinales (quelquefois par des pores). — CARPELLE UNIQUE, LIBRE. — OVULES ANATROPES, descendants, en nombre variable, disposés sur deux rangées longitudinales. — FRUIT ordinairement SEC, déhiscent ou indéhiscent. — GRAINES NON ALBUMINÉES (exc. *Gymnocladus*, *Cassia*, etc.).

M. Baillon admet dans les *Légumineuses-cœsalpiniées* huit séries (Bentham) : *Cadiées*, *Eucœsalpiniées*, *Sclérolabiées*, *Amherstiées*, *Bauhiniées*, *Cassiées*, *Copaïférées*, *Dimorphandrées*. (Voy. *Hist. des Pl.*, II, 157.)

irrégulières et hermaphrodites, disposées en grappes axillaires, – *Réceptacle* très concave, glanduleux intérieurement. — *Calice* à cinq sépales rouges, membraneux, caducs, connés à leur base, de taille inégale, l'un d'eux plus large que les autres. — *Corolle* à cinq pétales étalés, libres, ovales, à peu près égaux. — 10 *Etamines* groupées en 2 verticilles de cinq pièces chacun, celles du verticille oppositipétale ou interne, se montrant un peu plus courtes que les autres : filets libres et velus ; anthères biloculaires introrses. — *Carpelle* unique, fusiforme, pédonculé, à style cupuliforme au sommet : 2 ovules anatropes descendants. — *Gousse* déhiscente en deux valves inégales se séparant au niveau du milieu des faces. — *Graines* aplaties, cordiformes : embryon à cotylédons planconvexes, dépourvu d'albumen.

Chimie. — Le bois de Campêche renferme une certaine quantité de tannin, et doit ses propriétés colorantes à une substance isolée par Chevreul en 1810, *l'hématoxyline* ou *hématine* $C^{16}H^{14}O^6$; cette substance, qui se comporte comme un acide en présence de bases, est cristallisable, colorée en jaune très pâle quand elle est pure, soluble dans l'alcool, l'éther, ou l'eau bouillante, très peu soluble dans l'eau froide ; oxydée en présence des alcalis, elle se transforme en *hématéine* $C^{16}H^{12}O^6$ (Erdmann) colorée en rouge-brun, puis en vert. L'acide azotique décompose rapidement *l'hématoxyline* en donnant naissance à de l'acide oxalique. L'aluminate de soude produit dans les solutions même faibles d'*hématoxyline* un précipité bleu violacé, réaction qui peut être précieuse pour déceler la présence de cette matière colorante dans le vin.

Usages. — On l'emploie depuis le xvie siècle en teinture ; et plus récemment on l'a utilisé comme réactif colorant dans la technique histologique. Le bois est astringent par son tannin et a été préconisé contre les diarrhées. Il est à présumer, selon Bouchardat, que l'extrait de *Monésia* (v. p. 000), envoyé jadis tout préparé du Brésil, et très vanté contre les diarrhées et les flux muqueux, n'était autre qu'un extrait de bois de Campêche.

35. CASSE

Description. — Gousses indéhiscentes colorés en marron foncé, à peu près cylindriques, terminées en dôme à chaque extrémité, longues de 15 à 60 cent., larges de 3 cent.; deux crêtes longitudinales saillantes, un peu enfoncées dans une sorte de sillon, la partagent en deux valves égales, portant un grand nombre de renflements transversaux plus ou moins accusés; la surface est luisante et couverte de minces stries et de fissures transversales; elle se laisse facilement entamer et décortiquer et laisse voir une couche interne lisse, jaune-rougeâtre.

La coque est très friable; l'intérieur est divisé en un nombre considérable d'étages par des diaphragmes transversaux, très minces (1/2 mill.) espacés de 5 à 8 mill. Ces sortes de cases renferment toutes une graine plate entourée d'une pulpe noire. Cette graine est ovoïde, aplatie, pointue à chaque extrémité, luisante, d'une teinte acajou pâle, et porte, au milieu d'une de ses faces, une longue crête brune et sur l'autre un sillon peu visible; les téguments extrêmement solides recouvrent un embryon en forme de lame jaune et aplatie, intercalée entre deux lames brunes d'albumen.

FIG. 38. — Casse. Coupe longitudinale de la partie inférieure du fruit (d'après H. Baillon).

FIG. 37.—Casse. Fruit du *Cassia Fistula*, L. (d'après Baillon).

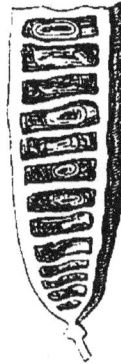

La pulpe est appliquée comme un vernis épais sur les diaphragmes transversaux; elle conserve l'empreinte de la graine et s'enlève assez facilement par plaques; elle forme une pâte molle, élastique, d'un brun extrême-

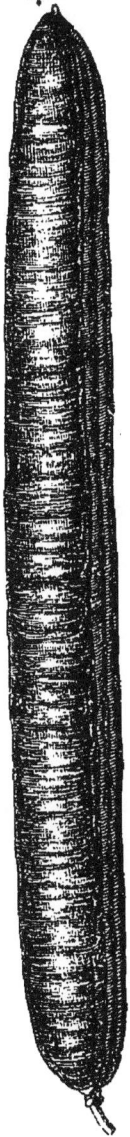

ment foncé et se dissout complètement dans la bouche avec une saveur sucrée fort agréable.

Botanique. — La *Casse* est le fruit du *Cassia fistula*, L., ou *Canéficier*, *Légumineuse-Cœsalpiniée* de la série des *Cassiées*, originaire de l'Inde, cultivée, en Egypte, dans l'Afrique centrale et orientale, au Brésil, aux Antilles, etc.

Tronc lisse de 6 à 10 mètres de hauteur. — *Feuilles* alternes composées, sans folioles, à pétioles étalés en phyllodes cordiformes, allongés. — *Fleurs* hermaphrodites et irrégulières, en grappes axillaires ou terminales. — *Réceptacle* légèrement convexe. — *Calice* à cinq sépales inégaux (l'antérieur plus petit). — *Corolle* à cinq pièces inégales. — 10 *Etamines* toutes fertiles, dont trois plus grandes; anthères biloculaires et introrses.

Une espèce voisine fournit une sorte quelquefois mêlée à la précédente (Casse du Brésil), le *Cassia grandis*, L.-F.

Chimie. — La pulpe de la casse renferme du sucre, des acides tartrique, oxalique et malique et un acide particulier combiné à des bases, l'acide *cathartique*, que l'on regarde jusqu'à ce jour comme le principe actif de la drogue.

Cet acide est noir, amorphe, insoluble dans l'eau et l'alcool concentré, soluble dans l'alcool chaud et dilué, et se dédouble par l'action de l'acide chlorhydrique en sucre et en acide *cathartogénique*; Dragendorff et Kubly lui donnent la formule (en équivalents) $C^{180} H^{99} Az^3 O^{182} S$.

Physiologie et Thérapeutique. — La pulpe de casse est un purgatif doux, beaucoup plus employé autrefois que de nos jours, qui se prescrit à la dose de 40 à 60 grammes en infusion, ou en extrait (10 gr.).

36. SÉNÉ DE LA PALTE

Description. — Le *Séné de la Palte*, (*Séné Palte* du commerce) est composé en grande partie de folioles ovales, lancéolées, longues de 2 à 3 cent. environ, larges de 1/2 cent. environ, vers le milieu. L'extrémité supérieure est en ogive très aiguë ; l'autre forme une ogive plus obtuse dont les deux moitiés ne se raccordent pas exactement ; le contour de la feuille paraît souvent bordé d'un imperceptible liseré aplati (*Cassia acutifolia*).

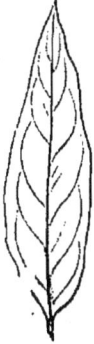

La face supérieure est d'un vert gris et sale ; elle est terne, finement granuleuse, couverte d'une pubescence légère qui peut disparaître avec l'âge,— et se montre divisée assez exactement en deux parties égales par une nervure médiane, formant une crête saillante, très fine, logée au fond d'un sillon ; il en part huit ou dix nervures saillantes, peu sinueuses, s'anastomosant au voisinage des bords. La face inférieure est d'un vert pâle ; la nervure médiane y fait une saillie brunâtre et les nervures secondaires, disposées comme à la face supérieure, présentent à peu près le même relief.

FIG. 39. — *Cassia acutifolia*. Del. Foliole (d'après Baillon).

L'odeur est légèrement nauséeuse, la saveur faible, un peu âcre.

A ces feuilles s'en trouvent mêlées d'autres assez semblables, plus longues (2 à 5 cent.) bien qu'à peu près de la même largeur, par suite plus grêles, glabres, faiblement pubescentes à la face inférieure, surtout au niveau de la saillie de la nervure médiane. (*Cassia angustifolia*).

Enfin il n'est pas rare de rencontrer dans la masse, des feuilles d'un vert un peu plus foncé, plus petites, de forme ovale à extrémité surbaissée ; ce sont ces folioles qui constituaient autrefois le séné dit d'Alep. (Voy. p. 109.)

FIG. 40. — Foliole du *Cassia angustifolia*, Wahl. (d'après H. Baillon).

Les feuilles d'*Arguel*, reconnaissables à leur face cha-

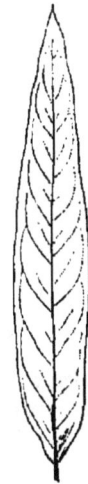

grinée, à nervures peu saillantes, et les feuilles du *Redoul*, reconnaissables aux deux grosses nervures secondaires issues de la base de la nervure médiane et convergeant vers le sommet, — s'y trouvent quelquefois mêlées par fraude.

Botanique. — Les deux variétés de feuilles que l'on rencontre dans le séné de la Palte ou d'Alexandrie, sont celles du *Cassia acutifolia*, Del. (*Cassia senna*, var. B. L., *Cassia lenitiva*, Bisch.) et du *Cassia angustifolia*, Wahl. *Légumineuses — cœsalpiniées* servant de type à la série des *Cassiées*.

Le *Cassia acutifolia* est un arbuste de 60 cent. environ. *Feuilles* alternes, stipulées, composées-pennées, comprenant 4 à 5 paires de folioles. — *Fleurs* disposées en grappes, petites, colorées en jaune veiné de rouge. — *Réceptacle* légèrement convexe. — *Calice* à cinq pièces aiguës dont une, l'antérieure, plus petite que les autres. — *Corolle* un peu irrégulière, à cinq pétales, dont deux, les postérieurs, ont des dimensions un peu plus faibles. — 10 *Étamines* à filets libres, à anthères biloculaires, introrses, déhiscentes par deux fentes longitudinales obliques et incomplètes; trois d'entre elles, plus petites, demeurent stériles. — *Carpelle* unique, fusiforme, pédonculé, renfermant 2 rangées longitudinales d'ovules anatropes, horizontaux, à micropyle interne. — *Gousse* sèche, membraneuse, déhiscente, aplatie, ovale, un peu coudée.

La plante habite l'Afrique tropicale; c'est en Nubie qu'on en fait la principale récolte, et c'est par Alexandrie que ses feuilles et ses fruits arrivent dans le commerce européen[1].

Le *Cassia angustifolia* diffère du précédent par le nombre plus considérable de ses folioles, par la forme de celles-ci, par ses gousses plus longues et plus étroites. Il habite la côte orientale de l'Afrique, l'Arabie, le Punjab et s'étend jusque dans l'Inde. On vend souvent ses folioles à part, aujourd'hui, sous le nom de *Séné de Tinewelly*.

Chimie. — On a trouvé dans le séné, outre le sucre et les tartrates, oxalates et malates alcalins, deux principes amers, le *sennacrol* et le *sennepicrin* (?), — un acide, l'*acide cathartique*, dont les sels posséderaient, paraît-il, toutes les propriétés de la drogue — et une substance complexe, la *cathartine*, probablement inerte. Celle-ci se compose, d'après les recherches de Bourgoin, d'*acide*

---

[1] Ce nom lui vient, selon les uns, des magasins où l'enfermaient les gens qui en avaient le monopole par traité passé avec le gouvernement égyptien : selon les autres, de l'impôt auquel il était soumis.

chrysophanique (voy. *Rhubarbe*), d'une substance jaune, la *chrysorétine*, identique à la *chrysophane*, et d'un sucre non fermentescible, la *cathartomannite* (en équiv. $C^{12} H^{14} O^{38}$).

Physiologie et Thérapeutique. — Les folioles du séné sont employées comme purgatif doux, depuis trois ou quatre cents ans; beaucoup moins usité aujourd'hui, on le prescrit à l'intérieur en infusion (15 gr. pour 200 gr. d'eau), ou en lavement (10 gr.). Il faisait partie de la Médecine noire du Codex et du Thé de Saint-Germain.

Lavement purgatif :

Folioles de Séné...	10 gr,
Sulfate de soude ...	15 —
Eau bouillante	500 —

37. SÉNÉ D'ALEP

Description. — Le *Séné d'Alep, de Syrie ou d'Italie*, est une sorte disparue, composée autrefois à peu près exclusivement des folioles du *Cassia obovata*, mais remplacée aujourd'hui par un mélange de folioles de plusieurs *Cassia*, parmi lesquelles celles du *C. obovata* sont certainement les moins nombreuses [1].

Les folioles du *C. obovata* sont en forme de raquette ou de cœur de carte à jouer, le plus souvent un peu asymétriques et gibbeuses sur l'un des côtés; elles mesurent 1 à 2 1/2 cent. de longueur, 1/2 à 1 cent. de largeur à la base. La nervure médiane forme à la face supérieure une crête très fine encaissée dans un sillon peu marqué, et à la face inférieure une ligne brune fortement saillante; les nervures secondaires, au nombre de dix ou douze, sont marquées en relief sur les deux faces, mais surtout à la face supérieure;

[1] C'est le *Séné trois-quarts* des drogueries d'aujourd'hui.

leurs ramifications en nervures tertiaires sont nettement visibles. Les bords sont garnis d'un mince liseré jaunâtre et légèrement relevés. La face supérieure est d'un vert gris et sale, la face inférieure un peu plus pâle.

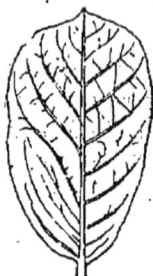

Les folioles qui forment dans le commerce la plus grande partie du séné d'Alep sont des folioles de Séné de la Palte et de Sené de Tinewelly, — décrites plus haut.

FIG. 41. — *Cassia obovata*. Foliole.

Botanique. — Le Séné d'Alep ou Séné d'Italie provient du *Cassia obovata*, Collad., *Légumineuse papilionacée* de la série des *Cassiées*.

Les caractères de la plante sont ceux du *Cassia acutifolia*, aux feuilles près. C'est un arbuste de 35 à 50 centimètres de haut, à feuilles alternes, stipulées, composées de 5 à 7 paires de folioles courtes et atténuées à leur base.

La plante, cultivée en Égypte, au Sénégal, en Arabie et dans l'Inde, l'était autrefois aussi dans l'Europe méridionale. Elle fournissait le séné d'Italie et celui du Sénégal.

Chimie. — Même composition que le séné de la Palte.

Physiologie et Thérapeutique. — Employé autrefois de même que le Séné de la Palte, comme purgatif, le Séné d'Alep authentique est devenu un objet de musée. Le *Séné trois-quarts*, qui le représente aujourd'hui, est donné lorsqu'on prescrit le séné en lavement.

38. FOLLICULES DE SÉNÉ

Description. — Les fruits du séné, — qui sont des *gousses* et non des *follicules*, — sont rangés en trois catégories commerciales : *follicules Palte*, *follicules de Tripoli* et *follicules d'Alep*. Ces derniers sont presque toujours rejetés et n'arrivent que rarement dans les drogueries. Le séné *Palte* est le plus employé, c'est celui qui figure au droguier de la Faculté,

mais il se trouve assez souvent mélangé de follicules *Tripoli*
pour que nous décrivions l'un et l'autre.

Le Follicule *Palle* forme une lame aplatie et allongée,
brun pâle, verdâtre sur les bords, longue de 4 à 5 cent.,
large de 2 à 2 1/2 cent. arrondie aux deux extrémités ; l'un
des côtés est assez fortement arqué, l'autre beaucoup moins
et presque rectiligne. Cette forme typique peut se trouver
très altérée et l'on rencontre parfois des échantillons parvenus à la forme d'une raquette plus ou moins symétrique.

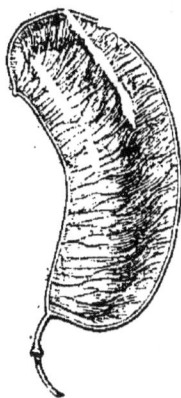

FIG. 42. — Follicule
Palte. Gousse du
Cassia acutifolia.

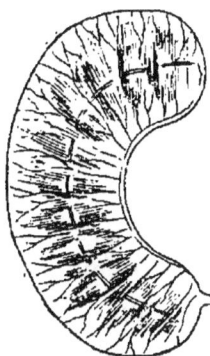

FIG. 43. — Follicule d'Alep.
Gousse du *Cassia obovata*.
(D'après Guibourt.)

Un liseré jaunâtre limite les bords sur le côté le moins arqué
(bord antérieur ou bord concave) ; à la partie inférieure et
un peu latéralement se trouve le rudiment du pédoncule du
fruit : la petite pointe correspondant au style existe sur le
bord concave, à une faible distance du sommet. Les deux
faces présentent en leur milieu six ou huit saillies tranversales brunes, à peu près triangulaires, entourées chacune
d'une auréole plus foncée et de même forme. Ces saillies,
produites par les graines de l'intérieur, sont disposées l'une
à côté de l'autre à 1/2 cent. d'intervalle, de manière à
figurer par leur ensemble une bande brune et mamelon-

née, occupant le milieu de la face du follicule et arquée parallèlement à ses bords. De petites nervilles peu saillantes et très fines partent de la marge du follicule et s'avancent jusque vers le milieu de chaque valve, où elles se ramifient et semblent s'anastomoser.

Les deux lames qui forment les parois de la gousse s'écartent sans peine; leur face interne est blonde, satinée, d'aspect fibroïde, et porte en son milieu des taches brunes correspondant à celles du dehors. Chaque gousse renferme 6 ou 8 graines incrustées chacune dans une dépression de la valve au milieu d'une de ces taches.

En écartant les valves avec précaution, on constatera que, grâce à de très minces cloisons existant entre ces dépressions, chaque graine est enfermée dans une véritable logette très délicate.

Ces graines sont aplaties, à peu près triangulaires, offrant souvent à leur sommet une échancrure et à leur base un pédicule rattaché au bord du fruit par un funicule grêle, jaune, rectiligne, long parfois de 1 centimètre et qui s'insère non à l'extrémité même du pédicule, mais un peu en arrière et sur les côtés. La surface de cette graine est d'un jaune pâle, souvent verdâtre, très délicatement ruminée; sur chaque face se montre appliquée une languette étroite creusée en gouttière, partant du pédicule pour gagner le milieu de la graine; sur le bord du pédicule existent deux petits trous situés à côté l'un de l'autre : le hile et le micropyle. — Les téguments, extraordinairement résistants, ne cèdent que difficilement sous la dent. On trouve à l'intérieur un embryon dont les cotylédons forment deux lamelles jaunâtres accolées et intercalées entre deux tranches grises d'un albumen très dur.

Les Follicules *Tripoli* sont un peu plus petits que les précédents, blonds ou bruns sur leurs deux faces ou d'un vert beaucoup plus clair, renfermant généralement moins de graines (2 à 5).

Les follicules d'*Alep* sont très arqués, colorés en brun foncé et renferment 8 à 10 graines.

Botanique. — Les follicules *Palte* proviennent du *Cassia acutifolia* décrit p. 108 et les follicules *Tripoli* de la variété *Ethiopica* du même *Cassia*.

Chimie. — Composition identique à celle des folioles. (Voy. p. 108.)

Physiologie et Thérapeutique. — Mêmes usages et mêmes doses que les folioles. On les considère cependant comme moins actifs.

39. TAMARIN

Description. — Le droguier renferme les fruits du tamarinier et leur pulpe. Les fruits sont des gousses indéhiscentes, oblongues, un peu aplaties, longues de 7 à 10 cent., larges de 2 à 3 cent., portant un ou deux renflements légers et terminées par un rudiment de style. La coque est sèche, coriace, très cassante, peu épaisse et colorée extérieurement en jaune marbré de taches brunes. La pulpe (*mésocarpe*), d'un marron extrêmement foncé, est assez résistante, moulée sur la face interne de la coque, et conserve souvent à sa surface quelques faisceaux grêles, ligneux, issus de la base du fruit et portant quelques ramuscules contournés; cette pulpe emprisonne dans des logettes que tapisse l'endocarpe, un petit nombre de graines à peu près quadrangulaires, un peu aplaties, à téguments lisses, brillants, de couleur acajou, translucides comme de la corne lorsqu'on les a isolés. Elles contiennent un embryon à cotylédons aplatis, durs, d'un jaune sale, dépourvu d'albumen.

La pulpe ou *tamarin*, telle que le commerce la livre, est formée de grumeaux plus ou moins volumineux d'une pâte noire ou brune, se pétrissant sous le doigt en y adhérant très peu, et renfermant dans sa masse des fragments d'albumen ou de téguments des graines, des débris des cordons ligneux dont nous avons parlé plus haut et des lambeaux du péricarpe dvenus bruns, membraneux, très déchiquetés, englués de pulpe sur une de leurs faces, lisses sur l'autre et s'écaillant pas lamelles minces et translucides.

L'odeur est celle des oignons brûlés; la saveur est un peu sucrée et fortement acide; cette pulpe se comporte sous la dent comme celle des pruneaux et colore légèrement la salive en brun.

Botanique. — Le tamarin employé en médecine provient du *Tamarindus indica*[1], L., grand arbre de l'Afrique tropicale, cultivé dans l'Inde, à Java, au Brésil, au Mexique, etc., haut de 18 à 25 mètres et appartenant aux *Légumineuses cœsalpiniées*, série des *Cassia*.

Feuilles alternes, composées-pennées, stipulées, à 10 ou 12 paires de folioles elliptiques et glabres. — *Grappes* terminales ou axillaires. — *Fleurs* hermaphrodites et irrégulières, nées dans l'aisselle de larges bractées colorées et caduques. — *Réceptacle* très concave, tubuleux. — *Calice* à 4 sépales caducs. — *Corolle* blanche, veinée de rouge, à trois pétales oblongs, les deux antérieurs manquant. — 9 *Etamines* monadelphes dont 6 stériles; anthères fertiles biloculaires et introrses. — *Carpelle* unique, longuement pédonculé, inséré obliquement sur la paroi du tube réceptaculaire, à style arqué et renflé au sommet. Ovules nombreux, anatropes, à micropyle supérieur et externe; un grand nombre avortent.

Les deux variétés de pulpe de tamarin, dites *Tamarin des Indes occidentales* et *Tamarin des Indes orientales*, diffèrent uniquement en ce que le premier a été mélangé de sucre.

La pulpe est évaporée légèrement dans des bassines de cuivre et simplement séchée au soleil.

Chimie. — La pulpe de tamarin renferme, indépendamment du sucre ajouté pendant la récolte, des acides acétique, tartrique et citrique, du sucre de raisin, mais pas de tannin ni d'acide oxalique. On n'en connaît point le principe laxatif.

Elle contient parfois un peu de cuivre provenant des bassines d'évaporation.

Physiologie et Thérapeutique. — Le tamarin est à peu près

---

[1] *Tamare-hindi*, en arabe.*Datte indienne* (Flück. et Hanb.).

inusité aujourd'hui ; il servait autrefois à préparer des liqueurs
rafraîchissantes et légèrement laxatives (10 à 15 gr. p. 100 d'eau).
Il arrive dans les officines fréquemment falsifié avec de la pulpe de
pruneaux.

40. BAUME DE COPAHU

Description. — L'*oléo-résine* de *Copahu*, improprement
appelée *baume*, est un peu visqueuse et offre la consistance
d'un sirop ; vue par transparence, elle est limpide et d'une
couleur brun-clair analogue à celle d'une vieille eau-de-vie.
Sa surface brillante et formant miroir comme un vernis,
cède un peu sous le doigt avant qu'il ne s'enfonce. Elle tache
le papier en gras, mais assez lentement, hors le cas de
falsification avec une trop forte proportion d'huile de ricin.
Son odeur est térébenthineuse, peu prononcée. La saveur,
d'abord huileuse et un peu résineuse, devient, au bout de
quelques instants, amère, nauséeuse, extrèmement désagréable et très persistante.

On distingue dans le commerce deux sortes principales
de Copahu, le *Copahu du Brésil*, plus clair et plus fluide, et
le *Copahu de Maracaïbo* ou de *Colombie*, plus épais, plus
foncé, et laissant souvent déposer au fond des vases une
masse résineuse et cristalline.

Botanique. — Le Baume de copahu est fourni par plusieurs
espèces du genre *Copaïfera*, *Légumineuses cœsalpiniées* servant
de type à la série des *Copaïférées*. Ce sont les *C. officinalis*,
C. guianensis, *C. Langsdorffii*, *C. pubifera*. *C. Martii*, *C. rigida*.

Le *C. officinalis*, L., qui passait autrefois pour la seule espèce
productrice du baume, est un grand arbre de l'Amérique centrale (Vénézuéla, Nouvelle Grenade, Antilles). *Feuilles* composées,
à folioles longues, peu nombreuses, criblées de ponctuations translucides. — *Fleurs* régulières, hermaphrodites et sans corolle, disposées en grappes composées. — *Réceptacle* convexe. — *Calice* à
4 pièces épaisses, aiguës, velues à leur face interne, glabres à l'exté-

rieur. — 10 *Etamines* (parfois 12 à 13) insérées autour d'un disque circulaire glandulifère; filets velus, anthères introrses et biloculaires. — *Carpelle* unique, velu, stipité, surmonté d'un long style stigmatifère, et renfermant 2 ovules anatropes descendants, à micropyle supérieur et externe : l'un d'eux avorte. — *Gousse* globuleuse, monosperme, déhiscente en deux valves. — *Graine* non albuminée, parfumée à l'état frais et pourvue d'un arille ombilical cupuliforme. — Cette espèce produit la plus grande partie du *Copahu de Maracaïbo*.

Le *C. guianensis*, Desf., habite un peu plus au sud que le précédent (Brésil septentrional, Guyane). Il est un peu plus petit que le *C. officinalis* et ne s'en distingue guère que par ses folioles plus courtes et plus aiguës, ses axes d'inflorescence pubescents et son calice légèrement velu à l'extérieur.

Le *C. Langsdorffii*, Desf., espèce brésilienne, se distingue du *C. officinalis* par ses folioles et ses pétioles plus courts, par son fruit très aplati, son style enroulé et surtout le duvet roux qui recouvre ses pétioles et ses branches. Il renferme trois variétés cantonées dans des provinces différentes du Brésil : var. *laxa*, var. *grandifolia*, var. *glabra*.

Le *C. Martii*, Hayn., originaire des mêmes régions que le *C. guianensis*, est un arbre de petite taille, rappelant beaucoup l'organisation du *C. officinalis*, dont il se distingue néanmoins par ses feuilles luisantes et coriaces, ordinairement obtuses à leur sommet, dépourvues de ponctuations. Les inflorescences (grappes composées ramifiées) sont couvertes d'un duvet roux et garnies de bractées épaisses, caduques, ciliées sur leurs bords. Le fruit est long et renferme une graine aplatie, dépourvue (?) d'arille.

Le *C. pubiflora*. Benth, n'est qu'une variété, à calice entièrement duveté, de l'espèce précédente, ce qui permet de la rattacher étroitement au *C. officinalis*. (H. Baillon.)

Le *C. rigida* se rapproche beaucoup du *C. Martii*; il en a la petite taille, l'inflorescence couverte d'un duvet roux, et les feuilles dépourvues de ponctuations; mais ces mêmes feuilles sont ici coriaces et épaisses, obtuses à leurs deux extrémités.

Les *C. oblongifolia* et *multijuga* se rapprochent, l'un du *C. Langsdorffii*, l'autre d'un genre étranger aux *Copaïfera*, le *Dialium*; l'un et l'autre ne semblent pas contribuer, d'une façon absolument certaine, à la production du Baume de Copahu. (H. Bn.)

Pour extraire celui-ci, on se contente de pratiquer une incision profonde dans l'épaisseur du tronc, près de la base. L'oléorésine, renfermée dans les canaux sécréteurs du parenchyme cortical et de la moelle, s'écoule spontanément. — Selon plusieurs observateurs, on voit parfois, dans les forêts habitées par les arbres à copahu, les vieux troncs éclater en faisant une véritable explosion, sous la pression du baume qui gorge leur moelle.

Chimie. — Le baume de copahu est une oléo-résine (résine dissoute dans une huile essentielle). Il est plus léger que l'eau, soluble dans l'alcool, même faible, dans la benzine, dans les huiles essentielles, etc. Ses propriétés optiques sont variables : certains échantillons se montrent dextrogyres, d'autres lévogyres (Buignet). — On sait que le Baume de Copahu se solidifie entièrement lorsqu'on y ajoute 1/16 de son poids de magnésie calcinée. Rose a montré que cette propriété n'appartenait qu'à l'oléo-résine renfermant au moins 1/20 de son poids d'eau ; l'oléo-résine complètement déshydratée ne se solidifie pas.

L'huile essentielle $C^{10} H^{16}$ est isomérique des essences de térébenthine et de l'essence de citron : elle est incolore, soluble dans l'alcool absolu et l'éther : l'oléo-résine en renferme 40 à 60 p. 100.

La résine est amorphe, soluble dans la benzine et les huiles essentielles. On a extrait du copahu une résine cristallisable, l'*acide copahuvique* ou *copahu-résinique* $C^{20} H^{30} O^2$, inodore, incolore, soluble dans les huiles, le sulfure de carbone et l'alcool chaud : sa composition est celle de l'*acide abiétique* de la Colophane; elle est accompagnée d'une résine de même formule, mais amorphe.

On a extrait du Copahu de Para un *acide oxycopahuvique* $C^{20} H^{28} O^3$ (Fehling.), et du Copahu de Maracaïbo un *acide métacopahuvique* $C^{22} H^{34} O^4$ (Strauss), peut être identique à l'*acide gurgunique* du *Baume de Gurgun*.

Physiologie et Thérapeutique. — Le copahu stimule l'activité fonctionnelle des muqueuses, et modifie avantageusement les sécrétions qui couvrent leur surface ; il porte particulièrement son action sur la muqueuse respiratoire et sur celle des organes génito-urinaires.

A faible dose, il stimule l'appétit ; à forte dose, il détermine des nausées, des éructations fréquentes, parfois des coliques et de la diarrhée, de la courbature, des maux de tête. Il s'élimine par les voies respiratoires, par la peau, — à la surface de laquelle il détermine souvent des éruptions acnéiformes ou rubéoliques, — par les voies urinaires : l'urine des malades est trouble, nauséabonde, et présente bientôt un précipité jaune, qui n'est autre que la *résine de copahu*. Le passage de cette matière résineuse sur la muqueuse uréthrale amène la modification ou la suppression des écoulements dont elle peut être devenue le siège; c'est ainsi que

7.

ce précipité, recueilli et injecté dans l'urèthre ou le vagin, a pu amener la guérison de la vaginite ou de la blennorrhagie (Ricord). C'est par une action propre sur les épithéliums, et non, comme on l'a cru jadis, par une sorte de dérivation du côté de l'intestin analogue à celle déterminée par le colchique, que le copahu manifeste ses effets. Du côté des poumons, il supprime de la même manière les écoulements muqueux de la surface des bronches et n'offre à cet égard qu'un inconvénient, c'est de donner à l'haleine une fétidité révélatrice qui le fait repousser par beaucoup de malades.

On l'administre parfois en lavement (copahu, 8 à 12 gr., jaune d'œuf, n° 1; eau 200 gr.), mais surtout à l'intérieur, en capsules, (50 centigr., 6 à 20 par jour), en potion et principalement en opiat (8 à 24 gr., par jour). Pour le traitement des catarrhes bronchiques, on préfère l'emploi de la *résine de copahu* (4 à 8 gr.), l'huile essentielle étant seule odorante.

Son usage est limité à la *blennorrhagie aiguë* et aux *catarrhes bronchiques*. Pour la blennorrhagie, il convient de l'administrer non dès le début — des accidents, tels que la *cystite* ou la *prostatite*, pouvant en résulter, — mais dès que la période inflammatoire a cédé à l'action des diurétiques et des bains, ou, vulgairement, quand les douleurs pendant la mixtion ont à peu près disparu; on augmente progressivement les doses jusqu'à 8 gr. par jour et l'on suspend dès l'apparition de la diarrhée, des vomissements, de l'insomnie, etc. pour reprendre plus tard. — La blennorrhagie cède généralement à ce traitement, hors le cas de lymphatisme ou de diathèse arthritique du malade, où l'emploi des injections astringentes, (sulfate de zinc, 2 gr., eau de roses, 250 gr.), ou antiseptiques (sublimé, 25 centigr., eau, 250 gr.) devient nécessaire pour l'achèvement de la guérison.

Ricord employait le copahu à haute dose dans le traitement de l'orchite blennorrhagique; beaucoup de praticiens font, au contraire, suspendre son administration pendant cette période, sans doute afin de maintenir du côté de l'urèthre une légère dérivation à l'inflammation des testicules.

Opiat au Copahu.

Copahu.	100 gr.
Cubèbe.	100 gr.
Cachou.	100 gr.

Opiat antiblennorrhagique.

Copahu.	50 gr.
Cubèbe.	100 gr.
Magnésie calcinée.	q. s.
Sous carbonate de fer.	10 gr.
Essence de menthe.	XX gttes.
Laudanum de Sydenham.	4 gr.

3 fois par jour, le volume d'une noisette dans du pain azyme.

Potion de Chopart.

Oléo-résine de Copahu.	60 gr.	Eau de menthe.	120 gr.
Alcool à 80°.	60 gr.	Alcool nitrique.	8 gr.
Sirop de Tolu.	60 gr.		

41. SEMENCES DE FÉNUGREC

Description. — Les graines de fénugrec sont de petits corps d'un jaune plus ou moins brun, en forme de cylindres aplatis et obliques, à base elliptique; sur l'une des arêtes existe, au tiers environ de sa hauteur, une encoche très marquée se prolongeant sur chaque face en un sillon oblique, dirigé parallèlement à la diagonale du parallélogramme que figure grossièrement le profil de la graine. Ainsi se trouve délimitée, à l'un des angles inférieurs, une forte saillie coudée correspondant à la saillie de la radi-

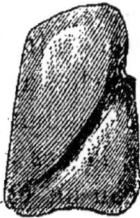

FIG. 44. — Graine de Fénugrec (*Trigonella Fœnum græcum*, L.)

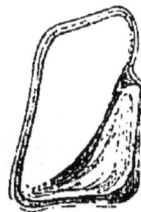

FIG. 45. — Graine de Fénugrec. Coupe longitudinale médiane.

cule. A l'extrémité de cette saillie, au niveau de l'encoche, existe une légère éminence brunâtre, creuse au milieu, le *micropyle*, et, à côté d'elle, au fond même de l'encoche, un léger enfoncement, le *hile*. La surface est un peu terne, et à la loupe se montre finement granuleuse. Les dimensions sont assez variables (hauteur, 3 à 6 mill.; largeur, 2 à 3 mill.; épaisseur, 1 à 1 1/2 mill.

Les téguments sont durs, coriaces et difficiles à séparer de l'embryon. Ils sont doublés par une couche brune et compacte de 1/4 de mill. d'épaisseur, moulée autour de l'embryon et qu'il faut regarder comme un vestige d'albumen. L'embryon lui-même est jaune, d'aspect vitreux, et possède une radicule très développée, logée dans la saillie anguleuse des téguments et comme insinuée au milieu d'eux. Une tigelle très petite et deux larges cotylédons accombants, plan-convexes, occupent le reste de la graine.

L'odeur est agréable et rappelle celle du melilot, la saveur est celle des pois verts.

Au microscope, on trouve, sous deux ou trois couches appartenant nettement aux téguments, une zone de cellules lâches (albumen), prenant dans l'eau un grand développement. Là est l'origine du mucilage que produit la graine, parfois en si grande abondance que les couches tégumentaires plus extérieures cèdent et éclatent sous sa pression.

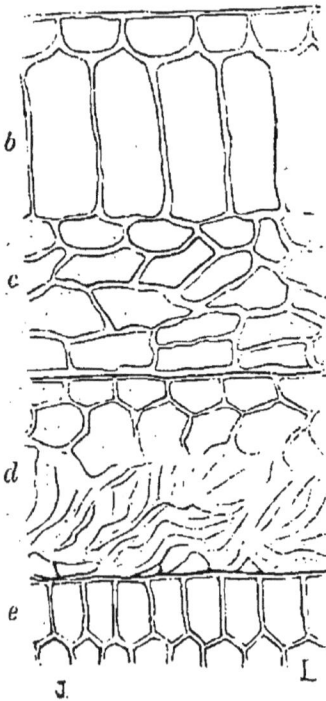

FIG. 46. — Coupe transversale de la portion superficielle de la graine de Fénugrec.

a, b, c. Téguments de la graine; — d, zone d'éléments parenchymateux, représentant l'albumen et se transformant en mucilage au contact de l'eau; — e. cotylédon. (De Lanessan.)

Botanique. — Le *Trigonella fœnum græcum*, L., ou *Fénugrec*, est une *Légumineuse Papilionacée* [1] de la série des *Trifoliées*.

_____

[1] LÉGUMINEUSES-PAPILIONACÉES. — Plantes herbacées, suffrutescentes ou ligneuses. — FEUILLES ALTERNES, STIPULÉES, ordinairement composées ou décom-

Le fénugrec est une herbe annuelle très anciennement connue, qui semble originaire du bassin méditerranéen, et que l'on cultive communément aujourd'hui dans toute la zone tempérée de l'ancien continent, et jusque dans l'Inde.

Tige herbacée, à peu près glabre, atteignant de 30 à 60 cent., de haut. — *Feuilles* alternes, stipulées, composées trifoliolées. — *Fleurs* solitaires ou réunies par couples, hermaphrodites et régulières. — *Réceptacle* légèrement concave. — *Calice* gamosépale à cinq divisions. — *Corolle* papilionacée, colorée en jaune, à étendard allongé, à ailes étroites, atteignant presque la largeur de l'étendard, à carène très courte. — *Étamines* diadelphes, à anthères introrses, biloculaires. — *Carpelle* unique allongé, à style filiforme, à placenta situé dans l'angle interne et supportant deux rangées verticales d'ovules descendants. — *Gousse* glabre, très allongée, très étroite, arquée, un peu comprimée, terminée par une longue pointe, et renfermant un nombre assez considérable de graines albuminées.

Chimie. — Les téguments renferment du mucilage et du tannin; l'embryon contient de la fécule, une substance colorante jaune, une huile grasse, du mucilage et un peu de résine; point de sucre ni de principe odorant. Les cendres sont riches en phosphates.

Physiologie et Thérapeutique. — Les semences de fénugrec, employées parfois dans la thérapeutique vétérinaire et pour la nourriture des bestiaux, sont à peu près inusitées aujourd'hui dans la pratique médicale; elles ont servi à la confection de cataplasmes émollients, et entraient jadis dans la composition d'une *huile de mucilage* ou *œleolé de fénugrec*. Les Arabes les considèrent, paraît-il, comme aphrodisiaques.

posées pennées. — FLEURS IRRÉGULIÈRES, HERMAPHRODITES (plus rarement monoïques, dioïques ou polygames), disposées en grappes, ou plus rarement en cymes. — RÉCEPTACLE CONCAVE. — CALICE GAMO- ou DIALYSÉPALE, 5-mère, peu ou point irrégulier. — COROLLE IRRÉGULIÈRE, PAPILIONACÉE, rarement gamosépale : pétale postérieur, ou *étendard*, recouvrant par ses deux bords les pétales latéraux ou *ailes*, qui eux-mêmes recouvrent les deux pétales antérieurs juxtaposés en *carène*. — ÉTAMINES DIADELPHES (un groupe antérieur de 9 étamines, et 1 étamine postérieure solitaire), plus rarement monadelphes, ou même libres (*Sophorées*, *Podalyriées*); anthères biloculaires, introrses, déhiscentes par deux fentes longitudinales. — CARPELLE UNIQUE ET LIBRE. — OVULES CAMPYLOTROPES, insérés sur deux rangées verticales. — GOUSSE DÉHISCENTE. — GRAINE presque toujours DÉPOURVUE D'ALBUMEN. M. Baillon admet dans les *Légumineuses-Papilionacées*, onze séries (*Hist. des Pl.*, II, 373) : *Viciées*, *Phaséolées*, *Galegées*, *Lotées*, *Trifoliées*, *Hédysarées*, *Dalbergiées*, *Génistées*, *Podalyriées*, *Sophorées*, *Tounatéées*.

Diagnose. — Il n'existe aucune graine, dans le droguier, pourvue d'un sillon semblable sur les faces latérales.

Huile de mucilage.

Semences de Fénugrec.	500 gr.	Racine de guimauve.	500 gr.
Graines de lin.	500 gr.	Eau bouillante.	500 gr.
Huile d'olives.	1.000 gr.		(Codex).

Onguent d'Althæa.

Huile de Fénugrec.	800 gr.	Poix résine.	100 gr.
Cire jaune.	200 gr.	Térébenthine.	100 gr.

42. GOMME ADRAGANTE EN PLAQUES

Description. — Rubans grisâtres, coriaces, translucides, de 1 mill. environ d'épaisseur, larges de 2 à 4 cent., fortement arqués et plus ou moins onduleux. Les bords sont relevés; les faces sont ternes, d'aspect corné, et parcourues par de nombreuses stries parallèles aux bords, les unes très délicates et à peine visibles, les autres blanches, très fortes, larges parfois de 1 mill.; quelquefois apparaît, au milieu d'elles, un fort sillon transversal occupant toute la largeur du ruban de gomme et paraissant dû à une sorte d'arrêt ou de ralentissement pendant sa sortie de l'arbre.

L'odeur et la saveur sont nulles; les fragments placés dans la bouche deviennent gluants, se gonflent rapidement et finissent par se dissoudre peu à peu.

Au microscope, on retrouve, dans la masse, des débris de parois cellulaires très élargies et complètement déformées, parfois des grains d'amidon.

Botanique. — La gomme adragante est fournie par un certain nombre d'espèces du genre *Astragalus*, lequel en renferme environ 500. Ce sont des *Légumineuses papilionacées* de la série des *Galégées*, voisines par conséquent des *Robinia* de nos jardins, appelés improprement *Acacias*. Presque toutes sont originaires de la Perse et de l'Asie Mineure. L'*A. creticus*, Lamk., à qui l'on a attribué longtemps la production de la plus grande partie de la gomme adragante, ne semble pas en avoir jamais fourni.

L'*A. Gummifer*, Labill., qui est le plus anciennement connu, est un arbuste de 1 à 2 mètres de haut, à tige couverte de cicatrices de feuilles, comme les palmiers. — *Feuilles* alternes, à nervure médiane prolongée en pointe, composées de trois à six paires de folioles oblongues, glabres et caduques. - *Fleurs* jaunes et petites, axillaires, solitaires ou groupées par deux ou trois. — *Réceptacle* concave, glanduleux intérieurement. — *Calice* pubescent, gamosépale, à cinq divisions. — *Corolle* papilionacée, à pétales onguiculés : étendard dressé, ailes étroites et un peu adhérentes à une carène presque aussi longue qu'elles. — 10 *Etamines* diadelphes, dont une seule libre et les neuf autres soudées en un tube fendu ; anthères introrses, biloculaires, déhiscentes par deux fentes longitudinales. — *Carpelle* unique, pubescent, à style court, et renfermant deux rangées d'ovules campylotropes. — *Gousse* tomenteuse, de petite taille, bivalve, souvent monosperme, à graine discoïde et lisse.

Cette plante, qui croît dans le Liban et les montagnes avoisinantes, donne une gomme, d'après Guibourt, de qualité très inférieure et nommée par lui *pseudo-adragante*.

L'*A. verus*, Oliv., que l'on trouve dans la Perse occidentale, diffère de l'espèce précédente par ses folioles beaucoup plus nombreuses et incurvées sur elles-mêmes, parfois même pubescentes dans la concavité de la courbure, ses stipules adnées et légèrement dentées ; étendard à onglet très court, ailes à onglet très long, carène lancéolée. Cette plante fournirait, d'après Olivier, une bonne partie de la *gomme adragante de Perse*.

D'autres espèces sont utilisées pour la récolte de la gomme : ce sont :

L'*A. adscendens*, Briss. et Haussk, originaire des hautes régions montagneuses de la Perse occidentale, à feuilles étroites et duvetées, fournissant, d'après Haussknecht, une grande quantité de gomme ; — l'*A. brachycalyx*, Nees, du Kurdistan persan, — l'*A. microcephalus*, W., de l'Arménie et de la Cappadoce, — l'*A. pycnocladus*, Briss. et Haussk., du Kurdistan, à épines foliaires longues et rigides, à folioles pubescentes, à stipules jaunes, espèce très productive, selon Haussknecht, — l'*A. Kurdicus*, B. et H. (Kurdistan, Syrie septentrionale, Cappadoce), — l'*A. stromatodes*, Bg. (Syrie), — l'*A. cylleneus*, B. et H. (Grèce), et plusieurs autres espèces d'organisation très analogue. (Voir H. Baillon. *Bot. méd.*, p. 642-644.)

La gomme adragante résulte d'une transformation, (peut être pathologique), de la cellulose dans les phytocystes des parenchymes de la tige (moelle, rayons médullaires, parenchyme cortical). La masse ainsi produite est souvent considérable et s'échappe au dehors, sous une pression énorme, par tous les orifices que peuvent lui offrir les téguments et dont elle épouse la forme.

La gomme en plaques est celle qui s'est échappée par des fentes assez régulières, dont la longueur est mesurée exactement par la largeur du ruban. Ces fentes sont faites aujourd'hui par les indigènes et non dues, comme jadis, aux hasards de l'éclatement de l'écorce.

Chimie. — La gomme adragante est constituée par un mucilage particulier précipitable par l'acétate de plomb, la *bassorine* ou *tragacantine*, $C^6 H^{10} O^{50}$; elle renferme parfois des traces d'amidon et des sels terreux.

Usages. — La gomme adragante fournit un mucilage très employé en pharmacie pour la confection des pastilles ou des pilules.

43. GOMME ADRAGANTE VERMICULÉE

Description. — Cette sorte se présente en lanières droites, courbées ou tordues en hélice, longues de 2 à 4 cent., larges de 2 à 5 mill. environ, épaisses de 2 à 3 mill. La surface est grisâtre, terne, d'aspect corné, cannelée ou rayée par des stries parallèles plus ou moins accentuées, dirigées dans le sens de la longueur. Ces lames sont faiblement élastiques, très dures sous la dent et se brisent net avec une cassure plane finement grenue.

Odeur et saveur nulles; les fragments deviennent gluants au contact de la salive et se dissolvent peu à peu dans la bouche.

Botanique. — Cette sorte provient des mêmes espèces que la gomme en plaques, plus particulièrement des espèces de la Grèce. Sa forme est due à son passage non plus par des fentes, mais par des trous de l'écorce. Les paysans les pratiquent eux-mêmes aujourd'hui avec une vrille ou avec la pointe d'un couteau.

Chimie. — Même composition que la gomme en plaques.

Usages. — Même usage : elle est un peu moins estimée que la précédente.

44. RACINE DE RÉGLISSE

Description. — La racine ordinaire du commerce forme de larges cordons grossièrement cylindriques, un peu onduleux, flexibles, larges de 5 à 15 mill., coupés en fragments de longueur variable (30 cent. à 2 mètres).

La surface est marron ou gris pâle et porte des plis longitudinaux de dessiccation assez forts et assez régulièrement parallèles (1 mill. d'épaisseur). De place en place, se montrent quelques cicatrices elliptiques, brunâtres, rugueuses et allongées suivant l'axe de la racine.

Sur beaucoup d'échantillons qui proviennent, non point de la racine elle-même, mais des stolons qu'elle envoie en grand nombre et horizontalement sous le sol, se montrent des cicatrices plus petites, transversales, accompagnées d'un véritable bourgeon de la grosseur d'une tête d'épingle, brun, conique, couvert de petites écailles minces et faciles à détacher.

La cassure est fibreuse et d'une couleur jaune serin très caractéristique. L'odeur est faible, assez agréable ; la saveur devient peu à peu franchement sucrée et finalement un peu âcre.

Sur la coupe, la racine se divise en deux zones, sans parler du mince liseré brun qui la borde et qui correspond à la couche subéreuse. La première zone est d'un jaune grisâtre, parcourue par de fines lignes radiales et s'étend jusqu'au tiers environ du rayon. La seconde, qui se montre très nettement délimitée si on a la précaution d'humecter la coupe, occupe le centre ; elle est d'un jaune plus fauve et offre des stries radiales plus marquées que celles de la précédente, mais en continuation avec elles. Sur les échantillons provenant des stolons, le centre est souvent occupé par une moelle d'un gris sale, de 1 ou 2 cent. de diamètre.

Au microscope, on trouve, sous un suber très mince, une large zone claire parenchymateuse, se continuant insensiblement avec les rayons médullaires, et occupée par des files radiales d'éléments libériens espacés par groupes. Ces files libériennes se continuent dans la zone ligneuse (zone foncée) par des files de vaisseaux ligneux entourés de cellules scléreuses. Ce sont, au total, des faisceaux libéro-ligneux assez disjoints, envahis par un parenchyme abondant qui isole leurs éléments par groupes peu nombreux.

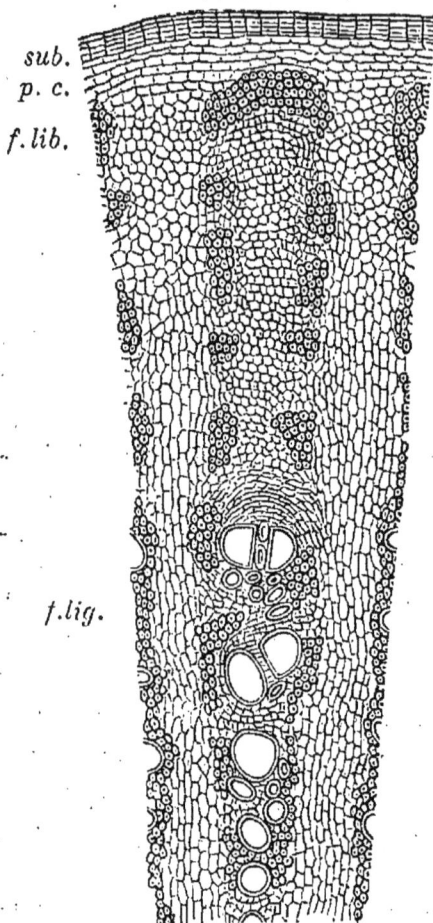

FIG. 47. — Racine de Réglisse (*Glycyrrhiza glabra*, L.). Coupe transversale.

sub., Suber ; —*p. c.*, Parenchyme cortical ; —*f. lib.*, Faisceau libérien ; — *f. lig.*, Faisceau ligneux. (D'après de Lanessan.)

Une autre racine de réglisse existe également dans le commerce : c'est la Réglisse dite de *Russie*, trois ou quatre fois plus grosse, généralement dépourvue de son suber grisâtre et douée d'une saveur un peu plus fade.

Botanique. — La plante qui fournit la racine de Réglisse est le *Glycyrrhiza glabra*, L., *Légumineuse papilionacée* de la série des *Galégées*, herbe vivace atteignant 1 ou 2 mètres de hauteur, cultivée dans toute l'Europe tempérée, dans le nord de l'Afrique et dans l'ouest de l'Asie. La portion souterraine de la tige est l'origine de nombreux coulants, rampant à peu de profondeur du sol, couvrant parfois un espace de plusieurs mètres carrés d'étendue, chargés d'écailles ou feuilles modifiées, dont les bourgeons axillaires se développent fréquemment à l'extérieur en branches.

Feuilles composées-pennées, stipulées, à 4 ou 7 paires de folioles elliptiques, visqueuses en dessous. — *Grappe* à courts pédicelles. — *Fleurs* bleuâtres ou lilas pâle. — *Réceptacle* concave, glanduleux à l'intérieur. — *Calice* gamosépale, à 5 divisions un peu inégales. — *Corolle* papilionacée, à étendard dressé, incurvé sur ses bords, à ailes longues et étroites, à carène pointue, plus courte que les ailes. — 10 *Étamines* diadelphes : l'une d'elles est libre : les neuf autres ont leurs filets soudés en gouttière : anthères un peu inégales, biloculaires et introrses. — *Carpelle* unique, à style filiforme et renflé au sommet, renfermant deux rangées d'ovules anatropes descendants. — *Gousse* (2 cent. de long), comprimée et bosselée, indéhiscente, terminée en pointe et renfermant un petit nombre de graines lenticulaires, non albuminées.

On distingue dans l'espèce *G. glabra* deux variétés : *typica* et *glandulifera* : la première répondant à la description précédente et répandue surtout dans les régions occidentales; la seconde couverte de poils glandulifères sur ses rameaux, ses feuilles et ses fruits, plus répandue dans les régions orientales.

On a attribué la production de la Réglisse de Russie à une espèce voisine, le *G. echinata*, à fruits hérissés de piquants.

Chimie. — On a trouvé dans la racine de réglisse du sucre, de l'amidon, un peu de tannin, de l'acide malique, de l'*asparagine*, et un principe sucré, la *glycyrrhizine*, $C^{24} H^{36} O^9$, poudre jaune, amorphe, lentement soluble dans l'eau froide, et décomposable, par l'acide chlorhydrique dilué, en glucose et en une résine brune amère, la *glycyrrétine* $C^{18} H^{26} O^4$, soluble dans l'eau chaude, l'alcool et l'éther.

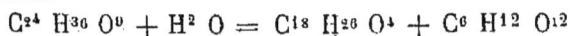

$$C^{24} H^{36} O^9 + H^2 O = C^{18} H^{26} O^4 + C^6 H^{12} O^{12}$$

Physiologie et Thérapeutique. — La réglisse est légèrement béchique et diurétique. Mâchée pendant quelques instants après l'ingestion de substances d'un goût désagréable, huile de ricin, sulfate de quinine, aloès, etc., elle en masque à peu près complètement la saveur. La pâte de réglisse est employée vulgairement contre la toux. L'infusion à froid ou à chaud (8 à 16 gr. de racine décortiquée pour 500 gr. d'eau) est un bon rafraîchissant. La poudre sert à donner aux pilules une consistance suffisante; on en saupoudre parfois celles-ci pour les empêcher d'adhérer les unes aux autres.

On prépare industriellement avec la racine de réglisse, en Italie et en Espagne, un extrait compact de couleur brune et de saveur âcre, que l'on vend en bâtons et qui constitue un remède très populaire, sinon très efficace, contre le rhume.

Diagnose. — La saveur sucrée de la racine de réglisse suffirait à empêcher toute confusion avec quelque racine que ce soit de notre droguier. Rappelons toutefois que deux autres racines ont également une surface grisâtre, à fortes côtes longitudinales, et un cylindre central de couleur jaune serin : ce sont la *Racine de jusquiame* (n° 191), généralement fibreuse, facilement décorticable et accompagnée de nombreuses et fines racines adventives, et la *Racine de saponaire* (n° 141), à surface externe presque lisse et ordinairement plus brune.

45. FÈVE DE CALABAR

Description. — L'aspect est celui d'un haricot de grande taille, de couleur brune, très faiblement arqué. La longueur varie de 2 1/2 cent. à 3 1/2 cent.; la largeur, au milieu, est de 1 1/2 cent., l'épaisseur de 1 à 1 1/2 cent.

La portion excavée de son contour, occupée sur le haricot par le hile et par le micropyle, est ici dépourvue de signe d'aucune sorte; mais le dos de la graine est parcouru dans toute sa longueur par un sillon très prononcé, à bords taillés à pic, à fond lisse, noir et souvent divisé lui-même en deux par une ligne longitudinale de couleur claire. Ce sillon n'est autre qu'un *hile* dont la longueur développée en ligne droite peut atteindre jusqu'à 5 centim., et la lar-

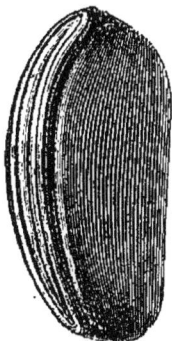

FIG. 48. — Fève de Cala-
bar. (*Physostigma ve-
nenosum*, Balf.)

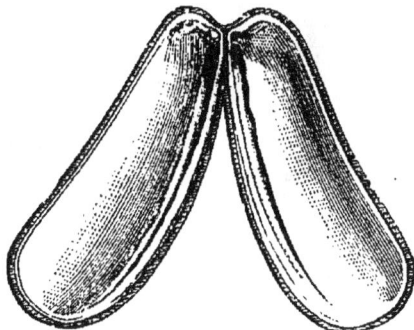

FIG. 49. — Fève de Calabar,
ouverte par le milieu.

geur de 2 à 3 millim.; il n'est pas rare de le trouver en partie obstrué par des lames blanchâtres et très minces, restes des attaches de l'ovule au placenta. Enfin, à l'une des extrémités, le sillon se continue avec une fente très courte dont les deux lèvres sont légèrement renflées et qui correspond au micropyle. Les téguments sont brillants, lisses, parfois, au contraire, finement verruqueux, colorés en marron plus ou moins foncé, mais toujours plus pâles au niveau des deux lèvres du hile. Ils sont assez adhérents, d'un gris terreux à leur face interne, assez minces (1/2 millim.), sauf au niveau du hile et de ses bords, où l'épaisseur devient brusquement assez considérable.

L'embryon se compose d'une plantule très petite et de deux cotylédons concavo-convexes, appliqués l'un contre l'autre par leurs bords et laissant entre eux, au milieu, un certain espace vide ; ces cotylédons sont blancs, d'aspect farineux, mais très compacts ; l'ongle ne peut les rayer, mais laisse à leur surface une trace brillante.

L'odeur est nulle, la saveur peu marquée.

Au microscope, les cotylédons se montrent formés par un parenchyme rempli de grains de fécule et de granulations

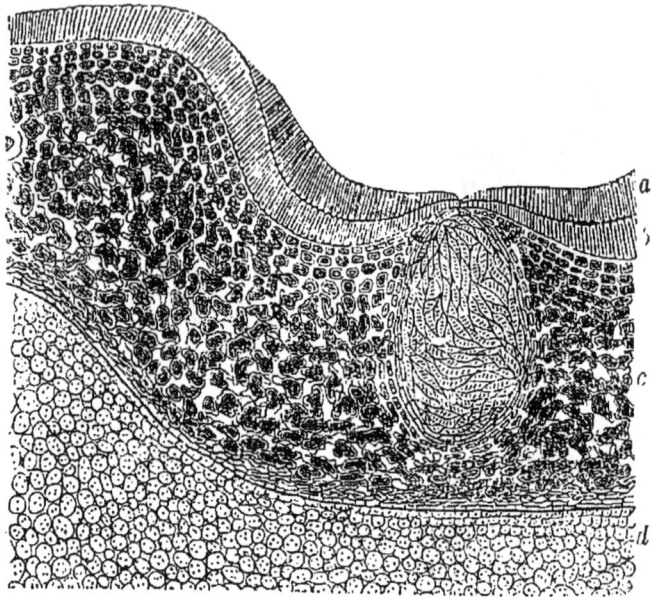

FIG. 50. — Fève de Calabar. Coupe transversale passant au niveau du hile.

a. b. Tégument externe de la graine; — c. Tégument interne; — d. Cotylédon.
(D'après de Lanessan.)

protéiques. Au niveau des lèvres du hile règne un long faisceau de cellules ponctuées d'aspect absolument spécial[1].

Botanique. — La fève de Calabar est fournie par le *Physostigma venenosum*, Balf. *Légumineuse papilionacée* de la série des *Phaséolées*, dont la fleur ne diffère de celle du haricot commun que par l'expansion lamellaire qui termine le style, par la présence d'un disque au pied de l'ovaire et par l'étendue considérable du hile de la graine. C'est une liane qui peut atteindre une vingtaine de mètres de hauteur, limitée au golfe de Guinée, au niveau de l'embouchure du Niger[2].

---

[1] On peut facilement constater la présence d'éléments semblables autour du hile du haricot vulgaire.

[2] Le Calabar est une région peu étendue de la côte du golfe de Guinée, limitée

Feuilles composées trifoliolées, stipulées, à folioles elles-mêmes stipulées, ovo-aiguës. — *Fleurs* grandes, rouges, disposées en longues grappes. — *Réceptacle* légèrement concave. — *Calice* gamosépale, à cinq dents courtes, dont deux soudées à peu près complètement. — *Corolle* papilionacée, à étendard renversé en arrière et muni de deux auricules à sa base, à ailes allongées, à carène terminée par un bec spiralé. — 10 *Étamines* diadelphes : l'une libre, géniculée à sa base, les dix autres soudées en un tube incomplet ; *anthères* biloculaires, introrses.— *Ovaire* stipité, unicarpellé, entouré à sa base d'une collerette glandulaire à dix dents. *Style* très long, renflé au niveau de son passage dans la carène, contourné en spirale et terminé par une tête stigmatifère globuleuse ; à la base de celle-ci, existe une lame triangulaire étendue horizontalement comme une sorte de crête et dirigée en dehors de la spirale ; le bord interne de cette courbe porte, aux approches du stigmate, une longue rangée de poils rigides.—2 ou 3 *ovules* incomplètement campylotropes, à hile très allongé.— *Gousse* glabre, allongée, renfermant deux ou trois graines entourées d'un tissu mou.

Chimie. — La fève de Calabar renferme, dans ses cotylédons, 48 p. 100 d'amidon, 23 p. 100 de matières albuminoïdes, 0,5 p. 100 d'huile, — proportions très voisines de celles que l'on observe dans le haricot vulgaire,— et en outre deux alcaloïdes, la *physostigmine* (Jobst et Hesse, 1863) et la *Calabarine* (Harnack, 1876). Un troisième alcaloïde, l'*ésérine* (Vée et Levens, 1865), trouvé dans la graine entière, ne serait paraît-il, qu'une forme cristallisable et plus pure de la *physostigmine* (Tison), ou, au contraire, un mélange de *physostigmine* et d'une substance étrangère cristallisable (Hesse).

La *physostigmine* (C^{30} H^{21} Az^3 O^4) est amorphe, blanche, soluble dans l'éther, peu soluble dans l'eau, et donne des solutions qui deviennent rapidement rouges ou bleuâtres, par l'exposition à l'air ; c'est à elle qu'est due l'action particulière de la drogue sur la pupille. La *calabarine*, également amorphe, mais insoluble dans l'éther, n'agit d'aucune façon sur la pupille, et jouit de propriétés tétanisantes.

Physiologie et Thérapeutique. — La fève de Calabar, poison

au nord par le royaume de Dahomey, au sud par le Congo ; son nom lui vient de deux fleuves, le Vieux Calabar et le Nouveau Calabar, qui n'offrent guère plus de cent ou deux cents milles de longueur ; le Vieux Calabar seul présente un certain intérêt géographique, car il communique très vraisemblablement avec le Niger par une branche dérivatrice, le *Cross-River* (Hopkins) détachée de celui-ci auprès de Parrot-Island, mais encore inexplorée, en raison des nombreux rapides qu'elle présente. Le pays ne produit commercialement que de l'huile de palme.

d'épreuve des nègres[1], est éminemment toxique, et porte son action sur les centres cérébro-spinaux ; elle paraît, comme le curare, diminuer l'excitabilité des nerfs moteurs, peut-être en supprimant de même leurs relations avec les fibres musculaires au niveau des plaques terminales ; mais elle maintient intacte l'excitabilité des nerfs sensitifs et l'irritabilité musculaire. A faible dose, elle détermine de la céphalalgie, le ralentissement du pouls, la contraction de la pupille (*physostigmine* ou *ésérine*), des tremblements fibrillaires des muscles des membres et du tronc (*calabarine*) et quelques vomissements. A dose toxique, ces symptômes s'exagèrent, les sécrétions sont activées, les contractions fibrillaires envahissent les muscles de la vie organique et la mort survient en trente ou quarante minutes par asphyxie, le diaphragme et les muscles intercostaux demeurant paralysés. On observe parfois quelques convulsions. On trouve un peu de sucre dans les urines (Laborde et Leven). Le rétrécissement de la pupille n'est constant que si la drogue est portée directement sur la conjonctive : l'administration interne est beaucoup moins sûre. Cette contraction de l'iris a été expliquée de beaucoup de façons, en dernier lieu par une congestion mécanique des artères ciliaires, à la suite du relâchement du muscle ciliaire qui les entoure (Legros).

La fève de Calabar n'a donné que des résultats douteux dans le traitement de quelques affections nerveuses, épilepsie, chorée, tétanos ; on prescrit, dans ce dernier cas, la poudre (5 centigr.) ou l'extrait alcoolique (1 centigr.). C'est surtout pour amener la contraction de l'iris qu'elle est employée aujourd'hui, dans la presbytie, le glaucome, les dilatations pupillaires d'origine syphilitique, apoplectique ou traumatique. On prescrit alors le *sulfate d'ésérine* (1 à 2 mill.) instillé en solution aqueuse sur la conjonc-

[1] Les poisons d'épreuve sont fort en usage sur toute la côte ouest de l'Afrique ; on les appelle, au Congo et au Gabon, les *m'boundou* : ce sont, selon les régions, des plantes différentes, également vénéneuses ; cependant la fève du Calabar, sans doute en raison de sa distribution géographique restreinte, paraît être une des moins employées. On s'adresse surtout à une strychnée (Murray) encore mal déterminée, dont on emploie l'écorce de la racine en décoction. L'accusé boit la coupe qui lui est présentée par le grand féticheur ou *oganga*, et, sur un signal de celui-ci, doit s'avancer jusqu'à une certaine distance fixée par un pieu ou un tronc d'arbre ; si le malheureux, à bout de forces, tombe avant d'avoir atteint le but, il est déclaré coupable et mis en pièces aussitôt ; s'il persiste jusqu'au bout, ce qui tient à l'accoutumance et à la quantité de poison absorbée, il est déclaré innocent et son accusateur mis à mort. Le féticheur prépare lui-même le poison, et peut en boire, paraît-il, impunément. Il existe un contre-poison de la fève de Calabar, que les nègres disent très efficace, mais qui, examiné par un voyageur, s'est trouvé composé de cannes à sucre pilées et bouillies et d'excréments variés. (Voir Amiral de Laigle, Duchaillu, *Afrique équatoriale*, et surtout Mlle de Compiègne. *Gabonais et Pahouins*. — Voir aussi Heckel et Schlagdenhauffen. Du *M'boundou*. Compt. rend. de l'Ac. des Sc., 1881.)

tive, ou le *glycéré d'extrait de F. de Calabar*, en onctions sur la face interne des paupières. On l'a employée souvent pour corriger les effets de l'atropine sur l'iris. Il y a, à ce point de vue seulement, antagonisme réel entre l'*atropine* et la *physostigmine* ; l'antagonisme avec la *strychnine* n'est nullement démontré.

Collyre à l'ésérine.	*Glycéré d'extrait de Fève de Calabar.*
Sulfate d'ésérine. 0 gr. 01	Extrait alcoolique de F. de C. 1 gr.
Eau distillée. 10 gr.	Glycérine. 10 gr.
1 à 3 gouttes.	

46. BAUME DU PÉROU LIQUIDE

Description. — Le *Baume du Pérou*[1] liquide (*Baume de San-Salvador*) est de consistance huileuse. Vu par transparence et en couches minces, il est d'un jaune doré, passant au brun au fur et à mesure qu'augmente l'épaisseur de la couche : une goutte, tenue en suspension au bout du doigt, se montre d'un beau rouge vineux ; vu en masse, il est d'un noir intense à reflets brunâtres, fluide et bien homogène. Son odeur est vive et lui est absolument propre ; la saveur, faible d'abord, devient bientôt d'une âcreté extrême, mais peu persistante.

Botanique. — Le baume du Pérou liquide provient du *Toluifera balsamum*, L.-W. variété *Pereiræ*[2] l'ancien *Myrospermum Pereiræ*, Royl. *Myroxylon Pereiræ*, Kl., la même espèce dont la variété

[1] La drogue, produite dans l'Amérique centrale vers le 13° et le 14° de latitude nord, était transportée jadis jusqu'au Callao, port de Lima, au temps où le Pérou était une colonie espagnole, puis expédiée en Espagne ; de là l'appellation commerciale de *baume du Pérou*, impropre aujourd'hui à tous les points de vue, puisque l'embarquement de la drogue a lieu en très grande partie dans les ports de l'état de San-Salvador, et que le Pérou n'en fournit d'aucune façon.

[2] Il n'existe au Pérou qu'une forme du *Toluifera Balsamum*, c'est la variété *punctata*, non utilisée pour la production du baume, et qui offre tous les caractères de la variété *Pereiræ*, avec des feuilles plus larges et plus aiguës, et des ponctuations glanduleuses très courtes. On la trouve en outre au Brésil méridional et aux Antilles.
Une espèce de *Toluifera*, très voisine du *T. balsamum*, le *T. Peruifera*, a longtemps passé, sous le nom de *Myroxylon Peruiferum*, pour fournir le baume du Pérou, bien qu'elle ne produise qu'une résine rougeâtre et dure, rappelant

typique (var. *genuina*) fournit le véritable baume de Tolu [1]; c'est une *Légumineuse papilionacée* de la série des *Sophorées*, bel arbre de 16 à 17 mètres de hauteur, à larges branches étalées, les plus basses naissant à 2 ou 3 mètres du sol : il habite l'Amérique centrale, en particulier l'Etat de San-Salvador, autour de Sansonate (côte du Baume), le Guatemala, le Mexique méridional, etc. Il est introduit aujourd'hui à Ceylan.

Feuilles alternes, composées pennées, à six ou huit folioles ovales aiguës, chargées de ponctuations glanduleuses, pubescentes, à bords ondulés. — *Inflorescences* en grappes simples, couvertes jusque sur les pédicules et les bractées, d'un duvet fin et rare. — *Fleurs* blanches, hermaphrodites et irrégulières. — *Réceptacle* de concavité variable selon l'âge. — *Calice* gamosépale à cinq divisions. — *Corolle* papilionacée à étendard orbiculaire, longuement onguiculé ; ailes et carènes formées de pièces semblables, très espacées, très grêles, en forme de spatule aiguë. — 10 *Etamines* libres, à anthères longues, dorsifixes, biloculaires, introrses. — *Carpelle* unique, inséré excentriquement sur le fond du réceptacle, à style latéral, à pédicelle très long : dans l'angle interne, deux ovules descendants, incomplètement anatropes, à micropyle supérieur et externe.— *Fruit* sec, capsulaire, très caractéristique, offrant l'aspect d'un ruban incurvé en croissant ou en (?). Le pédicelle se dilate, un peu au-dessus de sa naissance, en deux ailes dont l'une atteint ici environ le triple de la largeur de l'autre, et qui toutes deux entourent, à la façon de la lame d'une samare, la portion séminifère reportée à l'autre extrémité. Celle-ci est ordinairement renflée en boule, et porte latéralement un tronçon de style se dirigeant obliquement en bas : à l'intérieur, elle renferme une (quelquefois deux) graine, dont l'enveloppe est restée attachée au péricarpe par l'intermédiaire d'une couche de matière balsamique, en sorte que les cotylédons ont pu se détacher de cette enveloppe et

---

plutôt le Baume de Tolu, et non exploitée commercialement. L'enveloppe séminale reste adhérente aux cotylédons (ici ruminés à la surface) par sa face interne, et se trouve recouverte à sa face externe d'une couche peu épaisse de substance balsamique non adhérente au péricarpe. Les deux espèces diffèrent en outre l'une de l'autre par l'inclinaison en haut de la pointe stylaire du fruit, et par l'aspect ruminé des cotylédons. La seule partie utilisable et utilisée de la plante est son bois parfumé.

[1] M. Baillon, se fondant sur la presque identité des deux variétés de *Toluifera* qui donnent les baumes du Pérou et de Tolu, et sur la grande analogie de composition qu'offrent ces deux substances, estime que peut-être les deux produits n'en forment qu'un seul, dont les divers aspects résultent des différences de sol et de climat entre les localités productrices, et surtout du mode de récolte adopté par les indigènes.

demeurer libres dans la cavité du fruit : ces cotylédons sont un peu arqués et entièrement lisses à leur surface.

Pour obtenir le baume [1], on bat l'écorce par places avec des bâtons ; puis on carbonise avec des torches ou de la braise les plaques que laissent entre elles les fissures. Ces plaques se détachent alors, et le baume s'écoule par les plaies qu'elles laissent : on applique sur les surfaces dénudées des chiffons de toute nature, qui s'imprègnent de baume et qu'ensuite on plonge dans des chaudières remplies d'eau bouillante : la matière balsamique devient fluide et gagne le fond du vase : on l'expédie dans des gourdes, dont le contenu est ensuite réuni par les marchands dans les caisses de tôle qui nous parviennent en Europe.

Chimie. — Le Baume du Pérou est plus lourd que l'eau ; sa réaction est acide. Il est soluble dans l'alcool absolu, le chloroforme, l'acide acétique, peu soluble dans la benzine, l'éther, l'alcool faible et les huiles, insoluble dans l'eau.

Il se compose d'une *résine*, de *cinnaméine*, d'*acide cinnamique* et d'acide benzoïque.

La résine (30 à 38 p. 100) est acide, noire, inodore, amorphe, nsoluble dans le bisulfure de carbone, soluble dans l'alcool et les alcalis caustiques ; fondue avec la potasse, elle donne de l'*acide protocatéchique ;* à la distillation sèche, elle donne de l'acide benzoïque, du styrol $C^8 H^8$, et du toluol $C^7 H^8$. (Flück. et Hanb., I, 377.)

La *Cinnaméine*, $C^{16} H^{14} O^2$ (environ 60 p. 100), ou *Cinnamate benzylique*, est un liquide jaunâtre, peu odorant, soluble dans l'alcool et l'éther, peu soluble dans l'eau. Oxydée, elle donne de l'*acide cinnamique*. L'acide azotique la décompose en une résine jaune et en essence d'amandes amères. La potasse la décompose en acide cinnamique et en *Péruvine* (mélange de *toluol* et d'*alcool benzylique* $C^7 H^8 O$). La *Cinnaméine* est accompagnée, dans le Baume du Pérou, d'un peu de *styracine* $C^{18} H^{16} O$ ou *Cinnamate de cinnyle*.

Le Baume du Pérou, distillé avec la ponce, donne de l'acide benzoïque et divers produits aromatiques : *métastyrol, benzoate de méthyle, phénol.*

---

[1] L'arbre laisse en outre exsuder spontanément une résine amère, non aromatique, très différente du baume du Pérou, renfermant environ 77 p. 100 de résine et dépourvue d'*acide cinnamique* (Attfield).

Le fruit renferme, entre l'embryon et son tégument resté adhérent au péricarpe, une certaine quantité d'un baume blond très odorant, dont on a pu retirer une sorte de résine blanche cristallisable, la *myroxocarpine* $C^{24} H^{34} O^3$ (Stenhouse); c'est le *baume blanc de San-Sonate,* qui ne se trouve jamais dans le commerce.

Physiologie et Thérapeutique. — Le baume du Pérou agit à la façon de tous les balsamiques, c'est-à-dire par sa résine et par l'acide benzoïque qu'il renferme : il doit à ce dernier son action stimulante, et à la première son influence sur les sécrétions de l'appareil pulmonaire et de l'appareil génital, l'élimination de ce produit s'effectuant par les bronches et par les urines. On le prescrit contre les catarrhes ou les engorgements chroniques de ces deux appareils, mais surtout ceux de l'appareil resp ratoire, bronchite, bronchorrée, laryngite, tuberculose, etc., en sirop, en teinture (25 centigr. à 2 gr.) ou en pilules. On lui préfère en général le baume de Tolu, dont le goût est plus agréable. A l'extérieur, il est employé comme stimulant sur les plaies anciennes, ulcères variqueux, etc., comme le styrax. — Il entrait dans la composition des pilules de Morton, de la thériaque, du baume apoplectique, du baume de Guaïac, du baume pectoral de Meibom, du baume Locatelli, du baume de vie ou mixture oléobalsamique d'Hoffmann, du liniment stimulant de Reil, de la pommade de concombre, de la pommade de Dupuytren, et de bien d'autres préparations classiques, pour la plupart tombées dans l'oubli.

47. BAUME DU PÉROU EN COQUES

Description. — Ce baume, nommé encore *Baume brun du Pérou*, *Baume solide du Pérou*, ou même parfois *Baume blanc*, est une sorte à peu près disparue du commerce, devenue un véritable spécimen de collections (Planchon).

Son nom lui vient de ce qu'autrefois on l'expédiait habituellement dans des coques de fruits que Guibourt prit pour des noix de coco et qui, depuis, ont été reconnues pour des fruits de *lecythis*; ce mode d'emballage est abandonné depuis longtemps et les coques ont été remplacées par des potiches de terre de forme très variable, munies ou non d'un goulot et d'une anse, et entourées d'une enveloppe de jonc tressé; plus récemment encore, on l'a expédié dans des gallons de tôle entourés d'un sac de cuir. L'appellation de baume blanc lui fut donnée à cause de sa transparence au moment de la récolte; il est alors demi-fluide, d'un jaune pâle et assez semblable au baume de Tolu dont il possède l'odeur agréable, mais avec une saveur plus forte. Avec le temps, il s'épaissit et devient brun. Les échantillons des droguiers sont généralement sous cette forme; ce sont des masses solides, quelquefois encore molles au centre, d'un marron très foncé, à cassure très brillante et grumeleuse.

L'odeur est très forte et analogue à celle du baume du Pérou liquide, mais plus agréable encore, et plutôt comparable à celle du Baume de Tolu. La saveur est chaude et un peu âcre.

Botanique. — La qualification de Baume du Pérou n'implique vraisemblablement aucune analogie avec la sorte précédente ; il est certain d'ailleurs que cette substance n'est point obtenue par l'action du feu, mais on sait, d'autre part, que le baume qui s'écoule des incisions du *Toluifera Balsamum*, var. *Pereiræ*, est bien différent de celle-ci.

L'origine de cette drogue est encore mal connue. Guibourt pensait (d'après Martius) qu'elle était obtenue par incision d'un arbre du Brésil nommé *cabureiba*, qui croît dans les provinces de Saint-Vincent, de Saint-Esprit et de Pernambouc : ce serait un arbre de grande taille et à feuilles petites. Or, cet arbre, qui n'est autre que le *Myrocarpus frondosus*, Allem. (Hanbury), donne un produit odorant qui ne vient point dans le commerce. Les auteurs, d'ailleurs très peu nombreux, qui font mention du Baume du Pérou sec, l'indiquent comme provenant d'incisions faites au tronc du *Myroxylon peruiferum*, qu'il vaut mieux appeler *Toluifera Peruifera* ; cette espèce, comme le fait remarquer M. Baillon, fournit une oléo-résine odorante, et le bois qui en est imprégné est brûlé comme parfum, mais ce produit n'est point recueilli pour l'usage médical.

Il n'est même point prouvé que ce baume provienne d'un *Toluifera*, au moins pour les anciens échantillons des droguiers. Quoi qu'il en soit, il paraît se rapprocher beaucoup plus du Baume de Tolu que du Baume du Pérou, et plusieurs droguistes pensent aujourd'hui que ce n'est qu'une variété du premier, recueillie avec soin et qui s'est desséchée lentement à l'abri de l'air, dans des vases bouchés.

Chimie. — Ce baume paraît avoir la même composition que le Baume de Tolu, et, comme lui, ne point renfermer d'acide benzoïque.

8.

Physiologie et Thérapeutique. — Les usages de cette drogue sont les mêmes que ceux des autres balsamiques : les traités de matière médicale qui l'englobent avec le baume de Pérou liquide n'offrent aucune indication qui lui soit spéciale.

48. BAUME DE TOLU [1]

Description. — Le baume de Tolu, récemment extrait de l'arbre, est semi-liquide, à peu près transparent et d'une couleur fauve ou marron clair. Avec le temps et par l'exposition à l'air, il s'épaissit considérablement, devient plus foncé et finalement se présente en masses solides, friables, d'un brun très intense, mais pouvant se ramollir à la chaleur de la main. Ces divers états sont l'origine des deux appellations commerciales : baume de Tolu *sec* et baume de Tolu *mou* [2].

Le baume de Tolu mou est visqueux, conserve l'impression du doigt et possède une certaine transparence, même en masse ; il est doué d'une odeur très forte, très agréable, rappelant à la fois celle du benjoin et de la vanille. La saveur est douceâtre, très faible et devient bientôt d'une âcreté légère, mais très fugace.

Le baume de Tolu sec, c'est-à-dire devenu tel, est évidemment le seul qui existe dans les droguiers un peu anciens. Il est en masses de forme et de volume variables, d'un brun plus ou moins foncé, brillantes ou au moins luisantes à la surface, très dures et en même temps très friables, à peine rayables à l'ongle. Les fragments un peu volumineux sont

---

[1] Tolu est le nom d'un district des environs de Carthagène dans lequel la récolte du baume se faisait, au moins autrefois, d'une façon très active.

[2] Voir le travail de M. le prof. Baillon, *Sur les caractères spécifiques des Toluifera.* (Bull. de la Soc. linnéenne de Paris, 1874, VII.) Voy. encore, *Comptes rendus de l'Association française pour l'avancement des sciences*, II, 10. Consulter également la *Pharmacographia* de Flückiger et Hanbury, t. I, p. 372. trad. par de Lanessan sous le nom d'*Histoire naturelle des Drogues simples d'origine végétale.* Paris, Doin, 1875.

absolument opaques; mais, sous une faible épaisseur, ils se montrent très transparents et d'une belle couleur ambrée. La cassure est brillante et grumeleuse. Il n'est pas rare de trouver la surface des blocs couverte d'une poudre de cristaux transparents, brillants, d'un blond doré, provenant de cassures ou d'effritements. L'odeur est la même que celle du baume mou, un peu moins forte peut-être; la saveur est identique.

Botanique. — Le baume de Tolu est produit par le *Toluifera balsamum*, L.-W. variété *genuina* (*Myrospermum toluiferum*, A. Rich. *Myroxylon toluifera*, H.-B.-K.).

C'est un grand arbre de la Colombie et du Vénézuéla, que l'on trouve aussi, dit-on, à Cuba et même à Ceylan, où il a été récemment importé. Il atteint jusqu'à 25 mètres de hauteur, et ne porte de branches qu'à partir de 15 à 20 mètres de sa base. Il ne diffère de la variété *Pereiræ* décrite plus haut que par sa taille plus élevée, ses folioles un peu plus nombreuses, ses grappes à pédicelles glabres, et la présence, autour de son fruit, de deux ailes presque d'égale largeur.

Le baume est extrait de l'arbre par des incisions faites à l'écorce : celles-ci sont obliques et disposées deux à deux de manière à former un V; au niveau de l'angle est fixée une callebasse ou tout autre récipient, dans laquelle s'écoule le baume. Le même tronc supporte parfois une vingtaine de callebasses ainsi disposées ; on en vide de temps en temps le contenu dans des outres, que l'on transporte jusqu'au lieu d'embarquement où le baume est ordinairement renfermé dans des gallons de tôle. — Dans quelques régions, on laisse le baume s'échapper des incisions et couler jusqu'à terre, où il est reçu sur de larges feuilles provenant d'une sorte de *Calathea*.

Selon quelques anciens auteurs, il semble qu'on extrayait autrefois le baume en faisant bouillir les fragments d'écorce; le procédé n'a pas pu être observé par les voyageurs modernes.

Chimie. — Le Baume de Tolu est soluble dans l'alcool, le chloroforme, la potasse caustique et l'acide acétique, peu soluble dans l'éther et dans les essences, insoluble dans la benzine et dans le bisulfure de carbone.

Il renferme une résine qui ne paraît point différer sensiblement de celle du Baume du Pérou et que l'on a pu dédoubler en deux autres : l'une, $C^{18}H^{18}O^4$, soluble dans l'éther, l'alcool et les alcalis; l'autre, $C^{18}H^{20}O^5$, insoluble dans l'alcool. — Le baume contient en outre de l'*acide cinnamique;* la présence de l'*acide benzoïque,* niée par Carles, affirmée par Sharling, Deville, et, plus récemment, par Busse, n'y est point encore démontrée.

Distillé en présence de l'eau, le baume donne du *Tolène* $C^{10}H^{16}$ et de la *cinnaméine;* la présence de ce dernier corps est contestée par beaucoup d'auteurs. A la distillation sèche, il donne de l'acide cinnamique, de l'acide benzoïque, du *toluène* C^7H^8, de l'*éther benzoïque,* du *phénol,* du *styrol,* etc.

Physiologie et Thérapeutique. — Le baume de Tolu possède sur l'organisme la même action que le baume du Pérou et on l'emploie aux mêmes usages. Mais sa saveur plus agréable et ses propriétés moins irritantes le font préférer de beaucoup à ce dernier pour l'usage interne. C'est un remède constamment prescrit dans le traitement des rhumes et des bronchites, sous forme de pilules, de pastilles (2 à 10 gr.), de sirop (10 à 50 gr.), d'émulsion (Lebœuf), ou même en fumigation. Il entre dans la composition de beaucoup de potions calmantes[1]. Comme stimulant local, on le préfère au baume du Pérou dans les gargarismes ou les lavements (2 à 4 gr.), prescrits contre les ulcérations du pharynx ou du rectum; il entre également dans la composition d'un grand nombre de baumes, de vulnéraires et autres drogues plus ou moins usitées aujourd'hui: baume nerval, baume de Friard, baume du commandeur, baume stomachique, baume vulnéraire ou baume de Hollande, clous fumants aromatiques[2], pâte pectorale Regnauld, pastilles de Tolu, pastilles balsamo-sodiques, potion de Choppart, etc.

---

[1]   *Potion contre la toux* (Dujardin-Beaumetz).

Prendre (A) Sirop de Tolu.   250 gr.
      (B) Eau de laurier-cerise.   120 gr.
      (C) Alcoolature de racine d'aconit.   10 gr.

Mettre dans une tasse d'une infusion quelconque : de **A**, une cuillère à soupe, — de B, une cuillère à dessert, — de C, III gouttes.

[2] *Clous fumants aromatiques.*   *Pastilles de Tolu.*

Benjoin.	40 gr.	Baume de Tolu.	100 gr.
Tolu.	10 gr.	Sucre.	2.000 gr.
Santal citrin.	10 gr.	Gomme adragante.	20 gr.
Charbon de fusain.	250 gr.	Eau.	Q. S.
Nitrate de potasse.	20 gr.		
Mucil de gomme adragante.	Q. S.		

49. CANNELLE DE CEYLAN

Description. — L'écorce de *Cannelle de Ceylan* se présente sous forme de lames minces, de 1 mill. environ d'épaisseur, longues de 20 à 40 cent., larges de 3 à 5 cent., dont les bords longitudinaux sont tous deux enroulés en dedans : plusieurs rouleaux sont introduits les uns dans les autres, les plus minces et les plus courts occupant le centre. L'ensemble forme un double tube à quadruple ou quintuple paroi, très léger, plus ou moins fibreux à ses extrémités.

Chaque lame isolée se montre colorée en brun pâle à l'extérieur, en brun rougeâtre au dedans : les deux faces sont sillonnées de veines pâles, ondulées, plus ou moins nettes : au dehors se rencontrent par places de courtes cicatrices correspondant à l'insertion de feuilles ou de ramuscules.

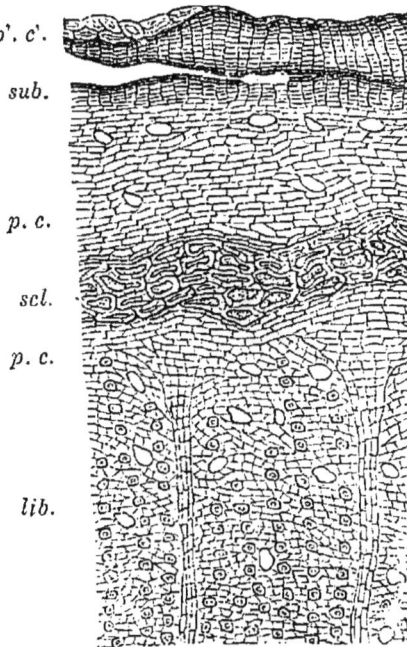

FIG. 51. — Ecorce de Cannelle de Ceylan ; coupe transversale.

Sub. Suber de nouvelle formation (*phellogène*) se détachant par plaques et entraînant avec lui la zone *p'. c.* de parenchyme cortical sous laquelle il s'est développé ; — *p. c.*, parenchyme cortical ; — *scl.* zône d'éléments scléreux traversant le parenchyme cortical ; — *lib.*, zône libérienne. (D'après de Lanessan.)

L'odeur est caractéristique : la saveur, d'abord sucrée, devient aromatique, chaude, et piquante.

Au microscope, on constate que le suber[1] et une partie du parenchyme cortical manquent, le grattage effectué pendant la récolte les ayant fait disparaître. On trouve, de dehors en dedans :

1° Un parenchyme dont les cellules à parois assez minces renfermant de l'amidon ou de l'huile essentielle : au milieu de cette zone assez large, se montrent des ilots de cellules scléreuses à paroi très épaisse et criblée de ponctuations; l'ensemble de ces ilots forme dans l'écorce une sorte de cercle interrompu par places ;

2° Une zone libérienne formée d'un parenchyme dense et de fibres libériennes à coupe rectangulaire, entremêlées de quelques cellules fibreuses : cette zone est coupée de place en place par les lignes radiales des rayons médullaires.

Botanique. — La *Cannelle de Ceylan* est produite par une *Lauracée*[2] de la série des *Cinnamomées*, le *Cinnamomum zeylanicum*, Breyn. (*Laurus Cinnamomum*, L.; *Laurus Cassia*, Burm.)

C'est un arbuste toujours vert, de taille faible et très variable, originaire de Ceylan, cultivé aux Indes, en Cochinchine, aux Antilles, à la Guyane et au Brésil.

Feuilles longues, opposées, ovales-acuminées, luisantes, à bords entiers, coriaces, tripli- ou quinquinerviées à la base.—*Fleurs* petites,

---

[1] Celui-ci se comporte comme un phellogène, c'est-à-dire qu'à certaines époques ses éléments les plus externes se subérifient, puis tombent en entraînant les ilots de phytocystes scléreux situés en dehors ; ceux-ci sont régénérés dans les couches plus profondes du parenchyme cortical.

[2] LAURACÉES. — PLANTES LIGNEUSES (exceptionnellement grimpantes et parasites. *Cassitha*). — FEUILLES sans stipules, ALTERNES ou plus rarement OPPOSÉES, exceptionnellement absentes (*Cassytha*). — FLEURS RÉGULIÈRES, hermaphrodites, monoïques dioïques, ou polygames, disposées en GRAPPES simples ou en grappes de cymes. — RÉCEPTACLE CONCAVE, exceptionnellement convexe. — PÉRIANTHE DOUBLE, PÉRIGYNE (épigyne chez les *Hernandiées*), TRIMÈRE (parfois 2, 4, 5 mères), à pièces libres. — ANDROCÉE comprenant normalement 4 VERTICILLES trimères d'étamines, les 3 extérieures fertiles, l'intérieur stérile : FILETS LIBRES souvent pourvues de deux glandes à leur base ; ANTHÈRES introrses ou extrorses, DÉHISCENTES PAR 4 PANNEAUX, quelquefois par 2. — OVAIRE UNICARPELLÉ, UNILOCULAIRE, et UNIOVULÉ. — OVULE ANATROPE, DESCENDANT, à micropyle supérieur et externe. — FRUIT INDÉHISCENT, ordinairement CHARNU (Baie), le plus souvent entouré par le réceptacle plus ou moins accru. — GRAINE NON ALBUMINÉE.

M. Baillon admet dans cette famille huit séries : (Hist. des Pl. t. II, p. 457). *Cinnamomées, Cryptogarycées, Acotéées, Téthranthérées, Cassythées, Gyrocarpées, Illigérées, Hernandiées.*

velues, jaunes ou vert pâle, à odeur désagréable, régulières et hermaphrodites, disposées en grappes axillaires de cymes bipares. — *Réceptacle* extrêmement concave. — *Périanthe* double, formé de six pièces libres, velues, toutes semblables. — 12 *Étamines* disposées par trois ou quatre verticilles. Celles du verticille externe sont à filet long et aplati, à anthère extrorse, *quadriloculaire*, déhiscente par quatre panneaux : celles du verticille moyen sont plus courtes, à panneaux extrorses ou marginaux, à filet pourvu de deux glandes à sa base : celles du vertitille interne sont stériles et transformées en staminodes courts, glandulifères. — *Ovaire* unicarpellé, libre au fond de la cavité réceptaculaire ; style stigmatifère, court, un peu infléchi ; ovule unique anatrope, inséré au haut de l'angle interne, descendant, à micropyle supérieur et interne. *Baie* entourée du réceptacle et du périanthe à sa maturité ; graine unique à embryon non albuminé, pourvu de deux larges cotylédons charnus et plan-convexes.

Dans les cultures, la plante est taillée fréquemment et développe une énorme souche sur laquelle apparaissent quelques rameaux grêles. Ceux-ci sont coupés au bout d'un an et demi ou deux ans, lorsque la couche externe de l'écorce devient grise, et se mortifie par la poussée d'un suber profond de néo-formation. Les jeunes branches sont coupées en tronçons et l'écore enlevée en rouleaux avec un couteau spécial. Abandonnés pendant vingt-quatre heures à une sorte de fermentation, ces rouleaux sont ensuite placés sur un bâton et grattés avec soin. L'ouvrier les introduit alors les uns dans les autres, en plaçant les plus petits au centre, et les met sécher à l'ombre sur une claie d'osier (Flückiger et Hanbury, *Pharmacographia*, II, 231).

Chimie. — L'écorce de *Cannelle de Ceylan* renferme du sucre, du mucilage, de la mannite, de l'acide tannique et une huile essentielle ou *essence de cannelle* à laquelle elle doit ses propriétés. Cette essence (1/2 à 1 p. 100) jaune, plus lourde que l'eau et faiblement lévogyre, est un mélange d'hydrocarbures divers et d'*aldéhyde cinnamique* $C^9 H^8 O$. Par oxydation elle donne de l'*acide cinnamique* et une *résine* brune, principes que l'on trouve souvent à l'état libre dans la drogue.

Physiologie et Thérapeutique. — La cannelle est un stimulant puissant ; elle est stomachique, digestive, astringente et non-seulement réveille l'activité du tube digestif, mais excite énergiquement l'appareil circulatoire, au point de déterminer, à haute dose, une sorte d'état fébrile factice. On ne l'emploie à peu près jamais seule, sinon mâchée en nature, après le repas, comme sialagogue ou comme stimulant dans les dyspepsies atoniques (Gubler); on la prescrit aussi comme excitant de la contractilité utérine et comme hémostatique dans les métrorrhagies, à la façon de l'ergot de seigle (Schmidtmann). A l'extérieur la poudre est un bon topique stimulant et détersif pour les plaies de mauvaise nature, lentes à cicatriser : on la prescrit quelquefois en frictions sur les gencives molles et atoniques. Sa teinture, son eau distillée, son huile essentielle ou sa poudre, entrent dans la composition d'une quantité considérable de préparations pharmaceutiques, à l'un des titres ci-dessus énumérés. Citons parmi les plus importantes : l'alcoolat de cannelle simple, l'alcoolat de cannelle composé ou *esprit de vie de Matthiole* [1], qui ne renferme pas moins de trente-deux substances sous sa forme abrégée, l'alcoolat de Sylvius, l'élixir de Garus, l'alcoolat de citron composé (eau de Cologne), l'alcoolat de mélisse (eau des Carmes), l'alcoolat de menthe, le baume de Fioraventi, le baume de Giléad ou baume de Salomon, l'eau de Botot et presque toutes les eaux dentifrices, la confection Alkermès, le diascordium, l'électuaire de cachou composé, la thériaque, l'eau apoplectique, les pastilles ou dragées du Sérail, la potion cordiale des hôpitaux, le laudanum de Sydenham, le sirop antiscorbutique l'élixir végétal de la Grande Chartreuse, etc.

Eau de Botot.

Anis.	30 gr.	Quinquina rouge.	15 gr.
Girofle.	6 gr.	Cochenille.	0 gr. 2
Cannelle.	8 gr.	Teinture d'ambre.	0 gr. 4
Eau de menthe.	1 gr. 2.	Eau de vie.	8 gr. 75

Potion cordiale des hopitaux.

Vin rouge.	125
Sirop simple.	25
Teinture de Cannelle.	10

50. CANNELLE DE CHINE [2]

Description. — La *Cannelle de Chine* forme des lames cintrées en gouttières ou roulées en tubes, de 20 à 30 cent.

---

[1] C'est une préparation très analogue qui avait reçu jadis le nom étrange de *Baume des embryons* ou *Elixir vitale muliebrum*.

[2] La cannelle de Chine que nous décrivons ici et qui figure au droguier de la Faculté est la plus estimée de toutes, celle que les Anglais appellent *Ecorce*

de long. sur 1 à 2 cent. de large, et 1 à 2 mill. d'épaisseur. Ces lames sont très légères, coriaces, élastiques et cassantes.

La face externe est encore pourvue, au moins en grande partie, de son suber ; elle est colorée en brun terreux et se montre parsemée de veines blanchâtres très nombreuses : de place en place, on rencontre quelques cicatrices de feuilles, en forme d'ellipses à grand axe transversal. Le plus souvent, la portion subéreuse n'a été qu'incomplètement grattée et subsiste à l'état de plaques irrégulières, entourées d'une auréole d'un rouge brun : ces taches sont grises, un peu luisantes, et couvertes de fissures longitudinales très délicates.

La face interne est entièrement lisse, terne, finement granuleuse, et d'une couleur plus franchement rougeâtre que l'externe.

La cassure est nette, grumeleuse, non fibreuse. La section transversale montre au dehors une ligne brune peu épaisse, doublée intérieurement par une ligne pâle très caractéristique, mais qu'on ne mettra en parfaite évidence qu'en humectant légèrement la coupe :

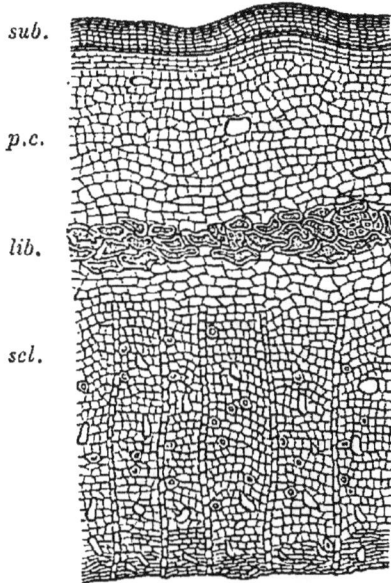

FIG. 52. — Écorce de Cannelle de Chine ; coupe transversale.
Sub., suber ; — *p. c.* parenchyme cortical, divisé par une zone à peu près continue de cellules scléreuses *scl.* ; — *lib.*, zone libérienne. (D'après de Lanessan.)

de *Cassia lignea de Chine*. Sous le même nom, et sous celui de *Cassia lignea*, il existe dans le commerce un assez grand nombre d'écorces assez semblables d'aspect, les unes minces, les autres extrêmement épaisses, les unes privées de suber, les autres intactes, et qui diffèrent dans de très larges limites au point de vue de leur qualité ; elles proviennent de *Cinnamomum* très voisins sans doute, mais encore mal déterminés.

la zône interne est d'un gris rosé et occupe à elle seule la moitié de l'épaisseur de l'écorce.

L'odeur est la même que celle de la Cannelle de Ceylan, mais moins délicate; la saveur est également très analogue, bien qu'un peu plus faible et surtout moins persistante.

Au microscope, on retrouve les mêmes éléments que dans l'écorce de Cannelle de Ceylan, avec des plaques de tissu subéreux persistant par places à la partie externe, puisque l'écorce n'a subi qu'un grattage incomplet. Les cellules de la zone scléreuse forment des groupes plus nets et plus espacés, et le liber offre, parmi ses fibres, d'assez nombreuses cellules à contenu mucilagineux. — Les éléments parenchymateux de cette écorce renferment en général beaucoup plus d'amidon que ceux de la Cannelle de Ceylan : souvent même, comme le fait remarquer Planchon, on en trouve jusque dans l'étroite cavité des cellules scléreuses.

Botanique. — La meilleure des *Cannelles de Chine* est produite par le *Cinnamomum Cassia*, Bl., *Lauracée* de la série des *Cinnamomées*. C'est un arbre de la Chine, de l'Annam et des îles Malaises, dont les produits, de plus en plus communs dans le commerce, tendent à se substituer peu à peu à ceux plus rares du Cannellier de Ceylan.

Feuilles opposées ou alternes, longues, étroites, trinerves. - nflorescences en cymes peu ramifiées, longuement pédonculées.— *Fleurs* petites et pubescentes, organisées comme celles du *Cinnamomum Zeylanicum.*— *Réceptacle* concave. — *Calice* à cinq pièces. — *Corolle* à cinq pétales blancs, oblongs. — *Androcée* à quatre verticilles d'étamines, dont le plus interne stérile. — *Ovaire* unicarpellé, uniovulé.—*Fruit* charnu, noirâtre, plus allongé que dans le *Cinnamomum Zeylanicum*, engaîné à sa base par le périanthe persistant et par la coupe réceptaculaire.

Chimie. — La cannelle de Chine renferme une huile essentielle qui ne semble pas différer chimiquement de celle que fournit la cannelle de Ceylan ; son odeur est moins délicate et son pouvoir rotatoire moindre. Il s'y trouve, en outre, de la fécule, un mucilage un peu plus abondant et du tannin.

De la présence de la fécule dérive le procédé suivant employé pour distinguer la poudre de cannelle de Ceylan de celle de

Chine : en ajoutant une ou deux gouttes de teinture d'iode à la décoction filtrée de chacune de ces poudres, on constate que celle de C. de Ceylan est à peine obscurcie, tandis que la décoction de C. de Chine devient aussitôt d'un bleu noir. (Fl. et Hanb.)

Physiologie et Thérapeutique. — Mêmes propriétés et mêmes usages que la cannelle de Ceylan. Cette dernière est la véritable sorte officinale; mais la cannelle de Chine, coûtant beaucoup moins cher et n'offrant pas une infériorité très marquée, lui est presque constamment substituée aujourd'hui dans les pharmacies. C'est elle que l'on emploie en pâtisserie pour aromatiser les gâteaux et les bonbons, surtout en Angleterre.

Diagnose. — La saveur, l'odeur et la couleur des *Cannelles* les distinguent de toute autre écorce du droguier : d'autre part, la confusion n'est guère possible entre les deux sortes qu'il renferme, la Cannelle de Chine étant plus épaisse, conservant à sa surface des rudiments de suber, et offrant une cassure courte, non fibreuse.

51. CAMPHRE

Description. — Le camphre des drogueries est le *Camphre raffiné*, que livre le commerce en coupes hémisphériques de grande dimension, percées d'un trou au sommet[1].

C'est une substance blanche, translucide, remplie dans sa masse de craquelures nombreuses : les parties exposées à l'air sont d'un blanc plus ou moins pur et souvent recouvertes d'une poussière de petits cristaux étincelants. Le toucher est onctueux.

Les cassures sont grumeleuses ou conchoïdales, plus transparentes et beaucoup plus brillantes que la surface

---

[1] Nous avons trouvé assez rarement, dans quelques pharmacies du Nord, un camphre raffiné, provenant d'usines américaines, coupé en cubes réguliers, et possédant le plus bel aspect : les faces du cube étaient polies et luisantes : la masse était entièrement translucide et dépourvue de craquelures : la couleur était un peu jaunâtre.

des blocs. Le camphre se raye sous l'ongle, en formant une poussière d'un blanc mat, et se laisse facilement débiter au couteau en lames très minces, cireuses, sans fêlures ; il se divise par la pression en une poudre grossière, douée d'une sorte d'élasticité, qui s'écrase et s'aplatit sous le dos de l'ongle ou sous le pilon, comme de la cire, sans se désunir et sans se réduire en grains plus fins [1].

L'odeur est forte, propre à la drogue. La saveur est brûlante et amère. Le camphre s'écrase sous la dent, et se réduit en poudre très fine dans la salive, mais sans se dissoudre.

Botanique. — Le camphre est produit par le *Cinnamomum camphora*, Nees (*Laurus camphora*, L.), *Lauracée* de la série des *Cinnamomées*.

C'est un arbre de 10 à 15 mètres de hauteur, originaire de la Chine et du Japon, abondant à Formose et cultivé sous beaucoup de latitudes tempérées du globe (Italie).

Feuilles alternes, ovales, coriaces, à limbe trinerve en apparence, grâce au développement de la nervure médiane et des deux premières nervures secondaires. — *Fleurs* organisées comme celles des *Cinnamomum Zeylanicum* et *Cassia*, (Voy p.142), disposées en cymes très courtes. — *Périanthe* à six pièces d'un jaune pâle. — *Étamines* disposées sur quatre verticilles de trois chacun, le plus interne demeurant stérile. — *Drupe* pourpre, enserrée à sa base par le périanthe persistant et la coupe réceptaculaire.

Le camphre est produit aujourd'hui industriellement dans l'île de Formose et dans les provinces du sud du Japon. A Formose, on brise l'arbre en éclats, et les morceaux sont placés sur une planche percée de trous, au-dessus d'une chaudière (ou une auge de bois enduite d'argile), remplie d'eau bouillante : on recouvre la planche de pots renversés, au fond desquels se sublime le camphre entraîné par la vapeur d'eau. Dans quelques provinces et quelques îles japonaises, on fait bouillir les copeaux dans une marmite recouverte d'une sorte de chapiteau en fer, garni intérieurement d'une coiffe en paille de riz. — Des deux sortes de camphre brut,

---

[1] Pour pulvériser facilement le camphre, dans les laboratoires ou les pharmacies, on l'humecte avec quelques gouttes d'alcool ou d'éther, ou même un peu d'eau ; dans ce dernier cas, il faut filtrer ensuite la poudre au tamis de crin.

celui du Japon et celui de Chine (Formose), le premier est le plus
estimé.

Le camphre brut est envoyé en Europe dans des caisses ou des
barils, et soumis dans des usines spéciales à une nouvelle sublimation (raffinage). On le fait chauffer sur un bain de sable, dans
des matras à fond plat, avec un peu de limaille de fer et de
chaux : le camphre se dépose au sommet des vases en une
couche épaisse qui adopte leur forme, celle d'une calotte ou d'un
dôme.

Chimie. — Le camphre ordinaire[1], ou *camphre droit*, fond à 175°,
mais émet des vapeurs dès la température ordinaire ; il brûle facilement et donne une flamme fuligineuse. Il est peu soluble dans
l'eau (1 p. 1,300), très soluble dans l'alcool, l'éther et les huiles[2].

Il est le type des corps aromatiques oxygénés, qui se déposent
dans une foule d'huiles essentielles, et que l'on nommait autrefois des *stéaroptènes* : c'est ainsi et par analogie que le nom de
camphre a été donné à des produits de ce genre, offrant à la
lumière polarisée des caractères différents : camphre de matricaire,
de menthe, de patchouly, etc. ; sa formule $C^{10} H^{16} O$ indique un
premier degré d'oxydation de l'un des hydrocarbures $C^{10} H^{16}$, le
camphène (Berthelot)[3].

Un fragment de camphre, placé sur l'eau distillée, flotte à sa
surface et y décrit des mouvements gyratoires, dus sans doute à
sa solubilité presque nulle dans l'eau et à son émission constante
de vapeurs : ces mouvements cessent dès que l'on vient à toucher

[1] Privé des éléments de l'eau par l'acide phosphorique anhydre ou le chlorure
de zinc, il donne de l'eau et du *cymène*, $C^{10} H^{14}$, radical du thymol. Le camphre
peut former des *campholates* alcalins et s'oxyde par l'acide azotique en donnant
de l'*acide camphorique* $C^{10} H^{16} O^4$, puis de l'*acide camphrétique* $C^{10} H^{14} O^7$; il
donne avec le brôme un produit d'addition $C^{10} H^{16} O Br^2$, et deux produits de
substitution $C^{10} H^{15} Br O$ et $C^{10} H^{14} Br^2 O$, dont le premier est employé en médecine sous le nom de *bromure de camphre* ou, plus exactement, de *camphre
monobromé*.

[2] Il existe un autre camphre, dit *camphre de Bornéo*, que l'on trouve tout formé
dans le tronc d'une *Diptérocarpacée* des îles de la Sonde, le *Dryobalanops aromatica*. Ce camphre, appelé aussi *Bornéol*, $C^{10} H^{18} O$, joue, par rapport au camphre
des lauracées, le rôle de l'alcool par rapport à l'aldéhyde. On peut l'obtenir du
camphre ordinaire en faisant agir sur celui-ci une solution alcoolique de potasse (Berthelot), qui le dédouble en *Bornéol* et en *acide camphique*, et inversement on peut transformer le *Bornéol* en camphre ordinaire par l'action de
l'acide azotique. (Pelouze.)

[3] Le *camphre artificiel* des laboratoires est un *chlorhydrate de térébenthène*
obtenu en traitant par l'acide chlorhydrique l'essence de térébenthine ; un
camphre identique (*chlorhydrate de citrène*) se dépose quand on traite par le
même acide l'essence de citron. C'est de ces camphres qu'on extrait le *camphène*,
en leur enlevant l'acide chlorhydrique par du stéarate de sodium.

la surface de l'eau avec un corps gras. Le bromure d'étain, le
butyrate de báryum, etc., donnent lieu au même phénomène.

Physiologie et Thérapeutique . — Le camphre possède une
action locale réfrigérante et irritante : il peut même déterminer
sur les muqueuses du gonflement et des ulcérations. Son action
générale se porte sur le système nerveux cérébro-spinal, qu'il excite
à faible dose, tandis qu'à dose toxique les premiers phénomènes
de stimulation sont rapidement suivis d'anesthésie, de collapsus,
de dépression générale : la mort arrive dans le délire ou le coma.
Son action parasiticide est incontestable, tant qu'il n'est pas
altéré et dédoublé en d'autres éléments, comme il arrive sans nul
doute dans l'organisme. On n'en retrouve, en effet, ni dans les
urines, ni dans les sueurs, mais seulement une très faible quantité dans l'air expiré. ·

Le camphre est employé à l'extérieur comme *analgésique*, en
frictions, sous forme d'eau-de-vie camphrée, d'eau sédative, de
pommade camphrée, d'huile camphrée, etc. ; —comme *hyposthé-
nisant*, pour diminuer l'appétit génital ou prévenir le priapisme
(blennorrhagie), en cigarettes ou en lavements. Les cigarettes de
camphre, très employées par certaines personnes, amènent bien
plutôt une stimulation qu'une dépression de l'appétit génital : c'est
à forte dose (1 à 4 gr.) et à la limite de la zone toxique, qu'apparaissent les phénomènes de dépression : c'est également dans le but
de prévenir (?) l'action de la cantharidine sur les organes génito-
urinaires, que l'on saupoudre de camphre les vésicatoires. — On
l'emploie également comme antiseptique[1], en poudre, ou sous
forme d'alcool camphré, sur les plaies de mauvaise nature. Il est
rarement prescrit à l'intérieur (en potion, 1 gr. p. 500 gr. julep)
ou en pilules, comme stimulant et antispasmodique. On lui préfère souvent comme anaphrodisiaque le bromure de camphre.

Le Camphre entrait dans la composition de plusieurs préparations officinales plus ou moins usitées : l'Elixir parégorique (de la
pharmacopée de Dublin), le baume Opodeldoch, etc.

---

[1] Raspail, il y a déjà un demi siècle, attribuait la production de toutes les
maladies au développement d'organismes inférieurs; il n'existait donc, à son
avis, qu'un seul remède pour toutes : un antiseptique, et c'est le camphre qu'il
avait choisi. Ces idées sont à peu près abandonnées aujourd'hui, au moins sous la
forme qui leur avait été donnée par leur promoteur. Il est remarquable en
effet, qu'en remplaçant le camphre par l'acide phénique ou le sublimé, le mot
vague d'*organismes inférieurs* par celui de *microbes*, on arrive à une forme
très en vogue de la médecine contemporaine, dans laquelle le principe des
microbes pathogènes amène inévitablement à considérer l'antiseptique comme
un médicament à peu près universel.

Eau sédative (Raspail)	n° 1, (Frictions.)	n°. 2. (Piqûres venimeuses.)
Ammoniaque à 22°.	60 gr.	80 gr.
Alcool camphré.	10 gr.	10 gr.
Sel marin.	60 gr.	60 gr.
Eau commune.	1.000 gr.	1.000 gr.

Pilules camphrées de Ricord		*Pilules de Wutzer*	
Camphre.	2 gr. 4.	Camphre.	1 gr. 2.
Extrait d'opium.	0 gr. 4.	Acide phosphorique.	4 gr.
		Quinquina pulvérisé.	4 gr.
Gomme.	Q. S.	Extrait de cascarille.	Q. S.
Pour 16 pilules.		F. des pilules de 0.1	
		5 pilules 3 fois par jour.	
		(Contre la spermatorrhée.)	

Baume Opodeldoch

Savon animal.	300
Camphre.	240
Ammoniaque liquide.	100
Huile volatile de thym.	20
Huile volatile de romarin.	60
Alcool à 90°.	2 500
	(Codex).

52. FÈVE PICHURIM[1]

Description. — Il en existe deux sortes : la *Grosse Fève Pichurim*, ou *Fève Pichurim vraie* et la *Petite Fève Pichurim* ou *Fève Pichurim bâtarde*.

La *Grosse Fève Pichurim* n'est autre que l'un des cotylédons d'un embryon de *Lauracée* : elle est plan convexe et offre la forme d'un ovoïde très allongé, de 3 à 4 cent. et demi de long. sur 1 et demi à 2 cent. de largeur maxima. La couleur des deux faces est d'un marron très intense, presque noir : elles sont lisses, légèrement luisantes, mais sous la loupe se montrent finement rugueuses. La face convexe ou externe n'offre rien de remarquable qu'un bec peu prononcé, situé presque sur le bord, à l'un des pôles de l'ovoïde. Ce bec correspond à la saillie de la radicule, que

---

[1] Fève Péchurim, Pichurin, Pichorim, Pichora, Pichola, Noix de Sassafras,

l'on aperçoit parfois, avec les restes plus ou moins distincts de la plantule, à la face interne du cotylédon : cette plantule mesure de 5 à 7 mill. de long.

La face interne est très légèrement excavée et présente en son milieu un sillon plus ou moins marqué passant par l'embryon.

La masse se montre à l'intérieur très homogène et très dense, colorée en gris brun, marbrée de veines blanchâtres, se laissant facilement débiter en copeaux d'une grande minceur, d'aspect cireux et très friables; à la périphérie existe une couche mince, d'un brun noirâtre, dont on ne reconnaît nettement l'existence qu'en humectant un peu la coupe, et à laquelle est due la coloration extérieure du cotylédon. L'odeur rappelle celle de la muscade et du clou de girofle : la saveur est un peu âcre, et voisine de celle de ces deux substances.

La *Petite Fève Pichurim* est très semblable à la précédente, mais sa forme est beaucoup moins allongée : elle figure un demi-ovoïde de 2 cent. et demi de long sur 2 cent. de large. La face convexe porte quelquefois encore des débris de téguments, d'un gris rougeâtre, faciles à enlever. L'odeur et la saveur sont moins prononcées que dans la sorte précédente. Les autres caractères sont les mêmes.

L'une et l'autre, mais surtout la première sorte, laissent parfois apparaître à leur surface une sorte d'efflorescence blanche et cristalline, ayant l'aspect du camphre; celle-ci se sublime sur les parois des vases qui les renferment, en y formant une sorte de buée opaque. Au microscope, le tissu des cotylédons des *Fèves Pichurim* se montre constitué par un parenchyme à éléments polyédriques arrondis, assez larges, gorgés de gouttelettes huileuses et de grains d'amidon volumineux, à hile central : quelques cellules sont entièrement remplies par l'huile essentielle. — Celle-ci paraît être plus abondante dans la *Petite Fève Pichurim*.

Botanique. — Les fèves pichurim sont produites par deux *Nectandra*, la grande ou vraie par le *Nectandra pichurim major*, Nées, et la petite ou bâtarde, par le *Nectandra pichurim minor*, Nées, *Lauracées* de la série des *Ocotées*, originaires du Vénézuéla, et qui diffèrent surtout l'une de l'autre par les dimensions de leur graine.

Feuilles opposées, coriaces, penninerves, aiguës aux deux extrémités. — *Fleurs* hermaphrodites ou polygames, disposées en grappes. — *Réceptacle* concave, hémisphérique.— *Périanthe* épais et étalé, de six pièces caduques.— *Etamines* courtes, disposées en quatre verticilles, les six extérieures fertiles et introrses, trois autres fertiles et extrorses, trois internes stériles et entourées de deux glandes à la base de leur filet; anthères quadriloculaires et déhiscentes par quatre petits panneaux disposés en ligne courbe ou transversale. — *Ovaire* unicarpellé, de taille variable, à ovule unique et suspendu. — *Drupe* entourée à sa base par le réceptacle et le calice persistants, de taille variable.

Chimie. — Les fèves pichurim renferment une huile essentielle à laquelle elles doivent leur arôme, de la résine, de la gomme, de la fécule, du sucre, et une matière grasse, l'acide *pichurim-stéarique* $C^{12} H^{24} O^2$ (Sthamer), identique à l'acide *lauro-stéarique* des baies de laurier.

Physiologie et Thérapeutique. — Les fèves pichurim sont vantées dans leur pays d'origine comme un bon fébrifuge; là grande est beaucoup plus estimée que la petite, laquelle ne figure que comme une substitution. Elles ont fait partie de quelques préparations stimulantes, dans lesquelles on les associait à l'anis ou à la coriandre. Elles sont aujourd'hui absolument abandonnées, et ne constituent plus qu'un objet de musée. « On en trouve parfois, disent Flückiger et Hanbury (*Pharmacographia*, II, 270), dans les vieilles drogueries. »

53. SASSAFRAS

Description. — On trouve dans le commerce la *Racine de Sassafras* en segments entiers, ou débitée en bûches (*Bois de Sassafras*), et l'*Écorce* de la racine, dite *Écorce de Sassafras*.

Les racines sont coupées en tronçons de largeur et de

longueur très variables (15 à 30 cent.), à section généralement ronde ou elliptique ; elles donnent naissance à des ramifications de très grosse taille, qui s'en séparent sous un angle très ouvert.

Ces tronçons des grosses racines, fendus longitudinalement en 2 ou 4 morceaux, sont vendus sous le nom de *Bois de Sassafras*. Ils sont d'une grande légèreté. La portion corticale est facile à détacher et offre une épaisseur de 1/2 à 1 cent. ; sa surface est d'une couleur bistre ou grisâtre, ridée par places et couverte de lenticelles ; la couche superficielle, subéreuse, pelliculeuse, très mince, se trouve fréquemment arrachée en plusieurs endroits, et laisse voir la zône sous-jacente, spongieuse, légèrement pulvérulente, d'une couleur de rouille ou rouge brique. Des crevasses plus larges encore laissent voir la couche interne, plus compacte, un peu fibreuse, colorée en brun violacé.

Le bois est d'une teinte rosée, et d'une structure fibreuse en apparence ; la tranche longitudinale des bûches est sillonnée de stries régulièrement parallèles, à direction plus ou moins onduleuse, interrompues par places, qui semblent délimiter des faisceaux de fibres ligneuses et ne sont en réalité que de larges vaisseaux ouverts par une section oblique. Cette structure devient encore plus évidente sur la coupe transversale, criblée de petits trous correspondant à l'ouverture de ces vaisseaux. Ces trous, et par suite les vaisseaux auxquels ils correspondent, sont disposés avec une certaine régularité dans la portion la plus jeune de chaque zone d'accroissement du bois, c'est-à-dire par lignes concentriques assez régulières. La même coupe transversale montre d'une façon très nette les rayons médullaires, qui sont extraordinairement nombreux, et forment des lignes radiales un peu plus pâles que le reste du tissu ligneux, espacées de 1/4 de mill. environ, coupant les zones concentriques, et déterminant avec elles d'étroits ilots quadrangulaires qui renferment les vaisseaux. Il est assez facile, d'ailleurs, de retrouver ces rayons médullaires sur la tranche longitudinale, où ils forment de courtes bandelettes brunes, de 1 mill. environ d'épaisseur, coupant transversalement les stries dues aux vaisseaux [1].

L'*Écorce de Sassafras* se présente en gouttières assez minces, dont la surface externe offre les caractères que nous avons déjà décrits à propos du bois : la face interne est d'un brun grisâtre ou violacé, et striée de lignes longitudinales très fines. La section transversale de l'écorce montre, de dehors en dedans : une mince ligne grisâtre correspondant à la pellicule subéreuse superficielle, puis une zône d'aspect ferrugineux et grumeleux, pulvérulente, de 1 à 3 mill. d'épaisseur (*parenchyme cortical*), doublée intérieurement par la couche interne plus compacte et plus foncée du liber, celui-ci reconnaissable à ses stries radiales.

L'odeur du sassafras est très agréable, et rappelle celle du fenouil. La saveur en est également assez voisine, un peu âcre au bout de quelques instants, et beaucoup plus prononcée dans l'écorce que dans la portion ligneuse.

Au microscope, le suber se montre constitué par plusieurs plans de cellules rectangulaires, aplaties tangentiellement : le parenchyme cortical est formé d'un tissu lâche de cellules à paroi brune, renfermant de l'amidon ; quelques éléments arrondis, contenant de l'huile essentielle, se montrent dans la masse : dans la zone libérienne, ce parenchyme conserve les mêmes caractères, mais il est coupé, par places, de rayons médullaires assez larges, à éléments aplatis et dirigés radialement ; les fibres libériennes sont peu caractérisées et disséminées sans ordre entre ces rayons médullaires. Le bois est formé de fibres à paroi épaisse et groupées étroitement autour de vaisseaux à large ouverture ; les rayons médullaires présentent plusieurs plans de cellules

---

[1] On trouve en outre, dans quelques drogueries, le bois de sassafras débité en copeaux que l'on reconnaîtra facilement à leur odeur caractéristique et aux pores de leur coupe transversale.

radiales contenant de l'amidon. On trouve également dans le bois quelques cellules à essence.

Botanique. — Le *Bois de Sassafras* est fourni par le *Sassafras officinale*, Nées. (*Laurus Sassafras*, L.), une *Lauracée* de la tribu des *Ocotéées*.

C'est un grand arbre pouvant atteindre jusqu'à 30 mètres de hauteur, assez commun dans les forêts de l'ouest de l'Amérique du Nord. Les branches sont flexibles et les bourgeons couverts d'écailles rougeâtres.

Feuilles alternes, tomenteuses à la face inférieure, tantôt entières et ovales, tantôt découpées en deux ou trois lobes. — *Inflorescences* en grappes simples ou composées, entourées à leur base d'écailles laineuses. — *Fleurs* dioïques. — *Réceptable* faiblement excavé. — *Périanthe* de six pièces caduques. — Dans la fleur mâle, 9 *étamines* disposées en trois verticilles, les deux premiers à anthères introrses, le plus interne à anthères extrorses et à filets entourés d'un bourrelet glanduleux à leur base ; toutes sont quadriloculaires et déhiscentes par quatre panneaux ; au centre du réceptacle, un *carpelle* avorté en forme de cornet. — Dans la fleur femelle, 9 *étamines* à anthères stériles et transformées en masses glanduleuses ; *carpelle* uniloculaire, à style un peu recourbé, à *ovule* unique, descendant. — *Baie* entourée à sa base par la cupule réceptaculaire, que garnissent comme des dents les rudiments des pièces du périanthe ; le pédicelle est lui-même renflé et charnu au sommet. — *Graine* unique renfermant un embryon à cotylédons épais.

Chimie. — Le Bois de Sassafras doit ses propriétés à une huile volatile plus lourde que l'eau, que l'on extrait industriellement, surtout de l'écorce (2 p. 100) ; elle est jaune, brûlante, se colore en vert par l'acide sulfurique, en rouge par l'acide azotique et se montre composée d'une essence, le *safrène* $C^{10} H^{10}$, et d'une sorte de camphre, le *safrol* $C^{10} H^{10} O^2$. On trouve en outre, dans l'écorce, du tannin en assez grande quantité. La couleur rouge est due à la présence d'une substance peut être dérivée du tannin, la *sassafride*, soluble dans l'eau chaude et l'alcool, voisine sans doute de l'*acide Cincho-tannique* des *Cinchonas* et du *Rouge de ratanhia*.

Physiologie et Thérapeutique. — Très vanté jadis comme sudorifique, antisyphilitique et dépuratif, le bois de sassafras n'est plus guère employé aujourd'hui en Europe. Il faisait partie des quatre *espèces sudorifiques* ; on le prescrit rarement seul, mais associé au guaïac, à la salsepareille et à la squine. Son huile, qui possède quelque action stimulante, est plus usitée aux Etats-Unis : elle sert à aromatiser le tabac et le savon.

Diagnose. — Il n'existe dans le Droguier d'autres substances affectant l'aspect du *Bois de Sassafras*, que le *Bois de Guaiac*, le *Bois de Campêche*, facilement reconnaissables à leur poids et leur couleur, — le *Bois de Quassia*, dont la saveur est caractéristique, — et le *Santal citrin*, dépourvu de l'écorce rougeâtre du Sassafras et des trous si nombreux de sa coupe transversale.

Sirop de sassafras. — Espèces sudorifiques pour infusions.

Sassafras.	90 gr.	Sassafras râpé.	
Vin blanc.	660 gr.	Fleurs de sureau.	ââ
Sucre.	960 gr.	Feuilles de bourrache.	
		Pétales de coquelicot.	

Elixir antigoutteux de Villette.

Quina gris.	125 gr.	Résine de guaiac.	60 gr.
Sassafras.	30 gr.	Salsepareille.	125 gr.
Coquelicot.	60 gr.	Sucre.	1.250 gr.
Rhum.	5.000 gr.		

54. BAIES DE LAURIER

Description. — Petits corps ovoïdes, de 1 à 1 ¹/₂ cent. de longueur. — Le péricarpe est coriace et forme une sorte de coque que la dessiccation rend indépendante de la graine, et à l'intérieur de laquelle celle-ci fait entendre, quand on l'agite, comme un bruit de grelot. Cette coque est mince, cassante, colorée en brun noir, à reflets bleuâtres ; elle est sillonnée à sa surface par de gros plis saillants, décrivant des aréoles à contour irrégulièrement polygonal, à fond légèrement rugueux. La cicatrice laissée par la chute du style occupe l'un des pôles de l'ovoïde, où elle forme une petite tache peu saillante et peu visible. A l'autre pôle existe la cicatrice plus étendue laissée par le pédoncule.

Cette coque est constituée par un épicarpe noir, très mince, difficile à isoler, — par un mésocarpe brun, un peu mou, épais de 1 mill., représentant la pulpe desséchée du fruit frais, — et enfin, par une coque mince, sèche, formant à la surface de la cavité de la coque un revêtement lisse, luisant, brunâtre, souvent marbré de taches jaunes (endocarpe et enveloppe externe de la graine).

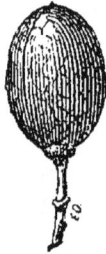

FIG. 53. — Baie de Laurier
(*Laurus nobilis*. L.).

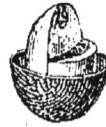

FIG. 54. — Baie de Laurier coupée, laissant voir la graine.

(L'un des cotylédons est en partie enlevé et montre la plantule adhérente à la face interne de l'autre.)

L'embryon est globuleux ou ovoïde, plus petit que la cavité du péricarpe, coloré en jaune sale et terreux, luisant, un peu chagriné à sa surface, et divisé, suivant sa longueur, par une ligne brune formant méridien, au niveau de laquelle la séparation des 2 cotylédons est facile. Ces cotylédons sont plan-convexes ou très légèrement concavo-convexes. La plantule occupe l'une des extrémités, sur la face de contact des cotylédons ; cette plantule est longue de 2 mill. environ, grêle, étranglée en bissac et enfoncée dans une dépression de même forme ; dans les échantillons desséchés, elle reste adhérente à la face plane d'un des cotylédons, tandis que l'autre porte son empreinte.

La substance des cotylédons est très compacte : l'ongle la raye facilement, en formant un sillon huileux à sa surface ; elle laisse sur le papier une tache grasse persistante.

La structure microscopique est fort simple : l'épicarpe est formé de deux rangées (au plus) de cellules tabulaires : le mésocarpe se compose d'un parenchyme assez lâche, parsemé de réservoirs à huile, dont les éléments renferment des granulations et une matière colorante verte, surtout à la périphérie; les cellules qui représentent l'endocarpe ont une paroi plus épaisse, sont très allongées radialement et dépourvues de matière colorante[1]. Le parenchyme des cotylédons est gorgé de gouttelettes huileuses.

Botanique. — Les baies de laurier utilisées en médecine sont celles du *Laurus nobilis*, L. *Lauracée* de la série des *Tétranthérées*.

La plante, toujours verte, atteint, dans notre climat, de 2 à 15 mètres de hauteur. On la trouve dans les régions méditerranéennes et dans les parties de l'Europe à hivers peu rigoureux.

Feuilles alternes, oblongues, aiguës (en navette), coriaces, épaisses, odorantes. — *Fleurs* jaunes, dioïques, disposées en ombelles courtes, entourées de bractées foliacées. — *Réceptacle* concave. — *Périanthe* (contre la règle générale des Lauracées) à quatre pièces pétaloïdes, caduques. — Dans la fleur mâle, 12 *étamines*, disposées en quatre verticilles égaux, à anthères toutes introrses, biloculaires, déhiscentes par deux panneaux, à filets tous pourvus de deux petites glandes à leur base. — Dans la fleur femelle, l'androcée est stérile et réduit à 3 ou 4 staminodes, garnis également à leur base de deux petites glandes stipitées; *carpelle* unique, à style court, à ovule unique, anatrope, suspendu, à micropyle supérieur et interne. — *Baie* entourée à sa base par la coupe réceptaculaire irrégulièrement dentée sur ses bords.

Chimie. — Il existe dans le fruit deux huiles : l'une grasse, qui domine dans les cotylédons, l'autre, volatile, plus abondante dans le péricarpe. Par expression des baies fraîches chauffées au bain-marie, ou des baies sèches pulvérisées et exposées à la vapeur d'eau bouillante, on obtient une huile verte, très odorante, de la consistance du beurre, renfermant un mélange de ces deux huiles. On y a trouvé de la *lauro-stéarine*, substance grasse, cristallisable, que les alcalis dédoublent en glycérine et en *acide lauro-stéarique*.

L'acide *lauréo-stéarique* ou *laurique* $C^{12} H^{24} O^2$ est soluble dans l'alcool et l'éther, insoluble dans l'eau, et cristallise en fines aiguilles: il fond à 43° 6. Cet acide a été trouvé également dans les Fèves Pichurim (*acide pichurinstéarique*), dans le beurre de coco et quelques autres graisses végétales, ainsi que dans le blanc de baleine.

---

[1] L'enveloppe externe de la graine, adhérente à l'endocarpe, est formée de cellules brunes, très aplaties; l'enveloppe interne, très mince, formée d'une seule rangée de cellules cubiques, demeure adhérente à la surface des cotylédons.

Physiologie et Thérapeutique.— Les baies de laurier sont stimulantes, diurétiques et sudorifiques. A haute dose, elles peuvent provoquer le vomissement. L'huile, appliquée à l'extérieur, est calmante, résolutive et tonique.

On peut prescrire à l'intérieur l'infusion des baies concassées (4 à 18 gr. par kil.), la bière de baies de laurier, ou l'huile (I à XII gouttes), — à l'extérieur l'huile et l'onguent dit de laurier (1 p. de feuilles récentes et contuses, 1 p. de poudre de baies sèches, 4 p. d'axonge).

C'est un médicament peu employé aujourd'hui; l'huile seule est quelquefois prescrite en frictions dans le rhumatisme, les engorgements ou l'œdème.

Les baies de laurier faisaient partie de l'Esprit carminatif de Sylvius, du baume de Fioraventi, du liniment stimulant de Reil, de l'alcoolat de thériaque composé, etc.

Diagnose. — Les *Baies de Laurier* offrent quelque ressemblance avec la *Coque du Levant ;* mais celle-ci est plus petite, subréniforme, grise et terne à la surface, et divisée en deux par une sorte de nervure dorsale très visible, que l'on peut isoler : agitée auprès de l'oreille, elle ne produit pas le bruit de grelot que fait entendre presque toujours, dans la baie de laurier, le nucelle détaché du péricarpe. — Les *Baies de Nerprun* offrent la même coloration, mais sont quatre fois plus petites ; elles sont pulpeuses, polyspermes, etc.— Le *Piment de la Jamaïque* est plus petit, sphérique, et doué d'une saveur spéciale : les disques plan convexes qu'il renferme sont des graines complètes, que sépare une cloison membraneuse.

Baume de Fioraventi.

Térébenthine du mélèze	500 gr.	Galanga.	50 gr.
Elémi.	100 gr.	Zédoaire.	50 gr.
Tacamaque.	100 gr.	Gingembre.	50 gr.
Succin.	100 gr.	Cannelle de Ceylan.	50 gr.
Styrax liquide.	100 gr.	Clous de girofle.	50 gr.
Galbanum.	100 gr.	Muscades.	50 gr.
Baies de laurier.	100 gr.	Dictame de Crète.	50 gr.
Myrrhe.	100 gr.	Alcool à 80°.	3.000 gr.
Aloès.	50 gr.		

Laisser macérer pendant 4 jours et distiller pour obtenir 2,500 gr. d'alcoolat de Fioraventi.

55. MUSCADES

Description. — La *muscade* ou *noix muscade* est une
graine, que l'on trouve presque toujours, dans le commerce,
dépouillée de son tégument externe, réduite par conséquent
à son volumineux albumen emprisonnant un embryon de
petite taille, et à son tégument interne.[1]

Elle a à peu près la taille et la forme d'un œuf de pigeon
(2 à 2 cent. et demi de long. — 1 cent. et demi de large);
elle est très légère, très dure; sa surface est couverte de
rides longitudinales sinueuses, rayonnant autour de la
chalaze, atténuées vers la base de la graine où elles font
place à de fines mouchetures. La couleur vraie de cette
graine est d'un brun clair : mais, telle que le commerce la
livre, elle est revêtue d'une poussière blanchâtre, restée
adhérente au moins au fond des sillons de la surface, et provenant du *chaulage*[2] que la graine a subi dans le pays de
production.

La base de la graine porte un mammelon très prononcé,
entouré d'un sillon circulaire ou polygonal *(hile);* le pôle
opposé en porte un beaucoup plus petit *(chalaze)*; ces deux
points sont reliés l'un à l'autre, sur l'un des côtés, par un
sillon longitudinal assez marqué *(raphé).*

Coupée longitudinalement, la graine présente une très
mince bordure brune correspondant à une couche tégumentaire interne très adhérente; l'albumen est gris brun,
cireux, ruminé, marbré de veines noirâtres très nom-

---

[1] Lorsque le nucelle est encore recouvert de ses deux téguments, il constitue
ce qu'on appelle la *muscade en coques.* (Voir l'article suivant.)

[2] A cet effet, on l'a roulée dans de la chaux, afin d'empêcher le développement de l'embryon, pratique traditionnelle et inutile, datant de l'époque où les
Hollandais, seuls maîtres des îles aux épices, comptaient rendre le développement
de la plante et sa propagation en pays étranger absolument impossibles.

breuses, issues du tégument interne, dues à la pénétration de celui-ci dans la masse. A la base se trouve un court em-

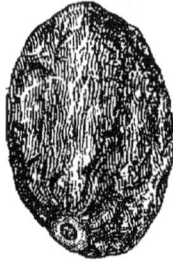

FIG. 55. — Muscade dépouillée de son tégument externe ou coque (*Myristica fragrans.* Houtt.)

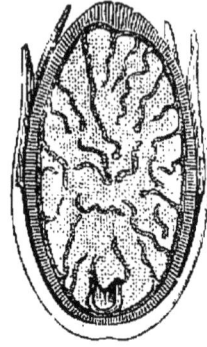

FIG. 56. — Muscade coupée longitudinalement.
(La coque et le macis ont été conservés.)

bryon à radicule courte et épaisse, à cotylédons étalés et plissés sur leurs bords.

L'odeur est légèrement aromatique et caractérise bien la drogue : la saveur est brûlante, camphrée et également caractéristique.

Au microscope, la couche tégumentaire se montre formée de deux zônes de cellules : la première, ordinairement déchirée par places et restée en partie adhérente au tégument externe ou *coque*, est formée de cellules assez lâches, et de couleur pâle : la seconde se compose d'éléments plus petits, à paroi plus épaisse et colorée en brun noirâtre : on retrouve cette structure dans les prolongements qu'envoie ce tégument au sein de la masse de l'albumen, bien que sur leurs bords il s'établisse une transition graduelle avec le parenchyme de ce dernier : ce parenchyme est formé d'éléments polyédriques arrondis renfermant des gouttelettes huileuses et des grains d'amidon.

Botanique. — Le muscadier est un arbre de 8 à 15 m. de hauteur, très touffu, cultivé dans les îles de l'océan Indien (les îles

Banda en particulier), aux Indes, à Malacca, à Singapoure, et jusqu'au Brésil : c'est le *Myristica fragrans*, Houtt., de la famille des *Myristicacées* [1].

Feuilles alternes, à pétiole court, à limbe oblong ou lancéolé, penninerve. — *Fleurs* dioïques, disposées en cymes. — *Périanthe* simple, à trois pièces soudées à leur base, formant trois dents charnues, pubescentes et verdâtres. — 20 *Etamines* environ, adossées à une colonne centrale formée par le prolongement du réceptacle : anthères longues, étroites, uniloculaires, extrorses, déhiscentes par une fente longitudinale : pas de traces d'androcée dans la fleur femelle. — *Carpelle* unique, velu, conique, à style bilobé et formant une crête double qui se poursuit sous forme d'un sillon sur le dos de l'ovaire. — *Ovule* unique, inséré dans l'angle interne, anatrope, à micropyle inféro-externe ; pas de traces de gynécée dans la fleur mâle. — *Baie* coriace, de la forme d'une petite poire, déhiscente en deux valves. — *Graine* unique, entourée d'un arille à la fois micropylaire et ombilical, formant une large collerette frangée, appelé *macis*. (Voir p. 165.)

D'autres *Myristica* sont exploités pour la récolte de la muscade : *Myristica fatua* (Moluques) ; *M. Sebifera.* (Guyane et Brésil) ; *M. Bicuhyba* (Brésil) ; *M. officinalis* (Brésil) ; *M. Otobea* (Pérou) ; *M. Madagascariensis* (Madagascar) ; *M. tingens* (Amboine) ; *M. Kombo* (Gabon). Le genre ne comprend pas moins de 80 espèces.

Dans le petit groupe des îles Banda, qui sont presque entièrement couvertes de muscadiers, l'arbre peut fournir deux récoltes par an. Les fruits sont cueillis avec de longs crochets, dès qu'ils commencent à s'ouvrir ; les graines, retirées ensuite avec soin, sont séchées pendant environ deux mois dans une sorte d'étuve bien aérée. (Flück. et Hanb.)

Chimie. — L'albumen de la graine renferme 28 p. 100 d'une matière grasse spéciale, le *Beurre de muscades* (voir p. 166), de l'amidon, des albuminoïdes et environ 3 p. 100 d'une *essence* composée d'un hydrocarbure $C^{10} H^{16}$, le *Myristicène*, et d'une huile

---

[1] MYRISTICACÉES. — Plantes ligneuses, — Feuilles alternes, non stipulées. — Fleurs régulières, sans corolle, dioïques, disposées en cymes. — Réceptacle convexe. — Périanthe simple, gamosépale, a trois dents. — Androcée composé de 20 anthères environ, uniloculaires, extrorses. déhiscentes par une fente longitudinale, appliquées contre une colonne dressée au centre du réceptacle. — Ovaire supère, uniloculaire. — Ovule unique, anatrope, dressé, inséré sur un placenta presque basilaire. — Baie déhiscente en deux valves. — Graine pourvue d'un albumen ruminé et d'un arille d'origine à la fois ombilicale et micropylaire. (*Arillode* des auteurs.)

Un seul genre : *Myristica* (*Hist. des Pl.*, t. II, p. 498.)

oxygénée, le *Myristicol* $C^{10} H^{14} O$, isomère avec le *Carvol* : on y a signalé en outre, la présence d'une faible quantité d'acide *Myristique* $C^{14} H^{18} O^2$.

Physiologie et Thérapeutique. — La muscade est stimulante, carminative, et aromatique : elle n'est jamais employée seule, mais elle entre dans la composition d'une foule de préparations classiques : baume de Fioraventi, élixir de Garus, thériaque, etc. On s'en sert en outre fréquemment comme épices, surtout en Angleterre.

56. MUSCADES EN COQUE

Description. — La *Muscade en coque* n'est autre que la graine du muscadier, encore pourvue de son enveloppe la plus externe ou *testa*. A l'intérieur se trouve la noix muscade telle que nous l'avons décrite à l'article précédent.

C'est une masse ovoïde, plus ou moins acuminée à l'un de ses pôles, portant à l'autre une cicatrice rugueuse (hile). — La surface, d'un brun de noyer, est légèrement lustrée, granuleuse, et porte des empreintes digitées laissant entre elles des bandes saillantes plus ou moins régulières, souvent anastomosées ou ramifiées ; ce sont les traces de l'incrustation des lames du *macis* (Voir l'article suivant). Une des faces de l'ovoïde, un peu plus aplatie, présente un large sillon, étendu d'un pôle à l'autre et rayé de lignes fibreuses longitudinales, le *raphé*.

La masse, très légère, offre néanmoins une certaine résistance : le plus souvent on perçoit à l'intérieur, en secouant la graine, le bruit de grelot produit par la noix muscade heurtant les parois.

Le testa, ou coque, n'est autre que la couche superficielle lignifiée des téguments séminaux : la seconde enveloppe est restée, au moins pour la plus grande partie, adhérente à la graine.

Au microscope, ce testa se montre formé de trois couches :
une superficielle, à éléments tabulaires aplatis, — une
moyenne à éléments courts, dirigés radialement, — et une interne à cellules dirigées encore radialement, mais plus allongées et plus étroites (Planchon).

Botanique. — La muscade en coque est une simple sorte commerciale que l'on consomme surtout en Chine. — Pour les autres
pays, la coque est brisée et la noix de muscade expédiée nue,
après frottement dans la poudre de chaux. (Voir Muscadier, p. 163.)

57. MACIS

Description. — Le *Macis* est un arille (*arillode* de Planchon)
d'origine à la fois ombilicale et micropylaire (H. Baillon),
interposé, dans le fruit, entre le péricarpe et les téguments
de la graine, à la surface de laquelle il laisse son empreinte.

Il forme autour de la graine une sorte de
collerette de couleur orange, de consistance
cireuse, plus ou moins charnue, ordinairement translucide, (fendue lors de la récolte),
et découpée, à 1 cent. de sa base, en lanières
étroites, souvent bifurquées, qui s'imbriquent
au dessus de là chalaze, dans le fruit.

Le bord inférieur est rugueux et porte les
traces de son insertion à la base de la graine.

La hauteur de ces collerettes est de 3 à
4 cent., leur épaisseur de 1 mill.; dans le
commerce, elles sont généralement aplaties,
quelquefois développés en rubans. On dis-
tingue à leur surface des lignes parallèles très régulières,
plus visibles encore lorsqu'on examine le fragment par
transparence.

La saveur est d'abord aromatique et rappelle celle du

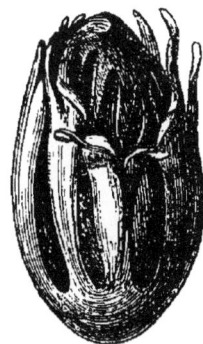

FIG. 57. — Mus-
cade en coques,
pourvue de son
macis.

cerfeuil, mais devient rapidement âcre. L'odeur est des plus agréables et caractéristique de la muscade.

Vu au microscope, le macis représente une frange compacte de poils glanduleux, agglutinés les uns aux autres et remplis d'huile essentielle ; sur la rayure faite par l'ongle, on voit souvent cette huile perler en gouttelettes. Les éléments de la couche superficielle de revêtement sont incolores et ont une paroi épaisse : ceux de la masse intermédiaire sont polyédriques, à contenu finement granuleux, et entremêlés de quelques cellules rondes et volumineuses renfermant de l'huile volatile.

Botanique. — *Myristica fragrans*. Iles Banda.

Chimie. — Le macis renferme un peu plus de 8 p. 100 d'huile essentielle aromatique et 24 p. 100 environ de résine, — en outre un peu de mucilage et de sucre incristalisable, mais, selon Flückiger et Hanbury, point de trace de matières grasses. L'huile essentielle est *lévogyre* et constituée par un hydrocarbure $C^{10} H^{16}$, le *Macène*, très analogue, peut-être identique, au *Myristicène*, et une huile oxygénée peu connue.

Physiologie et Thérapeutique. — C'est un condiment et un aromate bien plutôt qu'un médicament : il est stimulant et carminatif, et sert à aromatiser quelques potions cordiales. Il faisait partie d'un grand nombre de vieilles recettes de pharmacie.

58. BEURRE DE MUSCADES

Description. — Le *Beurre de Muscades* est le produit obtenu par expression de l'albumen des graines du muscadier.

On le trouve dans le commerce en briques courtes, de la couleur de la cire jaune, enveloppées de feuilles de palmier ou de nattes. La masse est compacte, d'un brun orangé. Le toucher est gras et savonneux ; sous la pression du doigt, le bloc offre une certaine résistance, et se creuse lentement en formant de nombreuses bavures en coquilles enroulées, d'un jaune clair.

Ṣa saveur est brûlante, avec un léger goût de moisi, et laisse au palais une amertume très persistante. L'odeur est celle de la muscade, avec un peu plus de force que celle du macis.

Botanique. — *Myristica fragrans* (p. 163).

Chimie. — Cette huile existe dans la proportion de 28 p. 100 dans les graines du muscadier, dont on la retire par expression entre des plaques de fer chauffées, après exposition à la vapeur de l'eau bouillante. Elle fond à 45° ; elle est soluble dans l'alcool chaud et surtout dans l'éther chaud.

Elle renferme, — outre 6 p. 100 de l'huile essentielle décrite plus haut, et une matière colorante peu connue, — un glycéride concret, la *Myristine* (40 à 50 p. 100) et divers glycérides huileux.

La *Myristine*, $C^{45} H^{86} O^6$, cristallise en écailles soyeuses ; elle est très soluble dans l'éther bouillant, moins dans l'alcool : on la trouve également dans diverses huiles végétales et dans le blanc de baleine. Les alcalis la saponifient et la dédoublent en glycérine et en *Acide myristique*, $C^{14} H^{28} O^2$: cet acide existe dans le beurre, dans le blanc de baleine, dans le beurre de coco, etc.

Physiologie et Thérapeutique. — Le beurre de muscades est stimulant, un peu âcre, et a jadis été employé en frictions. Il fait encore partie de quelques onguents classiques, prescrits contre les douleurs rhumatismales. Il est à peu près inusité aujourd'hui.

Baume nerval (Codex)	
Moelle de bœuf purifiée.	350
Huiles d'amandes douces.	100
Beurre de muscades.	450
Huile volatile de romarin.	30
Huile volatile de girofles.	15
Camphre.	15
Baume de Tolu.	30
Alcool à 90°.	60

Liniment de Rosen	
Beurre de muscades.	5
Huile volatile de girofles.	5
Alcoolat de genièvre.	90
	(Codex)

59. RACINE DE COLOMBO

Description. — La racine entière est fusiforme, charnue et très volumineuse ; mais on ne la trouve presque jamais sous cette forme dans le commerce ; elle nous arrive coupée en rondelles circulaires ou ovales, devenues plus ou moins biconcaves par la dessication ; ces rondelles, qui mesurent de 3 à 7 cent. de diamètre sur 1 à 2 cent. d'épaisseur, sont très légères, plus ou moins cassantes, presque constamment piquées de trous d'insectes, comme la plupart des racines riches en amidon.

La tranche, qui correspond à la surface de la racine, est brunâtre, couverte de rides irrégulières produites par la dessication. Les faces sont déprimées de chaque côté, mais par plans successifs et suivant des zones concentriques correspondant aux diverses régions anatomiques de la racine; cette surface est rugueuse d'aspect, mais douce au toucher et légèrement pulvérulente. La teinte générale est jaune, un peu plus foncée en gagnant le centre, où elle est quelquefois rougeâtre.

La structure de la racine est en partie visible sur ses faces, et devient plus nette encore lorsqu'on pratique une nouvelle section transversale. A 1 ou 1 $\frac{1}{2}$ cent. du bord, se montre une ligne circulaire brunâtre très visible (*cambium*), qui divise, à l'œil nu, la racine en deux zônes : la zône extérieure, formant anneau, se compose d'un parenchyme cortical homogène, bordé en dehors par un mince liseré brun de suber ; les faisceaux libériens forment de petites lignes brunâtres, à direction radiale, partant du cambium et se continuant le plus souvent au delà, dans la zône centrale, avec d'autres lignes brunes, criblées de pores visibles à l'œil nu ou à la loupe, et qui ne sont autres que des faisceaux ligneux avec leurs vaisseaux. Ces derniers faisceaux forment, dans la zône centrale, des stries radiales discontinues, très

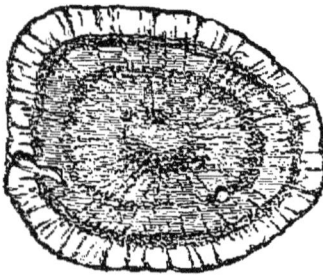

FIG. 58.— Racine de Colombo. (*Chasmanthera palmata.* H. Bn.)

grêles, disséminées sans ordre apparent, au milieu d'un parenchyme assez analogue au parenchyme cortical.

La cassure est courte, rugueuse, pulvérulente. L'odeur
est assez désagréable et rappelle celle de la noix rance ; la
saveur est franchement amère, sans astringence.

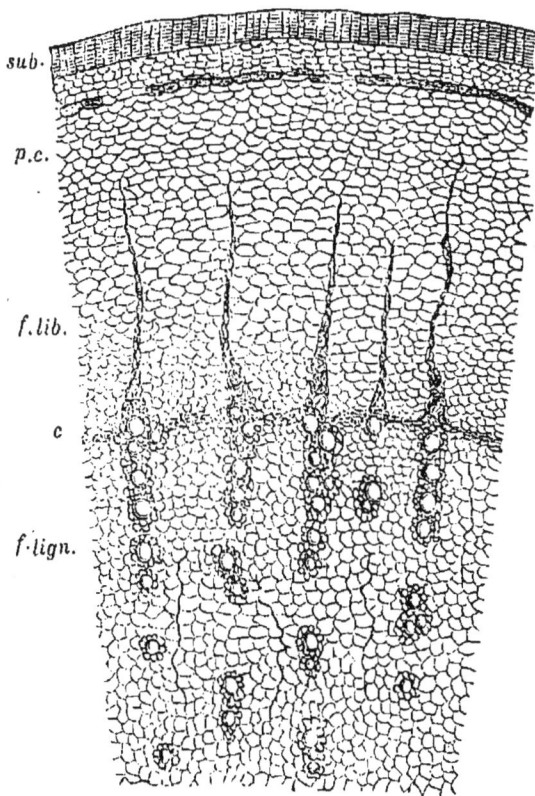

FIG. 59 — Racine de Colombo, coupe transversale.

Sub., Suber ; — *p. c.*, parenchyme cortical ; — *f. lib.*, faisceaux libériens ; —
c., cambium ; — *f. lign*, faisceaux ligneux (d'après Lanessan).

Au microscope, on trouve sous le suber deux ou trois plans
de cellules rectangulaires, brunes et aplaties, au-dessous
desquelles se montre une zône mince de cellules à paro
épaissie. Le parenchyme est formé d'éléments polyédriques

renfermant de la matière colorante jaune et de nombreux grains d'amidon, très volumineux, et assez analogues, comme forme et comme disposition du hile, aux grains ovoïdes de l'amidon du haricot; la même structure se retrouve dans le parenchyme de la zône centrale. Les faisceaux libériens sont allongés, grêles, aigus en dehors, et formés de cellules petites, à paroi épaissie. Les faisceaux ligneux sont riches en vaisseaux à large ouverture, à paroi jaune : les cellules fibreuses sont petites, peu abondantes, et colorées de même en jaune.

Botanique. — La plante qui donne la racine de Colombo est le *Chasmanthera palmata*, H. Bn. (*Menispermum palmatum*, Lamk.) *Ménispermacée*[1] de la série des *Chasmanthérées*, qui croît en abondance dans les forêts de l'Afrique orientale et australe, sur la côte du Mozambique, et même, paraît-il, à Madagascar. On l'a crue longtemps originaire de l'île de Ceylan, et surtout de Colombo.

C'est une liane à rhizome court, charnu et garni de nombreuses racines; les rameaux aériens annuels sont herbacés, grêles, velus, et atteignent le sommet des arbres les plus élevés, en s'appuyant sur leur tronc.

Feuilles alternes, longuement pétiolées, palminervées et palmatilobées, hérissées de poils sur leur contour et sur leurs nervures. — *Fleurs* dioïques, disposées en grappes longues et rameuses pour les fleurs mâles, courtes et simples pour les fleurs femelles. — *Calice* à 6 pièces, en deux verticilles trimères. — *Corolle* à six pièces disposées de même, plus petites, dressées, concaves et alternisépales. — 6 *étamines* libres, à filet entouré par le pétale correspondant enroulé, à anthères extrorses, biloculaires, déhiscentes par deux fentes longitudinales étranglées que l'on a pu

---

[1] MÉNISPERMACÉES. — PLANTES LIGNEUSES, ordinairement GRIMPANTES. — FEUILLES ALTERNES, non stipulées. — FLEURS UNISEXUÉES, ordinairement régulières, trimères, disposées en grappes ou en cymes. — RÉCEPTACLE CONVEXE. — CALICE et COROLLE comprenant chacun au moins 2 VERTICILLES TRIMÈRES (sauf *Cissampelos*) de PIÈCES LIBRES. — ÉTAMINES libres, plus rarement monadelphes ou groupées au sommet d'un mamelon, formant des verticilles trimères en nombre variable. — ANTHÈRES BILOCULAIRES, extrorses, déhiscentes par deux fentes longitudinales. — CARPELLES LIBRES, au nombre de 3, 6, ou davantage. — OVULES anatropes ou amphitropes, à micropyle supéro-externe, au nombre de deux dans chaque carpelle (l'un d'eux avortant fréquemment). — DRUPES monospermes en nombre variable. — GRAINE albuminée (sauf chez les *Pachygonées*).

M. Baillon admet dans la famille des Ménispermacées quatre séries (*Hist. des Pl.*, t. II, p. I) :

Chasmanthérées, Cocculées, Pachygonées, Cissampélidées.

prendre pour quatre pores. — 3 à 6 *carpelles* libres, uniloculaires, à placenta axile, renfermant chacun 2 ovules anatropes, dont l'un avorte. La fleur mâle ne renferme pas de traces de gynécée : la fleur femelle contient 6 étamines stériles. — *Fruit* multiple, formé de trois drupes ovoïdes et aplaties, dont le noyau porte dans l'angle interne une saillie bilobée qui s'imprime sur la surface de la graine. — *Embryon* arqué ; albumen ruminé.

Chimie. — La racine de Colombo renferme de la *Columbine* $C^{22} H^{12} O^{7}$, de la *Berbérine* $C^{20} H^{17} Az O^{4}$, de l'acide *columbique* $C^{22} H^{24} O^{7}$, de l'amidon, de la pectine et de la gomme; — il ne s'y trouve point de tannin : la vraie racine de Colombo doit donc se colorer en bleu par l'iode et ne pas se colorer en noir par l'addition d'un persel de fer.

La *Columbine* est amère, cristallisable, incolore, soluble dans l'alcool et l'éther bouillants, dans les alcalis et dans l'acide acétique. — La *Berbérine*, que l'on retrouve d'ailleurs dans un certain nombre d'autres plantes, est amère, jaune, cristallisée, peu soluble dans l'alcool et l'éther, à peu près insoluble dans l'eau.

Physiologie et Thérapeutique. — C'est un tonique amer, qui n'est ni astringent, ni stimulant et peut comme tel remplir des indications précieuses (dyspepsies, anémie, etc.). A haute dose, il provoque le vomissement, bien plus par sa saveur que par une action propre sur les centres nerveux. Il s'emploie en poudre (5 centigr. à 4 gr.), en teinture (2 à 8 gr.), en infusion (2 à 4 gr. p. 250), et fait partie d'un petit nombre de préparations classiques. Il est indiqué dans le traitement des dyspepsies par atonie, de l'embarras gastrique, de la diarrhée aiguë ou chronique, et secondairement dans l'anémie, la chlorose, la scrofule.

60. COQUE DU LEVANT

Description. — Le fruit qui porte ce nom dans le commerce est une petite drupe desséchée, globuleuse ou subréniforme, mesurant 1 cent. environ de long sur 5 à 7 mill. de large.

La surface est d'un brun sale et terreux, finement grenue et couverte d'un réseau de plis très fins, plus ou moins saillants, circonscrivant des aréoles polygonales. La dépression latérale qui donne au fruit son aspect réniforme, est due à une sorte de pénétration du pédoncule à l'intérieur du fruit ; on trouve sur le bord inférieur de cette dépression, la cicatrice arrondie, excavée, très nette, de ce pédoncule ; un peu au-dessus,

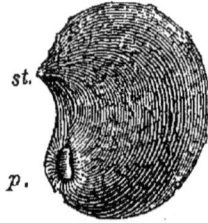

FIG. 60. — Coque du Levant. (*Anamirta Cocculus*, W. et Arn.).

St., restes du style ; — p., cicatrice du pédoncule (d'après de Lanessan).

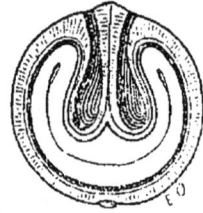

FIG. 61. — Coque du Levant; section transversale passant au niveau des deux diverticules.

(L'épicarpe et l'endocarpe du fruit ont été enlevés.)

sur le bord supérieur de la dépression, se montre une légère saillie qui n'est autre que le rudiment du style ; enfin, de chaque côté, existe un très petit orifice, plus ou moins net au dehors, conduisant chacun dans un diverticule dont il sera parlé plus loin. Une sorte de bandelette mince, ligneuse, épaisse de 1 mill., se montre sur le dos du fruit et s'étend du pédoncule au style, en passant par le bord convexe.

L'épicarpe et le mésocarpe de la drupe forment une couche mince et coriace, que l'on peut isoler assez facilement, et sous laquelle on trouve un endocarpe lignifié, de couleur chair, fortement mamelonné au dehors, lisse ou luisant au dedans ; les deux pores situés de part et d'autre de la dépression pédonculaire sont ici très visibles. La figure 61, qui représente le fruit enveloppé uniquement de son endocarpe et coupé transversalement au niveau du pédoncule, montre nettement la hernie en forme de crête que fait ce dernier dans la cavité du fruit, le sillon médian qui divise cette crête selon sa longueur, ainsi que les deux diverticules, qui ont

subsisté sur les côtés après le refoulement des tissus, et qui
s'ouvrent encore au dehors (ou simplement sous le mésocarpe), par les deux pores signalés plus haut.

La graine se moule sur la cavité du péricarpe : elle est en
forme de calotte, et sa partie excavée, dans laquelle se place
la saillie du pédoncule, présente elle-même une crête médiane étroite, qui se loge dans le sillon longitudinal que
porte cette saillie.

Cette graine, que revêt une enveloppe très mince, est
constituée en grande partie par un albumen huileux, d'un
jaune sale, rappelant l'aspect de la noix rance, laissant une
tache grasse sur le papier. L'embryon est logé dans le bord
supérieur de la calotte ; sa radicule, qui est très petite, est

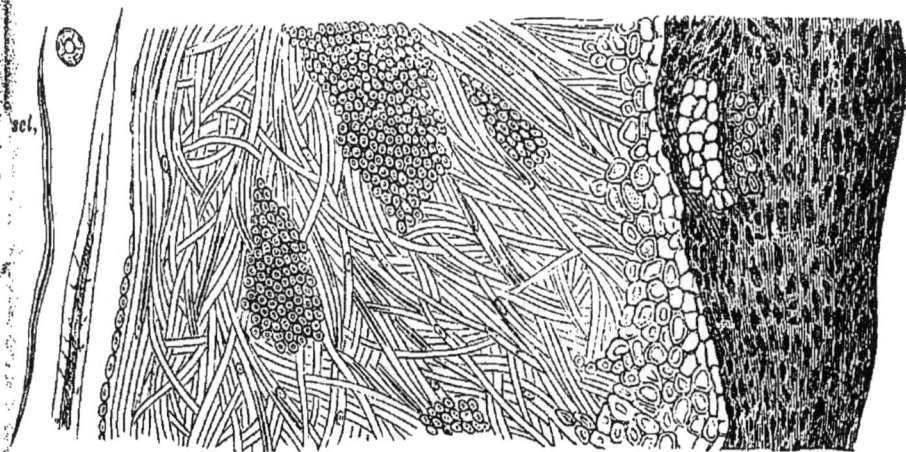

FIG. 62. — Coupe transversale du péricarpe de la Coque du Levant.

Ep, épicarpe ; — *m.*, mésocarpe ; — *end.*, endocarpe formé d'éléments fusiformes et scléreux enchevêtrés ; — *scl.*, cellules scléreuses isolées, vues en
coupe longitudinale et en coupe transversale. (D'après de Lanessan.)

dirigée vers le style ; les deux cotylédons sont longs, étroits,
aplatis en forme de spatule, et s'écartent sur les côtés en
s'infléchissant à la façon des branches d'un forceps ; ils sont
logés dans les bords latéraux de la graine, et occupent

deux logettes aplaties, ou plutôt deux fentes, dans l'épaisseur de l'albumen.

Le péricarpe est inodore, mais doué d'une saveur âcre. La graine est nauséabonde, âcre et amère.

Au microscope, le mésocarpe se montre formé de cellules polyédriques ou arrondies, à parois minces, à contenu brunâtre ; l'endocarpe se compose d'un enchevêtrement compliqué de fibres scléreuses, pointues aux deux extrémités, criblées de ponctuations. — L'albumen est formé tout entier d'un tissu parenchymateux dont les éléments, larges et polyédriques, sont gorgés de gouttelettes huileuses et de granulations brunes.

Botanique. — La *Coque du Levant* est le fruit de l'*Anamirta Cocculus.* W. et Arn. (*Menispermum cocculus.* L.). *Menispermacée* de la série des *Chasmanthérées*.

C'est une grande liane, commune dans l'Inde, les îles Malaises, Ceylan, etc., à tige recouverte d'un suber épais et grisâtre. — *Feuilles* alternes, cordées à la base, pointues au sommet, penninervées et largement pétiolées. — *Inflorescences* en grappes composées. — *Fleurs* dioïques, privées de corolle. — *Calice* à 6, 9 ou 12 pièces, disposées en 2, 3 ou 4 verticilles trimères, et d'autant plus larges qu'elles sont plus rapprochées du centre. — *Etamines* en nombre indéfini dans la fleur mâle, à anthères presque sessiles, quadrilobées, déhiscentes par une fente horizontale, et groupées en séries verticales sur un fort renflement du réceptacle ; 6 à 9 étamines stériles (staminodes) dans la fleur femelle. — *Ovaire* formé de trois ou six carpelles libres, à style réfléchi, à placenta situé dans l'angle interne de la loge et supportant un seul ovule anatrope, descendant, à micropyle supérieur et externe. — *Fruit* multiple, formé de trois à six drupes courtement pédonculées, à cicatrice stylaire rejetée sur le côté et vers la base.

Chimie. — On a retiré de la Coque du Levant trois principes cristallisables : la *picrotoxine* (Boullay 1812) $C^{12} H^{14} O^5$, la *ménispermine* et la *paraménispermine* (Pelletier et Couerbe, 1833) et un corps amorphe, l'*acide hypopicrotoxique* (?). L'albumen renferme 50 p. 100 d'une huile, dédoublable en glycérine et en un acide, l'*acide stéarophanique* ou *anamirtique*, identique, paraît-il, à l'*acide stéarique*.

La *picrotoxine*, qui constitue le principe vénéneux de cette substance, est incolore, amère, cristallisable, soluble dans l'eau froide, plus soluble dans les solutions alcalines ou acides, soluble dans 3 p. d'alcool et 2 1/2 d'éther ; elle n'est pas alcaline et reste indifférente en présence des réactifs des alcaloïdes, bien qu'à certains points de vue elle se rapproche de la *Strychnine* (Köhler); selon Barth et Kretchy, la *Picrotoxine* n'est qu'un mélange de 3 corps : *Picrotoxine*, *Picrotine* et *Anamirtine*.

La *Ménispermine* est insoluble dans l'eau, soluble dans l'alcool et l'éther; elle présente les réactions d'un alcaloïde véritable, mais se montre infiniment moins toxique que la *Picrotoxine*.

Physiologie et Thérapeutique — La *Picrotoxine* est éminemment vénéneuse : elle détermine des vomissements, de la stupeur, de l'insensibilité, quelquefois des convulsions, et finalement la paralysie de tous les muscles, y compris le cœur. Gubler la qualifie de *catalepsiante*, parce que, selon lui, elle détermine une paralysie tellement soudaine que la posture du corps est exactement conservée ; selon Vulpian, elle agirait directement sur le bulbe et la moelle. La *ménispermine* et la *paraménispermine* n'ont pas été expérimentées.

La coque du Levant n'est pas employée dans notre thérapeutique. On a confectionné avec elle, en Angleterre, des pommades parasiticides. Elle n'est guère utilisée en France que pour tuer les poissons en empoisonnant les rivières, mode de pêche très employé aux Indes, sévèrement proscrit dans nos pays. On s'en est parfois servi pour donner frauduleusement de l'amertume à la bière [1].

Diagnose. — On pourra confondre la *Coque du Levant* avec les *Baies de Laurier;* mais celles-ci sont plus grosses, noires, luisantes, non réniformes, présentant à leurs deux pôles les cicatrices du style et du pédoncule, dépourvues de bride dorsale, et produisant, lorsqu'on les agite, un bruit de grelot, dû aux chocs de l'embryon contre la paroi, dont il est complètement détaché.

61. RHIZOME DE PODOPHYLLE

Description. — Le *Rhizome de Podophylle* (vulgairement *Racine*) se trouve dans le commerce en fragments dont la

---

[1] La tige et la racine sont employées aux Indes dans le traitement des fièvres, et les branches pour la teinture en jaune.

longueur dépasse rarement 20 cent. Ils sont à peu près cylindriques, souvent un peu comprimés de dessus en dessous, sensiblement rectilignes ou faiblement arqués; leur épaisseur est de 5 à 8 mill. en moyenne. La surface est d'un brun chocolat ou d'un jaune sale. Elle est ordinairement lisse ou finement grenue, sauf sur les jeunes rhizomes, chez lesquels elle se montre souvent plus ou moins plissée dans le sens longitudinal. De place en place se trouvent des encoches elliptiques, très obliquement dirigées, entourant l'axe entier, et correspondant à l'insertion des écailles souterraines.

Le rhizome présente en outre, à des intervalles assez réguliers (5 à 10 cent.), des sortes de renflements aplatis, bien caractéristiques; leur face supérieure est surélevée, cratériforme, et représente la cicatrice d'un rameau aérien précédemment tombé; tout autour existent plusieurs rangs de bourrelets circulaires réguliers, se continuant insensiblement avec les encoches elliptiques des feuilles souterraines, qui sont, en général, beaucoup plus rapprochées les unes des autres au voisinage de ces renflements; quelquefois il existe, sur le même nœud, deux

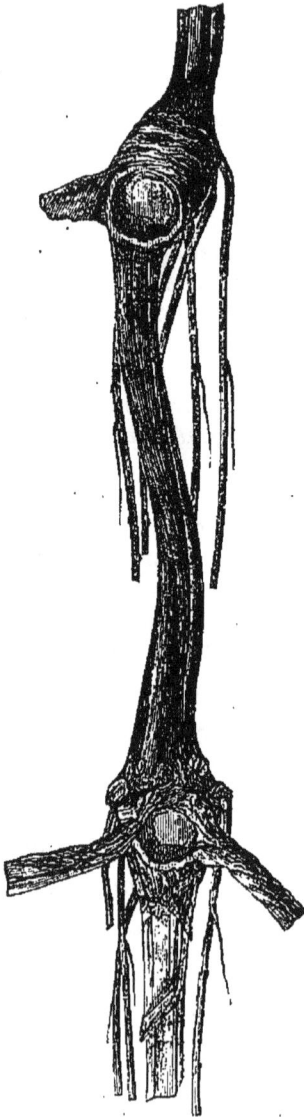

FIG. 63. — Rhizome de Podophylle (*Podophyllum peltatum*). (D'après de Lanessan.)

cicatrices semblables. La face inférieure du nœud est plane ou présente un sillon transversal assez large ; elle est coupée par deux ou trois cicatrices foliacées très marquées, et porte un assez grand nombre de racines adventives ou de tronçons laissés par la chute de celles-ci.

Ces racines sont grêles, ridées, rectilignes, couchées horizontalement le long du rhizome, et se montrent, en général, d'une couleur un peu plus claire que lui.

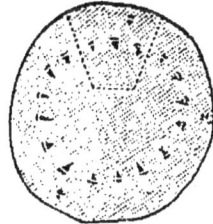

FIG. 64. — Rhizome de Podophylle.

(Section transversale grossie environ 20 fois.)

Leurs cicatrices forment de petites verrues, faiblement saillantes, à bord circulaire assez net, à fond blanc marqué d'un point brun au centre. Ces cicatrices de racines sont ordinairement locali-

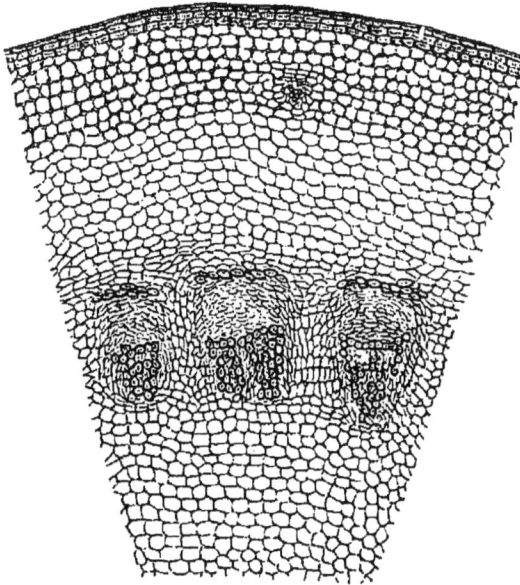

FIG. 65. — Coupe transversale du Rhizome de Podophylle, vue au microscope. (D'après de Lanessan.)

sées à la face inférieure des renflements, ou tout au plus dans leur voisinage immédiat ; mais la surface même du

rhizome, dans les intervalles des nœuds, en est totalement
dépourvue.

Le rhizome, très fragile, offre une cassure nette, grumeleuse. La section transversale montre, sur un fond blanc ou
jaunâtre, un cercle discontinu de points bruns, distant de
la circonférence d'environ un demi-rayon.

L'odeur est faible, nauséeuse ; la saveur est légèrement
amère.

Au microscope, on trouve, sous un suber très peu épais,
un parenchyme cortical dont les éléments renferment, pour
la plupart, de l'amidon, quelques-uns des mâcles d'oxalate
de chaux. Les faisceaux sont petits, très espacés les uns des
autres. Le liber est limité extérieurement par un arc de
fibres jaunes très épaisses. Le bois renferme des fibres
épaisses, mais peu nombreuses, disséminées dans un parenchyme ligneux assez dense. Il n'est pas rare de trouver, en
dehors du cercle normal des faisceaux, quelques faisceaux
de très petite taille isolés dans le parenchyme cortical.

Botanique. — Le *Rhizome de podophylle* est donné par le *Podophyllum peltatum* L., *Berbéridacée* [1] de la série des *Podophyllées*,
herbe vivace, assez abondante dans l'Est de l'Amérique du Nord, à
rameaux aériens non ramifiés, de 30 centimètres environ de
hauteur, terminés par deux feuilles opposées, entre lesquelles
naît une fleur unique.

Feuilles palmatilobées et dentées sur leurs bords. — *Fleur* blanche,

---

[1] BERBÉRIDACÉES. — PLANTES LIGNEUSES, quelquefois herbacées. — FEUILLES
ALTERNES (exceptionnellement verticillées chez *Erythrospermum*). — FLEURS
RÉGULIÈRES, hermaphrodites (quelquefois dioïques ou polygames), construites sur
le type 3 (sauf *Epimedium*, type 2), disposées en grappes. — RÉCEPTACLE CON-
VEXE. — PÉRIANTHE double, à verticilles plurisériés, quelquefois simple (*Akebia*),
ou même nul (*Achlys*). — ANDROCÉE à verticilles multiples : filets libres (unis
chez les *Lardizabalées*). — ANTHÈRES BILOCULAIRES et introrses (quelquefois
extrorses), déhiscentes par 2 panneaux (exceptionnellement par 2 fentes longitudinales chez *Lardizabalées*, *Erythrospermées*, et genre *Nandina*). — OVAIRE
A TROIS CARPELLES (exceptionnellement un chez les *Berbéridées* et les *Podophyllées*) libres (unis chez les *Erythrospermées*). — OVULES ANATROPES, en
nombre variable, insérés sur des placentas pariétaux ou basilaires. — FRUIT
multiple ou simple, charnu ou rarement sec, polysperme ou monosperme. —
GRAINES ALBUMINÉES.

M. Baillon (*Hist. des Pl.*, t. III, p. 43) divise cette famille en 4 séries :
Lardizabalées, Erythrospermées, Berbéridées, Podophyllées.

large, pédonculée, hermaphrodite. — *Réceptacle* convexe. — *Calice* à trois pièces caduques. — *Corolle* à deux verticilles trimères primitivement, les pièces du dernier pouvant se dédoubler et augmenter ainsi le nombre apparent des pétales. — *Androcée* également à deux verticilles trimères, avec dédoublement ou détriplement fréquent des pièces du plus interne ; anthères biloculaires, introrses, déhiscentes par deux fentes longitudinales. — *Carpelle* unique, à style stigmatifère enroulé, à placenta situé dans l'angle interne et chargé d'un nombre variable de séries verticales d'ovules anatropes, ascendants, à micropyle externe. — *Baie* jaune, polysperme ; le placenta forme une pulpe dans laquelle sont plongées de nombreuses graines comprimées, rougeâtres, à albumen charnu et abondant.

Chimie. — On a trouvé dans le rhizome une résine (3 1/2 à 5 p. 100, la *Podophylline* ou *Podophyllin*, de la *Saponine*, de la *Berbérine* en forte proportion, un alcaloïde incolore, un acide particulier et un principe odoriférant. Le *Podophyllin* est amorphe, coloré en jaune verdâtre, doué d'une saveur âcre et amère ; il est insoluble dans l'eau, soluble dans l'alcool.

Selon Podwissowtzki, la *Podophylline* du commerce est un mélange de plusieurs corps distincts que l'on peut précipiter de l'extrait chloroformique du rhizôme : *Picropodophylline*, *Podophyllotoxine*, *Picropodophylloquercétine*, *Acide podophyllique*, *Acide picropodophyllotoxique*.

La *Picropodophylline* est soluble dans l'essence de pétrole, insoluble dans l'alcool absolu. — La *Podophyllotoxine* est soluble dans l'alcool absolu, insoluble dans l'essence de pétrole et dans l'eau. —

L'*acide podophyllique* est soluble dans le chloroforme, insoluble dans l'éther [1].

Physiologie et Thérapeutique. — On emploie rarement le rhizome de podophylle seul (poudre, 1 gr.), mais bien plus généralement la résine qui en constitue la portion active (podophyllin). Elle excite les sécrétions intestinales et provoque des selles fréquentes, sans nausées, ni coliques, ni irritation du tube digestif. C'est un bon purgatif, surnommé parfois le *calomel végétal*, qui offre l'avantage considérable de ne point perdre de son efficacité avec l'usage (2 centigr. à 1 gr.). Il est indiqué dans le traitement de la constipation habituelle, surtout, paraît-il, celle des femmes. Dujardin-Beaumetz le recommande comme stimulant de la sécrétion biliaire. On l'a prescrit en Amérique contre les fièvres.

[1] *Pharmac. Zeitschrift für Russland*, 1881, Nr. 44 bis, 50.

Diagnose. — La Racine jeune d'*Aconit* est de la même couleur que le Rhizome de *Podophylle* et offre un aspect assez analogue. Mais elle est plus épaisse, moins cassante, napiforme, dépourvue de renflements, et porte des cicatrices de racines adventives sur toute sa longueur. Pour distinguer les petits échantillons, il suffira de pratiquer une section transversale et de constater la présence du *cercle discontinu* de faisceaux bruns, caractéristique du Podophylle.

62. OPIUM DE SMYRNE

Description. — L'opium de Smyrne arrive dans le commerce en pains ovoïdes assez irréguliers, généralement aplatis, et mesurant 8 à 10 cent. dans leur plus grande largeur. Ils sont enveloppés chacun dans une grande feuille de pavot colorée en jaune brun ou verdâtre, mince, adhérente, et pourvue d'une nervure médiane, large et aplatie, en forme de bandelette : on trouve à la surface de cette feuille, qui se moule exactement sur les sillons et les mamelons irréguliers de la masse, un grand nombre de petits grains roux, polyédriques, qui ne sont autres que des fruits de Patience (*Rumex Patientia*) dont on a saupoudré les pains pour les empêcher d'adhérer les uns aux autres.

La masse se laisse fendre par le couteau comme de la cire. La section est alors d'un brun foncé marbré de veines plus claires, d'aspect cireux, et facilement rayable à l'ongle, surtout au centre, où, sur les échantillons du commerce, la masse offre ordinairement une consistance beaucoup moindre qu'à la périphérie.

Les pains peuvent assez facilement se rompre avec la main : la cassure est alors irrégulière, grumeleuse, d'aspect spongieux, couverte d'anfractuosités et d'aspérités. On y distingue parfois le contour des masses plus petites qui ont servi à former le pain; dans ce cas, il n'est pas rare de trouver, à ce niveau, quelques fruits de *Rumex*.

L'odeur est vireuse, sans être désagréable; elle rappelle beaucoup celle du pavot frais. La saveur est fortement amère et très persistante.

Botanique. — L'*Opium* de Smyrne, le plus usité de tous, provient d'un grand nombre de localités d'Asie Mineure, qui l'exportent soit par Smyrne, soit par Constantinople; il prend, dans ce dernier cas, malgré l'identité de son origine, et en raison des ingrédients nombreux qui y ont été incorporés par fraude et en ont dénaturé la qualité, le nom d'*Opium de Turquie* ou de *Constantinople*.

On l'obtient en recueillant les larmes de latex provenant d'incisions très superficielles, spiralées, faites avec un couteau à trois ou quatre lames, sur la capsule encore verte du *Papaver somniferum*, L. variété *album*. Ces larmes sont agglutinées en masses globuleuses, que l'on fait sécher et que l'on envoie au marché de Smyrne, roulées dans des fruits de *Rumex* pour empêcher leur adhérence réciproque. Là, un surveillant public est chargé d'en contrôler la qualité.

Le *Papaver somniferum*, L. var. *album*, est une plante de la région méditerranéenne. On la cultive en France, particulièrement aux environs de Paris, où elle fournit les *Capsules de Pavot blanc* (voy. p. 193), et en Auvergne, où elle sert à la récolte d'une partie de l'*Opium indigène*. (Voy. p. 191). Mais c'est surtout en Asie Mineure, en Egypte, en Perse, dans l'Inde et en Chine que son exploitation industrielle est importante et régulière. C'est d'ailleurs à peu près la seule variété que l'on ait utilisée pour la récolte de l'opium, bien que, selon les auteurs de l'antiquité, ce fût vraisemblablement au Pavot noir que l'on s'adressât jadis.

Le *P. somniferum album* offre lui-même plusieurs sous-variétés; sans parler de la var. *depressum*, à capsules comprimées en citrouilles, il existe une forme entièrement glabre et une forme à rameaux et à pédoncules couverts de poils. C'est la forme glabre qui produit en Asie Mineure l'opium dit de Smyrne. — C'est une plante annuelle, de la famille des *Papavéracées*[1], série des *Papavé-*

---

[1] PAPAVÉRACÉES. — Plantes HERBACÉES. — FEUILLES ALTERNES, sans stipules. — FLEURS HERMAPHRODITES, RÉGULIÈRES (sauf les *Fumariées*), solitaires ou disposées en cymes ou en grappes (*Fumariées*). — RÉCEPTACLE CONVEXE (légère-

rées, à racine pivotante, blanchâtre et coriace, à tige droite, herbacée, peu ou point ramifiée, entièrement glabre.

Feuilles alternes, embrassantes, non stipulées, penninerves,

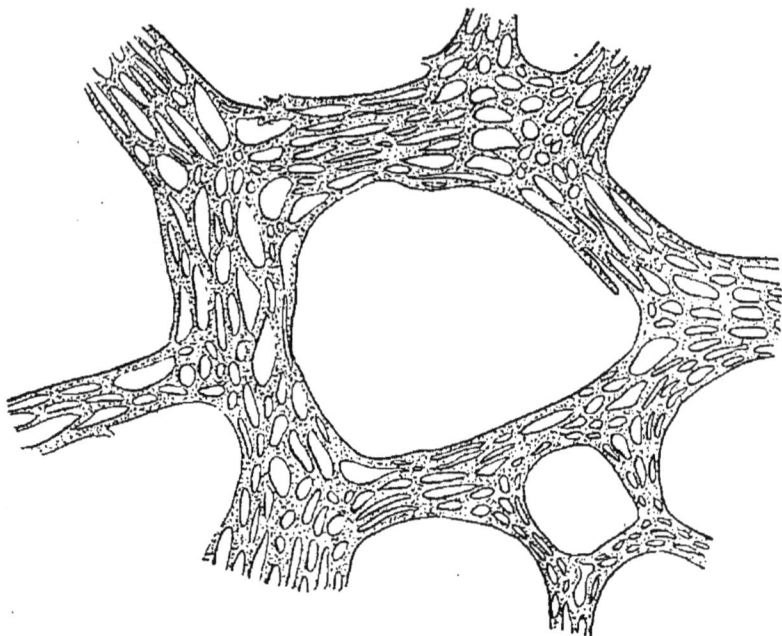

Fig. 66. — Réseau de laticifères dans le mésocarpe de la capsule du Pavot blanc. (D'après Weiss.)

celles de la base profondément pennatiséquées, les autres dentées irrégulièrement. — *Fleurs* rouges, hermaphrodites et régulières, disposées en cymes terminales pauciflores. — *Réceptacle*

ment concave chez les *Eschscholtziées*). — CALICE ordinairement à 2 SÉPALES LIBRES. — COROLLE à 2 verticilles binaires (rarement ternaires) de PÉTALES LIBRES, absente chez les *Bocconia*. — ÉTAMINES EN NOMBRE INDÉFINI (sauf chez les *Fumariées*), à FILET LIBRE (sauf *Fumariées*), à ANTHÈRE BILOCULAIRE, INTRORSE, déhiscente par deux fentes longitudinales. — OVAIRE UNILOCULAIRE, PLURICARPELLÉ (2 carpelles chez les *Eschscholtziées* et les *Fumariées*; nombre indéfini dans les autres séries). — PLACENTAS PARIÉTAUX. — OVULES ANATROPES, en nombre indéfini (solitaires chez *Fumaria* par avortement des autres). — FRUIT SEC, POLYSPERME (drupe monosperme chez les *Fumaria*), ordinairement capsulaire, rarement siliquiforme. — GRAINE ALBUMINÉE.

M. Baillon (*Hist. des Pl.*, III. p. 130) divise cette famille en 4 séries : *Papavérées, Platystémonées, Eschscholtziées, Fumariées.*

convexe. — *Calice* à deux sépales caducs, verts, glabres, en forme de cuiller. — *Corolle* à deux verticilles de deux pièces chacun : pétales imbriqués, caducs, obovales, à onglet court et tronqué, blancs ou rouges, verdâtres ou jaunâtres à la base, marqués de plis résultant de leur froissement dans la préfloraison. — *Étamines* en nombre indéfini, à filets larges, grêles, un peu spatulés, à anthères étroites, allongées, biloculaires, déhiscentes par deux fentes latérales. — *Ovaire* globuleux, uniloculaire, pluricarpellé (voir plus loin, p. 193, *Capsules de pavot*), à style étalé en bouclier, et sillonné par dix à douze bandes radiales stigmatifères, à dix ou douze placentas pariétaux s'avançant vers le centre sous forme de cloisons radiales incomplètes, chargés sur leurs deux faces d'un nombre considérable (3,200 selon Linné) d'ovules anatropes à micropyle inférieur. — *Capsule non déhiscente.* La couleur des *graines* varie du jaune pâle au violet foncé; elles sont translucides, réticulées à leur surface et renferment un embryon petit, entouré d'un albumen huileux.

Toutes les parties de la plante sont parcourues par un riche réseau de canaux laticifères *articulés*, c'est-à-dire produits par fusionnement de files de cellules ayant rompu leurs cloisons de séparation; ils forment, dans le mésocarpe de l'ovaire, de larges mailles circonscrivant des espaces polygonaux de parenchyme. La graine seule est entièrement dépourvue de latex.

Chimie. — L'opium de Smyrne est en grande partie (2/3) soluble dans l'eau, et plus encore (4/5) dans l'alcool. Sa composition varie suivant l'époque à laquelle la récolte a été faite; la richesse maximum du latex en alcaloïdes est atteinte un peu avant la maturité complète de la capsule.

L'analyse y démontre la présence de l'eau (12 p. 100), d'un mucilage se rapprochant de celui de la gomme adragante, du sucre, de la pectine, de l'albumine, de la cire, de sels calcaires insolubles et enfin d'alcaloïdes nombreux, plus ou moins bien déterminés; point d'amidon ni d'acide tannique, hors le cas de fraude.

On ne connaît aujourd'hui pas moins de 17 alcaloïdes extraits de l'opium, sans parler d'une vingtaine de dérivés obtenus par dédoublement ou par transformation de ceux-ci. Ce sont : *morphine* (2 à 23 p. 100), *narcotine* (1 à 10 p. 100), *codéine* (0,25 à 0,85 p. 100), *narcéine* (0,02 à 0,30 p. 100), *thébaïne, papavérine, hydrocotarnine, pseudomorphine, protopine, laudanine, codamine, rhœadine, méconidine, cryptopine, laudanosine, lanthopine, gnoscopine.* Ces alcaloïdes s'y trouvent pour la plupart à l'état de sels: les acides signalés dans l'opium sont l'*acide méconique* et l'*acide lactique.* On y a trouvé en outre un corps neutre, l'*opianyl.*

Le premier alcaloïde découvert fut la *narcotine*, que trouva, en 1803, un Français, Ch. Derosne; celui-ci obtint un peu plus tard la *morphine*, en même temps que Séguin (1804). C'est seulement en 1806, que Sertürner, pharmacien allemand, découvrit l'*acide méconique* et détermina la nature, jusque-là incertaine, de la morphine, en établissant pour elle la catégorie nouvelle des *alcaloïdes*, depuis lors devenue si riche.

La *morphine* ($C^{17} H^{19} Az O^3 + H^2O$) s'obtient en épuisant l'opium par l'eau et en traitant la liqueur concentrée par un carbonate alcalin; à l'aide de l'acide acétique, on transforme la morphine en sel, et si on veut l'obtenir seule, on sature l'acide par l'ammoniaque. Elle est peu soluble dans l'eau, soluble dans la potasse, très soluble dans l'alcool bouillant, insoluble dans l'éther. Elle est colorée en bleu par le chlorure ferrique, et en rouge sang par l'acide azotique ordinaire [1].

La *narcotine* ($C^{22} H^{23} Az O^7$), parfois aussi abondante que la morphine dans certains opiums, absente de certains autres, s'obtient en traitant par l'acide chlorhydrique le marc d'opium dont on a déjà retiré la morphine, et en précipitant par l'ammoniaque. Elle se distingue de la morphine par sa solubilité dans l'éther et par la coloration rouge intense qu'elle prend au contact de l'acide sulfurique mêlé d'acide azotique : elle est insoluble dans la potasse.

La *codéïne* ($C^{18} H^{21} Az O^3 + H^2O$) se distingue des précédentes par sa solubilité dans l'éther et son insolubilité dans la potasse; traitée par l'eau bromée, elle donne un précipité jaune.

La *codéïne* a été reproduite expérimentalement par M. Grimaux en substituant un méthyle à un H dans la *morphine*.

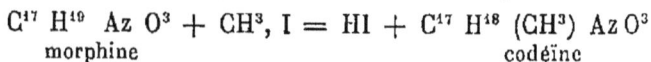

$$C^{17} H^{19} Az O^3 + CH^3, I = HI + C^{17} H^{18} (CH^3) Az O^3$$
  morphine   codéïne

La *narcéine* ($C^{23} H^{20} Az O^9$) est très soluble dans l'eau bouillante et dans les alcalis. Elle est colorée en bleu par l'iode.

Les autres alcaloïdes n'existent qu'à l'état de traces e n'offrent aucun intérêt pratique.

La valeur commerciale d'un opium est en raison directe de la

---

[1] La morphine, traitée par l'acide chlorhydrique, donne le *chlorhydrate*, très soluble dans l'alcool, moins soluble dans l'eau froide (1/20), le sel le plus employé en médecine ($C^{17} H^{19} Az O^3$, HCl + 3 H^2 O). Si l'action de l'acide se prolonge, et en opérant à chaud (150° en vase clos) on obtient un corps nouveau, l'*apomorphine*, ($C^{17} H^{17} Az O^2$) doué de propriétés émétiques énergiques. Un demi centigr. d'*apomorphine* injecté sous la peau détermine rapidement des vomissements violents, en même temps que de la céphalalgie et de la tendance au sommeil. — L'*apocodéïne* ($C^{17} H^{19} Az O^2$) jouit des mêmes propriétés.

quantité de morphine qu'il renferme. L'opium de Smyrne est surtout estimé pour la constance relative de la proportion qu'il renferme de cet alcaloïde (8 à 10 p. 100). On admet aujourd'hui à peu près tous les opiums dans les drogueries, la détermination de la provenance et l'examen des caractères extérieurs étant avantageusement remplacés par l'essai chimique. Dans la pharmacopée française, et pour la préparation des teintures, extraits, etc., l'opium de Smyrne est admis comme type ou, à son défaut, tout opium renfermant 8 à 10 p. 100 de morphine.

Physiologie et Thérapeutique. — Les effets si complexes de l'opium sur l'économie sont la résultante de l'action combinée, ou plutôt équilibrée, de tous les principes qu'il renferme. Il n'en est aucun, parmi ceux-ci, dont les effets soient exactement ceux de l'opium lui même ; toutefois, et en raison sans doute de sa prédominance quantitative, la morphine est, de tous les alcaloïdes, celui dont l'action domine celle des autres. Outre la question des proportions, il est permis de supposer, ici comme dans beaucoup de cas analogues, que parmi ces différents corps il en est dont les effets sont plus lents à se produire et peuvent ainsi nous demeurer en partie masqués, devancés par ceux d'un alcaloïde plus rapide dont l'action différente les atténue ou les prévient. C'est ce qui arrive pour la codéine, par exemple.

L'opium, à doses faibles, détermine une légère surexcitation due à l'augmentation de la pression sanguine, et suivie d'un peu d'abattement. Ces deux périodes sont encore plus accusées, la seconde surtout, à dose moyenne (5 à 15 centigr.). La période d'excitation peut être alors marquée par des vomissements, et la seconde phase comporte un sommeil profond, souvent mêlé de rêves; au réveil, il existe de la lourdeur de tête, de la sécheresse de gorge, de l'inappétence, et, pendant une période variable, un peu de constipation. A dose toxique, la seconde période est atteinte presque aussitôt, après quelques convulsions correspondant à la première. L'iris est contracté, la sensibilité disparaît peu à peu, et cet état comateux se termine par la mort.

La tolérance s'établit rapidement pour cette substance, en même temps qu'apparaissent les symptômes de l'intoxication lente. Ces symptômes sont faciles à suivre sur les *morphinomanes*, les *fumeurs d'opium* et les *mangeurs d'opium* ou *thériakis*, bien qu'il existe entre ces trois états une certaine variété. L'appétit disparaît. Il se produit peu à peu un aspect cachectique bien caractérisé. Le sommeil n'est plus possible que grâce au poison habituel. La mort arrive au milieu de l'abrutissement le plus complet. D'ailleurs, si l'on veut suspendre brusquement l'usage de l'opium à de tels malades, il en résulte des accidents graves, parfois mortels, présentant le tableau très exact de l'empoisonnement ordinaire par l'opium. A ce point de vue, comme à plusieurs autres, les effets de l'opium se rapprochent beaucoup de ceux de l'alcool.

L'opium paraît agir à la fois comme sédatif du système nerveux et comme paralysant des vaso-constricteurs : à ce dernier titre, il augmente le débit des vaisseaux sanguins et peut déterminer de la congestion dans divers organes.

Mais cette sédation du système nerveux porte surtout sur la sensibilité, et paraît plutôt locale que générale. Tous les autres symptômes révèlent une stimulation énergique du système cérébro-spinal : accélération des battements du cœur et des mouvements respiratoires, augmentation de l'excitabilité réflexe, de l'énergie musculaire, de l'activité intellectuelle : ultérieurement, pendant la période de repos (ou de dépression, avec les hautes doses), on observe des phénomènes exactement inverses, l'intensité de la dépression étant exactement proportionnelle à celle de la stimulation. — Un effet important à noter est la diminution considérable des sécrétions intestinales; cette propriété est journellement mise à profit pour combattre la diarrhée.

L'opium s'élimine assez rapidement par les urines, et si, par suite d'un état pathologique quelconque, la fonction urinaire s'accomplit d'une manière défectueuse, il s'accumule dans l'organisme et peut, à des doses très faibles, déterminer des empoisonnements imprévus. De là la nécessité de ne l'administrer qu'avec prudence chez les brightiques tout d'abord, et dans les affections qui peuvent avoir un retentissement sur les reins : scarlatine ou fièvre typhoïde. — La même circonspection doit présider à son emploi chez les jeunes enfants.

Quant aux alcaloïdes de l'opium pris en particulier, ils présentent tous, comme la drogue entière, deux périodes dans leur action: c'est dire qu'ils reproduisent chacun la symptomatologie de l'opium, avec la prédominance de tel ou tel symptôme. La période d'excitation, courte pour la morphine, est longue pour la thébaïne, et inversement la période d'assoupissement qui domine l'histoire de la morphine est à peu près nulle avec la thébaïne.

Cependant c'est surtout à la *morphine*, en raison de sa prédominance quantitative et de l'énergie de son action, que sont dus la plupart des effets produits par l'opium en nature : diminution de la sensibilité, excitation générale, constipation, etc.

Le tableau dans lequel Cl. Bernard avait classé les alcaloïdes de l'opium selon la prédominance de chaque propriété, est resté classique :

ACTION SOPORIFIQUE.	ACTION CONVULSIVANTE.	ACTION TOXIQUE.
Narcéine.	Thébaïne.	Thébaïne.
Morphine.	Papavérine.	Codéine.
Codéine.	Narcotine.	Papaverine.
	Codéine.	Narcéine.
	Morphine.	Morphine.
		Narcotine.

Ces effets, obtenus sur les animaux, ne sont pas, selon Rabuteau, entièrement applicables à l'homme. C'est ainsi que, selon lui, la morphine doit être placée en tête pour l'action soporifique et l'action toxique. Rabuteau classe les alcaloïdes dans les deux groupes suivants.

EXCITATEURS RÉFLEXES.	MODÉRATEURS RÉFLEXES.
Thébaïne.	Codéine.
Papavérine.	Narcéine.
Narcotine.	Morphine

L'opium est un des médicaments les plus employés de toute la matière médicale. On utilise ses propriétés *analgésiques* à peu près contre toute souffrance, c'est-à-dire dans une foule de maladies : son action *sur les sécrétions* (anexosmotique) le fait prescrire constamment contre la diarrhée, contre la bronchorrée des phthisiques; son action *congestionnante* l'indique dans les cas d'anémie cérébrale par affections cardiaques, par hémorrhagie ou à la suite de fièvres graves. Il possède en outre un assez grand nombre d'indications spéciales, telles que les coliques hépatiques, les hernies étranglées, etc. On l'a vanté également contre la dyspnée et même comme *tonique*.

On prescrit l'opium soit en nature (2 à 20 centigr. par centigr. d'heure en heure, dans la diarrhée intense), soit en *extrait*. C'est à l'*extrait aqueux* ou *gommeux*, ou *extrait thébaïque*, que se rapporte l'évaluation de la richesse des autres préparations. Il représente le double de son poids d'opium brut et, par suite, 1/5 de son poids de morphine (1 à 10 centigr. en potion, pilules, etc.). On emploie assez souvent le *sirop thébaïque* et surtout le *sirop diacode* (une cuillerée à bouche = 1 centigr. d'extr. théb.) : le premier est quatre fois plus actif que le second. Une bonne préparation est celle qu'indique le nouveau Codex sous le nom de *teinture d'extrait d'opium* (10 à 20 gouttes, mêmes doses que le laudanum de Sydenham).

Les préparations dans lesquelles entre l'opium sont extraordinairement nombreuses. Nous ne citerons que les plus importantes : *Laudanum de Sydenham* (10 à 20 gouttes à l'intérieur : limite toxique 40 gouttes. — 20 gouttes = 5 centigr. d'*extr. théb.* = 1 centigr. de morphine). *Laudanum de Rousseau* (deux fois plus actif que le précédent, ne renferme pas de safran : 5 à 10 gouttes). *Elixir parégorique* (50 centigr. à 1 gr.). *Teinture alcoolique* (8 à 15 gouttes). *Liqueur sédative de Barthey* (8 à 20 gouttes). *Gouttes noires anglaises* (4 fois plus actives que le laudanum de Sydenham : 2 à 5 gouttes). *Poudre de Dower.* (50 centigr. à 1 gr.). *Pilules de cynoglosse* (pilules de 10 centigr. : 2). *Diascordium* (2 à 4 gr.) *Thériaque*[1] (2 à 4 gr.) etc.

De tous les alcaloïdes de l'opium, la *morphine* est le plus employé. Beaucoup de praticiens la substituent aujourd'hui à l'opium dans toutes ses applications. Les voies d'absorption sont, par ordre de rapidité : la voie hypodermique, la voie rectale, la voie stomacale, la voie cutanée ou endodermique. Dans cette dernière méthode, on saupoudre avec 1 centigr. de morphine (ou de chlorhydrate) le derme préalablement dénudé. A l'intérieur, on prescrit fréquemment le *sirop de morphine* (1 cuillerée = 1 centigr. de chlorhydrate de morphine).

La voie hypodermique est la plus usitée aujourd'hui ; on emploie le chlorhydrate en solution au 1/100e ou plus souvent au 1/50e. On peut remplacer l'eau ordinaire par l'eau distillée de laurier-cerise, qui s'oppose au développement des germes dans les solutions qui doivent être conservées longtemps. On administre, au moyen d'une seringue de Pravaz, 1/2 à 2 cent. cubes de la solution au 1/30.

La *codéine* ne s'emploie qu'en sirop (20 à 30 gr.). Elle est moins soporifique, mais aussi moins toxique que la morphine.

La *narcéine* procure un sommeil calme, sans lourdeur au réveil et se montre beaucoup moins toxique que les deux substances précédentes. Ce serait l'alcaloïde le plus employé comme hypnotique et comme analgésique, si son prix n'était extrêmement élevé et sa pureté parfaite difficile à obtenir. On peut employer la *narcéine* pure (soluble dans l'eau) ou le *chlorhydrate de narcéine* (solution au 1/10 ou au 1/5 : 1/4 à 2 centigr. en 24 heures).

Les autres alcaloïdes de l'opium, difficiles à obtenir en grandes quantités, n'ont pas reçu d'applications thérapeutiques.

---

[1] La *thériaque* ne renfermait pas moins de 60 substances, parmi lesquelles le Codex mentionnait la poudre de vipères sèches et la terre sigillée. — 4 gr. de thériaque = 5 centigr. d'opium brut = 2 centigr. 1/2 d'extrait thébaïque = 5 milligr. de morphine,

En cas d'empoisonnement, les antidotes de l'opium seront l'iodure de potassium ioduré et le tannin (communs à tous les alcaloïdes), le café, l'alcool, la strychnine et surtout la quinine (Gubler). L'antagonisme entre la belladone et l'opium, affirmé par beaucoup d'auteurs, est très contestable selon d'autres, peut-être même nul. (Dujardin-Beaumetz.)

Diagnose. — L'*Opium de Smyrne*, que son odeur permettra de reconnaître parmi toutes les substances du Droguier, se distingue des autres opiums par sa structure grenue, et surtout grâce aux fruits de *Rumex* qui se montrent encore sur la feuille de pavot dont il est recouvert.

Sirop Diacode.

Formule du Codex de 1866.		Formule ancienne.	
Extrait d'opium.	0 gr. 5	Extrait alcool. de capsules	
Eau distillée.	4 gr. 5	de pavots.	10 gr.
Sirop simple.	995 gr.	Eau.	80 gr.
		Sirop simple.	1.000 gr.

Laudanum de Sydenham.		Laudanum de Rousseau.	
Opium.	200 gr.	Opium incisé.	200 gr.
Safran.	100 gr.	Miel blanc.	600 gr.
Cannelle.	15 gr.	Eau chaude.	3.000 gr.
Girofle.	15 gr.	Alcool à 60°.	200 gr.
Vin de Malaga.	1 000 gr.	Levûre de bière fraîche.	40 gr.

Elixir parégorique (Pharmacopée de Dublin).		Poudre de Dower.		
Extrait d'opium.	3 gr.	Sulfate de potasse.	ââ	40 gr.
Acide benzoïque.	3 gr.	Nitrate de potasse.		
Essence d'anis.	3 gr.	Ipécacuanha.	ââ	10 gr.
Camphre.	2 gr.	Réglisse.		
Alcool à 60°.	650 gr.	Extrait thébaïque.		10 gr.
L'ancienne formule renfermait du safran et de l'ammoniaque.				

Pilules de cynoglosse.

Ecorce de racine de cynoglosse.		Safran.	ââ	4 gr.
	ââ 10 gr.	Castoreum.		
Semences de jusquiame.		Myrrhe.		15 gr.
		Encens.		12 gr.
Extrait d'opium.		Sirop de miel.		35 gr.

Diascordium.

Extrait thébaïque.	10 gr.	Gentiane.		Gingembre.	10 gr.
Scordium.	60 gr.	Tormentille.		Poivre long.	10 gr.
Roses rouges.		Semences de ber-	ââ 20 gr.	Bol d'Arménie.	80 gr.
Bistorte.	ââ 20 gr.	béris.		Vin de Malaga.	200 gr.
Dictame de Crète.		Galbanum.		Miel rosat très cuit.	1.300 gr.
Benjoin.		Gomme arabique.			(Codex.)

63. OPIUM D'ÉGYPTE

Description. — L'Opium d'Égypte peut se présenter sous plusieurs formes. La plus commune est celle de galets orbiculaires, de 8 à 10 cent. de diamètre environ, sur 4 cent. d'épaisseur. La surface est d'un brun roux, lisse, brillante, portant souvent l'impression de larges feuilles soit de pavot, soit de platane, quelquefois même des débris de ces feuilles, jamais de fruits de *Rumex* : beaucoup d'échantillons se trouvent simplement enveloppés d'une feuille de papier, d'aspect huileux.

La cassure est assez nette, très compacte et très homogène, luisante, criblée de bulles d'air plus ou moins fines, légèrement poisseuse, se rayant facilement sous l'ongle, mais ne s'égrenant pas. L'odeur rappelle un peu, au début, celle du cacao, puis devient légèrement vireuse et comparable à celle du pavot frais. La saveur est d'une amertume extrême, mêlée d'un léger goût de moisi.

Botanique. — L'Opium d'Egypte n'a réapparu dans le commerce qu'au début de ce siècle, bien que ce soit vraisemblablement une des sortes les plus anciennement connues, comme en témoigne le nom de *thébaïque* donné autrefois à la drogue. Il est produit par le même *Papaver somniferum*, var. *album*, qui donne en Asie Mineure l'opium de Turquie et l'opium de Constantinople. Sa culture, abandonnée pendant un certain temps, a été reprise en Egypte depuis un demi siècle environ. La production en est faible, et la plus grande partie est consommée dans le pays d'origine. Celui qui parvient en Europe y est peu estimé, à cause de sa pauvreté en alcaloïdes[1]

---

[1] D'après le directeur du jardin du Caire, Gastinel, on peut, en corrigeant les procédés défectueux suivis pour la culture et la récolte, recueillir en Egypte un opium contenant 10 à 12 p. 100 de morphine.

et des impuretés nombreuses qu'il renferme fréquemment. Il est probable que les larmes de latex ne sont pas seulement agglutinées ensemble après la récolte, comme dans l'opium de Smyrne, mais malaxées et pistées, ce qui explique l'homogénéité plus grande de sa structure.

Chimie. — Outre les éléments de l'opium de Smyrne, l'opium d'Egypte renferme assez souvent de l'amidon, de la gomme, et autres impuretés qui diminuent sa valeur. Sa teneur en alcaloïdes semble très variable : on y a trouvé de 1 à 10 p. 100 de morphine, (en moyenne 5 p. 100), selon les échantillons et selon les chimistes. Un corps spécial que l'on y a découvert, l'*opianine* (Hinterberger), ne serait selon les uns, qu'une altération de la morphine, selon les autres que de la narcotine impure.

Physiologie et Thérapeutique. — L'opium d'Egypte, en raison du manque de constance de sa composition, est peu employé en nature ou en extrait ; il sert, dans l'industrie, à l'extraction de la morphine.

Diagnose. — L'*Opium d'Égypte* se distingue de l'opium de Smyrne par l'absence de fruits de *Rumex* à sa surface et par sa structure plus homogène et plus compacte. Il est difficile de le différencier de certaines formes d'*Opium indigène*, bien que sa couleur rousse, presque hépatique, et la présence de nombreuses bulles dans sa pâte, soient d'assez bons éléments de diagnose. La confusion ne saurait d'ailleurs avoir de conséquences fâcheuses dans la pratique, où tous les opiums à composition variable sont rejetés des officines et réservés pour l'extraction industrielle des alcaloïdes.

64. OPIUM INDIGÈNE[1]

Description. — L'Opium indigène n'affecte aucune forme constante, chaque fabricant donnant à son produit un aspect

[1] Aubergier a proposé de lui donner, pour le distinguer, le nom d'*affium*, nom arabe de l'opium. C'est à peu près comme si les Persans désignaient l'opium de

particulier. Ce sont le plus souvent des pains orbiculaires, dont les dimensions varient beaucoup, ordinairement nus, d'un brun assez foncé, et dépourvus de fruits de Rumex. En général, ils ont une pâte homogène, comme l'opium d'Égypte, mais dépourvue de bulles à l'intérieur : toutefois, l'opium d'Eyrès se compose, comme l'opium de Smyrne, de larmes agglutinées, sans que l'ensemble affecte de forme bien déterminée. L'échantillon que renferme le Droguier de la Faculté est un disque de 5 cent. de diamètre sur 3 cent d'épaisseur, à surface brillante et colorée en brun chocolat, à pâte très homogène.

Botanique. — L'Opium indigène est produit en petites quantités dans quelques régions limitées de la France, à Provins, à Amiens, à Eyrès (Landes), à Clermont en Auvergne; on peut y ajouter l'opium fourni en proportion moindre encore par l'Algérie[1].

On cultive (Clermont) pour sa récolte, le *Pavot blanc* (*Papaver somniferum album*, var. *setigera* et var. *glabra*), — le *Pavot blanc à graine noire*, dont la capsule très mince donne une faible quantité d'un opium très riche en alcaloïdes, — et enfin un *Pavot pourpre*, qui n'est qu'une forme du *Pavot noir* (*P. somniferum nigrum*).

Le *P. somniferum nigrum*, L., diffère du *P. somniferum album* par ses fleurs plus petites, plus nombreuses dans l'inflorescence, colorées en rouge pourpre ou en violet, souvent marquées d'une tache noire au-dessus de l'onglet. L'ovaire ne présente que six à douze placentas, et autant de rayons stigmatifères au style. Le fruit est *déhiscent* par des pores en nombre égal à celui des carpelles, placés sous le rebord du style; les graines sont de couleur foncée, réticulées, opaques. — Il existe, comme pour le Pavot blanc, deux variétés, l'une glabre, l'autre sétigère.

Le Pavot noir croît dans les mêmes régions que le Pavot blanc. Il n'est toutefois cultivé dans un but industriel qu'en France, en

leur pays par un terme français. Aubergier a été un des plus ardents promoteurs de la culture du pavot à opium. Voy. son mémoire posthume *Etudes sur l'opium*, publié par Bouchardat dans son *Annuaire de Thérapeutique* pour 1885.

[1] Le développement de la culture du pavot dans notre pays, en vue de la récolte de l'opium, serait certes digne de tous encouragements; le principal obstacle est malheureusement le taux élevé des salaires en France, qui ne permet point la concurrence avec les produits orientaux, même en comprenant le prix du transport.

Belgique et en Allemagne, où ses graines servent à l'extraction de l'huile d'œillette.

Chimie. — La composition qualitative des opiums indigènes est la même que celle des autres sortes; ce ne sont point cependant des espèces commerciales classées, comme l'opium de Smyrne ou celui de Perse, car leur teneur en morphine varie dans de très larges limites. On a obtenu souvent des opiums donnant 18 p. 100 de morphine, ce qui est la moyenne des sortes les plus estimées, et même jusqu'à 21 p. 100 (Guibourt), chiffre que les opiums exotiques n'ont jamais atteint. Dans quelques sortes, la narcotine peut se trouver en proportions égales ou même supérieures à celles de la morphine; dans d'autres, elle paraît manquer absolument. On a pu d'autre part trouver des opiums français qui ne renfermaient ni narcotine, ni thébaïne, ni narcéine.

Physiologie et Thérapeutique. — On a proposé (Aubergier) l'emploi d'un *sirop d'opium indigène*, la drogue étant supposée au titre de 10 p. 100. Mais la très petite quantité produite est employée exclusivement aujourd'hui à la préparation de la morphine.

65. CAPSULES DE PAVOT

Description. — Les *Capsules* ou *Têtes de Pavot* qui figurent au Droguier et que l'on trouve le plus communément dans les officines, ont une forme générale globuleuse (7 à 12 cent. de hauteur, sur 6 à 8 cent. de diamètre); elles s'étranglent brusquement à leur base en une sorte de pédoncule court se continuant avec l'axe, dont une partie est généralement restée adhérente; un bourrelet annulaire, rugueux, se montre ordinairement en ce point et correspond à la partie du réceptacle sur laquelle s'inséraient les étamines.

La surface est coriace, cassante, d'aspect parcheminé, colorée en jaune pâle : 10 à 12 sillons peu prononcés, correspondant aux placentas, partent de la base en s'irradiant, s'atténuent sur les flancs et redeviennent visibles au voisinage du style.

Ce style est logé dans une dépression plus ou moins marquée du sommet du fruit : il est extraordinairement aplati (stigmate sessile des auteurs), et forme une sorte de calotte conique très basse, de 2 cent. environ de diamètre, portant

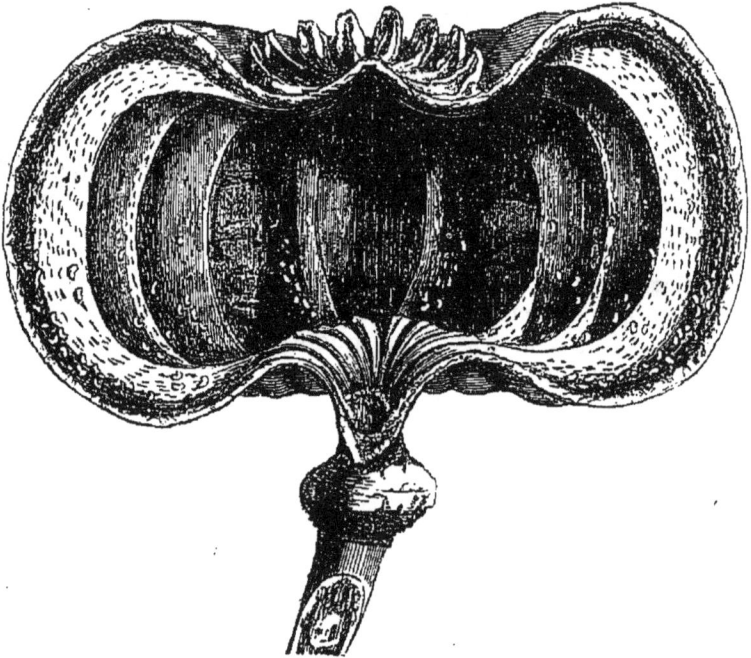

FIG. 67. — Capsule de Pavot blanc. *Papaver somniferum album* var. *depressum*. Section longitudinale médiane.

(D'après de Lanessan.)

10 à 12 bandes stigmatiques radiales, rugueuses, brunâtres et très saillantes.

La capsule est uniloculaire ; mais il se détache de sa paroi 10 à 12 placentas pariétaux, formant autant de lames échancrées en croissant, s'atténuant de la paroi au bord (triangulaires sur leur section transversale), et mesurant environ 1 cent. de large à mi-hauteur de la capsule ; les deux faces sont jaunâtres et couvertes de petites saillies brunes et rugueuses, au niveau desquelles sont fixées les graines, quand elles ne sont pas détachées par la dessiccation et accumulées dans le fond de la capsule ; ces graines seront décrites plus loin (Voy. p. 197).

La face interne de la paroi capsulaire est satinée, finement mamelonnée, et colorée en jaune crème ; elle porte souvent, dans les intervalles qui séparent les placentas, un ou deux plis plus ou moins marqués. La couche moyenne du péricarpe (*mésocarpe*) est spongieuse, blanchâtre, et conserve cette structure au milieu des lames placentaires ; ce mésocarpe est parcouru par un réseau très riche de canaux laticifères anastomosés, que l'on peut souvent distinguer à la loupe ou même à l'œil nu. Au niveau de chaque placenta, le mésocarpe renferme un cordon grêle et ligneux, dont on peut facilement suivre le trajet depuis le pédoncule ; ces 10 ou 12 cordons forment sur la coupe transversale de ce pédoncule un cercle très régulier.

L'odeur est nulle ; la saveur est mucilagineuse et fade.

Au microscope, la paroi capsulaire se montre formée par un parenchyme (*mésocarpe*) intercalé entre deux lames minces, de nature épidermique (*épicarpe, endocarpe*); les laticifères qui le parcourent sont articulés ; ils circonscrivent entre eux des mailles polyédriques, et suivent, le plus souvent, le trajet des faisceaux et de leurs nombreuses divisions.

Outre la forme de capsule que nous venons de décrire et qui est la plus répandue, on trouve assez souvent, dans les drogueries, une autre variété de capsule de Pavot blanc, nommée *depressa* par Guibourt, qui la considère comme étant de formation récente et comme s'étant développée spontanément au milieu des cultures de Pavots d'Aubervilliers ; cette variété se reconnaît à l'aplatissement plus grand des capsules, dont l'aspect devient comparable à celui d'une citrouille, les deux pôles étant fortement ombiliqués.

Les Capsules de Pavot noir sont rares dans le commerce ; elles sont *déhiscentes,* plus petites, et nettement globuleuses :

cette déhiscence s'opère au moyen de petites fenêtres en ogive situées dans chaque espace interplacentaire, sous le rebord de la calotte stigmatique, et qui s'ouvrent simplement par le soulèvement de ce rebord au moment de la dessiccation.

Botanique. — C'est le *Papaver somniferum album*. L., var. *glabra* et var. *setigera* (voy. p. 181) qui fournit la plus grande partie des capsules employées en médecine. La forme *depressa* provient d'une variété du *P. somniferum album* absolument identique aux autres par les caractères de toutes les parties de la plante autres que la capsule. On cultive dans le Midi, pour l'usage médical, la variété oblongue, identique à celle qui produit les opiums d'Orient. Elle est peu abondante dans le commerce.

C'est d'Asie Mineure et d'Egypte que proviennent les capsules globuleuses de nos drogueries. La variété *depressa* vient de France même, surtout des environs de Paris (Aubervilliers).

Chimie. — Les têtes de pavot renferment — outre le mucilage, la cire, la cellulose, les acides citrique et tartrique et une certaine quantité de sels terreux, — une proportion très variable de quelques uns des principes qui entrent dans l'opium : *morphine* (0,02 p. 100.) *narcotine, thébaïne. rhéadine, papavérine, papavérosine, acide méconique*. Souvent l'un ou l'autre de ces produits fait absolument défaut. Le maximum de richesse en morphine paraît être atteint par les capsules au moment où la couleur verte passe au jaune fauve ; c'est alors que doit avoir lieu la récolte. Les influences du milieu ne restent point étrangères à ces variations ; c'est ainsi que les pavots des Indes sont plus actifs, à poids égal, que ceux des environs de Paris.

Physiologie et Thérapeutique. — Les capsules de pavot servent à préparer une décoction très populaire, dans laquelle se retrouvent quelques traces d'alcaloïdes. On la considère comme calmante et béchique ; on l'administre assez souvent en lavement (2 à 30 gr. p. 500 gr., d'eau), surtout aux enfants. C'est un médicament qui n'est point sans danger et dont on ne saurait user qu'avec prudence, son degré d'activité pouvant varier considérablement suivant les circonstances de la récolte, que le médecin ignore ; des empoisonnements ont été amenés ainsi chez les enfants, parfois avec des doses qui auparavant s'étaient montrées inoffensives. Cette infusion était autrefois la base du sirop diacode, dans la préparation duquel le Codex l'a remplacée aujourd'hui par l'extrait thébaïque dont la composition est beaucoup plus constante.

66. SEMENCES DE PAVOT BLANC

Description. — Les semences de Pavot blanc sont de très petits corps ovoïdes, d'un blanc jaunâtre, un peu translucides, mesurant 1 mill. dans leur plus grande largeur; leur contour est ordinairement réniforme. La graine, qui provient d'un ovule anatrope, présente, au milieu de son bord excavé, deux éminences inégales, dont l'une, plus volumineuse, porte le hile, et l'autre, plus aiguë et souvent dirigée en dehors, se termine par le micropyle; lorsque ces deux saillies sont de même volume, l'aspect est celui d'un ovule campylotrope.

La surface de la graine, examinée à la loupe, se montre mamelonnée et finement rugueuse; avec un fort grossissement, on peut constater qu'elle est parcourue par un réseau de lignes saillantes, très fines, laissant entre elles des aréoles polygonales irrégulières.

L'odeur est nulle, la saveur huileuse et fade; écrasée sur le papier, la graine laisse une tache huileuse.

Le microscope seul permet de se rendre compte de l'organisation interne. Sous un tégument mince, à éléments aplatis tangentiellement, et au milieu d'un albumen à larges cellules, gorgées de gouttelettes huileuses et de granulations protéiques, existe un embryon grêle et allongé, arqué comme la semence.

Botanique. — Les semences de Pavot blanc peuvent provenir de toutes les variétés du *Papaver somniferum album*. (Voy. p. 181.)

Chimie. — Leur albumen, totalement dépourvu d'opium selon les uns, contenant 2 p. 1000 de morphine selon les autres, renferme environ moitié de leur poids d'une huile connue dans le com-

merce sous le nom d'*Huile d'œillette*; néanmoins on l'extrait rarement de ces semences, mais plutôt de celles du Pavot noir (voir
p. 192), dit *Pavot œillette*. Les deux huiles sont identiques.

Usages. — En Italie, en Russie, en Allemagne, ces semences
sont consommées pour l'alimentation, mêlées à des gâteaux, à du
sucre, etc. Elles figurent encore dans quelques vieilles pharmacopées, mais sont sans usages aujourd'hui en médecine.

Diagnose. — Les semences de *Jusquiame* ressemblent par
leur taille et leur forme à celles du Pavot blanc; on reconnaîtra les premières à leur couleur grise, à leur forme
aplatie, à la saillie plus aiguë du micropyle, à leur opacité,
et à leur saveur âcre et amère. (Voy. n° 190.)

67. SEMENCES DE PAVOT NOIR

Description. — On peut appliquer à ces semences tout ce
que nous avons dit des graines de Pavot blanc, à la couleur

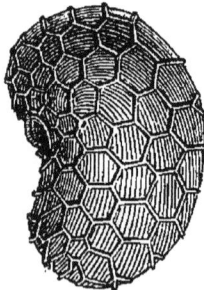

FIG. 68. — Graine de Pavot
noir. *Papaver somniferum
nigrum.*

(D'après de Lanessan.)

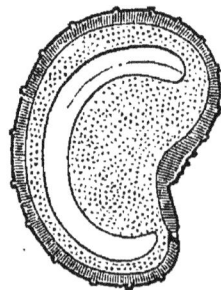

FIG. 69. — Graine de Pavot
noir. Coupe longitudinale
médiane.

(D'après de Lanessan.)

et à la taille près. Elles sont, en effet, plus volumineuses,
et leur grand diamètre dépasse fréquemment 1 mill. Leur

teinte varie entre le gris ardoise et le gris jaunâtre. Leur surface est terne, et, sous la loupe, se montre rugueuse, même au fond des aréoles délimitées par le réseau saillant qui couvre les téguments. Elles ne sont pas translucides.

Botanique. — Les semences de Pavot noir proviennent du *Papaver somniferum nigrum* (Voy. p. 192). Il ne faut pas oublier toutefois que des graines noirâtres, violettes ou grises, peuvent provenir de certaines variétés de Pavot noir et qu'il est absolument impossible de les distinguer des autres.

Chimie. — Même composition que les semences du Pavot blanc.

Usages. — Les semences du Pavot noir, quoique parfois consommées en nature comme celles du Pavot blanc, sont surtout utilisées dans la France septentrionale, en Belgique et en Allemagne, pour l'extraction de l'huile d'œillette (*olietto*, petite huile), dont elles renferment une proportion un peu plus forte que les blanches[1].

Cette huile, d'un goût assez désagréable et rancissant rapidement, est employée pour les usages culinaires, et sert souvent à falsifier l'huile d'olives[2]; les peintres utilisent ses propriétés siccatives, qui la rendent d'autre part impropre à l'éclairage. On a essayé de l'appliquer à la fabrication des emplâtres et des savons; mais elle ne donne que des produits mous, à odeur rance, et ne s'introduit plus dans les drogueries pour cet usage que par voie de fraude.

---

[1] Ceci paraît tenir surtout à ce que, pour un même poids des deux sortes de semences, il se trouve un plus grand nombre de graines blanches, plus petites, et pourvues d'un tégument un peu plus épais, ce qui donne une plus forte proportion de matière corticale inerte. Le rendement p. 100 est donc un peu moindre.

[2] Il ne paraît pas encore possible de reconnaître rapidement la présence d'une faible quantité d'huile d'œillette dans l'huile d'olives. On sait toutefois que l'huile d'olives pure, après avoir été agitée dans un flacon, offre, au bout de quelques instants, une surface parfaitement limpide, tandis que l'huile mélangée de 1/10 au moins d'huile d'œillette renferme pendant un temps beaucoup plus long des bulles d'air alignées les unes à la suite des autres ; c'est ce qu'on appelle *faire le chapelet*. Un procédé plus scientifique consiste à traiter l'huile suspecte par l'acide hypoazotique ; si elle est pure, elle est entièrement solidifiée (transformée en *élaïne*) au bout de 24 heures : le degré de fluidité qui peut persister au bout de ce temps est proportionnel à la quantité d'huile de pavots qu'elle renferme alors. — Un prix de 15,000 fr. a été proposé par la chambre de commerce de la ville de Nice pour la découverte d'un procédé rapide et *simple* permettant de reconnaître dans l'huile d'olives la présence d'une proportion quelconque d'huile étrangère.

68. FLEURS DE COQUELICOT

Description. — On n'utilise dans la fleur du Coquelicot que les pétales; étalés, ils sont obovales, en forme de raquette très surbaissée, et brusquement rétrécis à leur base en un onglet très court, mesurant 4 à 8 mill. de large au niveau de son insertion sur le réceptacle. Ils sont minces, entiers, et colorés, à l'état frais, en rouge éclatant; par la dessication, ils prennent une teinte rosée ou lie de vin et deviennent semi-transparents. Au niveau de l'onglet, existe une tache obovale d'un violet plus ou moins foncé, qui peut parfois manquer. La surface du pétale est rayée de nervures rouges d'une finesse extraordinaire, espacées de 1 mill. environ, et convergeant toutes vers la pointe de l'onglet.

Les pétales secs de nos Droguiers sont chiffonnés, plissés, agglomérés en masses irrégulières; très fréquemment, et malgré les précautions prises pendant la récolte, on les trouve agglutinés par deux ou trois, les uns aux autres.

L'odeur est faible, un peu vireuse, et rappelle parfois celle de l'opium; la saveur est mucilagineuse et n'offre rien de caractéristique.

Botanique. — Le Coquelicot[1], *Papaver Rhœas*, L., commun dans nos champs et nos haies, est une *Papavéracée* de la série des *Papavérées*, très voisine des pavots à opium. C'est une herbe annuelle, probablement d'origine orientale, qui atteint jusqu'à 80 centim. de hauteur.

Racine grêle, pivotante, blanchâtre. — *Tige* droite, herbacée, couverte de poils rudes. — *Feuilles* alternes, pennatipartites, découpées

[1] *Vulg.* Pavot-Coq, Rose de Loup, Ponceau, Schute, Mahon, Pavot des champs, Pavot rouge.

en lanières aiguës et dentées. — *Fleurs* terminales, régulières. — *Réceptacle* très convexe. — *Calice* à 2 sépales caducs, verts, poilus. — *Corolle* à 4 pétales larges, colorés en rouge pourpre, imbriqués et chiffonnés dans la préfloraison. — *Étamines* nombreuses, à filets grêles, à anthères longues et noirâtres. — *Ovaire* uniloculaire, multicarpellé, en forme d'urne, semblable à celui des pavots; calotte stylaire débordant l'ovaire et sillonnée d'un nombre variable de rayons stigmatiques. — *Capsule* oblongue s'ouvrant au moyen de petits panneaux interplacentaires, sous le rebord de la calotte. — *Graines* nombreuses, brunes, réniformes, scrobiculées.

Il existe, dans toutes les parties de la plante, un réseau très riche de laticifères renfermant un suc laiteux à odeur vireuse.

On recueille souvent avec les pétales du vrai *Papaver Rhœas*, ceux d'espèces voisines plus communes encore : *Papaver dubium*, à capsule obconique, — *Papaver hybridum*, à capsule courte, poilue, — *Papaver argemone*, à capsule longue et pubescente, etc.

Chimie. — Les pétales de coquelicot renferment du mucilage, de la cire, une gomme, une résine, des sels métalliques et alcalins, et surtout une matière colorante rouge, soluble dans l'eau et l'alcool faible, et qui paraît composée de deux acides (Meir), l'*acide rhœadique* et l'*acide papavérique*. Les alcaloïdes de l'opium paraissent y faire complètement défaut[1].

Physiologie et Thérapeutique. — Les pétales de coquelicot passent pour béchiques, expectorants et calmants. C'est un remède très populaire contre la toux, la coqueluche, etc. On emploie l'infusion (3 à 4 pincées par litre d'eau) et surtout le sirop (10 à 30 gr.). Ils font partie de la *Tisane des quatre fleurs*, autre préparation très populaire. On utilise souvent en pharmacie leur propriété colorante.

Diagnose. — Il n'existe dans le Droguier d'autres pétales isolés que ceux des *Roses de Provins*, beaucoup plus petits, un peu coriaces, conservant plus nettement leur forme, et colorés en rouge violet.

---

[1] Ici, comme en d'autres cas, c'est la partie la moins active de la plante qui figure dans notre pharmacopée. Le latex de la tige et des capsules a pu être concrété en une sorte d'opium que quelques auteurs ont déclaré aussi actif que celui d'Égypte (Crampe). Hesse a trouvé dans ce latex un alcaloïde qui existe dans l'opium de Perse, la *rhéadine*. $C^{21} H^{21} AzO^{6}$; la présence de la morphine y est très discutée. Les Arabes, paraît-il, mangent la graine pour se procurer un sommeil agréable.

69. FUMETERRE

Description. — On emploie l'herbe entière, qui mesure de 12 à 20 cent. de longueur ; elle a, ordinairement, été desséchée avec soin, et les branches et les feuilles sont ramenées autour de la tige en faisceaux un peu aplatis. On la livre dans le commerce et elle figure dans les Droguiers en petites bottes renfermant 10 ou 15 pieds [1].

A l'extrémité inférieure existe un tronçon de racine, de quelques mill. d'épaisseur, coloré en jaune terreux, rugueux et plissé longitudinalement.

La tige, qui prolonge l'axe radial, est peu distincte des branches qui l'environnent, surtout de celles de la base, qui atteignent la même importance qu'elle ; elles sont alternes, très rapprochées au niveau du collet, de plus en plus espacées vers le haut de la tige ; tige et branches sont plus ou moins aplaties ou tordues, parcourues par de longues côtes parallèles, qui peuvent conserver aux axes volumineux l'aspect cannelé de la plante fraîche. Leur épaisseur varie entre 2 et 5 mill. ; leur couleur est d'un vert glauque un peu lustré.

Les feuilles, qui mesurent de 6 à 10 cent. de longueur, sont simples, mais profondément pennatifides ; la nervure médiane, devenue ainsi très grêle, supporte de 5 à 7 lobes principaux, eux-mêmes pennatifides, et subdivisés en lobules

---

[1] On rencontre assez souvent, selon Guibourt, parmi la *Fumeterre officinale*, une espèce très voisine, la *Fumeterre moyenne*, *Fumaria media*, Lois., qui ne s'en distingue que par sa taille plus considérable et ses pétioles recroquevillés en crochets. — On y trouve mêlée en outre, mais plus rarement, la *Fumeterre de Vaillant*, *Fumaria Vaillantii*. Lois., qui a des bractées plus courtes et paraît dépourvue d'amertume.

découpés de même ; le dernier terme de ces décompositions successives est une lamelle en forme de raquette, souvent échancrée au sommet, quelquefois ayant subi un commencement de division en trois, colorée en vert glauque et terne, et mesurant 3 à 5 mill. de longueur ; les divisions du sommet de la feuille sont extrêmement fines et très serrées les unes contre les autres.

Les axes d'inflorescence naissent dans l'aisselle des feuilles, et atteignent de 5 à 7 cent. Ce sont des grappes de fleurs hermaphrodites et irrégulières ; les pédicelles, dans l'espèce officinale, sont longs de 1 à 3 mill. et naissent à l'aisselle de bractées filiformes. Les fleurs, colorées en rose, souvent violacées, longues de 5 mill. environ, portent une tache noire au sommet de leur corolle ; elles sont allongées, et, sur la plante sèche, atténuées jusqu'à leur extrémité, où la partie supérieure du style forme un renflement.

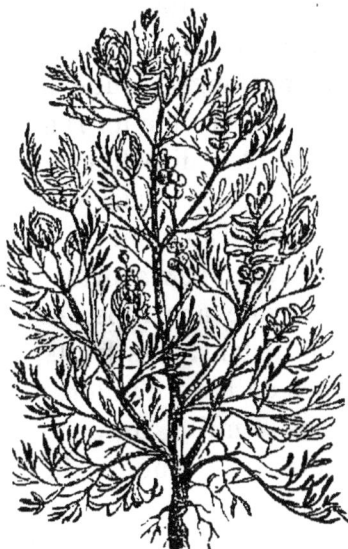

FIG. 70. —Fumeterre officinale. *Fumaria officinalis.* (D'après de Lanessan.)

Le réceptacle est concave. Le calice est réduit à deux pièces très petites, découpées sur leurs bords et accolées sur les côtés de la fleur. La corolle comprend 4 pièces disposées en 2 verticilles : le verticille extérieur est formé de deux pétales creusés en cuiller, alternes avec les sépales, et dont l'un, (l'extérieur), porte à la partie inférieure une forte gibbosité ; les 2 pièces du verticille intérieur sont également creusées en cuiller à leur sommet, et portent à ce niveau une légère crête dorsale. — Les étamines sont diadelphes ; les filets sont soudés de manière à former deux groupes alternes avec le verticille précédent; il existe, dans chaque groupe, une anthère *biloculaire* accompagnée de chaque côté par une anthère *uniloculaire :* les unes et les autres sont extrorses et mesurent 1/2 mill. de longueur. A la base du faisceau staminal correspondant au pétale antérieur, pend une masse charnue ovoïde, logée dans la cavité de l'éperon que porte celui-ci. — L'ovaire est pyriforme, un peu asymétrique, et se prolonge en une longue colonne stylaire, souvent tordue, que termine un renflement stigmatique accompagné de deux ailes à direction antéro-postérieure. Cet ovaire est uniloculaire, mais dicarpellé; il existe deux placentas pariétaux situés latéralement (alternant avec les branches stylaires); mais l'un d'eux avorte, et celui qui persiste ne porte qu'un seul ovule anatrope, ascendant, à micropyle dirigé en bas et en dedans. Les fruits, visibles au moins à la partie inférieure de l'axe d'inflorescence, sont de petites drupes globuleuses (2 mill.), un peu comprimées latéralement, luisantes, surmontées d'une pointe ou d'une cicatrice peu visible. Une fois sèches, elles se laissent facilement décortiquer, et montrent, sous une coque mince et cassante, une petite graine noirâtre, renfermant un embryon très petit, entouré d'un albumen charnu.

La plante entière exhale une odeur de foin peu caractéristique; toutes ses parties possèdent une amertume prononcée, qui ne se développe que tardivement dans les feuilles, mais se montre d'emblée avec les fleurs.

Botanique. — La *Fumeterre* est une *Papavéracée* annuelle, de la série des *Fumariées*, le *Fumaria officinalis*[1], L. croissant dans toute l'Europe, dans les champs et les haies.

Chimie. — La fumeterre renferme, — outre des sels calcaires et une résine, — une base alcaline amère, la *fumarine* (Peschier) et un acide cristallisable, l'*acide fumarique*[2] $C^4 H^4 O^4$ (Winckler)

---

[1] *Vulg.* Fumeterre officinale, fumeterre vulgaire, fiel de terre, pied de géline.

[2] L'acide *malique* $C^4 H^6 O^5$, en perdant un équivalent d'eau, se dédouble en deux acides isomères : l'acide *maléique* et l'acide *paramaléique* ou *fumarique* $C^4 H^4 O^4$.

identique à l'*acide paramaléique* de Pelouze, et isomère de l'*acide aconitique* ou *équisétique*.

L'*acide fumarique* a été trouvé également dans le *Glaucium luteum*, dans le lichen d'Islande et dans certains champignons.

Physiologie et Thérapeutique. — La fumeterre est amère, tonique, dépurative ; on l'a surtout employée contre le scorbut, l'inappétence, les bronchites, les affections scrofuleuses et dans les maladies de la peau, dartres, etc. On lui a attribué une certaine action sur le foie.

On prescrit l'infusion (30 à 60 gr. p. 100), l'extrait (2 à 10 gr.) et le sirop (sirop de sucre 60, suc frais de fumeterre 40) [2 à 4 cuillerées à bouche]. Elle fait partie du vin antiscorbutique et du sirop de chicorée composé : on l'emploie rarement seule aujourd'hui. Elle entrait jadis dans la composition d'un certain nombre de préparations absolument oubliées : les pilules angéliques, la confection Hamech, l'électuaire de séné, etc.

70. GRAINES DE MOUTARDE NOIRE

Description. — Ce sont de petits corps ovoïdes, un peu aplatis à l'un des pôles et très légèrement comprimés sur les côtés ; ils mesurent 1 mill. de large sur 1 $^1/_2$ mill. de long. Leur couleur est d'un brun plus ou moins foncé ; leur surface est terne et se montre, sous la loupe, couverte de mamelons très fins et très rapprochés. Au pôle aplati, existe une cicatrice circulaire noirâtre, le hile, et, immédiatement en avant, un micropyle très petit, situé au centre d'une tache claire. De ce dernier, part une très légère côte longitudinale, souvent peu visible, gagnant le pôle supérieur en s'atténuant peu à peu, et due à la saillie de la radicule sous les téguments. Parfois, la couche tégumentaire superficielle s'exfolie par petites plaques blanchâtres et très minces.

A l'intérieur, on trouve, sous une coque cassante, assez mince, un embryon jaunâtre, charnu, privé d'albumen ; la

radicule décrit une forte courbe du pôle supérieur au micropyle, et vient se placer en avant des deux cotylédons entre
lesquels elle s'engage plus ou moins profondément ; ces cotylédons sont *condupliqués,* c'est-à-dire appliqués l'un contre
l'autre, puis pliés en deux comme les feuillets d'un livre ; le
cotylédon externe, plus développé que l'interne, le recouvre

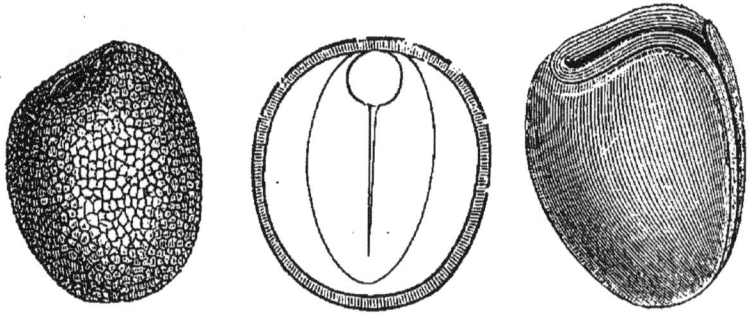

Graine de Moutarde noire.
Brassica nigra. Koch.

FIG. 71. — Entière.   FIG. 72. — Coupée   FIG. 73. — Dépouillée
transversalement.   de ses téguments.

(D'après de Lanessan.)

presque entièrement par ses bords ; le cotylédon interne
contient la radicule entre ses deux bords et ne laisse voir au
dehors, sous l'enveloppe que lui forme le cotylédon externe,
que deux lèvres très fines de chaque côté de la radicule.

L'odeur est nulle, mais devient très piquante quand les
graines sont écrasées et humectées ; elle irrite alors la muqueuse nasale, ainsi que la conjonctive, et provoque rapidement les larmes. La saveur, qui ne se dégage que si la
graine est broyée, devient bientôt très piquante et un peu
amère. La graine non broyée développe du mucilage au
contact de la salive.

Au microscope, on reconnaît, dans les téguments, la présence de quatre zones cellulaires. La plus externe, absente
sur la figure 74, est formée de cellules très aplaties lan-

gentiellement et se desquamme par plaques. La seconde se compose de cellules à paroi supérieure mince, pouvant se gonfler considérablement dans l'eau et donner lieu à la production d'un abondant mucilage. Au dessous, se trouve une zone d'éléments aplatis tangentiellement et renfermant une matière colorante brune. La quatrième couche, qui représente l'enveloppe, interne de la graine, est formée de cellules allongées dans le sens radial et renfermant également de la matière colorante. — Les éléments des cotylédons sont polyédriques ou ar-

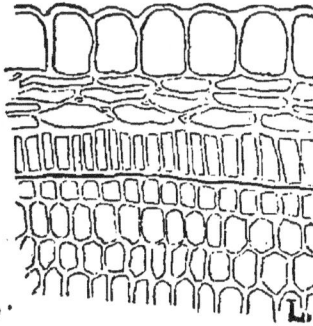

FIG. 74. — Coupe des téguments de la graine de moutarde noire.

(D'après de Lanessan.)

rondis, et contiennent en grande abondance des gouttelettes huileuses et des granulations de matières albuminoïdes.

Botanique. — La graine de *Moutarde noire* est fournie par le *Brassica* [1] *nigra*, Koch (*Sinapis nigra*, L.) que l'on trouve à l'état sauvage dans toute la zone tempérée de l'ancien continent.

C'est une plante herbacée, annuelle, de la famille des *Crucifères* [2], série des *Cheirantées*, sous-série des *Brassicinées*, à tige dressée, très divisée, un peu velue, atteignant jusqu'à 1 m. 20 de hauteur.

---

[1] M. Baillon a fait de l'ancien genre *Mélanosinapis* une simple espèce du grand genre *Brassica*.

[2] CRUCIFÈRES. — Plantes herbacées ou suffrutescentes. — FEUILLES ALTERNES (sauf quelques exceptions). — FLEURS RÉGULIÈRES (sauf *Iberis*), HERMAPHRODITES, disposées en CYMES. — RÉCEPTACLE CONVEXE (concave chez les *Subulariées*). — CALICE et COROLLE A QUATRE PIÈCES LIBRES et disposées en croix. — ANDROCÉE composé de 6 ÉTAMINES LIBRES et TÉTRADYNAMES (sauf quelques exceptions) : anthères biloculaires, introrses, déhiscentes par deux fentes longitudinales). — DEUX CARPELLES unis en un OVAIRE UNILOCULAIRE à PLACENTAS PARIÉTAUX, devenant BILOCULAIRE par suite de la production d'une FAUSSE CLOISON. — OVULES CAMPYLOTROPES, en nombre indéfini. — FRUIT SEC, déhiscent (*Silique* ou *Silicule*) ou indéhiscent, quelquefois lomentacé (*Cakilées*). — GRAINES NON ALBUMINÉES (sauf rares exceptions); embryon à cotylédons accombants, incombants ou condupliqués.

M. Baillon (*Hist. des Pl.*, III, 222) a divisé les Crucifères en 7 séries : *Cheiranthées, Raphanées, Cakilées, Isatidées, Lunariées, Thlaspidées, Subulariées*.

— *Feuilles* alternes, celles de la base pennatilobées, à segments aigus, celles du sommet lancéolées, peu ou point découpées. — *Fleurs* jaunes, disposées en grappes terminales, dépourvues de bractées. — *Réceptacle* convexe. — *Calice* à quatre sépales libres, d'abord dressés en tube, puis étalés. — *Corolle* à quatre pétales obovales, à long onglet cylindrique. — 6 *Etamines* libres, tétradynames, à filets subulés, les quatre plus grands entourés chacun à leur base par un bourrelet glanduleux; anthères introrses, biloculaires, déhiscentes par deux fentes longitudinales. — *Ovaire* allongé, dicarpellé, à style stigmatifère court et bilobé, renfermant deux placentas pariétaux réunis l'un à l'autre par une fausse cloison, qui divise l'ovaire uniloculaire en deux fausses loges correspondant aux lobes du style. — *Ovules* campylotropes, en nombre variable, disposés sur deux rangées verticales entre lesquelles se place la fausse cloison. — *Silique* petite, *glabre*, terminée par une lame tétragone en fer de lance, déhiscente par deux valves pourvues chacune d'une forte côte dorsale[1].

Chimie. — Les cellules du tégument externe se gonflent dans l'eau en fournissant un mucilage abondant (19 p. 100) précipitable par l'alcool et l'acétate de plomb.

La graine entière écrasée donne la *farine de moutarde*. Celle-ci, distillée à basse température après macération dans l'eau froide, donne l'*essence de moutarde* ou *sulfocyanure d'allyle*, $C Az S. C^3 H^5$. Cette essence n'existe point préformée dans les graines (comme l'a montré Guibourt) : elle est produite au contact de l'eau par la décomposition d'une substance cristalline que l'on extrait des graines à froid : la *sinigrine*, ou *myronate de potasse* : $C^{10} H^{18} Az K S^2 O^{10}$. Celle-ci, à une température peu élevée (au-dessous de 50°), est décomposée par l'action d'une matière albuminoïde, la *myrosine*, qui coexiste avec elle dans les graines, à peu près comme l'émulsine et l'amygdaline dans les amandes amères. La *sinigrine* se décompose alors en trois éléments : *bisulfate de potasse*, *dextroglucose* et *sulfocyanure d'allyle* ou *essence de moutarde*.

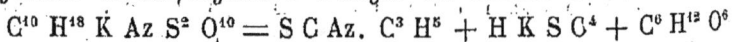

$$C^{10} H^{18} K Az S^2 O^{10} = S C Az. C^3 H^5 + H K S O^4 + C^6 H^{12} O^6$$

Les graines chauffées au-dessus de 60 degrés perdent le pou-

---

[1] On trouve souvent mêlées aux graines de moutarde noire, celles de la moutarde sauvage (*Brassica arvensis*), reconnaissables à leur taille plus considérable, à leur tégument plus mou et plus lisse. C'est une herbe commune dans nos champs, qui se distingue du genre précédent en particulier par les trois nervures que porte chaque valve du fruit.

Aux Indes et en Russie, on substitue au *B. nigra*, pour tous ses usages, les semences du *B. juncea*.

voir de fournir cette réaction, la myrosine se coagulant à cette température.

Les graines de moutarde noire donnent en général de 0,2 à 1,2 p. 100 d'essence. Selon Ludwig et Lange, la présence de la *myrosine* ne serait pas indispensable pour le dédoublement du *myronate de potasse*.

L'essence de moutarde a été retrouvée chez d'autres plantes(*Reseda lutea*), et même fabriquée de toutes pièces par synthèse (Berthelot, 1855), par l'action du sulfocyanure d'argent sur l'iodure d'allyle à froid (ou en chauffant dans un tube bouché un mélange d'iodure d'allyle et de sulfocyanure de potassium).

C'est une huile incolore, mobile, soluble dans l'alcool et l'éther, dissolvant aisément le soufre et le phosphore. L'acide azotique en précipite une résine *nitro-sinapylique*, et, en activant la réaction, la décompose en acide sulfurique, acide oxalique et *acide nitro-sinapylique*. En présence de l'ammoniaque, l'essence de moutarde donne naissance à une substance intéressante, la *thiosinnamine* ou *allylsulfocardamide* $C^4 H^8 Az^2 S$.

On extrait encore des graines, par la pression, une huile douce, inodore, non siccative (20 à 30 p. 100) renfermant, outre les acides oléique et stéarique, un acide que l'on retrouve dans l'huile de colza l'*acide érucique* ou *brassique* $C^{22} H^{42} O^2$, un *acide sinapoléque* $C^{20} H^{38} O^2$ et un *acide bénique* $C^{22} H^{44} O^2$.

Physiologie et Thérapeutique. — On n'emploie à l'intérieur[1] la farine de moutarde qu'additionnée d'acide acétique et comme condiment : elle irrite le tube digestif et stimule les sécrétions intestinales. Elle sert à confectionner des cataplasmes rubéfiants (sinapismes)[2] qui n'ont d'action qu'autant qu'ils ont été préparés[3] à une température inférieure à 60°. On les prescrit journellement pour

---

[1] Les graines de moutarde noire prises à l'intérieur ont été vantées quelquefois au même titre que celles de la moutarde blanche pour le traitement des dyspepsies, grâce au mucilage que développe chez l'une comme chez l'autre, la couche superficielle du tégument.

[2] Le *sinapisme Rigollot* est obtenu en saupoudrant de farine de moutarde noire, privée de son huile fixe, une feuille de papier imbibée d'une solution de caoutchouc dans un mélange d'essence de pétrole et de sulfure de carbone.
On prépare en Angleterre un produit à peu près identique, en remplaçant le caoutchouc par la gutta-percha. C'est le *mustard paper*, adopté par la pharmacopée britannique et par celle des Etats-Unis.

[3] L'usage assez répandu d'humecter de vinaigre les sinapismes avant leur application, bien loin d'augmenter l'action révulsive, la diminue considérablement, une partie de la myrosine se coagulant et demeurant inactive. La durée de l'application du sinapisme *au même point* varie de 1/4 d'heure à 1 heure ; des accidents assez graves peuvent résulter de son application trop prolongée.

amener à la peau une révulsion énergique, dans les congestions cérébrales ou pulmonaires, ou lorsqu'il existe un état général adynamique (cholériques, noyés, empoisonnements par l'opium, etc.).

On prescrit également des bains sinapisés locaux ou généraux, dont la durée ne doit point être trop prolongée (500 gr. p. 1,000 d'eau).

Diagnose. — Les graines se distinguent aisément de celles du *Pavot noir*, qui sont moins volumineuses, plus pâles et légèrement aplaties; celles du *Colchique* s'en rapprochent davantage; mais elles sont plus petites et régulièrement globuleuses, à l'exception d'une petite pointe excentrique qui les caractérise bien; elles renferment, en outre, un embryon très petit, plongé dans un albumen compact; leur saveur est âcre, mais non vive et piquante comme celle de la moutarde. (Voy. n° 275.)

71. GRAINES DE MOUTARDE BLANCHE

Description. — Ces semences présentent la même organisation fondamentale que celles de la moutarde noire, mais elles sont plus volumineuses (2 mill. sur 1 $^1/_2$ mill.). Leur surface est d'un jaune cireux, terne, et couverte de mamelons plus fins encore que ceux qui se montrent sur les graines noires. Le hile est brunâtre; le micropyle est percé au centre ou sur le bord d'une petite tache blanche, visible même à l'œil nu. La radicule fait sous les téguments une légère saillie longitudinale, d'un jaune pâle, bordée par deux côtes parallèles un peu moins nettes, correspondant à la saillie des bords du cotylédon interne sous ceux du cotylédon externe.

Les couches tégumentaires, examinées au microscope, offrent la même structure fondamentale que celles de la moutarde noire; toutefois, le contenu brun des couches profondes est remplacé par une matière grisâtre jaunissant par l'iode, et la zone de cellules à mucilage se gonfle encore davantage au contact de l'eau.

Botanique. — Les graines de *Moutarde blanche* sont produites par le *Brassica alba*, Hook. F. et Thomas., *Brassicinée* de la série des *Cheiranthées*, famille des *Crucifères*, répandue dans la même zone que la moutarde noire.

Le *Brassica alba* se rapproche beaucoup, par son organisation, du *B. nigra*. Il atteint le plus souvent une moindre hauteur (40 à 80 cent.). Les feuilles sont plus profondément découpées et souvent velues, ainsi que la tige. La fleur est d'un jaune pâle, à pédicelles ordinairement glabres et s'épanouit un peu plus tard que celle du *B. nigra*. Le fruit seul est bien caractéristique; c'est une silique bosselée, comprimée, couverte de poils rudes et blanchâtres, et surmontée d'un style formant une lame triangulaire plus longue que les carpelles, parfois incurvée comme une faux : les valves du fruit se détachent assez difficilement et portent sur leur dos environ trois fortes nervures.

Chimie. — Le mucilage fourni par les cellules superficielles des téguments de la graine est identique à celui des semences de moutarde noire. — Les cotylédons renferment de la *sinalbine* cristallisable $C^{30} H^{44} Az^2 S^2 O^{16}$, qui, en présence de l'eau et au contact de la *myrosine*, à basse température, se décompose en sucre $C^6 H^{12} O^6$, en *sulfate de sinapine*[1] $C^{16} H^{25} Az SO^9$ et en *sulfocyanure d'acrinyle* $C^8 H^7 Az SO$; ce dernier corps est un liquide brûlant, peu odorant, qui constitue le principe actif de la farine. La myrosine de la moutarde blanche est identique à celle de la moutarde noire, et même, paraît-il, plus abondante que dans celle-ci.

Ces graines renferment également une huile douce, rancissant difficilement, ne se congelant qu'à très basse température, et présentant la même composition que l'huile de moutarde noire : on y a signalé en outre la présence de deux corps particuliers : l'*érucine* et l'*acide sinapique*.

Physiologie et Thérapeutique. — Les usages de la moutarde blanche sont les mêmes que ceux de la noire. Ses graines ont été

---

[1] La *sinapine* est un alcaloïde dont on connaît les sels, mais qui n'a pu encore être conservé à l'état isolé, car il se décompose en présence de la plus légère trace d'alcali.

beaucoup plus fréquemment employées autrefois à l'intérieur contre les dyspepsies, dans lesquelles elles agissent sans doute mécaniquement, grâce à leur mucilage. Elles peuvent, lorsque leur enveloppe vient à être rompue dans l'intestin, déterminer des phénomènes d'irritation assez sérieux : elles ont pu parfois s'accumuler dans l'appendice iléo-cœcal, y fermenter, se rompre et causer les accidents les plus graves. La farine, souvent mêlée à celle de la moutarde noire, est employée comme elle pour la confection de inapismes répondant aux mêmes indications.

72. STYRAX LIQUIDE

Description. — Le *Styrax* est un baume opaque dont la consistance varie avec l'âge. Récent, il est mou comme le miel; plus âgé, il devient très résistant, sans toutefois se montrer jamais complètement solide : la surface s'infléchit alors légèrement sous la pression du doigt et garde l'empreinte de celui-ci. Il s'étire entre les doigts comme une pâte à la fois élastique et visqueuse. La couleur est d'un gris jaunâtre ou verdâtre, et d'autant plus foncée que l'échantillon est plus ancien. En examinant par transparence l'épaisseur du bloc remplissant un bocal de verre, on trouve que la masse se montre piquetée de taches noires, de dimensions variables, dues à la présence d'impuretés : fragments d'écorce, sable, etc. La couche superficielle est brunâtre, un peu plus visqueuse que la couche profonde et d'une épaisseur plus ou moins grande, selon l'âge de l'échantillon.

L'odeur est balsamique, analogue à celle du Tolu, assez agréable et très persistante. La saveur est faible, un peu âcre.

Au microscope on trouve, dans la masse, des granules brunâtres et de nombreux cristaux de taille variable, soit d'acide cinnamique, soit de styracine.

Botanique. — Le *Baume Styrax liquide* est retiré du *Liqui-dambar orientalis.* Mill. (*L. imberbe,* Ait. *Platanus orientalis* Poc.), bel arbre ressemblant au platane de nos pays, haut de 10 à 20 m., originaire du sud-ouest de l'Asie-Mineure, appartenant à la famille des *Saxifragacées*[1], série des *Liquidambarées.*

Tronc ramifié, à écorce grise, épaisse, s'exfoliant par plaques, (fait contesté par beaucoup d'auteurs). — *Feuilles* alternes, simples, à limbe palmé, à cinq lobes divisés eux-mêmes en trois lobules den-tés; pétiole long, à stipules caduques. — *Inflorescences* axillaires, unisexuées. — *Fleurs* mâles en épis ou en grappes. — *Fleurs* fe-melles en capitules pédonculés; les unes et les autres sont dépour-vues de périanthe. — *Etamines* en nombre indéfini et disposées en capitules globuleux, parfois pourvues à leur base d'un cercle glan-duleux; filets courts; anthères basifixes, déhiscentes sur les côtés par deux fentes longitudinales. — *Fleurs* femelles logées dans des

[1]SAXIFRAGACÉES.— Groupe très hétérogène de plantes réunies par enchaîne-ment, ne présentant dans leur ensemble à peu près aucun caractère constant. — PLANTES ordinairement LIGNEUSES. — FEUILLES ordinairement ALTERNES, (excepté *Hydrangéées, Philadelphées, Bauérées, Cunoniées, Codiées, Myosuran-drées*), dépourvues de stipules, ou à stipules caduques, rarement à stipules persis-tantes ou développées en faux verticilles (*Bauérées*). — INFLORESCENCES très varia-bles, le plus souvent indéfinies (grappe, épi, capitule), plus rarement définies, (cymes, chez quelques *Saxifraga, Penthorées,* etc.). — FLEURS le plus souvent HERMAPHRODITES et RÉGULIÈRES (unisexuées dans les *Platanées. Liquidambarées, Myosurandrées,* etc.; irrégulières chez quelques *Saxifraga*). — RÉCEPTACLE le plus souvent CONCAVE (convexe chez les *Bréxiées, Pittosporées, Cunoniées, Datiscées,* etc.). souvent variable dans un même genre (*Saxifraga*). — PÉRIANTHE ordinairement RÉGULIER et GAMOSÉPALE, le plus souvent DOUBLE, quelquefois simple (*Panthorées, Céphalotées, Platanées*), ou même nul (*Liquidambarées, Myosu-randrées*) à 3, 4, 5 ou 6 pièces. — ETAMINES LIBRES, (excepté *Myrothamnus*), le plus souvent en nombre double de celui des pétales (exc. *Bréxiées*), rarement en nombre indéfini (*Liquidambarées*) à ANTHÈRES BILOCULAIRES, INTRORSES, déhis-centes par 2 fentes longitudinales, rarement par des panneaux. (*Hamamélidées*). — OVAIRE ordinairement LIBRE (infère chez les *Ribésiées*) souvent uniloculaire, au moins en partie, à 1, 2, 3, 4, 5 ou 6 carpelles le plus souvent unis, au moins partiellement (libres chez les *Myosurandrées*). — PLACENTATION ordinairement PARIÉTALE. — OVULES ANATROPES (presque orthotropes chez les *Platanées*), ascen-dants (*Céphalotées*), descendants (*Bruniées*), ou horizontaux, le plus souvent disposés en grand nombre dans chaque loge, par séries longitudinales. (2 ovules par carpelle chez les *Codiées* et quelques *Bruniées* ; ovule solitaire chez les *Céphalotées*, les *Platanées* et les autres *Bruniées*). — FRUIT souvent MULTIPLE (exc. *Ribésiées,* etc.), polysperme (exc. *Platanées*) sec et déhiscent (achaines chez les *Platanées*; baies chez chez les *Ribésiées, Pittosporées, Brexiées,* etc.). — GRAINE pourvue d'un ALBUMEN charnu, parfois très réduit (*Penthorées*), ou même nul (*Datiscées*).

M. Baillon (*Hist. des Pl.,* III, 408) a divisé cette famille en 20 séries, dont plusieurs ne renferment qu'un seul genre :

Saxifragées, Penthorées, Céphalotées, Parnassiées, Francoées, Hydrangéées, Philadelphées, Escaloniées, Bréxiées, Pittosporées, Ribésiées, Bauérées, Cunoniées, Codiées, Bruniées, Hamamélidées, Liquidambarées, Platanées. Myosurandrées, Datiscées.

alvéoles de l'axe du capitule, bordées par un bourrelet souvent décrit comme calice. — *Ovaire* biloculaire, à deux styles recourbés
au sommet. — *Ovules* anatropes, descendants, en nombre variable.
— *Fruits* multiples, formés d'un grand nombre de capsules à demi
enfoncées dans le réceptacle devenu ligneux, déhiscentes supérieurement en deux valves septicides surmontées des bases des
styles. — *Graines* nombreuses, aplaties, sans albumen.

Le styrax est produit dans des *canaux sécréteurs* véritables,
c'est-à-dire des files de méats intercellulaires formant tubes et tapissés d'éléments sécréteurs aplatis ; ces canaux se trouvent dans
presque toutes les parties parenchymateuses de l'axe : parenchyme
cortical, rayons médullaires, moelle.

L'extraction du baume est faite en Asie Mineure par une tribu
de Turcomans appelés *Yuruks*. On détache les écailles superficielles de l'écorce un peu avant l'époque de leur chute naturelle ;
on racle ensuite, avec un couteau en forme de croissant, la portion sous jacente ; on recueille les copeaux, que l'on plonge alors
dans l'eau bouillante ; la résine, plus lourde que l'eau, est ré-
cueillie pendant l'agitation du liquide produite par l'ébullition,
mais souvent se trouve ainsi mêlée d'impuretés. On obtient encore
une certaine quantité de baume en écrasant dans des sacs de
crin les copeaux déjà soumis à l'ébullition. Le styrax du commerce est un mélange de ces deux produits. — Un autre procédé
consiste à écraser d'abord l'écorce dans des sacs et à ne la traiter
qu'ensuite par l'eau bouillante pendant un temps très court, ce
qui permet, paraît-il, de ne point altérer le baume par l'action
trop prolongée de la chaleur.

Chimie. — Le styrax est entièrement soluble dans l'alcool bouillant : il renferme de 13 à 18 p. 100 d'impuretés et 15 à 20 p. 100
d'eau ; en chassant celle-ci par la chaleur, on obtient une substance brune et transparente.

Le *Styrax liquide* est un *Baume*, c'est-à-dire une *oleo-résine*
renfermant de l'*acide cinnamique*. La résine est peu abondante
et très mal connue ; l'huile essentielle (*styrol* ou *cinnamène*, $C^8 H^8$)
est un liquide incolore, mobile, qui se convertit par une chaleur
prolongée en un corps solide le *metastyrol*, insoluble dans l'alcool
et l'éther : le styrol a été reproduit synthétiquement par Berthelot,
qui le considère comme du *tétracétylène* $(C^2 H^2)^4$.

L'*acide cinnamique* $C^9 H^8 O^2$ (6 à 23 p. 100) est incolore, inodore et cristallisable, soluble dans l'éther, l'alcool et l'eau bouil-

lante, peu soluble dans l'eau froide, décomposable au rouge en acide carbonique et *styrol*[1].

La *styracine* ou *cinnamate de cinnamyle*, $C^{18}H^{16}O^2$, existe ordinairement dans le baume à l'état liquide, ou solidifiée à l'état amorphe; néanmoins elle peut cristalliser en écailles ou en houppes légères : elle est incolore, insipide, inodore, soluble dans l'éther, l'alcool et la benzine, à peu près insoluble dans l'eau, et décomposable en *acide cinnamique* et en *styrone* $C^9H^{10}O$. On a signalé en outre dans le styrax la présence de l'*alcool benzylique*, C^7H^8O.

Physiologie et Thérapeutique. — Les usages du styrax sont ceux de tous les balsamiques. On le prescrit quelquefois à l'intérieur, en pilules (50 centigr. à 4 gr.) dans le traitement des catarrhes des muqueuses pulmonaire, vaginale et uréthrale, — beaucoup plus fréquemment à l'extérieur sous la forme d'*onguent de styrax*[1], à la surface des ulcères indolents et des plaies de mauvaise nature, à cicatrisation lente. Le baume de styrax entre dans la composition du baume de Fioraventi.

Onguent de Styrax.

Huile d'olive.	150 gr.	Résine élémi.	100 gr.
Styrax liquide.	100 gr.	Cire jaune.	100 gr.
Colophane.	180 gr.		(Codex.)

73. POIVRE NOIR

Description. — Petites baies globuleuses, de 1/2 cent. de diamètre environ, colorées en brun rougeâtre ou noirâtre, dépourvues de pédoncule.

La surface est couverte de plis irréguliers, issus du sommet pour la plupart, s'entrecroisant et formant entre eux des sortes d'aréoles irrégulières. Les rudiments du style forment une éminence conique où il est quelquefois possible de distinguer encore les traces des 3 ou 4 lobes stigma-

---

[1] Le styrax (6 p.), chauffé avec la soude (1 p.), le permanganate de potasse (3 p.) et l'eau (20 p.) donne naissance à de l'acide benzoïque, de l'hydrure de benzoïle (essence d'amandes amères) et de l'acide cyanhydrique.

tiques. — La cicatrice de la base du fruit, correspondant à l'insertion de celui-ci sur l'axe d'inflorescence, est arrondie et rugueuse.

Sous le péricarpe coriace, mince, difficile à isoler, se trouve une graine globuleuse, dont l'enveloppe très mince

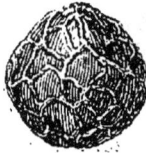

FIG. 75. — Poivre noir. *Piper nigrum.* L.
Fruit entier, sec.

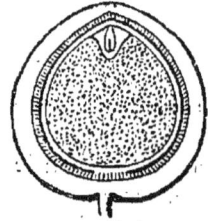

FIG. 76. — Poivre noir.
Section longitudinale médiane (fruit frais). (D'après de Lanessan.)

est indiquée sur la section par un liseré brunâtre. Cette graine renferme un embryon à deux albumens. L'embryon est blanchâtre, très petit (1/4 mill. environ), à radicule dirigée vers le style : il est logé à la partie supérieure du fruit dans l'épaisseur d'une calotte de tissu charnu et grisâtre, formant un triangle sur la section verticale médiane, et qui représente l'albumen véritable. Le second albumen est développé au dehors du sac embryonnaire et remplit le reste de la graine : il est farineux et jaunâtre au centre, corné et coloré en brun verdâtre à la périphérie.

L'odeur du fruit intact est peu prononcée ; la saveur est âcre, brûlante, toute spéciale.

Une coupe mince, examinée au microscope, présente, de dehors en dedans, les zônes suivantes : un *épicarpe* (a) (flg. 77) formé d'une seule couche d'éléments quadrangulaires et revêtu d'une cuticule assez épaisse ; — 2º un *mésocarpe* parenchymateux, à éléments aplatis tangentiellement (c) : ce mésocarpe est limité supérieurement par une ou deux couches de cellules scléreuses (b) ; il renferme dans sa partie parenchymateuse, un certain nombre d'éléments remplis d'huile essentielle, plus abondants à la partie interne (*d*) ; — 3° un *endocarpe* (*c*), réduit à un seul plan de cellules quadrangulaires, dont la paroi interne seule se montre fortement épaissie ; — 4° le *tégument séminal externe* (*f*), formé d'une

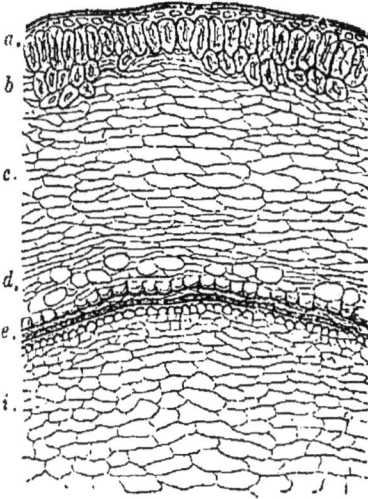

FIG. 77. — Coupe transversale du péricarpe du Poivre noir.

a, épicarpe ; — *b*, zône d'éléments scléreux ; — *c*, mésocarpe ; — *d*, zône des réservoirs à huile essentielle ; — *e*. endocarpe ; — *i*, albumen. (D'après de Lanessan.)

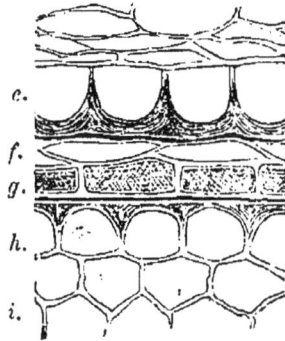

FIG. 78. — Portion grossie de la figure 77 (téguments séminaux).

e, endocarpe ; — *f*. tégument séminal externe ; — *g*, tégument moyen ; — *h*, tégument interne ; — *i*, albumen. (D'après de Lanessan.)

couche d'éléments aplatis ; —5° le *tégument séminal moyen* (*g*), formé d'un seul plan de cellules rectangulaires, à contenu brun et opaque ; — 6° le *tégument séminal interne* (*h*), également réduit à une seule couche, dont les éléments quadrangulaires ou polyédriques présentent une paroi externe épaissie ; — 7° l'*albumen*, (*i*) formé d'éléments parenchymateux, polyédriques-arrondis, renfermant de l'amidon, de nombreuses gouttelettes d'essence et des cristaux de *pipérine*.

Botanique. — Le Poivrier est une *Pipéracée*[1], de la série des *Pipérées*, le *Piper nigrum* L., liane flexible qui croît aux Indes, à Java, à Sumatra, à Bornéo, où elle peut atteindre une dizaine de mètres de hauteur.

Souche grise et ligneuse ; branches vertes, glabres, émettant de place en place de nombreuses racines adventives qui vont se fixer au sol ou aux arbres voisins. — *Feuilles* alternes, à limbe ovale, acuminé, entier, penninerve et d'aspect luisant, à pétiole long et un peu engaînant, stipulé. — *Epis* allongés, opposés aux feuilles. — *Fleurs* sans périanthe, hermaphrodites, ou unisexuées par avortement des organes de l'un des sexes, sessiles, logées dans de petites cupules que forme la bractée, et protégées supérieurement par deux rebords issus de l'axe. — 2 *Etamines* latérales, à *filet* court et aplati, à *anthère* introrse, biloculaire, à loges relevées, déhiscentes par deux fentes longitudinales et s'ouvrant ultérieurement en quatre valves. — *Gynécée* sessile, globuleux, uniloculaire, surmonté d'un court style, à quatre ou cinq branches stigmatifères. — *Ovule* unique, orthotrope, inséré sur un placenta basilaire.

Chimie. — On a trouvé dans le poivre une résine, une huile essentielle, et un alcaloïde spécial, la *pipérine*.

La *pipérine* (2 à 3 p. 100), $C^{17} H^{19} Az O^3$, isomérique de la morphine, est neutre, incolore, inodore, cristallisable, insoluble dans l'eau froide, peu soluble dans l'eau bouillante, très soluble dans l'alcool chaud, et peut être dédoublée en *acide pipérique* $C^{12} H^{10} O^4$ et en *pipéridine* $C^5 H^{11} Az$, alcaloïde incolore, liquide, volatil, à odeur ammoniacale.

---

[1] PIPÉRACÉES.—Plantes ligneuses ou herbacées, souvent grimpantes (*Pipérées*) rarement aquatiques (*Cératophyllées*). — FEUILLES ALTERNES (opposées chez les *Chloranthées*, verticillées chez les *Cératophyllées*), pourvues de STIPULES. — INFLORESCENCE INDÉFINIE (grappes, épis, châtons, ou épis de cymes). — FLEURS HERMAPHRODITES (sauf *Cératophyllées* et quelques *Pipérées*). — RÉCEPTACLE ordinairement CONVEXE (sauf quelques *Saururées* et *Chloranthées*). — PÉRIANTHE NUL, (sauf chez les *Cératophyllées*, où il est simple, gamosépale et multifide).—ETAMINES LIBRES, ANTHÈRES INTRORSES (sauf *Ceratophyllum* et *Chavica*), BILOCULAIRES (sauf dans 2 étamines sur 3 chez *Choranthus*), au nombre de 1 (*Hedyosmum, Sarcandra*), 2 (*Piper, Peperomia*), 3 (*Houttuynia, Chloranthus*), 4 (*Chavica*), 5 (*Anemiopsis*), 6 (*Saururus*), 2 à 12 (*Piper*), ou en nombre indéfini (*Ceratophyllum*). — CARPELLE UNIQUE (sauf *Saururées*, 3 ou 4 carpelles libres, ou unis, ou ovaire uniloculaire) ; placenta basilaire (pl. latéral chez *Chloranthus*, placentas pariétaux chez *Saururées*). — OVULE ORTHOTROPE, ascendant, (descendant chez les *Chloranthées* et les *Cératophyllées*). — BAIE MONOSPERME (follicules polyspermes chez les *Houttuynia*). — GRAINE à albumen double (*Pipérées, Saururées*), simple (*Chloranthées*), ou nul (*Cératophyllées*).

M. Baillon a divisé cette petite famille en 4 séries (*Histoire des Plantes*, III, 481) : *Saururées, Pipérées, Chloranthées, Cératophyllées*.

L'huile essentielle, C^{10} H^{16}, incolore, isomère de l'essence de térébenthine, possède plutôt l'odeur que le goût du poivre (1,6 à 2,2 p. 100).

La résine est âcre, soluble dans l'alcool, l'éther et les corps gras ; elle se solidifie à 0°.

Le poivre renferme aussi dans son mésocarpe une huile grasse, de l'amidon, de la gomme, des malates et des tartrates. L'incinération donne 5 p. 100 de substances inorganiques. (Flück. et Hanb., loc. cit., II, 339.)

Physiologie et Thérapeutique. — Le poivre n'est guère employé aujourd'hui que comme condiment.

C'est un stimulant énergique de l'activité de la muqueuse gastrique : on ne l'emploie presque jamais aujourd'hui en médecine. Cependant le poivre et son alcaloïde, la *pipérine* (Melli), ont été vantés comme de puissants fébrifuges (*pipérine* 0,70 à 4 gr. en 24 heures), et même préconisés comme préservatifs du choléra, ainsi que la plupart des excitants gastriques, d'ailleurs.

Le poivre faisait partie de quelques drogues composées classiques, abandonnées aujourd'hui ; l'usage n'en a été conservé que dans la préparation des *Pilules Asiatiques*.

Diagnose. — Le *Poivre noir* présente une certaine ressemblance avec le *Cubèbe* et avec les *Baies de Nerprun*; ces deux fruits étant pourvus d'un pédoncule, il sera facile de les en distinguer quand ce pédoncule sera intact : en son absence, on distinguera le Poivre noir du *Cubèbe* (p. 223) à l'atténuation en pointe de la partie basilaire de celui-ci, qui portera une déchirure et non une cicatrice arrondie et régulière ; l'odeur et la saveur du Cubèbe sont camphrées et très différentes de celles du Poivre : l'albumen est de couleur brunâtre et se détache assez facilement du péricarpe. Les *Baies de Nerprun* (n° 123) sont très ridées, renferment plusieurs graines, ont une saveur assez faible et colorent la salive en vert.

Pilules asiatiques.

Acide arsénieux porphyrisé.	0,05
Poivre noir pulvérisé.	0.60
Gomme arabique.	0.10
Eau	Q. S.

Pour 12 pilules. (Codex.

74. POIVRE BLANC

Description. — Ce sont les grains de *Poivre noir* que l'on a laissés mûrir davantage, et que l'on a dépouillés par le frottement — après macération dans l'eau — d'une partie de leurs téguments, c'est-à-dire de l'*épicarpe* et de la couche superficielle du *mésocarpe*.

Ils sont globuleux dans leur forme générale, un peu plus volumineux que les grains de Poivre noir; leur surface, d'un blanc sale et jaunâtre, est granuleuse, dépourvue de plis, et parcourue par 10 à 12 lignes méridiennes, minces et blanchâtres, issues de la base et s'arrêtant plus ou moins près de l'éminence stylaire; celle-ci est située au fond d'une légère dépression. La base porte, d'autre part, un renflement peu prononcé qui manque dans le poivre noir.

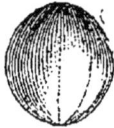

FIG. 79.— Poivre blanc. *Piper nigrum*. L.

La structure histologique est absolument identique à celle du Poivre noir, sauf l'absence des couches enlevées pendant la préparation industrielle.

Botanique. — On prépare le *Poivre blanc* avec les fruits du *Piper nigrum*, L., décrit plus haut. Néanmoins. Guibourt, se fondant sur une description de L'Ecluse, incline à croire qu'autrefois au moins, on employait à cet usage une variété un peu différente, à grains plus gros et plus espacés, à chatons plus allongés. Quoi qu'il en soit, le poivre noir est seul employé aujourd'hui pour la préparation du poivre blanc.

Chimie. — Mêmes principes que le poivre noir. La quantité totale de principes actifs est un peu moindre, par suite de la disparition partielle du mésocarpe qui en renfermait une proportion notable.

Physiologie et Thérapeutique. — Mêmes usages que le poivre noir : les Chinois préfèrent, paraît-il, employer le poivre sous cette forme, malgré sa moindre activité. Il est beaucoup moins employé en Europe que le poivre noir.

75. POIVRE LONG

Description. — Le *Poivre long* est un fruit multiple, constitué par un chaton de petites baies monospermes, sèches et sessiles (une centaine environ), réunies sur un axe commun, et accompagnées chacune d'une bractée coriace plus ou moins visible.

L'ensemble forme un cylindre de 4 à 5 cent. de long, atténué de la base au sommet (6 mill. de large à la base, 4 mill. au sommet) et arrondi aux deux extrémités ; il est souvent encore accompagné d'un pédoncule de 1 cent. à 1 $^1/_2$ cent. de long, de couleur jaune et d'aspect fibreux. La surface du chaton est couverte d'une couche de poussière d'un gris terreux, dont on peut le dépouiller en le frottant ou en l'humectant, ce qui met à nu sa coloration rouge brun. Les petits fruits simples forment sur le chaton autant de mamelons de 1 à 1 $^1/_2$ mill. de large, disposés suivant une spirale dont l'angle avec l'horizontale est d'environ 50°, et que l'on peut suivre aussi nettement de droite à gauche que de gauche à droite.

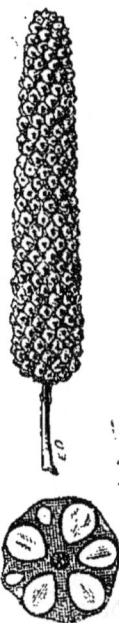

FIG. 80 et 81.—
Poivre long.
Piper longum, etc.
Fructification
et coupe transversale.

Chacun de ces fruits est une petite baie coriace, profondément encaissée dans le tissu ligneux de l'axe de l'inflorescence, qui lui forme une alvéole à peu près polyédrique et à parois très minces ; le sommet du mamelon présente une pointe noirâtre correspondant au style ; chaque baie naît à l'aisselle d'une petite bractée formant une plaque rugueuse de même couleur qu'elle et très peu saillante.

Une section transversale de l'épi montrera, — au milieu d'un tissu brun, un peu pulvérulent au bord, fibreux au centre, — huit à dix secteurs ovales, blancs ou gris, de longueur variable, de 1 $\frac{1}{2}$ mill. de largeur environ, correspondant à la coupe des baies. Parfois le centre de l'inflorescence est creux, le faisceau axial s'étant détaché pendant la dessiccation.

L'odeur est faible, assez agréable ; la saveur est brûlante, un peu moins âcre que celle du poivre noir.

La structure interne de chaque baie est à peu près la même que celle du Poivre noir. Toutefois, la zône de cellules à paroi interne lignifiée, caractéristique de l'*endocarpe* de celui-ci, fait ici défaut ; la zône de cellules scléreuses de la région externe du mésocarpe forme, non plus une couche continue, mais des îlots épars ; de plus, la couche superficielle, ou *épicarpe*, renferme de la gomme en forte proportion.

Botanique. — Le *Poivre long* est fourni par deux *Pipéracées* : le *Piper longum*, L., qui croît dans l'Inde, à Timor et aux Philippines, et le *Piper officinarum*, C. D C., qui croît à Java, à Sumatra, à Timor, aux Célèbes, aux Philippines et même, paraît-il, jusque dans la Chine méridionale.

Le *Piper longum*, L., est une liane dioïque. — *Feuilles* inférieures longuement pétiolées, ovales, — acuminées, cordées à la base, à pétiole pubérulent ; *feuilles* supérieures presque sessiles, oblongues, atténuées au sommet, à cinq ou sept nervures pennées, saillantes et pubescentes à la face inférieure. — *Chatons mâles* longs et grêles, à fleurs sessiles, encaissées profondément dans l'axe, dépourvues de perianthe et réduites à deux étamines à très court filet. — *Chatons femelles* plus courts et plus compacts, à *ovaire* uniloculaire, surmonté d'un style court à trois ou quatre branches stigmatifères. *Bractées* oblongues, épaisses, à peu près sessiles.

Le *Piper officinarum*, C. D C., ne diffère guère du précédent que par ses feuilles plus longues sur la plante mâle, non cordées à la base, glabres sur leurs deux faces, ses pétioles glabres, ses chatons plus volumineux et ses étamines sessiles, au nombre de deux ou trois.

Chimie. — Le poivre long renferme les mêmes principes que le poivre noir, mais en proportions encore mal connues : ils semblent résider surtout dans le péricarpe des petites baies, l'albumen étant privé d'huile essentielle.

Physiologie et Thérapeutique. — Il est presque exclusivement réservé aujourd'hui aux usages culinaires et à la thérapeutique vétérinaire. Cependant Ainslie le considère comme un médicament précieux du catarrhe bronchique chronique des vieillards, lorsqu'il y a menace d'asphyxie par accumulation des mucosités dans les bronches : on prescrirait alors l'infusion (4 à 8 gr. p. 500 gr. d'eau). Il figurait en outre, dans la composition de drogues composées classiques tombées dans l'oubli. Il a disparu, disent Flückiger et Hanbury, des pharmacopées modernes. (*Pharmacographia*, II, p. 344.)

76. CUBÈBE

Description. — Petits fruits globuleux rappelant l'aspect du Poivre noir, atteignant de 4 à 6 mill. de diamètre et s'atténuant assez brusquement à leur base en un prolongement grêle, épais de 1/2 à 1 mill., aussi long ou plus long qu'eux ; ce prolongement n'est point un pédoncule véritable, car le fruit jeune est à peu près sessile, mais simplement une portion étirée de la base du fruit, ne présentant avec le corps de celui-ci aucune ligne de démarcation et ne s'en détachant que par une véritable cassure. La surface de ce prolongement est couverte de plis longitudinaux parallèles, qui se continuent sur le corps du fruit avec d'autres plis circonscrivant de larges auréoles semblables à celles du Poivre noir, mais beaucoup moins prononcées, parfois à peine visibles ; le sommet de la baie est occupé par une pointe stylaire tantôt nettement saillante, tantôt placée au fond d'une légère dépression.

A l'intérieur, on trouve une graine plus petite que la cavité qui la renferme, insérée au niveau de la base, sur une large zone brune et arrondie. Les fruits de bonne qualité renferment une graine bien ronde, remplissant presque complètement la cavité, d'un blanc rosé à l'intérieur, d'un

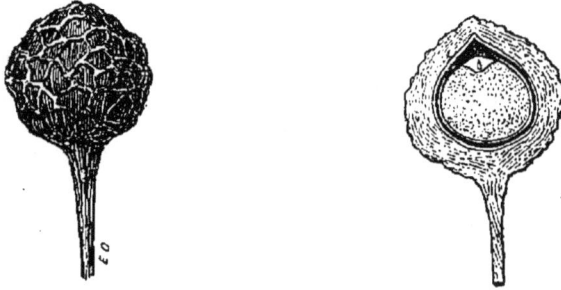

Cubèbe, *Piper Cubeba*, L. F.

FIG. 82. — Fruit entier.   FIG. 83. — Coupe longitudinale médiane.

rouge brun à la surface. Les fruits cueillis trop tôt ne contiennent qu'une graine petite, déformée, ridée, parfois biconvexe, noire au dehors, brune au dedans, ordinairement détachée du placenta et collée en un point quelconque de la paroi de cavité, laquelle peut, au premier abord, paraître vide.

La saveur rappelle celle du camphre ; elle est âcre et aromatique, un peu amère ; l'odeur est spéciale.

La structure interne est la même que celle du Poivre noir, à ceci près que l'adhérence du tégument externe de la graine au péricarpe est ici détruite : il existe également un petit embryon apical entouré d'une faible quantité d'albumen véritable, tandis que l'albumen secondaire, huileux et compacte, occupe la plus grande partie de la masse totale. La disposition des éléments anatomiques est à peu près la même de part et d'autre ; toutefois, dans le cubèbe les cellules, à huile essentielle se montrent plus nombreuses et réparties plus irrégulièrement dans tout le mésocarpe ; de plus, la zône interne du péricarpe (*endocarpe*) est constituée par une zône de cellules scléreuses, que l'on peut considérer comme l'ébauche d'un noyau, rapprochant la baie du Cubèbe du type de la drupe.

L'albumen renferme, en outre des grains d'amidon et des gouttelettes huileuses, de nombreux cristaux, déjà visibles dans le parenchyme du mésocarpe, qui sont de la *Cubébine* et non de la *Pipérine*.

Botanique. — La plante qui fournit le *Cubèbe* est une *Pipéracée*, le *Piper cubeba*, L. F., originaire de Java, de Sumatra, et du sud de Bornéo[1].

C'est une liane, à rameaux arrondis, grisâtres, portant de nombreux nœuds au niveau desquels existent des coudes très prononcés, en même temps qu'il en part de nombreuses racines adventives gagnant les arbres ou les objets voisins.

Feuilles alternes, à pétiole court et pubescent, à limbe ovale lancéolé, penninerve, glabre, long de 10 à 15 centim., large de 5 cent. — *Fleurs* dioïques, régulières, sans périanthe. — *Chatons* coniques, d'un vert pâle. — 2 *Etamines* presque sessiles. — *Ovaire* en forme de poire; *style* court, à trois branches stigmatifères.

Chimie. — Le cubèbe renferme de 5 à 15 p. 100 d'une huile volatile $C^{15} H^{24}$, qui lui donne son arôme; elle est polymère de l'essence de térébenthine et laisse déposer des cristaux octaédrorhombiques d'une matière analogue au camphre, le *camphre de cubèbe*, $C^{15} H^{24} O$, qui est un hydrate de l'essence. — On trouve aussi dans le cubèbe : de la *cubébine*, une résine spéciale, formée en partie d'*acide cubébique* amorphe, enfin de la gomme, une huile grasse et des malates alcalins.

La *cubébine*, $C^{33} H^{34} O^{10}$ ou $C^{30} H^{30} O^9$, cristallise en aiguilles ou en écailles, visibles à la loupe au milieu du péricarpe; elle est insoluble dans l'eau froide, peu soluble dans l'alcool et l'éther, soluble dans l'alcool bouillant.

---

[1] On trouve parfois mélangés au cubèbe les fruits du *Piper caninum*, Dietr. (à pédoncule beaucoup plus court), du *P. Lowong*, du *P. ribesioïdes*, du *P. Clusii* (espèce africaine à pédoncule deux fois plus long que la baie.) Hanbury (t. II, p. 352) pense avoir rencontré une fois le fruit du *P. crassipes*, Kort, de Sumatra. — Il ne faut pas confondre avec les fruits du *P. cubeba*, ceux du *Laurus cubeba*, qui proviennent d'une toute autre famille (Lauracées).

Physiologie et Thérapeutique. — Le cubèbe possède une action locale irritante qui se manifeste très nettement sur les muqueuses. Pris à l'intérieur, il provoque des contractions du tube digestif qui, à faible dose, favorisent l'appétit, et à haute dose se traduisent par des nausées, des vomissements, de la diarrhée. Il s'élimine par les poumons, les reins et la peau, en déterminant, lorsque la dose est trop élevée, des éruptions à la surface de celle-ci, et, dans l'appareil urinaire, une irritation qui peut aller jusqu'à l'hématurie. Son mode d'action sur les catarrhes muqueux est encore mal expliqué. On pense toutefois qu'il agit beaucoup plus par sa résine que par la *cubébine* [1].

On le prescrit surtout dans le traitement de la blennorrhagie de l'homme et de la femme, à la dose de 8 à 16 gr. par jour, soit en poudre, soit en opiat, seul ou mêlé au copahu, au cachou ou au bismuth (voir p. 118), — soit à l'état d'extrait alcoolico-éthéré de Delpech (8 capsules par jour), de saccharure de cubèbe, d'extrait oléo-résineux (30 centigr. à 4 gr.).

On l'administre plus rarement en injections, et presque jamais en lavement. On l'a conseillé, en outre, mais peu employé, dans le traitement d'autres affections : bronchorrhée, prostatite, incontinence d'urine, catarrhe vésical, etc.

Son action sur les organes génitaux n'est connue en Europe que depuis une époque relativement récente (1815). Auparavant, il était considéré comme aromatique et figurait à ce titre dans la préparation de médicaments composés, pour la plupart abandonnés.

Diagnose. — Le *Poivre noir* se distinguera du *Cubèbe* par l'absence de pédoncule, par l'adhérence de la graine au péricarpe, par la saveur et par l'odeur ; — le *Nerprun*, par sa couleur beaucoup plus foncée, ses rides plus profondes, la présence fréquente, au sommet, de débris du calice, par le mode d'insertion de son pédoncule, nettement distinct du corps du fruit, par son mésocarpe pulpeux, sucré, colorant la salive en vert et par la présence de 3 à 4 graines à l'intérieur ; — le *Piment de la Jamaïque* par sa surface non ridée, sa cicatrice stylaire entourée des débris du calice, ses deux loges intérieures, sa saveur et son odeur.

---

[1] La *cubébine* est à peu près inerte et la préparation connue sous le nom de Cubébine de Labelonye, n'est autre qu'un extrait alcoolico-éthéré renfermant 5 parties de cubèbe pour 1, deux fois moins actif par conséquent que celui de Delpech.

77. MATICO

Description. — Les feuilles de *Matico* se présentent, dans le commerce, pliées et pressées en paquets compacts, au milieu desquels on retrouve parfois des fragments de branches ou d'inflorescence.

La feuille, une fois étalée, se montre longue de 10 à 14 cent., large de 4 cent. environ à la base ; sa forme est celle d'un triangle très allongé dont la base est formée par deux lignes courbes, l'une d'elles étant constamment un peu plus bombée que l'autre.

La pétiole est grêle (1 $^1/_2$ mill. d'épaisseur), pubérulente, et dépasse rarement 1 $^1/_2$ cent. de long.

Le bord du limbe est très finement crénelé. La lame qui constitue la feuille est en réalité assez mince, mais la saillie des nombreuses nervures qui couvrent sa face inférieure lui donne une épaisseur apparente de 1 à 2 mill.

La face supérieure est rugueuse et colorée en vert sombre. La nervure médiane forme une crête mousse peu prononcée, de même couleur que le limbe et creusée d'un sillon dans toute sa longueur. Des nervures secondaires, du type *penné*, s'en détachent en grand nombre, donnant naissance à une grande quantité de nervures de 3e ordre et celles-ci à des nervures de 4e ordre ; toutes sont marquées en creux, en sorte que la surface du limbe paraît couverte d'une infinité de petits mamelons à base polygonale.

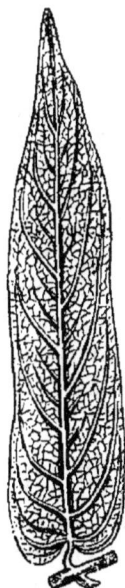

FIG. 84. Feuille de Matico. *Piper lancæfolium*, Ruiz et Pav. (D'après Lanessan.)

La face inférieure est d'un vert plus clair, un peu grisâtre, finement rugueuse ; la nervure médiane, d'un jaune sale, y fait une forte saillie ; les nervures de 2e, 3e et 4e ordres, extrêmement nombreuses, très saillantes, finement velues, délimitent par leur entrecroisement une foule d'aréoles polyédriques qui donnent à cette face de la feuille une disposition en *gaufre,* absolument caractéristique.

La feuille est coriace, très cassante. Son odeur est agréable, aromatique, et rappelle celle de la menthe : la saveur est aromatique et camphrée.

Botanique. — La plante qui fournit le *Matico* est une *Pipéracée,* le *Piper angustifolium*[1], Ruiz et Pav, arbuste de 2 à 3 mètres de haut, à rameaux noueux, pubescents dans le jeune âge, que l'on trouve dans les forêts de la zône septentrionale de l'Amérique du Sud.

Fleurs hermaphrodites, ou plus rarement unisexuées par avortement de l'un des verticilles génitaux. — *Epis* oppositifoliés, arqués, jaunâtres, à pédoncules velus, à bractées triangulaires et découpées sur les bords. — 2 à 4 *Etamines.* — *Ovaire* uniloculaire, à *style* divisé en trois branches 'stigmatiques. — *Fruit* composé, allongé et très dense, formé de petites baies coriaces et monospermes.

Chimie. — Les feuilles de Matico renferment une petite quantité d'une huile essentielle verte, qui paraît composée de deux principes inégalement denses, et qui laisse déposer, à la longue, sous l'influence du froid, une sorte de camphre de composition encore inconnue. On y trouve en outre un principe amer, la *maticine* (?), — un *acide arthantique,* incolore, cristallisable, soluble dans l'eau, l'alcool et l'éther, — un peu de résine, — un peu de tannin, — point de *pipérine* ni de *cubébine.*

Physiologie et Thérapeutique. — Le Matico paraît agir à la façon des balsamiques et, en particulier, du copahu ; d'autre part, il peut se comporter comme un astringent puissant. Il est employé comme anti-blennorrhagique et anti-hémorrhagique. C'est à ce dernier titre qu'il fut même d'abord introduit en France (1851) ;

---

[1] On lui subtitue parfois les feuilles du *Piper lancæfolium* et surtout celles du *P. aduncum ;* chez ces dernières, le fond des aréoles polygonales circonscrites à la face inférieure par la forte saillie des nervures, au lieu d'être rugueux, est ici lisse et glabre.

on le prescrit à l'intérieur en infusion (20 p. 500), en extrait (20 à 30 centigr.), en teinture au 1/4 (5 gr.), en poudre (4 à 10 gr.); à l'extérieur, en poudre et en injections (30 gr. p. 250). L'huile essentielle se prescrit à l'intérieur à la dose de X à XXX gouttes ; on a recommandé le matico contre la leucorrhée (Lane), et d'autre part, avec plus d'incertitude, contre l'hématémèse, la dysenterie, les hémoptysies, la métrorrhagie. Les Indiens le considèrent comme aphrodisiaque et emménagogue.

Diagnose. — Les feuilles de *Digitale* (n° 193) présentent, à leur face inférieure, une disposition des nervures assez semblable à celle qu'offre le *Matico* ; mais ces nervures sont moins saillantes et se montrent recouvertes d'une pubescence blanche ; le limbe est moins coriace, plus mince, pubescent, pourvu d'une forte nervure médiane blanchâtre et doué d'une saveur nettement amère, nullement aromatique : la confusion ne sera d'ailleurs possible que lorsque les feuilles seront brisées et leur forme méconnaissable ; il suffit de comparer nos deux figures pour constater qu'il n'existe aucune ressemblance entre les feuilles entières.

78. PARIÉTAIRE

Description. — On emploie en médecine les rameaux aériens, garnis de leurs feuilles et de leurs fleurs.

Les *axes* sont droits, aplatis ou légèrement tordus par la dessiccation, colorés en brun verdâtre et couverts' de poils blancs très fins ; ils donnent naissance à des rameaux alternes, velus, très longs ou très courts suivant les variétés (var. *erecta*, var. *diffusa*).

Les *feuilles* sont alternes, ovales, atténuées aux deux extrémités (surtout à la supérieure), et pourvues d'un pétiole très court. Elles atteignent, sur l'axe, 4 ou 5 cent. (y compris un pétiole de 1 cent.) ; sur les ramifications latérales, elles

sont beaucoup plus petites. Leur bord est entier et garni
d'une frange de poils très fins. La face supérieure,
d'un vert foncé et sale, est finement granuleuse et présente
par places quelques poils rares, plus abondants sur les
jeunes feuilles ; la nervure médiane y est indiquée par une
rainure jaunâtre, très grêle, à laquelle se rattachent, suivant
le type penné, 6 à 8 nervures secondaires de même importance qu'elle et opposées par paires. La face inférieure est
également granuleuse et colorée en vert plus clair; elle est
couverte de poils très fins, assez espacés, abondants surtout
sur le trajet des nervures primaire et secondaires. Celles-ci
sont fortement saillantes, de couleur brunâtre, à peu près

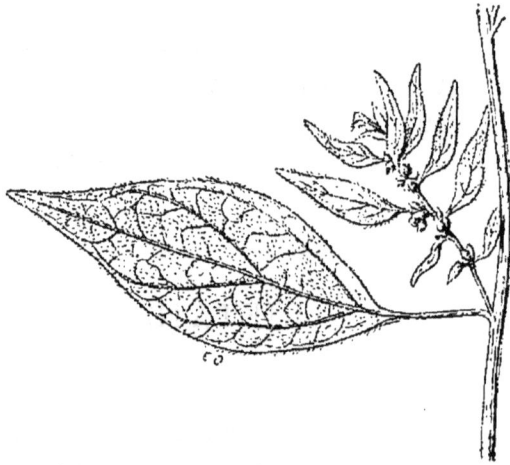

FIG. 85. — Pariétaire. *Parietaria officinalis*, L.

toutes de même importance, et accompagnées de quelques
nervures de 3e ordre, peu nombreuses et à peine visibles.—
Assez souvent, sur l'une ou l'autre des faces de la feuille, se
trouvent quelques grains blanchâtres d'une grande finesse,
constitués par des sels calcaires (cystolithes).

Les *fleurs* forment de petits glomérules compactes, enveloppés en partie dans un involucre commun et placés dans
l'aisselle des feuilles de l'axe ou de ses ramifications. Elles

sont très petites (2 mill. de diamètre), colorées en blanc
sale, ou jaunâtre, et réunies par 4 ou 5 dans un même glomérule ; celle du milieu est généralement femelle, les autres
mâles ou plus souvent hermaphrodites. Elles ont un pédoncule extrêmement court — un *calice* gamosépale à 4 divisions, peu profondes dans les femelles, — point de *corolle*,
— un *androcée* de 4 étamines superposées aux sépales, à *filets*
gros, courts, recourbés en dedans et se relevant en ressort
au moment de la déhiscence, à *anthères* globuleuses, biloku-
laires, introrses, déhiscentes par 2 fentes longitudiales, — un
ovaire pyriforme, à *style* grêle étalé au sommet en longues
aigrettes, à *ovule* solitaire, orthotrope, inséré sur un placenta
basilaire.

Le *fruit*, que l'on peut retrouver sur les échantillons
recueillis tardivement, est un achaine pyriforme, luisant,
entouré des restes du calice et surmonté de ceux du style ;
il renferme un embryon à radicule supère, plongé dans un
albumen farineux.

Botanique. — La Pariétaire est une *Urticacée*[1], de la série des
Pariétariées, le *Parietaria officinalis*, L., herbe vivace, commune
sur les murs et les décombres dans la zône tempérée de l'ancien
monde[2].

---

[1] URTICACÉES. — Plantes herbacées ou ligneuses. — FEUILLES STIPULÉES,
OPPOSÉES OU ALTERNES, parfois distiques, ordinairement penninerves, glabres ou
chargées de poils qui, dans beaucoup de cas, sont urticants. — INFLORESCENCE
en cymes ou en grappes de cymes, l'axe de l'inflorescence pouvant revêtir les
formes les plus variables. — FLEURS DICLINES, UNISEXUÉES (polygames chez les
Pariétaires), régulières ou irrégulières. — RÉCEPTACLE CONVEXE. — PÉRIANTHE
SIMPLE ou même nul, à 1, 2, 3, 4 ou 5 pièces libres ou unies. — ANDROCÉE
ISOSTÉMONE (ou méiostémone), à FILETS LIBRES, à ANTHÈRES BILOCULAIRES, INTROR-
SES, déhiscentes par deux fentes longitudinales. — CARPELLE UNIQUE, au moins
rudimentaire dans toutes les fleurs mâles, à OVULE UNIQUE, ORTHOTROPE ou à peu
près, à micropyle supérieur. — FRUIT MONOSPERME et INDÉHISCENT, sec ou charnu.
— GRAINE à ALBUMEN charnu, parfois à peu près nul (*Procris*).
M. Baillon distingue dans cette famille (*Hist. des Pl.*, III, 509), les 5 séries
suivantes :
Urérées, Procridées, Boehmériées, Pariétariées, Forskohléées.

[2] *Vulg.* Pariétaire officinale, Herbe de Notre-Dame, Herbe des murailles,
Perce-muraille, Herbe de nonne, Herbe au verre, Panataze, Espargoule, Casse-
pierre, Vitriole, Epinard de muraille.

Chimie. — Elle renferme du mucilage, une faible quantité de soufre et une proportion notable de nitrate de potasse.

Physiologie et Thérapeutique. — La pariétaire est employée comme émolliente, rafraîchissante et surtout comme diurétique, propriété qui paraît due au nitrate de potasse qu'elle contient. Ricord prescrivait l'infusion (15 à 30 gr. p. 1000) dans le traitement de la première période de la blennorhagie. On l'a recommandée contre la gravelle. L'eau distillée, que l'on employait parfois jadis comme véhicule de potions, est absolument inerte. (Bouchardat.) Murray soupçonnait déjà (1752) que les propriétés émollientes de son infusion sont peut-être simplement celles de l'eau chaude. Il ne faut pas perdre de vue, en effet, et Rabuteau insiste avec raison sur ce point, que l'eau chaude est un diurétique puissant, le plus puissant peut-être : ce renseignement trouve son application à propos de beaucoup d'autres infusions que celle de la pariétaire. (Dujardin-Beaumetz)

79. FLEURS DE MAUVE

Description — Les *Fleurs de Mauve* que l'on trouve dans le commerce proviennent de deux espèces distinctes : la *Grande mauve* et la *Petite mauve;* le plus souvent les deux sortes sont mélangées.

Les fleurs de la *Grande Mauve* sont plus ou moins chiffonnées, enroulées et plissées par la dessiccation et l'emballage : la fleur enroulée mesure jusqu'à 2 cent. de long ; étalée, la corolle atteint de 2 à 3 cent. de diamètre.

Le pédoncule est très rigide, très grêle, long de de 2 à 3 cent. ; le plus souvent d'ailleurs il est tombé. La base de la fleur est formée par une *Cupule calicinale* d'un vert glauque, découpée peu profondément en cinq lobes triangulaires, à pointe très mousse : en dehors de cette cupule et un peu au-dessous, s'insèrent 3 pièces de même couleur, mais libres jusqu'à leur base, plus grêles et plus pointues, appliquées

contre le calice et pouvant facilement être étalées en rosette :
c'est le *calicule*. La *Corolle* est gamosépale, mais découpée
presque jusqu'à la base en 5 lobes obovales, eux-mêmes
divisés assez profondément par une fente médiane, ce qui
donne, au premier abord, l'apparence d'une corolle à 10 pièces ;
cette corolle est mince, colorée en violet, veinée de lignes
fines et parallèles, que l'on voit très nettement lorsqu'on
l'examine par transparence. La corolle s'enlève tout d'une
pièce, et en même temps l'*androcée* qui lui est adhérent :
cet androcée se compose d'un tube étroit, jaunâtre, légèrement renflé à son orifice, pubérulent à sa surface, représentant les filets soudés d'un grand nombre d'étamines ; il
est conné avec la corolle sur une longeur de 2 mill. environ,
et se termine par une centaine de filaments grêles, dont
chacun porte une anthère globuleuse de très petite taille,
uniloculaire, extrorse, déhiscente par une fente longitudinale.
Ce tube staminal recouvre l'*ovaire*, qui est petit, aplati, en
forme de coussin circulaire, et repose sur un réceptacle très
légèrement convexe. Il est formé d'un nombre variable (10
à 15) de carpelles, ordinairement un peu scrobiculés et parfois pubescents à leur surface, renfermant chacun un ovule
unique, ascendant, inséré dans l'angle interne de la loge, à
micropyle dirigé en bas et en dehors. Le style est logé dans
l'intérieur du tube staminal qu'il dépasse à son sommet
et se divise alors en autant de languettes qu'il existe de
carpelles ; chaque languette porte, à sa face interne, une
très légère rainure, dont les bords sont constitués par un
tissu stigmatique glanduleux. (Ces derniers détails ne sont
visibles qu'à l'aide d'une forte loupe.)

Les fleurs de la *Petite Mauve* sont organisées comme celles de
l'espèce précédente et ne s'en distinguent que par leur taille
plus faible, leur couleur plus claire et leurs carpelles pubescents, non ridés.

Les fleurs de la *Mauve glabre* se trouvent quelquefois aussi
mêlées dans le commerce aux espèces précédentes : la co-

rolle est large, bleuâtre, à peu près impossible à distinguer de celle de la Mauve sylvestre, à laquelle on la substitue aujourd'hui volontiers, paraît-il, à cause de la longue persistance de sa couleur bleuâtre après la dessiccation.

Botanique. — Les Mauves employées en médecine sont trois *Malvacées*[1] de la série des *Malvées* : la *Malva sylvestris*, L. (Grande mauve[2] ou Mauve sauvage), la *Malva rotundifolia*, L. (Petite mauve, fromagère ou fromageon), et la *Malva glabra*, Desv.

La *Malva sylvestris*, L. commune en France et dans toute l'Europe tempérée, est une plante à souche vivace, à rameaux aériens atteignant 80 cent. de haut, rameux et couverts de poils.

Feuilles alternes, accompagnées de deux stipules latérales. — *Inflorescence* en cyme, parfois réduite à une seule fleur. — *Fruit* multiple, entouré du calice persistant, et composé d'achaînes en forme de quartiers d'orange, tous *glabres* et *fortement ridés* sur le dos. — *Embryon* à cotylédons entortillés autour de la radicule ; *albumen* nul ou réduit à de très petites masses mucilagineuses.

La *Malva rotundifolia*, L., ressemble beaucoup à la précédente. Lès rameaux aériens sont ordinairement plus courts, parfois rampants, les achaînes *pubescents* et *dépourvus de rides* sur le dos ; elle croît dans les lieux habités, au voisinage des maisons, tandis que la *M. sylvestris* se rencontre dans les lieux abandonnés et au milieu des décombres.

La *M. glabra*, Desv., d'origine chinoise (?), ne se distingue de la Mauve sylvestre que par ses rameaux glabres.

---

[1] MALVACÉES. — PLANTES ligneuses, suffrutescentes ou herbacées. — FEUILLES ALTERNES (sauf quelques exceptions) et stipulées (sauf exceptions). — FLEURS RÉGULIÈRES, HERMAPHRODITES (sauf *Sterculiées* et quelques *Hélictérées*), pentamères, solitaires, ou disposées en cymes ou en grappes de cymes. — RÉCEPTACLE CONVEXE. — CALICE (doublé d'un *calicule* chez les *Malvées*, etc.), à CINQ SÉPALES LIBRES OU UNIS à leur base. — COROLLE à CINQ PÉTALES LIBRES OU UNIS à leur base, (absente chez les *Sterculiées* et les *Lasiopétalées*). — ÉTAMINES EN NOMBRE INDÉFINI (excepté chez les *Lasiopétalées*, les *Hermanniées*, etc.); FILETS ordinairement SOUDÉS EN UN TUBE : ANTHÈRES UNILOCULAIRES, EXTRORSES, déhiscentes par une fente longitudinale. — CARPELLES en nombre indéfini ou défini, LIBRES OU UNIS, PLURIOVULÉS OU UNIOVULÉS. — OVULE ANATROPE, ascendant ou descendant. — FRUIT MULTIPLE OU SIMPLE, ordinairement SEC, monosperme ou polysperme. — GRAINE ALBUMINÉE OU NON ALBUMINÉE.

M. Baillon divise cette famille (*Hist. des Pl.*, IV., 102), en 12 séries : *Sterculiées*, *Hélictérées*, *Dombéyées*, *Chiranthodendrées*, *Hermanniées*, *Buettniriées*, *Lasiopétalées*, *Malvées*, *Malopées*, *Urénées*, *Hébiscées*, *Bombacées*.

[2] Grande mauve, mauve commune, meule, maude, mau.

Chimie. — Les fleurs de Mauve donnent une teinture possédant toutes les propriétés de celle de tournesol. — Elles développent dans l'eau une certaine quantité de mucilage.

Physiologie et Thérapeutique. — Elles sont rangées parmi les *Espèces pectorales* du Codex : elles sont émollientes, béchiques et légèrement sudorifiques. On les administre à l'intérieur, en infusion ou en décoction légère, contre la toux, la bronchite chronique, les digestions difficiles et même la cystite chronique (4 gr. p. 1000 d'eau).

A l'extérieur, elles sont prescrites en cataplasmes, et leur infusion en lavements, injections, collyres, etc., contre les phlegmons, l'érythème, la conjonctivite granuleuse, etc.

Diagnose. — Il ne serait possible de confondre au premier coup d'œil les *Fleurs de mauve* qu'avec celles de la *Violette* (n° 88), dont la couleur est à peu près semblable ; mais celles-ci sont environ deux fois plus petites ; leurs pétales chiffonnés, plus épais, moins luisants, sont d'un violet plus clair, marqué de taches blanches et jaunes. En outre, la violette est presque toujours accompagnée d'un pédoncule grêle et recourbé, au-dessus duquel se montrent des folioles calicinales longues, non imbriquées, dépourvues de calicule, et laissant passer entre elles l'éperon plus ou moins bosselé du pétale postérieur : l'organisation interne est d'ailleurs très différente,

80. FEUILLES DE MAUVE

Description. — Les *Feuilles de Mauve* du commerce sont généralement celles de la Grande mauve : elles sont, la plupart du temps, chiffonnées et écrasées, mais relativement souples, et, à moins qu'elles ne soient trop anciennes, se laissent étaler sans trop de déchirures.

Elles sont palmatilobées, avec une forme générale ovale et

un large sinus au niveau du pétiole, ce qui les rend légèrement cordiformes. Le pétiole est souple et long (4 à 10 cent.),
quelquefois encore accompagné à sa base de ses deux petites
stipules. Le limbe, large de 4 à 7 cent., est découpé plus ou
moins profondément en 5 ou 7 lobes : ceux-ci, dans les feuilles
supérieures, sont fortement prononcés et aigus à leur sommet : les feuilles inférieures sont moins profondément échancrées, et leurs lobes plus arrondis. Le bord du limbe est en

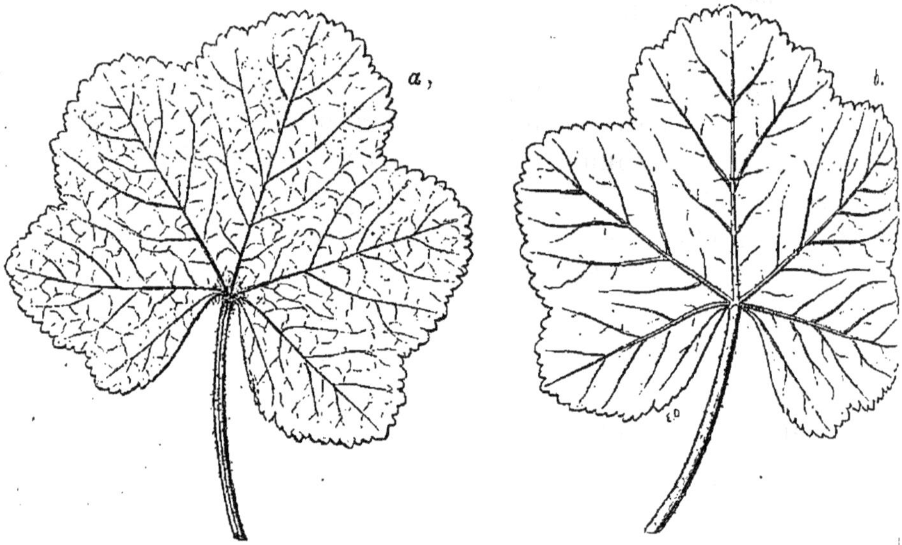

FIG. 86 et 87. — Feuilles de Mauve. *Malva Sylvestris*, L.
a. Face supérieure.   *b*. Face inférieure.

outre découpé en petites dents mousses, plus fortement prononcées au niveau des nervures, et presque toujours proportionnellement à l'importance de celles-ci. Ces nervures sont
disposées selon le type palmé : il en existe 5 à 7 primaires :
les secondaires sont beaucoup moins développées. Les unes
et les autres sont jaunâtres, minces et enfoncées dans un
léger sillon à la face supérieure, plus épaisses et nettement
saillantes à la face inférieure. — Ces deux faces sont toutes
deux d'un vert grisâtre, lisses, luisantes et portant des poils

peu nombreux, mais très gros, formant des groupes de place en place. La face supérieure est plus luisante et d'un vert un peu plus foncé que l'inférieure.

L'odeur est celle de toutes les herbes sèches : la saveur est mucilagineuse et fade.

Les feuilles de la *Petite mauve*, très souvent mêlées aux précédentes, s'en distinguent par leurs lobes moins profonds, et leur disposition cordiforme beaucoup plus prononcée.

Botanique. — Les *Feuilles de Mauve* des officines peuvent être fournies par les trois mêmes espèces qui donnent les fleurs décrites plus haut (voir p. 232). Celles de la *M. rotundifolia* sont plus usi-tées dans les campagnes.

Chimie. — Les feuilles de mauve contiennent un mucilage vis-queux, nutritif, d'une sayeur douce.

Physiologie et Thérapeutique. — Les feuilles ont les mêmes pro-priétés que les fleurs, mais sont plutôt utilisées pour les cataplas-mes, lotions, bains, etc. (15 à 30 gr. p. 1000). — Peu employées.

Diagnose. — La forme de ces feuilles et la disposition de leurs nervures permettent assez facilement de les distinguer des autres feuilles du droguier, parmi lesquelles celle d'*Aconit* (n° 14), si différente à d'autres égards, offre seule une véritable nervation palmée : la feuille de *Datura* (n° 187) et de *Morelle* (n° 177) sont, parmi les feuilles penninerves, celles dont l'aspect se rapproche le plus du sien; mais l'une et l'autre ne présentent aucune trace de crénelures sur leur bord, et ne portent que 5 à 9 grandes dents aiguës; de plus elles ne sont pourvues que de poils très clairsemés, ou se montrent même entièrement glabres.

81. FLEURS DE GUIMAUVE

Description. — Les *Fleurs de Guimauve* offrent une cer-taine ressemblance, même extérieurement et à la couleur près, avec celles de la Mauve. Elles sont à peu près de la même taille et organisées d'une façon identique. Le pédoncule est généralement plus court, plus épais, et finement duveté. La différence fondamentale consiste dans la présence d'un calicule pubérulent, à 6 ou 9 pièces lancéolées et grêles, qui, au lieu d'être libres, sont unies l'une à l'autre jusqu'au tiers environ de leur hauteur. — Le *calice* est d'un vert pâle, gamosépale à cinq dents obtuses et duvetées. — La *corolle* est d'un blanc sale et terne, très mince, et plus ou moins plissée sur les échantillons du commerce ; elle est découpée, comme celle de la mauve, en cinq lobes obovales, plus ou moins échancrés au sommet. — L'*androcé* et le *gynécée* sont organisés comme ceux de la Mauve (p. 232).

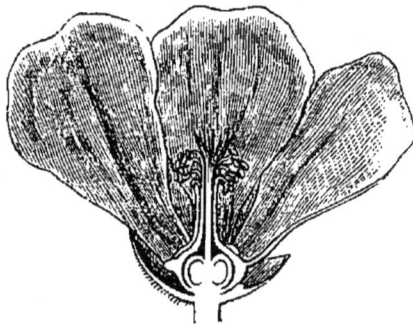

FIG. 88. — Fleur de Guimauve. *Althœa officinalis*, L.
Coupe longitudinale médiane. (D'après de Lanessan.)

L'odeur de ces fleurs est faible, assez agréable, peu caractéristique : la saveur ne l'est pas davantage : placées dans la bouche, elles y développent rapidement une certaine quantité de mucilage.

Botanique. — Les *Fleurs de Guimauve* [1] officinales proviennent

---

[1] On substitue parfois aux fleurs de guimauve celles de la *Rose-trémière*, *Althæa rosea*, L., cultivée dans beaucoup de nos jardins. Elle en possède toutes les propriétés, et n'en diffère botaniquement que par ses dimensions plus considérables, ses fleurs colorées en rouge, en jaune ou en blanc, son calicule à 6 folioles et ses carpelles à rebord membraneux.

de l'*Althæa officinalis*, L., *Malvacée* de la série des *Malvées*, commune dans les localités basses et humides de l'Europe et de l'Asie tempérées. C'est une belle herbe vivace, à souche rameuse à branches aériennes (vulgairement tiges) droites, veloutées, atteignant la hauteur d'un homme.

Feuilles alternes, ovales, cordées à la base, tomenteuses, palmatidentées, à pétiole long et garni à sa base de deux stipules caduques. — *Inflorescence* en grappe terminale composée de cymes pauciflores, sortant de l'aisselle de feuilles de petite taille. — *Fruit* multiple entouré du calice persistant et desséché, composé d'achaînes en forme de quartiers d'oranges, ridés sur le dos, — *Embryon* à peu près complètement dépourvu d'albumen, à radicule infère, autour de laquelle s'entortillent deux cotylédons foliacés et chiffonnés.

Chimie. — Les fleurs de guimauve fournissent, comme celles de la mauve, une certaine quantité de mucilage.

Physiologie et Thérapeutique. — Les fleurs de guimauve sont émollientes et adoucissantes. On les donne à l'*intérieur* en infusion et en décoction, dans le traitement des plegmasies muqueuses (10 à 30 gr.p. 1000) : l'infusion doit être prise à 20 ou 30° ; — on les emploie à l'*extérieur* en décoction, pour bains locaux, fomentations, gargarismes, etc., ou pour préparer des cataplasmes émollients à base de farine de lin, de mie de pain, etc.

82. RACINE DE GUIMAUVE

Description. — Cette racine se trouve dans le commerce constamment dépouillée de son suber grisâtre. Elle est grossièrement cylindrique, un peu renflée au voisinage du collet, atténuée graduellement en pointe de la base au sommet, et mesure de 15 à 20 cent. de large sur 1 $\frac{1}{2}$ à 3 cent. de diamètre moyen.

La surface est colorée en blanc jaunâtre, rugueuse, rayable à l'ongle, hérissée de quelques filaments courts, très fins, qui se détachent de sa masse (fibres libériennes) ; elle est parcourue par de gros plis longitudinaux peu nombreux et très marqués, tendant légèrement à s'enrouler autour de la racine ; de place en place se montrent quelques cicatrices ovales, très aplaties, disposéestransversalement, colorées en jaune ou en brun, et marquant l'emplacement des radicules enlevées pendant le grattage.

La cassure est courte, compacte et granuleuse au centre, fibreuse sur les bords. Une section transversale montre la racine constituée par une masse blanche et farineuse, d'aspect homogène, sur laquelle se trouve tracée, à 1/5 ou 1/6 de rayon du bord, et parallèlement aux contours de la section, une large ligne brune assez mince, qui ne devient nettement visible qu'en humectant la coupe.

L'odeur est faible, assez agréable, la saveur douceâtre ; un fragment conservé quelques ins-

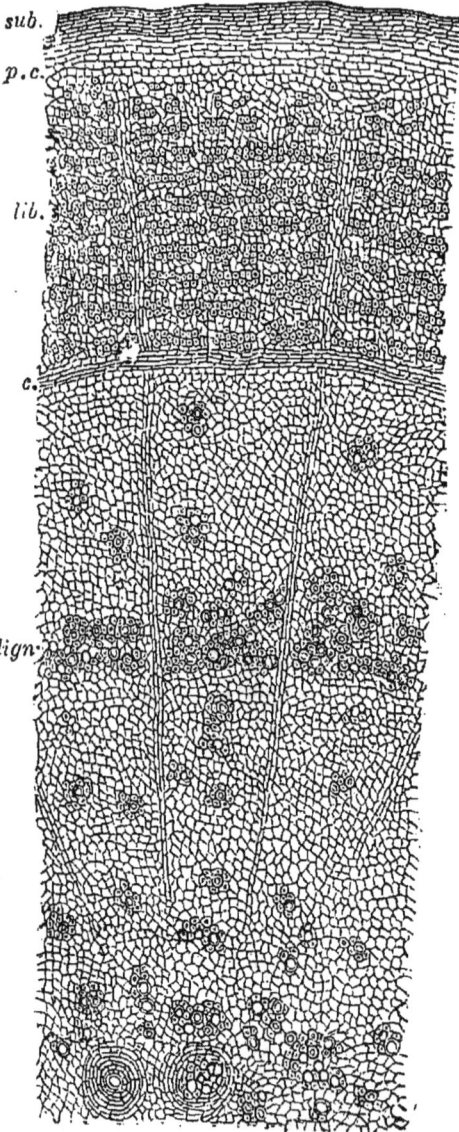

FIG. 89. — Racine de Guimauve : coupe transversale.

Sub., suber ; — p. c., parenchyme cortical ; — lib., zône libérienne ; — c., cambium ; — lign., zône ligneuse. (D'après de Lanessan.)

tants dans la bouche, ne tarde pas à devenir gluant et à se couvrir de mucilage.

Au microscope, on ne trouve plus d'épiderme, souvent plus de suber, ni même la plus grande partie du parenchyme cortical. La zone la plus externe est souvent le liber, que constituent de nombreux faisceaux de fibres à paroi épaisse et réfringente, disséminés dans un abondant parenchyme coupé de rayons médullaires. Au-dessous se place un cambium formé de plusieurs couches de phytocystes aplatis tangentiellement. Le bois est constitué par des groupes cunéiformes de vaisseaux entourés de courtes fibres scléreuses, épars au milieu d'un parenchyme lâche que traversent des rayons médullaires très étroits et peu distincts.

Les éléments de ces divers parenchymes renferment des grains d'amidon, et quelques-uns des cristaux d'oxalate de chaux.

Botanique. — La *Racine de Guimauve* [1] est fournie par l'*Althæa officinalis*, L., décrite à l'article précédent. On n'emploie généralement, dans les officines, que la racine de deux ans.

Chimie. — La racine sèche contient 25 p. 100 de mucilage et une proportion plus forte encore d'amidon. Le mucilage $C^{12} H^{20} O^{10}$ diffère de celui de la gomme arabique et se rapproche beaucoup de celui de la graine de moutarde (précipitable par l'acétate de plomb). — On en a extrait également du sucre, de la pectine, un peu d'huile grasse et (Bacon) une substance particulière, l'*althæine*, identifiée plus tard avec l'*asparagine* ($C^4 H^8 Az^3 O^2, H^2 O$), de l'asperge, de la réglisse, etc. [2].

Physiologie et Thérapeutique. — On l'administre comme émolliente : à l'intérieur en infusion (10 à 30 gr. p. 1000), en sirop, en poudre (16 à 25 gr.), — à l'extérieur, en cataplasmes, lotions, lavements, gargarismes, collyres. Son emploi est surtout fréquent

[1] Celle qui provient de la Rose trémière (*Althæa rosea*, L.) n'est mêlée à la drogue que par fraude, ses propriétés mucilagineuses étant beaucoup moins marquées.

[2] Elle peut renfermer de la chaux, dont on l'enduit quelquefois dans le commerce pour lui donner plus de blancheur ; dans ce cas, son infusion, additionnée d'acide acétique, donne un précipité blanc avec l'oxalate d'ammoniaque.

dans les phlegmasies légères de la bouche et du pharynx (stomatite, abcès de la joue ou des gencives, angines, pharyngite). – On la donne à mâcher aux jeunes enfants, afin de favoriser la dentition. On l'a employée en chirurgie comme le fucus et l'éponge préparée, pour dilater les trajets fistuleux.

Son nom est resté attaché à une pâte béchique très populaire, employée fréquemment contre la toux, et préparée aujourd'hui non plus avec la décoction de guimauve, mais avec une solution de gomme arabique [1].

Diagnose. — Il n'existe dans le Droguier d'autres racines blanches que celles d'*Iris* (n° 272) et de *Chicorée* (n° 240). Celle d'Iris, formée de larges renflements aplatis, couverte de cicatrices jaunes et rondes à la face inférieure, pulvérulente à la surface, douée d'une odeur spéciale de violette, s'en distinguera facilement. La Racine de Chicorée est coupée en petits cubes ou en cylindres de 3 à 5 cent. de haut, étranglés sur les côtés par la dessiccation : elle est douée d'une saveur amère, possède une écorce très épaisse (1/2 rayon et plus) et présente, sur une section transversale, de nombreuses lignes radiales dues aux faisceaux fibro-vasculaires, très visibles dans la zône libérienne.

Pâte de Guimauve

Gomme arabique.	500 gr.
Sucre blanc.	500 gr.
Blanc d'œuf.	N° 6.
Eau distillée de fleurs d'oranger.	64 gr.
Eau	250 gr.

(Codex.)

---

[1] Nous indiquons cette formule à l'article *Guimauve*, et non à l'article *Gomme*, (ce qui eût paru peut-être plus rationnel), en raison du nom sous lequel cette préparation est aujourd'hui connue de tous.

83. CACAO

Description. — Les graines de *Cacao* ont une forme ovoïde aplatie, et mesurent de 2 à 2 $^1/_2$ cent. de longueur, sur 1 à 1 $^1/_2$ cent. de largeur et 4 à 6 mill. d'épaisseur.

La surface est, dans certaines sortes, lisse, luisante et colorée en brun rougeâtre, (cacaos *non terrés*); dans d'autres cas, au contraire, elle est rugueuse, terne et colorée en gris terreux (cacaos *terrés*). La base de la graine, qui correspond à la partie renflée, porte une cicatrice ovale et rugueuse, qui n'est autre que le *hile*. Il en part une bandelette aplatie qui remonte le long d'un des bords de la graine, gagne son sommet et s'y épanouit en filets saillants et quelquefois sinueux, sur les deux faces et sur le bord opposé.

Les téguments sont cassants et s'enlèvent assez facilement, surtout dans les bonnes sortes, telles que le *cacao caraque;* ils comprennent deux couches, l'une externe, brune et épaisse, l'autre interne, mince, jaunâtre et luisante.

FIG. 90.—Graine de cacao. *Theobroma cacao,*L. Coupe longitudinale médiane. (D'après de Lanessan.)

L'amande est constituée par un embryon dépourvu d'albumen : il se compose de deux cotylédons de couleur brune, noirâtre ou même violacée, selon les sortes, et d'une plantule logée à la partie inférieure de la graine, sa radicule étant dirigée vers le hile. La surface externe des cotylédons est ruminée et parcourue par plusieurs sillons un peu sinueux dans lesquels s'introduit le tégument interne de la graine. La face interne de chaque cotylédon est couverte de

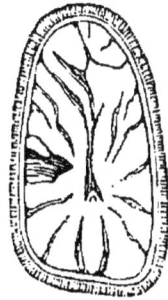

crêtes assez irrégulières, s'engrénant avec les crêtes et les anfractuosités correspondantes de la face interne de l'autre cotylédon.

L'odeur est peu prononcée; l'amande donne au goût une singulière sensation de fraîcheur, suivie d'une légère âcreté et d'une amertume assez agréable.

Au microscope, on observe, dans le tégument externe, successivement : une couche d'épiderme, un parenchyme à éléments arrondis, deux rangées de cellules cubiques à contenu brun, un parenchyme à éléments aplatis tangentiellement; — dans le tégument interne, une seule couche de cellules à parois minces, renfermant des cristaux. (Planchon.) Les cotylédons sont constitués par un parenchyme à éléments polyédriques arrondis, renfermant de nombreux grains d'amidon ovoïdes, à hile central, souvent réunis par groupes, des gouttelettes huileuses, des granulations protéiques, et des grains d'un pigment bleuâtre, développé surtout dans les cacaos dits *terrés*[1].

Botanique. — Le *Cacao* est fourni par plusieurs espèces du genre *Theobroma*[2], *Malvacées* de la série des *Buettnériées*, dont la plus importante est le *T. cacao*. L. C'est un arbre de la région équatoriale de l'Amérique, croissant au Mexique, au Brésil, aux Antilles, etc., haut de 6 à 8 mètres, à rameaux arrondis, couverts d'un duvet tomenteux et brunâtre.

Feuilles alternes, pendantes, oblongues, aiguës, penninerves, pourvues, à leur base, de deux stipules caduques. — *Inflorescence* en cymes bipares axillaires, apparaissant parfois sur le tronc au-

---

[1] On distingue les *Cacaos* en *terrés* et en *non terrés*, selon que les graines ont été enfouies ou non dans le sol, après leur extraction du fruit, pour y subir un commencement de fermentation, qui rend l'amande plus brune et sa saveur moins âcre.

Les Cacaos *non terrés* proviennent du Brésil, de la Jamaïque, de Saint-Domingue, etc.

Les Cacaos *terrés*, plus estimés dans le commerce, sont : le *Cacao de Soconusco*, jaune, bombé, brun clair à l'intérieur (Guatémala);—celui de la *Trinité*, aplati et de petite taille ;— le *Cacao caraque* (de Caracas), gris à l'extérieur, violet au-dedans, bombé, sentant parfois le moisi, etc., etc.

[2] Θεός, Dieu; — βρῶμα, nourriture.

dessus de la cicatrice de feuilles tombées depuis longtemps. — *Fleurs* petites, roses, à pédicelles veloutés. — *Réceptacle* légèrement convexe. — *Calice* gamosépale à cinq divisions très profondes. — *Corolle* à cinq pétales libres, allongés en bandelettes onduleuses et recurvées ; chacun d'eux est rétréci en son milieu et évidé à sa base en une cuillère très creuse, recouvrant les cinq étamines fertiles.—15 *Etamines* monadelphes, dont cinq staminodes dressés, aigus, oppositisépales, et dix étamines fertiles, à anthères extrorses, biloculaires, déhiscentes par deux fentes longitudinales, groupées par paires oppositisépales sur une même languette issue du tube commun des filets soudés. — *Ovaire* à cinq loges, surmonté d'un style quinquéfide : chaque loge renferme, insérés dans son angle interne, cinq à huit ovules anatropes, horizontaux, à micropyle externe. — *Baie* de couleur jaunâtre, semblable à une énorme poire (20 cent. de long.)[1], coriace, marquée de dix sillons longitudinaux à l'extérieur, et renfermant de nombreuses graines logées dans une pulpe grisâtre développée aux dépens des cloisons et de l'endocarpe. — *Graines* nombreuses, oblongues, placées en files verticales.

On emploie également les graines des *Théobroma leiocarpa*, Bern.; *T. pentagona*, Bern.; *T. Saltzmanniana*, Bern.; *T. bicolor*, H. B.K.; *T. glaucum*, Kerst.; *T. guianense*, W.; *T. ovalifolium*, Sess. et Moç.; *T. sylvestre*, *T. angustifolium*, Sess. et Moç.; *T. subincanum*, Mart.; *T. speciosum*, W.; *T. microcarpum*, Mart., etc.

Pour la récolte, on se contente d'extraire du fruit la pulpe et les amandes qu'elle renferme, et de laisser cette pulpe se liquéfier, soit en plaçant le tout dans la terre, où s'établit une sorte de fermentation, soit en agitant et en brassant le mélange dans des cuves. Les graines, isolées ensuite aisément, sont séchées au soleil ou au feu.

Chimie. — Le cacao renferme un peu de tannin, des matières albuminoïdes (13 à 18 p. 100), une matière colorante, beaucoup d'amidon, et deux produits spéciaux intéressant la médecine : l'un, un alcaloïde amer, la *théobromine* (1,2 à 1,5 p. 100), l'autre, un corps gras, le *beurre de cacao* (40 à 55 p. 100).

La *théobromine* (Woskrenski) $C^7 H^8 Az^4 O^2$ est incolore, cristalline, amère, presque insoluble dans l'alcool et l'éther, mais soluble dans l'ammoniaque ; elle est l'homologue inférieur de la *théine*,

---

[1] On a fait remarquer la curieuse disproportion qui existe entre la faible taille de la fleur, qui mesure 4 millimètres de diamètre environ, et l'énorme volume du fruit (Boussingault).

caféine ou *guaranine*[1]. On a pu transformer la *Théobromine* en *Caféine* en substituant CH³ à 1 H.

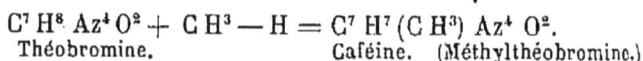

$$C^7 H^8 Az^4 O^2 + C H^3 - H = C^7 H^7 (C H^3) Az^4 O^2.$$

Théobromine.   Caféine. (Méthylthéobromine.)

Le *beurre de cacao*, obtenu par la pression des graines grillées, dans les fabriques de chocolat, est jaunâtre, luisant, opaque, sec, cassant, onctueux au toucher; il fond dans la bouche; sa saveur rappelle celle du chocolat. Il est soluble dans la benzine et dans l'alcool bouillant; cette dernière solution est neutre. Par la saponification, le beurre de cacao donne de la glycérine et des acides gras; il renferme de la *stéarine*, de la *palmitine*, et plusieurs autres glycérides.

Physiologie et Thérapeutique. — Le Cacao est analeptique et paraît devoir à son alcaloïde, très voisin de la *Caféine*, une partie des propriétés du café et des autres aliments d'épargne : *Thé*, *Maté*, *Guarana*, etc. : il est, très riche en matières grasses et en amidon.

On le prescrit surtout sous forme de *Chocolat*; ce dernier produit, d'origine mexicaine[2], dit-on, s'emploie soit en nature, soit bouilli avec de l'eau ou du lait, et se prescrit quotidiennement aux convalescents, aux vieillards, etc. — Souvent il sert de véhicule à des substances médicamenteuses; on a confectionné des *Chocolats* à la *magnésie*, à la *scammonée*, etc. Il y a longtemps qu'on a signalé la précieuse propriété qu'il possède, de masquer à peu près complètement l'amertume du sulfate de quinine.

La *Théobromine* ne s'emploie jamais seule.

Le *Beurre de cacao* se prescrit rarement à l'intérieur en émul-

---

[1] La *théobromine* a été retrouvée récemment dans la *Noix de Kola* ou *Kourou* (*Cola acuminata*. R. Br. Malvacées), par Heckel et Schlagdenhauffen. — Elle offre des rapports réels avec les albuminoïdes, en particulier avec la *Xanthine*, et Fischer la considère comme de la *diméthylxanthine*. (Voy. Dujardin-Beaumetz. *Bull. de Thérap.* 1886, t. CX, p. 241.

[2] Le *Chocolat* (du mot aztèque *tchocolat*), était très répandu au Mexique lors de la conquête de ce pays par les Espagnols; on le confectionnait alors, paraît-il, avec du cacao, du suc d'*Agave* et de la fécule de *Manihoc*.

Aujourd'hui on le prépare en torréfiant d'abord les graines, ce qui change une partie de leur amidon en *dextrine*, augmente la proportion d'*acide margarique* et amène la formation de produits volatils qui donnent à cette substance son odeur spéciale : on les décortique, on les broye et on les additionne de sucre dans des proportions variables (ordinairement 5 gr. de sucre pour 6 de cacao), on y ajoute alors soit de la cannelle, soit de la vanille. — Une fraude très courante consiste à employer des graines privées d'une partie de leur beurre par expression, et à remplacer celui-ci par de l'huile d'amandes douces : on y ajoute fréquemment de l'amidon, on augmente la proportion de sucre, etc.; le chocolat est en somme un des produits industriels les plus fréquemment adultérés.

sion ou en pilules, comme béchique et adoucissant (Bouchardat),
— plus fréquemment à l'extérieur, comme pommade topique.

Il constitue la base ordinaire des suppositoires, des bougies ou des
crayons médicamenteux. Il offre le grand avantage de ne rancir
que très lentement.

Chocolat de santé.		*Pastilles pectorales.*	
Cacao caraque.	5 kil.	Beurre de cacao.	30 gr.
Cacao maragnan.	6 —	Sucre.	210 —
Sucre.	10 —	Gomme adragante.	4 —
Cannelle pulvérisée.	60 gr.	Eau de roses.	30 —
		·F. des pastilles de 1 gr.	

Suppositoires morphinés.			
Beurre de cacao.	40 gr.	Chlorhydrate de morphine.	0, 10
Cire blanche.	10 —	Eau.	Q. S.
		F. 10 suppositoires.	

84. FLEURS DE TILLEUL

Description. — On trouve dans le commerce les inflorescences complètes du Tilleul, accompagnées à leur base d'une
bractée très développée.

Cette *bractée* est une languette mince, coriace, assez
étroite (1/2 à 1 cent.), très allongée (2 $\frac{1}{2}$ à 5 cent.), terminée en pointe mousse; elle est entière, colorée en jaune
doré un peu terne, et parcourue dans toute sa longueur par
une forte nervure médiane, très saillante, d'où se détache un
fin réseau de nervures de 2e et 3e ordre.

Vers le milieu de la face supérieure du limbe, l'*axe* d'inflorescence, jusque-là uni à la nervure médiane, s'en sépare
sous un angle plus ou moins aigu et atteint ensuite 4 ou
5 cent de long. Cette inflorescence est une cyme bipare deux
ou trois fois composée, à axes grêles, verdâtres, plissés dans
toute leur longueur, présentant souvent à leur surface quelques poils très fins et très clairsemés; les bractées de leur
base ne sont guère visibles sur les échantillons secs.

Les *fleurs* qui terminent ces axes se montrent à différents états de développement dans une même inflorescence·

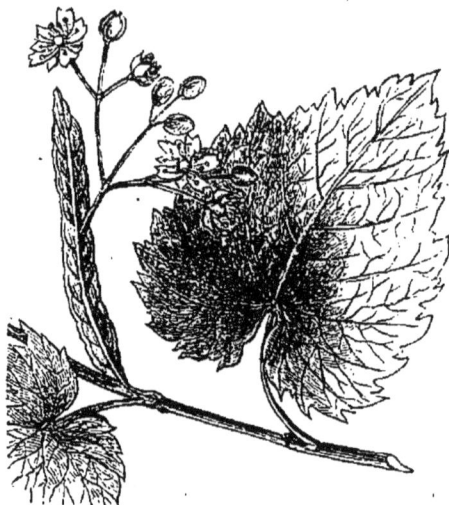

FIG. 91. — Tilleul. *Tilia sylvestris.* Desf.
Inflorescence, bractée, feuilles.
(D'après de Lanessan.)

Les boutons sont globuleux, acuminés, glabres et colorés en
jaune brun; de leur sommet partent cinq crêtes étroites
et veloutées, correspondant aux
bords accolés des cinq sépales
valvaires, épais et coriaces, qui
forment sa coque. — Dans la
fleur épanouie, ces *sépales*, finement pubescents à leur face interne, sont étalés, puis fortement
réfléchis, excavés en cuillère ou
tordus par la dessiccation. — La
corolle est formée de cinq pétales
très caducs, jaunes, oblongs,
minces; un peu froissés, imbri-

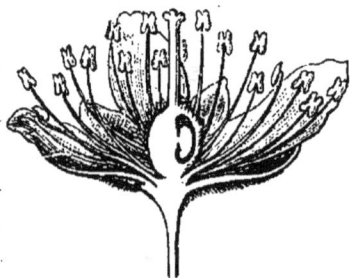

FIG. 92. — Fleur de tilleul.
Coupe longitudinale médiane.
(D'après de Lanessan.)

qués, plus rarement disposés en préfloraison quinconciale.
— Les *étamines* sont en nombre indéfini : leurs filets bruns,

tordus, épais, s'insèrent presque contre la corolle et sont parfois unis à leur base en 5 faisceaux superposés aux pétales; chaque filet se divise à son sommet en deux branches très courtes qui supportent chacune une loge d'une anthère oblongue, brune, déhiscente par deux fentes latérales ou extrorses, dont les bords se relèvent fortement. — L'*ovaire* est globuleux, ovo-conique, couvert d'un duvet jaunâtre ou verdâtre plus ou moins développé suivant l'àge, et surmonté d'un style court, grêle, brun, rigide, divisé à son sommet en 5 lobes peu visibles. Sur l'ovaire jeune, on peut encore reconnaître la présence de cinq côtes correspondant à sa division interne en carpelles. Sa paroi épaisse, à tranche noirâtre, est d'une grande dureté; chacune de ses cinq loges renferme deux ovules anatropes ascendants, à micropyle dirigé en haut et en dehors, insérés à côté l'un de l'autre dans l'angle interne du carpelle.

Le *fruit*, que l'on peut rencontrer sur des inflorescences recueillies tardivement, est sec, globuleux, indéhiscent, de la taille d'un petit pois, et couvert d'un duvet épais; assez fréquemment, il devient uniloculaire par la disparition des cloisons; il peut renfermer de 1 à 5 graines albuminées, dont l'embryon est pourvu de deux lames cotylédonnaires foliacées, plissées, incurvées sur leurs bords.

L'odeur est douce, agréable, et se perd peu à peu par la dessiccation. La saveur est faible, mucilagineuse et un peu sucrée.

Botanique. — Les *Fleurs de Tilleul* des pharmacies peuvent être fournies par plusieurs espèces du genre *Tilia*, appartenant à la famille des *Tiliacées* [1], série des *Tiliées*.

---

[1] TILIACÉES.— PLANTES LIGNEUSES, rarement herbacées.— FEUILLES ALTERNES, (sauf quelquefois *Elæocarpées*), entières, penninerves. — INFLORESCENCE ordinairement en cymes composées. — FLEURS HERMAPHRODITES (sauf quelques exceptions), et RÉGULIÈRES. — RÉCEPTACLE CONVEXE. — CALICE à 3, 4, 5 ou 6 pièces libres (sauf *Brownlowiées*), ordinairement valvaires. — COROLLE à 3-6 pièces libres ou unies, ou nulle. — ÉTAMINES EN NOMBRE INDÉFINI, à FILETS ordinairement LIBRES (polyadelphes chez les *Mollia*), à ANTHÈRES BILOCULAIRES, INTRORSES, déhiscentes par deux fentes longitudinales. — OVAIRE à 2, 4, 5, 6, 10 carpelles,

FLEURS DE TILLEUL

Le *Tilia sylvestris*, Desf. qui est l'espèce la plus commune[1] dans nos pays, est un très grand arbre répandu dans toute les régions tempérées de l'hémisphère boréal. *Tronc* de 16 à 18 mètres de hauteur, recouvert d'une écorce épaisse et crevassée. — *Feuilles* alternes, pétiolées, stipulées, à limbe cordiforme, acuminé, denté. —*Inflorescence* en cymes bipares composées, pauciflores, à pédoncules connés en grande partie avec leurs bractées.

Le *Tilia platyphylla*, Scop., se distingue du précédent par ses feuilles longues et poilues en-dessous,—le *Tilia argentea*, Desf. par ses feuilles argentées à leur face inférieure, et par la présence de cinq étamines stériles, transformées en lamelles pétaloïdes, etc.

Chimie. — Les fleurs fraîches contiennent une huile aromatique et volatile, mal définie; elles renferment encore du tannin, beaucoup de gomme, du sucre en assez grande quantité et de la chlorophylle.

Physiologie et Thérapeutique.— Ces fleurs sont émollientes par leur mucilage, — calmantes, antispasmodiques, un peu diaphorétiques, grâce à leur huile essentielle. On les emploie à l'intérieur contre les migraines, les indigestions, les vomissements nerveux, la diarrhée séreuse, les refroidissements, les courbatures (infusion: 10 gr. par litre d'eau bouillante); à l'extérieur, la décoction est utilisée en bains calmants. On a souvent conseillé l'infusion comme succédanée du thé[2].

---

tantôt libres, tantôt accolés en partie, tantôt réunis en un ovaire pluriloculaire, rarement soudés en un ovaire uniloculaire à placentas pariétaux. — Ovules anatropes, ordinairement descendants, en nombre variable (2 à 8). — Fruit sec ou charnu, déhiscent ou indéhiscent. — Graines ordinairement albuminées.

M. Baillon admet dans cette famille (*Hist. des Pl.*, IV, 176), 4 séries : *Brownlowiées, Tiliées, Prockiées, Elæocarpées*.

[1] Tilleul commun, Tillot, Thé d'Europe.

[2] Vers l'époque de la floraison, les feuilles se couvrent d'un enduit sucré, fort recherché par les abeilles.

Les fruits broyés avec du sucre et quelques fleurs, fournissent une bouillie analeptique que l'on a pu comparer au chocolat.

L'écorce du tilleul, soumise à la macération, donne en assez grande abondance du sucre et du mucilage. Ses fibres libériennes, très résistantes, servent à la confection de cordages, nattes, toiles d'emballage, etc. Le bois est utilisé par les sculpteurs, tourneurs, etc.

Le charbon de tilleul en baguettes constitue le *fusain* des dessinateurs, et sa poudre est employée en médecine sous le nom de *Charbon de Belloc*.

85. THÉ VERT

Description. — Les *Feuilles de thé* se présentent dans le commerce sous des formes assez variables qui constituent autant de sortes distinctes : les différences proviennent surtout de l'époque de la récolte, des procédés de dessiccation et du mode d'enroulement.

Les sortes qui constituent les *Thés verts* sont au nombre de 6 ou 7 : *Thé Hayswen (hé-chun), Thé Schoulang (tchu-lan), Thé perlé* ou *poudre à canon (choo-cha), Thé impérial, Thé Twankay, Thé Songlo,* etc. L'*Hayswen*, le *Schoulang* et le *Perlé* sont les sortes les plus estimées.

Toutes ces sortes présentent, comme caractère extérieur commun, une couleur verdâtre ou brunâtre assez claire. Toutefois la distinction de certains thés verts et de certains thés noirs, d'après la couleur seule, est chose à peu près impossible. Le seul véritable caractère différenciel n'est appréciable que par l'essai chimique : l'infusion des *Thés verts* est la seule qui réduise les sels d'argent.

La feuille de thé infusée dans l'eau ou conservée pendant quelques minutes dans la bouche se déroule assez facilement, et on peut alors lui reconnaître les caractères suivants : elle est ovale-oblongue, atténuée en pointe aux deux extrémités, et mesure de 2 à 5 cent. de long sur 1 à 1 $\frac{1}{2}$ cent. de large au milieu. Le pétiole est court (2 à 3 mill.), assez épais, et dépourvu de stipules. Le limbe porte sur son bord des dents très fines, plus marquées à l'extrémité supérieure. La nervure médiane est brune, très forte et très saillante à sa face inférieure ; les nervures secondaires, plus fines, mais très nettes, s'en détachent très obliquement, et, arrivées auprès du bord, s'incurvent toutes pour s'embrancher sur une ligne elliptique qui reste parallèle au contour du limbe.

La feuille ainsi préparée est mince, souple, assez résistante et faiblement translucide. L'odeur de la drogue est très agréable et bien caractéristique : la saveur est faible, un peu astringente et en rapport avec l'odeur.

Le *Thé Hayswen*, un des plus estimés, est coloré en vert foncé, à reflets brunâtres ou bleutés, qui lui donnent un aspect bronzé. Les feuilles sont roulées parallèlement à la nervure médiane, en cylindres plus ou moins arqués et recroquevillés. La nervure médiane, est d'un brun plus clair que le tissu du limbe. Enfin il n'est pas rare de trouver, sur l'une des faces, des poils très fins, couchés, peu distincts. (Longueur des feuilles développées : 3 à 5 cent.; largeur au milieu : 1 1/2 à 2 cent.)

Le *Thé Schoulang* ne diffère du *Thé Hayswen* que par son arôme beaucoup plus fort, emprunté d'ailleurs ' à des fleurs étrangères que l'on mêle aux feuilles au moment de la récolte.

Le *Thé perlé* est d'un gris cendré, bleuâtre ou verdâtre par places : son caractère principal est dans sa forme globuleuse : la feuille, pliée longitudinalement comme le *Thé Hayswen*, a été ensuite enroulée en pelote. Les feuilles déroulées dans l'eau offrent souvent une surface finement granuleuse que ne possèdent pas celles du *Thé Hayswen :* elles passent pour un peu plus petites que celles-ci ; mais il n'est pas rare de trouver des feuilles de *Thé perlé* qui atteignent, déroulées, 5 cent. de long et 2 de large.

Le *Thé poudre à canon* est très analogue au *Thé perlé* et se présente en boules plus petites encore ; ce ne sont plus en effet les feuilles entières que l'on a roulées, mais des lanières découpées transversalement dans celles-ci.

Le *Thé impérial*, au contraire, est un *Thé perlé* roulé en boules plus volumineuses.

Le *Thé Twankay*, le plus inférieur de tous, est jaunâtre et mal roulé.

Au microscope, entre les deux lames de cellules épidermiques à parois plus ou moins épaisses qui couvrent chaque face, on trouve un parenchyme dont les éléments sont (comme dans presque toutes les feuilles des *Dicotylédones*) allongés en bâtonnets et juxtaposés verticalement dans les couches supérieures (parenchyme *en palissade*), arrondis ou bosselés, séparés par des méats de taille et de forme variables, dans les couches inférieures (par. *ramex*) : dans les phytocystes de cette dernière zône, on trouve, outre la chlorophylle, des gouttelettes huileuses et, dans quelques-uns, des cristaux calcaires agglomérés en mâcles étoilées. — Au milieu de ce parenchyme général de la feuille sont disposés verticalement, d'un épiderme à l'autre, des phytocystes scléreux à paroi très épaisse, tantôt simples, tantôt présentant quelques diverticules latéraux terminés en pointe; ces phytocystes, que l'on retrouve dans un certain nombre d'autres feuilles, paraissent jouer le rôle d'organes de soutien.

Botanique. — Les feuilles de *Thé vert* sont produites par le *Thea chinensis* Sims, espèce unique (H. Baillon) englobant plusieurs variétés secondaires élevées autrefois au rang d'espèces : *Thea Bohea*, L., *Thea viridis*, L., etc.[1], et appartenant à la famille des *Ternstrœmiacées* [2], série des *Théées*.

C'est un arbuste toujours vert, à tige glabre, à bourgeons pubescents, atteignant 2 mètres de haut environ et répandu aujourd'hui dans toute l'Asie orientale, depuis la Chine, d'où il est originaire, jusqu'aux Indes et au Japon; il est cultivé aujourd'hui aux Etats-Unis et au Brésil.

Feuilles alternes, sans stipules. — *Fleurs* hermaphrodites et régulières, groupées en petit nombre ou solitaires dans l'aisselle des feuilles. — *Réceptacle* convexe. — *Calice* à cinq sépales libres, imbriqués. — *Corolle* à cinq pétales ou plus, concaves, blancs ou jaunâtres, à onglet très court. — *Etamines* très nombreuses, à filets légèrement connés à leur base avec la corolle, ou même connés entre eux. — *Anthères* biloculaires, déhiscentes par deux fentes longitudinales, primitivement extrorses, tendant ensuite à

---

[1] Les espèces *Thea Bohea* et *Thea viridis*, admises autrefois par Linné, ne se distinguent l'une de l'autre que par le nombre des pièces de leur corolle et la longueur de leurs feuilles ; tous les intermédiaires existent entre ces deux formes.

[2] TERNSTROEMIACÉES. — Famille par enchaînement, « dont la délimitation, dit M. Baillon, est on ne peut plus artificielle », et dans laquelle on n'observe à peu près aucun caractère constant. PLANTES ligneuses, rarement grimpantes (*Marcgravia*). — FEUILLES alternes (exc. *Caryocarées* et quelques *Bonnetiées*), ordinairement simples (exc. *Caryocarées*). — INFLORESCENCES en cymes, en grappes ou en grappes de cymes (bractées ascidiées chez les *Marcgravia*). — FLEURS RÉGULIÈRES, le plus souvent HERMAPHRODITES, (polygames chez les *Sauraujées*). — RÉCEPTACLE plus ou moins CONVEXE. — CALICE à 5 sépales ordinairement libres (4 chez les *Marcgraviées*, 6 chez quelques *Caryocarées*). — COROLLE à 5 (4-6) pétales imbriqués, libres ou unis, quelquefois tombant d'une seule pièce (*Sauraujées*, *Marcgraviées*). — ETAMINES ordinairement en nombre indéfini (5 chez les *Pellicériées*, nombre variable chez les *Marcgraviées*), libres ou légèrement adhérentes à leur base, soit entre elles, soit avec la corolle. ANTHÈRES BILOCULAIRES, INTRORSES (ou plus rarement extrorses), déhiscentes par deux fentes longitudinales (par des pores dans quelques *Saurauja*). — OVAIRE à 2, 3, 4, 5, 6, 8 ou 10 loges, dont chacune renferme dans l'angle interne un nombre ordinairement considérable d'ovules anatropes (exc. 1 chez les *Pelliceria*, 2 chez les *Stuartia*, 4 chez les *Théa*). — FRUIT sec, coriace ou drupacé, déhiscent ou indéhiscent. — GRAINES ALBUMINÉES (albumen nul chez les *Marcgraviées*, *Caryocarées*, rare chez les *Bonnetiées* et quelques *Ternstrœmiées*). — M. Baillon admet dans cette famille (*Hist. des Pl.*, IV. 246) les sept séries suivantes :
Théées, *Ternstrœmiées*, *Sauraujées*, *Bonnetiées*, *Pellicériées*, *Marcgraviées*, *Caryocarées*.

devenir introrses par une torsion autour de leur connectif (versatiles). — *Ovaire* triloculaire, surmonté d'un style creux et trifide au sommet; chaque loge renferme, insérés dans son angle interne, quatre ovules incomplètement anatropes, disposés sur deux rangées verticales. — *Capsule* longtemps verte, puis loculicide, renfermant une graine ou deux par loge. — *Graines* lisses, rondes, sans albumen : embryon à cotylédons huileux.

Le *Thé vert* est une sorte commerciale, provenant de la même plante que le *Thé noir*, mais séchée plus rapidement et n'ayant point encor subi de fermentation, ce qui lui permet de conserver sa couleur. Les feuilles sont récoltées deux ou trois fois par an : celles qui constituent les thés *perlé*, *impérial*, *poudre à canon*, paraissent provenir de la première récolte : le *Schoulang* et l'*Hyswen* d'une seconde, et le *Twankay* de la dernière. Les feuilles, d'abord séchées au soleil pendant 2 heures, sont posées sur des plaques de tôle chaudes; c'est là qu'elles se recoquevillent et prennent leur forme définitive; on pense toutefois que les sortes supérieures, telles que le *Thé Hyswen*, sont roulées à la main.

Les feuilles du *Souchong*, et même, paraît-il, celles de plusieurs autres sortes, sont parfumées à l'aide de diverses fleurs très odorantes telles que le *Lanhoa* (*Olea fragrans* L.), le jasmin, l'oranger ou la rose (Bentley et Trimen). — Selon ces deux auteurs, la coloration verte de la plus grande partie des sortes commerciales est obtenue, dans les pays de récolte, au moyen d'une poudre composée de plâtre et de bleu de Prusse (ou d'indigo), et additionnée parfois de *Curcuma* [1].

Chimie. — Le *Thé vert* renferme une matière colorante, — une huile essentielle très parfumée, à laquelle il doit son arôme, — une substance albuminoïde spéciale que l'on a rapprochée de la caséine, — de l'acide quercitannique, — de la cire, de la gomme et enfin un alcaloïde, la *Théine* ($C^8 H^{10} Az^4 O^2 + H^2 O$) que l'on considère comme identique à la *Caféine*, et par suite à la *Guaranine* (Voy. no 122). Le fait est toutefois contesté par quelques auteurs (Leven).

L'infusion de thé vert réduit les sels d'argent.

La *Théine* cristallise en aiguilles soyeuses, incolores, peu solubles dans l'eau froide et dans l'éther, très solubles dans l'eau bouillante et dans l'alcool.

[1] It should be noticed howewer, that a *great part* of the *Green Thea* wich is exported from China and consumed in this country, and in Europe generally, and also in America, is coloured artificially with a mixture of Prussian blue and gypsum, or indigo and gypsum, to which a little turmeric is sometimes added. (Bentley et Trimen. *Medicinal Plants,* 1880, t. I, no 40).

Physiologie et Thérapeutique. — Le thé, grâce à son tannin, est tonique et astringent ; en outre, il emprunte à son alcaloïde les propriétés stimulantes, sudorifiques et diurétiques de la *caféine* ; sous ce rapport, il peut être comparé au café *vert* ou très légèrement torréfié. Il est moins excitant que le café, mais lui est supérieur comme astringent et, à dose égale, comme aliment *d'épargne* et comme modérateur de la *dénutrition* ; cependant on a contesté récemment au thé, comme au café d'ailleurs, cette propriété importante, et, selon quelques expérimentateurs, les effets du thé seraient au contraire d'augmenter la formation de l'urée (Roux et Lépine).

Le *Théine* est toxique, comme la *Caféine* (Mitscherlich) ; on a constaté dernièrement son antagonisme avec le méconate de morphine (Bennett), et par suite avec l'opium.

L'abus du thé amène à la longue divers accidents que l'on a pu facilement observer en Angleterre, en Russie, et surtout en Chine, où l'infusion de thé constitue, pour une partie de la population, la boisson ordinaire : la constipation opiniâtre, la dyspepsie, l'amaigrissement, l'insomnie, la prédisposition aux crises hystériques, tels sont les principaux accidents du *théisme*.

On emploie l'infusion de thé à l'extérieur comme collyre astringent, de même que l'eau de roses.—A l'intérieur, cette infusion (4 à 10 gr. p. 1 litre d'eau bouillante) est employée fréquemment comme tonique et digestive dans les embarras intestinaux ou gastriques, comme diurétique léger chez les goutteux, très souvent comme stimulante. Les Anglais attribuent au thé une action souveraine dans le traitement des migraines, des névralgies, de l'asthme et de plusieurs affections nerveuses, pour lesquelles on lui préfère aujourd'hui les sels de *Caféine*.

86. THÉ NOIR

Description. — Les *Thés noirs* ne diffèrent des *Thés verts* que par leur couleur plus brune, parfois presque noire ; mais nous avons vu plus haut que quelques *Thés verts* (*Hyswen, Twankay*) pouvaient également présenter une coloration brunâtre, en sorte que ce caractère n'offre pas une grande valeur. Toutefois, au point de vue chimique, les

Thés noirs présentent tous une réaction négative commune : leur infusion ne réduit jamais les sels d'argent.

Les principales sortes de *Thés noirs* sont le *Thé Pekao (Pekoe)*, le *Thé Souchong (Seaou-Schung* ou *Saou-Tchong)*, le *Thé Congou*, le *Thé Campoui*, le *Thé Caper*, le *Thé Polong*, le *Thé Bouy (Boui-bou* ou *Woo-e)* etc., etc.

Le *Thé Pekao*, un des plus estimés, est formé de feuilles petites et étroites, (2 cent. de long. sur 8 mill. de large) à nervure médiane saillante, même sur la face supérieure; leur couleur est d'un brun assez clair, un peu verdâtre ; leur face inférieure est couverte d'un duvet blanc, assez dur, très net sur les jeunes feuilles : de là deux catégories de *Pekao* : le *Pekao à pointes blanches* et le *Pekao noir* ou *Orange Pekao*. Le premier renferme un beaucoup plus grand nombre de feuilles jaunes, auxquelles leur fin duvet donne un aspect chatoyant et argenté. Un bon caractère des deux *Pekao* est la présence, dans leur masse, d'une quantité considérable de tronçons de branches ou de pétioles ; très souvent, on y trouve des fragments de branches portant encore de 3 à 5 feuilles. Celles-ci sont roulées *longitudinalement* et sans doute à la main. La couleur de l'infusion est d'un vert sale et trouble.

Le *Thé Souchong*, ordinairement très frelaté, est formé de folioles plus développées que celles du *Thé Pekao* (1 1/2 cent. de large sur 3 cent. de long). De plus, elles sont enroulées dans le sens de la *largeur*.

Le *Thé Congo* est formé de folioles aussi étroites que celles du *Thé Pekao*, mais plus courtes encore (1 1/2 à 2 cent. de long), dépourvues de pubescence et non accompagnées de fragments de branches. Leur couleur est d'un brun grisâtre; elles sont pliées en *long*, mais ratatinées et recroquevillées irrégulièrement. La plupart des folioles ne sont plus entières, mais divisées en deux ou trois bandelettes. Leur infusion est d'un brun très foncé.

Le *Thé Bouy*, le moins estimé de tous, renferme des feuilles de dimensions très diverses, parfois considérables ; leur couleur est brun-clair, quelquefois verte. Elles sont roulées longitudinalement, brisées, glabres en dessous.

L'odeur de toutes ces sortes est à peu près la même que celle des *Thés verts* : la saveur est un peu moins astringente.

Botanique. — Les *Thés noirs* sont fournis, comme les *Thés verts*, par le *Thea Chinensis* Sims.

Le seule différence qui existe entre ces deux sortes résulte du mode de préparation subi par la drogue. Le thé noir n'a été séché et placé sur la tôle chaude qu'assez longtemps après la récolte : il s'est développé, dans l'intervalle, une fermentation légère, qui a altéré la couleur des feuilles et modifié leur arôme.

Chimie. — La composition chimique des *Thés noirs* est à peu près la même que celle des *Thés verts*. La proportion de tannin y est moins considérable : leur infusion ne précipite pas les sels d'argent ni ceux de mercure.

Physiologie et Thérapeutique. — Leurs propriétés sont les mêmes que celles des *Thés verts*. Ils sont moins estimés en général, et pour l'usage médical on leur préfère ces derniers[1].

87. LADANUM

Description. — Le *Ladanum* ou *Labdanum* est une résine noirâtre, odorante, qui se présente dans le commerce sous trois formes : en blocs, en spirales et en bâtons.

Le *Ladanum en blocs (in massis)* est de forme irrégulière, assez léger, rugueux et terne à la surface, coloré en noir grisâtre. Il cède facilement sous le couteau et offre une section d'aspect cireux, d'un brun foncé, parsemé de taches jaunes ou vertes dues à la présence d'impuretés dans sa pâte; il n'est pas rare d'y rencontrer des touffes de poils grisâtres, des éclats de bois et surtout des grains de sable. La masse se ramollit assez rapidement au contact des doigts, et devient alors poisseuse. Chauffé, le ladanum fond facilement et coule comme la cire, en dégageant un peu de fumée, en même temps qu'une odeur forte, très agréable. La saveur est à peu près nulle, un peu âpre à la longue : l'odeur, très prononcée quand on réchauffe la drogue avec l'haleine, est balsamique et bien spéciale : Guibourt la compare à celle de l'ambre gris.

Le *Ladanum en spirales (in tortis)* est plus gris que le pré-

[1] On donne vulgairement assez souvent le nom de *Thé* à un mélange de fleurs ou de feuilles dont l'infusion est employée dans un but thérapeutique. Ce sont ordinairement des purgatifs légers (*Thé suisse, Thé Chambard*, etc.) dans lesquels il peut entrer une foule de plantes laxatives, mais jamais de thé.

Dans notre matière médicale, le nom de *Thé du Paraguay* ou de *Maté* a été donné à la feuille de l'*Ilex paraguayensis* A. S. H. (*Aquifoliacées* ou *Ilicinées*). Ses propriétés sont très analogues à celles du thé, et l'alcaloïde qu'il renferme est identique à la *théine* et à la *caféine*. — Le *Thé des Apalaches* est constitué par les feuilles de l'*Ilex vomitoria*, appartenant à la même famille, — le *Thé du Labrador* par celles du *Ledum palustre* (*Ericacées*). — le *Thé d'Europe* par celles de la *Veronica officinalis* L. etc., etc., etc.

cédent, plus dense, plus dur et forme des cylindres de la grosseur du doigt, enroulés en ressorts de montre.

Le *Ladanum en bâtons (in baculis)* se présente en baguettes de 10 à 20 cent. de long et de la grosseur du doigt : la pâte est la même que dans les deux sortes précédentes et renferme autant d'impuretés.

Botanique. — Le *Ladanum* exsude spontanément à la surface des feuilles et des rameaux de plusieurs espèces du genre *Cistus*, type de la petite famille des *Cistacées*[1]. Celle sur laquelle la récolte se fait le plus habituellement est le *Cistus Creticus* L. ; on en recueillait autrefois en Espagne sur le *Cistus ladaniferus* L.; le *C. laurifolius* L., le *C. salvifolius* L., sont quelquefois aussi utilisés.

Le *Cistus Creticus* L. est un petit arbuste de la région méditerranéenne (Macédoine, Thrace, Grèce, îles de Crète, Rhodes, Chypre, et Sicile), à tige et à branches rougeâtres ; les plus jeunes pousses sont couvertes d'un duvet de poils blancs très serrés.

Feuilles opposées, sessiles, embrassantes, obovales, penninerves, sinuées sur leurs deux bords, couvertes, sur leurs deux faces, de poils glanduleux. — *Fleurs* hermaphrodites et régulières, solitaires ou disposées en cymes axillaires ou terminales pauciflores. — *Réceptacle* convexe. — 5 *Sépales* libres, aigus, chargés de poils glanduleux. — 5 *Pétales* obovales, minces, caducs, colorés en rouge ou en lilas clair, avec une large tache jaune à la base. — *Étamines* hypogynes, en nombre indéfini, à filets libres, de couleur orange, à anthères petites, biloculaires et introrses. — *Ovaire* uniloculaire, supère, ovoïde, couvert de poils blancs, longs, très drus, surmonté d'un style capité de même taille que lui. Les 5 placentas pariétaux, s'avançant presque jusqu'au milieu de l'ovaire, se divisent à leur extrémité en deux longues branches courbes, ramenées vers la paroi et portant chacune, dans leur concavité, deux rangées de nom-

---

[1] CISTACÉES. — PLANTES HERBACÉES, suffrutescentes ou frutescentes. — FEUILLES ALTERNES OU OPPOSÉES, avec ou sans stipules. — FLEURS RÉGULIÈRES et généralement HERMAPHRODITES, solitaires ou disposées en cymes pauciflores. — RÉCEPTACLE CONVEXE. — CALICE à 5 pièces libres (3 chez les *Lechea*). — COROLLE à 5 pièces libres, alternant ou non avec les sépales (3 pétales chez quelques *Lechea*, corolle nulle chez quelques *Helianthemum* et quelques *Lechea*). — ÉTAMINES LIBRES, ordinairement en nombre indéfini (réduites à 3 chez quelques *Helianthemum* et quelques *Lechea*). ANTHÈRES BILOCULAIRES, INTRORSES, déhiscentes par deux fentes longitudinales. — OVAIRE UNILOCULAIRE, à 3 ou 5 PLACENTAS PARIÉTAUX portant chacun 2-∞ ovules orthotropes ou semi-anatropes. — CAPSULE LOCULICIDE. — GRAINES ALBUMINÉES.

M. Baillon admet dans cette famille (*Hist. des Pl.*, IV, 331) les quatre genres *Cistus* T., *Helianthemum* T., *Hudsonia* L., *Lechea* L.,

breux ovules orthotropes ou semi-anatropes, à long funicule. — *Capsule* brune, velue, loculicide, déhiscente en cinq valves. — *Graines* nombreuses, arrondies, jaune-orange, réticulées à la surface, renfermant un embryon long et enroulé en spirale, au milieu d'un albumen abondant. — Certains auteurs admettent deux variétés dans cette espèce, une var. β. *crispatus* et une var. γ *tauricus*, à sépales très velus.

Le *Cistus ladaniferus* L., croît en Espagne, sur les monts de Lusitanie, et diffère de l'espèce précédente par ses feuilles subsessiles, linéaires, lancéolées, connées à leur base, glabres en dessus, velues à leur face inférieure ; le calice est réduit à 3 sépales ; le style est court et sa portion stigmatique est large, presque sessile ; les pédoncules florifères sont pourvus de bractées, et la capsule est à 10 pseudo-loges. — Cette espèce comprend deux variétés : var. α *albiflorus*, à pétales entièrement blancs, — var. β. *maculatus*, à pétales blancs, pourvus à leur base d'une tache d'un rouge foncé.

La récolte industrielle du *Ladanum* se fait surtout dans les îles de Crète et de Chypre. Le labdanum de Candie (Crète) est recueilli, pendant la saison chaude, par des hommes nommés *labdanistes* qui se servent, à cet effet, d'une sorte de râteau nommé *ergastiri*, ou *lambadistrion*, et garni d'une double rangée de lanières de cuir, qu'ils promènent sur les feuilles dans tous les sens ; les lanières s'enduisent de la substance résineuse, que l'on recueille ensuite en les râclant avec des couteaux. — A Chypre, ce sont les bergers qui recueillent le ladanum en peignant les chèvres ou les brebis qui se sont frottées aux herbes chargées de résine. On purifie la drogue en la faisant fondre, et on lui donne sa forme définitive. En Espagne, dit-on, les feuilles sont plongées dans l'eau bouillante ; la résine, insoluble dans l'eau et plus lourde qu'elle, tombe au fond du vase, où on la recueille.

Le ladanum en *blocs* et en *bâtons* vient surtout de Chypre ; c'est le plus estimé. En Crète, le meilleur ladanum est celui que l'on roule en spirales ; il paraît toutefois inférieur aux deux précédents.

Chimie. — Le ladanum pur est entièrement soluble dans l'alcool absolu et insoluble dans l'eau. Sa composition n'est pas bien nettement définie. Il renferme une résine mêlée à une huile essentielle, dont la proportion peut varier entre 20 et 86 p. 100, suivant les sortes : on y trouve de la cire, de la gomme, des sels calcaires et une quantité souvent considérable de matières inertes, telles que sable, poils de chèvre, fragments d'écorces ou de feuilles, etc. Il est très souvent falsifié quand il parvient en France, et peut renfermer alors de la suie, de là poix, des cendres, etc.; il arrive parfois, comme dans un échantillon analysé par Guibourt, que de tels mélanges ne renferment même pas de traces de *ladanum* véritable.

Physiologie et Thérapeutique. — Le ladanum est considéré comme un bon spécifique des affections catarrhales : dysenterie, bronchite, etc. Autrefois inscrit dans les pharmacopées officielles et entrant dans la composition de plusieurs onguents, emplâtres, etc., il est à peu près inusité aujourd'hui. Les Orientaux seuls en font encore usage : ils l'emploient non seulement à l'intérieur, comme aphrodisiaque, mais à l'extérieur, en frictions avec la solution huileuse, à laquelle ils attribuent de puissantes propriétés antirhumatismales ; ils confectionnent même avec le ladanum des sortes d'amulettes, et le brûlent souvent comme parfum.

Il n'est plus usité chez nous qu'en parfumerie, pour la préparation de quelques pommades.

Diagnose. — La couleur noire et l'aspect pâteux du *Ladanum* le rapprochent au premier abord de la *Scammonée* (n° 198); mais celle-ci est dépourvue de l'odeur aromatique du ladanum; elle ne se ramollit pas et ne devient pas poisseuse à la chaleur de l'haleine ou des mains : de plus, elle se couvre, lorsqu'on frotte sa surface avec le doigt mouillé, d'une émulsion grisâtre ou jaunâtre, caractéristique des gommes résines. Sa saveur est âcre et nauséeuse.

88. FLEURS DE VIOLETTE

Description. — Les *Fleurs de Violette* sont de petite taille, fortement chiffonnées, et d'une teinte générale bleu-grisâtre. Elles sont hermaphrodites, irrégulières et accompagnées d'un tronçon de pédoncule grêle, arqué et verdâtre

Le *Calice* est constitué par 5 sépales d'un vert clair, formant autant de lames étroites, aplaties, ovalaires, plus ou

moins acuminées au sommet, et se prolongeant inférieurement jusqu'à 1 ou 2 mill. au-dessous du bord du réceptacle. — La *Corolle* se compose de cinq pétales inégaux,
minces, ovales, avec un court onglet, colorés en bleu violacé,
parcourus par de fines nervures sensiblement parallèles et
très visibles par transparence ; à la base, sur la face interne,
existe une large tache, d'un jaune orange, tandis qu'à la
face inférieure on observe au même niveau une légère
nuance verdâtre. Les deux pétales supérieurs sont symé-

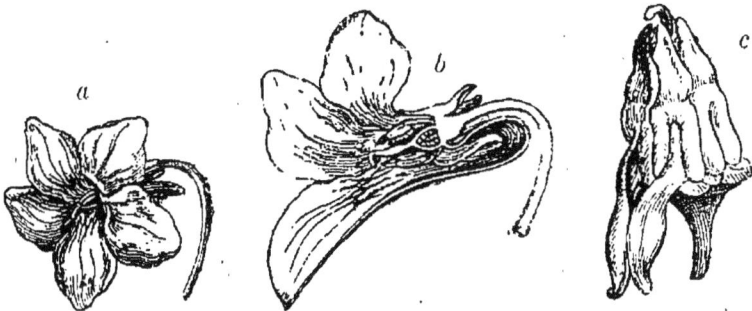

FIG. 93, 94 et 95. — Fleur de Violette. *Viola odorata* L.

a, Fleur entière.   b. Coupe longitudinale médiane.   c, Fleur dépouillée
de son parianthe.

(D'après de Lanessan.)

triques et un peu plus grands que les autres : les deux latéraux sont symétriques l'un par rapport à l'autre et fortement ciliés sur leurs bords ; le pétale inférieur est émar-
giné au sommet et se prolonge inférieurement en une sorte
de cornet ou d'*éperon* aplati, qui s'insinue entre deux sépales
et vient se rapprocher du pédoncule en se recourbant très
légèrement. — Au centre de la fleur, entre les pétales,
existe une petite masse conique, jaunâtre, constituée par
les cinq *Etamines* accolées étroitement par le bord de leur
connectif : elles sont presque sessiles, et leur filet, court et
très large, se continue avec un connectif dont les dimensions
dépassent celles de l'anthère sur les côtés et au sommet ; ce

connectif forme au-dessus d'elle une pointe orangée et triangulaire, qui la surplombe d'une hauteur à peu près égale à la sienne : l'anthère est allongée, jaune, biloculaire, introrse, déhiscente par deux fentes longitudinales. Le connectif de chacune des deux étamines inférieures donne naissance, sur sa face dorsale et à sa base, à un prolongement grêle qui plonge dans la cavité de l'éperon. L'androcée enveloppe ainsi le *pistil*, constitué par un ovaire pyriforme que surmonte un style recourbé en bec de canard, et creusé, au sommet, d'une alvéole glanduleuse et stigmatique.

L'*Ovaire* est uniloculaire et renferme trois placentas pariétaux, chargés chacun de plusieurs rangées d'ovules anatropes, à micropyle inférieur et interne.

L'odeur est assez agréable, mais très faible et rappelant médiocrement celle de la plante fraîche : la saveur n'a rien de caractéristique.

Botanique. — Les *Fleurs de Violette* des officines sont fournies par la *Viola odorata* L., de la famille des *Violacées*[1], et de la série des *Violées*, plante suffrutescente, vivace, rampante, de petite taille, commune dans toute l'Europe.

Tige traçante, émettant de nombreux stolons radicants, dont les plus jeunes sont chargés de feuilles cordiformes : les autres feuilles sont radicales, alternes, stipulées, longuement pétiolées, cordées à la base, crénelées sur les bords. — *Fleurs* solitaires à l'extrémité d'une hampe grêle portant vers son milieu deux petites bractéoles (3 bractées par fleur, en comptant celle de la base).

---

[1] VIOLACÉES. — PLANTES herbacées ou ligneuses. — FEUILLES ALTERNES (exc. quelques *Rinorea* et *Hybanthus*), ordinairement stipulées. — FLEURS HERMAPHRODITES (sauf *Melicytus* et *Hymenanthera*) souvent RÉGULIÈRES (exc. *Violées* et un peu les *hinorea*), solitaires ou disposées en grappes. — CALICE à 5 pièces libres, ordinairement quinconciales. — COROLLE à 5 pièces libres, quelquefois rapprochées en tube (*Paypayrola*). — ANDROCÉE ISOSTÉMONÉ (diplostémoné chez les *Sauvagésiées*, le verticille interne restant stérile et pétaloïde). — FILETS LIBRES (sauf quelques *Sauvagésiées*) : ANTHÈRES INTRORSES, BILOCULAIRES, déhiscentes par deux fentes longitudinales. — OVAIRE UNILOCULAIRE à 3 PLACENTAS PARIÉTAUX portant chacun de 1, 2 à ∞ ovules anatropes. — CAPSULE LOCULICIDE (*Violées, Paypayrolées* sauf 2 genres); ou SEPTICIDE (*Sauvagésiées*), ou BAIE (*Melicytus, Hymenanthera*). — GRAINE albuminée.

M. Baillon admet dans cette famille (*Hist. des Pl.*, IV, 343) les 3 séries suivantes : *Paypayrolées, Violées* et *Sauvagésiées*).

— *Capsule* loculicide, entourée du calice persistant. — *Graines* petites, arillées, albuminées, en nombre indéfini.

Guibourt (III, p. 671) distingue, à Paris, 4 variétés de *Violettes*[1], qui fleurissent dans l'ordre suivant : *Violette des quatre saisons*, *Violette simple cultivée* (Montreuil : mars), *Violette des bois* (provient peut-être de la *V. cunina*), *Violette double cultivée* (avril). — On substitue parfois à la *V. odorata*, la *V. hirta* et la *V. sylvestris* Lamk. C'est la *Violette double cultivée* qui doit être préférée dans les officines.

Chimie. — Les *Fleurs de Violette* sont peu actives[2] : elles renferment une matière colorante, du sucre, du mucilage, et une faible quantité d'un alcaloïde amer et émétique, la *Violine* (Boulay, 1827), beaucoup plus abondant dans les portions souterraines.

Physiologie et Thérapeutique. — On les prescrit en infusion comme émollientes, sudorifiques et légèrement purgatives. Cette infusion est employée en chimie comme réactif des alcalis.

89. PENSÉE SAUVAGE

Description. — Les *Fleurs de Pensée sauvage* paraissent sensiblement de la même taille que celles de la violette, dont elles possèdent d'ailleurs toute l'organisation. Elles en diffèrent uniquement par la couleur jaune sale de leurs pétales ; ceux-ci portent, au niveau de leur onglet rudimentaire, une petite tache blanche et, une fois étalés, se montrent un peu plus larges que ceux de la violette ; l'éperon est, en outre, un peu moins prononcé.

Botanique. — Les Fleurs de *Pensée sauvage* des officines sont fournies par la *Viola tricolor* L., de la famille des *Violacées* et de la série des *Violées*. Cette espèce comprendrait, selon Guibourt, deux variétés : l'une cultivée (*hortensis*), l'autre sauvage (*arvensis*) ; c'est cette dernière qui est utilisée en médecine.

---

[1] Par contre, le rhizome possède une action émétique très énergique, qui l'a fait regarder, avec le *Faux Narcisse*, comme un succédané indigène de l'*Ipécacuhana*.

Cette plante, qui est très commune dans toute l'Europe, dans l'Asie et dans l'Amérique septentrionale, se rapproche de la *V. odorata* (voir p. 262) par beaucoup de caractères. La tige, rameuse et glabre, peut atteindre de 16 à 22 cent. de hauteur. Les feuilles radicales sont ovales et cordées à leur base; les autres sont très allongées, profondément incisées et pourvues de stipules foliacées et pennatifides.

Chimie. — Les Fleurs de Pensée renferment du sucre, une albumine végétale, de la gomme ou du mucilage (sensible à la mastication), du sucre et de la *violine* (voir p. 263).

Physiologie et Thérapeutique. — Elles sont légèrement purgatives [1] et dépuratives. On les emploie surtout dans les campagnes contre les dartres et les croûtes de lait. Son usage doit être continué longtemps pour produire des effets appréciables.

90. RUE

Description. — Le Droguier renferme les rameaux de la plante garnis de leurs inflorescences, bien que leurs feuilles seules constituent la partie officinale. On les trouve dans le commerce soit entiers, soit coupés en tronçons de 4 à 6 cent.

Les *axes* sont rectilignes, épais de 1 à 3 mill., lisses, colorés en vert glauque, et chargés de ponctuations très fines, souvent peu visibles.

Les *feuilles* sont alternes, sans stipules, composées-pennées, longues de 10 à 15 cent., colorées en vert glauque, opaques et un peu rugueuses. Les folioles sont elles-mêmes profondément découpées, bi- ou tripinnatiséquées (feuilles inférieures); les pinnules sont inégales, très grèles (2 à 3 mill. de large), celles du sommet étant un peu plus larges, spatulées, plus ou moins échancrées. Sur les échantillons

---

[1] La racine est vomitive et jouit à cet égard des mêmes propriétés médicales que celle de la violette.

secs, les deux séries de pinnules sont ordinairement repliées l'une contre l'autre, et les lobules enroulés en cornet.

Les *fleurs* sont hermaphrodites, régulières, disposées en cymes terminales composées : les axes de première généra-

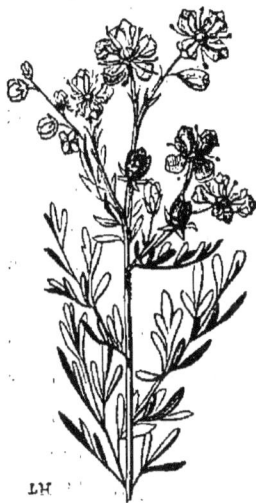

tion sont multipares et les derniers ordinairement unipares. La fleur du centre de la cyme est pentamère, les autres le plus souvent tétramères. — Elles ont un réceptacle convexe, surmonté d'un coussin discoïde glanduleux, — 4 ou 5 sépales verts, libres, aigus, — 4 ou 5 pétales

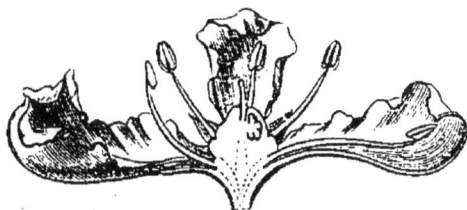

FIG. 96. — Rue. *Ruta graveolens* L.

(D'après de Lanessan.)

FIG. 97. — Rue. Coupe longitudinale médiane de la fleur.

(D'après de Lanessan.)

alternisépales, libres, jaunes, allongés, à bords relevés en cuilleron et plus ou moins frangés, — et 2 verticilles de 4 ou de 5 étamines, le premier oppositisépale, à filets dressés, le second opposé aux pétales, à filets rejetés en dehors et logés dans la concavité de ceux-ci ; les anthères sont très petites, biloculaires, introrses, et déhiscentes par deux fentes longitudinales. L'ovaire est formé de 4 ou 5 carpelles libres, mais très rapprochés, colorés en vert foncé, rugueux sur le dos, et dont le style s'unit presque aussitôt à ceux des carpelles voisins, de manière à former avec eux une courte colonnette commune, légèrement capitée. Chaque carpelle donne insertion, dans son angle interne, à deux rangées d'ovules en nombre indéfini, anatropes, placés horizontalement ou obliquement.

Le *fruit*, — qu'il est beaucoup plus facile d'observer que la fleur sur les échantillons du commerce, ordinairement recueillis vers la fin de la floraison, — est multiple et formé de quatre ou cinq capsules jaunâtres, qui, à la maturité, se séparent d'abord les unes des autres, et s'ouvrent ensuite plus ou moins complètement au niveau de leur suture ventrale, à la façon d'un follicule. Le calice persiste à la base du fruit sous forme de pièces desséchées, plus ou moins réfléchies et plissées. Chaque follicule renferme un petit nombre de graines rugueuses, en forme de croissant, dont l'embryon, un peu arqué, est plongé dans un albumen farineux.

L'odeur est forte, spéciale à la plante; elle s'atténue beaucoup avec le temps, et devient à peu près nulle dans les échantillons de Droguier. La saveur est un peu amère.

Toutes ces parties renferment en abondance des glandes à huile essentielle, qui produisent, à la surface, de légères saillies et forment par transparence (sur les feuilles) autant de ponctuations pellucides.

Botanique. — La Rue est une herbe vivace, commune dans l'Europe méridionale, l'Asie Mineure, l'Inde et l'Amérique. L'espèce officinale est la *Ruta graveolens* L., de la famille des *Rutacées*[1], série

---

[1] RUTACÉES. — PLANTES LIGNEUSES, rarement herbacées. — FEUILLES opposées ou alternes, simples ou composées, sans stipules. — FLEURS RÉGULIÈRES (sauf *Dictamnus* et quelques *Cuspariées*) HERMAPHODRITES (exc. quelques *Zanthoxylées*, *Amyridées* et *Citrées*), disposées en cymes ou en grappes de cymes, plus rarement en grappes. — RÉCEPTACLE CONVEXE (sauf quelques *Diosmées*, *Boroniées* et *Zanthoxylées*). — CALICE à 4-5 pièces libres (absent chez le *Diploloena*). — COROLLE à 4-5 pièces libres (connées à leur base, chez les *Cuspariées*). — ANDROCÉE isostémoné, displostémoné, ou étamines en nombre indéfini. FILETS ordinairement LIBRES. ANTHÈRES BILOCULAIRES, introrses, déhiscentes par deux fentes longitudinales. — OVAIRE SUPÈRE, accompagné d'un disque plus ou moins développé; 4-5 carpelles libres (à style commun) ou unis en un ovaire pluriloculaire. — OVULES ANATROPES, au nombre de 1, 2 à ∞ dans l'angle interne de chaque carpelle. — FRUIT SIMPLE, plus rarement multiple (follicules), capsulaire-loculicide ou quelquefois charnu. — GRAINES SANS ALBUMEN (sauf *Rutées* et quelques *Cuspariées*, *Boroniées* et *Zanthoxylées*).
M. Baillon admet dans cette famille (*Hist. des Pl.*, IV, 428) les 14 séries

des *Rutées*. La tige, herbacée ou suffrutescente à la base, est très ramifiée et atteint de 0^m,50 à 1 m. de hauteur[1].

Chimie. — La *Rue* renferme de la gomme, de l'amidon, de l'inuline, des matières albuminoïdes, une huile essentielle et un glucoside particulier, la *Rutine*.

L'huile essentielle, abondante surtout un peu avant l'épanouissement des fleurs, est jaune, fluide, très âcre et très odorante. Elle cristallise à — 5° et bout à 228° : elle est très soluble dans l'alcool absolu et très peu soluble dans l'eau, quoique relativement un peu plus que les autres essences : elle laisse déposer un camphre qui paraît identique au *Bornéol*. — Cette essence est composée d'un carbure C^{10} H^{16}, isomère des essences de térébenthine, et d'une acétone, l'*Acétone méthylnonylique* C^{11} H^{22} O, qui lui communique son odeur. Elle s'oxyde peu à peu à l'air (en particulier dans la plante au moment de la maturité des fruits) et se transforme alors en une essence nouvelle, identique à celle qui donne aux coings mûrs leur odeur spéciale, et que l'on peut obtenir artificiellement en oxydant rapidement l'essence par l'acide azotique. — L'essence de Rue a été produite synthétiquement en distillant un mélange d'*acétate* et de *caprate de calcium*.

La *Rutine* ou *acide rutinique* C^{25} H^{28} O^{15}, cristallise en aiguilles jaunâtres : elle est soluble dans l'alcool absolu bouillant et dans les alcalis, moins soluble dans l'eau bouillante, très peu soluble dans l'eau et l'alcool froids, insoluble dans l'éther. Le chlorure ferrique la colore en vert foncé, et le chlorure ferreux en rouge brun. Chauffée avec les acides étendus, elle se dédouble en glucose et en *Quercétine*, comme le *Quercitrin* du *Quercus tinctoria*.

Physiologie et Thérapeutique. — A l'état frais, le suc des feuilles de Rue est rubéfiant et même vésicant : ces propriétés disparaissent avec la dessication, elles semblent d'ailleurs avoir été un peu exagérées par les auteurs, selon Hamelin.

L'infusion des feuilles sèches (2 à 10 gr. p. 1 litre) prise à l'intérieur, est un stimulant énergique, irritant localement la muqueuse digestive dans toute son étendue, et portant son action générale sur le système nerveux. A doses plus élevées, il survient de la gastro-entérite, une tuméfaction considérable de la langue, et des

ivantes : *Rutées, Cuspariées, Diosmées, Boroniées. Zanthoxylées. Amyridées uraniiées. Balanitées, Quassiées, Cnéorées, Zygophyllées, Nitrariées, Coriaées, Surianées.*

[1] *Vulg.* Rue fétide, Rue des jardins, Rue officinale, Herbe de grâce, péganon, ronda, ruda (Cazin).

accidents nerveux divers : stupeur, troubles sensoriels, tremblement musculaire, et collapsus profond se terminant rapidement par la mort.

L'action de la rue sur l'utérus est connue depuis très longtemps et les Grecs avaient déjà des lois contre les femmes enceintes qui en auraient fait usage. Il est certain qu'elle provoque une congestion intense de cet organe, congestion qui s'accompagne d'hémorrhagies presque toujours très graves, souvent mortelles ; selon les uns, cette congestion est sous la dépendance de l'action irritante qu'exerce la rue sur le tube digestif et, par retentissement, sur tous les organes du bassin ; selon les autres, elle provient d'une stimulation spéciale des plexus utéro-ovariens, par l'intermédiaire du système nerveux central. Chez la femme enceinte, ces hémorrhagies peuvent amener le décollement de la caduque et l'avortement : mais comme ces phénomènes n'apparaissent qu'avec les doses toxiques, il est habituel de voir l'empoisonnement devancer l'expulsion du fœtus, ou tout au moins laisser la femme, après sa délivrance, dans un état de prostration dont elle ne se relève pas. — L'empoisonnement sera combattu par l'alcool, l'opium, la chaleur et, s'il y a lieu, les émissions sanguines.

A doses physiologiques, la rue peut rendre quelques services comme emménagogue, dans l'aménorrhée chlorotique : les doses faibles ont même été préconisées par Beau comme *hémostatiques*, dans les hémorrhagies de l'accouchement ou de l'avortement : ce médicament doit être manié avec une extrême prudence.

Outre l'infusion, on prescrit la poudre (5 centigr. à 1 gr. progressivement) et l'huile essentielle (2 à 10 gouttes). — A l'extérieur, la poudre, seule ou associée à la sabine, était employée autrefois comme topique irritant pour détruire les verrues : l'infusion était prescrite de même en lotion comme parasiticide, et les graines donnent une infusion qui passe pour un vermifuge énergique.

La Rue faisait partie de quelques préparations stimulantes, entre autres le *Vinaigre des quatre voleurs*, l'*Onguent de rue*, etc.[1]

Onguent de Rue

Feuilles fraîches de Rue.	1 p.	Feuilles fraîches d'absinthe.	1 p.
— de Menthe.	1 p.	Axonge.	8 p.

[1] Les anciens employaient beaucoup cette plante, à laquelle ils accordaient des propriétés merveilleuses comme alexipharmaque (le fameux antidote de Mithridate se composait principalement de feuilles de Rue) ; comme propre à améliorer la vue, et comme augmentant la fécondité. Cependant ils la considéraient généralement comme anaphrodisiaque, du moins pour l'homme : selon Plutarque, le nom grec de la rue (πήγανον) lui viendrait de πήγνυσθαι (*coaguler*).

91. DICTAME BLANC

Description. — La souche du *Dictame blanc* ou *Fraxinelle* et les nombreuses branches souterraines qu'elle émet, ne se présentent jamais entières dans les droguiers : on les trouve ordinairement débitées en tronçons de 4 à 8 cent. de long et d'une largeur très variable : ce sont tantôt des cylindres aplatis de 1 à 2 cent. de large, tantôt de simples baguettes mesurant 4 mill. de diamètre.

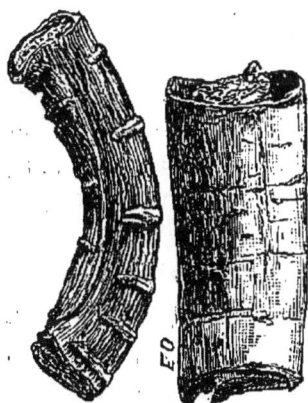

FIG. 98 et 99. — Racine de Fraxinelle. *Dictamnus alba* L.

Ces fragments sont ordinairement un peu arqués ou même tordus ; leur surface est d'un blanc jaunâtre, lisse sur les échantillons d'un fort diamètre, profondément plissée suivant sa longueur sur les autres. Un signe assez caractéristique consiste dans la présence de bourrelets cicatriciels de 4 à 10 mill. de long, correspondant aux cicatrices des écailles souterraines, embrassant l'axe en fer à cheval, et disposées selon deux séries longitudinales sur les côtés du rhizôme.

La cassure est courte et rugueuse. On constate alors que

parce que « elle condense la semence par sa siccité et sa chaleur, et empêche les rapports sexuels ». Dioscoride et plus tard Celse expriment la même idée.

Les dames romaines portaient souvent des rameaux de cette plante à la main, et en mettaient dans leur chambre comme préservatif des maladies pestilentielles, « ou peut-être, fait observer Hamelin, en raison de sa réputation d'anaphrodisiaque chez l'homme. » Voy. Mérat et Delens. *Dict. de Mat. méd.* — Hamelin. *Dict. encyclop. des Sc. méd.* ; art. *Rue.* — *Traité élémentaire de Mat. méd. expérimentale*, par P. Jousset, II, 566 ; art. *Rue*, par J. P. Tessier.

l'écorce de la racine est assez épaisse, soulevée par places et
facile à détacher. Le bois est jaunâtre, compact, quoique
mou et cédant aisément sous le couteau. Sur une coupe
transversale, l'écorce paraît grisâtre, rosée, et offre une épaisseur de 1 à 2 mill. environ ; elle est limitée intérieurement
par une ligne circulaire d'un brun verdâtre, en dedans de
laquelle le cylindre ligneux jaunâtre présente un petit
nombre de secteurs jaunes, assez grêles, correspondant aux
faisceaux et alternant avec les bandes blanches radiales des
rayons médullaires.

L'odeur est aromatique, très agréable. La saveur est d'une
amertume extrême qui ne se développe qu'assez lentement,
mais persiste longtemps au palais en devenant légèrement
nauséeuse.

Les caractères de l'écorce isolée, que l'on trouve parfois
dans le commerce roulée en tubes, sont faciles à déduire
de la description précédente : elle est mince (1 à 2 mill.),
jaunâtre, lisse ou plissée en dehors, blanche intérieurement,
et de consistance assez molle.

Au microscope, on trouve, sous un mince suber, un parenchyme épais, à la base duquel apparaissent les rayons médullaires. Les éléments de ce parenchyme renferment de
l'amidon et de volumineux cristaux en mâcle. De place en
place, se montrent de grosses fibres scléreuses[1] (fibres libériennes ?), courtes, à parois épaisses et jaunâtres, et disséminées à peu près irrégulièrement dans le parenchyme,
parfois accolées au nombre de deux ou trois.

Le bois est constitué par des files de vaisseaux, larges, à

---

[1] Il importe de ne pas confondre ces fibres, sur une coupe transversale, avec
les phytocystes arrondis dont la couleur noirâtre et le point central clair sont
dûs à la présence de cristaux mâclés d'oxalate de chaux. Ces phytocystes sont
extrêmement nombreux et se montrent dans le parenchyme cortical, dans la
moelle et dans les rayons médullaires, où ils forment parfois des files presque
aussi compactes que celles des vaisseaux ligneux avec lesquelles ils alternent.
Sur la coupe longitudinale, ils sont souvent allongés et renferment parfois deux
ou trois de ces masses grises, hérissées de pointes cristallines, qui constituent
de véritables *cystolithes*.

paroi jaunâtre, assez espacés, formant par leur ensemble des secteurs très aigus et peu nombreux, séparés par des rayons médullaires souvent très larges, fort inégaux. La moelle, parfois extrêmement réduite, est formée d'un parenchyme à larges mailles. On rencontre quelquefois, dans le parenchyme cortical et dans la moelle, quelques canaux sécréteurs [1], dont la paroi est tapissée de cellules brunes, très fines ; ils sont réunis par trois, quatre ou cinq, dans une sorte de gaîne d'éléments parenchymateux, qui paraissent disposés en cercles concentriques.

Botanique. — Le *Dictame blanc* ou *Fraxinelle* est une *Rutacée* de la série des *Rutées*, le *Dictamnus alba* L. (*Dictamnus Fraxinella* Pers.), répandu dans l'Europe méridionale et l'Asie centrale. C'est une plante herbacée, à souche vivace, émettant de nombreux rameaux souterrains, à rameaux aériens hauts de 0,50 à 1 m. *Feuilles* alternes ; celles de la base sont entières ; les autres sont composées-imparipennées, terminées par une foliole aiguë, et rappellent dans leur ensemble l'aspect de la feuille de Frêne (d'où le nom de *Fraxinelle*) ; folioles ovales-acuminées, penninerves, crénelées, parsemées de ponctuations glanduleuses pellucides. — *Fleurs* hermaphrodites et irrégulières, roses ou blanches, veinées de rouge, disposées en grappes de cymes à axes pubescents et glanduleux. — *Réceptacle* convexe. — *Calice* à 5 sépales libres, allongés et imbriqués. — *Corolle* irrégulière, bilabiée en apparence, quatre des pièces qui la composent se trouvant déjetées en arrière et la cinquième en avant. — 10 *Étamines* dont 5 oppositisépales plus longues, et 5 oppositipétales plus courtes, à filets accolés en tube, insérés sur un bourrelet glanduleux qui entoure la base de l'ovaire et déjetés vers le pétale isolé : anthères biloculaires et introrses. — *Ovaire* à cinq carpelles organisés comme ceux de la Rue ; chacun d'eux renferme 3 ovules anatropes, dont l'un, inséré au-dessus des deux autres, présente un micropyle dirigé en haut et en dedans. — *Fruit* multiple, formé de cinq capsules trispermes et bivalves. — *Graines* noirâtres, globuleuses, à albumen charnu.
Toutes ces parties renferment de nombreuses glandes sécrétant

---

[1] Ces canaux, qui manquent souvent, sont toujours peu nombreux ; sur une coupe transversale, on en trouve au plus 4 ou 5 : sur un échantillon provenant de la pharmacie centrale, nous avons trouvé le centre de la racine occupé par une cavité dont les bords irréguliers étaient tapissés de cellules sécrétoires brunes, et qui semblait formée par la réunion d'un grand nombre de ces canaux.

une huile volatile assez abondante pour former autour de la plante une atmosphère d'essence qui, lorsqu'elle est confinée, s'enflamme, dit-on, à l'approche seule d'une bougie.

Chimie. — La *Fraxinelle* renferme une matière amère spéciale à laquelle elle doit ses propriétés, une matière colorante brune, de la cire, de l'amidon, une résine et une huile volatile particulière, plus abondante dans les feuilles et les fleurs que dans le rhizôme.

Physiologie et Thérapeutique. — La *Fraxinelle* est un dépuratif amer et un fébrifuge qui ne manque pas d'énergie; on la prescrivait autrefois à ces titres, ainsi que comme tonique et comme emménagogue. Ses propriétés antiépileptiques ou vermifuges sont beaucoup plus contestables.

On employait autrefois la poudre (4 à 10 gr.), l'infusion (15 à 30 gr. p. 1 litre d'eau), le vin, la bière de Fraxinelle, l'extrait alcoolique ou plutôt l'alcoolature (1 gr. de racine fraîche p. 8 d'alcool). Cette substance, abandonnée aujourd'hui, peut-être à tort, faisait partie de quelques drogues composées classiques, oubliées pour la plupart : Baume de Fioraventi, Orviétan, Poudre de Guttète, Opiat de Salomon, etc.

L'huile essentielle est utilisée en parfumerie. Les feuilles sont employées en Sibérie comme succédané du thé.

Diagnose. — Les *Racines de Saponaire* (n° 141) ont une écorce qui se soulève de la même façon que celle de la *Fraxinelle* et qui s'enlève aussi aisément ; mais cette écorce est d'un brun foncé au dehors, et le bois est d'un jaune serin.

— La *Racine de Persil* (n° 145) s'en rapproche un peu par sa couleur et par la disposition des bourrelets cicatriciels laissés à sa surface par les écailles ; mais l'écorce est très adhérente et assez épaisse ; de plus, le cylindre ligneux est mou et parenchymateux.

92. FEUILLES DE JABORANDI

Description. — Les *Feuilles de Jaborandi* sont composées-imparipennées, à 7-11 folioles sensiblement opposées.

Le pétiole commun est long de 20 à 30 cent.; il est grêle, cannelé à sa surface, coloré en brun clair, dépourvu de stipules à sa base, et un peu renflé au niveau de l'insertion de chaque foliole.

Ces folioles (ordinairement isolées sur les échantillons du commerce) sont coriaces, cassantes et conservent leur forme

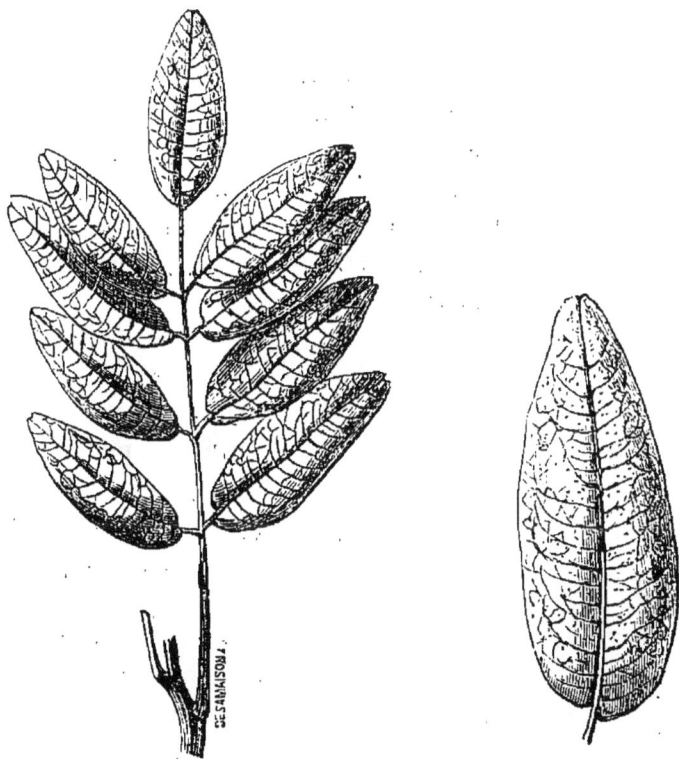

FIG. 100.— Feuille entière de Jaborandi.   FIG. 101.—Foliole isolée de
  Pilocarpus pennatifolius L.   la feuille du Jaborandi.

après la dessiccation ; elles sont oblongues-acuminées, souvent un peu déprimées et échancrées au sommet, pourvues à leur base d'un court pétiolule brun, à section blanche et piquetée de glandes brunes: Le limbe de la foliole mesure de 7 à 15 cent. de long et 2 $\frac{1}{2}$ à 6 cent. de large à la base;

il est plan, à bords entiers et recurvés légèrement en dessous.

La face supérieure est glabre, luisante, colorée en vert foncé, en brun ou en jaune; elle porte de petites verrues très fines, peu nombreuses et peu saillantes. La nervure médiane est grêle, jaune, faiblement marquée; les nervures secondaires, très saillantes, se détachent de la principale sous un angle qui varie entre 45° et 90°; à 2 ou 3 mill. du bord, elles s'incurvent en avant et rejoignent la nervure voisine; l'ensemble de ces portions incurvées constitue une ligne sinueuse régnant sur tout le pourtour de la foliole et réunie au bord par quelques filets transversaux. De nombreuses nervures de 3e et de 4e ordres, également saillantes, se divisent le champ laissé par les nervures secondaires et y dessinent un réseau très délicat.

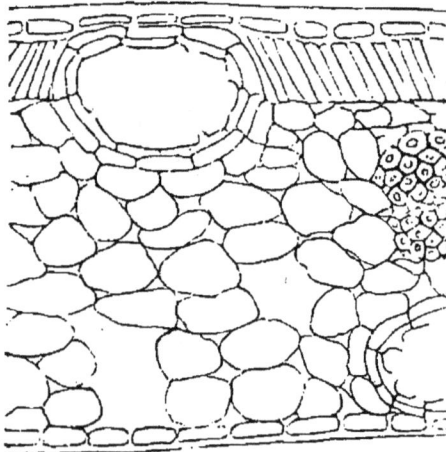

FIG. 102.— Coupe d'une foliole de Jaborandi montrant les glandes à essence.
(D'après de Lanessan.)

La face inférieure est d'un jaune verdâtre, terne, piquetée d'une infinité de points noirs. Sur les feuilles jeunes, et sur celles que l'on a attribuées à une variété spéciale, il existe sur cette face un fin duvet, à peine visible, appréciable seulement par la sensation de velouté qu'il donne sous le doigt. La nervure médiane est fortement saillante, large de 1 à 2 mill., ridée, colorée en brun clair, velue dans les cas que nous venons de citer.

Examiné par transparence, le limbe se montre criblé de ponctuations jaunes, pellucides, de largeur variable (1/4 de mill.), ne correspondant ni aux points noirs de la face inférieure, ni aux petites verrues saillantes de la face supérieure.

L'odeur est aromatique; la saveur est faible, un peu âpre et nauséeuse.

La forme et les dimensions peuvent, d'ailleurs, varier dans d'assez larges limites, car il paraît vraisemblable que plusieurs variétés, sinon plusieurs espèces, concourent à fournir les feuilles officinales.

La structure microscopique est celle de toutes les feuilles des Dicotylédones; elles renferment en outre de nombreux réservoirs à essence, intercalés entre les cellules du parenchyme : ils sont constitués par une cavité à peu prèssphérique, dont les parois sont tapissées d'éléments glanduleux, arqués, aplatis, disposés sur une ou deux couches concentriques.

Botanique. — Les *Feuilles de Jaborandi* de nos droguiers sont produites, comme l'a démontré M. Baillon[1], par le *Pilocarpus pennatifolius* Lem., et le *Pilocarpus Selloanus* Engl., *Rutacée* de la série des *Zanthoxylées*, sous-série des *Pilocarpées*.

Le *P. pennatifolius* est un arbuste du Brésil (prov. de Matto Grosso, Cujaba et Saint-Paul), atteignant environ 1,50 de hauteur. — *Feuilles* alternes, composées-imparipennées. — *Fleurs* brunâtres, disposées en longues grappes. — *Réceptacle* un peu déprimé. — *Calice* gamosépale, à cinq lobes courts et pubescents. — *Corolle* à cinq pétales triangulaires. — 5 *Etamines* libres, à *filets* subulés, insérés sous un disque glanduleux entourant l'ovaire qu'il déborde, à *anthères* jaune d'or, biloculaires, versatiles, introrses, déhiscentes par deux fentes longitudinales. — 5 *Carpelles* réunis en un *ovaire* pluriloculaire. Styles libres d'abord, soudés ensuite en un style unique, court, pentalobé au sommet : 2 ovules par loge, anatropes, descendants, à micropyle extérieur. — *Fruit* multiple, à cinq capsules loculicides; l'endocarpe s'isole à la maturité et constitue une seconde coque déhiscente comme la première[2]. — *Graines* brunes, lisses, un peu réniformes, non albuminées.

[1] *Bulletin de la soc. Linnéenne de Paris*, 1875, 39, et *Journal de Pharmacie et de Chimie*, 1875, XXI, 20.

[2] Disposition que l'on observe dans une famille très voisine de la série des *Zanthoxylées*, les *Térébinthacées* (série des *BurSérées*).

Le **P.** *Selloanus* Engl., qui n'est peut-être, selon M. Baillon, qu'une variété de l'espèce précédente, en est tout au moins très voisin : il ne s'en distinguerait que par ses folioles moins nombreuses et glabres, ses pétioles aplatis en dessous, et ses pédicelles floraux plus allongés, — tous caractères sujets à varier sans doute avec l'âge et la localité [1].

Chimie. — Le *Jaborandi* renferme une huile essentielle, un alcaloïde liquide, la *Pilocarpine*, — de plus un autre alcaloïde et un acide volatil qui n'ont pu être isolés.

L'Huile essentielle, analogue à celle du citron, se compose de divers carbures d'hydrogène $C^{10}H^{16}$, dont l'un est le *Pilocarpène* : celui-ci est incolore, dextrogyre et bout à 170° : il donne, avec l'acide chlorhydrique, un bichlorhydrate cristallisé et un bichlorhydrate liquide isomères, mais pas de monochlorhydrate correspondant au camphre de Térébenthène.

La *Pilocarpine* (Hardy), isolée d'abord par Byasson sous le nom de *Jaborandine* (1875), est incolore, liquide, sirupeuse, soluble dans l'eau, l'alcool, le chloroforme, les alcalis et les acides étendus, insoluble dans l'éther. Elle forme des sels (chlorhydrate, nitrate) solubles dans l'eau et cristallisables.

Physiologie et Thérapeutique. — Le *Jaborandi* est le sudorifique et le sialagogue le plus énergique qui nous soit connu aujourd'hui : il paraît même, d'après les expériences faites sur les animaux, agir de la même manière sur toutes les autres sécrétions de l'organisme (sécrétions bronchiques, lacrymales, gastriques, intestinales).

La salivation, qui paraît due ici à l'action de la *Pilocarpine*, apparaît très rapidement, et s'accompagne de turgescence et de douleurs au niveau des glandes salivaires : celles-ci peuvent fournir alors jusqu'à un demi litre d'une salive visqueuse, d'abord acide, ensuite neutre, puis alcaline vers la fin de l'action de la drogue : l'urée et le chlorure de sodium qu'elle renferme normalement s'y trouvent en proportions plus fortes.

La sudorification débute par la face, qui devient rouge et turgescente ; elle s'étend ensuite à la poitrine et peut durer de 2 à 3 heures ; le liquide est acide au début, puis alcalin, et renferme 5 à 6 fois plus d'urée qu'à l'état normal.

Cette excitation est toujours suivie d'un assez long repos des organes sécréteurs : (la peau et la bouche restent sèches à la suite,

---

[1] Le mot de *Jaborandi* est au Brésil un terme très vague, appliqué à plusieurs plantes de nature et de propriétés très différentes. Ce sont entre autres des *Poivres* (*Piper Jaborandi*, etc.), des *Scrofulariacées* ou des *Rutacées* appartenant à d'autres séries. (V. H. Baillon, page 860.)

pendant près de 24 heures). Elle paraît due, soit à une stimulation directe de l'épithélium des glandes par le passage les premières traces de médicament éliminées par celles-ci (Gubler); soit plutôt à une action nerveuse indirecte (Vulpian), action toute locale d'ailleurs, indépendante des centres, et limitée aux nerfs sécrétoires ou aux terminaisons de ces nerfs dans les éléments glandulaires.

Les effets généraux sont le rétrécissement de la pupille, quelquefois des vomissements (quand le médicament est ingéré par la bouche) et une très légère élévation de la température.

Il existe entre l'*atropine* et le *jaborandi* un antagonisme très réel, non seulement au point de vue des modifications de la pupille, mais surtout à l'égard de la sudorification : 1 mill. de sulfate d'atropine empêche absolument la production des effets du jaborandi s'il est ingéré quelques minutes auparavant, ou les suspend brusquement s'il est absorbé pendant son action : une injection hypodermique d'atropine, pratiquée pendant la sudation due au jaborandi, détermine autour de la piqûre une zône de sécheresse qui va en s'agrandissant progressivement (Strauss). Le même antagonisme s'observe avec la *muscarine*.

La *Pilocarpine* paraît agir beaucoup plutôt comme sialagogue que comme sudorifique; cette dernière action est rattachée hypothétiquement (Hardy) au second alcaloïde que l'on n'a pas encore pu isoler.

A l'extérieur, on emploie quelquefois la *pilocarpine* en collyre, pour amener le rétrécissement de la pupille. (1 mill. de pilocarpine).

A l'intérieur, on prescrit le Jaborandi en infusion (4 gr. p. 250 en tisane, — 6 gr. p. 250 en lavement), — ou en extrait aqueux (10 centigr. progressivement jusqu'à 0,60 ou 1 gr.).

La *Pilocarpine* (nitrate, chlorhydrate ou salicylate) s'emploie plutôt en injections hypodermiques ($^1/_2$ à 1 cent. cube de la solution au $^1/_{100}$).

Le jaborandi est indiqué toutes les fois qu'il importe de produire une sudation énergique et rapide ou, une vive réaction du côté de la peau, dans la bronchite capillaire, la pneumonie, la pleurésie aiguë, l'hydropisie, les néphrites, le rhumatisme articulaire ou musculaire, la goutte; on utilise la congestion qu'il détermine dans les glandes salivaires, pour modifier les ophthalmies graves, les affections cérébrales des enfants : on l'a préconisé comme agent d'élimination des poisons ou des virus dans la syphilis, les morsures venimeuses, la rage (?), dans l'urémie, dans les intoxications métalliques. Récemment on en a proposé l'emploi dans le traitement de la diphthérie.

Diagnose. — *Les Feuilles de Jaborandi*, rigides et conservant nettement leur forme, se distingueront aisément des *Feuilles de Noyer* (n° 259) et de *Laurier-cerise* (n° 26), qui sont dépourvues de ponctuations pellucides, et des *Feuilles de Coca* (n° 102), qui sont plus minces, dépourvues de ponctuations et munies de 2 plis caractéristiques de chaque côté de la nervure médiane.

Potion contre la diphthérie :

Chlorhydrate de pilocarpine.　　　　0 gr.05
Pepsine extractive　　　　　　　　1　—
Eau distillée　　　　　　　　　　150　—
Acide chlorhydrique.　　　　　　　3 gouttes.
(Girard et Gutman, in Paulier.)

Une cuillerée à bouche d'heure en heure ; débuter par 4 ou 5 cuillerées immédiatement, dans les cas graves.

93. ÉCORCES D'ORANGES AMÈRES

Description. — L'*Écorce d'Oranges amères* se présente, dans le Droguier, coupée en *fuseaux* de 4 à 6 cent. de hauteur, larges de 3 à 4 cent. au milieu, plus ou moins arqués, fort épais (4 à 5 mill.), coupés nettement sur leurs bords, aigus aux deux extrémités.

La face externe est d'un vert foncé et sale, terne, fortement rugueuse, très dure. La couche verte superficielle est ordinairement relevée sur les bords, grâce au retrait plus considérable du parenchyme sous-jacent pendant la dessiccation. — La face interne est d'un blanc jaunâtre, lisse, piquetée de petites éminences brunes peu nombreuses ; parfois, il existe au centre une dépression longitudinale très prononcée ; quelques lignes méridiennes brunâtres, correspondant à des faisceaux fibro-vasculaires, émergent par places. — La tranche est compacte, en majeure partie colorée en blanc jaunâtre, et bordée au dehors par une très mince couche verte, criblée de trous.

L'odeur est aromatique, spéciale, différente de celle de l'orange mûre, et devient très pénétrante lorsque l'on vient à entamer la couche verte ; la saveur est fortement amère, brûlante, et laisse sur la langue et le palais un fourmillement intense, très persistant.

Assez souvent, cette sorte est remplacée dans le commerce par des écorces d'origine anglaise, à zône blanche trois ou quatre fois plus mince (1 à 2 mill.), et découpées au couteau en bandes spiralées de 1 cent. environ de largeur, à bords relevés par la dessication ; cette sorte paraît plus active.

Au microscope, on trouve, sous un épiderme incolore et légèrement cuticularisé, une ou deux couches de cellules aplaties renfermant la matière colorante. Le reste est constitué par un parenchyme à mailles d'autant plus larges qu'elles sont plus rapprochées de l'endocarpe ; dans sa partie périphérique, il est creusé de lacunes sphériques, volumineuses, remplies d'huile essentielle, et dont les parois sont formées par les cellules qui ont fourni l'essence, en partie rompues et refoulées en zônes concentriques par l'accumulation de celle-ci dans la lacune.

Botanique. — La plante qui fournit l'écorce officinale est le *Bigaradier* ou *Oranger amer*, *Citrus Bigaradia* Duham. (*C. Aurantium*, var. *amara* L.) de la famille des *Rutacées*, série des *Aurantiées* (famille des *Aurantiacées* des anciens auteurs).

C'est un arbre de petite taille, originaire de l'Inde et répandu aujourd'hui dans toute la région méditerranéenne. *Feuilles* alternes, accompagnées d'une forte épine au niveau de leur insertion. (Voy. p. 282). — *Fleurs* hermaphrodites et régulières, d'un blanc de lait, disposées en cymes. — *Réceptacle* faiblement convexe. — *Calice* court et charnu, gamosépale, à 3 ou 6 divisions. — *Corolle* à 5 pétales environ (3 à 10), oblongs, terminés en ogive, coriaces et parsemés de petites glandes jaunâtres. — 20 *Étamines* environ, insérées à la base du coussin glanduleux qui supporte l'ovaire, soudées à leur base par groupes irréguliers ; *filets* larges ; *anthères* longues, biloculaires et introrses. — *Ovaire* globuleux, pluriloculaire, surmonté d'un style capité : loges en nombre variable (16 à 12 généralement). — *Ovules* anatropes peu nombreux, à micropyle supérieur et externe, disposés dans l'angle interne sur deux séries longitudinales. — *Baie* sphérique, à épicarpe mince et jaune à la maturité, à mésocarpe blanc, épais, parenchymateux, à endocarpe mince ; les cellules superficielles de ce dernier sont transformées en longs poils fusiformes qui remplissent la cavité de chaque loge ovarienne, renferment un suc acide et sucré, et constituent la partie comestible du fruit. — *Graines* à tégument blanc et coriace, dépourvues d'albumen, et renfermant plusieurs embryons à cotylédons inégaux, plus ou moins contournés.

Chimie. — L'écorce d'oranges amères renferme du tannin, du sucre, une matière colorante, une huile essentielle $C^{10} H^{16}$, à laquelle elle doit son odeur particulière, et deux principes (glucosides ?) amers : l'*Hespéridine* (1828, Lebreton) $C^{48} H^{24} O^9 + H^2O$, blanche, cristallisable, soluble dans l'ammoniaque, — et l'*Aurantine* (1841. Brandes) ; ces deux principes, qui sont peut-être identiques, paraissent être plus abondants avant la maturité des fruits[1].

Physiologie et Thérapeutique — Les oranges amères constituent un bon apéritif et un tonique amer qui n'est pas sans valeur. Elles servent à préparer un sirop très employé comme véhicule de potion, et dont la saveur forte masque en partie aux malades celle d'autres substances plus ou moins désagréables, telles que l'iodure ou le bromure de potassium. L'écorce, mâchée quelques instants avant l'ingestion de ces substances, produit un effet encore plus marqué. « Elle insensibilise momentanément, dit Fonssagrives, les papilles du goût. » Elle peut-être employée aussi à masquer la saveur de l'huile de foie de morue (Frédéricq).

Les écorces d'oranges amères entrent dans la composition de plusieurs Vins amers composés : Vin de Colombo, de quinquina, etc.

Dans l'industrie, elles servent à la préparation du *Curaçao* et de plusieurs autres liqueurs (*Bitter. Vespétro*, etc.)[2].

Sirop d'Écorce d'oranges amères :

Ecorces sèches d'oranges amères.	96 gr.
Sucre blanc.	Q. S. (environ 1000 gr.)
Eau bouillante.	690 gr.

[1] On extrait de l'Ecorce d'oranges amères, pour la parfumerie, l'huile essentielle des glandes périphériques ; elle porte dans le commerce les noms d'*Essence de Bigarade* ou d'*Essence de Portugal*, les écorces employées à son extraction étant mélangées d'une proportion plus ou moins considérable d'Ecorces d'oranges douces.

[2] On trouve parfois, mêlées aux écorces d'oranges amères. celles des oranges douces, produites par le *Citrus Auriantium* L. (var. *dulcis*), espèce très voisine. peut-être même (Linné) simple variété de la précédente. — La tige est un peu plus grande, les épines moins nombreuses, l'aile pétiolaire plus étroite, la

94. FEUILLES D'ORANGER

Description. — Feuilles ovales-acuminées, longues de 4 à 8 cent., larges de 3 à 4 cent. au milieu, ayant assez bien

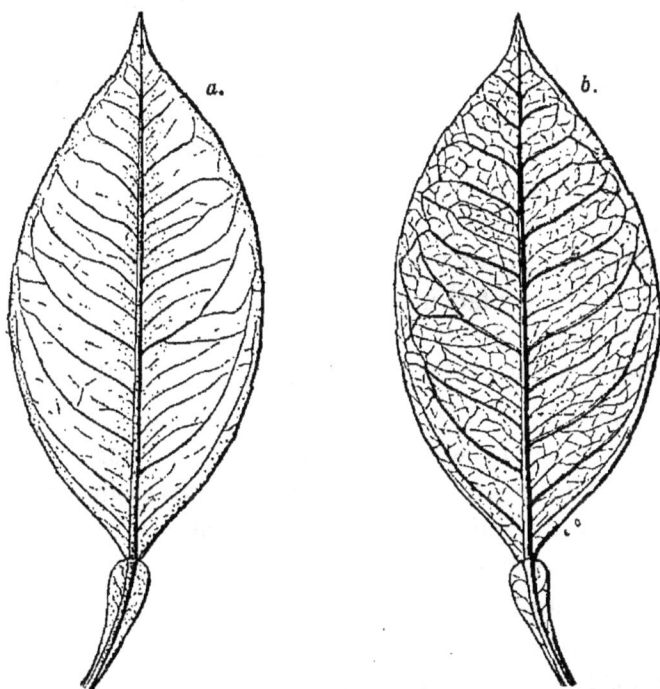

FIG. 103 et 104. — Feuilles d'oranger. *Citrus Bigarradia* Duham.
a. Face supérieure.   b. Face inférieure.

conservé leur forme, bien que souvent enroulées en cornet et un peu crispées pendant la dessiccation.

Le *pétiole* mesure de 1/2 à 1 cent. de long et 2 mill. d'é-

fleur plus petite et moins odorante, le fruit plus gros et plus rouge, l'écorce beaucoup plus douce.

La même plante fournit par la distillation de ses fleurs, l'*Eau de fleurs d'oranger*, dont l'arôme est dû à la présence d'une huile essentielle particulière, l'*Essence de Néroli* très employée en parfumerie.

16.

paisseur : il est brun-ridé, un peu arqué et porte de chaque côté une aile mince, élargie et arrondie au sommet, le tout figurant assez bien une sorte de raquette.

Le *limbe* est mince, coriace, relativement élastique, ordinairement recroquevillé sur les côtés, de telle sorte que les deux moitiés tendent à s'appliquer l'une contre l'autre. Le bord est pourvu de dents très fines et très espacées, parfois absentes. : il est finement recurvé en dessous. — La face supérieure est d'un vert pâle, grisâtre, mat et souvent marbré de taches plus claires. La nervure médiane forme une crête brune ou jaune pâle, très peu prononcée, logée au fond d'une dépression du limbe : les nervures secondaires, assez nombreuses et bien parallèles, y sont souvent moins visibles qu'à la face inférieure, parfois marquées en creux. — La face inférieure est d'un vert plus clair et plus homogène ; la nervure médiane y fait une forte saillie brune, de 2 mill. environ d'épaisseur ; les nervures secondaires, nées sous un angle de 45° à 60°, sont nombreuses, fines, saillantes, espacées de 1/2 à 1 cent., incurvées en avant au voisinage du bord, de manière à former, sur tout le contour de la feuille, une ligne sinueuse composée d'ogives irrégulières : dans l'intervalle naissent de la nervure médiane, d'autres nervures, parallèles aux premières et beaucoup plus fines, dont les divisions s'anastomosent entre elles : ces ramifications gagnent le bord et y dessinent une seconde ligne sinueuse extérieure à la première.

Examinée par transparence, la feuille se montre criblée d'une infinité de ponctuations claires, jaunâtres, très délicates.

L'odeur est aromatique, mais faible ; la saveur est un peu amère.

Les feuilles de l'oranger doux, souvent mêlées aux feuilles officinales dans le commerce, ne s'en distinguent que par le manque d'amertume.

Botanique. — Les *Feuilles d'Oranger* employées en médecine proviennent surtout du *Citrus Bigaradia* Duham. (*C. Aurantium* L.

var. *amara*), très rarement du *Citrus Aurantium. var. dulcis.* (Voir page 279).

Chimie. — Les feuilles d'oranger renferment du tannin, du sucre, et une huile essentielle que l'on extrait pour la parfumerie, et qui porte dans ls commerce le nom d'*Essence de Petit-Grain*[1] : elle entre dans la composition de l'*Eau de Cologne.*

Physiologie et Thérapeutique. — Les feuilles d'oranger sont digestives, sudorifiques, antispasmodiques, et, dit-on, fébrifuges(?): elles s'administrent en infusion (4 à 8 gr. p. 500).

On les a recommandées dans les maladies nerveuses, telles que l'hystérie, l'épilepsie : elles sont aussi, paraît-il, un peu vermifuges.

Diagnose. — Parmi les quelques feuilles à ponctuations pellucides que renferme le Droguier, la *Feuille d'oranger* est la seule qui, atteignant ces dimensions, soit à la fois verte, cassante et crispée.

9-5. BOIS DE GAÏAC

Description. — Le *Bois de Gaïac* se présente en bûches ou en copeaux.

Les bûches sont droites, très lourdes, coupées transversalement à la scie. Ce sont tantôt des cylindres entiers, de 10 à 20 cent. de diamètre, tantôt des fragments de cylindres de dimension variable : ceux-ci sont taillés dans les cylindres trop gros, à la hache ou à l'aide de coins : leurs faces latérales sont par suite extrèmement rugueuses, hérissées de côtes longitudinales parallèles et découpées en dents de scie.

---

[1] Ce nom lui vient de ce qu'on l'obtenait jadis par distillation des fruits verts encore très petits, cucillis peu après la fécondation ou ramassés au pied des arbres ; ces fruits atteignaient la grosseur d'un pois et avaient reçu le nom de *Petits grains.* Aujourd'hui, à peu près constamment l'*Essence de Petits grains* est extraite des feuilles.

L'écorce manque le plus souvent : le bois se compose d'un *duramen* ou *cœur*, et d'un *aubier* ou *bois jeune*, — ce dernier également enlevé dans la plupart des cas. La structure intime du cœur et de l'aubier est d'ailleurs la même, mais la couleur et l'aspect différent : l'un et l'autre sont formés de faisceaux fibreux disposés en couches concentriques : dans une même couche, les groupes de fibres alternent, les uns étant dirigés obliquement de droite à gauche, les autres de gauche à droite, en sorte que deux groupes contigus de fibres, vus sur une coupe longitudinale voisine de la circonférence, offriront la disposition qui caractérise chez les feuilles les nervures pennées.

L'*aubier* est d'un jaune sale ou d'un brun pâle, épais de 1/2 à 2 cent. : il offre sur une coupe transversale des zônes concentriques brunes, dont un certain nombre se montrent criblées de petites ponctuations grises qui ne deviennent nettement visibles que sur une surface de section très nette.

La *duramen* est d'un brun foncé, mais devient bientôt verdâtre à sa surface par le contact de l'air : sur une section transversale récente. on découvre les zônes concentriques brunes qui divisent sa surface, la plupart piquetées de points gris comme l'aubier. A la loupe, et avec un peu d'attention, on peut y reconnaître la présence de lignes radiales très fines, très nombreuses et très rapprochées, coupant les zônes concentriques : ce sont les rayons médullaires.

Le bois est d'une extrême dureté et rayable seulement au couteau; l'aubier est moins résistant : l'un et l'autre sont susceptibles d'un très beau poli.

L'odeur du bois est aromatique et faible, la saveur un peu âcre.

Les copeaux de gaïac sont de forme extrêmement variable, et se reconnaissent à leur couleur verdâtre, à leur extrême dureté et à la disposition de leurs fibres ligneuses en barbes de plumes.

Au microscope, on trouve le bois composé de faisceaux étroits, très compacts, séparés par des rayons médullaires à un seul plan de cellules. Les fibres sont très serrées et très petites, courtes, fusiformes, ponctuées, à contour polygonal, à paroi épaisse, surtout dans le duramen. Les vaisseaux sont nombreux, larges, remplis de résine : le parenchyme ligneux est réduit à de minces filons irréguliers, coupant les rangs pressés des fibres et fortement comprimés par elles.

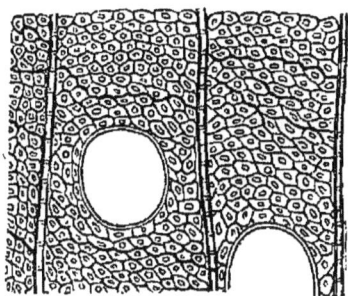

FIG. 150. — Bois de Gaïac.
Guaiacum officinale L.

Coupe transversale pratiquée dans le duramen. (D'après de Lanessan.)

On exporte de Bahama et d'Haïti une autre variété de Bois de Gaïac, reconnaissable à sa couleur brun clair qui ne passe point au vert à la lumière.

Botanique. — Le *Bois de Gaïac* ou *Bois de vie*, est fourni par le *Guaïacum officinale* L. bel arbre de 3 à 10 m. de haut, commun aux Antilles et dans le nord de l'Amérique du sud, et appartenant à la famille des *Rutacées*, série des *Zygophyllées*; la variété exportée de Bahama et d'Haïti provient d'une espèce très voisine, le *Guaïacum sanctum* L. ou *Gaïac à fruits tétragones*.

Le *Guaïacum officinale* possède des *feuilles* opposées, stipulées, composées-pennées, à 6 folioles glabres, obovales. — *Fleurs* hermaphrodites, pédicellées, disposées en cymes axillaires. — *Calice* à cinq sépales imbriqués, caducs, inégaux, concaves, blanchâtres, un peu velus. — *Corolle* à 5 pétales libres, bleus, imbriqués, ovales, pourvus d'un court onglet. — 10 *Etamines*, à filets longs et cannelés, à anthères atténuées au sommet, biloculaires et introrses. — *Ovaire* à deux ou trois loges, renfermant chacune de nombreux ovules anatropes, descendants, disposés sur 2 rangées verticales. Style simple. — *Capsule* brunâtre, un peu comprimée latéralement, septicide, divisée en 2 loges monospermes. — *Graines* aplaties, albuminées, à téguments développant du mucilage au contact de l'eau.

Le *Guaiacum sanctum* diffère du précédent par le nombre plus considérable (3 à 7 paires) et la forme plus allongée de ses folioles ;

l'ovaire, et par suite le fruit, est composé, non plus de 2-3 carpelles, mais de 4-5, d'où le nom de *Gaïac à fruits tétragones* qui
lui a parfois été donné.

Chimie. — La portion centrale du bois renferme une résine
spéciale, *Résine de Gaïac,* que l'on obtient soit par des incisions
pratiquées sur le tronc, soit par le chauffage des bûches (la résine
vient alors exsuder à la surface), soit enfin par l'épuisement des
copeaux par l'alcool ; cette résine s'emploie isolément autant que
le bois lui-même ; elle renferme un *acide guaïaconique,* un *acide
guaïarétique,* un *acide guaïacique,* une substance insoluble (β *Résine de Gaïac*) ; de la gomme, et une matière colorante jaunâtre,
amère, cristallisable, le *Jaune de Gaïac.*

Physiologie et Thérapeutique. — Le Gaïac est sudorifique, diurétique et légèrement stimulant. Il a joui jadis d'une haute réputation, comme dépuratif et antisyphilitique [1]. Fracastor lui consacre
un chaleureux éloge dans son poème sur le « *Mal français* » et
son emploi fut assez longtemps préféré à celui du mercure [2]. Il ne
jouit en somme d'aucune action spécifique réelle et n'est plus considéré aujourd'hui que comme un bon sudorifique [3].

On le prescrit en macération ou en décoction (50 à 300 gr. p. 1
litre) ; parfois aussi on emploie sa résine (20 centigr.) en teinture
ou en pastilles (Pastilles de Mackensie) — contre le rhumatisme
articulaire, la goutte, quelques affections cutanées, quelques phlegmasies telles que l'amygdalite aiguë, les fièvres éruptives (rougeole, scarlatine au début) et même, dit-on, l'aménorrhée. Il fait

[1] L'antique réputation du Gaïac s'est encore conservée dans le peuple. Un
médecin de marine nous affirmait avoir vu de vieux matelots ramasser précieusement les éclats de poulies brisées (en gaïac) et les mâcher, dans l'espoir
de voir guérir une syphilis invétérée.

[2] Le traitement au Gaïac comportait jadis un appareil qui effraierait justement
les malades de nos jours. Le patient était mis à la *diète absolue,* ne buvait
que de l'infusion de gaïac et demeurait plongé dans une atmosphère de vapeurs
médicamenteuses provenant d'une chaudière pleine d'infusion bouillante de gaïac
que l'on maintenait auprès de lui. Ce traitement durait plusieurs semaines.
M. Dujardin-Beaumetz nous faisait observer que les résultats obtenus par ce procédé étaient dûs à l'anémie générale qui en résultait ; c'était un traitement par
la faim, grâce auquel la résorption des exostoses et des gommes se faisait,
paraît-il, assez rapidement.

[3] Le gaïac est aujourd'hui beaucoup plus employé dans l'industrie qu'en
thérapeutique ; sa dureté, son inaltérabilité le font préférer pour la fabrication
d'objets très résistants : poulies de navire, roulettes de pianos ou de fauteuils, pi-
lons, mortiers, boules, marteaux, quilles ou joucts divers.
La teinture de gaïac est quelquefois employée comme réactif ; on sait qu'elle
donne, au contact du sang et de l'essence de térébenthine ozonisée, une belle
coloration bleue.

partie des espèces sudorifiques, des pilules de Dupuytren, etc. Il sert à confectionner des gobelets dans lesquels on laisse séjourner de l'eau ou du vin qui acquièrent ensuite, dit-on, ses propriétés toniques.

Espèces sudorifiques (species sudorificæ)		*Remède des Caraïbes.*
Bois de Gaïac		Résine de Gaïac. 64 gr.
Racine de Salsepareille.	ā ā	Rhum. 1.500 gr.
Racine de Squine.		2 cuillerées chaque matin suivies
Racine de Sassafras.	(Codex.)	d'une tasse de thé.

Pilules de Dupuytren.

Extrait de Gaïac.	0.80
Etrait d'opium.	0.40
Sublimé.	0.20
Pour 20 pilules : 1 à 3 par jour.	(Codex.)

96. QUASSIA AMARA

Description. — Le *Bois de Quassia amara* ou *Bois amer de Surinam* se présente en bûches ou en copeaux.

Les *bûches* sont droites, régulières, sciées transversalement en tronçons de longueur variable, mais dépassant rarement 10 cent. Ces tronçons sont ou entiers (cylindriques), ou fendus en 2 ou en 4, lorsqu'ils sont trop gros.

L'écorce, qui manque assez souvent dans les échantillons du commerce, est facile à détacher, peu épaisse (1 à 3 mill.), colorée en gris jaunâtre au dehors, en gris brun et marbrée de taches grises (dues peut-être à un champignon), au dedans. Sur la coupe transversale, elle se montre divisée en deux zônes par une ligne intermédiaire moins foncée.

Le bois est très léger et coloré en blanc sale ou un peu jaunâtre : la surface sous-jacente à l'écorce est d'un brun très pâle, sillonnée de lignes brunes longitudinales, et couverte, en outre, d'une infinité de petites lignes transversales très rapprochées, qui se montrent à la loupe formées d'une suite de ponctuations, et qui donnent au bois un aspect

moiré tout spécial. — Les faces latérales ou radiales des
bûches sont brillantes, polies, parcourues par des lignes
longitudinales brunes et creuses, qui ne sont autres que
des vaisseaux ligneux ouverts par la coupe : les rayons médullaires y forment un grand nombre de petits rectangles
de couleur chair, étendus transversalement et contribuant à

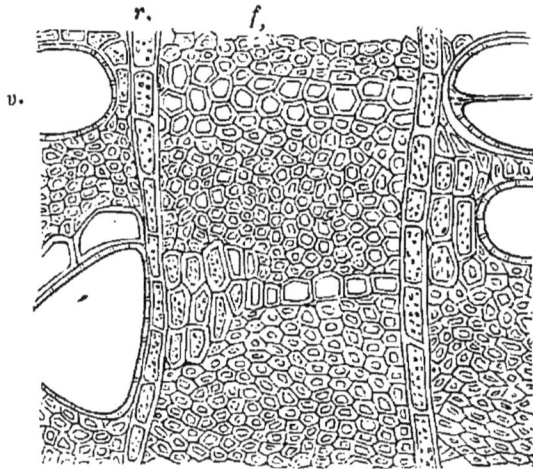

FIG. 106. — Bois de *Quassia amara* L. Coupe transversale.

f., fibres ligneuses ; — *v.*, vaisseaux ligneux ; — *r.*, rayons médullaires.
(D'après de Lanessan.)

donner à la surface son aspect moiré. — Sur la section
transversale, on distingue nettement les rayons médullaires,
qui sont très minces et très nombreux, et les lignes circulaires concentriques, également très nombreuses et très
rapprochées, qui coupent ces rayons, et affectent la disposition des zônes d'accroissement des arbres de nos pays:
dans les espaces rectangulaires délimités par ces lignes, se
voient des vaisseaux à orifice large et béant, au nombre de
3 ou 4 par rectangle, groupés en files radiales.

L'odeur est assez agréable, mais peu caractéristique :
c'est celle de la réglisse, et de plusieurs autres bois médicamenteux. La saveur est franchement amère; elle ne se

développe que graduellement et peut devenir nauséeuse.

Au microscope, l'écorce se montre formée d'un suber assez épais, recouvrant un parenchyme dans lequel sont disséminées de nombreuses cellules scléreuses : une zône entière de ces cellules divise le parenchyme en deux parties, et c'est au-dessous d'elle que commence la zône libérienne : celle-ci est surtout parenchymateuse et ne renferme que quelques fibres disséminées assez irrégulièrement. — Le bois est formé de fibres à paroi épaisse, entourant quelques larges vaisseaux : les rayons médullaires ne comprennent que deux à trois plans de cellules étendues dans le sens radial : les lignes concentriques se montrent formées d'une seule couche d'éléments parenchymateux, un peu plus allongés suivant l'axe.

Les *copeaux* sont de forme variable, souvent très longs et très minces, facilement reconnaissables à leur couleur chair, à leur aspect satiné et à leur saveur violemment amère.

Botanique. — Le *Bois amer de Surinam* est produit par le *Quassia amara* L., arbuste de 1 à 2 mètres de haut, appartenant à la famille des *Rutacées*, série des *Quassiées* ou *Simarubées*. Il croît assez abondamment dans l'Amérique équatoriale, dans la Guyane (d'où il est originaire), à Panama et dans le nord du Brésil. Il est cultivé aujourd'hui sur beaucoup de points du globe.

Feuilles alternes, composées-pennées, à pétiole dilaté en aile, à 3-5 folioles oblongues-aiguës et glabres. — *Fleurs* hermaphrodites et régulières, de couleur écarlate, disposées en grappes terminales. — *Réceptacle* convexe, dilaté en massue. — *Calice* gamosépale, à cinq divisions très profondes, à lobes imbriqués. — *Corolle* à cinq pièces longues, tordues en tube. — 10 *Étamines*, dont 5 plus longues et oppositisépales; filets grêles, pourvus d'une écaille à leur base : anthères biloculaires et introrses. — 5 *Carpelles* libres, uniovulés, dont les styles, séparés à leur base, s'enroulent en une colonne grêle terminée par une pointe stigmatique. — *Ovule* anatrope, descendant, à micropyle dirigé en haut et en dehors. — *Drupes* noires, coriaces, de la taille d'une petite cerise, à graine non albuminée.

Chimie. — Le Bois de *Quassia amara* renferme, outre une

grande masse de cellulose inactive, du tannin et de la *Quassine*
$C^{10} H^{12} O^3$ (?), glucoside neutre, cristallisable, très soluble dans le
chloroforme, assez soluble dans l'alcool, peu dans l'eau, point du
tout dans l'éther[1]; elle existe dans le bois, dans la proportion de
10 p. 1000.

Physiologie et Thérapeutique. — Le Bois de *Quassia* est un
amer puissant, stomachique et tonique. On lui attribue un pouvoir
narcotique, et même toxique pour les oiseaux et quelques autres
groupes d'animaux.

On prescrit souvent le *Quassia* comme digestif et fébrifuge. Ses
propriétés, exagérées autrefois jusqu'au niveau de celles du Quinquina, leur sont en réalité très inférieures. Il peut d'ailleurs rendre
des services dans l'hygiène des fièvreux, non pas à la façon d'un
spécifique véritable, mais en combattant l'anémie et la débilitation
générale qui provoquent le retour des accès et en augmentent la
gravité.

Le Quassia est en somme un tonique amer, faiblement astringent, comparable à la Gentiane et à la Petite Centaurée; il présente, sur les préparations ferrugineuses et plusieurs autres, l'avantage de ne pas amener de constipation[2].

Il sert à fabriquer des *gobelets amers*, communiquant leur saveur à l'eau ou au vin que l'on y verse.

Les copeaux sont employés en macération aqueuse ou vineuse
(20 gr. par litre); on prescrit aussi la poudre de Quassia (1 à 2 gr.);
la *Quassine* se donne en pilules (1-5 centigr.) avant le repas.

Diagnose. — Le *Bois de Quassia* en copeaux ou en bûches
présente quelque ressemblance avec le *Bois de Santal* et
le *Bois de Sassafras* : la distinction est d'ailleurs facile, ces
deux dernières substances étant dépourvues d'amertume.

---

[1] Un morceau d'écorce de *Quassia*, mis dans l'eau, lui communique une belle
fluorescence, surtout si l'on y ajoute un fragment de chaux caustique. Le même
fait s'observe avec l'*Esculine* du marron d'Inde.

[2] On a quelquefois vanté le *Quassia* comme insecticide ; industriellement, on
l'emploie dans quelques régions pour donner de l'amertume à la bière.

97. QUASSIA DE LA JAMAÏQUE

Description. — Le bois de *Quassia de la Jamaïque*, que l'on donne couramment aujourd'hui dans le commerce sous le nom de *Quassia amara*, ressemble tellement à celui-ci, qu'il nous suffira, pour le décrire, d'indiquer les quelques différences qui l'en séparent.

Il se présente aussi en *bûches* et en *copeaux*.

Les *bûches* sont deux ou trois fois plus volumineuses que celles du *Quassia amara*. L'écorce est plus épaisse, *très adhérente*, dépourvue de la ligne claire d'éléments scléreux sur sa coupe transversale. Le bois est plus léger, coloré en blanc et marbré de taches d'un jaune serin, très caractéristiques. Au dehors, les stries transversales qui donnent au bois son aspect moiré, sont moins régulières, souvent sinueuses, et ne se décomposent pas à la loupe en ponctuations très rapprochées. La section transversale montre des rayons médullaires plus épais, des lignes concentriques plus espacées, des vaisseaux ligneux plus nombreux dans chacun des espaces rectangulaires indiqués à l'article précédent : dans le *Q. amara* les vaiseaux étaient isolés et au nombre de 2 ou 3 au plus par rectangle : ici ils sont constamment réunis par groupes de 2 ou 3, et leur nombre total est de 4, 5 ou 6.

L'odeur est la même et l'amertume aussi violente, peut être un peu plus lente à apparaître.

Les *copeaux* ne se distinguent de ceux de *Q. amara*, qu'à leur couleur blanche mêlée de taches jaunes.

Au microscope, on ne trouve point d'éléments scléreux dans l'écorce : d'autre part, outre la répartition différente des vaisseaux indiquée plus haut, les rayons médullaires sont plus larges (2 à 3 files de cellules), et les ligne concentriques renferment jusqu'à 4 et 5 couches de cellules aplaties tangentiellement.

Botanique. — Le *Quassia de la Jamaïque* est fourni par le *Picræna excelsa* Pl., grand arbre de 15 à 20 m. de haut, commun à la Jamaïque, aux îles Antigua et Saint-Vincent, et appartenant à la famille des *Rutacées*, série des *Quassiées*.

Feuilles alternes, composées-pennées, à folioles oblongues, glabres. — *Fleurs* polygames, petites et disposées en grappes de cymes. — *Réceptacle* très convexe. — *Calice* gamosépale à 5 divisions très profondes. — *Corolle* à 5 pétales vert pâle, courts et connés à la base. — 5 *Étamines*, persistant à l'état de *staminodes* dans les fleurs femelles : filets longs, dépourvus d'écailles : anthères petites, biloculaires et introrses. Dans les fleurs hermaphrodites, les filets sont plus courts que dans les fleurs mâles et ne dépassent pas la longueur des pétales. — *Ovaire* placé sur un disque épais, à 3-5 carpelles libres, uniovulés, pourvus de styles semblables à ceux du *Quassia amara*. — *Ovule* anatrope, à micropyle supérieur et externe. — *Fruit* simple ou multiple, formé de 1 à 3 drupes petites, noires et coriaces. — *Graine* dépourvue d'albumen.

Chimie. — La composition chimique du *Quassia de la Jamaïque* paraît être la même que celle du *Quassia amara*.

Physiologie et Thérapeutique. — Le *Quassia de la Jamaïque* est plus actif que le *Quassia amara* et lui est très fréquemment substitué : il est même seul employé officiellement dans plusieurs pharmacopées étrangères. Mêmes usages et mêmes doses.

98. ECORCE DE SIMAROUBA

Description. — L'*Ecorce de Simarouba* se présente dans le commerce en lames peu épaisses (2 à 4 mill.), flexibles, cintrées en gouttières ou roulées en tubes, mesurant 4 à 10 cent. de largeur lorsqu'elles sont étalées, et atteignant une longueur très variable selon les échantillons (10 cent. à 1 m.)

Sa structure est très fibreuse, en sorte qu'il est à peu près impossible de la briser transversalement, et que, même dans le sens longitudinal, de nombreuses fibres très résistantes et plus ou moins entrecroisées maintiennent unis les fragments résultant d'une cassure.

La face externe, quand elle est encore pourvue de son suber, se montre colorée en gris sale, couverte de légers mamelons et coupée de crêtes transversales peu prononcées, mais assez régulières. — Quand ce suber n'existe plus, ce qui est le cas le plus général, la surface est jaunâtre ou blond-clair, rugueuse et comme pierreuse, sillonnée (quand le grattage a pénétré profondément) de lignes longitudinales obliques s'entrecroisant en formant des losanges.

La face interne est colorée en brun pâle, lisse et luisante, et cependant fortement fibreuse : une infinité de petites stries transversales lui donnent l'aspect moiré décrit dans le bois de Quassia.

La section transversale (que l'on ne peut obtenir qu'à l'aide d'un instrument bien tranchant) montre, sous un suber gris et très mince, un parenchyme cortical assez étroit, puis une large zône libérienne, d'aspect feuilleté, et pouvant se décomposer en lames minces et fibreuses; la coupe de ce liber y laisse voir de très nombreux rayons médullaires pénétrant très profondément et s'élargissant auprès du suber, ce qui donne aux faisceaux libériens interposés entre eux l'aspect de coins à pointe dirigée en dehors.

L'odeur est nulle, la saveur franchement amère.

Au microscope, sous les éléments aplatis, à parois minces, qui représentent le suber, on trouve un parenchyme parsemé de nombreux éléments scléreux, jaunâtres, tantôt isolés, tantôt réunis par groupes : des cellules sphériques, remplies d'huile essentielle, sont disséminées dans ce parenchyme. Le liber est composé de fibres véritables, assez peu nombreuses, disposées par plans alternant avec des bandes de parenchyme libérien dans lequel sont encore disséminés quelques phytocystes scléreux au milieu de cellules à amidon ou à cristaux. Les rayons médullaires sont formés de deux à trois plans de cellules allongées dans le sens radial, renfermant souvent aussi des cristaux.

Botanique. — La plante qui fournit l'*Ecorce de Simarouba*[1], est le *Simaruba amara* Aubl. (*Simaruba officinalis* D. C., *Quassia Simaruba* L. F.), *Rutacée* de la série des *Quassiées* ou *Simarubées*, originaire de la Guyane, des Antilles et du Brésil septentrional. C'est un grand arbre touffu dont la taille peut atteindre et dépasser 20 mètres. On ne récolte, pour l'usage médical, que l'écorce des racines.

Feuilles alternes, composées-pennées, à 2-6 paires de folioles presque sessiles, ovales-oblongues, légèrement mucronées. — *Fleurs* dioïques, jaunâtres, de petite taille, disposées en grappes axillaires ou terminales de cymes. — *Réceptacle* convexe et subglobuleux. — *Calice* petit, gamosépale, à cinq divisions profondes. — *Corolle* à cinq pétales étalés, alternes avec les sépales. — 10 *Etamines* longues et grêles dans les fleurs mâles, réduites dans les fleurs femelles à l'état de languettes velues. — *Anthères* biloculaires et introrses ; *filets* de couleur pourpre, s'insérant sous un disque chargé de cinq appendices charnus. — 5 *Carpelles* libres à leur base, implantés au sommet du réceptacle, et unissant leurs styles en une colonne unique, divisée à son sommet en 5 branches stigmatifères rayonnantes. — *Ovule* unique, anatrope, à micropyle dirigé en haut et en dehors. — *Fruit* multiple, composé de cinq drupes au plus, noires, coriaces, à graine non albuminée.

Chimie. — L'*Ecorce de Simarouba* renferme de la *Quassine*, et de plus une résine et une huile volatile peu connues.

Physiologie et Thérapeutique. — Beaucoup plus employée aux Etats-Unis qu'en France, où après un moment de vogue, elle est à peu près retombée dans l'oubli, cette écorce jouit de propriétés très analogues à celles du *Quassia* et du *Picræna* : comme eux, elle est tonique, antidysentérique et légèrement fébrifuge. On l'emploie en infusion (4 à 8 gr. p. 500), en poudre (0,60 à 2 gr.). Prise en trop forte proportion, elle peut amener des vomissements.

---

[1] Le *Simaruba glauca* D. C, qui jouit des mêmes propriétés, n'en est peutêtre point spécifiquement distinct (H. Baillon).

99. ECORCE D'ANGUSTURE

Description. — L'*Ecorce d'Angusture vraie* se présente en *plaques* ou en *rouleaux* plus ou moins complets.

Les *rouleaux* mesurent de 5 à 40 cent. de largeur, sur 1 à 4 de diamètre et 1 à 2 $\frac{1}{2}$ mill. d'épaisseur. Les *plaques* sont plus ou moins cintrées, larges de 2 à 4 cent., de longueur variable, et souvent taillées en biseau sur leurs bords.

La face externe est couverte d'une couche spongieuse et pulvérulente, d'un jaune gris, tirant soit sur le vert, soit sur le brun : souvent se montrent sur cette face des taches blanchâtres, très petites, un peu saillantes, parfois aussi de larges macules noirâtres, irrégulières, peut-être dûes à la présence d'un champignon.

La face interne est brune, terne, mais très lisse, pouvant se réduire en feuillets, et parcourue par de longues lignes jaunâtres, très grêles, souvent peu visibles : très souvent cette face paraît parsemée de paillettes brillantes, d'aspect micacé, dues aux nombreux cristaux d'oxalate de chaux contenus dans les cellules des rayons médullaires, ce qui explique leur disposition assez nette en files longitudinales.

La cassure est courte, peu fibreuse : la section transversale montre d'abord un suber mince et jaune, puis une zône brune correspondant au parenchyme cortical et au liber. Cette zône débute par un cercle mince, très foncé, sous-jacent au suber : elle s'éclaircit ensuite et se montre, vers le milieu, parsemée de points brillants semblables à ceux de la face interne. La région la plus intérieure renferme des masses sombres de liber, en forme de coins à pointe dirigée en dehors, séparés par de minces rayons médullaires un peu onduleux.

L'odeur est agréable, légèrement aromatique, et rappelant celle de beaucoup d'écorces astringentes, bien qu'elle même ne le soit pas. La saveur est amère, mais d'une amertume qui ne se révèle que lentement et n'acquiert toute sa force qu'au bout d'un espace de temps très appréciable.

Au microscope, le suber se montre constitué par des cellules aplaties, assez nombreuses, peu colorées. Le parenchyme cortical est formé de cellules aplaties tangentiellement, mêlées d'assez nombreux phytocystes scléreux, à paroi épaisse et jaunâtre, qui forment, au voisinage de la zône subéreuse, des ilots allongés, puis s'espacent graduellement à mesure qu'ils se rapprochent de la région interne : des cellules gorgées d'huile essentielle brune et des éléments renfermant de gros cristaux d'oxalate de chaux, se montrent par places. — La zône libérienne se compose de couches alternantes de fibres et d'éléments parenchymateux : les fibres sont peu nombreuses et présentent des parois faiblement épaissies : le parenchyme libérien est mêlé de quelques cellules sclé-

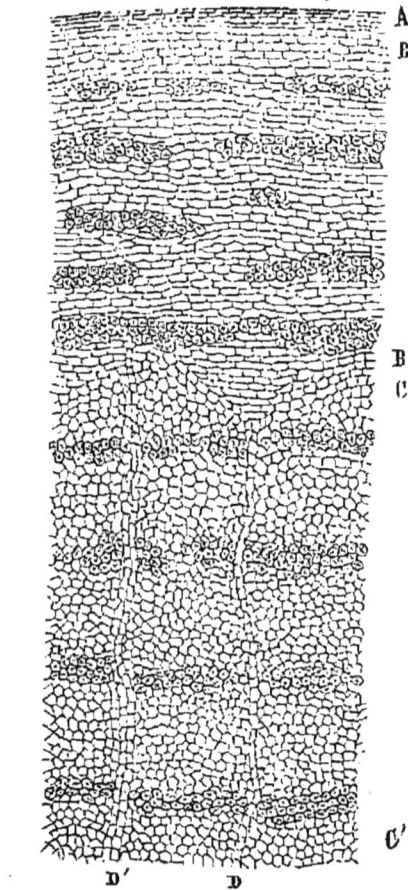

FIG. 107.—Écorce d'Angusture vraie.
Galipea febrifuga H. Bn.

A., suber ; — B. B', parenchyme cortical ; — C. C', zône libérienne ; — D. D', rayons médullaires.

(D'après de Lanessan.)

reuses. — Les rayons médullaires sont formés de 2 à 3 plans de cellules allongées radialement. — Les cellules à essence se montrent disséminées dans la partie interne du parenchyme cortical.

Botanique. — L'*Écorce d'Angusture vraie* est fournie par le *Galipea febrifuga* H. Bn. (*Galipea cusparia* A. S.-H., *Galipea officinalis* Hanc., *Cusparia febrifuga* H.-B.). C'est un bel arbre de 5 à 25 mètres de haut selon les descriptions, habitant le Vénézuela, en particulier les montagnes riveraines du Caroni, d'où le nom de *Quina del Caroni*, donné quelquefois à l'écorce dans le commerce. D'autre part, Angostura est la localité d'où la drogue fut exportée pour la première fois en Europe. Le *Galipea febrifuga* H. Bn. est une *Rutacée* de la série des *Cuspariées*.

Feuilles alternes, composées, formées de 3 folioles ovales-aiguës, glanduleuses. — *Fleurs* hermaphrodites et irrégulières, disposées en grappes extra-axillaires de cymes pauciflores. — *Réceptacle* convexe. — *Calice* blanc, pubescent, légèrement gamo-sépale, à 5 dents courtes et inégales. — *Corolle* blanche, glanduleuse, pubescente, gamopétale, formant un tube découpé vers le milieu en cinq languettes récurvées en boucles, accolées par leurs bords, mais en réalité séparables sur une grande partie de la longueur du tube. — *Androcée* monadelphe, formant un second tube enfermé dans le premier, et comprenant 5 à 8 *étamines* (quelquefois 3) dont deux fertiles, à anthère oblongue, biloculaire et introrse : les autres sont réduites à de longues languettes charnues, enroulées et mêlées aux boucles des pétales. — *Gynécée* en forme de bouteille, entouré par le tube staminal, et garni, à sa base, d'un bourrelet glanduleux ; il se compose de 5 *carpelles* libres, dont les styles se soudent presque aussitôt en une colonne à cinq cannelures, à tête stigmatifère pentalobée ; 2 ovules superposés, descendants, dans chaque loge. — *Fruit* multiple, entouré du calice persistant, à 4 ou 5 capsules bivalves, laissant dans leur déhiscence l'endocarpe s'isoler du reste du péricarpe comme une coque interne ; chaque capsule renferme 1 à 2 graines noires, de petite taille. — *Embryon* à cotylédons conduplinqués, à *albumen* charnu.

Chimie. — L'*Ecorce d'Angusture vraie* est à peu près dépourvue de tannin. Le principe amer, isolé en 1833, encore mal défini aujourd'hui, a été appelé *Cusparine* ou *Angusturine* : il s'y trouve dans la proportion de 0,33 pour 100 ; c'est une substance cristallisable, neutre, peu soluble dans l'eau, soluble dans l'alcool,

17.

fusible à 45°. L'huile essentielle. mieux connue ($C^{13}H^{24}O$), y existe dans la proportion de 0,75 pour 100 ; elle bout à 266°.

Physiologie et Thérapeutique. — L'action physiologique de cette drogue est la même que celle des autres amers non astringents ; elle est apéritive, stomachique et se prescrit soit en poudre (0,30 à 1 gr.), soit en teinture.

Son emploi en médecine date à peine d'un siècle (1788) et a été de courte durée : elle est à peu près abandonnée aujourd'hui dans la pratique, malgré sa valeur réelle comme tonique et antidysentérique : mais la crainte de voir les pharmaciens délivrer à sa place, même à leur insu, sa redoutable substitution, l'*Ecorce de fausse Angusture*[1], a imposé aux médecins une grande réserve dans sa prescription.

Diagnose. — *L'Ecorce d'Angusture vraie* se distingue des *Ecorces de Quinquina* par sa cassure courtement fibreuse, dépourvue des longues franges de. fibres libériennes qui caractérisent ces dernières.

Elle sera distinguée de l'*Ecorce de Strychnos Nux Vomica* ou de *Fausse Angusture* : 1° par ses bords taillés en biseau ; 2° par la couleur jaunâtre de sa surface externe, souvent tachée de noir, mais non verruqueuse et non marquée de plaques rouges ou d'aspect rouillé comme l'*E. de fausse Angusture* ; 3° par la couleur brune et l'aspect lisse de sa face interne, la face interne de l'*E. de fausse Angusture* étant fortement striée en long et de couleur terreuse ; 4° par l'absence, sur sa coupe transversale, de la raie blanche située au milieu du parenchyme cortical de l'*E. de fausse Angusture* et qui caractérise absolument celle-ci ; 5° par le temps très appréciable qui s'écoule avant que la saveur amère d'un morceau mâché se développe dans la bouche ; l'amertume

---

[1] En 1804 il parvint en Europe, sous le nom d'*Ecorce de Galipea*, une certaine quantité d'écorce d'origine inconnue. confondue avec celle de l'*Angusture*, et que l'on rapporta plus tard au *Brucea abyssinica*, mais qui provenait en réalité du *Strychnos Nux Vomica*. Bientôt répandue dans la circulation européenne, elle amena de redoutables accidents, et comme il s'en était introduit ainsi dans un grand nombre de pharmacies, pendant longtemps on évita par prudence l'emploi de l'*Angusture vraie* et le discrédit dans lequel tomba cette écorce n'a point encore absolument cessé.

de l'*E. de Strychnos* est violente et immédiate ; 6° par l'absence de la réaction de la *Brucine*. Cette réaction, qui caractérise également l'*E. de Strychnos*, consiste dans la coloration rouge vif que prend la face interne de l'écorce, lorsqu'on
y dépose une goutte d'acide azotique.

100. NOIX DE CÉDRON

Description. — On donne vulgairement le nom de *Noix de
Cédron* aux cotylédons, même isolés, de la graine du Cédron.
Néanmoins, on trouve souvent, dans les droguiers, les fruits
entiers.

Ceux-ci sont ovoïdes, un peu tronqués au sommet,
atténués à la base en un court pédoncule excentrique, souvent un peu aplatis latéralement ; ils mesurent 5 à 8 cent. de
long, sur 4 à 5 cent. de largeur maxima. Ce sont des drupes
coriaces, très légères, produisant un bruit de grelot quand
on les agite ; la surface externe est brune, grisâtre, rugueuse,
marquée ordinairement d'entailles faites au couteau et indiquant qu'une partie de la pulpe coriace, d'ailleurs très
mince, a déjà été enlevée et que la masse se trouve à peu
près réduite au noyau. Le fruit ouvert présente une paroi
de 5 à 8 mill. d'épaisseur, ligneuse, grise et marbrée. La
face interne de la coque est rugueuse et d'un blanc jaunâtre.

Les téguments de la graine sont peu épais, bruns, coriaces,
cassants : ordinairement le plus externe est assez adhérent
à la face interne du noyau, et isolé du second ; dans ce cas,
la cavité du noyau paraît tapissée d'une couche très lisse,
un peu onctueuse, d'un brun chocolat ; cette enveloppe
externe porte au dehors et en haut une large surface ovoïde,
le hile, d'où part un profond sillon dirigé vers le bas. Le
second tégument, tantôt adhérent au premier, tantôt libre,
est également mince, coriace et brun, mais bariolé à sa face

interne comme la graine du Ricin; il porte, au niveau du hile, une large fossette à bords relevés, cratériforme.

Les *cotylédons* sont le plus souvent détachés de ce tégument. Ils forment ensemble une masse globuleuse irrégulière, plus petite que la cavité du noyau, et n'adhèrent l'un à l'autre qu'à la partie supérieure, au moyen de la plantule; le plus souvent, ils sont détachés l'un de l'autre et libres dans la cavité du fruit.

Chacun de ces Cotylédons ou *Noix de Cédron*, est grossièrement plan convexe, allongé, un peu arqué, à peu près lisse au dedans et souvent rugueux à la surface. Celle-ci est brunâtre dans la partie bombée, — d'un jaune beaucoup plus clair et couverte d'une sorte de poussière blanchâtre dans la portion interne ou plane. La masse est dure, ligneuse, compacte, lourde, et se laisse réduire facilement, par le grattage, en râpures très fines.

La saveur est d'une amertume extrême, presque nauséeuse, qui se manifeste très rapidement. L'odeur est faible et rappelle celle du Quassia; mais, dès qu'on vient à râper la surface, il se dégage aussitôt une odeur très différente, assez analogue à celle du cacao. La cassure est lisse, un peu conchoïde, d'un jaune franc, et extrèmement compacte.

Au microscope, on trouve ces cotylédons constitués par un parenchyme à éléments polygonaux gorgés d'amidon.

Botanique. — La *Noix de Cédron* est fournie par le *Quassia Cédron* H. Bn. (*Simaba Cedron* Planchon), *Rutacée* de la série des *Quassiées* ou *Simarubées*, section *Aruba*.

C'est un arbre de 10 mètres environ de hauteur, à port de palmier, habitant le Vénézuéla, le nord du Brésil, et surtout la Nouvelle-Grenade, sur les bords du Rio Magdalena. — *Tronc* simple et grêle. — *Feuilles* alternes, composées-imparipennées. (à 20 paires de folioles et plus), atteignant 1 mètre de long et groupées en bouquet terminal au sommet de l'arbre : folioles coriaces, elliptiques, lancéolées, longues de 20 cent., glabres, verdâtres en dessus, pâles en dessous. — *Fleurs* régulières et hermaphrodites, disposées en longues grappes (60 cent.) compactes, recouvertes d'un duvet rougeâtre. — *Réceptacle* convexe, à facettes atérales (produites par l'impression des pièces de l'androcée). — *Calice* court, à 5 divisions recouvertes d'un duvet roux. — *Corolle* à 5 lobes étalés, cotonneux et d'un brun pâle. — 10 *Etamines*, portant chacune à leur base une écaille velue; ces écailles sont rapprochées en tube. — *Gynécée* supère, formé de 5 carpelles libres, unissant leurs styles en une colonne grêle à extrémité stigmatique 5-lobée. — *Ovule* anatrope descendant. — *Fruit* multiple, formé de cinq drupes coriaces, monospermes, rougeâtres.

Chimie. — La *Noix de Cédron* renferme de la *Cédrine* (?), et une matière grasse spéciale, neutre, cristallisable, insoluble dans l'alcool, soluble dans l'éther, et de nature mal déterminée.

Physiologie et Thérapeutique. — Les cotylédons sont considérés comme fébrifuges et regardés par les indigènes comme alexipharmaques. Ces propriétés, un instant très vantées, ne se sont point soutenues dans des expériences récentes. On avait préconisé la noix de Cédron comme fébrifuge et antidysentérique; sur tous ces points, elle s'est montrée très inférieure au quinquina et à l'ipécacuhana. Elle est tonique, amère et possède en réalité les mêmes propriétés que les *Quassia*. — Les indigènes de la Nouvelle-Grenade en portent toujours sur eux, dit-on, afin d'en pouvoir absorber immédiatement une certaine quantité, râpée dans du rhum, s'ils viennent à être mordus par un serpent venimeux.

On l'emploie en teinture; on râpe à cet effet le quart d'un cotylédon et on y ajoute 60 gr. d'alcool; la dose est de 15 à 20 gouttes, 2 fois par jour. A haute dose, des accidents graves peuvent survenir, et même, dit-on, la mort.

101. GRAINES DE LIN

Description. — Les *Graines de Lin* sont ovoïdes-acuminées, fortement aplaties sur les côtés, quelquefois plus sur une face que sur l'autre : elles mesurent de 4 à 5 mill. de longueur sur 1 à 2 mill. d'épaisseur : leur couleur est d'un brun clair ; leur surface est lisse, brillante, mais se montre à la loupe couverte de stries très fines. Les bords, très aigus, sont un peu plus clairs que le milieu. Le sommet, acuminé, est légèrement dévié sur un des côtés, et, dans ce retrait

léger, se trouve, sur la tranche, une petite tache blanchâtre
qui n'est autre que le hile.

Les téguments sont minces, très adhérents. A l'intérieur
existe un albumen huileux, d'un jaune gris et sale, enveloppant
l'embryon : celui-ci forme une lame aplatie, occupant toute
la longueur de la graine et dirigeant vers la pointe une assez
longue radicule, à laquelle font suite deux cotylédons très
aplatis.

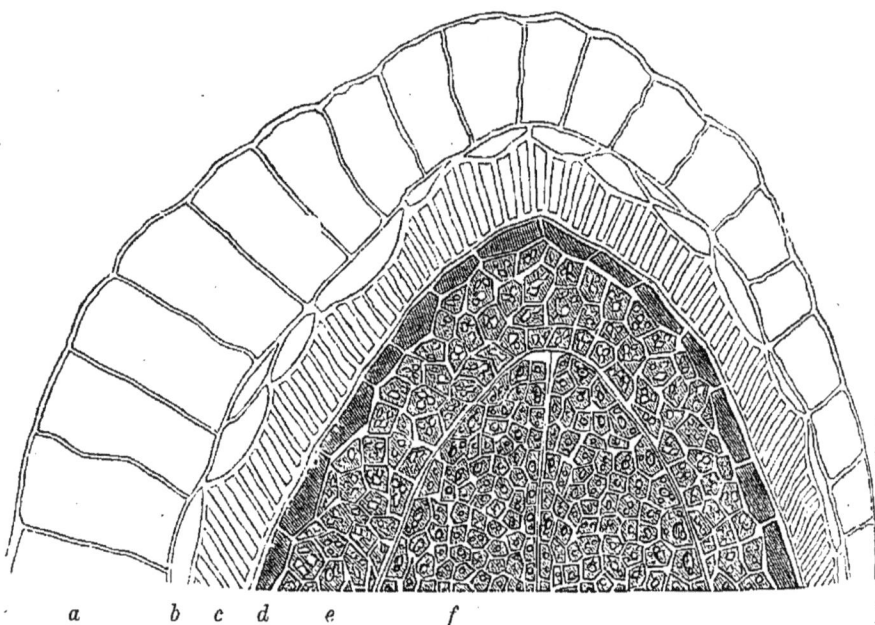

FIG. 108. — Graine de Lin, coupe transversale.

a., couche tégumentaire superficielle, donnant naissance au mucilage ; —
b. c., deuxième et troisième couches tégumentaires ; — *d.*, albumen : couche
superficielle ; — *e.*, albumen : couches profondes ; — *f.*, embryon. (D'après de
Lanessan.)

L'odeur est nulle ; la saveur faible, oléagineuse. La graine,
laissée quelques instants dans la bouche, développe, au
contact de la salive, un abondant mucilage assez rapidement
dissous.

Au microscope, on trouve à l'extérieur une couche de
larges cellules épidermiques, dont les parois se gonflent

dans l'eau en donnant naissance au mucilage ; puis, sous un plan de cellules très aplaties tangentiellement, vient une couche d'éléments à direction radiale, fortement pressés les uns contre les autres. L'albumen est formé d'un parenchyme à larges cellules polyédriques gorgées de gouttelettes huileuses, et entouré au dehors d'une mince enveloppe de phytocystes aplatis, renfermant la matière brune qui donne à la graine sa couleur.

Botanique. — Le Lin dont les graines sont employées en médecine est le *Linum usitatissimum* L. *Linacée* [1] de la série des *Linées*, commune dans toutes les régions chaudes et tempérées du globe, et utilisée par l'espèce humaine dès l'époque des habitations lacustres (Hœr.) : il est fait mention des tissus de lin en Egypte dès le xxiiie siècle avant l'ère chrétienne (Hanbury), et l'emploi des graines est indiqué en Grèce au viie siècle (av. J.-C.)

C'est une herbe annuelle, haute de 30 à 60 cent., à tige lisse et dressée, dont les faisceaux libériens, larges et flexibles, constituent la matière textile employée à la fabrication de la toile.

Feuilles alternes, sessiles, lancéolées. — *Fleurs* bleues, régulières, disposées en cymes uniparcs terminales. — *Calice* à cinq pièces libres, triplinerves, aiguës. — *Corolle* infundibuliforme, à cinq pièces libres, minces, caduques, tordues dans la préfloraison. — *Androcée* diplostémoné et monadelphe ; les cinq étamines alternipétales sont fertiles, les cinq autres stériles et réduites à l'état de languettes ; anthère biloculaire et introrse. — *Gynécée* à cinq carpelles unis, biovulés, chaque loge étant divisée ultérieurement en

---

[1] LINACÉES. — PLANTES HERBACÉES ou suffrutescentes, rarement arborescentes, quelquefois grimpantes (*Hugonia*). — FEUILLES ALTERNES (excepté *Aneulophus* et *Linum catharticum*) et STIPULÉES (sauf *Houmiri*). — FLEURS HERMAPHRODITES et RÉGULIÈRES, disposées en cymes ou en grappes composées de cymes. — RÉCEPTACLE CONVEXE. — CALICE DIALYSÉPALE (excepté *Erythroxylon* et *Houmiri*) à cinq pièces, rarement 4 ou 6 (quelques *Erythroxylon* et un *Linum*). — COROLLE à 5 pièces, (exceptionnellement 4 ou 6) LIBRES. — ANDROCÉE DIPLOSTÉMONÉ (∞ chez les *Houmiriées*), à ÉTAMINES MONADELPHES (sauf quelquefois *Houmiriées*), à anthères biloculaires et introrses, déhiscentes par deux fentes longitudinales. — OVAIRE à 5 loges (*Hugoniees, Houmiriées, Linées*) ou à 3 (*Erythroxylées*). — OVULES ANATROPES, DESCENDANTS, A MICROPYLE SUPÉRO-EXTERNE, souvent coiffés d'un obturateur, au nombre de DEUX DANS CHAQUE LOGE (exc. quelquefois *Houmiriées*), insérés dans l'angle interne : styles en nombre égal à celui des carpelles (exc. *Houmiriées*, style unique). — FRUIT DRUPACÉ, polysperme (*Hugoniées, Erythroxylées*), ou monosperme (*Houmiriées*) (fruit sec, déhiscent ou indéhiscent chez les *Linées*). — GRAINES ALBUMINÉES.

M. Baillon admet dans cette famille (*Hist. des Pl.* V, 56) les quatre séries suivantes : *Linées, Hugoniées, Erythroxylées, Houmiriées.*

deux par l'apparition d'une fausse cloison; style à 5 branches
stigmatiques oppositipétales; ovules anatropes, descendants, à
micropyle supéro-externe, coiffés d'un obturateur. — *Capsule*
septicide, entourée du calice persistant, chaque demi-loge s'ouvrant ultérieurement par la face ventrale.

Chimie. — Les téguments de la graine donnent naissance, au
contact de l'eau, à un mucilage abondant $C^{12} H^{20} O^{10}$, qui, par sa
composition chimique, se montre identique à celui de la guimauve;
il renferme 10 p. 100 de sels et donne, après traitement par l'acide
nitrique, des cristaux d'*acide mucique*, ce qui le rapproche de la
gomme et l'éloigne de la cellulose (Hanbury et Flückiger).

L'albumen renferme, outre la cellulose, 25 p. 100 de matières
protéiques, et 20 à 30 p. 100 d'huile. Cette huile, presque incolore
et inodore quand elle est extraite à froid, est jaune et douée d'une
odeur âcre, quand elle provient de graines torréfiées; elle s'oxyde
à l'air et se dessèche assez rapidement; traitée par un oxyde de
plomb, elle forme un vernis très usité, la *linoxyne*, $C^{32} H^{54} O^{11}$;
saponifiée, elle donne, outre la glycérine et les acides *oléique*,
palmitique, etc., un *acide linoléique* $C^{16} H^{26} O^2$ (Sussenguth) ou
$C^{16} H^{28} O^2$ (Mulder), commun à beaucoup d'huiles siccatives, l'huile
d'œillette entre autres.

Les graines écrasées, privées de l'huile par l'expression, forment
une pâte compacte ou *tourteau*, qui renferme environ 4 p. 100 d'a-
zote correspondant à 25 p. 100 de principes azotés, et qui constitue
pour les bestiaux un excellent aliment.

Physiologie et Thérapeutique. — Le macération des graines non
broyées forme une boisson émolliente et rafraîchissante, grâce
au mucilage qu'elle renferme, et prescrite souvent dans les
inflammations chroniques du tube digestif. Les graines entières
peuvent être ingérées comme celles de la Moutarde blanche, dans
le traitement des dyspepsies; si elles n'étaient d'un volume un
peu trop considérable, elles seraient même préférables à celles-ci
en raison de l'innocuité complète de leur contenu, dans le cas où
elles viendraient à se rompre.

A l'extérieur, la poudre grossière, dite *farine de lin*, est employée journellement, bouillie dans l'eau, en cataplasmes émollients, auxquels on incorpore parfois des substances médicamenteuses : opium, belladone, jusquiame, ciguë, antiseptiques, etc., et
qu'il est bon de recouvrir d'un lambeau de taffetas gommé, afin
de retarder l'évaporation du liquide. — Ces cataplasmes ont les
inconvénients d'être lourds et fatigants, de se dessécher très
rapidement, de tacher et de salir les linges, et enfin de sentir mau

vais. De plus, si on renouvelle longtemps leur application à la
même place, sans laver soigneusement la région, il s'établit une fermentation des plus irritantes, provoquant souvent l'apparition de
l'érysipèle. — Pour toutes ces raisons, on tend aujourd'hui à leur
préférer les cataplasmes de Fucus. (Voy. *Carragahen*, n° 321.)

Cataplasme calmant.

Capsules de pavots blancs.	12 gr.
Feuilles de jusquiame.	25 gr.
Farine de lin.	50 gr.
Eau.	300 gr.

102. COCA DU PÉROU

Description. — Les *Feuilles de Coca* ont généralement assez
exactement conservé leur forme pendant la dessiccation :
elles sont minces, coriaces, assez flexibles, parfois un peu
pliées ou froissées [1].

Le *pétiole* est grêle, ligneux, cassant, un peu tordu, noirâtre au dehors, blanc au dedans. — Le limbe figure assez
bien un ovoïde atténué aux deux extrémités, quelquefois
au contraire élargi et arrondi au sommet : celui-ci
porte souvent une petite pointe plus ou moins visible.
L'ensemble mesure 4 à 7 cent. de long sur 3 à 5 cent. de
large. Ce limbe est entier, un peu incurvé en dessous, à
l'extrême limite des bords. — La face inférieure est d'un
vert brun assez clair, un peu luisante, lisse et divisée au
milieu par une forte nervure brune, très peu saillante : les
nervures secondaires qui en naissent sont très délicates et
décrivent avec leurs anastomoses un réseau saillant très fin.
— La face inférieure est de même couleur, un peu plus
claire cependant : la nervure médiane y est nettement

---

[1] Quelquefois on trouve encore, dans les ballots du commerce, de petites
branches chargées de feuilles alternes, à pétiole fortement arqué ou tordu,
accompagné de deux stipules intrapétiolaires : le rameau est brun et couvert d'un
curieux piquetage de traits jaunes, assez allongés.

saillante, et le réseau des nervures secondaires et de leurs subdivisions est aussi en relief qu'à la face supérieure. Mais ce qui caractérise absolument ces feuilles, c'est la présence, à cette face inférieure, de deux lignes courbes situées de part et d'autre de la ligne médiane, se montrant à la loupe constituées par un pointillé, et partant de la base de la feuille

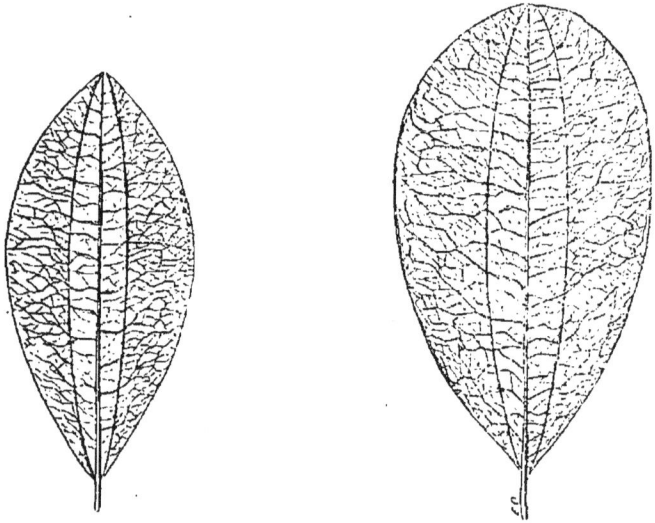

FIG. 109 et 110. — Feuilles de Coca. *Erythroxylon Coca* Lamk.

pour aboutir aux extrémités en s'écartant l'une de l'autre de 5 à 6 mill. au milieu ; l'ensemble forme une sorte de fuseau un peu peu plus foncé que le reste, divisé au milieu par la nervure médiane : la production de ces deux lignes est liée, paraît-il, au mode de préfoliation des feuilles dans le bourgeon, et correspond à l'empreinte des bords réfléchis.

L'odeur est un peu aromatique, nullement caractéristique; la saveur est un peu âcre et laisse sur la langue une sensation d'engourdissement assez persistante.

Botanique. — Les *Feuilles de Coca* proviennent de l'*Erythroxylon Coca* Lamk., *Linacée* de la série des *Erythroxylées*. C'est un petit arbuste très rameux, de 1 à 2 m. de haut, cultivé dans le centre et le nord de l'Amérique méridionale, dans les Andes du Pérou (à une altitude qui peut atteindre 9000 pieds), dans la Nouvelle-Grenade, le Brésil, la République Argentine et surtout la Bolivie.

Fleurs d'un blanc jaunâtre, hermaphrodites et régulières, disposées en petites cymes axillaires. – *Calice* à cinq pièces triangulaires, libres ou faiblement unies à leur base. — *Corolle* à cinq pièces libres, étalées, portant chacune, en dedans, au niveau de la gorge, une sorte de coquille verticale, à concavité dirigée vers le centre de la fleur et surmontée de deux languettes irrégulièrement frangées. —10 *Etamines* monadelphes : anthères biloculaires et introrses.—*Ovaire* globuleux, à 3 loges uni ou biovulées, dont une seule est fertile; 3 styles stigmatifères, quelquefois unis légèrement à leur base.— *Ovule* anatrope, descendant.—*Drupe* rouge, oblongue, monosperme, de 1 cent. de long, enveloppée par le calice et le tube staminal persistants. — *Graine* à albumen peu abondant.

La plante est l'objet d'une culture régulière au Pérou et en Bolivie. Dans les plantations, que l'on nomme *cocals*, on fait jusqu'à quatre récoltes par an : les feuilles sont étalées sur des planches et séchées au soleil avec quelques précautions. Cependant, depuis que la consommation européenne a subitement augmenté, les droguistes ont pu constater que les feuilles nous arrivent en beaucoup plus mauvais état, souvent froissées, déchirées, encore adhérentes aux branches, etc.

Chimie. — On a trouvé, dans les feuilles de Coca, un *acide coca-tannique*, un alcaloïde liquide, l'*hygrine* et un alcaloïde cristallisable, la *cocaïne.*

L'*hygrine* est volatile, soluble dans l'alcool amylique, et paraît à peu près inerte.

La *cocaïne* $C^{17} H^2 Az O^4$ (Niemann) est blanche, inodore, amère, et cristallise en petits prismes; elle est peu soluble dans l'eau, assez soluble dans l'alcool, très soluble dans l'éther. les alcalis, etc. Chauffée avec l'acide chlorhydrique, elle se dédouble en *acide benzoïque, alcool méthylique* et *Ecgonine,* $C^9 H^{15} Az O^3$, nouvelle base cristallisable.

$$C^{17} H^{21} Az O^4 + 2 H^2 O = C^9 H^{15} Az O^3 + CH^4 O + C^7 H^6 O^2$$
Cocaïne.   Ecgonine.   Alc. méthyl. Ac. benzoïque.

La *cocaïne* forme avec les acides des sels cristallisables.

Physiologie et Thérapeutique. —Les feuilles de Coca, lorsqu'on les mâche, augmentent la salivation et amènent une anesthésie momentanée de la cavité bucco-pharyngienne, en même temps que la disparition des sensations de faim et de soif. Les Indiens l'emploient depuis longtemps dans ce but, mâchée avec de la chaux ou des cendres (Bentley et Trimen). La poudre (2 à 6 gr. ou l'infusion (10 gr. p. 150 d'eau) est stimulante ; elle peut, à doses plus élevées, amener une véritable ivresse, et, à la longue, une intoxication comparable à celle de l'opium ou de l'alcool. Elle n'agit point, comme on l'a prétendu, à la façon du café et des autres médicaments dits d'*épargne* : elle augmente au contraire le travail de désassimilation et active la formation de l'urée, réalisant ainsi ce que Fonssagrives appelle l'*autophagie* ; selon Rabuteau, son action est plutôt comparable à celle des ferrugineux.

La *Cocaïne*, prise à l'intérieur, est toxique à haute dose ; elle excite puissamment l'activité du système nerveux et peut amener des convulsions et du délire. Son action locale (Schroff. 1865) est des plus remarquables : mise à profit depuis quelques mois à peine, elle constitue déjà une des plus importantes conquêtes de la thérapeutique moderne. Appliquée en badigeonnage (*solution de chlorhydrate de Cocaïne* à 5 p. 100), elle détermine l'insensibilité des surfaces qu'elle recouvre et abolit leur excitabilité réflexe. Son action est passagère d'ailleurs, et toute superficielle ; mais elle a permis un certain nombre de petites opérations, jusque-là fort douloureuses et nécessitant l'emploi du chloroforme.

C'est particulièrement dans la chirurgie oculaire (8 à 10 gouttes) qu'elle rend d'inappréciables services, pour l'opération de la cataracte, la strabotomie, etc. ; elle amène d'ailleurs la dilatation momentanée de la pupille, à la façon de l'atropine. M. Panas a fait remarquer que son action porte uniquement sur les tissus *sains*, tandis que, sur les parties ulcérées, elle demeure à peu près nulle.

L'abolition de l'excitabilité réflexe, qu'elle détermine à la surface du larynx, l'a rendue précieuse pour l'introduction des tubes employés dans le lavage ou le gavage de l'estomac. On l'a utilisée de même pour faire cesser le vaginisme, les spasmes qui accompagnent la fissure à l'anus, pour permettre l'introduction du spéculum ou faciliter la dilatation forcée. — On a cherché à plusieurs reprises à utiliser son action locale analgésique, dans la chirurgie dentaire : les applications directes sur la gencive ou sur le nerf à nu au fond des dents cariées, n'ont été suivies d'aucun succès. Récemment, on a obtenu de meilleurs résultats en pratiquant plusieurs injections interstitielles dans l'épaisseur de la gencive au moyen d'une seringue de Pravaz.

La *Cocaïne* a encore été peu employée à l'intérieur ; elle paraît appelée à rendre des services dans les gastralgies, sans parler de son action stimulante sur le système nerveux, supérieure sans nul doute à celle du café : on en a proposé l'emploi dans le traitement de l'obésité.

103. POLYGALA DE VIRGINIE

Description. — Cette racine forme un cordon de la grosseur d'une plume d'oie, fortement tordu, sinueux, renflé au sommet en une sorte de tête rugueuse et aplatie qui constitue la partie rhizomateuse de la souche; elle est terminée en pointe à la partie inférieure et donne naissance, sur toute son étendue, à de nombreuses racines secondaires dont quelques-unes sont à peu près de même importance qu'elle, ce qui lui donne souvent l'aspect bifurqué; sa longueur est variable et dépasse rarement 12 cent.; sa couleur est d'un jaune sale ou brunâtre.

La tête forme une masse irrégulière aplatie, large de 1 $^1/_2$ à 2 $^1/_2$ cent., hérissée d'une quantité considérable de mamelons ou de verrues laissés par la chute des rameaux aériens; ces mamelons sont brunâtres, parfois greffés les uns sur les autres, formant *chou-fleur*; chacun d'eux porte à son sommet une cicatrice dont le milieu est occupé par un cercle très étroit, de couleur claire; souvent, il reste parmi ces mamelons quelques écailles rougeâtres, provenant de la base des rameaux aériens.

Le corps de la racine est couvert, à sa surface, de rides nombreuses; ce sont d'abord des stries annulaires disposées transversalement, parfois incomplètes, très inégalement espacées, et formant par places de véritables étranglements. La racine est en outre plissée dans le sens longitudinal; ces plis sont fortement marqués, et, l'on peut même, ordinairement, en distinguer un, beaucoup plus saillant que les autres, qui forme une sorte de crète, régnant d'un bout à l'autre de la racine. L'écorce est épaisse, facile à enlever, laissant alors à nu le cylindre central, blanc, lisse, marqué de fissures plus ou moins profondes.

Les racines secondaires offrent les mêmes caractères que la racine principale.

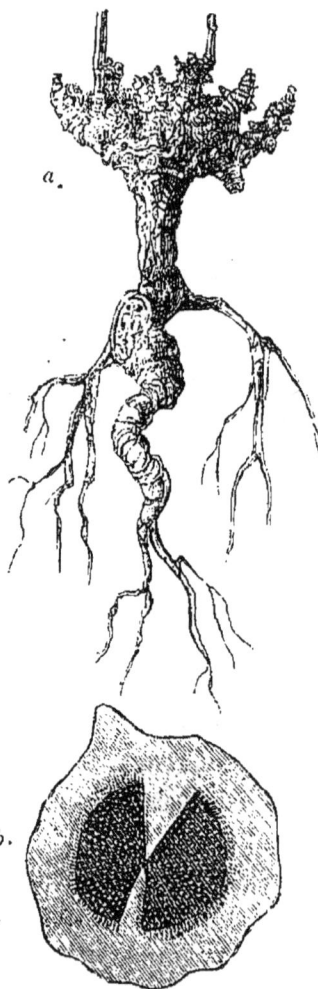

FIG. 111 et 112. — Polygala de Virginie. *Polygala Senega* L.

a, racine entière ; — *b*, coupe transversale grossie.
(D'après de Lanessan.)

La cassure est nette ; la coupe transversale montre une écorce jaune, occupant parfois la moitié de la masse, présentant de larges lacunes, et formant des plis irréguliers, dont le plus important constitue la crête mentionnée plus haut ; le parenchyme cortical s'insinue par places au milieu du cylindre ligneux, et le décompose en secteurs souvent fort inégaux et de forme très variable. Le bois est blanc, compact, et présente sous la loupe des cercles concentriques très fins.

L'odeur est faible, un peu rance, parfois très désagréable. La saveur est âcre et nauséeuse.

Au microscope, on trouve, sous le suber, un parenchyme épais dont les phytocystes, allongés tangentiellement, renferment de nombreuses gouttelettes huileuses. Le liber est diffus et constitué par des fibres courtes, peu épaisses, que l'on retrouve jusque dans l'intérieur de la crête et dans les plis de la surface de la racine. De nombreux rayons médullaires, très minces, parcourent cette zône et se confondent à leur extrémité avec le parenchyme cortical. Le bois renferme de nombreux vaisseaux disposés simplement en cercles concentriques.

Botanique. — La souche de *Polygala* employée en médecine provient du *Polygala Senega* L., *Polygalacée* [1] de la série des *Polygalées*. C'est une herbe vivace, originaire du Canada et des régions Nord et Est des Etats-Unis, à souche persistante, à rameaux aériens annuels, nombreux, souvent indivis.

Feuilles alternes, lancéolées, presque sessiles, penninerves. — *Fleurs* hermaphrodites et irrégulières, disposées en épis terminaux à pédoncules courts. — *Réceptacle* convexe, surmonté, en son centre, d'un disque supportant l'ovaire. — *Calice* à cinq pièces verdâtres, dissymétriques, inégales, les 2 antérieures étant déjetées latéralement en *ailes*.— *Corolle* plus irrégulière encore, composée de 3 pétales : 2 latéraux en forme de lames obtuses, 1 médian creusé en capuchon, terminé par une crête ou un bouquet de filaments grêles.— 8 *Etamines*, dont les filets sont soudés en un tube fendu en 2 endroits, ce qui donne deux groupes de quatre étamines. — *Anthères* petites, biloculaires, introrses, déhiscentes par un pore terminal. — *Ovaire* biloculaire, un peu comprimé.— *Style* recourbé en crochet et renflé à son extrémité stigmatique. *Ovules* solitaires, anatropes, à micropyle supéro-externe.— *Capsule* bivalve, aplatie, accompagnée à sa base par la collerette calicinale persistante, et renfermant 2 graines noires, albuminées, pourvues d'un arille micropylaire blanc, divisé en deux lobes.

Chimie. — La *Racine de Polygala* renferme une résine, une huile volatile, du sucre, des sels et un principe irritant, la *Sénégine* ($2\,{}^1/_2$ p. 100) qui possède presque toutes les réactions de la *Saponine*. Hanbury mentionne également, mais avec doute, l'*acide virginique* (Quévenne) et l'*Isolusine* (Peschier).

---

[1] POLYGALACÉES. — Plantes herbacées ou ligneuses. — Feuilles alternes, sans stipules (opposées ou verticillées quelquefois chez les *Polygala*). — Fleurs hermaphrodites et irrégulières, disposées en grappes ou en épis (solitaires chez les *Krameria*). — Réceptacle convexe. — Calice irrégulier, à 5 pièces libres fort inégales (plus rarement 4 dans les *Krameria*), deux d'entre elles, ou quelquefois 4, devenant larges et pétaloïdes.— Corolle irrégulière, à cinq pièces (3 dans quelques *Krameria*) libres, très inégales, une ou deux d'entre elles prenant un grand développement. — Androcée irrégulier, à 8, 6, 5, 4, ou 3 étamines ordinairement monadelphes, anthères biloculaires et introrses, déhiscentes par 2 fentes longitudinales (quelquefois par des pores terminaux). — Ovaire biloculaire, au moins au début (uniloculaire chez les *Xanthophyllum*).— Ovule anatrope, descendant, à micropyle supéro-externe, solitaire dans l'angle interne de chaque loge (2 ovules dans les *Krameria* : placentas pariétaux pluriovulés chez les *Xanthophyllum*).— Fruit sec indéhiscent (*Krameria*, *Securidaca*) ou loculicide (*Polygalées*) ou charnu, (*Xanthophyllum*, *Carpolobia*). — Graines albuminées (exc. quelquefois *Xanthophyllum*).

M. Baillon admet dans cette famille (*Hist. des Pl.*, V. 81) les 3 séries suivantes: *Polygalées*, *Xanthophyllées* et *Kramériées*.

La *Sénégine* ou *Polygaline* est un glucoside amorphe, incolore, à réaction acide, insoluble dans l'eau et dans l'alcool à froid, soluble à l'ébullition dans ces deux liquides. Les acides étendus la dédoublent en glucose et en *Sapogénine*.

Physiologie et Thérapeutique. — La Racine de Polygala de Virginie est stimulante, vomitive et expectorante ; on l'emploie dans le catarrhe bronchique et l'asthme, comme adjuvant du kermès et de l'ipécacuhana, auxquels elle reste néanmoins inférieure, mais qu'elle remplace parfois dans la médication des enfants. Ses propriétés diurétiques l'ont fait prescrire contre le rhumatisme. — Quant à son antique réputation d'efficacité contre la morsure des serpents venimeux, elle est peut-être basée simplement, comme le fait remarquer M. Baillon, sur sa forme tortueuse, selon la fameuse doctrine des signatures.

Elle est assez peu employée aujourd'hui : on prescrit l'infusion (10 p. 100), la poudre (30 centigr. à 2 gr.), les pastilles (chacune renfermant 1 centigr. de poudre). — La poudre est un violent sternutatoire.

Diagnose. — Le *Polygala de Virginie* sera distingué facilement de toute autre racine, grâce à la forme renflée et mamelonnée de son extrémité supérieure ; les fragments diffèrent de ceux du *Rhizome de Cabaret* (n° 237) par leurs fissures transversales et par l'absence de nœuds et de cicatrices de feuilles.

104. RACINE DE RATANHIA

Description. — Il existe dans le commerce plusieurs sortes de *Ratanhia ;* la sorte officinale, la plus active d'ailleurs, est le *Ratanhia* dit du *Pérou*.

Le corps de la Racine est cylindrique, volumineux, large parfois de 5 à 6 cent.; il émet de nombreuses ramifications, longues de plusieurs pieds, grêles, un peu sinueuses, qui sont plus fréquemment employées et figurent seules au Droguier de la Faculté.

Ces ramifications sont épaisses de 1/2 à 1 $^1/_2$ cent., assez régulièrement cylindriques, et coupées en fragments de longueur variable, ordinairement de 15 à 20 cent. La surface est d'un brun rougeâtre, érodée par places et laissant voir la couche sous-jacente, d'un rouge brique foncé. Cette surface est faiblement rugueuse et parcourue par des lignes noirâtres, à direction irrégulièrement longitudinale, souvent peu visibles et semblables à des côtés fortement aplaties. De place en place se montrent parfois quelques fentes tranversales très superficielles. Les cicatrices des ramifications sont petites, peu saillantes et offrent en leur centre un point rouge. La cassure est longue, irrégulière, grossièrement fibreuse au centre, courte et compacte au niveau de

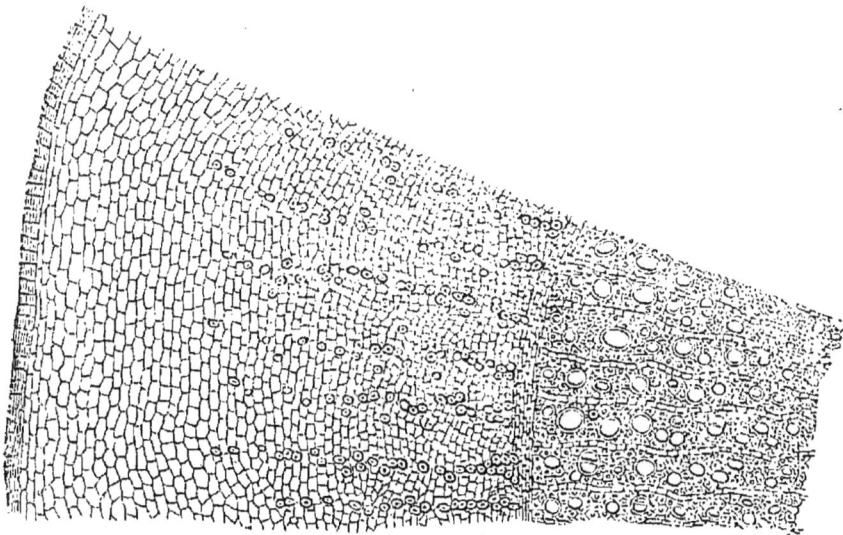

FIG. 113. — Racine de Ratanhia du Pérou. *Krameria triandra*.
Coupe transversale.
(D'après de Lanessan.)

l'écorce. Celle-ci s'enlève très facilement; elle est épaisse, flexible, lisse à sa face interne, finement striée selon sa longueur et de couleur brun cannelle.

La coupe montre au dehors une ligne subéreuse brune, très mince, peu visible, puis une zône corticale rougeâtre, granuleuse, occupant le tiers environ du rayon, portant, à sa limite interne, de nombreuses et très fines stries radiales, brunâtres, irrégulières. Le bois, nettement séparé de l'écorce, est d'un jaune orangé, très compact, sans moelle, et sillonné de lignes radiales plus foncées, très nombreuses et très fines, qui ne sont souvent visibles qu'à la loupe. — L'odeur est agréable, et propre à la drogue; la saveur de l'écorce est astringente, un peu amère : celle du bois est à peu près nulle.

Au microscope, on trouve, — sous un suber assez épais, à cellules aplaties, tangentiellement dirigées, — un parenchyme à éléments gorgés d'amidon et de matière colorante, au milieu duquel s'insinuent des files irrégulières d'éléments libériens; ces files sont minces, tortueuses, ramifiées, et leurs éléments ont une paroi épaisse et brunâtre. Après une mince couche de cambium, se trouve un bois compact, divisé par des rayons médullaires très réguliers, larges de 2 plans de cellules au plus; les fibres ligneuses sont petites, très rapprochées; les vaisseaux sont nombreux et assez larges, disposés à peu près en lignes concentriques. On ne trouve aucune trace de moelle.

Une autre sorte de *Ratanhia*, presque aussi abondante dans le commerce que la première, est le *Ratanhia de Savanille* ou *de la Nouvelle-Grenade*. Il se distingue du précédent par sa coloration d'un gris violacé, ses fissures transversales profondes, son écorce large de 1/2 rayon et beaucoup plus difficile à arracher. Au microscope, on trouve des files d'éléments libériens beaucoup plus régulières et nettement radiales.

Le *Ratanhia du Para* ou du *Brésil*, également usité, se distingue des deux précédents par sa couleur noirâtre, ses fentes transversales profondes, coupées de rides longitudinales très nettes, et par l'épaisseur plus considérable encore de sa portion corticale.

Il existe deux ou trois autres sortes commerciales de *Ratanhia*, mais qui ne parviennent qu'accidentellement dans le commerce.

Botanique. — Le *Ratanhia du Pérou* provient du *Krameria triandra* R. et Pav. originaire des hautes montagnes du Pérou et de la Bolivie. Le *Ratanhia violet* ou de *Savanille* est produit par le *K. Ixina* L., qui habite la Nouvelle-Grenade, le Vénézuéla, les Antilles et le Mexique. Le *R. du Para* ou *du Brésil* est attribué au *Krameria argentea* Mart., et le *R. du Chili* au *Krameria cistoïdea* Hook. et Arn. Le genre *Krameria* appartient à la famille des *Polygalacées*, série des *Kramériées*.

Le *K. triandra* R. et Pav., est un arbrisseau qui atteint à peine un pied de hauteur, dont les branches sont nombreuses, pubescentes dans le jeune âge, et glabres à l'état adulte. — *Feuilles* alternes, oblongues-aiguës, non stipulées, couvertes sur leurs deux faces d'un duvet soyeux. — *Fleurs* hermaphrodites et irrégulières, colorées en rouge plus ou moins vif, disposées en grappes. — *Calice* dialysépale, à 4 pièces colorées, dont une antérieure plus large. — *Corolle* à 2-3 pétales en forme de languettes lancéolées, parfois connés à leur base. — 3-5 *Étamines* inégales, situées postérieurement, soudées à leur base, cette même base étant en outre connée avec le pétale supérieur : *anthère* globuleuse, biloculaire, introrse, déhiscente par un pore supérieur; deux disques, situés en avant, occupent la place de 2 étamines, dans le cas où elles sont disparues. — *Ovaire* primitivement biloculaire, puis uniloculaire (par avortement de la loge postérieure), globuleux, velu, surmonté d'un style conique, creux, sans renflement terminal. — 2 *Ovules* anatropes, à micropyle supérieur et externe. — *Fruit* monosperme, sec, globuleux, indéhiscent, couvert d'aiguillons crochus. — *Graine* peu ou point albuminée

Le *Krameria Ixina* possède le port, la couleur et tous les caractères du précédent; les feuilles diffèrent par leur longueur et la disposition de leurs nervures : le seul caractère spécifique constant est la présence normale de 4 étamines : les principes chimiques constituants sont, en outre, un peu différents (tannin).

Le *Krameria Cistoïdea* possède quatre étamines et cinq sépales. Les *K. grandifolia, K. tomentosa, K. argentea, K. secundiflora* diffèrent si peu les uns des autres (sauf ce dernier), que M. Baillon a pu émettre l'hypothèse de leur rattachement au *K. Ixina*, à titre de simples variétés. (*Bot. méd.*, 914.)

Chimie. — L'Écorce de la Racine, seule partie active de la drogue, renferme 20 pour 100 d'un glucoside spécial. l'*acide Ratanhia-tannique* ou *Kramérique*, très analogue à l'*acide catéchutannique*, et donnant comme lui de la *Pyrocatéchine* comme produit de décomposition; il se distingue du tannin du chêne en ce qu'il ne précipite pas par le tartre stibié. Les acides étendus le dédoublent en sucre cristallisé et en *Rouge de Ratanhia* $C^{20} H^{22} O^{11}$, substance très voisine de celle que l'on extrait de l'Écorce de Marron d'Inde (Rochleder) et de la Tormentille (Rembold).

On a retiré, en outre, du Ratanhia un corps volatil solide mal déterminé (Cotton), de la cire, de la gomme et un sucre incristal-lisable, mais point d'*acide gallique*.

Le *Ratanhia de Savanille* renferme un principe tannique diffé-rent de celui du *Ratanhia du Pérou* : en présence du fer réduit par l'hydrogène, une solution du premier devient violette, une solution du second devient brune.

Physiologie et Thérapeutique. — Le *Ratanhia*, grâce à son tan-nin, est un astringent des plus énergiques, dont la puissance n'est égalée que par celle du cachou ; il paraît jouir d'une action hémos-tatique réelle.

On l'emploie à l'extérieur en lotions, (50 p. 1000), ou en poudre (1 à 10 gr.), sur les plaies de mauvaise nature, ou dans le traite-ment du coryza ; — en injections (infusé 20 p. 1000), contre la leucorrhée, la vaginite, la blennorrhagie ; — en gargarisme, dans l'angine. A l'intérieur, on prescrit fréquemment l'extrait (50 centigr. à 5 gr.), ou la teinture (5 à 20 gr.), contre la diarrhée chronique ou comme tonique astringent (sirop iodo-tannique). — On l'em-ploie souvent aussi en pommades, en suppositoires, etc. Ces suppositoires ont été vantés par Trousseau dans le traitement de la fissure à l'anus.

Diagnose. — La *Racine de Ratanhia* se distinguera aisé-ment de la *Racine de Garance* (n° 163), dont la surface s'écaille en larges pellicules, dont la saveur n'est nullement astringente, — et de la *Racine de Cainça* (n° 167) dont les longues ramifications ont à peu près le même aspect exté-rieur, mais sont de couleur grisâtre, non décorticables et dé-pourvues d'astringence.

Sirop iodo-tannique.	*Glycéré de Ratanhia.*	*Poudre contre le Coryza.*
Iode 1 gr	Ext. de Ratanhia	Poudre de Rata-
Alcool à 90° 11 —	(dissous dans	nhia. 5 gr.
Sirop de Rata-	la glycérine). 15 gr.	Poudre de Cubèbe. 5 —
nhia du Codex. 988 —	Glycéré d'ami-	— d'Alun 5 —
	don. 90 —	

105. RÉSINE D'EUPHORBE

Description. — Larmes jaunâtres, ternes, légèrement trans-lucides, souvent mamelonnées, et assez régulières, dont la grosseur varie de celle d'un grain de poivre à celle d'une noisette ; quelques-unes sont géminées et terminées par deux pointes. Le plupart sont creuses et percées à leur base d'un ou deux orifices ; l'épaisseur de cette sorte de coque est de 1 à 3 mill. ; la cavité est occupée ordinairement par un aiguillon, un fragment de pédicelle floral ou un fruit ; souvent aussi, la cavité est vide, mais s'est moulée sur un de ces corps, disparu depuis. Les aiguillons sont bruns, ligneux, ridés longitudinalement, longs de 1 cent. au plus. Les fruits sont étoilés et composés de trois coques monospermes, biconvexes, de couleur jaune-paille, et de la grosseur d'un grain d'orge.

La substance de ces larmes est très friable, et se réduit facilement sous l'ongle en une poudre très fine, d'un blanc jaunâtre, très irritante, provoquant le larmoiement, l'éternuement et la toux. L'odeur est faible ; la saveur, d'abord peu prononcée, devient peu à peu d'une âcreté extrême, mêlée d'une certaine amertume ; au bout de peu de temps, elle se transforme en une sensation de chaleur très persistante, siégeant sur le voile du palais et dans l'arrière-gorge.

Botanique. — La *Résine*, ou plutôt la *Gomme-Résine d'Euphorbe*, est le latex solidifié de l'*Euphorbia resinifera* O. Berg, plante de la région de l'Atlas, abondante surtout dans l'empire du Maroc, où son nom lui fut donné, selon Pline, en l'honneur d'Euphorbon, médecin du roi de Mauritanie, Juba II ; elle appartient à la famille des *Euphorbiacées*[1], série des *Euphorbiées*.

---

[1] EUPHORBIACÉES. — Plantes herbacées ou ligneuses, (quelquefois grimpantes : axes quelquefois charnus (*Euphorbia*) ou aplatis en cladodes (*Xylophylla*). — Feuilles le plus souvent alternes et stipulées, quelquefois transformées en épines. — Fleurs unisexuées, souvent apétales et trimères, monoïques, plus rarement polygames (quelques *Dichapétalées* et *Callitrichées*) ou hermaphrodites (*Euphorbiées*), le plus souvent régulières (exc. quelques *Euphorbiées* et quelques *Dichapétalées*), à inflorescence très variable. — Réceptacle convexe (exc. quelques *Dichapétalées* et *Phyllanthées*). — Calice à 5 pièces libres ou un peu unies à leur base (quelquefois 2, 3, 4, ou exceptionnellement 6 ou 8 pièces). — Corolle à 3, 4 ou 5 pièces, libres ou souvent unies inférieurement, le plus ordinairement absente. — Étamines le plus souvent en nombre indéfini (exc. *Excœcariées, Dichapétalées, Callitrichées* et quelques genres) à filets libres ou plus souvent polyadelphes ou monadelphes, à anthères ordinairement biloculaires (quadriloculaires dans le *Poranthera*, etc.), extrorses ou in-

18.

Tige ligneuse, ccatiforme, de 1 à 2 m. de haut, à branche charnues, aphylles, en forme de prismes quadrangulaires irrégu liers à faces évidées; les arêtes de ces prismes sont garnies de bourrelets quadrangulaires et hérissées d'épines disposées assez régulièrement par paires et représentant sans doute les stipules. — *Fleurs* petites, jaunâtres, polygames par avortement du gynécée chez un certain nombre, et disposées en cymes bipares pauciflores. — *Périanthe* simple, cupuliforme, à cinq divisions étalées, alternant avec autant de glandes placées au dedans sur le réceptacle. — *Etamines* en nombre variable, de tailles diverses, disposées en cinq groupes superposés aux lobes du périanthe : *filets* articulés; *anthères* biloculaires, déhiscentes par deux fentes marginales; entre chaque groupe d'étamines est intercalé un groupe de languettes glanduleuses et grêles. — *Ovaire* globuleux, triloculaire, porté au sommet d'un pédicule souvent recourbé et accompagné à sa base d'un coussin glanduleux; *style* à trois branches bifides.— *Ovule* solitaire, anatrope, descendant, inséré dans l'angle interne et coiffé d'un obturateur issu du funicule. — *Capsule* tricoque, à déhiscence septicide, puis loculicide par rupture des carpelles suivant leur nervure dorsale. — *Graines* ovoïdes, dépourvues de l'arille micropylaire qui caractérise le genre : albumen huileux.

Pour obtenir le latex, on pratique pendant l'été des incisions transversales, par lesquelles le suc s'écoule avec abondance, engluant toutes les saillies de la plante : épines, pédicelles floraux ou fruits; on recueille le suc, une fois desséché; la poudre que forment les larmes sèches est tellement irritante, que les indigènes qui la récoltent doivent, au dire d'Hanbury, protéger leurs yeux, leur bouche et leurs narines, dans la crainte d'accidents graves.

Chimie. — La *gomme-résine d'Euphorbe* renferme (Flückiger) une résine âcre spéciale, du mucilage, une substance ternaire, l'*Euphorbone*, des malates de chaux et de soude et quelques autres matières minérales.

---

trorses, déhiscentes le plus souvent par deux fentes longitudinales. — Ovaire supère (exc. quelques *Dichapetalum*), triloculaire (une loge quelquefois chez les *Antidesma* et *Cometia*, 2 chez les *Callitrichées*, 5 chez les *Wielandia*, etc.). Ovules anatropes, descendants, à micropyle supéro-externe, pourvus à peu près constamment d'un obturateur, et au nombre de un ou deux dans l'angle interne de chaque loge ovarienne. — Fruit ordinairement sec et tricoque, à déhiscence élastique, septicide et placentilique, rarement indéhiscent ou même charnu (baie ou drupe). — Graine pourvue d'un albumen plus ou moins développé, presque toujours arillée.

M. Baillon admet dans cette famille (*Hist. des Pl.*, V. 156) les huit séries suivantes : Euphorbiacées a loges uniovulées : *Euphorbiées, Ricinées, Jatrophées, Crotonées, Excœcariées.* — Euphorbiacées a loges biovulées : *Dichapetalées, Phyllanthées, Callitrichées.*

La résine C^{20} H^{32} O^4 (38 p. 100) est amorphe, neutre, soluble dans l'alcool. — L'*Euphorbone* C^{20} H^{44} O^2 est incolore, cristallisable, insoluble dans l'eau, soluble dans l'éther, l'alcool bouillant, la benzine, le chloroforme, etc.; elle paraît être insipide à l'état de pureté; elle fond à 115° et présente la plupart des caractères de la *Lactucone* ou *Lactucérine* du suc de laitue.

Le mucilage se distingue de celui de la gomme arabique en ce qu'il est précipitable par l'acétate de plomb et le silicate de soude (Flück. et Hanb., II, 307.)

Physiologie et Thérapeutique. — Cette substance est à peu près inusitée aujourd'hui dans la médecine européenne : la plus grande partie de la résine récoltée est consommée dans le pays d'origine. C'est un purgatif drastique des plus énergiques, provoquant des vomissements à haute dose; son emploi n'est pas sans danger. A l'extérieur, elle produit sur place une rubéfaction intense qui peut aller, selon certains auteurs, jusqu'à la vésication, fait nié par d'autres (Cauvet); on l'a quelquefois incorporée aux emplâtres cantharidiens, dont elle paraît rendre l'action plus énergique et surtout plus prolongée (Emplâtre de Janin, Emplâtre de Lecomte).

Diagnose. — La *Gomme Ammoniaque* (n° 154), lorsqu'elle est en larmes bien régulières, présente quelque ressemblance avec la *Gomme d'Euphorbe*; mais ces larmes ne sont jamais creuses, et s'il s'y trouve mélangés quelques débris, ce sont des fruits d'Ombellifères, dont la forme est toute spéciale et bien distincte de celle des fruits d'Euphorbe; d'autre part, l'odeur de la Gomme Ammoniaque est assez caractéristique, tandis que la Gomme d'Euphorbe est à peu près inodore.

106. FRUITS ET GRAINES D'ÉPURGE

Description. — Les fruits, — qu'il est difficile de trouver dans le commerce, car ils ne sont jamais employés en médecine, — présentent la disposition étoilée commune aux Euphorbes, et se composent de trois carpelles bombés en carène, qui se détachent, quand ils sont secs, de la columelle commune, et s'isolent les uns des autres dans leur partie supérieure, puis s'ouvrent chacun par une fente plus ou moins étendue, au niveau de leur carène dorsale. Ils sont rugueux à leur surface et colorés en jaune sale ou en brun pâle : le mésocarpe est blanchâtre et spongieux, l'endocarpe lisse et coriace. L'ensemble du fruit mesure environ 1 $^1/_2$ à 2 cent. de diamètre, sur 1 cent. de hauteur.

La graine est ovoïde, un peu comprimée sur les côtés, et obliquement tronquée au sommet (longueur : 6 mill.; largeur : 5 mill.). Elle est colorée en brun et quelquefois en gris bleuâtre : la surface est rugueuse et couverte d'un réseau très fin de lignes saillantes, jaunâtres, un peu irrégulières. L'extrémité supérieure tronquée porte une petite caroncule blanchâtre, conique, à bords soulevés, à la base de laquelle se montre le micropyle ; de cette extrémité part un sillon assez large, à lèvres légèrement saillantes, qui divise la face dorsale de la graine et s'étend jusqu'à son extrémité inférieure.

La coque de la graine est mince et cassante, sa face interne lisse et blanchâtre. — Elle renferme un embryon aplati, emprisonné au milieu d'un albumen très abondant, compact, huileux, doué d'une saveur faible au début, puis âcre et irritante.

Le parenchyme de l'albumen, identique à celui des graines de Ricin, renferme de nombreuses gouttelettes d'huile et des grains d'aleurone.

Botanique. — L'*Epurge* [1] est une plante herbacée, abondante dans nos pays, où elle atteint 0,60 à 1 m. de hauteur ; c'est une *Euphorbiacée* de la série des *Euphorbiées*, l'*Euphorbia Lathyris* L.

Feuilles opposées, sessiles, oblongues-aiguës. — *Fleurs* monoïques, jaunâtres, disposées en cymes bipares terminales simulant des ombelles, et naissant à l'aisselle de larges bractées triangu-

---

[1] *Vulg.* Euphorbe catapuce, Grande catapuce, Euphorbe lathyrienne, Tithymale épurge, Grande ésule, Ginousette.

laires : organisation florale identique à celle de l'*Euphorbia résini-fera* (p. 318).

Chimie. — Les semences donnent 35 à 40 p. 100 d'une huile spéciale très âcre, d'un blond pâle, soluble dans l'éther, mais insoluble dans l'alcool ; elle se congèle à 0, 92. Elle paraît tenir en dissolution un principe drastique qui n'a pas été isolé.

Physiologie et Thérapeutique. — Les graines d'Epurge constituent un purgatif drastique et éméto-cathartique des plus violents, plus énergique que le Ricin, un peu moins actif que le Croton, mais dont l'administration interne n'est pas sans danger. On peut prescrire soit une ou deux graines (au plus), broyées dans du lait, soit l'huile obtenue par expression ou par l'éther, à la dose de 5 à 20 gouttes, en émulsion, ou mélangée à l'huile de Ricin ; à l'extérieur, elle a été quelquefois prescrite en frictions rubéfiantes.

Diagnose. — Ces graines, que la présence de leur caroncule permet de ranger aussitôt parmi les Euphorbiacées, se distinguent, dans le Droguier, des autres graines de cette famille : par leur petite taille, qui les sépare des *Pignons d'Inde*, — par leur coque rugueuse, qui les sépare des *Ricins*, — par leur caroncule persistante et les aréoles de leur surface, qui les séparent des *Crotons*.

107. GRAINES DE RICIN

Description. — Les *Graines de Ricin* sont ovoïdes, un peu aplaties, et présentent des dimensions très variables selon les sortes : elles mesurent 8 à 15 mill. de long, sur 5 à 10 mill. de large, et 4 à 6 mill. d'épaisseur.

Leur sommet porte une petite caroncule jaunâtre, ridée, spongieuse, inclinée en avant, et dont le centre, ordinairement resté plus saillant, porte une légère fossette. Le corps de la graine est lisse, brillant, et couvert de marbrures très délicates, de couleur brunâtre, se détachant sur un fond d'un jaune pâle. Le hile est situé à la base de la caroncule ; il en part une arête peu saillante (raphé), qui divise en deux la face antérieure, et se termine un peu en avant du pôle inférieur, par une petite éminence parfois assez saillante.

On distingue dans le commerce français deux variétés principales de Ricins: les *Ricins de France* et les *Ricins d'Amérique* ; les premiers sont deux fois plus petits que les derniers, plus gris, à rayures plus fines ; les seconds. outre leur plus grande taille, sont nettement aplatis à leur face antérieure, parfois même un peu excavés. et la saillie plus prononcée de la chalaze contribue encore à leur donner un aspect très légèrement réniforme. — Les *Ricins de Bombay* et les diverses variétés de *Ricins d'Afrique*, ne présentent chez nous aucune importance commerciale.

Les téguments sont coriaces, épais et cassants. En brisant la graine entre les doigts, ils s'en séparent facilement sous forme d'une coque dure, à face interne lisse, brunâtre, bronzée (*testa*); la matière colorante des graines est renfermée dans les cellules de la couche superficielle (assez facile d'ailleurs à isoler sous forme d'une pellicule mince sur les graines récentes). Le second tégument reste ordinairement adhérent à l'albumen et lui forme une mince enveloppe (*tegmen*) d'un blanc éclatant et argenté, facile à enlever.

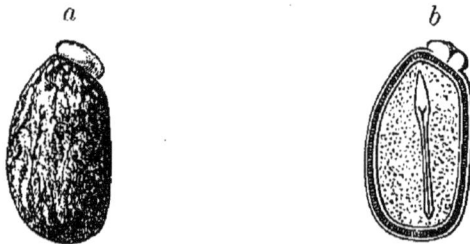

Fig. 114 et 115. — Graines de Ricin. *Ricinus communis* L.
a, entière,   b, coupe longitudinale.
(D'après H. Baillon.)

L'albumen est d'un blanc d'amande quand il est récent, d'un jaune cireux quand il est rance; il est compact, très mou et renferme au milieu un embryon à radicule cylindrique, à cotylédons larges, ovoïdes, foliacés, marbrés de nervures, et occupant presque toute la largeur de la graine.

L'odeur de l'albumen écrasé est un peu vireuse ; la saveur est douceâtre et ne devient âcre que tardivement.

Au microscope [1], on trouve l'albumen constitué par un parenchyme à cellules polygonales, gorgées de gouttelettes d'huile qui ne deviennent nettement visibles qu'en ajoutant un excès d'eau à la préparation. On trouve dans ces mêmes cellules de nombreux grains d'*Aleurone* [2].

Botanique. — Le *Ricin* est une *Euphorbiacée* de la série des *Ricinées*, le *Ricinus communis* L., dont on ne connaît pas moins de 27 variétés, considérées autrefois comme autant d'espèces distinctes. C'est une plante originaire de l'Inde, aujourd'hui répandue dans presque toutes les régions tropicales et tempérées du globe. Ligneuse, vivace, haute parfois de 12 mètres dans la partie méridionale du bassin de la Méditerranée, elle est chez nous herbacée, annuelle, et sa taille n'y dépasse guère 1 m. 50.

Tige fistuleuse. — *Feuilles* alternes, larges, longuement pétiolées, pourvues de deux stipules souvent soudées, à limbe palmatinerve et découpé en 5-11 lobes dentés. — *Fleurs* monoïques, apétales, disposées en grappes de cymes; les *femelles* prédominent à la partie supérieure de l'inflorescence, les *mâles* à la base. — *Réceptacle* convexe portant un *Calice* membraneux, à cinq divisions profondes. — *Androcée* polyadelphe, comprenant un nombre variable de filets ramifiés et dendriformes, chargés d'*anthères* biloculaires et extrorses, à loges fixées par leur sommet à l'extrémité du connectif. — *Ovaire* globuleux, à trois loges uniovulées, couvert de saillies filiformes et surmonté d'un style à trois branches stigmatiques bifides. — *Ovule* anatrope, inséré dans l'angle interne de la loge, descendant, à micropyle supéro-externe, recouvert d'un obturateur provenant du placenta. — *Capsule* tricoque, hérissée d'aiguillons herbacés, à déhiscence à la fois septicide, loculicide, et septifrage, se décomposant finalement en 6 valves qui laissent intacte, au milieu, la columelle placentaire. — *Graine* albuminée, pourvue d'un arille micropylaire.

Chimie. — Les *Graines de Ricin* renferment °/₀ : 40 à 46 p.

---

[1] Les téguments renferment trois couches distinctes : 1° une membrane épidermique composée de cellules incolores et de cellules à contenu brun et résineux, dont l'ensemble constitue les bigarrures de la surface; — 2° une zône épaisse de cellules scléreuses, très allongées; — 3° une couche interne formée d'éléments parenchymateux, à parois lâches et minces.

[2] Voir H. Baillon. *Botanique médicale*, p. 275.

d'huile, 6 p. d'eau, 20 p. de matières albuminoïdes, 18 p. de cellulose, 2 p. 100 de sucre et de mucilage, 3 p. de sels (malates, phosphates, sulfates et carbonates calcaires et alcalins), et des traces d'acide gallique. On y a signalé la présence d'une résine brune (2 %), soluble dans l'alcool et le sulfure de carbone, que beaucoup d'auteurs considèrent comme le principe drastique de la drogue. D'autres, avec Bower, pensent que celui-ci n'existe point préformé dans les graines, et prend naissance par la réaction mutuelle, dans des circonstances convenables, de deux substances préexistant dans le parenchyme ou la coque ; l'une serait peut-être identique à l'émulsine (Voy. p. 80), l'autre est la *Ricinine* ; ce dernier corps, que l'on a considéré comme un alcaloïde (Tuson), est cristallisable, incolore, soluble dans l'eau et dans l'alcool faible, peu soluble dans les huiles fixes, insoluble dans l'alcool absolu et dans l'éther. Pécholier, remarquant que la saveur des graines est faiblement âcre, et que les lésions de l'empoisonnement se montrent toutes dans l'intestin, accusant une vive irritation locale, pense que le liquide favorable à la production du principe drastique n'existe ni dans la cavité buccale, ni dans l'estomac, mais que ce pourrait être un des sucs intestinaux, peut-être la bile. — La *Ricinine* seule est à peu près inactive.

L'huile, qui ne doit ses propriétés qu'à la faible quantité de principe actif (ou d'éléments propres à le faire naître) qu'elle dissout, est visqueuse, colorée en jaune très pâle, inodore, faiblement sapide quand elle est pure, et se congèle à — 18°. Elle est soluble dans l'alcool absolu, l'éther, l'acide acétique et le sulfure de carbone, insoluble dans la benzine et l'essence de pétrole. Sa réaction est acide ; l'acide hypoazotique la solidifie lentement et la transforme en *Palmine*. Elle donne, par saponification, de l'*acide Palmitique* $C^{16} H^{32} O^2$ et de l'*acide Ricinolique* $C^{18} H^{34} O^3$. L'acide *Ricinolique*, distillé en présence de la potasse, se dédouble en *Alcool caprylique* $C^8 H^{18} O$, acide sébacique $C^{10} H^{18} O^4$ et hydrogène.

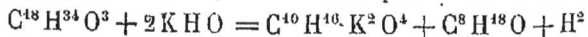

$$C^{18} H^{34} O^3 + 2 K H O = C^{10} H^{16} K^2 O^4 + C^8 H^{18} O + H^2$$

L'huile de Ricin, mélangée d'acide azotique, en présence de l'amidon, se solidifie en donnant naissance à la *Ricinélaïdine*, d'où on peut extraire un acide *Ricinélaïdique* cristallisable. Par distillation, l'huile donne de l'*aldéhyde œnanthylique* $C^7 H^{14} O$ et divers acides gras parmi lesquels l'*acide œnanthylique* $C^7 H^{14} O^2$.

Cette huile s'extrait industriellement le plus souvent à froid, à l'aide de la presse hydraulique, par simple écrasement des graines pourvues de leur enveloppe. On peut l'obtenir en traitant ces mêmes graines par l'alcool ou le bisulfure de carbone ; elle se montre alors infiniment plus active, car, dans le premier cas, une grande partie du principe drastique demeure dans le tourteau [1]. Quant au siège exact de ce principe, il ne paraît pas encore bien déterminé : on a longtemps cru qu'il se trouvait dans l'albumen : beaucoup d'auteurs admettent au contraire aujourd'hui que ce principe n'existe que dans les téguments, en dehors de l'huile localisée dans l'amande.

Physiologie et Thérapeutique. — Les graines de Ricin sont douées de propriétés éméto-cathartiques très actives : 5 à 6 graines bien mûres, écrasées dans du lait, constituent un bon purgatif drastique et presque insipide. A plus hautes doses (10 gr.), on voit apparaître des accidents très graves : superpurgation, ulcérations intestinales, suppression des urines, soif intense, convulsions et mort dans le coma (Pécholier). Ces accidents sont combattus par le vomissement, provoqué, — non à l'aide de l'ipéca ou du tartre stibié, mais par l'eau chaude ou une injection sous-cutanée de 1/2 centigr. d'apomorphine : — on prescrira ensuite le lait et les émollients.

On prescrit ordinairement l'huile à la dose de 15 à 40 gr., mêlée à du café, à du bouillon dégraissé, à du lait, ou renfermée dans des capsules. Elle agit comme drastique léger, et assez souvent, surtout en Angleterre, on augmente son activité en y mêlant une goutte d'Huile de Croton.

On ajoute souvent quelques gouttes d'huile de Ricin au collodion médicinal, pour donner de l'élasticité à la pellicule qu'il dépose, ce qui empêche celle-ci de s'écailler et de rider la peau en se rétractant. Elle a servi souvent dans les drogueries à falsifier le Baume de Copahu. — L'industrie l'emploie pour la fabrication des savons et la préparation de certains vernis sous le nom d'*huile de Palma-christi* ; elle est faiblement siccative [2].

Diagnose. — Ces graines sont les seules graines d'*Euphorbiacées* (pourvues d'une caroncule) contenues au Droguier, dont la surface soit lisse, luisante et bariolée.

---

[1] L'huile de Ricin est assez souvent adultérée par le mélange d'huiles diverses auxquelles on communique une âcreté factice par l'addition d'huile de Croton ou de Pignons d'Inde ; on reconnaîtra la présence de l'un ou de l'autre de ces deux derniers corps, en traitant l'huile suspecte par l'essence de pétrole qui les dissout tous deux et laisse intacte l'huile de Ricin.

[2] Les feuilles de la plante servent à préparer des cataplasmes qui passent pour favoriser la sécrétion du lait.

108. FÉCULE DE MANIHOC. — TAPIOKA

Description. — *a*. FÉCULE DE MANIHOC. — Grumeaux volumineux, très irréguliers, colorés en gris terne, avec quelques pointes d'un blanc laiteux : la surface est rocailleuse, mamelonnée, en *chou-fleur*. La cassure est rugueuse, compacte, brillante par places et d'aspect presque cristallin. La masse est translucide, très compacte et très dure; légèrement élastique sous la dent, elle s'écrase sans se pulvériser. L'odeur est nulle, la saveur un peu laiteuse.

Au microscope, une coupe au rasoir, pratiquée dans un fragment, montre une masse homogène, hyaline, frangée sur ses bords, creusée de larges lacunes irrégulières : les grains d'amidon ne sont distincts que sur les contours et

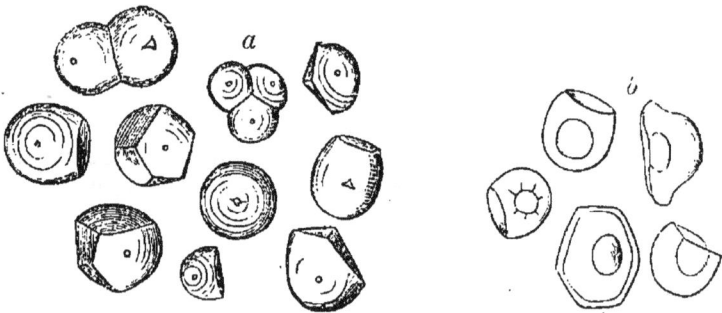

FIG. 116 et 117. — Grains d'amidon.

a. Fécule de Manihoc.   *b*. Tapioka.

(D'après de Lanessan.)

au niveau des lacunes; le reste est constitué par une pâte dans laquelle on retrouve parfois des fibres ligneuses et des débris de parois cellulaires.

Les grains sont ordinairement réunis par groupes de trois ou quatre; ils sont arrondis à contours bien nets, mais déformés et polyédriques dans leurs portions en contact avec les grains voisins. Chacun d'eux possède un noyau plus ou moins visible, quelquefois très volumineux, rond, ovale ou même étoilé, toujours placé au centre. La surface est couverte de stries concentriques extrêmement fines, souvent très difficiles à apercevoir.

Placés dans l'eau, ces grains se gonflent et éclatent; le noyau devient très volumineux et granuleux. L'iode les colore vivement en bleu.

b. TAPIOKA. — Grumeaux irréguliers, de très petite taille, incolores, translucides, fortement anguleux, à facettes brillantes, presque cristallines. Ils sont durs et s'aplatissent sous la dent sans se pulvériser. Ils se ramollissent dans l'eau et s'y gonflent considérablement. La saveur et l'odeur sont nulles.

Au microscope, les grains d'amidon présentent les mêmes caractères que ceux du Manihoc, mais un grand nombre d'entre eux ont augmenté de volume : leur noyau est large, ovale, très volumineux, souvent étoilé; quelques fissures se montrent sur le contour des grains. En général, c'est la portion polyédrique des grains (la portion en contact avec les grains voisins) qui a subi le plus de déformation; cette portion n'est plus saillante comme dans le Manihoc; elle est plane, ou beaucoup plus souvent creusée en entonnoir jusque vers le noyau. Quelques grains sont restés absolument intacts; d'autres ont été très altérés et forment un magma sans caractères.

Botanique. — La *Fécule de Manihoc* est extraite des racines de deux plantes de la famille des *Euphorbiacées*, série des *Jatrophées*, le *Manihoc edulis* Plum. (Manihoc amer) et le *Manihoc dulcis* H. Bn. (Manihoc doux ou *Camanioc*).

Le *Manihoc edulis*, cultivé principalement dans l'Amérique méridionale, d'où il paraît originaire[1], est un arbrisseau de 1 à 3

---

[1] Le Dr Schweinfurth l'a rencontré, ainsi que le *Manihoc dulcis*, au centre de l'Afrique chez les Niams-Niams (4⁰ lat. N.) au cours du premier voyage d'exploration tenté dans ces régions. (Voy. *Au cœur de l'Afrique*, 1868-1871, par le Dr Schweinfurth ; trad. Loreau. Paris, 1875. Hachette, t. I, cap.XI, p. 440.)

mètres de haut, dont les racines fasciculées, gonflées comme celle du Dahlia, peuvent atteindre 1 m. de long et 20 à 30 cent. de large. — *Feuilles* alternes, longuement pétiolées, palminerves, profondément découpées en 5 lobes largement lancéolés. — *Fleurs* unisexuées, apétales, disposées en grappes, les femelles occupant la base de l'inflorescence. — *Calice* gamosépale à cinq divisions. — *Androcée* formé de deux verticilles de 5 étamines (représenté par 10 languettes dans la fleur femelle), à filets unis entre eux sur une très faible étendue et insérés entre les lobes d'un disque central très découpé. — *Ovaire* biloculaire, à loges uniovulées, surmonté d'un triple style à branches stigmatiques bifides. — *Ovule* anatrope, descendant, pourvu d'un obturateur. — *Capsule* loculicide, ailée, à graines arillées, renfermant un albumen huileux.

Le *Manihoc dulcis* H. Bn., se distingue de l'espèce précédente par ses inflorescences très ramifiées, ses bractées plus courtes et ses fruits non ailés. — Au point de vue physiologique, une grave différence sépare ces deux espèces : la première seule est vénéneuse, grâce à l'acide cyanhydrique que renferment toutes les parties de la plante. Les feuilles froissées et humectées dégagent la même odeur que celles du Laurier-Cerise ; on ignore si l'acide cyanhydrique est ici préformé, ou s'il prend naissance dans les mêmes conditions que dans le Laurier-cerise et les Amandes amères.

La *Fécule de Manihoc* est extraite de l'une comme de l'autre espèce : les racines sont râpées et la pulpe qui résulte de cette opération est introduite dans des sacs de crin et fortement pressée. Le suc s'échappe, mêlé d'une forte proportion de grains d'amidon : ceux-ci sont recueillis dans l'eau, lavés avec soin, puis séchés ; le produit reçoit le nom de *Moussache*, s'il est séché lentement et à l'air libre, et celui de *Tapioka* si la dessication est opérée rapidement sur des plaques de fer chauffées. — Le résidu demeuré dans les sacs est séché à l'air, puis concassé grossièrement ; il constitue alors la *Fécule de Manihoc*. Cette fécule peut être torréfiée légèrement en grains ; elle porte alors le nom de *Couaque* ; agglomérée en galettes lorsqu'elle est encore humide, et cuite sur des plaques chaudes, elle constitue la *Cassave*, dont on fait une sorte de farine très appréciée en Amérique.

Chimie. — La *Fécule de Manihoc* présente toutes les réactions de l'amidon ; elle renferme, comme nous l'avons vu, une assez forte proportion de cellulose. — Le *Tapioka* offre en partie les caractères de l'amidon cuit : il cède à l'eau froide un peu de substance amylacée, bleuissant par l'iode.

Physiologie et Thérapeutique. — La Fécule de Manihoc est surtout employée en Amérique, où on la mêle à la farine de blé pour en faire du pain ou des gâteaux. Le Tapioka, bouilli pendant quelques instants dans le lait ou le bouillon, forme un potage analeptique, d'une digestion facile, souvent indiqué aux convalescents, aux jeunes enfants, ou aux vieillards. Il sert quelquefois de véhicule à la viande crue râpée, qui, administrée sous cette forme, inspire aux malades beaucoup moins de dégoût.

Diagnose. — La Fécule de Manihoc se distingue facilement à l'œil nu, du *Sagou* (nº 299), dont les grains sont jaunâtres et ordinairement sphériques. Le *Tapioka*, avec ses parcelles allongées et d'aspect cristallin, se distingue assez bien des grains arrondis du *Sagou perlé* (nº 300), et des poudres fines de l'*Arrow root* (nº 293), de la *Fécule de Pomme de terre*, (nº 179) et de l'*Amidon de blé* (nº 309) [1].

109. PIGNONS D'INDE

Description. — Ces graines, souvent désignées sous les noms de *Grands Pignons d'Inde*, *Graines de Curcas*, *Graines de Médicinier des Barbades*, *Fèves d'enfer*, etc., sont ovoïdes, un peu aplaties à la partie antérieure, et mesurent de 1 à 2 cent. de long sur 1 cent. de large et 8 mill. environ d'épaisseur. Elles portent, à leur pôle supérieur, une petite caroncule brunâtre, ridée, aplatie, facile à détacher, souvent disparue sur les échantillons du commerce; il en part une crête mousse qui traverse la face antérieure en son milieu, ou quelquefois un peu latéralement, et se termine au pôle infé-

---

[1] Le Tapioka est très fréquemment falsifié, dans le commerce, au moyen de l'une de ces substances : l'examen microscopique seul permettra de reconnaître le mélange. On peut toutefois déceler la présence de la fécule de pommes de terre (la substance la plus souvent employée pour cette falsification, en raison de son bas prix), en ajoutant à la bouillie de tapioca quelques gouttes d'acide sulfurique, qui feront naître, en cas de fraude, une odeur désagréable de colle fermentée

rieur à une chalaze bien marquée ; la face dorsale, un peu plus bombée, est dépourvue de crête.

L'enveloppe est cassante et assez épaisse ; au dehors, elle est rugueuse, terne, colorée en brun plus ou moins foncé, et porte un certain nombre de craquelures et de fissures, à fond plus clair, située de part et d'autre de la crête ventrale ; au dedans, elle est lisse, coriace et grisâtre. Le tégument interne reste ordinairement adhérent à l'amande ; il est un peu plus épais que dans le Ricin, coloré en blanc ou en jaune pâle, et légèrement chatoyant.

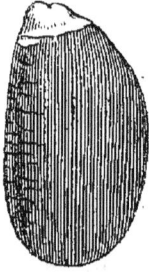

FIG. 118. — Pignon d'Inde. *Jatropha Curcas* L.

L'albumen est compact, blanchâtre et huileux ; il renferme en son milieu un embryon à radicule cylindrique et volumineuse, à cotylédons larges, foliacés, et trinerves.

La saveur est faible au début, puis âcre et brûlante.

La structure de l'albumen est indentique à celle que l'on observe dans celui du Ricin.

Botanique. — Les *Grands Pignons d'Inde* sont les graines du *Jatropha Curcas* L., arbuste de la zône tropicale nord (côte occidentale d'Afrique, Coromandel, Amérique tropicale), — appartenant à la famille des *Euphorbiacées*, série des *Jatrophées*.

Tige dressée, atteignant 2 m. de hauteur en moyenne, pouvant quelquefois s'élever jusqu'au double. — *Feuilles* alternes, larges, non stipulées, cordées à la base, entières ou 5-lobées. — *Fleurs* monoïques, jaunes, petites, disposées en grappes corymbiformes de cymes, les mâles placées au sommet de l'inflorescence, les femelles à la base. — *Calice* gamosépale, à 5 divisions profondes. — *Corolle* gamopétale, urcéolée, à cinq lobes réfléchis : le tube porte au dedans un duvet abondant, et cinq petites glandes alternipétales. — *Androcée* monadelphe, formé de 10 étamines disposées en 2 verticilles, les anthères du verticille externe étant introrses et un peu moins hautes que celles du verticille interne, qui sont extrorses : cet androcée est représenté dans la fleur femelle par dix languettes glanduleuses. — *Ovaire* globuleux, triloculaire, surmonté d'un triple style à branches stigmatiques bifides. — *Ovule* solitaire dans chaque loge, anatrope, descendant, à micropyle supéro-externe et pourvu d'un obturateur. — *Capsule* brune, tricoque, à déhiscence loculicide.

Chimie. — Ces graines renferment environ 25 p. d'huile, 19 p. de matières albuminoïdes, 39 p. de cellulose, une petite quantité de glucose et de tannin, et des sels alcalins et calcaires.

L'huile est incolore, mais devient jaune à la lumière : elle est à peu près insoluble dans l'alcool absolu, soluble dans l'éther, le chloroforme, le sulfure de carbone, la benzine, et les huiles de pétrole. L'acide hypoazotique la colore en rouge et la solidifie assez rapidement (2 h. 1/2.) Par saponification, elle donne de l'acide palmitique $C^{46} H^{32} O^2$, de l'acide myristique $C^{14} H^{28} O^2$, de l'acide oléique, de l'acide ricinoléique, — et un acide *Isocétique* $C^{15} H^{30} O^2$ (Bouis) qui n'est peut-être qu'un mélange des deux premiers (Maillot.) Comme l'huile de Ricin, elle donne, avec la potasse, de l'acide sébacique et de l'alcool caprylique, mais en petite quantité, — et, à la distillation, un peu d'aldéhyde œnanthylique.

Physiologie et Thérapeutique. — C'est un purgatif éméto-cathartique très énergique, inférieur au Croton, mais supérieur au Ricin : il purge à la dose de 2 ou 3 graines. L'huile — que l'on extrait à froid par expression, ou à chaud par ébullition dans l'eau, — se prescrit à l'intérieur à la dose de 10 à 15 gouttes. Elle ne possède aucune action rubéfiante sur la peau.

Diagnose. — Ces graines, que leur grande taille distingue de celles de l'*Epurge*, et leur tégument rugueux et terne de celles du *Ricin*, — diffèrent des graines de *Croton* par leur section transversale ovalaire (et non quadrangulaire), ainsi que par les fissures nombreuses de leur tégument superficiel.

110. GRAINES DE CROTON

Description. — Ces graines, connues aussi sous les noms de *Graines de Tilly* et de *Petits Pignons d'Inde*, sont ovoïdes dans leur forme générale : mais la présence, sur les côtés, de quatre lignes longitudinales plus ou moins saillantes, leur donne, sur la coupe transversale, un aspect sensiblement tétragone. Elles mesurent environ 1 à 1 $\frac{1}{2}$ cent. de long sur 7 à 9 mill. de large.

Le sommet, légèrement tronqué, porte une petite caroncule ridée, souvent disparue sur les échantillons de commerce, et à la base de laquelle se trouve le hile. De cette caroncule part une crête mousse peu saillante qui divise en deux la face ventrale de la graine, et gagne la chalaze, au pôle inférieur ; deux autres crêtes plus prononcées se montrent sur les côtés, gagnent également la base de la graine, et s'arrêtent à deux petites tubérosités qui s'y trouvent. La face dorsale, d'ailleurs un peu plus bombée que l'autre, ne porte qu'une saillie longitudinale peu appréciable.

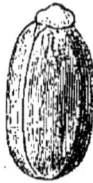

FIG. 119. — Graine de Croton. *Croton Tiglium* L.

(D'après de Lanessan.)

La coque est coriace, cassante et colorée en brun foncé; mais elle est revêtue d'une enveloppe mince et pulvérulente, d'un brun beaucoup plus clair, enlevée par places, et qui entoure la graine comme un sac : l'arille ne serait, pour M. Baillon, qu'une région un peu épaissie du bord de ce sac. Le tégument interne, mince et pelliculeux, se détache facilement de l'amande.

L'albumen est jaunâtre et huileux, et renferme un embryon identique à celui du Ricin.

La saveur est d'une âcreté extrême, corrosive et très persistante, mais qui ne se développe qu'assez lentement. Il serait dangereux d'absorber même une seule graine.

Au microscope, on observe, dans l'albumen et dans l'embryon, la même structure que chez le Ricin. L'enveloppe superficielle pulvérulente se montre formée de deux plans de cellules, dont le plus externe renferme une matière jaunâtre et résineuse. Le testa coriace est composé de phytocystes sclérifiés, dirigés radialement, à parois très épaisses ; le tégument interne est formé d'éléments allongés tangentiellement, à parois minces et lâches.

Botanique. — Le *Croton* qui fournit les graines employées en médecine, est le *Croton Tiglium* L., *Euphorbiacée* de la série des *Crotonées.* C'est un arbuste dont la taille varie entre 0,50 cent. et 5 mètres, originaire du Malabar, et cultivé en outre à Java, à Bornéo, dans plusieurs îles océaniennes et dans l'Amérique tropicale.

Feuilles alternes, entières, ovalo-aiguës, serrées, à pétiole long et stipulé. — *Fleurs* blanchâtres, unisexuées, disposées en grappes terminales, les fleurs mâles occupant le sommet de l'inflorescence, les fleurs femelles, peu nombreuses, occupant la base. — *Réceptacle* à peu près plan. — *Calice* formé de cinq pièces un peu aiguës, garnies sur leurs bords de poils étoilés. — *Corolle* composée, chez la fleur mâle, de 5 pétales pâles, allongés, frangés sur leurs bords : cinq glandes jaunes alternant avec les pétales sont placées en dedans ; chez la fleur femelle, cette corolle, considérablement réduite, est représentée par cinq petites massues alternant avec cinq glandes plus volumineuses. — 15-18-20 *Étamines* libres, à *filets* arqués et parfois réfléchis, à *anthères* biloculaires et introrses. — *Ovaire* globuleux, hérissé de poils, légèrement stipité, triloculaire, et surmonté d'un style divisé de bonne heure en 3 branches stigmatiques bifides, enroulées sur elles-mêmes. — *Ovule* solitaire dans chaque loge, anatrope, descendant, à micropyle supéro-externe, recouvert d'un obturateur charnu, conique, émané du funicule. — *Capsule* oblongue, parcourue par 3 sillons correspondant à la séparation des carpelles, et par trois autres moins profonds, alternant avec les premiers, correspondant au dos de ces mêmes carpelles : déhiscence d'abord septicide, puis loculicide.

Chimie. — Les graines du *Croton Tiglium* renferment 50 à 60 pour 100 d'une huile spéciale, l'*Huile de Croton*, mêlée d'une proportion mal connue d'un principe irritant, entrevu par Schlippe qui l'a nommé *Crotonol*, et auquel la drogue semble devoir une partie de ses propriétés physiologiques.

Cette huile est transparente, douée d'une odeur rance et d'une saveur âcre très marquée et très persistante : elle s'épaissit, se trouble et devient brunâtre au contact de l'air. Sa solubilité dans l'alcool varie et croit avec son degré d'oxydation : pure, l'alcool absolu n'en dissout que les 2/3 : elle est soluble dans l'éther et le

19.

sulfure de carbone, et renferme, à l'état de glycérides, les acides palmitique $C^{16} H^{32} O^2$, myristique $C^{14} H^{28} O^2$, laurique $C^{12} H^{24} O^2$, stéarique $C^{18} H^{36} O^2$, *crotonique* $C^5 H^8 O^2$: l'existence de ce dernier corps, découvert par Pelletier et Caventou, est niée par d'autres chimistes (Geuther et Frölich), qui réservent ce nom, ou plutôt celui d'*acide quartènylique*, à un corps gras spécial obtenu par synthèse. L'huile de croton renferme en outre un certain nombre d'acides gras volatils, tels que l'acide butyrique, l'acide acétique, l'acide valérianique, et surtout l'*acide Tiglinique* [1] $C^5 H^8 O^2$ et l'*acide méthylcrotonique* (Geuther et Frölich.)

Le *Crotonol* $C^9 H^{14} O^2$, que Schlippe [2] regarde comme le principe âcre de la drogue, est une huile brune et visqueuse, soluble dans l'éther et l'alcool : les graines en renfermeraient environ 4 p. 100.

L'huile est obtenue industriellement par l'expression des semences à froid.

Physiologie et Thérapeutique. — Les graines ne sont jamais employées en nature. L'huile, grâce au principe âcre qu'elle renferme, est douée des propriétés irritantes les plus énergiques : une simple friction sur la peau avec 8 à 10 gouttes, suffit pour amener la rubéfaction et, au bout de 24 heures, une éruption de petites vésicules, à contenu d'abord transparent, devenant purulent le second jour, qui s'affaissent bientôt, puis s'ulcèrent et se recouvrent d'une croûte jaunâtre : les cicatrices laissées par les pustules sont longtemps visibles et presque indélébiles. Joret et Fonssagrives ont vu, à la suite d'une simple friction locale se produire une éruption généralisée. Les vapeurs même ont une action irritante très marquée et peuvent agir à distance sur le visage et les paupières : c'est ce qui peut expliquer cette extension de l'éruption. — A l'intérieur, elle agit comme un drastique violent, et procure des selles séreuses, à la dose de 1/2 à 1 goutte : son effet est des plus prompts, parfois accompagné de coliques. Il serait imprudent de dépasser la dose de 4 gouttes : d'ailleurs, à cet égard, la sensibilité varie beaucoup avec les individus. On peut toutefois considérer la dose de 15 gouttes comme mortelle : le malade tombe rapidement dans le coma et présente des symptômes rappelant beaucoup ceux de la forme algide du choléra.

On prescrit souvent l'huile de croton à l'extérieur, aux doses précitées, — soit pure et appliquée avec les barbes d'une plume,

---

[1] *L'acide Tiglinique* est métamérique de l'*acide Angélique*, que l'on retrouve dans l'Angélique, la Camomille, le Semen Contra, le Sumbul, etc.

[2] *Annalen Pharmaceut. Chimie*, CXV, 1.

soit incorporée à une pommade quelconque ou à des crayons au
Beurre de Cacao, — comme un révulsif d'une grande puissance, sur
la poitrine ou sur le ventre, dans la pneumonie franche aiguë, la
pleurésie, la bronchite, la métrite, la péritonite, etc., ou sur les
membres œdématiés dans les affections cardiaques. — A l'intérieur,
on l'emploie comme un purgatif énergique et rapide, contre l'en-
gouement stercoral, ou pour produire une dérivation dans les
congestions cérébrales ou pulmonaires : on l'administre dans de
la mie de pain, dans de l'huile de Ricin ou dans du madère.

Diagnose. — Ces graines sont les seules des quatre espèces
de graines d'Euphorbiacées figurant au Droguier, dont la
section transversale ait une forme quadrangulaire, les seules
aussi qui soient pourvues de deux côtes latérales et de deux
mamelons au pôle inférieur.

111. CASCARILLE

Description. — L'*Ecorce de Cascarille* se présente, dans le
commerce, roulée plus ou moins complètement en tubes de
3 à 15 cent. de long, dont la grosseur est en moyenne
celle d'une plume d'oie et dont l'épaisseur dépasse rarement
1 $^1/_2$ mill.

La surface extérieure est recouverte d'un suber grisâtre
piqueté de points noirs, et présente souvent de petites
plaques de lichen (*Verrucaria albissima* Achar); elle est
fendillée dans le sens transversal et quelquefois dans le sens
longitudinal, comme les Quinquinas *Loxa*, laissant voir au
fond des fissures la teinte brun noirâtre du parenchyme
cortical. — La face interne est brune, quelquefois marbrée,
terne, lisse ou finement striée suivant sa longueur.

La cassure est nette, résineuse en dehors, un peu fibreuse
au dedans. La section transversale montre, sous la ligne
grisâtre et mince du suber, un parenchyme d'un brun clair
et marbré, à la partie interne duquel s'avancent, en coins, des

faisceaux libériens plus foncés, striés radialement; une ligne claire borde la coupe à la partie interne.

L'odeur est légèrement aromatique; la saveur est un peu âcre et amère, avec un arôme très net de girofle.

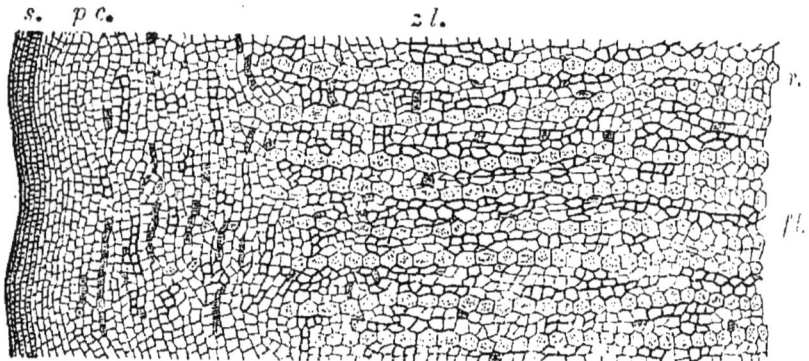

FIG. 120. — Ecorce de Cascarille. *Croton Eluteria* L.

s, Suber ; — *pc*, parenchyme cortical; — *zl*, zône libérienne ; — *rm*, rayon médullaire ; — *fl*, éléments libériens.

(D'après de Lanessan.)

Au microscope, on trouve, sous la couche des cellules brunes et aplaties du suber, un parenchyme dont les éléments à parois minces et lâches, renferment : les uns, des grains d'amidon, d'autres des cristaux, la plupart des amas de matière résineuse brune; dans l'épaisse zône libérienne, on distingue surtout les rayons médullaires, qui sont formés de files de cellules, disposées sur une seule rangée et renfermant pour la plupart un cristal calcaire; entre ces rayons, se montrent des fibres libériennes peu épaisses et peu distinctes, éparses au milieu d'un parenchyme assez analogue au parenchyme cortical, dont les éléments renferment en abondance la même matière résineuse et brune.

Botanique. — L'*Ecorce de Cascarille* provient du *Croton Eluteria* Benn., *Euphorbiacée* de la série des *Crotonées*. C'est un arbuste de 10 mètres de hauteur, originaire des îles Bahama, dont l'une, l'île Eleuthera, a fourni son nom spécifique[1].

Feuilles alternes, à pétiole long et stipulé, à limbe entier, largement lancéolé, un peu cordé à la base, denté sur les bords, pourvu, surtout à la face inférieure, d'un duvet de poils fins. — *Inflorescence* en grappes, dans lesquelles prédominent les fleurs mâles, surtout au sommet. — *Fleurs* unisexuées et monoïques, construites sur le plan de celles du *Croton Tiglium* (Voir page 333.) dont elles ne diffèrent que par leur corolle également développée chez les 2 sexes, à pétales garnis de poils sur leurs bords, et leurs étamines au nombre de 12, également velues sur toute la longueur de leur filet. — *Graine* et *Fruit* du *Croton Tiglium*, ce dernier recouvert en outre d'une couche veloutée de poils écailleux[2].

Chimie. — L'*Ecorce de Cascarille* renferme une huile volatile, une résine, un principe amer, et une certaine quantité de gomme.

L'huile volatile (1 à 3 p. 100) est lévogyre et paraît formée de deux essences différentes, dont l'une, non oxygénée, serait isomère de l'essence de térébenthine.

La résine (15 p. 100) se dédouble également (Tromsdorff) en deux parties : l'une neutre, l'autre acide et soluble dans les alcalis.

Le principe amer, la *Cascarilline* (Duval, $C^{12} H^{18} O^4$), est une substance incolore, cristallisable, soluble dans l'éther et l'alcool à chaud, moins soluble dans l'eau et dans le chloroforme ; elle ne présente pas les réactions ordinaires des glucosides.

Physiologie et Thérapeutique. — L'*Ecorce de Cascarille*, dont on a voulu autrefois faire un succédané du Quinquina, est un amer aromatique, légèrement fébrifuge, antidysentérique, tonique et digestif. Elle se prescrit sous forme d'infusion (4 gr.) ou de teinture au 1/4 (4 à 8 gr.), mais rarement seule ; elle entrait autrefois dans la composition de quelques médicaments complexes tels que l'élixir de Stoughton et l'élixir antiseptique de Chaussier. On l'a recommandée dans la diarrhée chronique des enfants (Hedenus.) On a signalé récemment ses propriétés galactopoïétiques, qui paraissent très actives : 60 gr. de poudre, incorporés à du miel et administrés à une jument, ont augmenté la sécrétion

[1] Le nom vulgaire *Cascarille* qui signifie en espagnol *petite écorce*, était également donné au XVIIIᵉ siècle à l'écorce de Quinquina, avec laquelle on la confondait plus ou moins : le nom n'est resté qu'à elle seule, mais au Pérou les ouvriers qui récoltent le Quinquina portent encore le nom de *Cascarilleros*.

[2] On a également attribué, mais à tort (H. Baillon), la production de la véritable *Ecorce de Cascarille* à d'autres espèces du genre *Croton*.

[3] L'écorce de Cascarille était employée autrefois pour aromatiser le tabac.

du lait d'une manière très sensible (Follemberg, *in* Fonssagrives).
— L'étude de cette drogue, selon Fonssagrives, est encore très incomplète; la *cascarilline* n'a jamais été expérimentée.

Diagnose. — La *Cascarille* ressemble un peu aux écorces roulées des *Quinquinas Loxas* (nº 173) et *gris de Lima* (nº 172); elle s'en distingue toutefois assez aisément par le faible diamètre de ses tubes, par sa minceur, sa cassure très faiblement fibreuse, ses fissures transversales peu profondes, sa face interne pâle, et son odeur aromatique, très différente de l'odeur de tan propre aux Quinquinas.

112. MERCURIALE

Description. — On emploie en médecine deux *Mercuriales*, la *M. annuelle* et la *M. vivace*; l'une et l'autre sont dioïques.

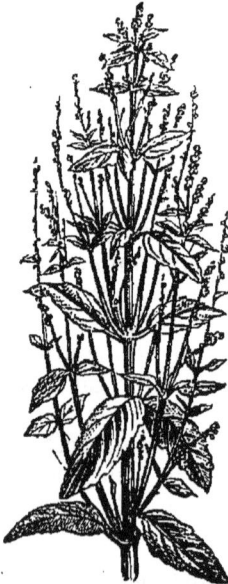

FIG. 121. — Mercuriale annuelle, *Mercurialis annua* L. (D'après de Lanessan.)

La première, — la seule officinale — possède une tige grêle, *glabre*, chargée de quelques branches à sa base : les rameaux recueillis pour les pharmacies mesurent rarement plus de 25 à 30 cent. de long. Les *feuilles* sont opposées, colorées en vert foncé, assez flexibles encore sur les échantillons secs des Droguiers. Leur pétiole est grêle, long de 1 à 1 ½ centim., accompagné de deux petites stipules grêles et aiguës; le limbe est ovale, atténué aux deux extrémités, surtout à la supérieure; les bords sont crénelés et garnis d'une médiane frange de blancs très fins. La nervure forme, à la face supérieure, une ligne blanche, très grêle, et assez saillante; les nervures de 2ᵉ et de 3ᵉ ordres ne sont marquées à cette face que par de légers sillons ; elles sont plus nettes, mais toujours très grèles, à la face inférieure où, d'autre part, la nervure médiane forme un fort cordon saillant, brun et satiné.

Les *inflorescences* sont axillaires et de taille très différente selon qu'elles portent des fleurs mâles ou des fleurs femelles. Les inflorescences mâles sont très longues (2 à 5 cent.) ; leur axe très grèle porte de petites cymes pauciflores très contractées, formant des glomérules échelonnés au nombre de 5 ou 6 sur sa hauteur. L'inflorescence femelle se compose d'une petite cyme axillaire dont les fleurs, d'ailleurs peu nombreuses, ont des pédicelles qui ne dépassent jamais 2 cent. de long.

Les *fleurs* sont très petites, vertes, apétales, et difficiles à retrouver sur les échantillons des pharmacies, cueillis souvent au moment de la fructification. Le réceptacle est légèrement convexe ; le calice est formé de trois pièces larges, triangulaires, et libres. Les fleurs mâles n'offrent point de traces d'ovaire, et renferment de 8 à 12 étamines, à filets grèles et libres, à anthères formées de deux loges globuleuses, unies à leur sommet par un connectif très petit, et pourvues de deux lignes extrorses de déhiscence. Les fleurs femelles, sans traces d'androcée, renferment un ovaire globuleux, hérissé de pointes et divisé extérieurement en deux masses égales, par un sillon très marqué ; sur les côtés, et accolées à ce sillon, se trouvent deux languettes de tissu glanduleux figurant un disque ; le style est court et divisé en deux lobes étalés, aigus, glanduleux. Chacune des deux loges de l'ovaire renferme un ovule anatrope, inséré dans l'angle interne ; le micropyle est dirigé en haut et en dehors, et accompagné d'un arille.

Le *fruit*, que l'on trouve beaucoup plus communément que les fleurs sur les échantillons de Droguier, est formé de deux masses globuleuses accolées, un peu comprimées latéralement, atteignant la grosseur d'un grain d'orge ;

l'enveloppe est coriace, colorée en vert sombre et paraît
veloutée à la surface. A la base persistent les restes du calice.
Dans la déhiscence, les deux placentas restent seuls debout
en formant une columelle centrale ; les deux coques s'écartent l'une de l'autre (déhisc. *septicide*) et ultérieurement se
fendent plus ou moins complètement sur le dos, (déhisc.
loculicide). — Les *graines* sont ovoïdes, jaunâtres, arillées, et
renferment un embryon très petit, à cotylédons foliacés et
étalés, au milieu d'un albumen compact et oléagineux.

L'odeur de la plante sèche n'a rien qui la distingue de la
plupart des herbes ; la saveur est un peu âpre et nauséeuse.

La *Mercuriale vivace* se distinguera de la précédente par
sa tige violacée vers la base et garnie de poils, par ses
feuilles plus foncées, rugueuses, et pourvues, à la face inférieure, de nervures pubescentes, enfin par la longueur beaucoup plus considérable des axes d'inflorescence dans l'un et
l'autre sexe.

Botanique. — Les *Mercuriales* sont des *Euphorbiacées* de la
série des *Jatrophées*.

, La *Mercuriale annuelle*[1] est le *Mercurialis annua* L.; elle croît
spontanément dans les champs dans toute l'Europe tempérée, où
elle atteint de 25 à 50 cent.

La *Mercuriale vivace*[2] (*Mercurialis perennis* L.), croît surtout
dans les bois et possède de longs rhizômes grêles et traçants, qui
manquent dans l'espèce précédente; elle est bisannuelle.

Chimie. — On a trouvé dans la *Mercuriale*, — outre la cellulose,
le mucilage, la pectine et les sels, — une huile volatile et vénéneuse,
une matière colorante et un alcaloïde très toxique.

L'alcaloïde est la *Mercurialine*, liquide huileux se résinifiant à
l'air (Reichardt, 1863).

La matière colorante est bleue, mais distincte, selon Chevreul,

---

[1] *Vulg.* Mercuriale annuelle, foirole, foirotte, foirande, chiole, caquenlit, caga-
relle, rimberge, herbe d'Hermès, ortie bâtarde, vignette, leusette, etc.

[2] *Vulg.* Mercuriale des montagnes, mercuriale des bois, clou de chien.

[3] « Elle est convenable aux femmes enceintes et à toutes vieilles gens qui cous-
tumièrement ont le ventre chiche et constipé ; les enfants encore et les plus ten-
drelets. en peuvent recevoir à l'intention susdite ». A. Constantin. *Brief traité
de la pharmacie provençale et familière.* Lyon, 1597 (*in* Cazin).

de celle de l'Indigo, et identique, selon Guibourt, à celle d'une espèce voisine, le *Crozophora tinctoria*, qui sert, dans le Gard, à la fabrication du tournesol en drapeaux.

Physiologie et Thérapeutique. — Le suc de Mercuriale est un purgatif très populaire, connu du temps d'Hippocrate, et employé constamment autrefois dans la pratique même des villes, avant l'importation du Séné[3]. Elle est encore très appréciée dans nos campagnes, comme laxative et en particulier contre la constipation des femmes à l'époque de la ménopause ; les anciens la prescrivaient même dans l'hydropysie et les fièvres paludéennes.

On emploie à l'extérieur l'infusion en lotions excitantes, pour faire réapparaître, chez les enfants, les croûtes de lait dont la suppression avait été suivie d'accidents (Cazin) ; les feuilles et les inflorescences, broyées avec un peu d'huile, constituent un bon suppositoire laxatif, très populaire et très efficace. — A l'intérieur, on prescrit l'infusion (20 à 50 gr. pour 1 litre d'eau), ou le suc exprimé frais (30 à 100 gr.), plus rarement l'extrait : la préparation la plus usuelle est le *Mellite de mercuriale* (30 à 100 gr.), que l'on prescrit très souvent en lavement. — La Mercuriale faisait partie du *Sirop de longue vie* ou *Sirop de Calabre de Swinger*, etc.

La *Mercuriale vivace* jouit de propriétés beaucoup plus énergiques ; c'est un drastique puissant, dangereux à hautes doses, qu'on prescrit d'ailleurs très rarement. La *Mercuriale annuelle* seule est inscrite à notre Codex.

Mellite de mercuriale.

Suc de Mercuriale non dépuré. Miel blanc.	} à à
Faire cuire à consistance sirupeuse.	(Codex.)

113. ENCENS

Description. — Il existe deux sortes commerciales[1] d'*Encens* ou *Oliban* : l'*Encens de l'Inde* et l'*Encens d'Afrique*. On

---

[1] L'échantillon que renferme le Droguier de la Faculté paraît être un mélange de ces deux sortes : il renferme des *marrons* et des larmes impures que l'on ne rencontre jamais dans l'*Encens de l'Inde*, et d'autre part on y trouve une proportion de larmes de choix beaucoup plus considérable que dans l'*Encens d'Afrique* du commerce : les deux types que nous décrivons s'y trouvent donc réunis en un seul.

sait aujourd'hui que tous deux proviennent de la même région, de la même plante et souvent des mêmes récoltes, mais le premier est une sorte choisie, obtenue par le triage des plus belles parties du second.

La *Gomme résine* qui constitue l'*Encens*, se présente en *larmes*, et en fragments désignés dans le commerce sous le nom de *marrons*. Les larmes sont oblongues, cylindriques à leur naissance, renflées en massue et arrondies à leur terminaison; elles mesurent de 1 à 5 cent. de longueur. On en trouve souvent deux ou même trois accolées les unes aux autres, et provenant vraisemblablement d'incisions très rapprochées; ces larmes, dont l'aspect a paru aux anciens rappeler l'aspect d'un scrotum, étaient fort recherchées autrefois sous le nom d'*encens mâle*. La couleur est d'un jaune pâle et terne, et peut quelquefois aller jusqu'à la teinte rosée de certaines gommes du Sénégal. La surface des larmes est terne et recouverte d'une poussière grisâtre produite par les frottements réciproques : la masse est très faiblement translucide, quelquefois marbrée de taches laiteuses. La cassure est très nette, un peu rugueuse et cireuse. La poudre est blanche et très fine : l'odeur est légèrement térébenthinée, la saveur âcre et un peu amère : ces larmes s'aplatissent facilement sous la dent et s'y réduisent en une pâte blanche et malléable.

Les *marrons* forment des masses irrégulières, de couleur brune ou même noirâtre, se ramollissant et devenant poisseuses entre les doigts : elles renferment de nombreuses impuretés, et en particulier du carbonate de chaux qui vient parfois former à leur surface de beaux cristaux prismatiques; on trouve souvent, adhérents à l'une des faces de ces marrons, des débris d'une écorce jaunâtre, mince et feuilletée. L'odeur et la saveur sont exactement celles des larmes.

L'*Encens de l'Inde* renferme exclusivement des larmes souvent de grande taille et du plus bel aspect : l'*Encens* d'*Afrique* ne contient que peu de larmes, d'ailleurs plus colorées et moins bien formées, et se compose en grande partie de *marrons* plus ou moins volumineux.

Botanique. — L'*Encens*[1] est fourni par le *Boswellia Carterii* Birdw. (*Boswellia sacra* Flück., *B. Bau Dajiana* Birdw.), *Térébinthacée*[2] de la série des *Bursérées*. D'autres *Boswellia*, le *B. papyrifera* Rich., le *B. thurifera* Cart., le *B. Frereana* Birdw., produisent également des gommes-résines assez semblables à l'encens, mais que l'on ne recueille point ou qui ne parviennent pas dans le commerce.

Le *Boswellia Carterii* Birdw.. est un petit arbre de 3 à 7 m. de hauteur, qui habite les rives de la mer Rouge et s'étend en Afrique jusque sur les côtes des Somâlis, en Arabie jusque sur les côtes de l'Hadramaut. — *Rameaux* terminaux pubescents. — *Feuilles* alternes, composées-imparipennées, à folioles ovales et crénelées, pourvues de pétioles pubescents qui s'insèrent tous sur une faible longueur de tige, en sorte qu'après chaque année, les bourrelets cicatriciels laissés par les feuilles tombées forment sur l'axe un large anneau rugueux et saillant. — *Fleurs* hermaphrodites et régulières, disposées en grappes axillaires. — *Réceptacle* légèrement concave. — *Calice* cupuli-

---

[1] Encens : *Aromata in incensum.* — *Oliban* vient de l'arabe *Luban* dérivan lui-même de l'hébreu *Lebonah* qui signifie *lait* (Flück.).

[2] TÉRÉBINTHACÉES. — PLANTES LIGNEUSES, rarement grimpantes (*Phytocrénées*). — FEUILLES ALTERNES, simples ou composées. le plus souvent imparipinnées dans ce dernier cas. — FLEURS RÉGULIÈRES. ordinairement hermaphrodites, souvent aussi polygames ou dioïques, disposées en CYMES ou en GRAPPES DE CYMES, quelquefois en OMBELLES, ou en CAPITULES (*Phytocrénées*). — RÉCEPTACLE CONVEXE (légèrement excavé chez quelques *Bursérées*). — CALICE à 5 pièces le plus souvent unies à leur base, quelquefois tétramère (*Hedwigia, Balsaméa. Faguetia, Phytocrénées*, etc.) ou trimère (quelques *Bursera, Phytocrene* et *Hedwigia*). exceptionnellement remplacé par un calicule (*Phytocrene*). — COROLLE le plus souvent DIALYSÉPALE, quelquefois absente (*Pistacia*). — ANDROCÉE isostémoné ou souvent DIPLOSTÉMONÉ et alors à verticilles inégaux (*Spondiées, Bursérées* et quelques *Anacardiées*); FILETS LIBRES (sauf *Anacardium*); ANTHÈRES biloculaires, extrorses ou introrses, déhiscentes par 2 fentes longitudinales. — OVAIRE ordinairement SUPÈRE, entouré d'un disque à sa base, à 1, 2, 3, 4 ou 5 carpelles exceptionnellement libres (*Buchanania*), quelquefois unis seulement à leur base, le plus souvent fondus en un ovaire pluriloculaire. — OVULES ANATROPES solitaires (*Spondiées, Anacardiées, Phytocrénées*), ou au nombre de 2 dans chaque loge (*Bursérées, Mappiées*, quelques *Phytocrénées*), le plus souvent descendants, à micropyle supéro-interne (supéro-externe chez les *Bursérées*; ovule à direction variable chez les *Anacardiées*). — FRUIT très variable, drupacé monosperme ou polysperme, souvent sec et à déhiscence variable. — GRAINES le plus souvent SANS ALBUMEN (sauf *Mappiées, Anacardiées* et quelques *Phytocrénées*). M. Baillon divise cette famille (*Hist. des Pl.* V, 288) en cinq séries : *Spondiées, Bursérées, Anacardiées. Mappiées, Phytocrénées*.

forme, gamosépale, à cinq divisions. — *Corolle* blanchâtre, à cinq pétales libres et étalés. — *Androcée* comprenant 2 verticilles de 5 étamines chacun, celles du verticille extérieur étant plus courtes que les autres. — *Filets* libres et insérés sous un disque annulaire rose, entourant l'ovaire. — *Anthères* oblongues, introrses. — *Ovaire* triloculaire, pyriforme, surmonté d'une massue stigmatique trilobée; dans chaque loge existent 2 ovules anatropes, descendants, à micropyle supéro-externe. — *Drupe* coriace, allongée, à trois faces aplaties : au moment de la déhiscence, l'exocarpe se détache en trois valves, et le fruit se trouve réduit à une sorte de pyramide triangulaire, à arêtes très saillantes, dont les faces présentent chacune une sorte de renflement ou de noyau produit par la graine sous-jacente; cette *graine* est aplatie, bordée d'une sorte d'aile membraneuse, et renferme un embryon à cotylédons condupliqués et dépourvus d'albumen.

La récolte a lieu au moyen d'incisions pratiquées au tronc des arbres dès le commencement du printemps; par ces entailles s'écoulent des larmes plus ou moins fluides, d'abord d'un blanc de lait, puis devenant jaunâtres et semi translucides par l'évaporation de leur eau, les unes durcissant sur place et formant les larmes régulières de l'*Encens des Indes*, les autres coulant jusqu'à terre et s'y mêlant d'impuretés; ces dernières constituent les marrons; la récolte dure jusqu'à l'automne. La drogue, produite en grande abondance sur la côte des Somâlis et en quantité beaucoup plus faible sur la côte d'Arabie, passe presque tout entière par Bombay, avant de se répandre dans les autres pays; d'où le nom d'*Encens des Indes* donné à la drogue de choix.

Chimie. — L'*Encens* est une *gomme résine* ou plus exactement une *gomme térébenthine*, composée d'une gomme, d'une essence, d'une résine et de sels. — La gomme (36 %) offre beaucoup d'analogie avec la gomme arabique, et, comme elle, ne précipite pas par l'acétate neutre de plomb, mais précipite par les sels ferriques. — La résine $C^{40} H^{30} O^{6}$ (Hlasiwetz) est amorphe, soluble dans l'alcool et les essences, insoluble dans les alcalis; l'encens en renferme jusqu'à 26 p. 100 (Braconnot). — L'huile essentielle (4 à 7 p. 100) bout à 179°, et paraît composée d'un corps oxygéné et d'un hydrocarbure $C^{40} H^{46}$ (Kurbatow); cette huile donne à l'encens son odeur bien connue, et se dégage lorsque la substance est portée à une température supérieure à 100°; mais si cette température est trop élevée, l'huile s'enflamme et brûle sans odeur bien marquée.

Physiologie et Thérapeutique. — L'*Encens* est très rarement

prescrit en médecine, surtout seul. A l'extérieur, on l'emploie
encore quelquefois en guise de mastic pour combler les cavités
des dents cariées ; il ne joue là d'ailleurs qu'un rôle mécanique et
ne procure, quoi qu'on en dise, aucun soulagement aux douleurs
dentaires. A l'intérieur, il figure comme ingrédient excitant dans
un certain nombre de drogues composées anciennes, telles que le
Baume du Commandeur, le Baume sympathique, le Baume de
Salazar, les Pilules de cynoglosse, l'Emplâtre diabotanum, l'Emplâtre fondant, l'Emplâtre stomachique, le Rustaing, etc., sans
oublier la thériaque.

La plus grande partie de l'encens importé en France est employée aux usages du culte catholique [1].

Diagnose. — Les larmes d'*Encens* se distinguent aisément
des larmes de *Mastic* (n° 116) et de *Sandaraque* (n° 269) dont
la taille est beaucoup plus petite, et qui d'ailleurs sont translucides, au moins lorsqu'on a enlevé la couche superficielle,
quelquefois un peu terne ; les *Gommes arabique* et *du Sénégal*
(n°s 29 et 30) se reconnaîtront à leur transparence et à leur
saveur mucilagineuse ; le *Bdellium* (p. 349) est en larmes ordinairement beaucoup plus volumineuses, recouvertes d'une
couche opaque très épaisse, et offrant une cassure rougeâtre, franchement vitreuse.

114. MYRRHE

Description. — On trouve dans le commerce deux sortes
de *Myrrhe* ; la *Myrrhe choisie* et la *Myrrhe en sortes* ; la substance qui les constitue est d'ailleurs identique, et la première,

---

[1] La vapeur d'encens, forme sous laquelle on se trouve le plus souvent en rapport avec cette drogue, est très pénétrante et masque à peu près complètement
toute autre odeur. On a émis l'opinion que l'encens, que l'on retrouve à l'origine de la plupart des anciens cultes, a été employé tout d'abord pour combattre l'odeur désagréable du sang des victimes égorgées dans les temples. Cette
fumée, longtemps prolongée et en quantité abondante, a occasionné parfois des
maux de tête, des vertiges, etc.

comme son nom l'indique, est obtenue simplement par un triage [1].

La *Myrrhe* se présente en masses irrégulières, souvent à peu près globuleuses, à surface mamelonnée, très inégale, ordinairement creusée d'anfractuosités et de fissures. Le volume des fragments varie de celui d'une noisette à celui d'un œuf; ils sont recouverts, pour la plupart, d'une poussière jaunâtre et très ténue, masquant la couleur brun rougeâtre ou orangée de la surface, qui rappelle parfois celle de la cire jaune très colorée; cette surface est terne, dure, non rayable à l'ongle et présente par places de petites efflorescences résineuses, très brillantes, viqueuses sous la pression du doigt.

La masse est translucide sur une faible épaisseur, compacte, mais se brisant et s'égrenant facilement. La cassure est irrégulière, creusée de crevasses de taille très variable, piquetée de bulles d'air, en certains endroits demi transparente, luisante et comme huileuse; on y observe, dans les beaux échantillons, de petites taches opaques et jaunâtres, affectant la forme de croissants, que Guibourt compare à des coups d'ongles et qui ont valu à cette Myrrhe le nom de *Myrrhe onguiculée*.

Les blocs qui constituent la *Myrrhe en sortes* sont plus irréguliers encore, plus volumineux, plus compacts, moins crevassés à leur surface, colorés en brun foncé ou même en noir; ils sont opaques et se ramollissent facilement dans la main en devenant poisseux. Ils renferment des impuretés nombreuses, telles que grains de sable, poils de chameau, fragments d'écorce brune, papyracée, à structure stratiforme.

L'odeur est aromatique et très caractéristique; elle de-

___

[1] Ici, comme pour l'*Encens*, l'échantillon de *Myrrhe* qui figure au Droguier du Musée Orfila, renferme des fragments fort beaux qui caractérisent la *Myrrhe de choix*, à côté de blocs très impurs appartenant évidemment à la *Myrrhe en sortes*; il n'en sera que plus facile de suivre notre description.

vient plus forte quand on réchauffe le fragment à la chaleur de l'haleine. La saveur est un peu amère. La *Myrrhe* s'écrase sous la dent comme le camphre, et se dissout ou plutôt se réduit en émulsion dans la salive.

Botanique. — L'origine de la *Myrrhe* du commerce n'est point encore entièrement connue; la drogue comporte d'ailleurs plusieurs variétés; la plus abondante et la plus estimée (*Karam, Heera-Bol*), provient de l'Abyssinie et surtout de la côte des Somâlis ainsi qu'une autre sorte un peu moins appréciée et possédant un parfum différent (*Bissa-Bôl, Hebbackhade*, autrefois *Myrrhe des Indes Orientales*); une troisième (*Myrrhe d'Arabie*) de fort belle qualité, mais dépourvue de taches onguiculées sur la cassure, est récoltée dans le sud de l'Arabie, sur la côte d'Aden, dans les mêmes régions que l'*Oliban*[1].

Toutes ces sortes proviennent de plusieurs *Balsamea*, parmi lesquels on n'a déterminé d'une façon certaine que le *Balsamea Opobalsamum* H. Bn. (*Balsamodendron Opobalsamum* Oliv., *Balsamodendron Opobalsamum* Kunth; *Balsamodendron Ehrenbergianum* Berg.; *Balsamodendron Myrrha* Nees), qui produit la *Myrrhe d'Arabie*, ainsi qu'Ehrenberg a pu le constater *de visu*; la plante qui produit les *Myrrhes d'Afrique* est rapportée à la même espèce, mais avec doute pour quelques auteurs, à tort même, selon Schweinfurth, qui a observé la plante en Abyssinie. (Voy. Hanbury et Flückiger, *loc. cit.* I, 269).

Le *Balsamea Opobalsamum* H. Bn., est un petit arbre de 3 à 5 mètres de hauteur, dont la tige est glabre, sauf parfois à l'extrémité des jeunes rameaux. — *Feuilles* alternes, composées-imparipennées, insérées par groupes sur de courts ramuscules, et pourvues chacune de 3-5 folioles obovales, obtuses ou plus souvent mucronées au sommet. — *Fleurs* régulières, polygames, solitaires ou disposées en grappes compactes pauciflores. — *Réceptacle* légèrement excavé. — *Calice* gamosépale, tubuleux, à 4 divisions courtes et obtuses. — *Corolle* verdâtre, formée de 4 pièces charnues. — 8 *Étamines* disposées en 2 verticilles, l'extérieur dépassant l'intérieur en hauteur: filets insérés sous un disque cupuliforme; anthères introrses;

---

[1] Le principal marché de *Myrrhe* est à Berbera sur la côte d'Afrique, où se rend, paraît-il, même la *Myrrhe d'Arabie*; cependant la presque totalité de la drogue est dirigée sur Bombay, et la quantité de *Myrrhe* qui parvient directement en Europe par la mer Rouge est très minime. Le nom de *Myrrhe de l'Inde* est appliqué quelquefois à une drogue impure qui n'est autre, comme nous le verrons plus loin, qu'un *Bdellium*.

ces étamines existent également dans la fleur femelle, mais y demeurent stériles. — *Ovaire* biloculaire (exceptionnellement triloculaire) enfoncé dans le disque central, à style court et tronqué, à loges biovulées. — *Ovule* anatrope, descendant, à micropyle supéro-externe. (L'ovaire est représenté dans la fleur mâle par une masse conique centrale.) — *Drupe* jaunâtre et coriace, dont l'exocarpe s'ouvre en 2 ou 4 panneaux laissant au centre un noyau renfermant 2 graines. — *Embryon* non albuminé, à cotylédons condupliqués.

La *Myrrhe* est renfermée dans des canaux sécréteurs qui abondent dans l'étroite zone de parenchyme située au milieu de la couche libérienne (Lanessan). Elle exsude spontanément à la surface de l'arbre, par des crevasses qui apparaissent dans l'écorce sous la pression intérieure du suc gonflant la tige ; elle s'écoule, paraît-il, sous forme de larmes huileuses et opalines, qui deviennent rougeâtres et translucides en se desséchant.

Chimie. — La *Myrrhe* est une gomme-résine partiellement soluble dans l'eau, l'alcool et le chloroforme : triturée dans l'eau, elle donne une émulsion rousse. Elle renferme 40 à 67 % d'une gomme analogue à la gomme arabique, mais qui précipite en partie par l'acétate neutre de plomb, et que l'on a pu considérer comme formée de trois gommes distinctes (Hokmeyer). La *Myrrhe* contient en outre une résine et une huile essentielle ; la résine (30 à 40 %) est soluble entièrement dans l'alcool absolu, l'éther et le chloroforme, partiellement dans les alcalis, et le bisulfure de carbone : — l'huile essentielle (2 à 3 %) est jaunâtre, neutre et lévogyre ; elle bout vers 263°, et sa formule serait $C^{22} H^{32} O$, selon Flückiger, $C^{10} H^{14} O$, selon Ruickholdt.

Usages. — La *Myrrhe* est un des parfums les plus anciennement connus ; très estimée dans l'antiquité [1], elle entrait dans la composition du *kyphi* employé par les Egyptiens pour brûler en fumigations et pour embaumer leurs momies : la plupart des populations orientales la brûlaient ou la brûlent encore dans les temples ou les palais, bien que l'odeur de sa vapeur nous paraisse aujourd'hui assez désagréable.

Elle est très rarement employée dans la médecine européenne. On la considère cependant comme stimulante, antispasmodique et emménagogue ; on la prescrit quelquefois encore comme expectorante dans la bronchite chronique, plus souvent comme tonique et digestive dans la chlorose et l'aménorrhée, seule ou

---

[1] Le Σταχτή ou *Myrrhe liquide*, si estimé des anciens, paraît être la matière restée fluide au centre des larmes.

associée au fer (Bouchardat). On emploie alors soit la poudre
(0,20 à 2 gr.), soit plutôt la teinture alcoolique au $^1/_4$ (15 gr.). A
l'extérieur, la poudre peut être employée comme stimulante sur
les ulcères atoniques (Delioux).

La *Myrrhe*, qui entrait dans la composition de la plupart des
vieilles formules, figure encore comme matière résineuse et odorante,
dans l'Emplâtre de Vigo, l'Emplâtre céroène, l'Emplâtre de Rustaing, dans l'Elixir de Garus, le Baume de Fioraventi, le Baume du
Commandeur, l'Elixir de propriété, les Pilules de cynoglosse, etc.

Diagnose. — La *Myrrhe* se distingue du *Bdellium* par sa
couleur orangée, sa surface anfractueuse, sa cassure brillante
et criblée de bulles d'air, son odeur spéciale et surtout sa
solubilité partielle dans la salive. — L'*Elémi du Brésil*
(p. 355), et le *Galipot* (n° 263) qui présentent quelques rapports de couleur avec la *Myrrhe*, se montrent en blocs très
volumineux, doués chacun d'une odeur toute spéciale.

115. BDELLIUM

Description. — Le seul *Bdellium* employé dans la médecine européenne est le *Bdellium d'Afrique*, celui qui figure
au Droguier du musée Orfila; les auteurs en distinguent un
second, le *Bdellium de l'Inde*, qui ne parvient jamais commercialement en Europe[1], et même un troisième, le *Bdellium du Scinde*, qui est une véritable rareté.

Le *Bdellium d'Afrique* se présente en larmes volumineuses,
pyriformes ou sphéroïdes, ordinairement très régulières, —
plus rarement en masses informes. Le volume de ces larmes
varie de celui d'un pois à celui d'un œuf. Leur surface est

---

[1] Le *Bdellium de l'Inde*, souvent désigné aussi sous le nom de *Myrrhe de
l'Inde*, se présente en blocs volumineux et informes, de couleur brune ou noire,
poisseux au toucher, à saveur fortement amère, renfermant dans leur pâte des
impuretés nombreuses : grains de sable, feuillets d'écorce, etc. Le Droguier de
l'Ecole de Pharmacie de Paris en renferme deux beaux échantillons, l'un en
blocs, l'autre enfermé dans un roseau, et étiqueté *Googul du Bengale*.

entièrement recouverte d'un enduit terne et opaque, de couleur jaunâtre, grisâtre, ou même verdâtre, tantôt uni, tantôt craquelé et couvert de fissures, — qui paraît dû à une transformation spéciale de la gomme-résine dans ses couches superficielles, sous l'influence de l'air et surtout de l'humidité. En râclant cette surface, on trouve au-dessous la masse rougeâtre, transparente, presque vitreuse de la larme de *Bdellium*. La cassure est nettement vitreuse, un peu luisante, ordinairement plane, plus rarement conchoïdale ; on y trouve quelquefois, mais rarement, des bulles d'air. — La masse se ramollit superficiellement à la chaleur des mains et devient poisseuse : elle s'écrase sous la dent et se réduit en une pâte compacte, de couleur laiteuse, adhérant aux dents, et ne se dissolvant nullement dans la salive.

L'odeur est faible, térébenthineuse. La saveur est un peu aromatique, faiblement amère.

Botanique. — Le *Bdellium d'Afrique* provient du *Balsamea africana* H. Bn. (*Balsamodendron africanum* Arn.; *Heudelotia africana* A. Rich.; *Commiphora africana* Engl.; *Balsamea africana* Engl.; *Balsamea Kotschyii* Engl.) — arbuste rameux, haut de 3 mètres environ, appartenant à la famille des *Térébinthacées*, série des *Bursérées*, et croissant en Abyssinie, — où les indigènes le nomment *Oanka*, — dans les montagnes de Nubie, au-delà du Cordofan, au Sénégal et sur la côte de Guinée, etc. Il paraît correspondre vraisemblablement au *Niottout* d'Adanson.

Rameaux pubescents dans le jeune âge, plus tard glabres, épineux et rougeâtres. — *Feuilles* alternes, trifoliolées, à pétiole court et villeux, à folioles membraneuses, pubescentes sur les deux faces (mais surtout à la face inférieure au niveau des nervures), ovales, serrées ou crénelées, la foliole médiane dépassant peu la taille des deux latérales, mais se montrant très atténuée à sa base. — *Fleurs* hermaphrodites, régulières, courtement pédicellées ou sessiles, groupées par 2-3. — *Calice* tubuleux, à dents triangulaires très courtes. — *Corolle* étalée, à 5 pièces étroites, obtuses, dépassant peu la longueur du calice. — *Androcée* de 8 étamines, dont 4 plus longues que les pétales et 4 plus courtes. — *Ovaire* des *Térébinthacées*. — *Drupe* ellipsoïde, acuminée.

On a distingué une variété β. *ramosissima* Oliver, qui ne diffère de la première que par ses axes ramifiés en buissons [1].

La drogue paraît exsuder, comme la *Myrrhe*, à la surface des arbres, sur lesquels les indigènes viennent simplement la recueillir.

Chimie. — Le *Bdellium* est une gomme-résine (*gomme-térébenthine*), peu soluble dans l'eau, plus soluble dans l'alcool, ce qui s'explique facilement, puisqu'elle renferme jusqu'à 70 p. 100 de résine (Flückiger) et 25 à 30 p. 100 de gomme : cette gomme se rapproche de la gomme arabique, mais s'en distingue en ce qu'elle ne précipite ni le borax, ni par le chlorure de fer. La drogue ne renferme que des traces d'huile essentielle. — Le *Bdellium* répand, lorsqu'il est fortement chauffé, une odeur alliacée et désagréable : il brûle en se boursouflant, avec une flamme jaune, très fuligineuse.

Usages. — Le *Bdellium* est à peu près inusité aujourd'hui en médecine : il paraît jouir des mêmes propriétés que la *Myrrhe* (Bouchardat) et fait encore partie, autant comme corps résineux que comme stimulant, de l'emplâtre de Vigo, de l'emplâtre diachylon gommé, etc.

Diagnose. — La *Myrrhe* diffère du *Bdellium* par sa couleur franchement rousse et sa transparence beaucoup moindre ; elle est creusée d'anfractuosités et de crevasses, ce qui est très rare chez le *Bdellium* ; sa cassure est cireuse, non vitreuse ; la poussière jaunâtre qui la recouvre est très terne ; enfin elle s'émulsionne facilement dans la salive,

---

[1] Le *Bdellium de l'Inde. Myrrhe de l'Inde* ou *Googul* est produit par une espèce très voisine qui n'en est peut-être point réellement distincte. le *Balsamea Agallocha* H. Bn., (*Balsamodendron Agallocha Commiphora Agallocha*. Engl.), petit arbre du Bengale oriental. habitant l'Assam et le Thibet, dont la fleur jaune présente l'organisation de celles du *B. Africana*. et qui n'en diffère que par ses folioles glabres sur leurs deux faces, les folioles latérales étant en outre beaucoup plus petites que la foliole médiane. et pouvant même arriver à disparaître.

Le *Bdellium du Scinde* ou *Mokul*. provient des *Balsamea Mokul* H. Bn.. (*Balsamodendron Mokul, Commiphora Mokul* Engl.). arbuste de l'Inde septentionale et occidentale de la région du Scinde. Même organisation que le *B. Agallocha*; les feuilles peuvent être trifololiées, à foliole médiane prédominante, ou simples par avortement des folioles latérales; toutes ces folioles sont pubescentes en dessous. (Voy. *Monographiæ Phanerogamarum*, etc., editoribus et pro parte auctoribus A. et C. de Candolle, IV. *Burseraceæ*. ENGLER., Paris, 1883. p. 14, et seq.)

Voy. L. Marchand. *Recherches sur l'organisation des Burséracées*, p. 40. Paris, 1868, et *Adansonia*. VII. 379.

tandis que le *Bdellium* y forme une pâte compacte : l'odeur est également très différente. — Le *Sagapénum* est en larmes beaucoup plus petites et colore la salive en blanc. — L'*Encens* se distingue du *Bdellium* par sa cassure cireuse et son opacité, les *Gommes du Sénégal* par leur surface translucide, leur saveur douceâtre et leur cassure plus vitreuse.

116. MASTIC

Description. — On distingue dans le commerce le *Mastic en sortes*, composé de boules assez irrégulières, de couleur foncée, et mêlées d'impuretés nombreuses, — et le *Mastic choisi*, qui figure au Droguier de la Faculté et qui doit seul être employé en médecine.

Celui-ci est formé de larmes régulières, claviformes, bien arrondies à leur terminaison, mesurant de 5 à 20 mill. de long, avec une épaisseur qui dépasse rarement 5 mill. Ces larmes sont colorées en jaune pâle et se montrent d'une transparence parfaite ; mais leur surface est ordinairement recouverte d'un enduit poudreux, grisâtre, dû aux frottements réciproques et facile à enlever. La cassure est plane, limpide, très brillante. Ces larmes sont très fragiles et se réduisent facilement en une poudre très blanche et d'une grande finesse. Sous la dent, elles s'écrasent aussitôt en miettes, puis se rassemblent en une pâte malléable, n'adhérant nullement aux dents, colorée en blanc laiteux, et devenant très friable une fois desséchée.

L'odeur est à peu près nulle ; la saveur est un peu résineuse.

Botanique. — Le *Mastic* est recueilli sur le tronc d'une *Térébinthacée* de la série des *Anacardiées*, le *Pistacia Lentiscus* L., arbuste toujours vert, atteignant de 2 à 5 mètres de hauteur, croissant sur les côtes de la Méditerranée, en Syrie, en Grèce, en Italie, en Espagne, au Portugal, au Maroc, aux îles Canaries, et sur la côte africaine de la Mer Rouge jusqu'au pays des Somàlis. L'île de Chio a fourni, pendant longtemps, la presque totalité du *Mastic* du commerce.

Feuilles alternes, composées, à 8-12 paires de folioles allongées, à pétiole légèrement dilaté en ailes. — *Fleurs* unisexuées, apétales, de petite taille, disposées en épis compacts. — *Réceptacle* convexe. — Chez la fleur mâle, *Calice* à cinq sépales grèles, *Androcée* de cinq étamines à filets très courts, à anthères biloculaires et introrses : un rudiment de gynécée occupe habituellement le centre de la fleur. — Chez la fleur femelle, *Calice* à cinq pièces plus développées que dans la fleur mâle, imbriquées dans la préfloraison. — *Ovaire* uniloculaire; style court, à trois branches charnues, bouclées, couvertes de papilles stigmatiques. — *Ovule* unique, inséré à la base de la loge ovarienne, anatrope, à micropyle dirigé en bas et en dedans. — *Drupe* de petite taille, noirâtre, ovoïde, renfermant une *graine* unique, non albuminée, à embryon pourvu de larges cotylédons charnus.

La résine, sécrétée dans des canaux du parenchyme cortical, s'échappe au dehors par des incisions verticales, que l'on pratique sur la plante vers l'été : elle s'écoule en larmes fluides dont une partie reste adhérente à l'arbre et se dessèche sur place, tandis que l'autre tombe à terre et s'y mêle d'impuretés (*Mastic en sortes*) : un seul arbre peut fournir ainsi (selon Heldreich et Orphanidès, cités par Flück. et Hanb.) jusqu'à 8 ou 10 livres de Mastic : il se forme parfois, sur les branches, des larmes nées par exsudation spontanée et d'un fort bel aspect.

Chimie. — Le *Mastic* est en grande partie soluble dans l'alcool froid, (90 p. 100). La partie soluble ou α *Résine de Mastic* $C^{20} H^{32} O^3$, est acide et précipite par l'acétate neutre de plomb : la partie insoluble est la *Masticine* ou β *Résine de Mastic*, soluble dans l'éther et l'essence de térébenthine, insoluble dans l'alcool bouillant et les alcalis. Le *Mastic* renferme en outre des traces d'huile volatile.

Usages. — Le *Mastic* était fort estimé autrefois et entrait dans les formules de la plupart des drogues composées du siècle dernier. Il est à peu près abandonné aujourd'hui comme médicament : les anciens auteurs le déclaraient tonique et utile dans le traitement des bronchites chroniques (Bouchardat). Les Orientaux l'emploient beaucoup comme masticatoire, fabriquent avec lui des liqueurs excitantes et le brûlent en fumigations. — On n'emploie plus guère aujourd'hui le mastic, en France, que sous forme de teinture éthérée, dont on imbibe la boule de coton que l'on introduit dans la cavité des dents cariées.

Diagnose. — La *Sandaraque* (n° 269) se présente en larmes qui rappellent beaucoup l'aspect du *Mastic* ; elles sont toutefois plus allongées, plus grêles, plus pâles, et recouvertes d'une poussière grisâtre plus adhérente : elles craquent sous la dent, et se réduisent en une poudre si ténue, qu'elle peut paraître se dissoudre, mais ne forme jamais de pâte malléable. — L'*Encens* est en larmes plus volumineuses, à cassure cireuse et terne.

117. ÉLÉMI

Description. — Il existe et il a existé dans le commerce plusieurs substances assez différentes [1], portant ce même nom : en négligeant l'*Elémi des Indes orientales*, l'*Elémi de Maurice*, l'*Elémi du Mexique*, et quelques autres qui ne sont que des objets de musée et des plus rares, par conséquent sans intérêt pour le médecin [2], — il ne nous en reste à consi-

---

[1] Selon Flückiger et Hanbury (*loc. cit.*, I, 261 et 285), la substance connue primitivement sous les noms d'*Ënhœmon*, *Elempnij*, *Elemi*, etc., et mentionnée par Théophraste, Pline, puis l'Ecole de Salerne, comme merveilleusement propre à arrêter les hémorrhagies (ἔναιμον), est identique à la drogue désignée en Orient sous le nom de *Luban-Meyeti*, qui découle du tronc du *Boswellia Freana* Birdw. ; les anciens décrivaient en effet cette substance comme venant d'Arabie, et comme produite par une plante qu'ils prirent pour un olivier (ἔλαιος), ce qui suggéra à Guibourt que telle était peut-être la racine du mot *Elémi*.(*Hist. des Drogues* III,522). Quoiqu'il en soit, ce nom paraît être réellement l'origine de celui d'*Animi* ou *Animé* donné par Monardès (1565) à des résines de l'Amérique méridionale, aujourd'hui désignées plutôt sous celui de *Tacamaque* (voy. l'art. suivant) et qui promptement se substituèrent à l'*Elemi oriental* employé jusqu'alors, s'emparant non seulement de sa place en thérapeutique, mais de son nom. L'*Elémi du Mexique*, et plus tard l'*Elémi de Manille*, furent presque seuls adoptés jusqu'à nos jours dans les pharmacopées européennes, tandis que le *Luban-Meyeti* n'était plus consommé que par les Orientaux, qui l'emploient d'ailleurs aujourd'hui encore comme masticatoire.

[2] Toutes ces sortes ont été très bien décrites par M. le professeur G. Planchon dans son *Traité pratique de la détermination des Drogues simples*. II, 240.

dérer ici que trois sortes : l'*Elémi du Brésil*, qui est encore
la variété inscrite à notre pharmacopée officielle, mais qui
a presque disparu du commerce depuis une trentaine
d'années, — l'*Elémi en pains*, également fort rare et qui
figure avec celui-ci au Droguier de la Faculté, — enfin l'*E-
lémi de Manille*, le seul employé aujourd'hui[1].

L'*Elémi du Brésil*, que l'on appelle quelquefois aussi dans
le commerce *Elémi en larmes*, paraît offrir des aspects
assez variables; Flückiger et Hanbury[2] en décrivent un
échantillon authentique comme « une résine translucide,
jaune verdâtre ». Les échantillons du Droguier de la Faculté
de Médecine et de celui de l'Ecole de Pharmacie forment
des blocs irréguliers, de la couleur de la cire jaune ou du
Macis, médiocrement translucides, si ce n'est sous une
faible épaisseur. La surface n'est pas luisante, mais dépourvue d'efflorescences : la cassure est irrégulière et compacte, non translucide; la masse paraît d'ailleurs très homogène, bien qu'elle renferme parfois des débris d'écorce.
L'odeur est forte, agréable, analogue à celle du Beurre de
Muscades; la saveur est aromatique et un peu amère; la
masse se ramollit dans la bouche, devient très fluide et
adhère alors fortement aux dents et au palais.

L'*Elémi en pains*[3] ou *en roseaux* forme des masses volumineuses, cylindriques ou aplaties, colorées en jaune verdâtre, dont la pâte compacte se montre marbrée de taches
plus claires, et quelquefois même renferme des corpuscules
étrangers, de couleur brune. La surface est unie et porte
l'impression des nervures fines et parallèles de la feuille qui
l'enveloppait, et que certains échantillons du commerce
conservent encore. (Feuilles de Cocotier, de *Carludovica*,

---

[1] Cet *Elémi* ne figure pas encore au Droguier du Musée Orfila, mais le Droguier du Laboratoire des Travaux pratiques d'Histoire Naturelle en contient un
bon échantillon, provenant de la Pharmacie Centrale.

[2] Flückiger et Hanbury. *loc. cit.*, I, 284.

[3] Cet *Elémi en pains* correspond à la *Gomme Caragne* des anciens auteurs.

d'*Æchmea*, selon M. le professeur Planchon.) L'odeur et la saveur sont les mêmes que dans l'*Elémi du Brésil*.

L'*Elémi de Manille*, aujourd'hui très abondant dans le commerce, et qui s'est substitué entièrement aux deux sortes précédentes depuis environ trente ans, reste beaucoup plus longtemps mou que celles-ci ; il durcit sensiblement avec l'âge, mais ne devient complètement friable que dans les très petites parcelles longtemps desséchées. Il forme une pâte légèrement gluante, de couleur blanche, jaunâtre ou verdâtre, de structure grenue, renfermant aussi quelques impuretés sous forme de débris ligneux. L'odeur est très vive, mais diminue avec le temps : elle est fort agréable et bien caractéristique, rappelant un peu toutefois, comme on l'a fait remarquer, celle de la Muscade et du Fenouil. La saveur est aromatique, un peu amère ; la masse devient presque fluide dans la bouche et adhère fortement aux dents.

Botanique. — L'*Elémi du Brésil* est produit surtout par le *Bursera Icicariba* H. Bn. (*Icica Icicariba* D. C.) et probablement aussi par plusieurs espèces voisines telles que les *Bursera heterophylla, altissima, guianensis, heptaphylla*, auxquelles on attribue d'autre part, comme nous le verrons plus loin, une partie des résines connues sous le nom de *Tacamaques*, tant l'origine de ces substances est encore mal déterminée.

Le *Bursera Icicariba* H. Bn. est un grand arbre du nord du Brésil, appartenant à la famille des *Térébinthacées*, série des *Bursérées*. — *Feuilles* alternes, composées-imparipennées, à 3-5 folioles oblongues-acuminées, à court pétiolule. — *Fleurs* polygames, disposées en grappes axillaires de cymes. — *Réceptacle* légèrement excavé. — *Calice* gamosépale, à cinq dents très courtes. — *Corolle* à cinq pétales libres, valvaires, et réfléchis. — *Dix Etamines* disposées en deux verticilles alternes, à filets insérés en dehors et au-dessous d'un disque découpé en dix lobes. — *Ovaire* à cinq loges renfermant chacune un ovule anatrope, descendant, à micropyle supéro-externe ; style court, renflé et pentagonal au sommet. — *Drupe* coriace à 2 ou 3 loges, dont l'exocarpe coriace se détache d'abord en autant de panneaux, laissant le centre réduit à 2 ou 3 noyaux. — *Embryon* dépourvu d'albumen, à cotylédons minces, foliacés et condupliqués.

La résine est obtenue au moyen d'incisions pratiquées sur le tronc de l'arbre : elle est d'abord fluide, très odorante, et se dessèche peu à peu en masses mamelonnées et friables que l'on vient détacher un ou deux jours après

L'*Elémi en pains* ou *en roseaux* est produit, selon M. Planchon, par le *Bursera Caraña* H. Bn. (*Icica Caraña* H. B. et K.)

Le *Bursera Caraña* H. Bn. croît dans les missions de l'Orénoque, et ne diffère de l'espèce précédente que par ses feuilles à 3 folioles oblongues, lisses et luisantes en dessus, blanches et cotonneuses en dessous.

L'*Elémi de Manille* est attribué par Blanco à une plante assez mal déterminée, qu'il nomme *Icica Abilo* (c'est-à-dire, *Bursera Abilo* H. Bn.), quoique la description qu'il en a donnée [1] fasse douter, comme l'a remarqué M. Bennett [2], que cette plante appartienne à aucun des genres de *Térébinthacées* actuellement connus. Plus récemment, Vidal [3] a identifié cette espèce au *Garuga floribunda* Decaisne [4], bien que la figure qu'il en a publiée, et d'après laquelle nous avons établi la description suivante, soit en désaccord sur plusieurs points avec les caractères propres aux véritables *Garuga*, lesquels ont toujours, ainsi que le fait observer M. Baillon [5], des feuilles paripennées, non stipulées et un réceptacle concave.

Le *Bursera Abilo* H. Bn. (*Icica Abilo* Blanco.; *Garuga floribunda*? Decsne) est un arbuste de la province de Batangas, à Manille, croissant principalement dans l'île de Luçon, et portant, dans le pays, le nom d'*Arbol à brea*, ainsi d'ailleurs que plusieurs autres arbres [6] dont le suc résineux est employé, comme le sien, au calfatage des bateaux [7].

[1] *Flora de Filipinas*. Manille, p. 1845, 256.

[2] Flück. et Hanb. *loc. cit*, I, 277 ; note 2.

[3] *Flora forestal de Filipinas*, 1883, Pl. XXVIII.

[4] In *Nouv. Arch. du Muséum* III, 477.

[5] *Hist. des Plantes*, t. V, p. 265.

[6] Le nom d'*Abilo* paraît être également un terme indigène générique, s'appliquant à plusieurs arbres à exsudation résineuse, et Blanco lui-même décrit dans sa *Flora de Filipinas* p. 364, antérieurement à son *Icica Abilo*, un *Guaïacum Abilo* Blanco (*Rutacées-Zygophyllées*) à suc résineux, et qui ne diffère de celui-ci que par quelques particularités de son fruit. — On sait d'autre part que les affinités entre les *Zygophyllées* et les *Bursérées* (voy. *Hist. des Plantes*, t. V, p. 291) sont très grandes.

[7] Plusieurs auteurs, entre autres Bentley et Trimen, rapportent aujourd'hui l'*Elémi de Manille* à une plante différente, le *Canarium commun* L. Ce qui est certain, c'est que ce *Canarium* donne une résine abondante, que Rumphius (cité par Guibourt) décrit comme blanche, liquide, visqueuse, pendant au tronc

Feuilles alternes, composées-paripennées, groupées au sommet des rameaux ; le pétiole est accompagné de deux courtes stipules ; les folioles sont ovées ou lancéolées-aiguës, pubescentes, obtusément serrées ou crénelées sur leurs bords ; les folioles inférieures sont de petite taille. — *Fleurs* hermaphrodites et régulières, disposées en cymes bipares. — *Réceptacle* convexe. — *Calice* tubuleux, à cinq dents, muni, à la base, de cinq bosses correspondant chacune à une dent. — *Corolle* à cinq pétales libres, linéaires, alternes avec les sépales. — *Androcée* monadelphe, formé de dix étamines à anthères biloculaires, sagittées, dorsifixes et introrses, à filets connés à leur base sur un faible étendue en un cercle glanduleux. — *Ovaire* globuleux, à cinq loges, à style dressé, renflé au sommet en une tète stigmatique à cinq lobes ; *ovules* anatropes descendants, au nombre de deux dans chaque loge. — *Drupe* à 1-5 noyaux (plus souvent à 1) ; chaque noyau renferme une graine aplatie, sans albumen [1].

Chimie. — L'*Elémi de Manille* renferme principalement deux résines et une huile essentielle. Des deux résines, l'une est cristallisable, dextrogyre, soluble à chaud dans l'alcool faible, c'est l'*Amyrine* $C^{25} H^{42} O$; l'autre est amorphe et soluble dans l'alcool froid.

L'huile essentielle, (10 p. 100) est odorante, incolore et paraît formé de plusieurs hydrocarbures en proportions variables.

On a extrait en outre de l'*Elémi* : de la *Bréine*, matière blanche,

et aux principales branches des arbres en gros morceaux et en grosses larmes coniques, jaunissant ensuite et se durcissant comme de la cire.

Cette résine paraît être celle qui vient quelquefois aujourd'hui dans le commerce sous le nom d'*Elémi des Indes orientales*. D'autre part, le premier échantillon d'Elémi récolté à Manille qui parvint en France, fut rapporté par M. Perrotet en 1820 et provenait aussi, paraît-il, d'un *Canarium*. Mais ces résines de *Canarium* correspondent-elles à l'*Elémi* du commerce ? L'*Elémi des Indes orientales* en diffère sensiblement par sa couleur, sa consistance et son odeur : quant à la résine de Perrotet, — dont nous avons pu, grâce à la bienveillance de M. le professeur Planchon, examiner un échantillon qui se trouve à l'École de Pharmacie de Paris, dans le Droguier de Guibourt, — elle est dure, noire, cassante, faiblement odorante, et il est bien difficile, après plus de 60 ans, de décider si cette substance est identique à celle que nous trouvons aujourd'hui dans le commerce. Ce qui nous manque, ici comme pour la plupart des résines des *Térebinthacées*, ce sont des renseignements recueillis dans le pays même par des voyageurs compétents.

[1] On a attribué quelquefois, mais à tort, la production de l'*Elémi* du Brésil à l'*Amyris elemifera* Royle. ou plutôt *Bursera elemifera* H. Bn. (*Elaphrium elemifera* Royle). C'est une plante mexicaine, qui donne une résine transparente. d'un jaune d'or. formant des coulées épaisses et demi-cylindriques à la surface de l'arbre. Cette résine est très rare dans le commerce. où elle a porté un instant le nom d'*Elémi de la Vera Cruz* ou *du Mexique*. Le Droguier de l'Ecole de Pharmacie en possède un très bel échantillon, étiqueté dans le pays *Copal natural des Mexicains*.

cristallisable, soluble dans l'alcool froid, — de la *Bryoïdine* $C^{20} H^{38} O^3$ et de la *Breïdine*, toutes deux cristallisables et peu solubles dans l'eau froide, la seconde un peu plus que la première — et de l'acide *Elémique* (Baup), également cristallisable. La *Bryoïdine* est soluble dans l'eau bouillante, l'alcool et l'éther.

Les autres sortes d'Elémi donnent à l'analyse une composition semblable, au moins en ce qui concerne l'huile essentielle et les deux résines.

Physiologie et Thérapeutique. — La *Résine Elémi* se rapproche beaucoup des térébenthines, dont elle possède l'action stimulante[1]. On l'emploie surtout à l'extérieur, comme topique excitant, sur les vieilles plaies à cicatrisation lente. Elle faisait partie d'un assez grand nombre d'emplâtres, de baumes et d'onguents classiques : Baume d'Arcéus, Onguent Styrax, Baume de Fioraventi, Emplâtre vésicatoire, Sparadrap diachylon gommé, etc. Les emplâtres préparés avec parties égales d'Elémi et d'extrait alcoolique médicamenteux, sont considérés comme très actifs (Planche).

Baume d'Arcéus

Elémi	} áá	3 p.	Suif	4 p.
Térébenthine			Axonge	2 p.

118. TACAMAQUE

Description. — Le nom de *Tacamaque* dérive du nom américain *Tacamahaca* et s'appliquait primitivement à une résine qui paraît nous être inconnue aujourd'hui[2], mais que l'on a cru retrouver dans plusieurs drogues, auxquelles on a donné son nom : une partie de ces *Tacamaques* (*Tacamaque ordinaire* ou *Baume Focot*, *Tacamaque angélique*, *Tacamaque en coque*, *Tacamaque de l'île Bourbon* ou *Baume vert*), proviennent de plantes appartenant à la famille des *Clusiacées*

---

[1] La résine de *Canarium,* qui serait identique, selon quelques auteurs et comme nous l'avons vu plus haut, à l'*Elemi de Manille*, est considérée, paraît-il, aux Philippines, comme jouissant des mêmes propriétés que l'Oléo-Résine de Copahu.

[2] Guibourt, *Loc. cit.*, III, 530.

et sont rares aujourd'hui dans le commerce ; les autres, —
les seules que nous ayons à examiner ici, — correspondent
à ce que Monardès décrivit primitivement sous le nom
d'*Animé*, et, pour la plupart des auteurs de Matière médicale,
les noms d'*Animé* et de *Tacamaque* sont devenus synonymes[1].

Parmi ces *Animés* ou *Tacamaques des Térébinthacées*, on
distingue deux sortes principales : la *Tacamaque jaune huileuse*, qui est la plus pure et qui figure au musée Orfila, et
la *Tacamaque jaune terreuse*, beaucoup plus abondante dans
le commerce.

La *Tacamaque jaune huileuse*[2] se présente en boules ou en
bâtons. Les boules sont plus ou moins régulières et mesurent
la grosseur d'une noisette ou au plus celle d'un œuf. La surface est dépourvue d'anfractuosités, mais présente des
facettes inégales et se montre recouverte d'une sorte de
croûte efflorescente blanchâtre ; la cassure montre au dedans
une masse d'une limpidité parfaite, d'un beau jaune
d'ambre, et douée d'un bel éclat résineux. — Les bâtons
sont aplatis, larges parfois de 10 à 15 cent., épais de 2
à 4 cent.; leur surface est également recouverte d'une
efflorescence blanche et poudreuse : la masse intérieure

---

[1] Ces désignations, trop facilement prises pour synonymes, ont perdu aujour-
d'hui toute précision, et la plus grande confusion règne actuellement entre les
termes de *Tacamaque, Animé, Elémi. Copal*, — le *Copal* du Brésil, entre autres,
qui est dû à une *Légumineuse* (*Hymenœa Courbaril*) portant dans le commerce
le nom d'*Animé tendre oriental*.

[2] A cette variété, se rattache. selon Guibourt, la *Tacamaque huileuse incolore*
(*Tacamaque blanche huileuse* ou *Encens de Cayenne*), que l'on trouve difficilement dans le commerce, et qui diffère beaucoup de la précédente : elle forme
des plaques allongées et cintrées, représentant de grosses larmes étalées sur le
tronc de l'arbre. La face concave porte des impuretés et des débris d'écorce : la
masse est très homogène et d'un jaune très pâle, quelquefois recouverte d'une
efflorescence blanche en quelques points de sa surface : la cassure est blanchâtre,
luisante et comme huileuse, mais non limpide : la masse est translucide, mais non
transparente ; on y distingue parfois sur la tranche quelques fines stries concentriques. L'odeur est plus marquée, plus voisine de celle de l'*Elémi*, que dans la
Tacamaque jaune : la saveur est aromatique et la substance se réduit presque
aussitôt en pâte sous la dent, sans s'émietter en poudre fine. — En résumé cette
sorte diffère, à beaucoup d'égards, de la précédente, ce qui paraît tenir à la
quantité plus considérable d'huile essentielle qu'elle renferme. Guibourt (*Hist.
des Drogues*, III, 531), tend à la considérer comme une simple variété de celle-ci
et à la rapporter aux mêmes arbres.

est jaune, mais moins homogène que dans les boules ; assez
souvent en effet, on y trouve des veines ou des stratifications
d'une substance blanche tantôt plus dure, tantôt au contraire pulvérulente, présentant des stries perpendiculaires
à la surface ; la substance jaune elle-même montre parfois
aussi quelques stries, mais concentriques et parallèles à la surface. — L'odeur est térébenthinée, voisine de celle de la colophane et ordinairement assez distincte de celle des *Elémis*.
La saveur est un peu amère au début, puis absolument nulle
lorsque l'huile essentielle a disparu et que l'on ne mâche
plus qu'une résine inerte. La masse s'écrase facilement sous
la dent, souvent même s'y réduit en fine poussière ; mais le
tout se réunit bientôt, comme le mastic, en une pâte ductile
d'un blanc laiteux [1].

La *Tacamaque jaune terreuse* se présente en fragments
arrondis, de couleur grise ou noirâtre non seulement à la
surface, qui est recouverte d'une couche efflorescente, mais
à l'intérieur, où la masse est entièrement opaque, d'aspect
siliceux, et formée de couches alternantes de gris et de
jaune pâle. — L'odeur est aromatique, la saveur un peu
amère [2].

Botanique. — La plus grande incertitude règne aujourd'hui sur
l'origine de ces substances, qui ne sont d'ailleurs point toujours comparables à elles-mêmes, et les différences d'aspect que l'on peut

---

[1] Un fait intéressant, et qui prouve quel peu de fondement il faut faire sur les
seuls caractères extérieurs pour la distinction de toutes ces résines, c'est que la
Tacamaque jaune huileuse offre exactement le même aspect que la résine du
Boswellia Frereana Birdw. d'Arabie, connue sous le nom de *Luban-Meyeti* et qui
n'est autre que l' *Elémi* primitif des anciens auteurs, comme nous l'avons dit
plus haut (p. 354 : note 1). Ces deux résines qui proviennent d'espèces distinctes,
croissant dans des régions toutes différentes, sont absolument identiques, comme
a pu le constater M. Planchon d'après l'examen d'un échantillon de *Luban-Meyeti*
envoyé par M. Hanbury et que l'on peut voir encore dans le Droguier de Guibourt, à l'Ecole de Pharmacie. (Voy. d'ailleurs Flückiger et Hanbury. *loc. cit.*
t. I, p. 285, note 2).

[2] Nous laissons ici de côté la *Tacamaque jaune terne* de Guibourt, sorte assez
rare, qui n'est vraisemblablement qu'une forme de *Résine de Gommart* ou
Gomme chibou, due au *Bursera gummifera* Jacq. La *gomme Almexiga* du Brésil paraît lui être identique.

observer entre elles paraissent tenir beaucoup plus à l'époque de la récolte, au mode d'extraction, à l'âge de l'arbre, à l'ancienneté même de l'échantillon [1], qu'à la distinction des espèces productrices, qui sont toutes extrêmement voisines et cantonnées dans la même région.

La *Tacamaque jaune huileuse* est attribuée à divers *Bursera* (*Icica*) parmi lesquels on cite le *B. guianensis* H. Bn. (*Icica guianensis* Aubl.), auquel on attribue, d'autre part, la *Tacamaque huileuse incolore* (p. 360 : note 2), — le *B. Tacahamaca* H. Bn., (*Icica Tacahamaca* H. B. et K., *Protium Tacahamaca* L. M.), — le *B. decandra* (*Icica pentandra* Aubl.), etc.

La *Tacamaque jaune terreuse* est rapportée avec autant d'incertitude au *B. heptaphylla* H. Bn. (*Icica heptaphylla* Aubl.)

Toutes ces plantes sont aussi regardées par plusieurs auteurs [2] comme produisant de l'*Elémi du Brésil*, ce qui prouve une fois de plus que nous manquons de documents certains sur la question et que les *Tacamaques* et les *Elémis* américains sont des substances qui peuvent être facilement prises l'une pour l'autre.

Chimie. — La *Tacamaque jaune huileuse* renferme une huile essentielle et deux résines, dont l'une soluble, l'autre insoluble dans l'alcool faible et froid.

La *Tacamaque blanche huileuse* est un peu mieux connue : elle est entièrement soluble dans l'alcool et l'essence de térébenthine, et renferme, outre l'huile essentielle, trois résines dont une amorphe, la *Colophane*, et deux cristallisables, la *Bréane* et l'*Icicane*.

La *Tacamaque jaune terreuse* est entièrement soluble dans l'alcool; nous n'en connaissons point d'analyse spéciale.

Physiologie et Thérapeutique. — Ces substances, que leur composition chimique rapproche beaucoup des térébenthines, paraissent en posséder l'action stimulante. On ne les emploie plus qu'à l'extérieur, comme ingrédients de diverses masses emplastiques et de quelques baumes plus ou moins employés, tels que le Baume de Fioraventi.

Diagnose. — Sous la diversité des formes que peuvent présenter les *Tacamaques* et les *Elémis*, on pourra toujours les distinguer des résines de Conifères : *Colophane*, *Poix résine*, *Galipot*, ou autres, dont l'aspect se rapproche quelquefois du leur. Les unes et les autres s'écrasent sous la dent,

---

[1] Cf. Marchand in *Adansonia*, VIII, 52.

[2] Flückiger et Hanbury. *Loc. cit.*, t. I, p. 284.

mais les résines de *Térébinthacées* se réunissent ensuite en pâte ductile, tandis que celles des *Conifères* demeurent à l'état de poudre ténue.

119. BAUME DE LA MECQUE

Description. — Le *Baume de la Mecque* est une oléorésine fluide, qui a disparu aujourd'hui du commerce[1] et que l'on ne rencontre que dans les collections, où on la trouve ordinairement renfermée dans un flacon d'origine, en plomb et de forme rectangulaire, portant sur les faces latérales l'image grossière d'un cavalier brandissant un sabre ou une lance.

Ce baume, quand il est pur, se montre assez fluide, très trouble et coloré en jaune sale et boueux. Avec le temps il s'en sépare, à la surface, une couche plus mobile et moins colorée. L'odeur est aromatique et très forte. La saveur est aromatique, âcre et amère.

Botanique. — L'origine du *Baume de la Mecque* ne nous est pas encore connue d'une façon absolument certaine : on l'a attribuée à deux arbres, le *Balsamodendron Gileadense* K., et le *Balsamodendron Opobalsamum* K., que M. Baillon rattache tous deux à son *Balsamea Opobalsamum* H. Bn., décrit plus haut (p. 347) comme produisant la *Myrrhe* : ce serait donc une variété de cette même espèce qui, placée dans des conditions climatériques différentes produirait le *Baume de la Mecque*. — Quoi qu'il en soit, celui-ci est récolté dans l'Arabie Heureuse, aux environs de la Mecque et de Médine : d'après les anciens (Théophraste, Dioscoride), on le récoltait primitivement en Judée, où l'arbre n'existe plus au-

---

[1] Il est très rare de trouver aujourd'hui, dans le commerce, du *Baume de la Mecque* même impur ; on lui substitue le plus souvent du *Baume de Canada*, qu'il est impossible de ne pas reconnaître à sa transparence, à son odeur et à sa viscosité, ou même de la *Térébenthine de Chio*. qui est d'un brun noir. Notre description a été établie d'après le bel échantillon renfermé dans une bouteille de verre, que possède le Droguier de l'École de Pharmacie de Paris.

jourd'hui ; plus tard, au moyen âge, on cultiva le baumier et l'on fit la récolte du Baume en Égypte, aux environs du Caire, mais l'espèce s'y est éteinte depuis près de trois siècles. On obtient l'oléo-résine soit au moyen d'incisions, comme le décrivent les anciens auteurs arabes, soit en faisant bouillir dans l'eau les feuilles, l'écorce et le bois, et en recueillant le liquide huileux qui vient à la surface. Dans le premier cas, l'oléo-résine était enfermée dans des bouteilles, que l'on enfouissait pendant quelque temps dans le sol, et que l'on exposait ensuite à la chaleur du soleil. On décantait graduellement l'huile qui montait peu à peu à la surface, et, lorsque celle-ci était en quantité suffisante, on la faisait bouillir (?) [1]

Chimie. — Le *Baume de la Mecque* est soluble dans l'éther et incomplètement soluble dans l'alcool : il se compose de deux *résines*, l'une soluble dans l'alcool (70 p. 100), l'autre insoluble dans ce liquide et nommée *Bursérine* (12 p. 100.), d'une huile essentielle (10 p. 100) et d'une matière colorante amère (4 p. 100). Il est très souvent falsifié ou mêlé d'huiles étrangères : ces huiles tachent le papier et le rendent translucide, ce qui n'arrive point avec le Baume pur.

Physiologie et Thérapeutique. — Le *Baume de la Mecque* est inusité aujourd'hui en Europe : on l'emploie encore en Orient pour stimuler les plaies anciennes et accélérer leur cicatrisation à la manière du styrax. Il paraît d'ailleurs posséder le même mode d'action que toutes les térébenthines.

120. TÉRÉBENTHINE DE CHIO

Description. — La *Térébenthine de Chio* est une oléo-résine dont la consistance et la couleur varient avec l'âge et le mode de récolte. Elle est souvent demi-fluide, un peu trouble et colorée en jaune verdâtre. Souvent aussi elle forme des masses

---

[1] Voy. Guibourt, *loc. cit.*, t, III, p. 507.

Le *Baume de la Mecque* est quelquefois aussi désigné en France sous le nom de *Baume de Giléad* ; d'autre part, on donne en Angleterre le nom de *Baume de Giléad* au *Baume de Canada* (n° 268) qui ne présente avec lui d'autre rapport que de servir fréquemment à le falsifier ; c'est une notion à ne pas oublier lorsqu'on aborde la pharmacopée anglaise.

aplaties, plus ou moins molles, rarement entièrement sèches et cassantes : leur couleur est brune ; la masse est faiblement translucide, si ce n'est sous une faible épaisseur, et sa surface est recouverte d'une efflorescence grisâtre.

L'odeur est térébenthineuse et peu caractéristique. La saveur est un peu amère. La masse s'aplatit sous la dent et se réduit aussitôt en pâte, sans se briser auparavant, comme les autres résines de Térébinthacées et surtout celles des Conifères.

Botanique. — La *Térébenthine de Chio* exsude spontanément ou découle d'incisions sur le tronc du *Térébinthe*, *Pistacia Terebinthus* L., plante de la famille des *Térébinthacées*, série des *Anacardiées*, qui a donné son nom à toute une catégorie de résines que l'on trouve dans la nature unies à une huile essentielle, les *térébenthines*. C'est un arbre de taille variable, atteignant 1 m. en Provence et 12 mètres à Smyrne, que l'on rencontre dans toute la région méditerranéenne, depuis les îles Canaries jusqu'à l'Asie Mineure et même l'Afghanistan et le Bélouchistan : il abonde en particulier à Chio et dans les îles avoisinantes.

Feuilles alternes, non stipulées, composés paripennées, à 8 ou 10 folioles sessiles, oblongues, blanchâtres en dessous, atténuées aux deux extrémités. — *Fleurs* polygames et régulières, disposées en grappes à courts pédoncules, et ne différant de celles du *Pistacia Lentiscus* décrit plus haut (Voy. p. 353) que par ses écailles périanthiques velues. — *Drupe* coriace, aplatie, d'abord pourpre, puis brune.

L'oléo-résine est produite dans des canaux sécréteurs que l'on trouve en abondance dans le parenchyme cortical, contre la zône libérienne ou même au milieu d'elle, mais jamais dans la moelle ni les rayons médullaires : elle s'échappe par des crevasses, ou par des incisions que l'on pratique sur la tige et les branches dès le printemps : l'écoulement dure tout l'été, et chaque matin on récolte la résine durcie sur l'arbre ou sur des pierres plates disposées à sa base : elle est ensuite fondue au soleil et filtrée par un passage au travers de paniers fins. La quantité produite est très faible, et, à Chio même, le rendement d'un arbre n'excède guères 300 gr. par an.

Chimie. — La *Térébenthine de Chio* est soluble dans l'éther, partiellement soluble dans l'alcool ; elle renferme une huile essentielle (15 p. 100) composée d'un corps oxygéné et d'un hydrocar-

bure $C^{10} H^{16}$, et une résine qui paraît identique à la résine de
Mastic ou *Masticine.*

Physiologie et Thérapeutique. — Mêmes propriétés que les
autres *Térébenthines* : elle fait encore partie de quelques masses
emplastiques. En Grèce, elle sert à aromatiser certains vins.

121. NOIX D'ACAJOU

Description. — Achaine réniforme, de couleur grise ou
brunâtre, mesurant jusqu'à 4 cent. de haut sur 2 cent. de
large et 1 cent. d'épaisseur; la portion
inférieure est un peu plus volumineuse
que la supérieure. La surface est unie
ou très finement grenue. Le bord convexe porte un sillon plus ou moins
marqué, à bords relevés, qui disparaît
à la base : là, le fruit se montre un peu
tronqué et porte une cicatrice ovale,
noirâtre et rugeuse, laissée par le pédoncule; de cette cicatrice se répandent
sur les côtés quelques plis mousses
plus ou moins visibles. Au niveau de
l'ombilic, existe la cicatrice plus ou
moins nette du style.

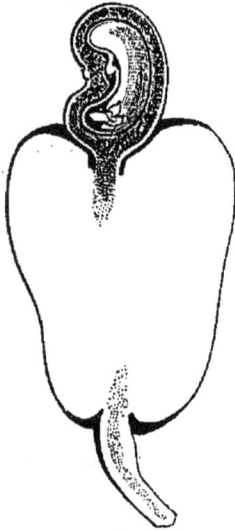

FIG. 122. — Noix d'A-
cajou. *Anacardium
occidentale* L.

Coupe longitudinale (De L.)

Sur une coupe longitudinale médiane,
la coque se montre épaisse de 2 à 3 mill.
et constituée par trois zônes bien nettes:
un *épicarpe* mince et résistant, un *mésocarpe* épais, spongieux, creusé d'aréoles
remplies d'une huile jaunâtre ou rosée, fluide, peu odorante, mais très âcre, enfin un *endocarpe* mince, coriace,
lisse, luisant et sillonné de lignes onduleuses partant de
l'ombilic.

La graine, plus petite que la cavité qui la renferme, est arquée comme elle et un peu ridée par la dessication. Elle est entourée d'une enveloppe assez épaisse, brune au dehors, rose au dedans, se desquammant comme celle de l'amande de la noisette. L'embryon, dépourvu d'albumen, possède une radicule très petite logée dans le lobe inférieur, et deux cotylédons volumineux, charnus, colorés en jaune pâle, ayant l'aspect et la saveur de la noisette, s'écartant l'un de l'autre dans leur partie centrale pendant la dessication.

Botanique. — La *Noix d'Acajou* provient de l'*Anacardium occidentale* L., *Térébinthacée* de la série des *Anacardiées*.

C'est un arbre répandu dans la zône tempérée et la zône chaude de l'ancien continent, mais originaire, dit-on, de l'Amérique.

Feuilles alternes, entières, non stipulées, obtuses au sommet. — *Fleurs* polygames, disposées en grappes terminales très ramifiées. — *Réceptacle* convexe. — *Calice* à cinq pièces libres, lancéolées, rapprochées en tube. — *Corolle* à 5 pétales en forme de languettes, également libres, mais recurvés au-dessus du tube calicinal — *Étamines* unies à leur base en un anneau qui entoure l'ovaire : elles sont au nombre de 8 ou 10, mais une ou deux d'entre elles acquièrent une hauteur deux ou trois fois plus considérable que les autres : ce sont les seules fécondes — *Ovaire* asymétrique, gibbeux, uniloculaire et pourvu d'un style excentrique, grêle, long, sinueux, terminé par une portion stigmatique non élargie. — *Ovule* anatrope, solitaire, à micropyle inféro-interne : cet ovule, dont l'axe est presque transversal, est porté par un funicule long et sinueux, inséré à la partie inférieure de la loge. — *Achaine* réniforme porté par un pédoncule rouge renflé en forme de poire, de dimensions beaucoup plus considérables que lui et portant le nom de *Pomme d'Acajou* ; la saveur en est acide, sucrée et assez agréable.

Chimie. — La graine contient une huile claire, souvent extraite dans les pays d'origine de la drogue, mais sans emploi en médecine.

Le péricarpe renferme une huile irritante et vésicante, le *Kardol*, un acide cristallisable, très caustique, l'*acide anacardique*, du tannin, de l'acide gallique, de la gomme, une résine indéterminée et une matière colorante [1].

---

[1] L'arbre laisse en outre écouler une gomme, dite *Gomme d'acajou*, en grande partie soluble dans l'eau froide, et qui paraît constituée par un mélange de *Bassorine* et d'*Arabine*.

Physiologie et Thérapeutique. — On utilise rarement aujourd'hui cette drogue, qui est douée cependant de propriétés assez énergiques. L'huile contenue dans les alvéoles du péricarpe[1] est un caustique puissant, employé à l'extérieur pour détruire les verrues ou comme révulsif, — à l'intérieur et à faibles doses comme purgatif drastique, dépuratif et antisyphilitique[2].

122. GUARANA

Description. — Le *Guarana* se présente en boules volumineuses ou, plus souvent, en cylindres arrondis aux deux extrémités, de couleur brune, assez pesants, extrêmement résistants, longs de 15 à 20 cent., épais de 4 cent. environ. — Ces boules et ces cylindres sont constitués par une pâte faite de graines grossièrement concassées et mises en bouillie, dont on reconnaît plus ou moins la forme dans la masse. Celle-ci est terne à sa surface et couverte de mamelons aplatis. La cassure est irrégulière, courte, grossièrement grenue, colorée en gris-brun ou en brun chocolat : on y distingue des débris plus clairs de graines, faisant parfois saillie sur la cassure.

Les fragments, même très petits, s'écrasent difficilement sous la dent et s'y réduisent en une poudre qui se dissout en partie : la saveur est faible, un peu astringente, et non désagréable : l'odeur est nulle.

Botanique. — Le *Guarana* est préparé avec les graines d'une liane appartenant à la famille des *Sapindacées*[3], série des *Panco-*

---

[1] Cette huile, qui est volatile et de couleur brune, est employée au Brésil, dit-on, comme encre à marquer le linge.

[2] Le bois connu en ébénisterie sous le nom d'*Acajou*, n'a rien de commun avec celui de l'*Anacardium* : il provient d'une plante de la famille des *Méliacées*, le *Swietenia Mahogoni* L., bel arbre des Antilles et des côtes voisines, qui donne par exsudation une gomme très odorante, à laquelle il doit, dit-on, d'être à l'abri des piqûres des vers; son écorce passe pour fébrifuge. Son fruit sert à l'extraction de l'huile dite de *Caraba*. (H. Bn. Voy. p. 491.)

[3] SAPINDACÉES — PLANTES LIGNEUSES, plus rarement suffrutescentes, souvent GRIMPANTES et s'accrochant à l'aide de vrilles (*Paullinia, Serjania, Urvillea,*

viées, et habitant le nord-ouest du Brésil, le *Paullinia sorbilis*
Mart.

Feuilles alternes, composées, imparipennées, à 5 grandes folioles
dentées sur leurs bords. — *Fleurs* hermaphrodites et irrégulières,
disposées en grappes de cymes, à courts pédoncules. — *Réceptacle*
légèrement convexe. — *Calice* à 5 sépales ovoïdes, brunâtres,
velus. — *Corolle* à 4 pétales roses, ovales acuminés, portant chacun
à leur base (à la face interne) une lame mince, pubescente, appliquée contre lui et récurvée à son sommet. — 8 *Etamines* insérées
à la base de l'ovaire, sur une éminence réceptaculaire (gynophore)
qui porte aussi celui-ci : filets larges et velus ; anthères piri-
formes, biloculaires et introrses. — *Ovaire* cylindrique, à trois
loges uniovulées, et surmonté d'un style très court, à extrémité
stigmatique trilobée et presque sessile : ovule anatrope, ascendant, inséré dans l'angle interne, à micropyle inféro-externe. —
Fruit coriace, violacé, déhiscent en 3 valves et entouré d'une
coque formée par le calice accrescent ; il renferme trois *graines*
non albuminées, pourvues d'un arille, très semblables au *Marron
d'Inde* de nos pays.

Les graines récoltées vers le mois de novembre, sont dépouillées
de leur arille, séchées, puis concassées grossièrement et humectées avec un peu d'eau. La pâte qui résulte de cette opération est
roulée en boules ou en cylindres que l'on fait sécher au soleil ou

---

etc.). — FEUILLES ALTERNES (*Sabiées, Sapindées, Pancoviées, Mélianthées, Aito-
niées*) ou OPPOSÉES (*Staphylées, Æsculées, Acérées*), simples ou composées, sans
stipules (exc. *Mélianthées* et quelques *Staphylées*). — FLEURS RÉGULIÈRES (exc.
Pancoviées, Æsculées, Mélianthées et quelques *Sapindées*), le plus souvent
POLYGAMES DIOÏQUES, rarement hermaphrodites (*Staphylées, Aitoniées,* quelques
Sabiées), disposées en GRAPPES DE CYMES, plus rarement en grappes simples. —
RÉCEPTACLE très variable, souvent convexe, parfois excavé et alors doublé le plus
souvent d'un disque, inégal et très irrégulier dans les *Mélianthées*. — CALICE le
plus souvent à 5 PIÈCES LIBRES, quelquefois 4 (*Aitoniées,* quelques *Sapindées*),.,
rarement gamosépale (*Aitoniées*). *Æsculées,* quelques *Pancoviées* et *Sapindées*).
— COROLLE ordinairement à 5 ou 4 PIÈCES LIBRES, quelquefois absente (quelques *Sapindées* et *Acérées*).—ÉTAMINES LIBRES (excepté chez les *Aitoniées* ; diadelphes dans
le genre *Bersama*) au nombre de 2-3 (*Meliosma*), 4-8 ou 5-10, quelquefois 6, 9, 12 ;
anthères biloculaires, ordinairement introrses, déhiscentes par 2 fentes longitudinales. — GYNÉCÉE à 3 CARPELLES unis, ou plus ou moins complètement libres,
(exc. 1 chez *Alectryon,* 2 chez *Meliosma,* 4 chez *Mélianthées* et *Aitoniées,* 5 chez
Greyia, etc.). — OVULES ANATROPES, le plus souvent ascendants, à micropyle
inféro-externe (exc. *Dodonea, Kœlreuteria,* etc.; quelquefois différents dans la
même fleur), au nombre de 2-4 dans chaque loge (1 chez *Pancoviées, Nephelium,*
etc.). — FRUIT très variable, simple ou plus souvent multiple, charnu, capsulaire,
indéhiscent ou même samaroïde (*Acérées*). — GRAINE le plus souvent NON ALBU-
MINÉE (exc. *Staphylées* et *Aitoniées*), quelquefois ARILLÉE.

M. Baillon admet dans cette famille. (*Hist. des Pl.,* t. V, p. 377), les 8 séries
suivantes :

*Staphylées, Sabiées, Sapindées, Pancoviées, Æsculées, Mélianthées, Aitoniées,
Acérées.*

au feu, et qui portent les noms de *Pain de Guarana* ou *Chocolat du Brésil.*

Chimie. — On a trouvé dans le *Guarana* des huiles volatiles, une huile fixe verdâtre, de l'acide tannique, de la *Saponine* et un alcaloïde cristallisable, la *Guaranine* (5 à 6 p. 100).

La *Guaranine* $C^8 H^{10} Az^4 O^2$, $H^2 O$ paraît identique à la *Caféine* et à la *Théine* : en admettant cette identité, il est à remarquer que c'est dans le *Guarana* que cet alcaloïde est le plus abondant; le bon thé n'en renferme, en effet, que 2,13 p. 100, le *Maté* 1,2 p. 100, et le café 0,80 à 1 p. 100 (Bentley et Trimen).

Physiologie et Thérapeutique. — La *Guarana* agit comme le café *vert* (Voy. n° 100), grâce à la *Caféine* qu'il renferme; on le prescrit surtout à l'intérieur contre les névralgies, la migraine et même quelques paralysies (?), souvent aussi comme tonique, stimulant, aphrodisiaque ou fébrifuge (?) : on emploie soit la poudre (2, 50 à 8 gr.), soit l'infusion, soit l'extrait hydro-alcoolique ou le sirop préparé avec cet extrait. — On a considéré le *Guarana*, de même que toutes les autres drogues renfermant de la *Caféine*, comme un *aliment d'épargne*, et l'on emploie communément son infusion au Brésil en guise de *Thé.*

123. BAIES DE NERPRUN

Description. — Ces *baies* sont en réalité de petites *drupes* à 4 (ou 3) noyaux : elles sont globuleuses, de la taille d'un

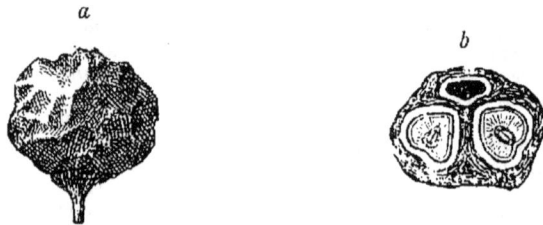

FIG. 123 et 124. Drupe du Nerprun. *Rhamnus catharticus* L.

a. Fruit entier.   *b.* Coupe transversale.

grain de Poivre, et se montrent souvent encore accompagnées d'un pédoncule grêle qui mesure de 5 à 8 mill. de longueur.

La surface est d'un noir bleuâtre ou verdâtre, et couverte
de plis irréguliers dus à la dessication : assez souvent la
pulpe se moule sur les noyaux qu'elle renferme et le fruit
paraît alors composé de 3 ou 4 masses globuleuses étroitement unies. Au sommet, existe une petite pointe plus ou
moins accusée, correspondant à la cicatrice du style : à la
base, se montrent les restes du calice, sous forme d'une
collerette circulaire, noirâtre, coriace, à laquelle adhère le
pédoncule fructifère.

La pulpe est peu abondante, assez compacte, et colorée
en brun ou en gris sale. Les noyaux sont d'un brun très
foncé et en forme de quartiers d'orange ; leurs faces latérales sont lisses, luisantes et la partie dorsale porte un
sillon très marqué. La coque est mince, parcheminée, facile
à détacher ; l'amande qu'ils renferment porte un sillon
dorsal correspondant à celui des téguments, et se compose
d'un embryon à cotylédons accolés et d'un albumen compact, de couleur brun clair.

L'odeur est faible ; la saveur un peu sucrée au début, puis
amère, et nauséeuse[1].

Botanique. — Le *Nerprun*, dont les fruits sont employés en médecine, est une *Rhamnacée*[2] de la série des *Rhamnées*, le *Rhamnus*

---

[1] Les fruits de la *Bourgène* ou *Bourdaine* (*Rhamnus Frangula* L.) souvent
mêlés à ceux du *Nerprun*, s'en distinguent par la présence de 2 noyaux, ou
3 au plus ; les graines ne portent pas de sillon sur la courbe dorsale, mais sur
les côtés.

[2] RHAMNACÉES. — PLANTES LIGNEUSES, très rarement grimpantes (*Gouania*). —
FEUILLES simples, stipulées, ALTERNES ou plus rarement opposées (*Collétiées*,
g. *Nesiota* et *Lasiodiscus*), quelquefois absentes (quelques *Collétiées*). — FLEURS
RÉGULIÈRES, HERMAPHRODITES (sauf quelques *Rhamnées* diclines) et disposées en
cymes ou en grappes de cymes, quelquefois en épis ou en capitules (*Phylica*).
— RÉCEPTACLE CONCAVE, quelquefois tubuleux, accompagné ordinairement d'un
disque. — CALICE à 5 ou 4 PIÈCES LIBRES. — COROLLE à 5 ou 4 PIÈCES LIBRES
(absente chez *Colletia* et *Condalia*). — ANDROCÉE formé de 5 ou 4 ÉTAMINES
SUPERPOSÉES AUX PÉTALES, à filets libres (quelquefois connés avec le périanthe :
Phylica, Colletia), à anthères biloculaires déhiscentes par 2 fentes longitudinales.
— OVAIRE A 3 LOGES (2-4) (uniloculaire chez *Condalia*), ordinairement libre,
(excepté chez les *Gouaniées* où il est nettement INFÈRE, et quelques *Rhamnées*,
chez lesquelles il adhère plus ou moins au réceptacle.) — OVULES SOLITAIRES dans
chaque loge (au nombre de 2 chez les *Karwinskia*), ANATROPES, ASCENDANTS,

catharticus[1] L., petit arbre de taille variable, dépassant rarement 4 mètres, répandu dans toute l'Europe et s'étendant à l'est jusqu'à la Sibérie et au sud jusque dans l'Afrique septentrionale.

Feuilles alternes (opposées sur les jeunes rameaux), entières, à ovales, bords finement serrés, à stipules courtes. — *Fleurs* jaunâtres, régulières, polygames-dioïques, à pédicelles longs et grêles, solitaires à l'aisselle des feuilles ou groupées en cymes pauciflores. — *Réceptacle* très concave, formant une coupe profonde, dont les bords portent un *calice* à cinq pièces triangulaires réfléchies, une *corolle* à cinq pétales grêles et dressés et un *androcée* de cinq étamines superposées aux pétales, à filets libres et subulés, à anthères biloculaires et introrses. — *Ovaire* en forme de bouteille, placé au fond de la coupe réceptaculaire, à 3 loges (2-4) uniovulées, à style dressé et divisé au sommet en autant de lobes qu'il existe de carpelles. — *Ovule* solitaire dans l'angle interne de chaque loge, anatrope, ascendant, à micropyle inféro-externe.

Chimie. — Le suc des fruits du *Nerprun* renferme, à l'état frais, du sucre, de la gomme, et une substance amère que Winckler a décrite sous le nom de *Rhamno-cathartine*, incristallisable, jaunâtre, soluble dans l'eau, insoluble dans l'éther. Suivant Schützemberger, ce serait un produit impur, formé de matières colorantes et de deux principes isomériques, qu'il a isolés sous les noms de *Rhamnine* et de *Rhamnégine*.

La *Rhamnine* $C^{24} H^{32} O^{14}$ est jaune, cristallisable, peu soluble dans l'eau froide, soluble dans l'alcool chaud, insoluble dans l'éther et le bisulfure de carbone; elle se dissout dans les alcalis, en prenant une coloration rougeâtre, et peut se dédoubler, sous l'influence des acides dilués, en *Rhamnétine* α et en un sucre isoisomère de la *mannite*.

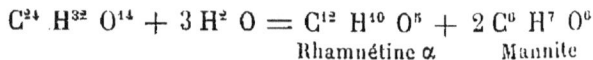

$$C^{24} H^{32} O^{14} + 3 H^2 O = C^{12} H^{10} O^5 + 2 C^6 H^7 O^6$$

                         Rhamnétine α   Mannite

La *Rhamnégine* $C^{24} H^{32} O^{14}$ ne diffère physiquement et chimiquement de la *Rhamnine* que par sa grande solubilité dans l'eau froide; comme elle, elle se dédouble en *Rhamnétine* β $C^{12} H^{10} O^5$ et

---

A **MICROPYLE INFÉRO-INTERNE** devenant quelquefois latéral ultérieurement. — **FRUIT** le plus souvent **DRUPACÉ**, souvent aussi sec et déhiscent, quelquefois multiple. — **GRAINE ALBUMINÉE** (sauf *Ventilago*).

M. Baillon a divisé cette famille (*Hist. des Pl.* VI, 65) en 3 séries: *Rhamnées, Gouaniées, Colletiées*.

[1] *Vulg.* Noirprun, Bourg-épine, Epine de Cerf, Quemot.

[2] Voy. Flückiger et Hanbury, *loc. cit.*, I, 306.

en un sucre isomérique de la mannite : La *Rhamnétine β* est
soluble dans l'alcool, tandis que la *Rhamnétine α* y est insoluble.
Toutes deux sont très voisines de la *Quercétine*.

Physiologie et Thérapeutique. — Le suc frais des drupes du
Nerprun jouit de propriétés purgatives énergiques [1] ; il agit comme
drastique et comme un irritant de la muqueuse digestive, provoquant,
à haute dose, de fortes coliques et des vomissements. On n'emploie plus guère aujourd'hui que le sirop, que l'on prépare avec
les baies fraîches et que l'on prescrit surtout aux enfants ; ce sirop
faisait partie de quelques médicaments composés classiques. Le
Nerprun est surtout usité dans la médecine vétérinaire ; la matière
colorante des fruits est utilisée dans l'industrie [2].

124. JUJUBES

Description. — Drupes ovoïdes, colorées en rouge-brun,
fortement ridées quand elles sont sèches, longues de 2 cent.
larges de 1 à 1 $^1/_2$ cent. Leur surface, lisse
et plus ou moins luisante, présente au
sommet la cicatrice noire et peu saillante
laissée par le style, et, à la base, une
excavation très marquée, au fond de
laquelle s'insère ou s'insérait le pédoncule.

L'épicarpe est mince, assez résistant
et difficile à isoler. Le mésocarpe est
épais, pulpeux, de couleur jaunâtre ou
rosée, doué d'une saveur douceâtre, un
peu mucilagineuse. L'endocarpe est ligneux, très résistant, assez épais, et
constitue un noyau fusiforme divisé en

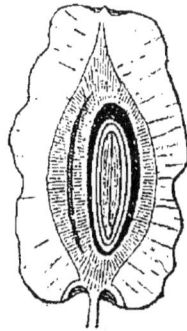

Fig. 125. — Jujube.
Zyzyphus vulgaris
Lamk.
Coupe longitudinale
médiane.

[1] On peut admettre aujourd'hui que tous les *Rhamnus* jouissent de propriétés
purgatives, notamment les *Rhamnus Frangula, alaternus, saxatilis, infec-
torius. alpinus. pumilus* parmi les espèces européennes ; récemment les mêmes
propriétés ont été constatées par M. Dujardin-Beaumetz et ses élèves, chez une
espèce de la Californie, connue sous le nom de *Cascara sagrada* (Écorce
sacrée), le *Rhamnus purshiana*.

[2] Le suc des fruits de Nerprun, devenu vert par l'addition d'alcalis (potasse ou

2 loges, dont l'une est rudimentaire ou même nulle ; l'autre renferme une graine jaunâtre, dont l'embryon allongé est entouré d'un albumen huileux très peu développé.

Botanique. — Le *Jujubier* est une *Rhamnacée* de la série des *Rhamnées*, le *Zizyphus vulgaris* Lamk. (*Rhamnus Zizyphus* L.) arbre de la région méditerranéenne, originaire de la Syrie, cultivé en Provence, en Italie, etc. On emploie surtout en France les fruits qui proviennent des îles d'Hyères et de la Provence [1].

Tige dressée, très rameuse. — *Feuilles* alternes, stipulées, presque sessiles, lancéolées, crénelées et trinerves. — *Fleurs* hermaphrodites, de couleur verdâtre, groupées en cymes axillaires pauciflores. — *Réceptacle* légèrement excavé, comblé en partie par un disque annulaire charnu, dans lequel la base de l'ovaire se trouve enchâssée. — *Calice* à 5 pièces ovales et valvaires. — *Corolle* à 5 pétales grêles et excavés. — 5 *Etamines* oppositipétales, à filets courts et subulés, à anthères introrses. — *Ovaire* biloculaire, à style court divisé en deux cornes stigmatiques, à loges uniovulées. — *Ovule* anatrope, ascendant, à micropyle inféro-interne.

Chimie. — La pulpe des *Jujubes* renferme du mucilage, du sucre, de la pectine, et des sels (malates, tartrates, nitrates).

Physiologie et Thérapeutique. — Ces fruits sont employés quelquefois encore comme adoucissants, béchiques et expectorants; on les prescrit en infusion ou en gargarismes. Quant à la *Pâte de Jujubes*, dont l'usage est populaire contre les bronchites, « c'est, dit Bouchardat [2], un remède fort innocent..... Le Codex conserve les jujubes ; mais nous devons dire que personne n'en met. L'inventeur même de cette pâte supprimait la décoction de ces fruits ».

Pâte de Jujubes.		*Tisane des 4 fruits.*	
Jujubes.	500 gr.	Jujubes.	
Gomme arabique.	3,000 —	Dattes.	à à
Sucre blanc.	2,500 —	Raisins secs.	
Eau de fleur d'oranger.	192 —	Figues.	
Blancs d'œufs.	n° 4.		
	(Codex.)		

chaux), constitue le *Vert de Vessie* ou *Sap green* employé en peinture. Les *R. Chlorophorus* Dcne. et *utilis* Dcne., qui ne sont sans doute que des formes des *R. hirsutus* et *catharticus*. (H. Baillon) donnent de même le *Vert de Chine* ou *lao-kao*.

[1] Le *Zizyphus Lotus* Lamk., espèce africaine. donne des fruits arrondis plus volumineux, jouissant des mêmes propriétés que nos Jujubes, et qu'on leur substitue parfois, paraît-il.

[2] *Élém. de Mat. Méd*, 3° éd., II, 155.

125. ÉCORCE DE GAROU

Description. — Cette écorce se présente dans le commerce sous forme de lanières flexibles, assez minces et de longueur variable, repliées plusieurs fois transversalement (l'épiderme étant placé en dedans) et réunies en bottes de 15 à 20 cent. de long.

Le suber est mince, coloré en brun chocolat, luisant, strié de lignes parallèles obliques, et couvert de nombreuses cicatrices transversales et elliptiques, disposées suivant des lignes hélicoïdes qui s'inclinent à 30° environ sur l'horizontale : ce suber se détache facilement en larges bandes translucides, et laisse voir une écorce moyenne d'un jaune très pâle, de structure nettement fibreuse, criblée de paillettes très fines, très brillantes, aiguës aux extrémités, qui se détachent facilement lorsqu'on rompt l'écorce, et s'implantent dans la peau en y provoquant de vives démangeaisons. La face interne de l'écorce est colorée en jaune foncé, très lisse, crevassée de fissures longitudinales produites pendant le reploiement des lames, et se laisse facilement diviser en longues bandes comme le suber.

Cette écorce, qu'il est facile de débiter en lanières longitudinales ou de diviser en feuillets, présente une grande résistance suivant le sens de ses fibres, et ne peut se rompre transversalement qu'avec difficulté.

Sur la section transversale, on ne distingue à l'œil nu qu'une ligne jaune doublée d'une ligne brune plus mince.

L'odeur rappelle celle du savon de Marseille. La saveur est d'une âcreté extrême, lente à se produire : il suffit de mâcher pendant quelques secondes un fragment d'écorce, pour qu'au bout de plusieurs minutes il se développe sur la langue et dans l'arrière-gorge, une sensation de brûlure très pénible qui peut persister plusieurs heures.

Au microscope, sous un suber formé de quelques plans de
de cellules brunes, aplaties tangentiellement, et doublé d'une
couche d'éléments à chlorophylle, on trouve un parenchyme
à cellules aplaties, au milieu desquelles apparaissent bientôt
des fibres libériennes, d'abord isolées, puis réunies par
groupes, et finalement formant à la face interne une zône
continue très développée, coupée de rayons médullaires
grêles et assez nombreux. Ces fibres ont une paroi un peu
épaissie, très réfringente, et se montrent, sur la coupe longitudinale, taillées en biseau à leurs extrémités ; elles sont
entremêlées de quelques fibres scléreuses plus volumineuses, à parois beaucoup plus épaisses et plus réfringentes
encore, qui paraissent être de nature différente.

Botanique. — Le *Garou*[1] est un arbrisseau de la région méditerranéenne, appartenant à la famille des *Thyméléacées*[2], série des
Thyméléées, le *Daphne Gnidium* L. Sa tige, ligneuse et ramifiée, est haute de 0m,60 à 1m, 60.

Feuilles alternes, très grêles, aiguës au sommet. — *Fleurs* blanches, hermaphrodites, disposées en grappes terminales ramifiées,
à courts pédicelles. — *Réceptacle* tubuleux, velu en dehors. —
Périanthe simple, à 4 dents réfléchies. — 8 *Étamines* disposées
sur deux verticilles tétramères, le verticille oppositisépale étant
inséré plus haut que le premier sur le tube réceptaculaire; an-

[1] Sainbois. Daphné paniculé.

THYMÉLÉACÉES. — PLANTES LIGNEUSES, rarement herbacées. — FEUILLES
ALTERNES OU OPPOSÉES, SIMPLES, sans STIPULES. — FLEURS RÉGULIÈRES, HERMA-
PHRODITES (exc. *Thymelea, Goodallia, Lagetta, Ovidia*), disposées en épis, en
grappes ou en capitules. — RÉCEPTACLE CONCAVE, SACCIFORME. — PÉRIANTHE
SIMPLE, à 5 (4 à 6 PIÈCES LIBRES, IMBRIQUÉES. — ANDROCÉE formé de DEUX VER-
TICILLES PENTAMÈRES (4-6) D'ÉTAMINES (ou plus rarement d'un seul) alternant
avec autant d'écailles glanduleuses insérées sur le bord du tube réceptaculaire (écailles absentes chez les *Daphné, Arthrosolen* et quelques autres *Thyméléées*) : anthères biloculaires, déhiscentes par 2 fentes longitudinales, ordinairement introrses. — OVAIRE UNILOCULAIRE chez les *Thyméléées*, BILOCULAIRE chez
les *Aquilariées* (exceptionnellement triloculaire : 4 à 5 loges chez le *Gonistylus*)
libre au fond du réceptacle, parfois stipité et souvent accompagné d'un disque
ou d'écailles hypogynes. — OVULE SOLITAIRE dans l'angle interne de chaque
loge, ANATROPE, DESCENDANT, à micropyle supéro-externe. — FRUIT DRUPACÉ, plus
rarement sec (*Stellera, Lagetta*), et exceptionnellement déhiscent (*Aquilaria*).
— GRAINE à albumen nul (*Aquilariées, Dicranolepis, Lasiadenia*, etc.) ou très
peu abondant (sauf *Kelleria*).

M. Baillon a divisé cette petite famille (*Hist. des Pl.* VI, 100) en 2 séries :
Aquilariées et *Thyméléées*.

thères introrses. - - *Ovaire* unicarpellé et uniovulé, courtement stipité, accompagné d'un disque peu développé, et surmonté d'un style court, un peu étalé et déprimé au centre. — *Ovule* anatrope, descendant, à micropyle supéro-externe. — *Drupe* ovale, rougeâtre, de la grosseur d'un pois. — *Graine* à peu près dépourvue d'albumen [1].

Chimie. — L'*Ecorce de Garou* renferme de la gomme, de la cire, du sucre, une matière colorante jaune, une huile verte, inactive par elle-même, mais tenant en dissolution une résine âcre qui constitue le principe vésicant de la drogue, et enfin un glucoside cristallisable, la *Daphnine*, que l'on retrouve dans beaucoup d'espèces voisines, mais qui paraît dépourvu de propriétés irritantes.

La résine est encore mal connue; on la considère comme l'anhydride de l'*Acide mézéréique*. — Le *Daphnine* $C^{31} H^{34} O^{19} + 4 H^2 O$ est peu soluble dans l'eau froide, soluble dans l'alcool, insoluble dans l'éther; les acides la dissolvent; l'acide azotique la colore en rouge. Au-dessus de 100°, elle se décompose et donne de l'*Umbelliférone*. Par l'action des acides dilués, elle se dédouble en glucose et en *Daphnétine* $C^{19} H^{14} O^{9}$, acide cristallisable, isomère de l'*esculine*.

Physiologie et Thérapeutique.—L'*Ecorce de Garou* appliquée sur la peau, après macération dans du vinaigre, détermine une véritable vésication, aussi intense que celle des cantharides, beaucoup plus douloureuse même, mais qui offre l'avantage de ne retentir en aucune façon sur l'appareil urinaire. A l'intérieur, elle agit comme un irritant et un drastique violent, dont l'emploi exige de la prudence.

On emploie à l'extérieur la pommade épispastique ou le papier au Garou comme vésicants, plus souvent cette même pommade comme pansement irritant sur les plaies des vésicatoires permanents; on employait jadis, comme pois à cautères, des orangettes trempées dans une solution alcoolique de Garou. On a prescrit cette écorce jadis à l'intérieur comme dépurative, antisyphilitique et sudorifique; son usage interne est abandonné aujourd'hui [2].

Pommade au Garou.

Extrait éthéré de Garou	40 gr.
Cire fondue	100 —
Axonge	900 —
Alcool	90 —

(Codex.)

---

[1] Ces graines étaient employées autrefois comme purgatives, sous le nom de *Semences de Coquenaudier* (*Cocca gnidia*): elles renferment une huile âcre et irritante.

[2] L'écorce d'une espèce très voisine, le *Daphne Mezereum* L, jouit des mêmes

126. LAQUE EN ÉCAILLES

Description. — Lames minces, de dimensions variables, planes ou un peu bosselées, colorées en jaune brun, en marron ou en rouge, selon les sortes ; la surface est lisse, quelquefois piquetée de trous très fins dus à des bulles d'air : la masse est transparente, très homogène, renferme souvent des bulles d'air elliptiques, toutes allongées dans le même sens. Ces lames sont très fragiles et se brisent net, le plus souvent selon des lignes courbes.

La résine laque est sans odeur ni saveur, et se réduit sous la dent en poudre fine, sans se ramollir.

Origine. — La *Laque* est une résine exsudée à la surface du corps d'un insecte *Hémiptère* (sous-ordre des *Homoptères Diptères*, famille des *Coccidés*, tribu des *Lécanines*[1]), le *Carteria Lacca*[2] Sign. (*Coccus lacca* Kerr., *Kermès lacca* Roxb.) : selon quelques auteurs (Signoret, Laboulbène), cette résine serait d'origine végétale et exsuderait sur la branche d'arbre qui porte les insectes, sous l'influence de la piqûre de ceux-ci[3].

Les arbres sur lesquels vivent les *Coccidés* à laque sont surtout le *Ficus indica* Roxb., le *F. religiosa* L., *F. bengalensis* L. *F. lacifera* Roxb. *F. Tsjela* Hamilt. On mentionne aussi le *Rhamnus*

---

propriétés et figure seule dans la Pharmacopée britannique, sous le nom d'*Écorce de Mezereon* (*Mezereon Bark*) ; elle renferme les mêmes principes actifs.

[1] HÉMIPTÈRES OU RHYNCHOTES : insectes à rostre articulé, à pièces buccales disposées pour piquer (exceptionnellement pour mâcher), à prothorax libre et à métamorphoses incomplètes. — HOMOPTÈRES : insectes hémiptères dont les deux paires d'ailes sont semblables (membraneuses et disposées sur le dos à la manière d'un toit, ou tout à fait absentes, ou n'existant que chez les individus d'un même sexe : chez les Homoptères-Diptères, le mâle est ordinairement ailé, et la femelle aptère). — COCCIDÉS : antennes courtes à 6-25 articles, tarse à un seul article ; ailes du mâle non réticulées, quelquefois absentes. — LÉCANINES : Coccidés nus ou recouverts de substances calcaires, cireuses ou résineuses ; femelles jeunes capables de se mouvoir ; femelles fécondées immobiles.

[2] Deux autres espèces de l'Amérique du Nord, le *Carteria Larreæ* Comstock, et le *C. Mexicana* Comstock, produisent une laque très semblable, mais qui ne vient point dans le commerce.

[3] Pour tout ce qui concerne la laque comme la cochenille, voir la thèse d'agrégation, déjà citée, de R. Blanchard. *Les Coccidés utiles*, Paris, 1883.

Jujuba L. (*Rhamnacées*), le *Butea frondosa* Roxb. (*Légumineuses-Papilionacées*), l'*Anona squammosa* L. (*Anonacées*), l'*Aleurites lacifera* (*Croton laciferum : Euphorbiacées*) et quelques *Mimosa*, entre autres le *M. cinerea*. Flückiger et Hanbury mentionnent même l'*Acacia Arabica* Willd., décrit p. 92, comme fournissant, dans quelques districts de l'Inde (Sind. Guzerat), de la *Laque d'insectes* [1] (?)

Sur les branches de ces arbres, s'observent des amas résineux brunâtres, formant manchon, couverts à la surface de mamelons qui correspondent à autant de logettes renfermant un insecte. Parmi ces logettes, quelques-unes sont plus petites, dépourvues d'orifice, et renferment un mâle : les autres, qui contiennent les femelles, sont plus volumineuses et percées de 3 trous à leur surface, par lesquels s'échappent autant de pinceaux de poils flexueux; par l'orifice le plus large, passent les poils provenant du pourtour de l'anus, par les deux autres ceux qui naissent sur les 2 papilles thoraciques. Dans les unes comme dans les autres logettes, l'animal est placé perpendiculairement à la surface de la branche, le rostre fixé dans l'écorce.

La femelle est fusiforme et longue de 2 mill.; elle est colorée en rouge intense, dépourvue de membres, terminée antérieurement par une papille rostrale ou buccale, postérieurement par une papille anale entourée d'une couronne de poils. Le corps se compose d'un abdomen à 9 anneaux, d'un thorax, et d'une tête soudée au thorax : ce thorax porte latéralement deux papilles chargées chacune d'une touffe de longs poils; deux papilles semblables se montrent de chaque côté de l'anus.

Le mâle est un peu plus petit que la femelle ($1^{mm}4$.), privé d'ailes s'il appartient à la génération d'été, ailé s'il appartient à celle d'hiver; il possède deux paires de pattes, deux paires d'yeux et deux longues antennes à 10 articles : l'avant-dernier anneau abdominal porte deux longs filaments enroulés, et le dernier se termine par un pénis corné et crochu, formé par l'accolement des deux pattes de la troisième paire : l'anus et les papilles thoraciques sont dépourvus de poils.

Les larves, semblables chez les deux sexes, ne mesurent que $0^{mm}6$: elles possèdent 2 paires de pattes, une paire d'yeux, 2 antennes, et 2 longs filaments issus de l'avant-dernier anneau.

Il existe deux générations : l'une d'été (juillet), l'autre d'hiver (décembre); les jeunes larves sortent du corps de la mère et de la logette où celle-ci est encore renfermée, pour aller se grouper à

[1] Flück. et Hanb., *loc. cit.*, I, 420.

leur tour, fixées par la tête, sur une branche voisine où elles ne tardent pas à se trouver engluées par l'exsudation résineuse : celle-ci les enveloppe entièrement et forme le manchon mamelonné que nous avons décrit plus haut. Au bout de deux mois, la larve est devenue insecte parfait et sexué ; les mâles se frayent un chemin hors de leur logette, puis, rampant à la surface de la branche, s'arrêtent au-dessus des logettes qui renferment les femelles, et, par l'orifice correspondant à l'anus, fécondent celles-ci sans qu'elles quittent leur posture verticale ; ils meurent aussitôt après. Cette fécondation devient pour la femelle le signal d'une sécrétion encore plus abondante de résine : celle-ci forme dans l'ovaire une infinité de globules rougeâtres, que l'on retrouve jusque dans les œufs, et les larves mêmes en naissent pourvues. La femelle est ovovivipare et meurt aussitôt après la ponte.

Entre les 2 générations, on a noté cette différence curieuse, que les mâles nés en juillet sont aptères, tandis que les mâles de décembre sont pourvus de 2 longues ailes transparentes. De plus, la sécrétion résineuse, beaucoup plus rapide en été, est plus abondante en hiver.

Quoi qu'il en soit, les branches sont cueillies un peu avant la sortie des larves, celles-ci emportant avec elles une grande partie du principe colorant de la laque ; il y a donc deux récoltes par an[1].

Les rameaux encore entourés de leur manchon de laque et des insectes qu'il renferme, constituent la *laque en bâtons*[2]. (Voir l'article suivant.) Les manchons isolés et concassés grossièrement, constituent la *laque en sortes* ou *en grappes* ; — brisés en petites parcelles, la *laque en grains*.

En traitant ces fragments par l'eau chaude un peu alcalinisée, et en filtrant à travers une toile, on obtient la laque purifiée, que l'on étend ensuite en plaques minces (*laque en écailles*) ou que l'on coule dans des tubes (*laque en canons*). L'eau alcaline a dissous une partie de la matière colorante et la résine reçoit, selon sa couleur, les noms de *laque blonde*, *laque brune*, *laque rouge*, qui correspondent aussi à sa pauvreté en principe tinctorial : Guibourt recommande de choisir cette dernière de préférence pour l'usage médical.

Quant aux arbres sur lesquels se montre l'insecte à la laque, on

---

[1] On a pensé (W. Jones cité par R. Blanchard) que le nom de *laque* venait du mot hindoustani *lakh* qui signifie 10,000, en raison de l'abondance avec laquelle les *Carteria* pullulent sur un même arbre.

[2] Il ne ne faut pas confondre la *laque en bâtons* qui est la laque brute, avec la *laque en canons*, qui est la résine plus ou moins décolorée par des lavages, et coulée dans des moules cylindriques de dimensions variables.

a pu voir qu'ils appartiennent à des familles très diverses ; tous habitent l'Inde, et ce sont, paraît-il, les *Ficus* cités plus haut, (*indica, benghalensis, religiosa, laccifera, tsjela*) qui fournissent le plus habituellement la laque du commerce.

Les *Ficus* sont des *Ulmacées* [1] de la série des *Artocarpées* ; ce sont des arbres de taille variable, souvent très volumineux, — à *feuilles* alternes, accompagnées de deux stipules connées, — à *fleurs* unisexuées et monoïques, disposées en petites cymes sur la face interne d'une coupe profondément excavée, à étroite ouverture, accompagnée de quelques bractées à sa naissance et sur ses bords : les fleurs mâles occupent le bord de la coupe, les fleurs femelles le centre. Les fleurs mâles sont composées d'un petit réceptacle excavé, de 3 sépales et de 3 étamines superposées à ceux-ci. Les fleurs femelles ont un calice à 5 lobes et un ovaire courtement stipité, d'abord biloculaire, uniloculaire ultérieurement par avortement, et surmonté d'un style simple ou bilobé : l'ovule est solitaire, anatrope, suspendu, à micropyle supéro-externe. Les fruits sont de petites drupes renfermées dans la cavité de l'axe cupuliforme et charnu de l'inflorescence ; l'embryon est entouré d'un albumen charnu et possède une radicule incombante.

Le *Ficus religiosa* L. (Figuier des Pagodes, Banyan, Pippat, Awat, Bogaha, Rai), est un arbre de taille colossale, à feuilles subcordées à la base, terminées en pointe longue et aiguë. Les inflorescences sont globuleuses, axillaires, sessiles, groupées par paires, accompagnées d'un involucre basilaire triphylle.

Le *Ficus indica* Roxb. [2] a des branches rougeâtres presque

---

[1] ULMACÉES. — PLANTES LIGNEUSES ou quelquefois herbacées (*Cannabinées*).— FEUILLES ALTERNES (sauf *Cannabinées* et quelques *Artocarpées*), accompagnées de stipules intraxillaires ou latérales, libres ou connées. — FLEURS RÉGULIÈRES, UNISEXUÉES (sauf quelques *Ulmées*), dioïques ou monoïques, ordinairement disposées en cymes. — RÉCEPTACLE le plus souvent concave (sauf *Cannabinées*). — PÉRIANTHE SIMPLE, à 4 ou 5 pièces (rarement 2 ou 3) le plus souvent unies (absent chez *Sahagunia*). — ÉTAMINES LIBRES, au nombre de 5 ou 4 (10 ou 8) rarement 3 (*Broussonetia*) ou 2 (*Dorstenia*) ou 1 (*Artocarpus, Musanga*, etc.): anthères biloculaires, déhiscentes par 2 fentes longitudinales, souvent extrorses : filets dressés, ou primitivement incurvés (*Morées*). — OVAIRE BILOCULAIRE, au moins primitivement, rarement infère. — OVULE SOLITAIRE dans chaque loge, ANATROPE, DESCENDANT à micropyle supéro-externe, ou inséré latéralement (*Pseudolmedia*) ou nettement orthotrope (*Conocephalus*).— FRUIT MONOSPERME, généralement SEC, ailé ou non (drupe chez les *Morées*), souvent COMPOSÉ (*Ficus, Artocarpus*). — GRAINE à albumen nul ou peu développé (*Morées*, g. *Celtis, Bagassa*, etc.).

M. Baillon admet dans cette famille (*Hist. des Pl.* VI, 167) les quatre séries suivantes : *Ulmées, Morées, Artocarpées, Cannabinées*.

[2] Le nom de *Ficus indica* a été appliqué à un certain nombre d'espèces autres que celle de Roxburgh et dont voici la synonymie :

1° Le *Ficus indica* LINNÉ, a été considéré par Miquel (in *Hook. Lond.*

aussi volumineuses que le tronc; les feuilles sont ovales-cordiformes. Les fruits sont sessiles et disposés par paires axillaires.

Le *Ficus benghalensis* L. a des feuilles ovales, entières, quinquinerves, obtuses au sommet, légèrement cordées à la base, et des fruits disposés comme dans les espèces précédentes.

Le *Ficus laccifera* Roxb. a des feuilles longuement pétiolées, brillantes, trinerves, cordées ou ovales à la base, terminées au sommet en pointe mousse.

Le *Ficus tsjela* Hamilt. a des feuilles luisantes, oblongues, aiguës, à nervures parallèles et non ramifiées. Fruits turbinés.

Chimie. — Les analyses qui ont été données de la laque sont assez contradictoires. On y a trouvé en moyenne 90 p. 100 de résine (*laque en écailles*), 5 p. 100 de matière colorante, 4 p. 100 de cire, et de petites quantités de gluten et de divers sels.

La résine est une substance ternaire, que l'on peut décomposer en cinq corps résinoïdes différents au moyen de dissolvants divers. Elle est soluble dans l'alcool, les essences, les alcalis, les acides chlorhydrique et acétique.— La matière colorante est soluble dans l'eau chaude et surtout dans les lessives alcalines, d'où on peut la précipiter ensuite au moyen de l'alun. Le précipité se trouve dans le commerce sous le nom de *laque-laque ;* le même produit, plus pur, constitue le *laque-dye* des Anglais : cette matière rouge paraît très analogue au *rouge de carmin* ou *acide carminique* de la cochenille (voy. p. 37), — peut-être même identique, selon Schützemberger.

Usages. — La laque, préconisée jadis comme tonique, astringente, vulnéraire, etc., et introduite dans un bon nombre des drogues composées des pharmacopées anciennes, est entièrement oubliée aujourd'hui comme médicament, et ne sert plus guère qu'à colorer, comme la cochenille, quelques poudres dentifrices. L'industrie en fait grand usage dans la teinture des étoffes et des peaux, dans la fabrication des couleurs fines, de certains vernis, de la cire à cacheter, etc.

---

journ. of. Botan., VI, 225) pour une part comme *Urostigma benghalens* (c'est-à-dire *F. benghalensis*) et, pour une autre part, comme *Urostigma Tsjela*, (c'est-à-dire *F. Tsjela* Rheede).

2° Le *Ficus indica* Lamark, n'est autre que l'*Urostigma mysorense* Miquel, (c'est-à-dire *F. mysorensis* Roth.).

3° Le *Ficus indica* Forskal, est l'*Urostigma salicifolium* Miquel (c'est-à-dire *F. salicifolia* Vahl.)

4° Le *Ficus indica* Hochstetter, est le *Sycomorus*? (*Ficus*) *Dakro* Delile.

Reste donc le *Ficus indica* Roxb.; seule espèce désignée dans l'*Enchiridion* d'Endlicher comme fournissant de la laque.

127. LAQUE EN BATONS

Description. — On donne ce nom, dans le commerce, aux branches mêmes de *Ficus* cueillies avec le manchon de laque qui les entoure, et décrit page 379. Leur épaisseur atteint celle du pouce : la surface est mamelonnée, grisâtre et comme recouverte d'un enduit pulvérulent : sur la coupe on distingue, dans l'épaisseur de la couche de résine, de nombreuses alvéoles allongées perpendiculairement à la surface de la branche, séparées de la surface et les unes des autres par des cloisons très minces, et renfermant des débris du corps de l'insecte femelle.

Origine. — Voy. l'article précédent.

Chimie. — La *laque en bâtons* renferme la résine brute, c'est-à-dire n'ayant rien perdu de son principe colorant, mais aussi mêlée d'une forte proportion d'impuretés ; elle colore la salive en rouge et dégage une odeur forte lorsqu'on la chauffe. Elle renferme 68 p. 100 de résine, 10 p. 100 de matière colorante, 6 p. 100 de cire et une certaine quantité de *chitine* provenant des téguments des insectes.

128. CONES DE HOUBLON

Description. — Ces fructifications, qui correspondent à ce que les anciens auteurs appelaient *cônes* ou *strobiles*, ont une forme générale ovoïde plus ou moins allongée et sont ordinairement aplaties par la compression dans les échantillons du commerce ; elles mesurent de 2 à 3 cent. de long sur 1 $\frac{1}{2}$ à 2 cent. de large.

L'axe est grêle, pubescent, sinueux comme celui de l'épi des *Graminées*, et porte, au niveau de chaque coude, un coussinet sur lequel s'insère une large bractée : dans l'aisselle de celle-ci s'en montrent 2 ou 4 autres plus petites, accompagnées chacune d'un achaine de petite taille; le cône du Houblon est donc en réalité un *chaton de cymes*, Les bractées sont minces, translucides, veinées de lignes longitudinales parallèles et ramifiées; leur forme est ovale-acuminée, souvent plus ou moins insymétrique, surtout pour les bractées qui entourent les fruits : les bords sont entiers, et la couleur est d'un jaune verdâtre, passant au brun avec le temps.

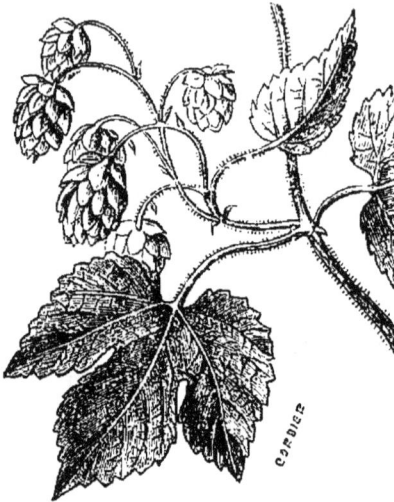

FIG. 126. — Houblon. *Humulus Lupulus* L.
Branche avec feuilles et inflorescences.
(De L.)

Les fruits sont globuleux, un peu aplatis, et atteignent environ 2 mill.; ils sont colorés en brun pâle et en partie entourés par une sorte de sac formé par le périanthe : sous le péricarpe très mince, existe une graine non albu-

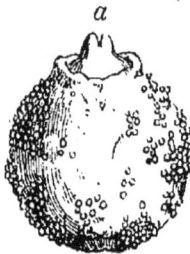

FIG. 127 et 128. — Fruit du Houblon. (De L.)
a. Fruit entier.   b. Coupe longitudinale.

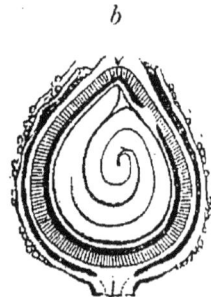

minée, à cotylédons enroulés en spirale et à radicule incombante.

Toutes ces parties, mais surtout la base des bractées et la surface des fruits, sont couvertes de fins corpuscules d'un jaune orangé et brillant, qui ne sont autres que des glandes desséchées, et qui seront étudiés plus loin sous le nom de *Lupulin* : ce sont eux qui constituent le principe actif du Houblon.

L'odeur est forte, aromatique et propre au lupulin : la saveur est amère.

Botanique. — Le Houblon est une *Ulmacée* de la série des *Cannabinées*, l'*Humulus Lupulus* L., plante grimpante, dioïque, à souche vivace, à rameaux annuels rugueux et munis de côtes, répandue dans toute l'Europe et en général dans toutes les régions tempérées de notre hémisphère ; on l'a introduite au Brésil et en Australie.

Feuilles opposées, longuement pétiolées, à stipules aigues cornées en partie avec celles de la feuille de même niveau : limbe penninerve, ovale-aigu, cordé à la base, denté sur les bords, rugueux au toucher et divisé nettement en trois lobes. — *Fleurs* unisexuées et dioïques, les mâles disposées en longues grappes de cymes, les femelles en cymes de *cônes* (lesquels sont eux-mêmes des chatons de cymes) ; la *fleur mâle* se compose d'un périanthe simple à 5 pièces libres et de 5 étamines superposées aux pièces du périanthe, à anthères biloculaires et introrses : — la *fleur femelle* est réduite à un calice en godet, divisé en cinq dents mousses sur ses bords, et à un ovaire d'abord biloculaire, puis uniloculaire par avortement d'une des loges, surmonté de deux styles droits, recouverts de papilles stigmatiques dans toute leur longueur : l'ovale est solitaire, anatrope, descendant, à micropyle externe.

Chimie. — Les cônes de Houblon ne renferment guère en propre, — une fois éliminés les principes volatils et amers dus au *Lupulus* et qui seront décrits à l'article suivant, — qu'un acide tannique (3 à 5 p. 100) $C^{25} H^{24} O^{13}$, de la gomme et des sels.

Physiologie et Thérapeutique. — Les cônes de Houblon, grâce à l'huile essentielle et au principe spécial de leurs glandes, sont amers, apéritifs, eupeptiques et toniques ; on verra plus loin que le principe amer a été rapproché, déjà au point de vue chimique, de

---

[1] Les larges bractées stériles que l'on observe sur les cônes de Houblon représentent, comme l'a indiqué M. de Lanessan, des stipules très développées, provenant de feuilles dont le limbe est resté rudimentaire.

l'*Absinthine*. L'infusion de Houblon (8 à 30 gr. pour 1 litre) est employée comme antiscorbutique, dépurative, tonique et stomachique : on lui a attribué une légère action soporifique. Le Houblon paraît activer les sécrétions et est souvent prescrit, comme tel, aux femmes qui nourrissent et n'ont que peu de lait. Gubler l'a conseillé dans le traitement des affections chroniques du foie. Dans les campagnes, le Houblon constitue le remède populaire de la scrofule et de l'herpétisme [1].

129. LUPULIN

Description. — Le *Lupulin* est une poudre formée par les petites glandes à essence détachées des bractées et des fruits des

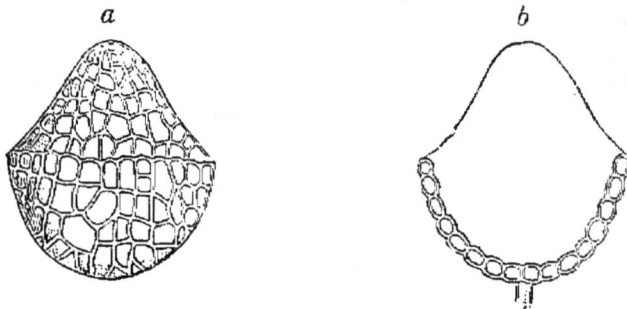

FIG. 129 et 130. — Glande essentielle du Houblon.
a. Entière.   *b*. Coupe longitudinale.
(D'après de Lanessan).

Cônes de Houblon. Vue en masse, elle est d'un jaune brun, passant au brun rougeâtre avec l'âge, et ses grains, irréguliers et résineux, atteignent au plus 1/4 de mill. Le toucher est un peu poisseux : l'odeur est forte, assez désagréable, rap-

---

[1] L'huile essentielle contenue dans les glandes renferme un peu de *Valérol*, qui à la longue, s'oxyde et donne naissance à de l'*acide valérianique*: celui-ci communique aux Cônes de Houblon son odeur désagréable, qui fait perdre à la drogue beaucoup de sa valeur commerciale ; aussi, pour prévenir cette oxydation, arrive-t-il souvent que les droguistes exposent les cônes aux vapeurs d'acide sulfureux pendant quelques instants. On a protesté maintes fois contre cette pratique, qui paraît, cependant, ne pas présenter d'inconvénients sérieux quand l'exposition a été courte ; mais il faut que les cônes, au moment de les employer, ne dégagent plus aucune odeur d'acide sulfureux.

pelant celle des oignons brûlés ou de la valériane, quand le produit est ancien. La saveur est amère et un peu àcre.

Au microscope, chaque petite glande se montre formée d'une cupule courtement pédonculée, donnant attache sur ses bords à un sac ovoïde, très mince, qui complète avec la cupule une cavité close, remplie d'huile essentielle : ce sac n'est autre que la cuticule résistante et élastique qui doublait le fond de la cupule et qui s'est soulevée par l'effort de l'essence accumulée progressivement entre elle et la couche cellulaire sous-jacente.

Dans le lupulin du commerce, l'essence est en partie évaporée, et le sac supérieur plus ou moins ridé et affaissé,

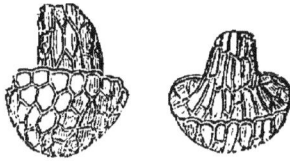

FIG. 131 et 132. — Lupulin.

parfois même réduit à une colonnette grêle, ce qui donne à l'ensemble de la glande l'aspect d'un agaric renversé.

Botanique. — (Voy. l'article précédent.) Pour obtenir le *lupulin* isolé, on effeuille au-dessus d'un tamis les bractées de cônes de houblon déjà secs depuis une année environ : on en retire ainsi environ 1/4 du poids total des cônes.

Chimie. — Le lupulin renferme une huile essentielle, une résine, un principe amer, deux alcaloïdes, des traces de trimèthylamine et enfin une cire (palmitate de myricyle).

L'huile essentielle renferme un hydrocarbure $C^{10}H^{10}$ et un corps particulier, le *Valérol* $C^5H^{10}O$, qui donne, en s'oxydant, de l'acide valérianique. Le principe amer $C^{32}H^{50}O^7$ est assez mal connu : on l'a rapproché de l'*absinthine* : il serait cristallisable, peu soluble dans l'eau, amer et doué d'une forte odeur de bière. La résine est acide et cristallisable, au moins pour une partie, car elle paraît avoir une composition complexe ; Méhu la considère comme analogue à celle du chanvre indien. — Des deux alcaloïdes, l'un est solide et cristallisable, l'autre est liquide, volatil, et se colore en violet par l'action de l'acide sulfurique et du bichromate de potasse : ce dernier a reçu aussi le nom de *lupuline* (Griess-mayer) ; il est d'ailleurs fort mal connu [1].

Physiologie et Thérapeutique. — Le lupulin est à la fois tonique, eupeptique, astringent et narcotique (Rabuteau) : cette dernière vertu l'a fait proposer, pour l'extérieur, dans le pansement des ulcérations cancéreuses, quand l'odeur de l'iodoforme ne pouvait être supportée, et à l'intérieur comme antispasmodique, en particulier comme antiaphrodisiaque. Il fait cesser rapidement les érections douloureuses qui surviennent dans la 2ᵉ période de la blennorrhagie aiguë et à la suite de l'opération du phimosis : il a sur le camphre et l'opium l'avantage de n'occasionner ni maux de tête, ni vertiges; son action prolongée peut, dit-on, amener l'impuissance : il a été utilisé à ce titre contre les pertes séminales et contre l'éréthisme provocateur de la masturbation. (Debout.) Selon Ricord, il réussit dans ce dernier cas 4 fois sur 5. On l'emploie soit en nature (25 centigr. à 20 gr.), soit en teinture (50 centigr. à 2 gr.), soit surtout en *Saccharure*, (lupulin trituré avec du sucre en poudre); cette dernière préparation, dans laquelle les petites glandes sont broyées et leur contenu mis en liberté, est de beaucoup la plus active.

130. HASCHICH

Description. — Le *Haschich* (*Quinnab* ou *Kif* des Arabes) se compose des inflorescences femelles du *Chanvre indien*. On les trouve dans le commerce sous plusieurs formes. Quand elles se composent surtout de feuilles, de bractées et de fruits, elles portent le nom de *Bhang* : quand elles sont privées de feuilles et formées de bractées, de pédoncules et de fleurs plutôt que de fruits, elles reçoivent celui de *Ganja* ou *Gunjah* [2]. Cette dernière sorte est sous forme de petites

---

[1] On a signalé récemment (1885) dans le houblon, c'est-à-dire dans le lupulin, la présence d'un alcaloïde différent, que l'on a nommé *hopéine* (Williamson) et auquel on a attribué des propriétés soporifiques merveilleuses ; mais dès les premiers essais, on s'aperçut rapidement que l'on était en présence d'une étrange supercherie scientifique et que la prétendue *hopéine* se composait, en partie ou en totalité, de *morphine*.

[2] On dit, rapporte Hanbury (*loc. cit.*, II, 287), qu'après que les feuilles qui constituent le *Bhang* ont été recueillies, la tige produit de petites pousses qu'on récolte, qu'on fait sécher, et qui constituent le *Ganja*.

branches feuillées, très aplaties, un peu arquées, colorées
en vert sombre et atteignant jusqu'à 12 ou 15 cent. de long.

L'axe de l'inflorescence est assez épais, duveté et de couleur jaunâtre. On trouve sur le même fragment d'axe 5 ou

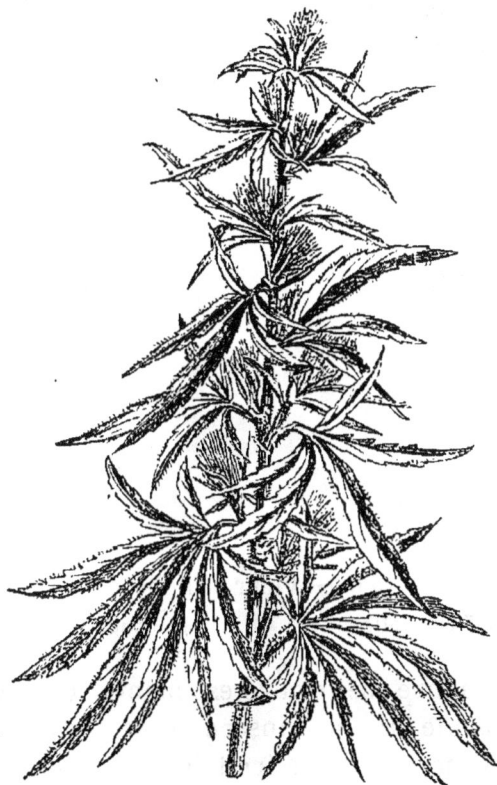

FIG. 133. — Chanvre. *Cannabis sativa* L.
Inflorescence femelle. (De L.)

6 inflorescences, développées chacune à l'aisselle d'une
feuille palmatilobée, — à 3-5 lobes aigus, duvetés, serrés
sur leurs bords, — le plus souvent brisée ou même réduite
à son pétiole grêle. L'inflorescence est une cyme assez allongée, dans laquelle il est difficile de distinguer, sur les échantillons secs, autre chose que les bractées, qui sont longues

22.

(1 cent.), foliacées, très effilées, colorées en vert foncé, dentées sur leurs bords et veloutées sur leurs deux faces : elles sont plus longues et plus touffues à la base de l'inflorescence. Les fleurs elles-mêmes sont très petites, courtement pédonculées : leur périanthe se réduit à une coupe glanduleuse représentant 2 sépales connés, entourant la base d'un ovaire pyriforme, velu, à deux styles longs et papilleux.

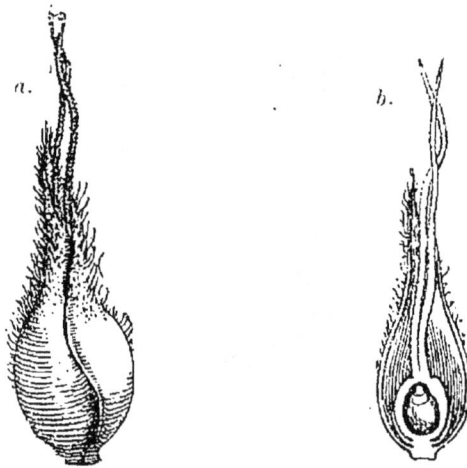

FIG. 134 et 135. — Fleur femelle du Chanvre.

a. Fleur entière.   *b*. Coupe longitudinale.

D'abord biloculaire, cet ovaire est bientôt réduit à une seule loge dont l'ovule unique, inséré dans l'angle interne, est anatrope et descendant. Le fruit (vulg. *Graine de Chenevis*), est ovoïde, acuminé au sommet et accompagné d'une bractée persistante; sa coque est mince, lisse, luisante, de couleur brun verdâtre marbré de jaune : une crête plus ou moins aiguë fait le tour de la graine. A l'intérieur, se trouve une graine arrondie, à embryon huileux et recourbé, sans albumen

L'odeur est un peu nauséeuse et très spéciale; la saveur est faiblement aromatique.

Botanique. — Le *Chanvre indien* est le *Cannabis sativa* L., espèce unique dans laquelle on englobe aujourd'hui les simples

variétés décrites autrefois comme espèces distinctes, en particulier
le *C. indica* Lamk. Il est certain qu'aux Indes, la plante prend un
plus grand développement et acquiert une activité physiologique
plus considérable; mais il n'y a là qu'un effet du climat, et aux
Indes même, le chanvre des plateaux élevés est infiniment plus
actif que celui des prairies.

Le *C. sativa* est une plante annuelle, herbacée et dioïque,
appartenant à la famille des *Ulmacées*, série des *Cannabinées*, originaire de l'Asie, répandue dans toutes les régions tempérées de
l'ancien monde, y compris l'Afrique centrale, et introduite aujour-
d'hui au Brésil.

Tige droite, peu ou point ramifiée, sillonnée de côtes, légèrement pubescente. — *Feuilles* opposées ou alternes, à long pétiole
stipulé, à limbe large, palminerve et découpé en 3-9 lanières
étroites, serrées, tomenteuses. — *Fleurs* dioïques, régulières et
disposées en grappes axillaires ou terminales de cymes. — *Réceptacle* convexe. — *Périanthe* simple et formé, chez la fleur mâle, de
cinq sépales velus, légèrement connés à leur base et creusés en
cuiller. — *Androcée* de cinq étamines superposées aux sépales, à
filet court, à anthères biloculaires, d'abord introrses, puis extrorses.

Chimie. — Le *Chanvre* renferme comme principes actifs une
résine et une huile essentielle. Récemment M. Hay (1883) y a
signalé un alcaloïde qu'il appelle *tétano-cannabine* et qui serait
physiologiquement très voisin de la *Strychnine*. — Préobrajensky
a trouvé, dans le *Haschich*, de la *nicotine* : mais il ne faut pas
oublier, comme le fait remarquer Foussagrives, que la drogue, destinée surtout à être fumée, nous arrive souvent mélangée d'avance
d'un peu de tabac.

La résine[1], que l'on nomme *cannabine* ou *haschichine*, est verdâtre, très âcre, neutre, soluble dans l'alcool, l'éther, les huiles
et le sulfure de carbone. L'acide azotique la transforme en *Oxy-
cannabine* $C^{20} H^{20} Az^2 O^7$ cristallisable.

---

[1] On trouve dans l'Inde un produit résineux impur, connu sous le nom de *Charras*
ou *Churrus*, et que l'on vend sous forme de boules terreuses et friables, de couleur
brune : il est constitué, pour les $^2/_4$ ou les $^2/_3$ de son poids, par des impuretés,
et, pour le reste, par la résine et un peu d'huile essentielle, telles que les renferment associées les poils glandulaires qui couvrent la plante et lui donnent son
toucher poisseux. On l'obtient en Perse par divers procédés, soit en roulant les
sommités mûres entre les mains, dont on détache ensuite la résine qui y est demeurée adhérente, — soit en recueillant, avec les précautions convenables, la
poussière qui se dégage de morceaux de *Bhang* bien secs que l'on agite, — soit
surtout en faisant parcourir les plantations par des hommes vêtus de cuir, dont
les habits se recouvrent de résine ; celle-ci est ensuite râclée et recueillie, comme
le *Ladanum* resté adhérent, dans des conditions semblables, au poil des chèvres
ou aux râteaux à lanières des bergers de Crète. (V. p. 259.)

l'huile essentielle se compose, selon Personne, de deux hydrocarbures, l'un liquide, incolore, devenant d'un rouge intense par
l'acide sulfurique, c'est le *Cannabène*, $C^{18} H^{20}$, — l'autre, l'*Hydrure
de Cannabène*, $C^{18} H^{22}$, cristallisé en lames écailleuses; tous deux
sont très actifs.

Physiologie et Thérapeutique. — Le chanvre est doué d'une
action très marquée sur le système nerveux, action qu'il doit, selon
les uns, à sa résine (*haschichine*), — selon les autres à l'huile essentielle, dont sa résine est toujours demeurée imprégnée dans les
expériences tentées avec la *haschichine* seule. Déjà, dans nos
pays, le chanvre commun, qui ne renferme que des quantités insi-
gnifiantes d'oléo-résine, n'est point dépourvu d'une certaine activité:
les ouvriers qui le récoltent présentent souvent, au bout de quelques
heures de séjour dans une atmosphère saturée de ses vapeurs, des
vertiges, et surtout un délire gai très caractéristique.

Le chanvre, que l'on a souvent rapproché physiologiquement de
l'alcool et de l'opium, produit comme ce dernier une première période
d'excitation, suivie d'une sorte de torpeur lucide qui caractérise
bien cette ivresse particulière. La congestion des centres nerveux est
peu marqué; la constipation est nulle, et la fonction urinaire légèrement activée. – Au début, on observe une grande aisance des
contractions musculaires[1]; au moindre saut, le sujet en expérience
croit s'envoler sans effort; s'il rit, il croit sentir sa bouche fendue
jusqu'aux oreilles : il peut soulever plus facilement d'assez lourds
fardeaux : on observe rarement des convulsions. La torpeur
qui apparaît ensuite et que les Orientaux[2] désignent sous le
nom de *kief*, est caractérisée par une sensation de grand bien-être,
par des hallucinations compliquées et bizarres, dans lesquelles les
idées s'enchaînent avec une richesse infinie de combinaisons, toujours extraordinaires, souvent grotesques ou érotiques; les dispositions individuelles ont d'ailleurs ici une certaine importance
comme point de départ; mais ce qui caractérise absolument cette

[1] Dans une expérience qui nous a été rapportée, le sujet, dont les idées ne
paraissaient pas autrement troublées, éprouvait un vif désir de sauter par la
fenêtre, convaincu qu'il retomberait sur le sol avec la plus grande légèreté.

[2] Les Orientaux emploient le chanvre sous plusieurs formes; ils le fument
ou le mêlent au tabac en proportions variables; quelquefois ils le prennent en
infusion, plus souvent sous forme d'électuaire confectionné avec le *haschich*
bouilli dans du beurre; c'est à cette préparation même, (que les Arabes absor-
bent en boulettes ou dans du café à la dose de 2 à 4 gr.) que l'on a parfois
donné en France le nom de *Haschich*; cet électuaire, additionné de muse, de
sucre, de pistaches, etc., prend le nom de *Dawamesk* (30 gr.). Le *Madjoum* des
Algériens se compose de miel et de poudre de chanvre.

ivresse entre toutes, c'est la persistance de la conscience du *moi*, et parfois même la notion très nette que les tableaux qui se déroulent ainsi devant les yeux, sont de pures hallucinations et que le réveil va venir tôt ou tard.

A la longue, l'usage habituel du *haschich* conduit à l'hypocondrie, avec le désir continuel de se replonger dans le paradis factice ; les troubles observés sont alors plutôt intellectuels que physiques, le chanvre ne paraissant point agir comme poison organique et n'amenant ni la cachexie, ni la constipation comme l'opium, ni les congestions cérébrales, la cirrhose, et les dégénérescences diverses comme l'alcool.

La thérapeutique européenne fait un médiocre usage du chanvre ; on l'a essayé contre la folie, l'hypocondrie, les hallucinations sensorielles, l'anaphrodisie, le tétanos ; il paraît agir plus efficacement comme antispasmodique bronchique dans l'asthme et la coqueluche. On l'a proposé, en obstétrique, comme excitateur des contractions utérines. (Christison.) Enfin, l'école homéopathique lui attribue une action puissante contre les écoulements blennorhagiques aigus de longue durée ; mais ici peut être, l'exagération des érections douloureuses, résultant de son emploi, devra être combattue par les moyens appropriés.

On prescrit le chanvre surtout sous forme de teinture alcoolique (5 à 30 gouttes) ou d'extrait (10 à 30 centigr.), ou d'infusion, (30 à 60 centigr.). Le *haschich* du commerce peut en outre être fumé en cigarettes contre l'asthme, comme les feuilles du *Datura*. (Fonssagrives). — La *Haschichine* s'emploie aux doses de 5 à 30 centigr. ou, ce qui est plus commode, en solution au 10° (10 à 30 gouttes) [1].

131. GLANDS DE CHÊNE

Description. — Achaines ovoïdes, allongés, mesurant, suivant les variétés, de 2 à 4 cent. de long sur 1 à 1 ¹/₂ cent.

---

[1] Les fibres libériennes des tiges, isolées par la macération (*rouissage*), servent à fabriquer des étoffes et des cordages.

Les fruits (vulgairement *grains de Chenevis*), donnent par expression une huile abondante, siccative, employée pour l'éclairage, la peinture et la confection des emplâtres et des cérats. Les tourteaux servent à nourrir le bétail ; desséchés et pulvérisés, ils donnent une poussière qui sert à falsifier le poivre.— Cette huile ne serait point, paraît-il, sans action sur l'économie, et on l'a employée avec succès, dit-on, pour diminuer le gonflement des articulations, les engorgements de la mamelle ou même arrêter la sécrétion du lait. (Coutinot).

de large. Le péricarpe est coriace, lisse, luisant, coloré en jaune brun, facile à détacher : il est plus ou moins bosselé

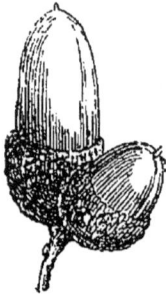

FIG. 136. — Glands de Chêne.

(D'après de Lancssan.)

et ridé par la dessication et porte à son sommet, au fond d'une légère dépression, une pointe conique correspondant au style; à la base, se montre une cicatrice circulaire de couleur claire [1].

La graine est un peu plus petite que la cavité qui la renferme; elle est enveloppée d'un tégument brun, papyracé, veiné de faisceaux ramifiés, souvent resté adhérent au péricarpe, — et se compose de deux cotylédons plan-convexes, très volumineux, très compacts, emprisonnant entre eux une petite plantule qui semble incrustée dans la face plane de l'un deux. — L'odeur est nulle, la saveur astringente et un peu styptique.

Au microscope, le tissu des cotylédons se montre formé d'un parenchyme dont les éléments renferment de l'amidon, et quelques-uns, en outre, des gouttelettes huileuses.

Botanique. — Le Chêne dont les fruits figurent au Droguier est le *Quercus Robur* L., arbre de haute taille (pouvant atteindre jusqu'à 100 pieds de hauteur) répandu dans toute l'Europe et appartenant à la famille des *Castanéacées* [2], série des *Quercinées*; ses

---

[1] La cupule hémisphérique et ligneuse qui enserre la base du fruit, a ordinairement été enlevée dans les échantillons du commerce; à l'intérieur, elle est lisse, jaunâtre, et porte au fond une cicatrice circulaire correspondant à celle que l'on observée à la base du fruit ; au dehors, elle est mamelonnée, terne et couverte de saillies assez régulières, que les uns considèrent comme les pièces soudées d'un involucre, d'autres comme des productions de même nature que les épines.

[2] CASTANÉACÉES (AMENTACÉES). — PLANTES LIGNEUSES. — FEUILLES ALTERNES, pourvues de stipules latérales (0 stipules chez *Balanops*). — FLEURS UNISEXUÉES, ordinairement MONOÏQUES (exc. *Balanopsées, Leitnériées, Myricées*), souvent accompagnées d'un involucre, et GROUPÉES EN CHATONS ou plus rarement en épis (quelquefois grappes de chatons ou chatons de cymes). — RÉCEPTACLE ordinairement CONVEXE (sauf chez les *Corylées* et les *Quercinées*, où il est concave et emprisonne un ovaire adné). — PÉRIANTHE SIMPLE, plus souvent rudimentaire ou NUL : 4-6 sépales, souvent unis à leur base (3-20 chez *Carpinus*, etc.) — ANDROCÉE ordinairement ISOSTÉMONÉ ou diplostémoné (quelques *Quercus*) ou triplostemoné (quelques *Castanea*), ou variable (2 à 5 chez *Myrica*. — 2 à 6

deux variétés ,*pedunculata* et *sessiliflora*, ont été considérées autrefois comme espèces distinctes.

Feuilles alternes, stipulées, ovales, découpées en lobes plus ou moins arrondis. — *Fleurs* unisexuées et régulières, disposées en chatons axillaires ou terminaux. — *Réceptacle* très concave, formant une coupe chargée de nombreuses écailles et emprisonnant la base de l'ovaire. — *Calice* gamosépale à divisions variant de nombre et de taille (ordinairement 5). — Pas de *Corolle*. — *Etamines* typiquement en nombre égal à celui des dents calicinales, mais variant en réalité entre 3 et 15 : filets libres, anthères biloculaires et extrorses. — *Ovaire* triloculaire, à style épais et trilobé; *ovules* anatropes descendants, à micropyle supéro-externe, au nombre de 2 dans chaque loge.

Chimie. — Les glands renferment une grande quantité de *fécule* (40 p. 100), du tannin (9 p. 100), de la gomme (6,4 p. 100), une résine (5,2), un principe amer (5,2 p. 100) et des sels minéraux (Lœwig.). Suivant les anciens auteurs (Davy, Réaumur), la torréfaction amènerait dans les glands la formation d'une quantité de tannin plus considérable.

Physiologie et Thérapeutique. — Les glands de chêne étaient fort appréciés dans l'antiquité ; ils sont très peu employés aujourd'hui, bien qu'on ait vanté leur action contre les engorgements lymphatiques, le rachitisme et surtout la dysenterie et les coliques flatulentes. Un gland de chêne râpé dans l'eau ou dans l'eau-de-vie, constitue, pour ces derniers cas un remède très populaire dans les campagnes. Le café de glands torréfiés[1] a été recommandé dans les gastrites et les gastro-entérites chroniques, surtout contre les diarrhées des enfants à l'époque du sevrage (Trousseau). Mais dans ce cas, il vaut mieux s'adresser, non aux fruits du *Quer-*

Corylus. — 2 à 10 : *Leitnériées.* — 2 à 12 : *Banalopsées*, etc.). ANTHÈRES EXTRORSES et uniloculaires (biloc. et intr. chez *Balanopsées*, *Leitnériées*, *Myricées*). — FILETS LIBRES (sauf *Myricées*). quelquefois bifurqués (*Bétulées*, quelques *Corylées*). — OVAIRE SUPÈRE OU INFÈRE, ordinairement BILOCULAIRE (uniloc. chez *Myricées*, *Leitnériées*. — 2-10 locul. chez *Quercinées*). — OVULE SOLITAIRE (2 chez *Quercinées*, *Balanopsées* et quelques *Leitneria*), anatrope et descendant (orthotrope chez *Myricées*, ascendant chez *Leitnériées*). — FRUIT SEC (charnu et drupacé chez *Myricées*, *Balanopsées*, *Leitnériées*). — GRAINE A ALBUMEN NUL ou peu abondant.

M. Baillon admet (*Hist. des Pl.*, VI, 244) dans cette famille les six séries suivantes : *Bétulées*, *Corylées*, *Quercinées*, *Balanopsées*, *Leitnériées*, *Myricées*.

[1] Selon Fonssagrives, les glands, bien lavés et convenablement desséchés, doivent être torréfiés et moulus avec parties égales de rhizôme de fougère desséché au four : on ajoute quatre clous de girofle et une poignée de feuilles de menthe par kilogramme : avec ce mélange, on prépare une infusion que l'on ajoute au lait, ou que l'on colore avec un peu de café noir.

cus Robur, qui sont beaucoup trop astringents, mais à ceux d'autres espèces, telles que le *Quercus ballota*, le *Q. ilex*, le *Q. esculus*, le *Q. castellana* et le *Q. suber*, dont les glands ont une saveur douceâtre dépourvue d'âcreté, bien qu'encore doués d'une certaine astringence qu'on peut leur retirer entièrement en les faisant macérer dans l'eau.

Le *Racahout* et le *Palamoud* sont des farines analeptiques de digestion facile, composées en grande partie de fécule de glands doux. Le *Racahout* qui a eu, à un moment donné, une très grande vogue, se composait de fécule de glands doux, torréfiés, de sucre et de cacao. Le *Tanakoub*, l'*Allataïm*, le *Palmyrènc* et autres découvertes financières plutôt que médicales, ont, selon Fonssagrives, à peu près la même composition que le *Racahout*

132. ÉCORCE DE CHÊNE

Description. — L'*Écorce de Chêne* se présente dans le commerce en lames de dimensions variables, épaisses de 2 à 5 mill., tantôt aplaties, tantôt cintrées en gouttières, tantôt entièrement enroulées en tubes.

La surface extérieure est grise, luisante, lisse, mais marquée de lenticelles transversales, et présente de places en places, surtout sur les écorces âgées, de larges plaies à fonds rugueux, à bords relevés. Ça et là, se rencontrent des plaques brunâtres ou verdâtres dues à des lichens.

La face interne est d'un brun-cannelle, nettement fibreuse, et parcourue par de grosses côtes longitudinales, très saillantes et très dures, quelquefois dédoublées un instant sur leur parcours : il en résulte des sillons nombreux, fusiformes, à bords très relevés, qui caractérisent bien cette écorce.

La cassure est fibreuse et blanchâtre dans la partie interne ; elle est nette, brune et compacte dans la partie périphérique. Une section transversale montre l'écorce divisée nettement en deux zônes : au dehors, le parenchyme brun et homogène, au dedans, la zône libérienne, d'un blanc rosé, finement marbrée de petites taches brunes ;

en humectant légèrement la coupe, des lignes claires, tangentiellement dirigées, apparaissent dans le parenchyme.

L'odeur est celle du tan : la saveur est astringente, puis un peu sucrée.

Au microscope, le suber se montre formé d'éléments aplatis, à contenu brunâtre ; le parenchyme cortical est constitué par des cellules renfermant de la matière brune ou de la chlorophylle, et entremêlées d'élément jaunâtres, à parois épaisses et sclérifiées. Le liber se compose d'un parenchyme analogue au précédent, dans lequel les fibres libériennes forment des groupes, d'abord irréguliers et épars à la périphérie, puis disposés en lignes régulières, à direction tangentielle, que coupent transversalement, à la partie interne, d'assez larges rayons médullaires. Quelques éléments du parenchyme renferment des cristaux.

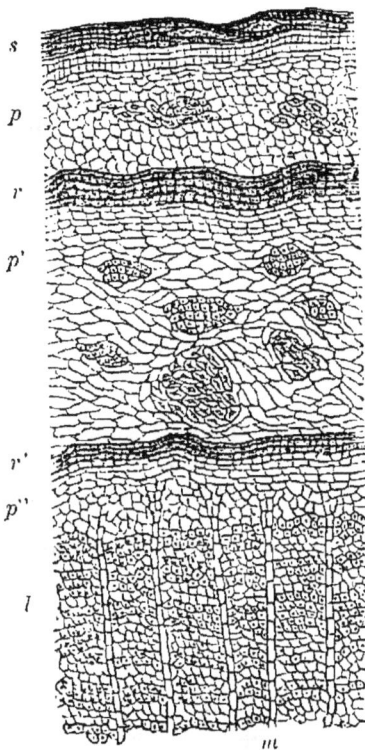

FIG. 137. — Ecorce de chêne. *Quercus Robur* L.

s. Suber ; — *p, p', p''*, parenchyme ; — *r, r'*. zônes de phellogène destinées à produire l'exfoliation de l'écorce en amenant la mortification, puis la chute des couches qui leur sont extérieures ; — *l.* zône libérienne ; — *m*, rayon médullaire

(D'après de Lanessan.)

Botanique. — Le *Chêne* qui fournit l'Ecorce employée en médecine est le *Quercus Robur* L., dont on utilise également les fruits, que nous avons décrits dans l'article précédent. — On substitue parfois à l'écorce officinale celle du *Chêne Quercitrin Quercus*

tinctoria Bartr.), arbre américain à feuilles découpées en grands lobes garnis de dents inégales, à glands globuleux, à cupule chargée d'écailles tomenteuses.

Chimie. — L'*Écorce de Chêne* renferme environ 10 p. % d'un tannin particulier, l'*Acide quercitannique*, des traces d'*Acide citrique*, de la *Pectine*, un sucre cristallisable, la *Quercïte* $C^9 H^{12} O^5$, voisin de la *Mannite*, et enfin un principe amer, voisin de la *Salicine*, la *Quercine* (Gerber) [1].

L'*Acide quercitannique* diffère de l'*Acide gallotannique* de la *Noix de Galle*, en ce qu'il forme avec la gélatine un précipité plus stable, et non susceptible de putréfaction : c'est pourquoi la noix de galle ne peut être substituée à l'écorce de chêne pour le tannage des peaux. De plus, il ne peut pas être transformé en *acide gallique*, et ne donne pas d'*acide pyrogallique* à la distillation sèche.

La *Quercine* est cristallisable, neutre, incolore, soluble dans l'eau, insoluble dans l'alcool absolu et dans l'éther (Fluck. et Hanb.).

Physiologie et Thérapeutique. — L'*Écorce de Chêne* est un médicament des plus énergiques, qui agit comme tonique, comme amer et surtout comme astringent. On l'a parfois appelé, et avec raison, le *Ratanhia des pauvres* : comme lui, il opère un véritable tannage à la surface des muqueuses, en même temps qu'il coagule une partie des liquides normaux ou pathologiques de l'organisme : sang, mucus, etc. [2]. La décoction est employée très fréquemment à l'extérieur (30 à 60 gr. p. 500) dans le traitement d'un grand nombre de catharres muqueux : en gargarisme dans la pharyngite, en lavement dans la diarrhée chronique, en injection dans la blennorrhagie et surtout la leucorrhée : c'est à ce dernier usage qu'elle sert le plus fréquemment. — Comme hémostatique, elle rend de grands services dans les hémorrhagies utérines : la poudre convient également à cet objet. Cette poudre peut servir à saupoudrer les plaies de mauvaise nature, en les désinfectant tout en hâtant leur cicatrisation. On a employé de même la décoction vineuse, en particulier pour laver les chancres mous (Ricord). On prescrit rarement la décoction à l'intérieur (5 à 15 gr. p. 500 gr.

---

[1] M. Chevreul a trouvé, dans l'écorce du *Chêne Quercitron*, un glucoside spécial, le *Quercitrin*, que l'on peut dédoubler, sous l'influence des acides faibles, en *Quercétine* et en *Isodulcite* :

$$C^{21} H^{20} O^{11} + H^2 O = C^{27} H^{18} O^{12} + C^6 H^{11} O^6,$$
Quercitrin   Quercétine   Isodulcite

[2] La décoction d'écorce de chêne peut servir de contre-poison aux sels de plomb, de cuivre ou d'antimoine, ainsi qu'à un grand nombre d'alcaloïdes.

d'eau) : elle aurait. cependant, paraît-il, des vertus fébrifuges réelles, et agirait, en particulier, sur les formes intermittentes (Barbier. V. Rotterdam. *Voy*. Mérat et Delens)[1].

Diagnose. — L'*Écorce de Chêne* ressemble un peu, par sa couleur et son odeur, à certaine *Quinquinas* et à l'*Écorce d'Angusture vraie* : elle se distingue de celle-ci par son peu d'amertume, et des *Quinquinas* par la structure compacte de son liber, et par les crêtes saillantes, souvent dédoublées, que l'on trouve sur sa face interne.

133. NOIX DE GALLE NOIRE

Description. — Les meilleures *Galles noires*, celles qui figurent au Droguier, sont celles d'*Alep :* ce sont des masses globuleuses, de la grosseur d'une noisette, atténuées à leur base en un court pédicule, et qui se montrent couvertes, dans leur moitié supérieure, de pointes mousses, jaunâtres, plus ou moins sail- lantes, et quelquefois élargies à leur base, de manière à former de véritables crêtes à direction le plus souvent lon- gitudinale.

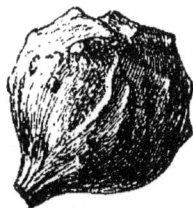

FIG. 138. — Noix de Galle noire.
(D'après de Lanessan.

La surface est terne, lisse, quelque- fois un peu ridée, colorée en vert olive plus ou moins foncé : de là les autres noms donnés dans le commerce à cette sorte : *Galle verte, Galle bleue*, etc.

Elles sont très résistantes et ne se brisent que sous le marteau. On trouve le centre occupé par une masse sphé-

[1] On appelait *Quinquina français* (Fouquier) un mélange à parties égales de poudres d'*Écorce de Chêne*, de *Gentiane* et de *Camomille*, qui, à la dose de 8 à 16 gr., aurait donné de bons résultats dans certains cas de fièvres pa- ludéennes françaises (Cazin).

roïde, d'un rouge brun, tantôt assez molle, presque pulvérulente, tantôt au contraire très résistante. Le tissu ambiant
est d'un brun verdâtre ou grisâtre, grenu, mais très compact, souvent pourvu de crevasses radiales, et un peu moins
foncé vers la périphérie L'odeur est à peu près nulle, la
saveur fortement astringente.

Au microscope, on trouve la galle constituée par un
parenchyme dont les éléments, à la périphérie, sont petits
et à paroi épaisse, — allongés radialement et pourvus de
ponctuations spiralées, à mesure que l'on se rapproche du
centre. Les limites de la portion rougeâtre sont déterminées par une zône de cellules à paroi très épaisse et richement ponctuée, toutes allongées radialement; la masse
centrale est constituée par de larges phytocystes remplis
d'amidon (Guibourt). C'est dans cette portion que se trouve
l'œuf — plus ou moins avancé en développement — de
l'insecte dont la piqûre a fait apparaître la galle.

Botanique. — La *Noix de galle noire* est due au développement
hypertrophique d'un bourgeon du *Quercus lusitanica* Lamk., var.
infectoria A. D. C. ou *Chêne à galles, Castanéacée* de la série des
Quercinées : cette hypertrophie est consécutive à la piqûre d'un
insecte, le *Cynips Gallæ tinctoriæ* L. (*Diplolepis Gallæ tinctoriæ* Geoff.). Ce sont des *galles vraies*, sortes de *néoplasmes végétaux* [1], causés, selon les recherches récentes d'Adler, par le
développement de l'œuf déposé par l'insecte au moment de la piqûre.

Le *Quercus Lusitanica* ne diffère du *Quercus Robur* décrit plus
haut (voy. page 397) que par sa taille plus grêle, les lobes moins
profondément découpés et plus aigus de ses feuilles, ses chatons
mâles plus courts et ses glands plus allongés, dont les cupules sont
couvertes d'écailles tomenteuses. Il habite la région orientale des
rives de la Méditerranée.

Le *Cynips gallæ tinctoriæ* L., est un *Insecte* de l'ordre des

[1] Pour tout ce qui concerne les galles employées en médecine, consulter la
thèse d'agrégation de notre ami et ancien collègue, G. Beauvisage, professeur
agrégé à la Faculté de médecine de Lyon, les *Galles utiles*. O. Doin, 1883,
Paris.

Hyménoptères[1], sous-ordre des *Térébrants*, tribu des *Gallicoles*, famille des *Cynipides*.

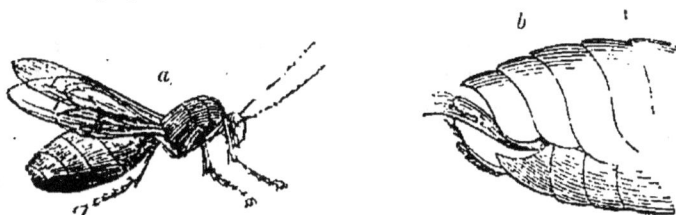

FIG. 139 et 140. — *Cynips gallæ tinctoriæ* L.

a, Animal entier. *b*. Extrémité postérieure très grossie.

(D'après de Lanessan.)

C'est un insecte de couleur brune, dont la taille ne dépasse point 1/2 cent. La *tête* est petite, aplatie, pourvue de trois ocelles, et porte 2 antennes coudées, à 14 articles : les pièces de la bouche sont peu développées, le *labrum* court, les mâchoires frangées : les palpes maxillaires sont formés de cinq articles et les palpes labiaux de trois. Le *thorax* est velu, bombé et comme gibbeux. L'*abdomen* est aplati sur les côtés : son premier anneau offre une largeur considérable. — La femelle porte une tarière qu'elle peut ramener à l'intérieur du corps et qui est composée de trois pièces : une gouttière médiane et deux soies piquantes latérales, chacune de ces pièces étant elle-même formée de

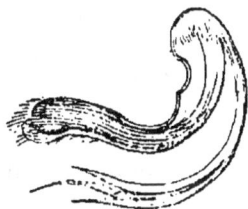

FIG. 141. — *Cynips gallæ tinctoriæ.*

Tarrière fortement grossie.
(D'après de Lanessan.)

2 parties. La gouttière est peu mobile, et les deux rigoles qui la composent se réunissent bientôt pour former un tube unique. L'ensemble fait saillie sous le dernier anneau de l'abdomen et se

[1] HYMÉNOPTÈRES. — *Insectes* à métamorphoses complètes, à pièces buccales, disposées pour broyer ou lécher, à prothorax soudé aux premiers anneaux thoraciques ; il existe 2 paires d'ailes membraneuses à nervures peu ramifiées. — Les TÉRÉBRANTS sont des *Hyménoptères* dont les femelles sont pourvues, à l'extrémité anale, d'une tarière pouvant (ou non) se retirer dans l'intérieur du corps. — Les GALLICOLES ont l'abdomen étranglé et comme pédiculé ; leurs larves sont dépourvues de pattes et d'anus ; les faits de *génération alternante* et de *parthénogénèse* sont communs dans ce groupe. — Les CYNIPIDES ont les antennes longues et grêles (13 à 16 articles). Le lobe de la mâchoire est large et membraneux, et le palpe formé de quatre à six articles.

rattache à l'intérieur du corps par deux pièces latérales, disposées obliquement comme les deux moitiés du manche d'une lancette prête à piquer

L'insecte enfonce sa tarière dans l'écorce et dépose un œuf dans la plaie : celui-ci, selon Adler, ne se développe que s'il se trouve placé au milieu de la zône cambiale : déposé en tout autre point, il avorte et aucune galle ne se produit, ce qui prouve définitivement que l'apparition de celle-ci est liée à la présence et au développement de cet œuf, nullement au fait de la piqûre. Dans d'autres espèces du genre *Cynips*, on observe les phénomènes décrits sous le nom de *génération alternante*[1] et de *parthénogénèse*, c'est-à-dire qu'à une génération d'individus sexués et ailés, succède, au moyen d'œufs fécondés, une génération d'êtres non sexués, dépourvus d'ailes, donnant naissance à leur tour par *parthénogénèse*, — c'est-à-dire par des œufs non fécondés — à une génération d'individus ailés et sexués, et ainsi de suite. Cette parthénogénèse a pu être assimilée à la gemmiparie des hydres, le germe qui ne doit pas être fécondé représentant ici un véritable bourgeon de l'organe femelle. Mais dans le *C. Gallæ tinctoriæ*, ces phénomènes, très communs dans le groupe des *Cynipides*, n'ont pas encore été observés. La larve qui sort de l'œuf est dépourvue de pieds et d'anus : arrivée à l'état adulte, elle perce la coque de la galle et s'échappe au dehors ; la galle est dite alors une *Galle blanche* (Voy. l'art. suivant). Les *Galles noires* du commerce doivent donc être cueillies avant la sortie de l'insecte. — Parfois il arrive qu'un *Ichneumon* dépose à son tour un de ses œufs dans la galle encore pleine, et la larve carnivore qui en naît dévore, dès qu'elle en est capable, l'hôte primitif[2].

Chimie. — Les galles d'Alep renferment de la gomme (2,5 p. %), de l'amidon (2 p. %), du sucre, de l'albumine, des sels et surtout un acide particulier, l'*acide Gallotannique* $C^{27} H^{22} O^{17}$ (65 p. %) ou *Tannin de la noix de Galle*, différent de l'*acide Quercitannique* du chêne, et identique (Lowe) à celui du *Sumac*. Il s'y trouve en

---

[1] Voy. H. Adler. *Ueber den Generationswechsel der Eichen-Gallwespen.* Zeitschrift für Wiss. Zool., band XXXV, 1881. p. 151-246. — Beyerinck. *Beobachtungen über die ersten Entwickelungsphasen einiger Cynipidengallen.* Amsterdam, 1882. — H. de Lacaze Duthiers. *Recherches pour servir à l'histoire des Galles.* Ann. des sc. nat. ; Bot. XIX, 1853. 273-354. — G. Beauvisage, loc. cit., 1883.

[2] Des productions de même nature, dues à la piqûre soit d'autres *Hyménoptères*, soit de *Diptères*, de *Coléoptères* ou d'*Hémiptères*, se montrent également sur d'autres *Castanéacées*, sur des *Rosacées* (*Bédéguars*), des *Composées* ou des *Térébinthacées*.

outre un peu d'*acide gallique*, d'*acide ellagique* et d'*acide lutéogallique* (4 p. 100).

L'*acide gallotannique* est un glucoside amorphe, à saveur astringente, soluble dans l'eau, peu soluble dans l'alcool, insoluble dans l'éther pur : il se décompose vers 215°, en donnant du *pyrogallol* $C^6 H^6 O^3$. Chauffé avec les acides étendus, ou même simplement au contact de l'air, il se dédouble en *acide gallique* $C^7 H^6 O^5$ et en *glucose*, en donnant des traces d'*acide ellagique* et de matières ulmiques. (Strecker.)

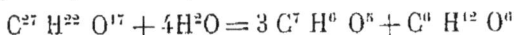

$$C^{27} H^{22} O^{17} + 4H^2O = 3 C^7 H^6 O^5 + C^6 H^{12} O^6$$

Des expériences plus récentes de Schiff font assigner une autre constitution à l'*acide gallotannique*, qui, lorsqu'il est pur, se transforme sous l'influence des acides ou des alcalis étendus ou de certains ferments, en *acide gallique* sans glucose.

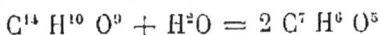

$$C^{14} H^{10} O^9 + H^2O = 2 C^7 H^6 O^5$$

Acide gallotannique   Acide gallique

L'*acide gallotanique* serait donc l'*acide digallique*. — Schiff a confirmé sa manière de voir en opérant la synthèse de l'*acide gallotanique*. Il suffit de traiter l'*acide gallique* par l'oxychlorure de phosphore pour le transformer en *acide gallotanique*. Le glucose trouvé dans les expériences de Strecker proviendrait de glucosides accompagnant le tannin impur et étranger à sa constitution.

L'*acide Gallo-tannique* précipite en noir bleuâtre avec les sels ferriques, et se montre sans action immédiate sur les sels ferreux; mais le mélange, exposé à l'air, s'oxyde rapidement et l'*acide gallique* formé précipite les sels en noir. Avec la gélatine (*tannage*), ce tannin donne un précipité insoluble dans l'eau mais facilement décomposable, inférieur par conséquent à celui que donne le tannin d'*Écorce de Chêne*.

Usages. — La Noix de galle sert à l'extraction du tannin ; elle est employée en médecine aux mêmes usages que l'Écorce de chêne, mais beaucoup moins fréquemment, en raison de son prix plus élevé ; on la réserve pour la préparation de l'encre [1].

[1] Würtz indique, pour préparer une bonne encre, la formule suivante : Laisse macérer dans 14 litres d'eau 1 kilogr. de *Galles d'Alep* pulvérisées; filtrer; ajouter et faire fondre 500 gr. de gomme arabique; ajouter enfin une solution concentrée de 500 gr. de sulfate ferreux (couperose verte). Agiter le mélange, et l'exposer à l'air jusqu'à ce qu'il ait pris une belle teinte noire. Quelques gouttes d'une solution saturée d'acide phénique paraissent assurer la conservation de l'encre.

134. NOIX DE GALLE BLANCHE

Description. — Les *Noix de Galle blanches* ont l'aspect général des *Galles noires*, dont elles ne diffèrent que parce que l'insecte qu'elles renfermaient s'en est échappé; elles sont toutefois plus légères, plus volumineuses (2 cent. de diamètre), pourvues de pointes plus marquées, et se montrent plus fréquemment ridées à leur surface. Leur couleur est d'un jaune brun, ou même un peu verdâtre; constamment elles percées d'un trou arrondi, très net, de 3 mill. de large.

Elles se brisent assez facilement, et offrent alors à l'intérieur une structure très différente de celle des *Galles noires* et bien caractéristique. Le centre est occupé par une cavité sphéroïdale, la masse rouge et amylacée qui s'y trouvait ayant été dévorée par l'insecte pendant son développement, à l'exception d'une mince couche brune qui reste encore adhérente sur les parois. De cette cavité part un canal étroit qui se rend à l'orifice de sortie, en même temps que, diamétralement opposé à ce canal, s'ouvre un cul de sac assez profond, limité par la portion périphérique dure de la Galle, et rempli d'une ma-

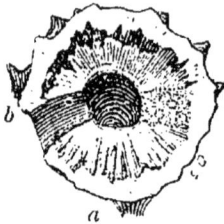

FIG. 142. Noix de Galle blanche, coupée longitudinalement.

a, Point d'attache de la Galle; — *b*, ouverture et canal de sortie de l'insecte : au centre, la chambre d'incubation.

---

¹ Les *Noix de Galle blanches* ne constituent pas une sorte commerciale à part : les *blanches* et les *noires* sont le plus souvent mêlées dans les lots commerciaux. Les *Galles noires d'Alep* renferment peu de galles *piquées*. Les *Galles vertes d'Alep* et de *Smyrne* en renferment davantage. Les *Galles blanches d'Alep* et de *Smyrne* en sont à peu près exclusivement composées. Pour les autres variétés de Galles, qui sont très nombreuses, voyez. Guibourt, II, 289, Fluck et Hanb, II, 308. Beauvisage, *loc. cit.* 40, etc.

tière jaunâtre pulvérulente. Tout autour de cette cavité centrale, le tissu parenchymateux s'est comme imprégné de matière scléreuse; il est brun, compact et de consistance presque pierreuse. A deux ou trois mill. environ de la périphérie, cette sclérification cesse, et la limite en est marquée par une zône fortement crevassée, qui paraît isoler la couche périphérique de la galle comme une coque. On peut sans trop de peine briser cette coque, et la portion dure centrale s'isole tout entière, sous forme d'une boule pierreuse, brune, fortement rugueuse à la surface, ordinairement sphérique, souvent aussi plutôt allongée que globuleuse : elle forme alors une sorte de tonnelet dont l'axe est dirigé selon celui des deux conduits issus de la cavité centrale, et dont une des bases est par suite représentée par l'orifice de sortie de l'insecte.

La saveur est la même que celle des *Galles noires*, un peu moins astringente peut-être. La structure élémentaire est presque la même; la zône brune qui tapisse la cavité centrale est formée d'éléments larges, remplis de grains d'amidon; la zône pierreuse est constituée par des cellules allongées radialement, à paroi épaisse et couverte de ponctuations; ces cellules renferment de nombreux cristaux d'oxalate de chaux. A la limite de la mince enveloppe amylacée et de la couche pierreuse, les phytocystes renferment des masses résineuses brunâtres, des grains d'amidon agglomérés, et même, paraît-il (Flückiger et Hanbury) une substance albuminoïde.

Botanique. — La *Noix de Galle blanche* est produite sur le même *Quercus* et par la piqûre du même insecte que la *Noix de galle noire*; nous avons dit plus haut que la seule différence consistait en ce que la galle avait été cueillie après la sortie de l'insecte.

Chimie. — Les Noix de Galle *blanches* renferment proportionnellement beaucoup moins d'amidon que les *noires* et, pour un même poids, une quantité moins considérable de tannin.

Usages. — Ces galles sont employées aux mêmes usages que

les galles noires, mais beaucoup moins estimées dans le com
merce[1].

135. CLOUS DE GIROFLE

Description. — On désigne sous ce nom, en raison de leur
ressemblance grossière avec un clou, les jeunes fleurs du
giroflier cueillies avant leur épanouissement; sur quelques-
unes d'entre elles, on trouve encore un reste de pédoncule,
épais de 2 mill., portant en son milieu deux courtes bractées,

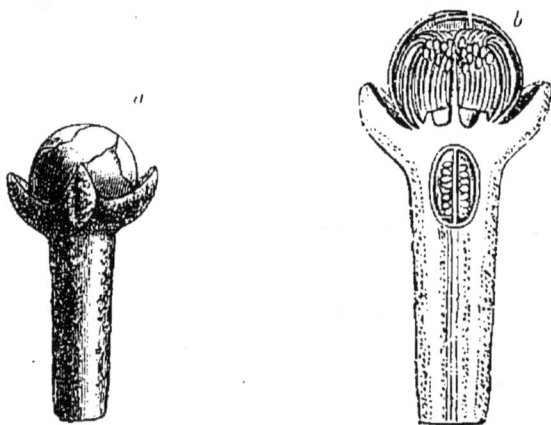

FIG. 143 et 144. — Clou de Girofle, *Eugenia aromatica* H. Bn.

a. Fleur entière.   b. Coupe longitudinale.

(D'après de Lanessan.)

dans l'aisselle desquelles existe la cicatrice des pédoncules
des deux fleurs latérales.

Le *Réceptacle* tubuleux, très allongé, renferme un ovaire

---

[1] Très fréquemment on mêle, dans le commerce, aux véritables *Galles noires*,
c'est-à-dire *non piquées*, des *Galles blanches* dont l'orifice a été bouché, et auxquelles on communique une coloration verdâtre au moyen du chlorure ou du
sulfate de fer ; en lavant la galle suspecte avec une solution étendue d'acide
chlorhydrique, le liquide précipitera en bleu par le ferrocyanure de potassium.
On a même fabriqué de toutes pièces des galles avec de l'argile colorée de la
même manière : il suffira de les placer dans l'eau pour constater cette fraude.

adné. Il est d'un brun très foncé, ordinairement un peu aplati
et verruqueux à la surface ; il porte de chaque côté une
crête médiane peu saillante, qui lui donne une apparence
grossièrement prismatique ; il mesure 10 à 15 mill. de hauteur sur 3 à 4 d'épaisseur.

Le *Calice* est composé de 4 pièces libres, étalées, creusées
en cuiller, et insérées au sommet du tube réceptaculaire ; il
est de même consistance, de même couleur et de même
aspect que celui-ci.

La *Corolle* est formée de 4 pétales ovoïdes, excavés, colorés
en blanc jaunâtre et ponctués de taches glanduleuses et
pellucides ; ils sont très nettement imbriqués, et forment un
dôme arrondi sous lequel sont cachées les *Etamines*.

Celles-ci sont en nombre indéfini, à filets libres, grêles,
incurvés en dedans et insérés à la base d'un disque saillant,
qui forme une barrière quadrangulaire dont chaque angle
correspond à une pièce du calice : les anthères, extrêmement petites, sont biloculaires, introrses, déhiscentes par
deux fentes longitudinales.

Les 2 loges ovariennes, profondément encaissées dans
l'épaisseur du tissu du réceptacle, sont étroites, allongées,
et renferment chacune de nombreux ovules anatropes descendants, insérés dans l'angle interne. Un style haut de 1 à
2 mill. fait saillie au centre du champ entouré par le disque.

L'odeur est fortement aromatique et très caractéristique
du girofle ; la saveur est aromatique, brûlante, et également
propre à la substance.

En pratiquant une coupe tranversale dans le pédoncule
au-dessous du niveau des loges ovariennes, on trouve sous
la cuticule un parenchyme abondant, un peu lâche, renfermant, dans ses couches les plus extérieures, de nombreuses
glandes à essence dont la cavité est tapissée d'une mince
couche de cellules sécrétrices : ce parenchyme est limité en
dedans par une zône de faisceaux fibro vasculaires assez
espacés. Au centre existe un faisceau volumineux ou plus

souvent une colonne parenchymateuse, bordée, en dehors, d'un cercle de faisceaux plus petits; entre le centre et la couche parenchymateuse extérieure, c'est-à-dire entre les

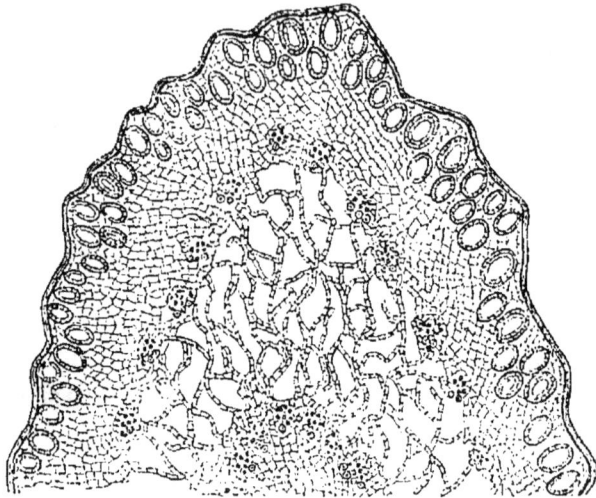

a   b   c   d   e

FIG. 145. — Clou de Girofle. Coupe transversale du pédoncule.

a, Zône des réservoirs à essence ; b. parenchyme; c, 1ᵣ° zône de faisceaux fibro-vasculaires; — d, parenchyme lacuneux; — e, 2° zône de faisceaux. (D'après de Lanessan.)

2 zônes de faisceaux, se trouve un tissu mou, lacuneux, rempli d'air, et formé d'éléments grêles placés bout à bout.

Botanique. — Le *Giroflier* est un arbre toujours vert, pouvant atteindre de 3 à 15 mètres de hauteur, originaire des Moluques proprement dites [1], et cultivé aujourd'hui à Amboine, à Sumatra, à Malacca, au Brésil, à la Guyane et sur la côte de Zanzibar. — C'est une plante de la famille des *Myrtacées* [2], série des *Myrtées*

[1] Aujourd'hui, les iles aux girofliers, berceau de l'espèce, n'en renferment plus un seul pied, les Portugais les ayant jadis tous détruits pour laisser sans rivales leurs plantations d'Amboine.

[2] MYRTACÉES. — PLANTES LIGNEUSES. — FEUILLES OPPOSÉES (sauf *Puniciées*, *Napoléoniées*, *Barringtoniées*, quelques *Leptospermées*). sans stipules. — FLEURS ordinairement HERMAPHRODITES et RÉGULIÈRES (quelquefois unisexuées chez *Lep-*

l'*Eugenia aromatica* H. Bn. (*Caryophyllus aromaticus* L., *Eugenia caryophyllata* Thumb.).

Feuilles opposées, lancéolées, penninerves et criblées de ponctuations pellucides. — *Fleurs* hermaphrodites et régulières, disposées en cymes bipares composées et terminales. — *Baie* oblongue, accompagnée des restes du calice, et renfermant des graines nombreuses et dépourvues d'albumen.

Les fleurs sont cueillies avant l'épanouissement, dès que la couleur de l'ovaire est passée du vert au rouge brun : elles sont simplement séchées au soleil. On donne, dans le commerce, le nom de *griffes* aux pédoncules isolés, et aux baies celui d'*anthofles* ou de *mères de girofles*.

Chimie. — Les *Clous de girofle* renferment de la gomme, du tannin, et une grande quantité d'huile essentielle (16 à 17 p. 100) que l'on obtient par distillation. — Cette huile est un mélange de deux corps : l'un l'*Eugénol*, $C^{10} H^{12} O^2$ ou *acide Eugénique*, est isomère de l'*acide cuminique* et rappelle le phénol par ses propriétés : ce serait l'Ether méthylique d'un phénol diatomique dérivé du *méthylpropylène*; l'autre, ou *Essence légère de clous de girofle*, est isomère de l'essence de térébenthine, bout à 251° et se rapproche des essences de *copahu* et de *cubèbe* ; elle ne donne pas de composé cristallin avec l'acide chlorhydrique. — L'*Eugénol* se retrouve dans diverses plantes aromatiques : *Cannelle blanche*, *Cannelle de Ceylan*, etc.

tospermum et *Chamælaucium*), disposées en cymes (épis ou grappes chez *Eugenia. Barringtonia*, etc). - - Réceptacle concave emprisonnant un ovaire infère et adné. — Calice à 4-5 pièces libres (unies chez *Psidium, Marlieria. Eucalyptus*, etc.). (2 verticilles chez *Osbornia*). — Corolle à 4-5 pièces libres, (unies chez les *Napoleonia*), absente chez les *Osbornia* — Étamines au nombre de 4, 5, 6, 8, 10, 25, ou plus souvent en nombre indéfini, souvent libres (monadelphes chez les *Barringtonia* et les *Hypocalymnia*, pentadelphes, à faisceaux oppositipétales chez *Astartea. Melaleuca. Tristania, Napoleonia*, etc.) (androcée irrégulier, en partie situé sur une languette excentrique, dans les *Cariniana, Couratari. Couroupita, Lecythis. Bertholletia*). — Anthères biloculaires (sauf *Napoléoniées*), introrses (extr. chez *Chamælaucium, Cariniana. Couratari*, etc.', déhiscentes par des fentes longitudinales (par des pores terminaux chez *Gustavia, Darwinia, Beaufortia*). — Ovaire infère (exc. *Xanthostemon*), à 1, 2, 3, 4. 5, 8, etc. loges, subdivisées elles-mêmes en fausses loges chez *Rhodomyrtus*) (loges disposées sur 2 étages chez *Punica)* : placentas axiles (pariétaux chez *Rhodamnia*, excentriques chez *Chamælaucium*). — Ovules solitaires ou au nombre de 2, 4. 6, etc., anatropes campylotropes chez *Backhousia*), ascendants ou souvent descendants, à micropyle supéro-interne, — Fruit charnu (*Myrtées*) ou sec (indéhiscent chez *Chamælaucium;* capsule loculicide chez les *Leptospermées* ; pyxide à déhiscence circulaire chez *Lecythis. Bertholletia*, etc.). — Graine non albuminée (à tégument succulent chez *Punicées*).

M. Baillon admet dans cette famille (*Hist. des Pl.*, VI. 333). les 6 séries suivantes : *Myrtées, Leptospermées, Chamælauciées, Barringtoniées, Napoléoniées, Punicées*.

Les clous de girofle contiennent en outre un corps cristallisable et volatil assez mal connu, soluble dans l'alcool et l'éther, nommé *Eugénine*, de l'*Acide salicylique* (Scheuch) $C^7 H^6 O^3$, et de la *caryophylline*, $C^{10} H^{16} O$, substance neutre, incolore et cristallisable isomère du camphre, que l'acide azotique oxyde et transforme en *acide caryophyllinique* $C^{10} H^{16} O^3$.

Physiologie et Thérapeutique. — Les *Clous de girofle* constituent un stimulant aromatique très puissant, entrant dans la composition de quelques drogues classiques. Son emploi est à peu près limité aujourd'hui aux usages culinaires.

136. FEUILLES D'EUCALYPTUS

Description. — Les *Feuilles d'Eucalyptus* présentent un as-

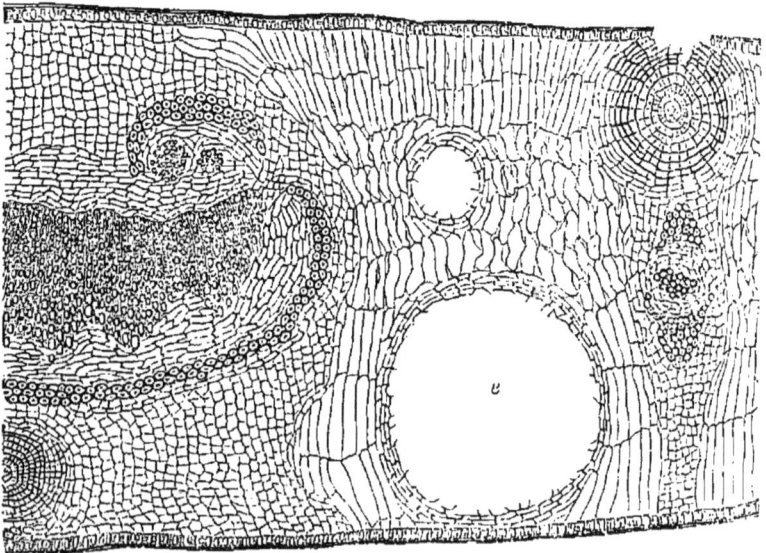

FIG. 146. — Feuille d'Eucalyptus. *Eucalyptus globulus* Labill.
Coupe transversale.

e, Glande à essence ; — *n*, coupe d'une nervure. (De L.)

pect un peu différent, selon qu'elles proviennent de rameaux âgés ou de rameaux jeunes.

Dans ce dernier cas, elles mesurent de 10 à 20 cent. de long sur 4 à 10 cent. de largeur à la base : elles sont ovales-lancéolées, échancrées à la base, et leur direction générale est sensiblement rectiligne : les deux faces sont colorées en vert sale, terne, pruineux, plus clair en dessous, avec de larges taches irrégulières de couleur plus foncée : leur extrémité supérieure se termine quelquefois assez brusquement par une pointe rougeâtre.

Le pétiole est très court, épais, ridé, brun au dehors, blanc au dedans, et piqueté de glandes à essence sur la coupe. Les bords du limbe sont entiers. La nervure médiane est brune ou rougeâtre, très saillante sur les deux faces, verruqueuse, et couverte de glandes. Les nervures secondaires sont faiblement marquées, peu obliques (40°) et se bifurquent au voisinage du bord, pour figurer par l'ensemble de ces bifurcations une ligne sinueuse parallèle à celui-ci, et se confondant avec lui aux extrémités de la feuille. La surface entière du limbe est couverte de fines verrues souvent surmontées d'un point noir, qui sont de nature subéreuse. Par transparence, on distingue plus ou moins nettement dans l'épaisseur du tissu une infinité de petites glandes translucides.

Les feuilles des rameaux âgés sont plus allongées (15 à 22 cent.) et plus grêles (2 à 5 cent.) : elles se terminent en pointe très aiguë, et leur base, elliptique ou arrondie, mais non cordiforme, se compose de deux moitiés, qui, d'habitude, ne se raccordent nullement. La direction du limbe est courbe, ce qui lui donne souvent l'aspect d'une faucille, et, de ses deux moitiés inégales, la plus étroite est toujours à l'intérieur de la courbure. Les bords du limbe se prolongent pendant quelque temps sous forme de deux crêtes sur les côtés du pétiole : celui-ci est très long (3 à 6 cent.), jaunâtre en dessus, brun ou jaunâtre en dessous, fortement ridé, et, le plus souvent tordu sur lui-même de 90° environ, ce qui explique la direction verticale ou au moins très oblique du plan du limbe sur les branches.

Dans l'un et l'autre cas, la feuille est cassante, et recouverte sur ses deux faces de cet enduit pruineux et gommeux, qui disparaît par le frottement et qui a valu à la plante son nom vulgaire de *Gommier bleu de Tasmanie*. — L'odeur est aromatique, plus ou moins agréable, et ne devient très nette que par le frottement ou l'écrasement de la feuille entre les doigts. La saveur est chaude, aromatique, camphrée, et devient peu à peu âcre et amère.

Au microscope, on observe dans ces feuilles une particularité qui n'est point très commune parmi les Dicotylédones : le parenchyme dit en *palissade*, c'est-à-dire formé de cellules rectangulaires à grand axe perpendiculaire aux faces, existe non seulement sous l'épiderme de la face supérieure, mais aussi contre l'épiderme inférieur, ces deux zônes emprisonnant entre elles une lame de parenchyme rameux. Les glandes à essence offrent la même structure que celles de l'*Écorce d'Oranges amères* et se montrent réparties assez irrégulièrement dans toute la masse de la feuille, les plus volumineuses au voisinage de la surface.

Botanique. — Les *Feuilles d'Eucalyptus* des pharmacies proviennent ordinairement de l'*Eucalyptus globulus* Labill. On a récemment préconisé de même celles de l'*Eucalyptus amygdalina* Labill. Les *Eucalyptus* sont des *Myrtacées* de la série des *Leptospermées*.

L'*Eucalyptus globulus* est un arbre de taille considérable (70 mètres), originaire de la Tasmanie et du sud de l'Australie, cultivé aujourd'hui au Brésil, en Algérie, en Egypte, en Italie, et dans la région méditerranéenne de la France, où il fut introduit il y a 30 ans, grâce aux efforts courageux d'un Français, P. Ramel.

Tronc lisse, grâce à la chute précoce de la partie fibreuse de l'écorce. — *Feuilles* alternes et presque sessiles sur les branches âgées, opposées et pétiolées sur les rameaux plus jeunes, orientées à peu près verticalement, c'est-à-dire dans le sens des rayons solaires : il en résulte que ces arbres donnent peu ou point d'ombre, d'où le nom ironique d'*Eucalyptus* [1] qui leur a été donné — *Fleurs* jaunâtres, régulières, hermaphrodites, disposées

---

[1] Εὖ, καλύπτω : j'abrite bien.

en cymes axillaires pauciflores. — *Réceptacle* concave, sillonné de côtes extérieurement, couvert de glandes, emprisonnant l'ovaire adné et donnant insertion, sur ses bords, à quatre dents calicinales courtes et aiguës, — puis, plus intérieurement, à une *corolle* dont les 4 pièces unies forment une calotte qui se détache par la base au moment de l'anthèse. — *Etamines* en nombre considérable; filets connés à leur base en une couronne glanduleuse : anthères biloculaires et introrses. — *Ovaire* quadriloculaire, très infère, supportant un disque circulaire intérieur à celui de l'androcée; style cylindrique et court. — *Ovules* anatropes, nombreux dans chaque loge, insérés à peu près horizontalement sur un placenta axile. — *Capsule* presque ligneuse, à peu près pyramidale, présentant plus accentuées encore les côtes déjà visibles sur la paroi réceptaculo-ovarienne, à savoir : 4 très fortes correspondant aux dents calicinales et 4 plus petites intercalées entre les premières. Cette capsule est déhiscente, à sa partie supérieure, en 4 valves.— *Graines* peu nombreuses, sans albumen, à embryon pourvu de cotylédons bifides.

L'*E. amygdalina* Labill., diffère du précédent par ses feuilles plus étroites, ses fleurs plus petites et son fruit presque globuleux.

Chimie. — Les *Feuilles d'Eucalyptus* renferment du tannin, de la gomme, une résine mal déterminée, et un principe amer que l'on suppose voisin de l'*Absinthine*. Quant à l'*Eucalyptine*, alcaloïde décrit par Brun, son existence paraît être douteuse. — Le principe le plus important de ces feuilles est l'huile essentielle ou *Eucalyptol* $C^{12} H^{20} O$ (Cloez), dont les feuilles fraîches donnent à la distillation environ 6 p. 100. Ce corps, que Cloez considéra d'abord comme un camphre, donnant avec l'acide phosphorique anhydre un hydrocarbure, l'*Eucalyptène* ($C^{12} H^{18}$), — est un liquide mobile, plus léger que l'eau, dextrogyre, soluble dans l'alcool, très peu soluble dans l'eau. — Selon Faust et Homeyer, l'essence ne serait pas oxygénée et ne représenterait qu'un mélange de *Térébenthène* et de *Cymène*. Le premier bout vers 174°; il donne, avec l'acide nitrique, de *l'acide paratoluique* et de *l'acide téréphtalique*.

Physiologie et Thérapeutique. — L'*Eucalyptus* agit à la fois par son tannin et par son essence : celle-ci jouit des propriétés des essences de térébenthine, et de plus possède des vertus antizymotiques et fébrifuges très réelles.

À l'extérieur, on emploie la poudre ou l'infusion pour saupoudrer ou laver les plaies putrides ; son action antiseptique est égale, paraît-il, à celle de l'acide salicylique ; on le prescrit aussi en injections, à la fois antiseptiques et astringentes, dans la blennorrhagie et la vaginite. — À l'intérieur, il agit comme un stimulant diffusible, comme antispasmodique (hystérie, toux, dyspnée nerveuse), comme balsamique (catarrhes uréthraux et bronchiques), comme fébrifuge (fièvres intermittentes). Il rend des services dans les bronchites et même la phthisie, en diminuant sensiblement l'expectoration et la toux. On peut l'injecter sous la peau, dissous dans la *vaseline liquide médicinale*, qui lui enlève tout pouvoir irritant sur le tissu cellulaire (Dujardin-Beaumetz).

Dans le traitement des fièvres intermittentes, il a amené des guérisons très réelles, là même où le quinquina avait échoué; son action est toutefois bien moins sûre et moins prompte. « Il occupe, dit Foussagrives, un rang honorable dans le groupe des succédanés du Quinquina, mais à distance respectueuse de celui-ci. » Un fait qui paraît mieux démontré, c'est l'assainissement des foyers paludéens par les plantations d'*Eucalyptus*; c'est dans ce but que ces beaux arbres ont été plantés dans la Camargue, en Algérie, en Espagne, au Brésil, etc. L'Eucalyptus agirait alors à la fois par la rapidité de sa végétation qui lui permet de drainer promptement les eaux viciées des bas fonds marécageux jusque dans l'atmosphère, — par la disposition de ses feuilles, inclinées de façon à laisser le soleil arriver au sol, — par les vapeurs qu'il dégage, qui sont réellement antiseptiques et peuvent détruire les organismes inférieurs auxquels on attribue la propagation du mal.

On prescrit l'Eucalyptus au dehors en poudre, en lotions, en cigarettes, — à l'intérieur, en poudre (4 à 16 gr.) en infusion (15 à 20 p. 1000). On emploie aussi l'eau distillée (60 à 120 gr.) et surtout l'*Eucalyptol* (3 gouttes, en potions ou en capsules).

137. PIMENT ou POIVRE DE LA JAMAÏQUE

Description. — Petites baies sèches et globuleuses, de couleur brune, terne et un peu terreuse, à surface bosselée et comme verruqueuse : leur diamètre est de 5 à 7 mill.; sur les côtés se voit parfois un sillon divisant le fruit en deux masses égales.— A la base, existe la cicatrice arrondie du pédoncule ou le pédoncule lui-même encore persistant, très court, épais de 1 mill. au plus, brun et verruqueux comme le fruit, et dirigé un peu obliquement. — Au sommet, on trouve une dépression plus ou moins marquée, au centre de laquelle s'élève un court rudiment de style, et dont les bords portent une couronne peu saillante dans laquelle on peut souvent reconnaître les quatre lobes courts, épais et arrondis du calice [1].

Le péricarpe est mince, coriace, cassant; sa face interne est luisante, de couleur noisette et finement bosselée comme la peau d'une orange. La cavité centrale est divisée le plus généralement en deux loges égales par une cloison très mince : parfois les deux loges sont inégales; parfois même elles sont réduites à une seule : plus rarement, on trouve trois loges inégales.

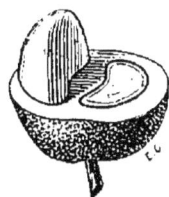

FIG. 147. — Piment de la Jamaïque. *Pimenta officinalis* Lindl.

Fruit ouvert transversalement : l'une des graines a été coupée en deux.

Les graines sont solitaires dans chaque loge, concavo-convexes, colorées en brun très foncé, un peu verruqueuses à la surface. Elles renferment, sous un très mince tégument, un embryon fortement arqué, à radicule supère et sans albumen.

L'odeur est faible, la saveur aromatique, beaucoup plus développée dans le péricarpe que dans la graine, et très analogue à celle du girofle, mais un peu moins forte [2].

On trouve, au microscope, dans l'épaisseur du péricarpe, d'assez nombreuses glandes à essence.

Botanique. — Le *Piment de la Jamaïque* est fourni par le *Pimenta officinalis* Lindl. (*Myrtus Pimenta* L., *Eugenia Pimenta* D. C.) *Myrtacée* de la série des *Myrtées*. C'est un arbre à rameaux

---

[1] Les exemples de fruits triloculaires ou uniloculaires nous ont paru un peu moins rares que ne l'indique Guibourt (III, 275). Sur 220 fruits ouverts par nous, il s'en est trouvé 204 biloculaires, 11 triloculaires et 6 uniloculaires ; ces derniers étaient d'une taille un peu inférieure à la moyenne, et la graine unique qu'ils renfermaient ne dépassait point en volume celles des fruits biloculaires.

[2] A cette saveur, se joint, dit-on, à celles de la *Cannelle*, et c'est là, selon Guibourt, l'origine du nom de *Tout-Épice*, donné parfois aussi à la drogue.

pubescents dans le jeune âge, qui atteint jusqu'à 9 mètres de haut, et habite les Antilles et la rive orientale du Mexique et du Vénézuela.

Feuilles opposées, oblongues, toujours vertes et semées de ponctuations pellucides. — *Fleurs* hermaphrodites, régulières et disposées en courtes cymes bipares. — *Réceptacle* en forme d'urne, profondément concave, rempli par un ovaire adné. — *Calice* composé de 4 dents aiguës. — *Corolle* à 4 pétales blancs et libres. — *Androcée* composé d'un nombre considérable d'étamines à filets libres, à anthères globuleuses, petites, biloculaires et introrses. — *Ovaire* à deux loges biovulées. — *Style* dressé, terminé par une tête stigmatique renflée. — *Ovules* anatropes, à micropyle dirigé en haut et latéralement.

La récolte a lieu au commencement de l'automne : on cueille et l'on fait sécher les branches chargées de fruits, avant la maturité complète de ceux-ci : on détache ensuite les pédoncules.

Chimie. — La composition chimique du *Piment de la Jamaïque* est assez voisine de celle des *Clous de girofle.* On en retire par distillation 3 à 4 1/2 p. 100 d'une huile essentielle (*Oleum Pimentæ*), constituée par les mêmes principes que l'essence de girofle : l'*acide Eugénique* et un corps hydrocarboné, mais point d'*acide Salicylique.* La proportion de tannin y est assez considérable, et l'on y a trouvé, selon Dragendorff, une petite quantité d'un alcaloïde spécial.

Usages. — Le *Piment de la Jamaïque*, employé surtout, comme le girofle, pour les usages culinaires, est à peu près inusité en médecine, bien que son essence jouisse de propriétés stimulantes.

Diagnose. — Le *Poivre noir* ressemble un peu au *Piment de la Jamaïque* : mais il est plus petit, ridé à sa surface, constamment uniloculaire et dépourvu de la petite collerette calicinale caractéristique, sans parler de sa saveur toute spéciale. — La *Coque du Levant* est plus grosse, un peu réniforme, également dépourvue de collerette et renferme une graine unique, de couleur jaune. — Le *Nerprun* renferme de 3 à 4 graines au milieu d'une pulpe brune, non aromatique et colorant la salive en vert.

138. ECORCE DE RACINE DE GRENADIER

Description. — Cette écorce se trouve dans le commerce, soit enroulée en tubes de longueur variable, épais de 2 à 4 cent., soit simplement en lames recourbées, assez irrégulières. L'épaisseur varie entre 1 et 4 mill.

La surface extérieure est plus ou moins rugueuse, selon l'âge des ramifications sur lesquelles l'écorce a été recueillie ; l'écorce qui provient des rameaux âgés est recouverte d'un suber épais, brunâtre, parfois terreux, très irrégulièrement corrodé par endroits, arraché par plaques en quelques points. Celle qui provient des parties plus jeunes offre une coloration moins foncée, une surface moins rugueuse, parfois simplement granuleuse.

La face interne est d'un jaune cannelle, et comme recouverte d'un enduit mince qui s'exfolie par petites plaques. La surface, sans être fibreuse, est striée assez inégalement suivant la longueur. On trouve par places des lambeaux minces, ligneux, d'un jaune pâle, arrachés du cylindre central avec l'écorce.

L'écorce est assez cassante, bien que relativement molle ; sa cassure est courte, compacte, granuleuse. La section transversale montre, sous un suber brun, d'épaisseur variable, une zône jaunâtre, striée à la fois radialement et tangentiellement ; il en résulte un aspect quadrillé qui n'est nettement visible qu'à l'aide d'une forte loupe et en humectant légèrement la section.

L'odeur est à peu près nulle, la saveur astringente, sans amertume ; la salive est colorée en jaune[1], ainsi que le papier frotté avec un fragment humecté au préalable.

---

[1] L'*Écorce de Buis*, parfois substituée à l'*Écorce de Racine de Grenadier*, ne colore pas la salive en jaune, et possède une saveur très amère. L'*Écorce d'E-*

Au microscope, le suber se montre formé d'éléments aplatis et brunâtres. Le liber, qui forme la majeure partie de l'épaisseur de l'écorce, est constitué par des couches alternantes de cellules remplies d'amidon et de tannin, et de cellules à mâcles calcaires; de là les stries concentriques de la coupe. Les rayons médullaires, très nombreux, très grêles et très réguliers, produisent d'autre part les stries radiales.

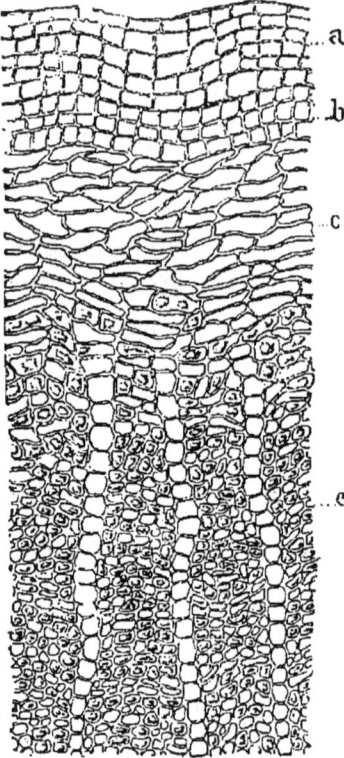

FIG. 148. — Ecorce de Racine de Grenadier. *Punica granatum* L. — Coupe transversale.

a, Suber ; — *bc,* parenchyme cortical ; — *e,* liber.

Botanique. — Le *Grenadier* est le *Punica granatum* L., *Myrtacée* de la série des *Punicées* ou *Granatées*, dont on a fait parfois une famille distincte. C'est un arbuste originaire (Hanbury) de l'Asie occidentale et cultivé dans toutes les régions chaudes du globe, entre autres, pour l'Europe, dans toute la région méditerranéenne. Le tronc atteint de 5 à 8 mètres de haut et porte des rameaux tortueux sur lesquels des ramifications avortées forment autant d'épines.

Feuilles alternes, opposées ou verticillées, entières, oblongues, lancéolées, luisantes, coriaces, dépourvues de stipules. — *Fleurs* régulières et hermaphrodites (*Balaustes*), disposées en cymes ordinairement triflores. — *Réceptacle* profondément concave et renfermant un ovaire adné à ses parois : ses bords, très relevés, se continuent avec des dents *calicinales* rouges et coriaces, au nombre

pine-*Vinette,* employée dans le même but, colore la salive en jaune, mais possède une amertume extrême. De plus, ni l'une ni l'autre ne se colorent en bleu noirâtre par le contact d'un persel de fer, réaction qui caractérise bien l'*Ecorce de Racine de Grenadier.*

de 4, 6 ou 8. — *Corolle* rouge, formée d'un même nombre de pétales que le calice, chiffonnés, membraneux, imbriqués et alternes avec les sépales. — *Androcée* formé d'un nombre considérable d'étamines, étagées sur la face interne de la coupe réceptaculaire entre l'insertion de la corolle et le commencement de l'ovaire. — *Filets* grèles, inclinés vers le centre de la fleur. — *Anthères* petites, biloculaires, introrses, à loges versatiles. — *Ovaire* enfoncé dans la cavité du réceptacle, et surmonté d'un style dressé, renflé à la base et terminé par une petite tête stigmatique : cet ovaire est divisé en 2 étages par une cloison horizontale : la portion supérieure est formée de 5 loges dont le placenta axile supporte plusieurs rangées d'ovules anatropes à micropyle inférieur et externe ; le second étage est composé de 3 ou quelquefois 5 loges renfermant des ovules semblables, mais insérés sur un placenta pariétal. — *Baie* volumineuse et coriace, surmontée des restes du style, et d'une couronne correspondant aux bords réceptaculaires et au calice. — *Graines* nombreuses, polyédriques par compression réciproque, à tégument externe succulent et épais. — *Embryon* dépourvu d'albumen, à cotylédons enroulés en spirale.

Chimie. — L'*Écorce de la Racine de Grenadier* renferme 22 p. 100 d'acide tannique (*Acide Punico-tannique* $C^{20} H^{16} O^{13}$ de Rembold), un peu d'*acide gallique*, une grande quantité de *mannite*, de la résine et de la cire.

Le principe actif est un alcaloïde, la *Pelletiérine*, découvert en 1878 par Tanret, qui le considère comme formé de quatre alcaloïdes différents [1] : *pelletiérine* $C^{18} H^{15} Az O$, *isopelletiérine*, *pseudopelletiérine* $C^{19} H^{15} Az O$, *méthylpelletiérine* $C^9 H^{17} Az O$. Ces alcaloïdes sont liquides, sauf la pseudo-pelletiérine, qui est cristallisée ; leurs sels cristallisent bien.

Physiologie et Thérapeutique. — L'Écorce de Grenadier, employée fraîche ou sèche, constitue un excellent vermifuge ; on l'administre en décoction (64 gr. pour 750 gr. d'eau : laisser réduire jusqu'à 500 gr. ou 250 gr.) (Laboulbène) ; on la fait suivre d'un purgatif salin. — Il importe de l'administrer dès l'apparition des premiers anneaux du parasite ; son efficacité est égale à celle du *Kousso* et du *Mousséna*, et sa saveur bien moins désagréable ; l'écorce des branches moyennes paraît jouir des mêmes propriétés que celle de la racine (Meurs., Marty.). Le même médicament peut servir également à l'expulsion des strongles, ascarides ou oxyures ; on l'a en outre, préconisé comme astringent dans les catarrhes chroniques de presque toutes les muqueuses (Zubler).

---

[1] Ils sont disposés ici par rang d'efficacité.

Les sels de *Pelletiérine* interrompent, comme le curare, la transmission de l'impulsion motrice entre les nerfs et les muscles, tout en laissant intacte la contractilité physiologique de ceux-ci, — et en agissant simplement sur les plaques terminales des nerfs. Il apparaît également des troubles vaso-moteurs dans l'encéphale, qui se traduisent par de la congestion rétinienne, du vertige et des vomissements. On administre ces sels à la dose de 30 à 40 centigr. (sulfate), associés à 1 gr. 50 de tannin et suivis d'un purgatif. On pense que la pelletiérine agit en engourdissant le tœnia et en relâchant ses ventouses : le purgatif détruit ensuite l'action paralysante de l'alcaloïde sur les muscles intestinaux et détermine l'expulsion du parasite.

139. MILLEPERTUIS

Description. — On emploie les sommités fleuries de la plante ; elles sont ordinairement coupées de façon à mesurer 30 cent. au plus.

La *tige* est grêle, arrondie, jaunâtre et très lisse, épaisse de 2 à 3 mill. ; elle porte de nombreuses branches insérées à l'aisselle de feuilles opposées ; à la nervure médiane de chaque feuille fait suite, sur la tige, une longue crête peu saillante qui gagne le nœud inférieur, mais ne le dépasse point : en sorte qu'il existe toujours sur la tige deux crêtes latérales, mais dont la position alterne à chaque nouveau couple de feuilles.

Ces *feuilles* sont ovales-lancéolées, un peu obtuses au sommet, longues de 1 à 2 cent., larges de 1 cent. au plus, colorées en vert grisâtre et terne sur chacune de leurs faces. Elles sont sessiles, et chacune d'elles est réunie à la feuille opposée par une fine collerette transversale. Le limbe est entier sur ses bords : il porte une nervure médiane et un très petit nombre de nervures secondaires, insérées très bas sur la principale, se traduisant toutes par un léger sillon à la face supérieure, par un mince cordon saillant à l'inférieure. Sur les bords, existent quelques ponctuations noires, glanduleuses, et en examinant la feuille par transparence, elle paraît criblée de taches jaunes, circulaires, pellucides, correspondant à des réservoirs à essence.

Les *fleurs* sont hermaphrodites et régulières, colorées en jaune, assez longuement pédonculées et disposées en cymes ou en grappes de cymes. Le réceptacle est convexe et recouvert d'un disque glanduleux. Le calice est formé de cinq sépales verts, libres, étroits et aigus, — la corolle de cinq pétales jaunes, obovales, beaucoup plus longs et plus larges que les sépales, découpés et ponctués sur un de leur bords. L'androcée se compose d'un nombre très considérable d'étamines, à filets grèles et soudés à leur base en trois groupes. L'ovaire comprend 3 carpelles unis, à styles libres, obliques, très longs, terminés par un léger renflement stigmatique. Chaque loge renferme plusieurs rangées d'ovules anatropes dans son angle interne.

Botanique. — Le *Millepertuis*[1] est une *Hypéricacée*[2] vivace, commune dans nos bois, l'*Hypericum perforatum* L. *Tige* herbacée, droite, très ramifiée, haute de 50 à 80 centimètres. — *Capsule* septicide, à trois valves glanduleuses, accompagnée du calice persistant. — *Graines* noires, très petites, allongées et dépourvues d'albumen. La plante doit être récoltée avant sa complète floraison (juillet-août).

[1] Millepertuis commun, herbe à 1.000 pertuis, trescalan perforé, trucheron jaune, herbe aux piqûres, herbe de Saint-Jean, Chasse-Diable.

[2] HYPÉRICACÉES. — Plantes herbacées ou ligneuses. — Feuilles opposées, sans stipules. — Fleurs régulières, hermaphrodites, disposées en cymes ou en grappes de cymes. — Réceptacle convexe. — Périanthe double, pentamère ou tétramère, à pièces libres. — Étamines en nombre indéfini, pentadelphes (tétradelphes chez quelques *Hypericum*, triadelphes chez d'autres *Hypericum* et chez *Cratoxylon*) en groupes oppositipétales ; anthères biloculaires, déhiscentes par deux fentes introrses, puis marginales. — Ovaire à 5 loges (3-4 chez quelques *Hypericum*) à styles libres. — Ovules anatropes, au nombre de 2, 3 ou 8 dans chaque loge, ordinairement ascendants, à micropyle inféro-externe, quelquefois horizontaux. — Fruit sec. capsulaire, septifrage et polysperme (charnu chez *Vismia, Haronga, Psoro spermum*). — Graines non albuminées.

M. Baillon admet dans cette petite famille (*Hist. des Pl.*, VI, 386) les 7 genres : *Vismia, Haronga, Psorospermum, Endodesmia, Cratoxylon, Eliæa, Hypericum*.

Chimie. — Les sommités fleuries de *Millepertuis* renferment une certaine quantité de tannin et une huile essentielle spéciale provenant des feuilles. Les fleurs renferment 2 substances colorantes utilisées industriellement : l'une jaune, provenant des pétales, soluble dans l'eau ; l'autre rouge, résineuse, soluble dans l'alcool et existant dans le fruit et les graines.

Physiologie et Thérapeutique. — L'*Hypericum perforatum* jouissait jadis d'une haute réputation comme vulnéraire. Tout au plus est-il béchique et stimulant : il a rendu des services réels dans les cas où le goudron ou la térébenthine n'étaient pas supportés : on lui a attribué, mais d'une façon moins certaine. des propriétés diurétiques. Il se prescrit en infusion (15 à 30 p. 1000), en suc exprimé frais (15 à 30 gr.), en teinture (1 à 2 gr.), ou en vin. — A l'extérieur, la décoction était jadis employée comme parasiticide.

Le *Millepertuis*, ou son huile essentielle, entre dans la composition de l'onguent digestif, du baume du Commandeur, du Baume tranquille, du sirop antinéphrétique de Charas et du sirop d'Armoise. Il existait également en certaine quantité dans la poudre de Palmarius, vantée jadis contre la rage, oubliée depuis longtemps.

140. FEUILLES DE SAPONAIRE

Description. — On trouve presque toujours, dans le commerce, les feuilles encore attachées à un segment de tige.

Cette tige est jaune-brun, épaisse de 3 à 4 mill., molle et flexible, non fistuleuse ; sa surface porte des côtes longitudinales fortement marquées sur les échantillons secs, et au nombre de six : deux très rapprochées de chaque côté, aboutissant aux bords du limbe des deux feuilles opposées, et deux autres plus saillantes se continuant chacune directement avec la nervure médiane d'une feuille.

La feuille est ovale, atténuée aux deux extrémités, presque fusiforme, longue de 5 à 8 cent., large de 2 à 2 ¹/₂ cent. en son milieu ; elle est pointue au sommet et rétrécie à sa base en une lame coriace graduellement jaunâtre, large de

4 mill. environ, qui forme pétiole, embrasse l'axe et va s'unir à la portion correspondante de la feuille opposée pour figurer avec elle une sorte de collerette transversale sur la branche. Le limbe est entier sur ses bords, glabre, terne et rugueux sur ses deux faces ; il est fortement plissé dans les échantillons du commerce, point luisant, coloré en vert jaunâtre et un peu plus foncé en dessus qu'en dessous.

Il existe trois nervures principales : une médiane se traduisant par un sillon à la face supérieure, par un fort cordon saillant de même couleur que la tige, à la face inférieure, — et deux latérales restant parallèles à la médiane au niveau de la lame pétiolaire, puis s'en écartant graduellement sur le limbe [1].

Les nervures de 2e ordre sont très peu visibles.

L'odeur est faible, peu caractéristique, la saveur légèrement amère ; mâchée, cette feuille rend la salive un peu visqueuse.

Botanique. — La *Saponaire* [2] est une *Caryophyllacée* [3], le *Saponaria officinalis* L., herbe vivace, commune dans l'Europe tempérée. *Racines* rampantes et grêles. — *Tige* dressée, peu ramifiée,

---

[1] Il est facile alors de constater, au niveau de l'insertion de la feuille, que la nervure médiane, après un léger renflement, se continue avec une des côtes de la tige, et que deux côtes latérales viennent aboutir non aux deux nervures dont la jonction s'opère avec la nervure médiane au niveau de son renflement basilaire, mais aux bords mêmes du limbe en franchissant la collerette transversale.

[2] Saponière, savonnière, savonaire, herbe à foulon.

[3] CARYOPHYLLACÉES. — PLANTES HERBACÉES, rarement frutescentes. — FEUILLES OPPOSÉES, ordinairement privées de stipules. — FLEURS RÉGULIÈRES, HERMAPHRODITES, plus rarement monoïques par avortement, le plus souvent groupées en cymes bipares ou unipares. — RÉCEPTACLE CONVEXE. — CALICE à 5 pièces (plus rarement 4) libres ou plus rarement unies à leur base (*Silene*). — COROLLE à 5 PIÈCES LIBRES (plus rarement 4), ordinairement pourvues d'un onglet et ornées, au niveau de la gorge, de languettes dont l'ensemble constitue une *coronule* ou *collerette* (excepté *Alsine*, etc.) : corolle quelquefois rudimentaire ou même nulle. — ANDROCÉE ordinairement DIPLOSTÉMONÉ. (plus rarement isostémoné) : FILETS LIBRES ou connés à leur base avec le disque ou la corolle : ANTHÈRES BILOCULAIRES, introrses, déhiscentes par deux fentes longitudinales. — OVAIRE SUPÈRE, souvent pédiculé, à divisions stylaires entièrement libres, ou unies seulement à leur base, à 2-5 loges, à cloisons plus ou moins complètes, se résorbant souvent en formant un ovaire faussement uniloculaire : OVULES CAMPYLOTROPES, insérés dans l'angle interne des loges sur un PLACENTA AXILE, qui simule, en cas

atteignant de 0m,40 à 0m,75. — *Fleurs* hermaphrodites et régu
lières, disposées en cymes bipares, terminales ou axillaires, à
bractées opposées. — *Réceptacle* très convexe. — *Calice* long, tubuleux, gamosépale, à cinq divisions peu profondes. — *Corolle* à
cinq pétales blancs'ou roses, à limbe étalé et un peu échancré, à
onglet long et aplati, parcouru en son milieu par un canal formé
de 2 lames étroites et rapprochées : au niveau de la fausse gorge,
ces 2 lames se terminent par 2 languettes dressées, et l'ensemble
des 10 languettes que présente ainsi la corolle, constitue la *coron-
nule.* — 10 *Etamines* à filets longs, connés à leur base et légèrement
unis à ce niveau avec les pétales. — *Anthères* allongées, biloculaires et introrses. — *Ovaire* ovoïde, portant 2 longs styles stigmatifères blanchâtres, et divisé en deux loges souvent fondues en
une seule par disparition de la cloison. — *Ovules* nombreux,
campylotropes. — *Capsule* entourée du calice persistant et de la
couronne formée par la base de l'androcée et de la corolle, déhiscente à sa partie supérieure en quatre parties. — *Graines* nombreuses et noires, renfermant un embryon enroulé en anneau
autour d'un albumen farineux.

Chimie. — Les *Feuilles de saponaire* renferment les mêmes
principes actifs que la racine, mais en moins grande quantité
et mêlées à des produits accessoires, tels que la gomme, la chlorophylle, etc.

Physiologie et Thérapeutique. — Peu actives, surtout lorsqu'elles sont sèches, les feuilles servent à la confection de cataplasmes résolutifs. Leur suc frais s'emploie à l'intérieur à la dose
de 150 à 200 gr. comme dépuratif (voir p. 426).

141. RACINE DE SAPONAIRE

Description. — On emploie sous ce nom, non seulement
les Racines vraies, mais les rameaux souterrains de la
plante, qui ne se distinguent de celles-ci que par la pré-

de résorption des loges. un placenta central. — CAPSULE LOCULICIDE, OU SEPTICIDE,
rarement BAIE POLYSPERME. — GRAINES ordinairement ALBUMINÉES.
    M. Baillon (in Payer. *Fam. nat. des Pl.*, 300) admet dans cette famille
les 5 divisions suivantes :
    Lychnées, Cérastiées, Drypées. Polycarpées, Pharnacées.

sence de bourgeons à l'aisselle de cicatrices foliaires opposées et par l'existence d'une moelle assez abondante.

Les fragments que l'on trouve dans le commerce mesurent
10 à 12 cent. au plus, et leur volume dépasse rarement
celui du petit doigt. La surface est colorée en brun, ridée
longitudinalement, et porte quelques tubercules marquant
l'origine des racines adventives. L'écorce est épaisse de 1 mill.
environ, blanchâtre sur la tranche, jaunâtre et lisse à sa
face interne. Le cylindre ligneux qu'elle recouvre et qu'il
est facile d'en séparer, est fibreux à sa surface et coloré
en jaune pâle.

La cassure est courte et compacte pour l'écorce, grossièrement fibreuse pour le cylindre central. La section transversale montre, sous la ligne brune du suber, une zône
étroite bien blanche (parenchyme cortical) séparée du bois
par un cercle brun. Le bois est jaune, criblé de pores très
fins et sa structure est radiée : le centre est mou, très
souvent occupé par des fissures : parfois, on peut distinguer dans la masse du bois quelques lignes concentriques
indiquant l'âge de la plante.

L'odeur est nulle, la saveur est d'abord faible, puis assez
âcre.

Au microscope, on ne trouve dans le parenchyme cortical
que des mâcles calcaires, mais point d'amidon. Le liber
forme de longues files radiales de cellules à paroi peu épaisse :
les rayons médullaires sont peu distincts ; les vaisseaux du
bois sont larges, à peu près disposés en files radiales, et
entourés de fibres ligneuses dont la paroi se montre plus
épaisse dans la partie âgée de chaque zône annuelle, plus
mince dans les portions jeunes.

Botanique. — On emploie en médecine, la racine du *Saponaria
officinalis* L. décrit à l'article précédent.

Chimie. — La *Racine de Saponaire officinale* renferme 33 p. º/₀
de gomme, des substances extractives, 8,25 p. º/₀ de résine, un
principe amer cristallisable (Osborne), neutre, soluble dans l'eau

24.

l'alcool et l'éther, insoluble dans l'essence de térébenthine. — et enfin 34 p. % d'un glucoside amorphe, la *Saponine* $C^{32} H^{54} O^{18}$.

Cette substance, que l'on a retrouvée dans un assez grand nombre d'autres plantes (Polygala, Podophylle, Salsepareille, jeunes pousses de pomme de terre, graines de Nielle des Blés, Marron d'Inde, Bois de Panama, Mouron rouge, Tubercules d'Arum, etc.), chez lesquelles elle porte les noms de *Sénégine*, *Githagine*, *Agrostemmine*, etc., — est blanche, incristallisable, inodore, très âcre au goût, très soluble dans l'eau, soluble dans l'alcool faible, peu soluble dans l'alcool absolu bouillant, insoluble dans l'éther. Sous l'influence des acides, elle se dédouble en sucre incristallisable et en *Sapogénine* (Rochleder).

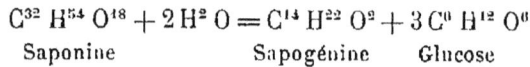

$$C^{32} H^{54} O^{18} + 2 H^2 O = C^{14} H^{22} O^2 + 3 C^6 H^{12} O^6$$

Saponine   Sapogénine   Glucose

La *Sapogénine* est cristallisable, soluble dans l'éther et dans la potasse : selon Frémy, elle représente un acide, l'*acide Saponique*, identique avec l'*acide esculique* des Marrons d'Inde.

La *Saponine* jouit de la propriété de faire *mousser* l'eau comme les savons d'alcalis, maintenant ainsi en suspension des substances insolubles par elles-mêmes dans ce liquide : les résines, les huiles, etc.

Physiologie et Thérapeutique. — La *Saponine* est un poison très actif, exerçant sur le bulbe une action dépressive bien marquée, et paralysant successivement les centres vaso-moteur et respiratoires, après une courte période primitive de stimulation (vomissements, rougeur, palpitations, etc.). Cette action s'étend en particulier aux nerfs du cœur : pneumogastrique et rameau sympathique, qu'elle paralyse à la fois, en sorte que ses effets sont exactement opposés à ceux de la *digitaline* : accélération et diminution d'intensité des battements, abaissement de la pression sanguine, etc. L'action locale de la *Saponine* est des plus irritantes, et la poussière des drogues qui renferment cette substance en abondance, telles que l'écorce de *Quillaja* (*Rosacées*), excite de violents éternuements, de la toux, du larmoiement, etc.

La poudre de *Racine de Saponaire* est employée au dehors comme topique caustique sur les ulcères et les chancres (Ricord). — A l'intérieur, on prescrit l'infusion (60 à 100 gr. pour 1000) ou la teinture alcoolique, comme stimulante, sudorifique, dépurative, etc.; elle a surtout été employée contre les engorgements lymphatiques, les cachexies scrofuleuses, le rhumatisme. La teinture sert souvent en pharmacie à préparer rapidement des émulsions de

Baume de Copahu, de Tolu, d'Huile de Ricin, etc., auxquelles elle communique malheureusement une âcreté insupportable. On emploie plutôt à cet usage la teinture de *Quillaja Saponaria* que celle de *Saponaire*.

La *Saponine*, que l'on pourrait employer comme éméto-cathartique et sédative du cœur, est inusitée.

Diagnose. — La *Racine de Saponaire*, grâce à son écorce rougeâtre au dehors, se distingue aisément de celles de la *Juquiame* (n° 191) et de la *Fraxinelle* (p. 269), qui, seules au Droguier, présentent un cylindre ligneux de couleur jaune en même temps qu'une écorce facilement isolable.

142. RACINE DE SAPONAIRE D'ÉGYPTE

Description. — Cette racine, que l'on désigne encore souvent sous le nom de *Saponaire d'Orient*, forme dans le commerce de gros tronçons cylindriques de 30 cent. de longueur environ ; leur épaisseur varie de celle du pouce à celle du poignet [1].

La surface est rugueuse et colorée en brun terreux un peu clair ; elle est parcourue par de longues rides obliques ou même spiralées comme les torons d'un câble ; on y trouve, en outre, d'assez nombreuses stries annulaires rapprochées, ainsi que des boutonnières transversales blanchâtres, plus ou moins étendues, correspondant aux racines adventives.

La cassure est très fibreuse dans la partie centrale, compacte et courte dans l'écorce.

Cette écorce, épaisse de 2 à 3 mill., se sépare assez souvent du bois par places, sur une coupe transversale. Elle est

---

[1] Le Droguier du musée Orfila renferme depuis peu des échantillons d'une Racine de Saponaire plus volumineuse encore, découpée en rondelles minces. Ils ont été rapportés de Hongrie par M. Blanchard et ne se trouvent point dans le commerce français.

blanchâtre dans la portion extérieure sous-jacente à la ligne subéreuse ; mais de nombreuses raies brunes, onduleuses, comparables à de petites flammes et correspondant aux faisceaux libériens, s'échappent de son bord interne et s'introduisent très profondément dans la masse du parenchyme cortical ; la portion immédiatement en contact avec le bois forme même une ligne franchement brune, les bases des faisceaux libériens étant très rapprochées à ce niveau. — Le bois est jaune : il est parcouru par de nombreux rayons médullaires blanchâtres et sinueux se continuant avec ceux de la zône corticale, et présente des zônes concentriques d'accroissement plus ou moins visibles ; au centre, il existe parfois une zône brune ou jaunâtre, étoilée, formant moelle : les gros fragments provenant de racines véritables et non de stolons, en sont complètement dépourvus.

L'odeur est faible quand la racine est sèche. La poudre est irritante et violemment sternutatoire. La saveur est d'abord douceâtre, finalement un peu âcre.

Au microscope, on trouve des faisceaux libériens et ligneux très étroits, disposés avec une grande régularité; les rayons médullaires et le parenchyme cortical renferment des cellules à mâcles calcaires, jamais d'amidon.

Origine. — La *Racine de Saponaire d'Egypte* est produite, dit-on, par le *Gypsophila Struthium* L. (*Caryophyllacées*) : mais on l'a également attribuée aux *Gypsophila paniculata* et *G. altissima*. — Son origine est en réalité encore très incertaine.

Le *G. Sruthium* L. est une plante suffrutescente, assez commune en Espagne, à rameaux grêles et non ramifiés. — *Feuilles* opposées, charnues, longues et très étroites, à bords entiers, à nervation pennée. — *Fleurs* hermaphrodites, régulières et terminales. — *Réceptacle* convexe. — *Calice* gamosépale, à 5 côtes et à dents peu marquées, scarieuses sur leurs bords — *Corolle* à 5 pièces alternisépales, sans onglet, à gorge munie d'écailles pétaloïdes. — 10 *étamines* disposées en deux verticilles pentamères : celles du verticille interne sont oppositipétales, connées à leur base avec le pétale correspondant et fréquemment stériles : toutes ces étamines sont légèrement monadelphes à leur base :

filets subulés. — *Anthères* biloculaires, introrses. déhiscentes par deux fentes longitudinales. — *Ovaire* supère, oblong, uniloculaire, à 2 styles libres dès leur base, glanduleux à leur face interne. — *Ovules* campylotropes nombreux. — *Capsule* uniloculaire, incomplètement déhiscente en deux valves. — *Graines* à albumen farineux, à embryon arqué.

Le *G. paniculata* L., que l'on trouve en Sicile, en Sibérie, etc, est une herbe suffrutescente, différant de l'espèce ci-dessus, par ses feuilles rugueuses, son inflorescence très ramifiée, ses fleurs petites et blanches à pédicules très grêles, son calice à dents obtuses.

Le *Gypsophila altissima* L, diffère du *G. paniculata* par ses feuilles lancéolées et trinerves, ses axes aériens rameux, son inflorescence ramifiée, à pédoncules visqueux.

Chimie. — La *Racine de Saponaire d'Egypte* renferme une grande quantité de *Saponine* et jouit des mêmes propriétés que la Saponaire officinale.

Usages. — Elle était employée sous le nom de *Struthion*, dès le temps de Dioscoride, pour le savonnage du linge. Mêmes usages que la *Saponaire officinale*.

143. FRUITS ET FEUILLES DE CIGUË

1° Fruits de Ciguë.

Ces fruits, lorsqu'ils sont entiers, sont globuleux, légèrement aplatis sur les côtés, quelquefois un peu atténués à leur sommet. Ils ont souvent conservé le pédoncule qui les supportait et sur lequel ils se montrent insérés un peu obliquement. A leur sommet existe une très petite couronne jaune clair, à cinq dents réfléchies, correspondant aux restes du calice et entourant deux petites masses coniques brunes ou *stylopodes*, qui représentent les bases des 2 styles. Le fruit mesure dans son ensemble 3 à 4 mill. de haut sur autant de largeur et 2 mill. d'épaisseur.

Il est divisé en deux par un fort sillon latéral au niveau

duquel il est facile d'opérer sa séparation en deux achaines ou *méricarpes* sensiblement égaux. Chacun de ces *méricarpes* est très légèrement arqué et à peu près cylindrique dans sa partie moyenne. Sa face dorsale est colorée en brun verdâtre et parcourue par cinq côtes d'un jaune très pâle, grêles, plus ou moins bosselées et assez régulièrement espacées;

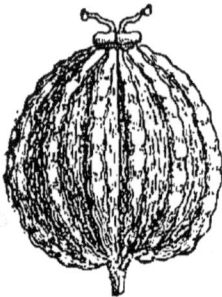

chacun des intervalles ou *vallécules* qui séparent les côtes se montre à la loupe finement réticulé dans le sens de la longueur. La face interne de chaque méricarpe présente un sillon formant avec le sillon correspondant du méricarpe opposé, un canal dans lequel se loge l'axe du fruit ou *columelle :* celle-ci n'est adhérente au fruit qu'à la partie supérieure, et, dans la déhiscence, non seulement chaque méricarpe s'isole de l'autre, mais l'axe se dédouble en partie ou en entier, formant deux baguettes (*carpophores*) dont chacune porte un méricarpe pendu à son sommet.

FIG. 149. — Fruit de Ciguë. *Conium maculatum* L.

Sur la coupe transversale, chaque méricarpe offre une section à peu près circulaire, ou plutôt réniforme, en raison du sillon médian de la face ventrale. Le péricarpe est mince, jaunâtre; l'amande est brunâtre, un peu grise au centre et d'aspect un peu huileux : elle présente, à la partie ventrale, un sillon assez profond, dû à la pénétration d'une crête issue du péricarpe au niveau du canal ventral signalé plus haut.

L'odeur est très peu prononcée et la saveur presque nulle. Mais chauffés avec un alcali, ces fruits dégagent aussitôt une odeur vive et désagréable.

Au microscope, le péricarpe du fruit se montre constitué par : 1° un épiderme mince ; 2° un parenchyme assez lâche (mésocarpe) dans lequel sont plongés les faisceaux fibro-vasculaires dont la saillie forme les côtes; 3° deux zônes d'éléments rectangulaires, à parois tangentielles épaisses, et à contenu liquide, brunâtre, un peu granuleux. L'enveloppe de la graine, qui vient immédiatement au-dessous, et qu'il est très difficile de séparer du péricarpe, est formée de deux couches très minces et peu nettes de cellules aplaties.

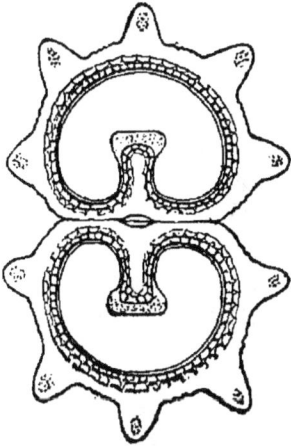

FIG. 150.—Fruit de Ciguë.
Coupe transversale.

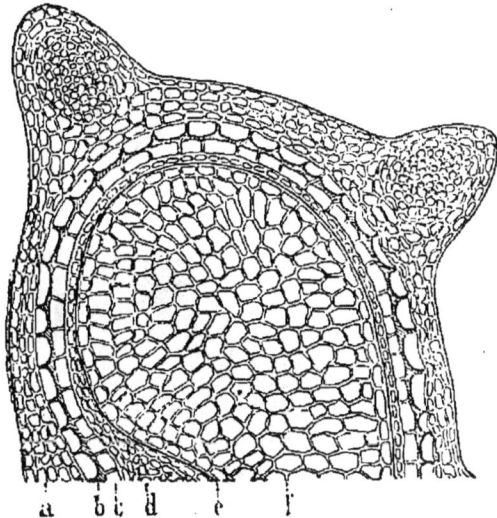

FIG. 151. — Portion très grossie
de la figure ci-contre.

a, épicarpe et mésocarpe ; — *b*, endocarpe ;
c, *d*, téguments séminaux ; — *e*, *f*, albumen.

(D'après de Lanessan).

L'amande se compose d'un albumen dont les cellules assez lâches renferment des gouttelettes huileuses et des granulations albuminoïdes. Au sommet de ce nucelle et à la région dorsale, existe un embryon très petit, enveloppé complètement par l'albumen et pourvu de cotylédons minces, courts et foliacés.

2° Feuilles de Ciguë.

Les *Feuilles de Ciguë* mesurent entre 8 et 20 cent. de long, selon qu'elles proviennent de la base de la plante ou de la

partie supérieure : les inférieures sont pourvues d'un
pétiole de 5 à 6 cent. de long, les supérieures presque
sessiles, et tous les intermédiaires s'observent entre ces
deux termes.

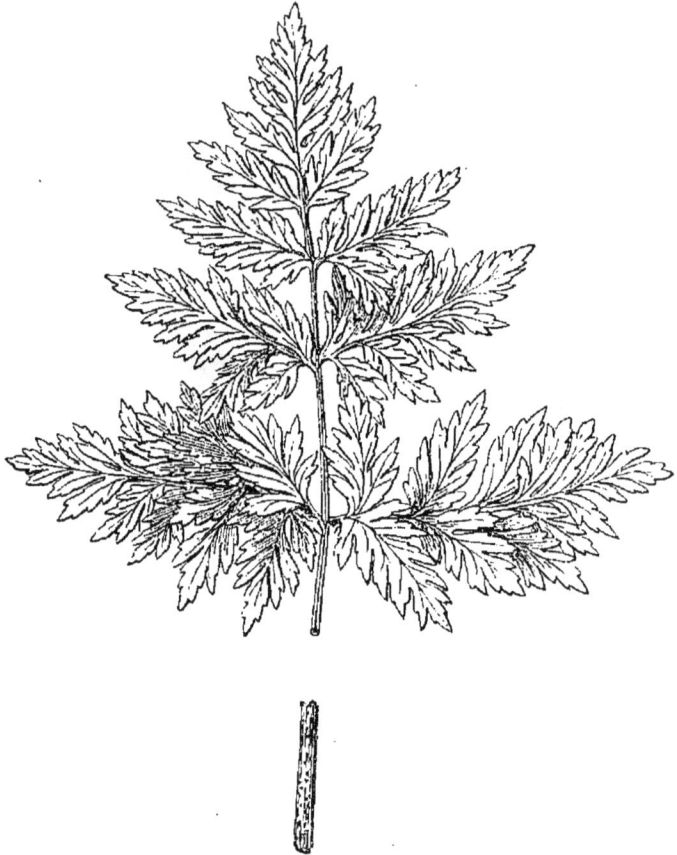

FIG. 152. — Feuille de Ciguë. *Conium maculatum* L.

Le pétiole est cylindrique, fistuleux, verdâtre, et ponctué
de taches violacées sur les feuilles fraîches : il est dilaté à la
base en une assez large gaîne embrassant la tige : à l'état
sec, il devient plus jaunâtre et se ride suivant sa longueur.

Le limbe est triangulaire, dans sa forme générale; il
est décomposé impari-penné, à 5-11 segments primaires.

Les folioles des segments secondaires sont elles-mêmes à peu près triangulaires, longues de 3 à 4 mill., découpées plus ou moins profondément en dents irrégulières que termine une pointe blanchâtre, et que traverse une mince nervure médiane légèrement saillante à la face inférieure.

Sur la plante sèche, le limbe est coloré en vert terne, un peu sombre à la face supérieure, plus clair à la face inférieure: il est assez souple après la dessiccation, et les folioles recroquevillées donnent aux segments de la feuille un aspect *frisé* assez caractéristique.

L'odeur est assez forte, un peu vireuse, voisine de celle des *oignons brûlés*, et devient plus nette encore quand on réchauffe la feuille avec l'haleine et qu'on la froisse entre les doigts.

Botanique. — La *Ciguë* [1] employée en médecine est le *Conium maculatum* L., *Ombellifère* [2] de la série des *Carées*; c'est une plante bisannuelle, herbacée, commune dans les champs non cultivés, et répartie assez inégalement dans les régions tempérées de l'hémisphère boréal.

---

[1] Grande Ciguë. ciguë tachetée. Fenouil sauvage, Crambrion, grande Cocue.

[2] OMBELLIFÈRES. — PLANTES herbacées, ou suffrutescentes, ou ligneuses. — FEUILLES ALTERNES, le plus souvent DÉCOUPÉES OU COMPOSÉES. — FLEURS HERMAPHRODITES et RÉGULIÈRES ou à peu près (en raison de la dissymétrie des pétales tournés vers la périphérie de l'inflorescence), DISPOSÉES EN OMBELLES généralement COMPOSÉES. (Cymes chez *Hydrocotyle* et quelques *Araliées* : grappes, épis, corymbes, chez quelques autres *Araliées*.) — RÉCEPTACLE CONCAVE emprisonnant un ovaire adné. — CALICE A 5 PIÈCES LIBRES, quelquefois nul (*Hydrocotyle*, quelques *Peucedamum*, etc.), ou à 4 pièces (*Cornus*. etc.). — COROLLE à 5 (ou plus rarement 4), PIÈCES LIBRES, souvent INÉGALES. — ANDROCÉE ISOSTÉMONÉ, à FILETS ALTERNIPÉTALES et LIBRES, à ANTHÈRES BILOCULAIRES, DÉHISCENTES PAR DEUX FENTES INTERNES ou marginales. — OVAIRE INFÈRE, BILOCULAIRE, A 2 STYLES LIBRES, dilatés à leur base en une masse glanduleuse (*Stylopodes*), simulant DISQUE ÉPIGYNE : OVULE SOLITAIRE (2 au début), ANATROPE, DESCENDANT, à MICROPYLE SUPÉRO-EXTERNE. — FRUIT SEC (rarement CHARNU : *Araliées*), formé de 2 ACHAINES ou MÉRICARPES (rarement plus, *Araliées*; une seule loge fertile chez *Lagœcia* et *Echinophorées*) se séparant, quand ils sont mûrs, d'une columelle centrale dédoublable, et portant, sur leur face dorsale, un certain nombre de CÔTES séparées par des SILLONS (VALLÉCULES) : ces sillons renferment chacun un à plusieurs canaux longitudinaux (BANDELETTES), plus ou moins complets, remplis d'oléorésine, et quelquefois portent une crête saillante plus ou moins développée, dite CÔTE SECONDAIRE. — GRAINE ALBUMINÉE, à embryon apical.
M. Baillon admet dans cette famille (*Hist. des Pl.*, VI, 174) les 6 séries suivantes :
Daucées, Echinophorées, Peucédanées, Carées. Hydrocotylées, Araliées.

La racine est épaisse et pivotante; la tige est droite, fistuleuse, glabre, haute de 1 à 2 mètres et parsemée de taches violacées.

Feuilles alternes, engaînantes. — *Fleurs* hermaphrodites et régulières, disposées en ombelles composées et terminales ; les axes primaires naissent du milieu d'une collerette de bractées lancéolées ou *involucre*, et les axes secondaires, d'une collerette semblable, mais formée de pièces plus petites et moins nombreuses, ou *involucelle*. — *Réceptacle* profondément concave, emprisonnant un ovaire adné. — *Calice* très court, réduit à 5 pointes de petite taille. — *Corolle* composée de 5 pétales ovales, blanchâtres, un peu concaves. — 5 *Étamines* alternes avec les pétales, à filets arqués, à anthères introrses et biloculaires. — *Ovaire* biloculaire et surmonté de deux courts styles stigmatifères divergents, renflés à leur base en une calotte glanduleuse dont l'ensemble forme une sorte de disque épigyne : chaque loge ovarienne donne insertion, dans son angle interne, à un ovule anatrope descendant, à micropyle supérieur et externe, après en avoir, dans son jeune âge, renfermé deux.

Les feuilles doivent être récoltées en mai-juin avant la fin de la floraison et les fruits avant leur pleine maturité.

Chimie. — Les *Fruits de Ciguë* renferment un hydro-carbure liquide, non toxique, le *Conylène* $C^8 H^{14}$ et trois alcaloïdes : la *Conine* $C^8 H^{15} Az$, la *Conhydrine* $C^8 H^{17} AzO$, et un troisième, moins bien déterminé, ayant vraisemblablement pour formule $C^7 H^{13} Az$ (Flückiger). Enfin la *Conine* est ordinairement associée, dans ces fruits, à son dérivé méthylique, la *Méthylconine* $C^9 H^{17} Az$.

La *Conine*, *Conicine*, *Conéine* ou *Cicutine* (Giesecke) est un alcaloïde liquide, incolore ou un peu jaunâtre, d'aspect huileux, doué d'une odeur désagréable et d'une saveur très âcre. Elle est très inflammable et se résinifie peu à peu à l'air, en prenant une teinte brunâtre. Elle est très peu soluble dans l'eau, très soluble dans l'alcool, l'éther et les huiles. Elle donne, avec le chlore, le brome et l'iode, des composés cristallisables.

On la prépare en écrasant, dans une solution de potasse, les fruits encore verts, qui en renferment jusqu'à 1/100 (les fruits secs en contiennent beaucoup moins) ; on distille l'eau qui passe à la distillation, et qui renferme de la *conicine*, de l'ammoniaque et de l'essence. On sature par l'acide sulfurique dilué ; l'essence vient surnager : on la sépare par décantation. La solution de sulfate est évaporée à consistance sirupeuse ; le résidu est traité par l'alcool mêlé à partie égale d'éther. Le *Sulfate de Conicine* se dissout, celui d'ammoniaque reste indissous. La solution éthéro-alcoolique est évaporée à consistance sirupeuse. On l'additionne alors de potasse caustique et on agite avec de l'éther, qui, par évaporation, laisse la *Conicine*. On purifie celle-ci en la distillant dans un courant d'hydrogène, en présence de la chaux caustique, qui la déshydrate. On a obtenu la *Conicine* synthétiquement (Schiff) par l'action prolongée, à une température inférieure à 100°, de l'aldéhyde butyrique sur une solution alcoolique d'ammoniaque. Le corps ainsi réalisé diffère toutefois de la *Conine* naturelle par ses propriétés optiques.

La *Conhydrine* se présente sous forme de paillettes nacrées, volatiles, que l'on peut transformer en *Conine* par l'élimination de H^2O : elle est soluble dans l'eau, l'éther et l'alcool.

Les feuilles de Ciguë, même fraîches et cueillies au printemps, ne renferment qu'une faible proportion d'alcaloïdes ; les feuilles sèches en paraissent totalement dépourvues.

Physiologie et Thérapeutique. — La *Ciguë*, ou la *Cicutine*, agit sur le système nerveux à la façon de la curarine, de la digitaline, de l'atropine et de l'acide prussique[1].

L'alcaloïde à dose massive peut tuer instantanément (Gubler) ; les physiologistes ne savent point encore exactement si son action porte sur le cerveau (Reil, Wood), la moelle épinière (Gubler, Brown, Christison), ou les plaques terminales des nerfs moteurs. (Martin-Damonnette, Pelvet) ; certains ont pu même penser que les troubles résultant de son ingestion se rapportaient à une altération du sang. (Casaubon). L'élimination a lieu par les reins et la peau, et se montre très rapide.

Elle semble diminuer au début, puis secondairement exciter, et finalement détruire le pouvoir excito-moteur des centres nerveux. Elle produit d'abord de la langueur, du vertige, puis la destruction de la motilité et de la sensibilité ; l'accélération des mouvements respiratoires et les convulsions tétaniques apparaissent ensuite ; puis la paralysie et le refroidissement ; la mort arrive dans le coma. Les convulsions seraient dues, paraît-il, à la présence, dans l'alcaloïde impur, de la *Méthylconicine*. (Parer). Le sang est devenu huileux et les hématies dissoutes forment une gelée qui obstrue les capillaires.

6 grammes de feuilles fraîches de *Ciguë* et 3 milligrammes de *Conicine* constituent des doses toxiques[1] ; les contre-poisons sont l'alcool, le café, le tannin, l'iodure de potassium ; et à l'extérieur les révulsifs.

---

[1] On sait que c'est avec le suc frais de la Ciguë que Socrate fut empoisonné ; cependant Guibourt rapporte que, d'après certains symptômes, la ciguë ne figurait pas seule dans le breuvage juridique des Athéniens, mais aussi l'opium.

En thérapeutique, on prescrit à l'extérieur l'emplâtre, les cataplasmes (10 à 15 gr. par kil.), la décoction (30 à 60 gr. pour 1000) contre les engorgements lymphatiques syphilitiques ou post-inflammatoires, en particulier les indurations de la mamelle, du testicule, les arthrites chroniques, etc. ; on l'a quelquefois employée contre la gale, la teigne, etc. On a jadis beaucoup préconisé (Stœrck) l'emploi de la Ciguë contre le cancer ; elle diminue effectivement l'induration, la suppuration et la douleur, mais n'a jamais guéri que des tumeurs de nature non réellement cancéreuse (Cullen). — A l'intérieur, on administre l'extrait ou la teinture alcoolique (5 centigr. à 1 gr. 50), la poudre de feuilles (5 centigr. à 4 gr. progressivement), l'infusion (8 gr. p. 250.) les *granules de Cicutine* (1/4 milligr. 4 fois), contre les mêmes engorgements pour lesquels on la prescrit à l'extérieur, contre le tétanos, l'épilepsie, l'asthme, les convulsions infantiles, le tic douloureux de la face, les palpitations, les névralgies, le priapisme, la nymphomanie, la spermatorrhée, etc. On a obtenu (Dujardin-Beaumetz) de bons résultats avec des injections hypodermiques de bromhydrate de Cicutine. (0^{gr}50 pour 1 gr. d'alcool et 20 gr. d'eau de laurier-cerise ; un gramme renferme 2 milligr. $^1/_2$ de bromhydrate d'alcaloïde) dose : 5 à 10 gouttes.

Diagnose. — Le Droguier ne renferme d'autres feuilles tripinnatiséquées, outre celles de la *Ciguë*, que celles de l'*Armoise* et l'*Absinthe* (n°s 244 et 245) qui toutes deux sont pubescentes, au moins à leur face inférieure : de plus, celles de l'*Armoise* sont colorées en brun verdâtre au-dessus, en gris au-dessous [1].

---

[1] Assez souvent, on a pu confondre les feuilles de la Ciguë avec celles du *Persil* et du *Cerfeuil* : pour éviter cette confusion, on se souviendra que les feuilles de la *Ciguë* sont tripinnatiséquées, à folioles aiguës et découpées, à odeur vireuse, — celles du *Cerfeuil* tripinnatiséquées, à folioles élargies et courtes, — celles du *Persil* larges, trilobées et triangulaires ; ces deux dernières sont douées d'une odeur aromatique toute spéciale.

D'autre part, outre la *Ciguë officinale* qui est la *Grande Ciguë*, on distingue dans les campagnes une *Ciguë aquatique* ou *Cicutaire* (*Cicuta varosa*, L.) et une *Petite-Ciguë* ou *faux-Persil* (*Æthusa Cynapium*, L.). La première possède des feuilles tripinnatiséquées à segments étroits et aigus, une ombelle sans involucre et des sépales très développés. — La seconde est beaucoup plus petite : ses folioles sont le plus souvent bipinnatiséquées, à segments larges et incisés : sépales rudimentaires ; fruit un peu comprimé : ombelle dépourvue d'involucre : involucelle unilatérale.

144. RACINE D'ACHE

Description. — La *Racine d'Ache*
du commerce est ordinairement fendue suivant sa longueur ; elle mesure
20 cent. environ de long et 2 à 4 cent.
d'épaisseur. Elle est renflée au sommet en une couronne mamelonnée,
qui porte plusieurs tubercules chargés à leur base de feuilles radicales
sèches, coriaces, imbriquées ; un peu
au-dessous de cette couronne, naissent de nombreuses ramifications,
ridées, tordues, épaisses, souvent
recroquevillées et enchevêtrées autour du collet.

La surface est rugueuse, terne,
colorée en brun pâle, finement et
irrégulièrement ridée, portant quelques tubercules dûs à l'origine des
ramifications. A la partie supérieure
existent fréquemment quelques fortes côtes annulaires ou de simples
stries transversales.

La face de section est ordinairement bombée au centre : elle est
finement rugueuse, d'aspect un peu
fibreux, colorée en brun grisâtre et
parsemée de taches rouillées, surtout au niveau de la portion corticale.

Sur la coupe transversale, on

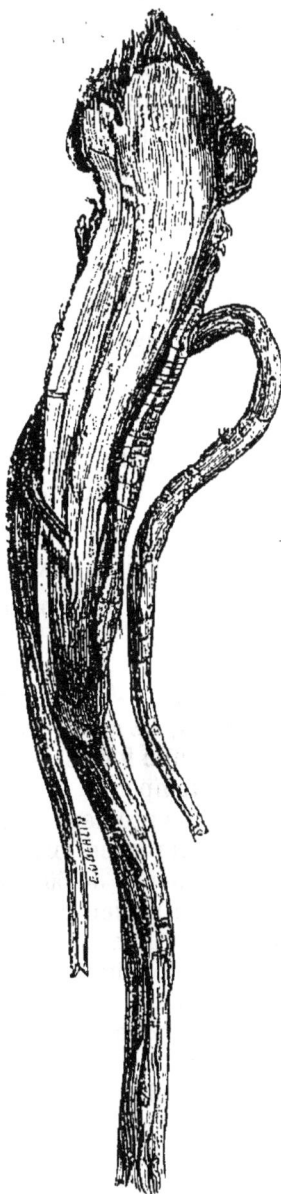

Fig. 153. — Racine
d'Ache. *Apium gra-
veolens* L.

trouve de dehors en dedans : 1° une mince pellicule subéreuse, facile à enlever ; 2° une zône parenchymateuse jaunâtre, très large, à structure radiée dans sa partie intérieure (liber), piquetée de points couleur cannelle correspondant à autant de glandes à essence. Le bois est d'un jaune presque verdâtre, séparé de l'écorce par une ligne foncée un peu sinueuse ; sa structure est obscurément radiée.

L'odeur est forte, aromatique et très voisine de celle du Céleri; la saveur est un peu âcre.

Au microscope on trouve, sous le suber, un abondant parenchyme dans lequel plongent des faisceaux libériens très grèles et séparés par des rayons médullaires plus ou moins nets, souvent remplacés par des lacunes. Des glandes à essence nombreuses sont réparties dans tout le parenchyme et se montrent jusqu'au milieu des éléments libériens. Les vaisseaux du bois sont larges et nombreux, entourés de fibres à paroi peu épaisse, les rayons médullaires peu distincts.

Botanique. — L'*Ache des marais* est une *Ombellifère* de la série des *Carées*, l'*Apium graveolens* L., dont le Céleri ne paraît représenter qu'une forme cultivée : l'*Ache* véritable, qui croît dans toute l'Europe tempérée, est peu commune en France ; la Racine d'Ache authentique provient généralement d'Allemagne.

Plante herbacée, bisannuelle, à tige droite, fistuleuse, sillonnée de côtes, haute de 60 à 80 centim. — *Feuilles* opposées à la base, alternes au milieu de la tige, longuement pétiolées, engaînantes, larges et formées de trois segments divisés en lobes dentés. — *Fleurs* hermaphrodites et régulières, disposées en ombelles terminales ou axillaires, dépourvues d'involucre et d'involucelles. — *Corolle* blanche à 5 pétales arrondis. — *Di-achaine* globuleux, brun, parcouru sur ses deux faces convexes par cinq côtes primaires blanches et saillantes, comprimé perpendiculairement à la cloison ovarienne.

La racine doit être récoltée dans le cours de la seconde année [1].

---

[1] On lui substitue fréquemment la racine plus petite et plus aromatique de l'*Ache des montagnes* ou *Livêche* (*Angelica levisticum* All.), facile à distinguer d'ailleurs, puisqu'elle est à l'extérieur d'un brun terreux. On la trouve dans le commerce coupée en rondelles volumineuses.

Chimie. — La *Racine d'Ache* renferme une huile volatile spéciale, existant également dans les fruits, une résine brune, une huile grasse, de la gomme, de la bassorine, de la mannite et divers sels (Vogel).

Physiologie et Thérapeutique. — L'*Ache* est diurétique et résolutive; elle s'emploie depuis longtemps contre les engorgements des viscères abdominaux : ictère, gravelle, etc. Elle paraît avoir sur les fièvres, et particulièrement les fièvres à type intermittent, une action véritable; il faut alors l'employer à haute dose (180 gr. de suc frais) [1]; on la mêlait autrefois par moitié à l'extrait de quinquina.

La Racine d'Ache faisait partie des cinq *racines apéritives majeures* des anciens, et les semences (aromatiques et stimulantes) des quatre *semences chaudes majeures*. — Elle entrait dans la composition de l'orviétan, de l'électuaire de psyllium, des pilules dorées, de la bénédicte laxative, de l'onguent modificatif d'ache, etc., et d'autres panacées parfaitement oubliées.

L'Ache cultivée, ou *Céleri*, paraît dépourvue des propriétés de la plante sauvage; elle jouit toutefois de la réputation, plus ou moins justifiée, d'être stimulante et aphrodisiaque [1].

Diagnose. — La Racine de *Persil* (p. 440) ressemble beaucoup par sa structure à celle de l'*Ache*, mais ne possède point l'odeur forte toute spéciale de celle-ci, non plus que ses glandes essentielles rougeâtres ; de plus, la Racine d'*Ache* du commerce est beaucoup plus volumineuse que celle du *Persil*, et fendue longitudinalement, tandis que cette dernière se présente le plus souvent coupée en tronçons. La *Racine d'Aunée* (nº 249) en diffère également par sa consistance plus dure et son odeur toute différente.

Espèces apéritives ou diurétiques

Racine sèche d'Ache.	
— de Persil.	
— d'Asperge.	à à
— de Fenouil.	
— de Petit houx.	

---

[1] Les feuilles bouillies dans l'huile servent à la confection d'un cataplasme très populaire, employé contre les engorgements du sein.

145. RACINE DE PERSIL

Description. — On rencontre dans le commerce soit la
Racine entière, soit plus souvent la racine coupée en tronçons de 2 à 3 cent. de long.

La Racine entière est droite ou légèrement arquée, longue
de 10 à 20 cent., et d'une épaisseur variant entre celle d'une

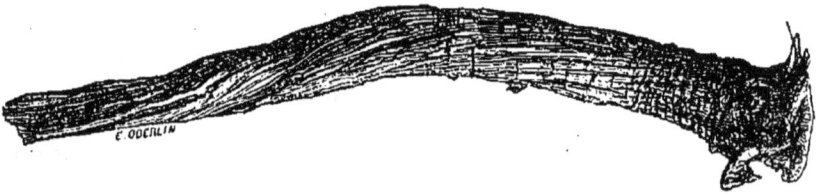

Fig. 154. — Racine de Persil. *Carum Petroselinum* H. Bn.

plume et celle du doigt. Elle est renflée à son sommet en
une tête plus volumineuse, sur laquelle se voient quelques
cicatrices de racines secondaires ou des tronçons de celles-ci.
La surface est grise et couverte de plis longitudinaux plus
souvent hélicoïdes que rectilignes ; on trouve de place en
place, surtout à la partie supérieure, des sortes de bourrelets
subéreux dirigés transversalement. L'écorce est épaisse et
s'enlève difficilement ; le centre de la racine est jaunâtre et
mou. La cassure est un peu fibreuse.

Les *tronçons* sont de couleur plus foncée au dehors ; les
plus gros ont été fendus par le milieu. On trouve à l'extérieur les mêmes rides obliques signalées plus haut, mais
souvent plus prononcées encore, la dessication ayant été
plus rapide. Les bourrelets transversaux sont volumineux,
grisâtres, souvent placés à cheval sur un pli de l'écorce. Sur
les échantillons divisés par le milieu, la surface de section
st légèrement bombée au niveau du cylindre central : les

bords se sont enroulés et repliés en dedans, formant comme
deux colonnettes latérales. La coupe transversale se montre
nettement divisée en deux zônes ; la plus extérieure, large
parfois de $^1/_2$ rayon, est d'un brun foncé, surtout à son
bord interne, où elle offre un aspect radié. Le centre est d'un
brun plus clair, presque jaunâtre, et marqué de lignes radiées
un peu onduleuses qui ne sont bien nettes qu'à son bord
externe, contre l'écorce.

Fig. 155 et 156. — Racine de Persil, coupée en tronçons.

a, Tronçon entier.   b, Demi-tronçon.

L'odeur est analogue à celle du Céleri, mais beaucoup
plus faible : la saveur est douceâtre.

On trouve au microscope quelques réservoirs à essence,
de très petite taille, placés au milieu du parenchyme cortical
et des fibres libériennes. Les faisceaux ligneux sont minces
et étroits, séparés par de très larges rayons médullaires :
fibres libériennes et fibres ligneuses ne sont d'ailleurs représentées que par des éléments parenchymateux allongés dans
le sens de l'axe et à parois médiocrement épaisses [1].

Botanique. — Le *Persil* est le *Carum Petroselinum* H. Bn.,
(*Apium Petroselinum* L.), *Ombellifère* de la série des *Carées*,

---

[1] Cette racine est très spongieuse, et se conserve mal dans les collections ; avec
le temps et surtout l'humidité, les fragments se ramollissent et finissent par former au fond des vases une sorte de pâtée gluante : si l'atmosphère est restée
suffisamment sèche, les fragments deviennent poreux, très légers, friables, et se
réduisent en poussière sous la pression des doigts, et cela d'autant plus facilement qu'ils sont presque toujours très vermoulus, les insectes et les vers recherchant avidement cette racine riche en amidon.

cultivée dans toute la France, et croissant à l'état sauvage dans la région méditerranéenne.

Plante herbacée, bisannuelle, à racine conique et fibreuse, à tiges dressées, fistuleuses, cannelées, hautes de 75 cent. à 1 m. *Feuilles* engaînantes, décomposées-pennées et largement étalées, à folioles peu nombreuses et découpées en 3 ou 5 lobes dentés. — *Fleurs* hermaphrodites et régulières, d'un blanc jaunâtre, disposées en ombelles composées axillaires, à involucre oligophylle et à involucelles polyphylles étalées. — *Fruits* comprimés perpendiculairement à la cloison ovarienne et atténués vers le sommet, que surmontent deux stylopodes épais, chargés de styles inclinés en bas et en dehors. Chaque face convexe porte cinq côtes arrondies, égales entre elles, séparées par des bandelettes fusiformes, de la longueur des vallécules.

La racine doit être employée fraîche ou peu après la récolte, laquelle se fait au printemps et à l'automne : — sèche, elle est à peu près dépourvue de propriétés médicales.

Chimie. — La racine fraîche de persil, bien moins active que les fruits, renferme de la fécule, de la résine et une huile volatile peu abondante.

Physiologie et Thérapeutique. — C'était une des cinq *racines apéritives majeures*; elle est considérée depuis longtemps comme diurétique, diaphorétique et stimulante; elle a, paraît-il, rendu des services dans le traitement de l'anasarque, de l'ictère, de la gravelle et de la leucorrhée; elle est à peu près inusitée [1].

Diagnose. — La Racine de *Bardane* en tronçons (n° 242) présente sur sa coupe un aspect assez semblable à celui du Persil, mais elle est d'une grande dureté; la zône corticale est beaucoup moins épaisse, et la surface dépourvue de bourrelets transversaux.

---

[1] L'intérêt de cette plante est dans les propriétés médicamenteuses de ses fruits stimulants et diaphorétiques, et surtout du principe actif qui y a été découvert en 1852 (Joret et Homolle), l'*Apiol* (0,25 à 1 gr.), emménagogue des plus efficaces et fébrifuge d'une valeur réelle. — L'*Apiol* ou *Camphre de Persil* $C^{12} H^{14} O^4$, est cristalisable, soluble dans l'alcool et l'éther, insoluble dans l'eau. Il est accompagné de l'*Apiine* $C^{27} H^{32} O^{16}$, glucoside soluble dans l'eau et l'alcool, insoluble dans l'éther, et pouvant se dédoubler par l'action des acides étendus, en *Apigénine* $C^{15} H^{10} O^5$ et en sucre.

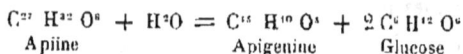

$$C^{27} H^{32} O^6 + H^2O = C^{15} H^{10} O^5 + 2 C^6 H^{12} O^6$$

Apiine   Apigénine   Glucose

La Racine de *Belladone* (n° 184) offre une consistance assez semblable dans sa partie centrale; mais la portion corticale est beaucoup moins épaisse et sans structure radiée bien marquée. La surface n'est pas seulement plissée longitudinalement, mais ridée en tous sens et dépourvue de bourrelets bien nets; sur les fragments fendus par le milieu, le centre est *déprimé*, non *bombé*, et les bords de la coupe ne se replient point vers l'intérieur. Enfin, la Racine de Belladone est dépourvue d'odeur, et, caractère qui a parfois son importance, n'est jamais piquée par les vers.

La Racine de *Fenouil* (n° 450) offre une écorce mince et fibreuse, facile à détacher, entourant un cylindre central jaunâtre, ligneux, à structure nettement radiée.

146. FRUITS DE CARVI

Description. — Les méricarpes du fruit sont ordinairement séparés, allongés, fusiformes, et plus ou moins arqués : ils mesurent 5 à 7 mill. de long sur 1 à 1 $\frac{1}{2}$ mill. de large. Au sommet, existent les restes peu appréciables d'un calice jaunâtre et un stylopode court et déformé. La couleur est d'un brun foncé.

Sur la face dorsale se montrent 5 nervures claires, très saillantes. Dans chaque vallécule, existe une bandelette de la même couleur brune que le péricarpe, mais très volumineuse et très saillante. A la face ventrale (ou arquée) existe

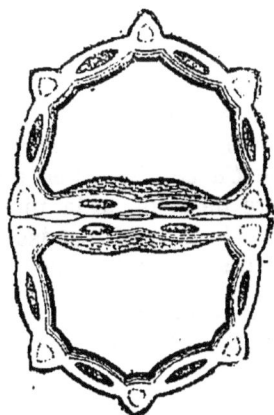

Fig. 157. — Fruit de Carvi. *Carum Carvi* L. Coupe transversale.

un léger sillon pour loger la columelle : de part et d'autre

de cette légère rainure, se montrent deux autres bandelettes assez volumineuses.

L'amande est brune, plus pâle au centre, et d'aspect huileux sur la coupe.

L'odeur est aromatique et rappelle celle du Cumin; la
saveur, également voisine de celle de cette dernière substance, est analogue en même temps à celles de l'*Angélique*
et de l'*Anis*, mais un peu plus forte.

Botanique. — Le *Carvi*[1] est une *Ombellifère* de la série des
Carées, le *Carum Carvi* L., cultivée dans toute l'Europe, et que
l'on retrouve encore dans le nord de l'Afrique et dans l'ouest de
l'Asie, son pays d'origine, selon Hanbury.

Plante herbacée et bisannuelle, à racine pivotante, à tige droite,
striée, non fistuleuse, haute de 30 à 60 centim. — *Feuilles* de la base
longuement pétiolées, engaînantes, bipinnées, à folioles étroites et
découpées; feuilles supérieures pourvues d'un pétiole court orné de
deux fausses stipules laciniées qui représentent deux folioles basilaires. — *Inflorescences* en ombelles composées, à axes longs et
inégaux, à involucre et involucelles peu développés, unilatéraux ou
nuls. — *Fleurs* petites et blanches, à dents calicinales courtes, à
pétales infléchis à leur extrémité, à styles profondément divergents.

Chimie. — Les *Fruits de Carvi*, riches en tannin (avant la maturité) et en albuminoïdes, renferment un peu de sucre et une
proportion très variable (3 à 9 p. 100) d'une huile volatile composée d'un hydrocarbure, le *carvène*, $C^{10} H^{16}$, et d'une proportion
considérable de *carvol* $C^{10} H^{14} O$: l'un et l'autre sont dextrogyres.
Ce *Carvol* est à peu près identique à celui de l'*Aneth*, et ne diffère de celui de la menthe (*Lœvo-carvol*) qu'en ce que ce dernier
est lévogyre. Il est isomérique du *thymol*, lequel est indifférent à
la lumière polarisée.

Physiologie et Thérapeutique. — C'est une substance peu employée en médecine : néanmoins, les fruits sont stimulants, aromatiques, stomachiques, et paraissent doués de quelque efficacité contre
les coliques venteuses; on les a conseillés comme emménagogues[2].

---

[1] Cumin des prés, Cumin de montagne, etc. : en allemand *Kümmel*.

[2] Leur principal usage est alimentaire : en Allemagne et en Scandinavie, on
les emploie mêlés au pain, aux sauces, au fromage, à la choucroute: ils entrent
dans la composition de gâteaux, soit seuls, soit enrobés légèrement, et rempla-
cent ainsi dans tous leurs usages, le *cumin* et l'*anis* : ils servent à la préparation
du *Kümmel*.

147. ANIS VERT

Description. — Les *Fruits* d'*Anis* sont ordinairement entiers dans les échantillons du commerce : les méricarpes sont étroitement unis et plus facilement décorticables qu'isolables. L'ensemble est ovoïde, atténué de la base au sommet, comprimé perpendiculairement à la commissure, et souvent insymétrique, c'est-à-dire aplati ou même légèrement excavé sur l'un des côtés ; à la base persiste fréquemment un pédoncule jaune pâle, épais de 1/4 de mill. et environ deux fois long comme le fruit : celui-ci mesure 4 à 5 mill. de haut sur 3 à 4 mill. de large à la base. Au sommet existent les rudiments du calice et deux stylopodes pâles, coniques, très accentués.

Chaque méricarpe est coloré en gris verdâtre et parcouru sur sa face dorsale par 5 côtes pâles, grèles, devenues souvent sinueuses par la dessication. Ces côtes, aussi bien que la surface des vallécules, sont couvertes, sur le fruit frais, de poils très serrés ; sur le fruit sec, on ne retrouve plus guère qu'un duvet tomenteux, difficile à voir sinon à la

Fig. 158. — Fruit d'Anis vert. *Pimpinella Anisum* L.

(D'après de Lanessan).

loupe. La face ventrale est à peu près plane et conserve une $^1/_2$ columelle assez adhérente, fixée au sommet du fruit. De nombreuses bandelettes à oléo-résine, minces et brunâtres,

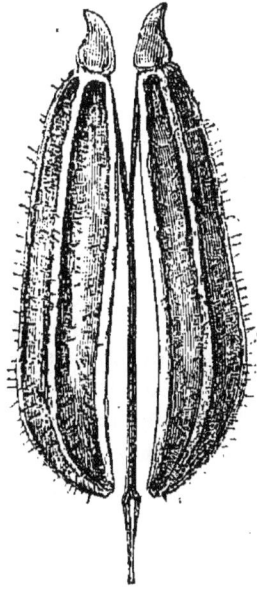

au nombre d'une trentaine environ, se montrent dans la région profonde du péricarpe et entourent presque complètement la graine. L'amande est brune, un peu huileuse.

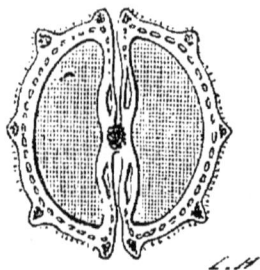

Fig. 159. — Fruit d'Anis vert. Coupe transversale. (De L.)

L'odeur est aromatique ; la saveur est douce, rappelle d'abord celle de la Réglisse et devient bientôt chaude et tout à fait spéciale; en trop grande quantité, elle présente une certaine âcreté désagréable.

Botanique. — L'*Anis*[1] *vert* est le *Pimpinella Anisum L.*, Ombellifère de la série des *Carées*, croissant spontanément en Asie Mineure et en Afrique, et cultivée dans les régions chaudes ou tempérées de l'Europe, de l'Asie et de l'Amérique du Sud.

Plante herbacée, annuelle, haute de 20 à 60 centimètres, à racine pivotante, à tige cylindrique, fistuleuse, glabre et ramifiée. — *Feuilles* de formes très diverses : feuilles radicales entières, pétiolées, cordiformes, plus ou moins profondément dentées; feuilles moyennes composées-trifoliolées, à segments triangulaires irrégulièrement dentés: feuilles du sommet sessiles et découpées en trois groupes de lanières longues et étroites. — *Inflorescences* en ombelles composées, pourvues d'involucres et d'involucelles réduits à quelques bractées grêles ou même disparus complètement. — *Fleurs* blanches et petites. — *Calice* presque nul. La pointe des *pétales* est ramenée vers le centre de la fleur.

Chimie. — Le fruit d'*Anis* donne par distillation une essence (2 p. 100) provenant à la fois de l'amande et du péricarpe, très aromatique, facilement solidifiable et composée d'un hydrocarbure $C^{10}H^{16}$, isomère de l'essence de térébenthine, — et en majeure partie d'un camphre $C^{10}H^{12}O$, l'*Anéthol*, isomère de l'*aldéhyde cuminique*, cristallisant en lamelles nacrées à une température qui varie entre 6' et 16° : ceci tient à ce qu'il existe 2 *Anéthols* isomériques : l'un liquide, ne se solidifiant pas même à — 10°, et l'autre à + 16° : or les proportions réciproques de ces 2 subtances varient dans l'*Anéthol* brut. Par l'action des oxydants,

[1] Boucage anis. Pimpinelle anis. Boucage à fruits suaves. Petit anis. Anis d'Europe.

l'*anéthol* donne de l'acide acétique, de l'*acide anisique* $C^8 H^8 O^3$, et du camphre *anisique* $C^{16} H^{16} O$, isomère du camphre des *Lauracées*. — L'essence d'anis traitée par l'acide sulfurique et l'acide phosphorique concentré, se transforme en un corps amorphe et solide, l'*anisoïne*. L'acide azotique la dédouble en *hydrure d'anisyle*, *acide anisique* et *nitraniside* $C^{10} H^{16} (Az O^2)^2 O$, résine jaune décomposable par la chaleur. Chauffée avec le bisulfite de sodium, l'essence d'anis se dédouble en *méthyle* et *hydrure d'anisyle*.

$$C^{10} H^{12}O + H^2O = (C H^3)^2 + C^8 H^8 O^2$$

Ess. d'Anis   Hyd. d'Anisyle

Physiologie et Thérapeutique. — L'*Anis* est regardé comme carminatif, stimulant, stomachique, diurétique, aphrodisiaque et emménagogue : il passe pour favoriser la sécrétion du lait. Associé à la magnésie, il constitue un bon purgatif doux pour les jeunes enfants. Il n'est presque jamais prescrit seul (infusion : 8 à 15 gr.), teinture alcoolique au 1/4, (4 à 5 gr.) Huile essentielle (2 à 5 gouttes.) : il sert à aromatiser certaines potions et entre dans la composition de la thériaque, du sirop d'Armoise composé, de l'électuaire lénitif, de l'Aniso, de l'esprit carminatif de Sylvius, des pilules de Morton, etc. — C'était une des cinq *Semences chaudes majeures* des anciennes pharmacopées [1].

L'huile essentielle, à la dose de quelques gouttes, peut amener des convulsions graves, ou même la mort (Bouchardat, Fonssagrives) chez certains animaux : elle se prescrit contre les migraines, les dyspepsies flatulentes, etc. : elle fait partie du Baume de soufre anisé.

148. FRUITS DE FENOUIL

Description. — Il existe dans le commerce quatre ou cinq sortes distinctes de Fenouil, dont la plus communément employée en France est le *Fenouil doux* [2].

---

[1] Il est surtout employé aux usages culinaires ; dans certains pays d'Europe (Allemagne, Italie), on mêle les fruits, enrobés ou non, au pain et aux gâteaux. L'*Anis* entre dans la confection d'une foule de liqueurs : pour celle de l'*Anisette*, on lui substitue ordinairement l'*Anis étoilé* ou *Badiane* (Magnoliacée : p. 61), dont l'huile essentielle est absolument identique à la sienne, avec une saveur plus douce.

[2] Le *Fenouil amer*, que l'on trouve parfois aussi dans le commerce, est de couleur plus foncée, de dimensions deux fois moindres, et possède des côtes moins saillantes ; la saveur est un peu plus forte.

Ces fruits sont ordinairement dédoublés en leurs deux méricarpes. Chacun d'eux est faiblement comprimé parallèlement à la commissure, avec un contour elliptique ou ovalaire. Ils sont bombés sur la face dorsale, à peu près plans au niveau de la commissure, et colorés en jaune clair un peu verdâtre sur l'une et l'autre face. Il n'existe ordinairement point de traces du pédoncule ; les carpophores, libres presque jusqu'à la base du fruit, persistent assez souvent ; la couronne calicinale est assez nette et les deux stylopodes bien distincts. La hauteur est de 8 à 10 mill., la largeur de 3 à 4 mill.

La face dorsale porte 5 côtes

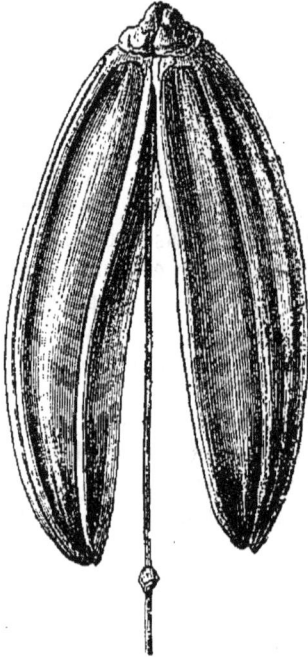

Fig. 160. — Fruit de Fenouil doux. *Feniculum officinale* All.

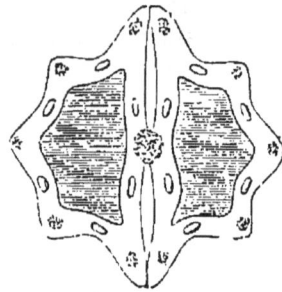

Fig. 161. — Fruit de Fenouil. Coupe transversale.

(D'après de Lanessan).

saillantes, dont deux latérales plus développées que les autres et formant aile ; entre chaque côte, dans la *vallécule*, existe une bandelette oléo-résineuse brune et grêle, parfois peu distincte. — La face ventrale, plane ou faiblement bombée, est divisée en deux par un étroit sillon logeant le carpophore et de chaque côté duquel se montrent encore deux bandelettes à oléo-résine.

La graine, facile à isoler du péricarpe, est fusiforme, aplatie, très brune et présente un sillon grêle et jaunâtre au milieu de sa face ventrale.

L'odeur est aromatique, mais peu prononcée; la saveur est agréable, assez voisine de celle de l'Angélique, un peu âcre à la longue.

Au microscope, on ne trouve à signaler d'autres particularités que l'existence d'un tissu brun, subériforme, autour de chaque bandelette et la présence de cloisons transversales au milieu de celles-ci.

Botanique. — Le *Fenouil*[1] dont on emploie les fruits en médecine est le *Fenonil doux majeur* (Guibourt), *Fœniculum officinale* All., qui ne représente, ainsi que les autres sortes de Fenouils, selon M. Baillon, qu'une forme du *Fœniculum capillaceum* Gilib.

C'est une *Ombellifère* bisannuelle de la série des *Peucédanées*, commune dans presque toute l'Europe, surtout dans la région méditerranéenne, et répandue jusque dans l'Inde et la Perse.

Tige dressée, cylindrique, haute de 1 à 2 mètres. — *Feuilles* pétiolées, amplexicaules, plusieurs fois décomposées, à folioles terminales grêles, presque capillaires. — *Ombelles* dépourvues d'involucres et d'involucelles. — *Calice* rudimentaire. — *Pétales* colorés en jaune d'or, terminés par une pointe ramenée vers le centre de la fleur. — *Styles* courts : stylopodes colorés en jaune pâle.

Chimie. — Les *Fruits du Fenonil doux* donnent par expression une huile volatile (3, 50 p. 100), identique à celle du *Fenonil amer*, et composée de 2 corps : un hydrocarbure $C^{10}H^{16}$, isomère de l'essence de térébenthine, et un camphre, l'*Anéthol* ou *Camphre d'Anis*, $C^{10}H^{12}O$, que l'on retrouve chez un certain nombre d'autres plantes aromatiques. Les mêmes fruits renferment une faible proportion de sucre, ainsi qu'une huile fixe (12 p. 100), accumulée dans l'albumen.

Physiologie et Thérapeutique. — Le *Fenouil* est stimulant, stomachique et diurétique : il possède une action réelle sur la sécrétion lactée, qu'il favorise puissamment, jusqu'à ce qu'administré à trop forte dose, il puisse développer ses vertus emménagogues,

---

[1] Fenouil doux, Anis doux, Fenouil des vignes, Fenouil de Paris, de Rome, etc.

et la sécrétion disparaît alors avec le retour des règles. C'était une des 5 *semences chaudes majeures* des anciens : il faisait partie de la Thériaque, du Mithridate, du diaphœnix, des pilules dorées, etc.[1].

149. RACINE DE FENOUIL

Description. — Fragments très légers, de longueur variable, mais fréquemment taillés, dans le commerce, en cylindres de 4 à 5 cent. de long, larges de 1 à 1 1/2 cent.

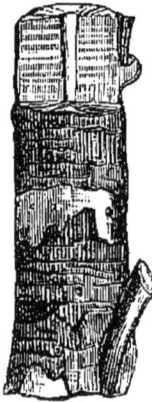

Fig. 162. — Racine de Fenouil. *Fœniculum officinale* All.

La surface extérieure est constituée par une écorce mince, facile à séparer, colorée en gris terne et recouverte d'un enduit grisâtre et pulvérulent ; elle est marquée de stries longitudinales un peu sinueuses, plus rarement d'anneaux transversaux, rugueux, très rapprochés et très fins ; de place en place, de gros tubercules rugueux indiquent la cicatrice des racines tombées. A sa face interne, l'écorce se montre luisante, colorée en brun clair et finement striée suivant sa longueur. Le cylindre central, dépouillé de son écorce, est d'un jaune très clair, parfois un peu verdâtre et d'aspect lustré.

La cassure est fortement fibreuse. La section transversale montre, sous une écorce de 1 mill. environ d'épaisseur, grise et granuleuse, un cylindre central jaunâtre, séparé de l'écorce par un mince cercle brun bien visible quand on humecte la section ; ce cylindre offre des stries radiales très

---

[1] Les confiseurs emploient quelquefois les semences du *Fenouil* à la place de celles de l'*Anis vert*.

fines et très nombreuses, en même temps que des stries concentriques, ce qui lui donne un aspect quadrillé assez spécial. Au centre, existe une moelle blanche, nacrée, très compacte, dont l'épaisseur varie selon les fragments; elle peut manquer complètement.

L'odeur et la saveur de la drogue sèche sont à peu près nulles.

Au microscope, on trouve, sous un suber grisâtre, un parenchyme cortical très épais, dont les éléments allongés tangentiellement, mais à paroi sinueuse, renferment de nombreuses gouttelettes huileuses et très peu de grains d'amidon; les phytocystes de la couche sous-jacente au suber sont infiltrés d'une matière résineuse d'un brun orangé. Le liber forme des croissants un peu asymétriques, séparés par des rayons médullaires très nets; ses fibres sont courtes, à paroi sinueuse, hyaline et très épaisse. Le bois forme des secteurs étroits, très nombreux et très réguliers, dont les fibres sont longues, épaisses, criblées de ponctuations; les vaisseaux sont larges, jaunâtres et couverts de ponctuations en forme de boutonnières. Les rayons médullaires sont formés de 2 files de cellules allongées tangentiellement, à parois fortement ponctuées. Cette racine renferme, dans le parenchyme cortical et dans le liber, de longs canaux sécréteurs dirigés un peu obliquement par rapport à l'axe de la tige, et offrant, sur une coupe transversale, l'aspect de fentes plus ou moins larges, selon leur obliquité; leurs parois sont tapissées de cellules à contenu brun et granuleux; on compte souvent 2 ou 3 plans ou même davantage de ces canaux, entre le bois et le suber.

Botanique. — La racine de *Fenouil* provient (Guibourt) soit du *Fenouil doux majeur* (*Fœniculum officinale* All.), soit du *Fenouil vulgaire* (*Fœniculum vulgare* Gœrtn.).

Le *Fœniculum vulgare* ne diffère du *Fœniculum officinale* décrit à l'article précédent, que par ses tiges plus foncées, ses pétioles peu dilatés, et sa saveur plus amère et moins aromatique.

Chimie. — La *Racine de Fenouil* renferme une proportion variable de l'huile volatile contenue dans les semences, proportion presque nulle dans les échantillons secs.

Usages. — Elle passe pour diurétique et diaphorétique ; c'était une des cinq *Racines apéritives* des anciens. — Inusitée aujourd'hui, sinon pour la confection du *sirop* dit *des cinq racines*.

Diagnose. — La *Racine de Persil* diffère de celle de *Fenouil*, dont elle a la couleur, par sa consistance molle, l'adhérence de son écorce, et les bourrelets transversaux qu'elle présente sur toute sa longueur.

150. FRUITS DE PHELLANDRIE

Description. — Les méricarpes du fruit restent adhérents l'un à l'autre sur un grand nombre d'échantillons, mais peuvent être séparés sans difficulté. L'ensemble du fruit est ovoïde, légèrement comprimé perpendiculairement à la commissure, un peu atténué au sommet, — pourvu de deux stylopodes accolés de façon à figurer un mamelon unique, assez peu accentué. La longueur est de 4 à 5 mill. ; la largeur de 2 à 3 ½ mill. au milieu.

La face dorsale de chaque méricarpe est glabre, colorée en brun clair, et pourvue de 5 côtes obtuses, un peu plus marquées sur les côtés ; entre chacune d'elles, existe une étroite vallécule, dans laquelle se montre une bandelette brune un peu saillante. La face ventrale est un peu excavée, colorée en jaune clair, divisée par un sillon étroit et blanchâtre, de chaque côté duquel existent une ou deux bandelettes très foncées.

La section transversale du fruit entier est assez caractéristique ; l'amande est franchement noire, et le péricarpe jaune et très mince ; les 3 côtes dorsales de chaque méricarpe s'y montrent sous forme de 6 points jaunâtres, tandis que les 2 côtes latérales fort saillantes et accolées à celles du côté opposé, figurent, au niveau du chaque suture, une sorte de triangle blanchâtre, qui s'enfonce comme un coin dans la masse.

L'odeur est un peu vireuse, la saveur faible, un peu nauséeuse, rappelant celle de la graine de Ricin.

Botanique. — La *Phellandrie*[1] est une *Ombellifère* de la série des *Peucédanées*, commune dans toute l'Europe et croissant surtout dans la vase ou sur les cours d'eau peu profonds, — l'*Œnanthe Phellandrium*, L. (*Phellandrium aquaticum* L.).

Plante vivace, herbacée, pourvue d'un rhizôme fistuleux chargé de racines adventives et verticillées, en grand nombre. — *Rameaux aériens* également fistuleux, striés, dressés, hauts de 35 cent. à un mètre. — *Feuilles* alternes, à pétiole ailé et engaînant, à limbe étalé, décomposé-penné, à folioles profondément dentées. — *Ombelles* composées, privées d'involucres, mais possédant des involucelles oligophylles. — *Calice* persistant. — *Pétales* blanchâtres, cordiformes, à pointe infléchie vers le centre.

Chimie. — Les *Fruits de Phellandrie* renferment un principe voisin de la *conicine* (Hulet) et assez mal connu, la *phellandrine* (2 à 3 $_0/^0$) : elle est liquide, nauséabonde, soluble dans l'alcool, l'éther et les huiles essentielles, insoluble dans l'eau.

Physiologie et Thérapeutique. — Ces fruits sont toniques et légèrement narcotiques. On leur a attribué des propriétés fébrifuges (Ernsting). Mais leur action la plus remarquable apparaît dans le traitement des affections de poitrine. La Phellandrie, au dire de Cazin, fait cesser la toux et l'expectoration, arrête la cachexie, et se montrerait assez énergique pour arrêter la tuberculose à son début (Sandras). Les vétérinaires l'emploient chez les chevaux contre la toux. — A l'état frais et à forte dose, ces fruits ne sont pas sans danger.

On doit employer la teinture au 6e (2 à ♌ gr.) obtenue avec les semences *fraiches*[2], la dessiccation leur faisant perdre la plus grande partie de leur activité.

---

[1] Ciguë d'eau, Fenouil d'eau, Millefeuille à feuilles de Coriandre.

[2] La préparation défectueuse du médicament suffit à expliquer certains insuccès décourageants : M. J. Simon a pu ainsi administrer jusqu'à deux cents gouttes de teinture de phellandrie à un enfant de 3 ans sans qu'il en résultât d'effet même physiologique.

151. FRUITS D'ANGÉLIQUE

Description. — Les deux méricarpes du fruit sont séparés. Chacun d'eux est de forme ovalaire ou elliptique, et grossièrement plan convexe, c'est-à-dire aplati parallèlement à la commissure, — haut de 5 à 8 mill., large de 5 mill. environ, coloré en jaune paille sur les deux faces, parfois ridé et déformé par la dessication.

La face dorsale porte 5 côtes primaires : 3 dorsales très saillantes et plus ou moins écrasées sur les échantillons du commerce, — et deux larges côtes latérales formant à chaque méricarpe une sorte d'aile ou de cadre; on ne distingue point de côtes secondaires. A la face interne de chaque méricarpe, (devenue en apparence plus large de toute l'épaisseur des deux côtes latérales), on distingue une crête peu saillante, décrivant un ovale assez régulier, qui correspond à la véritable surface d'accolement des 2 moitiés du fruit; le centre est très légèrement déprimé, et présente un sillon médian dans lequel se loge la columelle; à ce niveau, le péricarpe se fend et se détache assez facilement.

La graine est brune, droite, en forme de navette, avec un mince filet blanchâtre à la face ventrale.

Sur la section transversale du fruit, on constate, dans l'épaisseur du péricarpe, la présence de bandelettes minces, très nombreuses, difficiles à distinguer à l'œil nu, et entourant complètement la graine.

Le fruit de l'angélique est doué d'une saveur aromatique très agréable et bien caractéristique de la drogue; il laisse sur la langue une très légère sensation d'engourdissement, et un peu d'âcreté quand on en mâche une quantité trop considérable; la graine est plus sapide encore que le péricarpe. L'odeur est aromatique, un peu musquée.

Botanique. — L'*Angélique*[1] employée en médecine est l'*Angelica archangelica* L., *Ombellifère* de la série des *Peucédanées*, commune dans toute l'Europe, cultivée en France aux environs de Paris, de Niort, de Nantes, etc.

Plante herbacée et bisannuelle, pouvant vivre en culture, avec des recépages appropriés, jusqu'à quatre années. — *Tige* dressée, volumineuse, verte, fistuleuse et comme cannelée. — *Feuilles* opposées, à large pétiole membraneux et amplexicaule, à limbe étalé, décomposé-penné, formé de folioles ovales, peu nombreuses, dentées sur leurs bords. — *Inflorescence* pourvue d'un involucre très petit et d'involucelles étalés. — *Fleurs* d'un jaune verdâtre. — *Corolle* étalée. — *Style* courts et réfléchis.

Chimie. — Les *Fruits d'angélique* paraissent renfermer les mêmes principes actifs que la racine, mais en proportions moins considérables (Voir p. 457).

Physiologie et Thérapeutique. — Ils sont absolument inusités aujourd'hui en thérapeutique, bien qu'ils soient doués de propriétés stimulantes et carminatives au moins égales à celles de l'*Anis*.

152. RACINE D'ANGÉLIQUE

Description. — La racine est ordinairement entière dans les échantillons du commerce, tantôt coupée au niveau du collet, tantôt accompagnée encore de bases de feuilles nombreuses, coriaces, très pressées, celles de l'extérieur offrant parfois une teinte violacée.

La racine elle-même, large de 2 à 3 cent. au niveau de cette section, se compose d'un pivot central, qui s'atténue très rapidement et devient, au bout de 5 à 6 cent., de la même grosseur que les racines secondaires et assez difficile à distinguer au milieu d'elles. Ce pivot est coloré en brun terreux, fortement plissé à sa surface, presque cannelé à son origine, et présente auprès du collet des stries annu-

---

[1] Angélique officinale, Archangélique, Herbe du Saint-Esprit.

laires assez rapprochées. Les racines secondaires, longues, flexibles, de même couleur que le pivot, mais moins rugueuses à leur surface et simplement plissées, atteignent parfois la grosseur d'une plume d'oie et s'atténuent plus lentement que le pivot, qu'elles dépassent de beaucoup en longueur ; celles qui naissent à la partie inférieure ont une direction à peu près rectiligne, mais celles qui proviennent du collet, beaucoup plus volumineuses, se recourbent autour du pivot et, se mêlant à celles du centre, forment un enchevêtrement souvent assez complexe.

La section du pivot montre, sous un suber brun et peu épais, un parenchyme général d'un jaune pâle, souvent crevassé vers le centre, surtout si la coupe passe au voisinage du collet ; à un $^1/_3$ de rayon du bord environ, se montre un cercle brun d'où partent en dedans et en dehors des lignes radiales un peu onduleuses, — plus serrées, mais moins longues, dans la portion corticale. Dans les racines secondaires, le centre est d'un jaune plus franc, parfois verdâtre, rarement crevassé ; le parenchyme y occupe une place plus considérable ; il est criblé det rous bruns, correspondant aux canaux sécréteurs à l'orifice desquels on peut faire sourdre, par une légère pression, des gouttelettes jaunâtres et huileuses, très odorantes.

L'odeur est propre à la substance, assez analogue à celle du musc ; la saveur, chaude et aromatique, plus développée dans les racines que dans le pivot, devient bientôt âcre et insupportable.

Au microscope, on n'observe de caractéristique que le grand développement de la moelle dans le pivot, et son absence à peu près complète dans les racines secondaires ; — dans le parenchyme cortical et jusque dans le liber, on trouve de nombreux réservoirs à essence, disposés en files à direction sensiblement radiale.

Botanique. — *Angelica Archangelica* L. (Voir p. 455).

Chimie. — La *Racine d'Angélique* renferme une huile volatile, du tannin, de la gomme, de l'amidon, des malates alcalins et terreux, de l'acide pectique, deux résines : l'une amorphe, l'autre cristallisable (*angélicine*) (Buchner), et trois acides (Mayer et Zenner) : *l'acide angélicique*, *l'acide acétique* et *l'acide valérianique*. Le *Baume d'Angélique* (Brandès et Buchols), obtenu par épuisement avec l'alcool, puis traitement par l'eau, n'est autre qu'un mélange d'huile volatile et de résine amorphe.

Physiologie et Thérapeutique. — L'*Angélique*, administrée en infusion (10 à 30 gr, p. 1000), en teinture au 1/6 (2 à 10 gr.), en vin (2/32, 50 à 100), etc., est un tonique stimulant des plus précieux, aussi énergique que les amers, et présentant sur eux l'avantage d'être agréable au goût et de pouvoir être pris facilement par les enfants ; Cazin la regarde comme précieuse dans le traitement de l'anémie et de la débilité des convalescents ; elle amène alors secondairement la suppression des accidents qui s'y rattachent : leucorrhée, dyspepsie, hystérie, aménorrhée, etc. On l'a préconisée comme tonique dans le traitement du scorbut, des formes adynamiques de la fièvre typhoïde, de la phthisie pulmonaire, etc.

L'*Angélique* faisait partie de l'eau de mélisse composée, de la thériaque, de l'esprit carminatif de Sylvius, du Baume du commandeur, de l'emplâtre diabotanum [1].

153. ASA FOETIDA

Description. — L'*Asa fœtida* le plus pur est formé de larmes irrégulières, variant de la grosseur d'un pois à celle du pouce, colorés en brun chocolat, ternes à leur surface ou faiblement luisantes en quelques endroits, — poisseuses au dehors, et encore demi visqueuses au centre quand leur importation est récente. Cette sorte n'arrive presque jamais en Europe.

Dans le commerce, on trouve le plus souvent l'*Asa fœtida* en blocs irréguliers, formés d'une pâte dure, terne, pier-

---

[1] Les tiges fraîches, coupées en fragments, entrent dans la composition de nombreuses liqueurs de ménage et sont fréquemment employées en pâtisserie.

reuse, colorée en jaune brun, et renfermant un nombre variable de larmes blanchâtres et opalines; la tranche offre l'aspect d'un nougat. Dans les sortes les moins pures, on trouve encore du sable, des pétioles, des fruits, et divers débris incorporés dans la pâte. Les surfaces blanches des larmes, humectées avec la salive, se recouvrent très rapidement d'un enduit crémeux, très blanc, poisseux, semblable au latex frais du pavot. La cassure fraîche est luisante, jaunâtre, rugueuse et sale; exposée à la lumière, elle devient peu à peu d'un beau rose violacé qui passe au brun avec le temps, et finalement au jaune.

L'odeur est alliacée, extrèmement désagréable, bien qu'on puisse, paraît-il, s'y habituer assez vite; le saveur est âcre.

Botanique. — L'*asa foetida* provient d'un certain nombre d'espèces du genre *Peucedanum*, qui ne nous sont point encore toutes connues : le *Peucedanum Asa foetida* H. Bn., et le *Peucedanum Narthex* H. Bn., sont les sources jusqu'à ce jour les plus certaines de la drogue : il faut y joindre sans doute (H. Baillon) une espèce voisine des 2 précédentes, le *Peucedanum Alliaceum* H. Bn.: ce sont toutes des *Ombellifères* de la série des *Peucedanées*.

Le *Peucedanum Asa foetida* H. Bn. (*Ferula Asa foetida* L., *Narthex Asa foetida* Falc. *Scorodosma foetidum* Bunge), est une plante herbacée, vivace, haute de 2 à 2 $\frac{1}{2}$ m., habitant le Turkestan, la Perse et les régions voisines.

Tige cylindrique, peu ou point ramifiée. — *Feuilles* peu nombreuses, largement pétiolées, divisées en 3 lobes eux-mêmes décomposés-pennés. — *Inflorescences* en ombelles composées, naissant à l'aisselle de très larges bractées. — *Fleurs* polygames monoïques. — *Fruit* elliptique, biconvexe, ailé, comprimé parallèlement à la cloison, plus ou moins pubescent; sur chaque face, 3 côtes primaires peu marquées et 4 vallécules pourvues de bandelettes fines, à peine distinctes.

La récolte a lieu en mai et juin, et se pratique en coupant la tige au niveau du collet de la racine et en recueillant le suc qui exsude sur la surface de section de celle-ci : puis une seconde tranche est découpée, et le suc apparaissant sur la nouvelle surface de section est recueilli de même (Kaempfer). Selon M. Bellew (cité par Hanbury), on se contenterait, dans le Kandahar, de pratiquer, sur la racine, de larges incisions et de recueillir le suc qui s'en écoule sous forme de larmes.

Le *Peucedanum Narthex* H. Bn. (*Ferula Narthex* Biss., *Narthex Asa fœtida* Falc.) est une plante herbacée et vivace du nord de l'Inde, fournissant la plus grande partie de l'*Asa fœtida* de ces régions, et souvent confondue avec l'espèce précédente.

Tige cylindrique, haute de 2 à 3 mètres. — *Feuilles* triséquées, à lobes décomposés-pennés, pubescentes au moins dans le jeune âge, et pourvues de petites glandes — *Inflorescences* en ombelles composées, étagées sur l'axe comme des pédoncules dans une grappe. — *Fleurs* jaunes. — *Fruits* assez semblables à ceux de l'espèce précédente, mais glabres et pourvus, au milieu des vallécules 2 et 3, de bandelettes larges et allongées.

Le *Peucedanum Alliaceum* H. Bn. (*Ferula alliacea* Boiss.) est une plante herbacée et vivace, abondante en Perse, et dégageant une forte odeur d'*Asa fœtida*. Elle ne diffère des deux précédentes que par ses folioles dentées, tronquées à leur extrémité, et son fruit un peu oblong, à bandelettes peu visibles, à aile très étroite.

Chimie. — L'*Asa fœtida* renferme, en proportions variables, de la gomme, une huile essentielle et une résine constituant plus de la moitié de la masse; il faut y ajouter des *acides malique, valérianique*, etc. L'huile essentielle possède l'odeur de la drogue et paraît être constituée par des combinaisons du soufre avec le radical $C^6 H^{11}$; — oxydée, elle donne de l'*acide oxalique* et des acides gras. La résine renferme de l'*acide férulaïque* $C^{10} H^{10} O^2$, homologue de l'*acide eugénique* des clous de girofle, $C^{11} H^{12} O^2$ (voir p. 409); en présence de la potasse elle donne un corps important pour l'usage médical, un oxyphénol, proposé comme équivalent de l'acide phénique, la *résorcine*, $C^6 H^6 O^2$. A la distillation, elle fournit, comme un grand nombre d'autres résines, de l'*Umbelliférone*, $C^9 H^6 O^3$.

Physiologie et Thérapeutique. — L'*Asa fœtida*, très apprécié des Indous comme condiment, n'a que des applications médicales assez restreintes. C'est un stomachique et un carminatif puissant, en même temps qu'un antispasmodique; il favorise les sécrétions, auxquelles il communique malheureusement son odeur; il est en outre emménagogue et aphrodisiaque. C'est principalement pour cette dernière propriété, ainsi que pour la stimulation qu'il donne aux fonctions digestives, que, selon certains auteurs, les Orientaux en feraient si grand cas; il corrigerait ainsi l'action de l'opium.

On l'administre en poudre (50 centigr. à 4 gr.), en émulsion, en teinture alcoolique (5 à 10 gr.) et le plus souvent en lavement

(2 à 5 gr.), — dans l'atonie du tube digestif, les coliques flatulentes, la bronchite chronique, même tuberculeuse, l'aménorrhée ; ses principales indications sont les spasmes nerveux (laryngite striduleuse, croup, coqueluche, convulsions, hystérie, etc.). On l'a même vanté (Hoffmann) comme anthelmintique. Il paraît pouvoir être substitué avec avantage aux autres antispasmodiques de notre pharmacopée, ordinairement chers : castoreum, musc, opopanax, etc.

Lavement à l'Asa fœtida :

Asa fœtida	2 à 5 gr.
ou, Teinture d'Asa fœtida).	10 —
Eau.	500 —
Jaune d'œuf.	n⁰ 1

(Codex.)

154. GOMME AMMONIAQUE

Description. — Le *Gomme ammoniaque* se présente en larmes, soit libres, soit agglutinées entre elles et réunies par une sorte de pâte.

Les larmes isolées forment des boules ou des dragées irrégulières, opaques, ternes, lisses, présentant comme coloration tous les intermédiaires entre le blanc laiteux et le brun terreux, selon l'âge des échantillons ; la cassure est lisse, à larges surfaces conchoïdales, blanchâtres ou bleuâtres, luisantes et comme nacrées. Le centre est parfois occupé par une petite cavité, ou, sur les larmes récemment importées, par une partie plus molle.

La Gomme ammoniaque *en masse* se présente en morceaux irréguliers, mamelonnés, de couleur jaunâtre, laissant voir sur la cassure les larmes agglomérées qui la constituent[1], larmes volumineuses, opalines, entourées d'une pâte

---

[1] Dans la pâte, se montrent souvent des fruits largement elleptiques, bruns, très aplatis parallèlement à la commissure, longs de 1 cent. environ, à méricarpes fortement agglutinés par la résine, marqués, sur le dos, de 2 côtes saillantes et prolongés sur les côtés par une aile jaunâtre de 1 à 2 mill. de large.

grumeleuse jaunâtre, tantôt terne, tantôt légèrement cristalline. Quelques fragments très impurs, de couleur foncée, ne présentent même pas de larmes bien nettes, mais de simples marbrures fines et un peu plus pâles que la masse.

L'odeur est faible et assez caractéristique de la drogue; la saveur, d'abord à peu près nulle, devient peu à peu âcre et brûlante.

Botanique. — La *Gomme ammoniaque* provient de deux *Peucedanum*, le *P. ammoniacum* et le *P. Aucheri*, *Ombellifères* de la série des *Peucédanées*.

Le *Peucedanum ammoniacum* H. B. (*Dorema ammoniacum* D. Don.) est une plante herbacée, vivace, haute de 2 à 3 mètres, et répandue soit dans les plaines sablonneuses, soit sur les hautes montagnes (4000 m.) d'une région assez étendue de l'Asie occidentale, dont la Perse formerait le centre.

Tige épaisse, dressée, cylindrique, portant très peu de feuilles et très ramifiée au sommet. — *Feuilles* basilaires divisées en 3 lobes, eux-mêmes décomposés en trois folioles ovales-aiguës, penninerves ; elles sont, ainsi que la tige, recouvertes, dans le jeune âge, d'un fin duvet qui disparaît promptement; feuilles caulinaires réduites à leur gaîne amplexicaule. — *Ombelles* disposées sur la tige comme des fleurs sur l'axe d'une grappe. — *Calice* court. — *Pétales* blanchâtres, à pointe infléchie. — *Ovaire* duveté. — *Fruit* elliptique, glabre, ailé, comprimé parallèlement à la cloison, à convexité peu marquée; sur chaque face se montrent 3 côtes peu saillantes et 4 vallécules larges renfermant chacune une épaisse bandelette.

La gomme résine exsude, pendant le printemps et l'été, par de petits trous dus ordinairement aux piqûres des insectes; les larmes s'amassent au pied de l'arbre, où elles forment des masses irrégulières. Souvent aussi, on recueille directement les larmes sur la plante.

Le *Peucedanum Aucheri* H. Bn. (*Dorema Aucheri* Boiss. *Dorema ammoniacum* Loft.) est une plante de la Perse occidentale, qui ne diffère de la précédente que par sa taille plus faible, ses fleurs jaunes, son fruit stipité, à bandelettes peu visibles.

Chimie. — La *Gomme ammoniaque* renferme une huile volatile, une résine et de la gomme. L'huile volatile (environ 2 p. 100) possède l'odeur de la drogue et paraît ne pas renfermer de soufre (Flückiger). La résine (70 p. 100) est un mélange d'une résine acide et d'une résine neutre. La gomme est, paraît-il, voisine de celle des *Acacias*. A la distillation, la gomme ammoniaque ne donne point d'*Umbelliférone* ; avec la potasse, elle fournit très peu de *Résorcine*.

Physiologie et Thérapeutique. — La *Gomme ammoniaque* possède quelques-unes des propriétés de l'*Asa fœtida* : elle est moins stimulante et son action porte surtout sur l'expectoration, qu'elle facilite d'abord et qu'elle tarit peu à peu ; elle s'emploie en poudre à la dose de 2 gr. à 10 gr. progressivement : elle a rendu des services dans le traitement des affections pulmonaires chroniques.

La *Gomme ammoniaque* fait partie d'un certain nombre d'emplâtres et d'onguents classiques.

Diagnose. — La couleur et le volume de quelques larmes isolées rappellent beaucoup celles de la *Résine d'Euphorbe* ; mais, outre que l'odeur et la saveur sont différentes, les larmes d'Euphorbe sont beaucoup plus cassantes ; elles sont jaunes en dedans comme au dehors, et, dans la cavité que l'on trouve constamment au centre, renferment presque toujours quelque piquant ou quelque fruit.

Pilules balsamiques de Morton

Gomme ammoniaque.	36 gr.	Poudre de Safran.	4 gr.
Poudre de Cloportes.	72 —	Baume de Tolu sec.	4 —
Fleurs de Benjoin.	24 —	Baume de Soufre anisé.	24 —

Divisez en pilules de 0,20

155. OPOPANAX

Description. — L'*Opopanax*, qu'il est à peu près impossible de trouver aujourd'hui à l'état pur dans le commerce, se présente en fragments irréguliers, atteignant au plus la taille d'une noix, et dans lesquels on peut parfois reconnaître la forme grossière d'une larme ; ces fragments sont très légers, friables, souvent piqués des insectes ; ils sont, au dehors, d'un brun sale et terreux, nuancé par places de raies ou de taches d'un jaune pâle, et paraissent formés de deux matières distinctes : l'une résineuse, brune, luisante et assez dure, l'autre jaune, friable et comme pulvérulente. La cassure est granuleuse, et il est habituel de rencontrer dans la pâte des débris ligneux, de couleur jaune.

L'odeur est forte et rappelle celle de l'Ache ; la saveur est amère ; la masse s'écrase facilement sous le dent, sans s'agglomérer en pâte comme la plupart des autres gommes résines.

Botanique. — L'*Opopanax* provient d'une plante qui nous est encore inconnue ; on a attribué sa production, mais avec doute, à l'*Opopanax Chironium* Koch. ; il serait plus vraisemblable (H. Baillon) de l'attribuer à un *Peucedanum*, peut-être le *P. Hooshe* H. Bn.

Chimie. — Ce corps renferme une résine répondant à la formule $C^{40} H^{60} O^{7}$, de la gomme dans la proportion de 33 p. 100, de l'amidon (4 p. 100) et une huile essentielle.

Physiologie et Thérapeutique. — L'*Opopanax*, très rare aujourd'hui, est un stimulant qui ne fait plus partie que de la thériaque et de quelques emplâtres, d'une façon toute théorique sans doute. — Il a été employé jadis comme antispasmodique et expectorant.

156. FRUITS D'ANETH

Description. — Les méricarpes du fruit sont ordinairement séparés dans les échantillons du commerce, ou tout au moins facilement séparables. Ils ont une forme générale ovalaire ; ils sont très minces, et fortement aplatis parallèlement à la commissure ; il ne subsiste point de rudiments du pédoncule et chaque stylopode porte une pointe brunâtre peu visible.

Le corps du méricarpe proprement dit est fusiforme, aplati, très brun, haut de 4 à 6 mill., large de 2 à 3 mill. au milieu, et pourvu, sur sa face dorsale, de côtes jaunes,

minces, glabres, peu saillantes ; les 2 côtes latérales, dilatées en aile, lui forment une sorte
de cadre qui porte sa largeur
au double ; ce cadre est jaune,
papyracé, épais de 1 mill. environ, et parcouru dans toute
sa largeur par un pli brunâtre
plus ou moins visible. Dans chaque
vallécule, existe une bandelette
brune peu visible sur le tissu
également brun du péricarpe. —
La face ventrale, qui est presque
plane ou très légèrement excavée, porte un étroit sillon médian renfermant souvent encore
une $\frac{1}{2}$ columelle jaune et grêle ;
de chaque côté, existent deux
bandelettes oléo-résineuses.

Le péricarpe est très mince,
difficile à isoler ; l'amande est
brune, un peu huileuse.

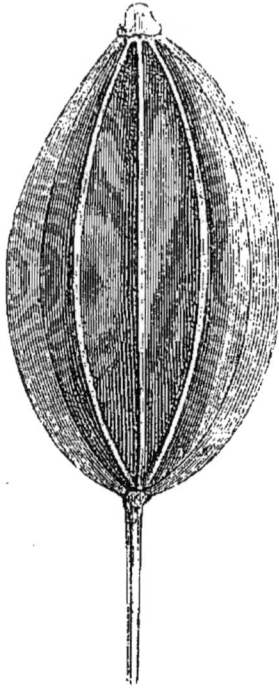

Fig. 163. — Fruit d'Aneth.
Peucedanum Anethum
H. Bn.

(D'après de Lanessan.)

L'odeur est aromatique, très
agréable et rappelle celle de l'a-
nis et du camphre ; la saveur est
comparable à la fois à celle de
l'anis et de la menthe, mais beaucoup plus douce.

Botanique. — L'*Aneth* [1] est une *Ombellifère* de la série des *Peucédanées*, le *Peucedanum anethum* H. Bn. (*Anethum graveolens*
L., *Pastinaca anethum* Spr.), plante herbacée, annuelle ou bisannuelle, commune dans l'Europe méridionale et l'Asie centrale.

Tige dressée, cylindrique, striée, rameuse, haute de 40 cent. à
1 mètre. — *Feuilles* alternes, à pétiole amplexicaule, à limbe divisé en 3 lobes composés ou décomposés-pennés, à folioles fili-

---

[1] Fenouil puant, Fenouil bâtard, Ecarlate odorant.

formes. — *Ombelles* composées, sans involucre ni involucelles. —
Fleurs jaunes, à pétales réfléchis.

L'*Anethum Sowa*, des Indes, de taille plus haute et à fruits peu
ailés, ne représente qu'une forme de cette même espèce.

Chimie. — On trouve, dans les *Fruits d'Aneth*, une huile volatile
(3 p. 100), composée d'*Anéthol* $C^{10} H^{12} O$ (1 p. 100) pour un tiers,
(voy. p. 446) et, pour le reste, d'hydrocarbures $C^{10} H^{16}$, isomériques
de l'essence de térébenthine et encore peu étudiés.

Physiologie et Thérapeutique. — Les *Fruits d'Aneth* sont stimulants, stomachiques, digestifs, et possèdent la même action que
l'*Anis* et le *Fenouil*, sur les dyspepsies, la secrétion lactée. etc.
Inusités aujourd'hui, sinon pour marquer la saveur désagréable de
certaines substances.

157. FRUITS DE CORIANDRE

Description. — Le fruit est globuleux, ordinairement entier, les deux méricarpes hémisphériques qui le constituent
restant fortement adhérents l'un à l'autre ; le diamètre est
de 4 mill. environ ; la couleur est d'un jaune brun et la surface un peu luisante.

On ne trouve ordinairement plus de pédoncule à la base ;
mais on y remarque deux trous très rapprochés, placés de
part et d'autre de la columelle ; le sommet porte un rudiment de calice, dont les 5 pièces courtes et aiguës sont souvent peu distinctes ; les deux stylopodes sont unis en une
seule saillie conique, de couleur brune.

La face dorsale des méricarpes porte cinq côtes primaires
peu saillantes et à direction flexueuse ; il existe en outre
quatre côtes secondaires grêles, droites, et beaucoup plus
nettement visibles. La soudure des méricarpes se fait entre
deux côtes primaires suivant une ligne sinueuse, et un léger
bourrelet, simulant une côte secondaire, en marque la place
au bord de chaque méricarpe.

Le fruit est creusé, au centre, d'une cavité assez étendue,

chaque méricarpe étant profondément déprimé sur sa face ventrale; cette face est grisâtre, terne et marquée de 2 bandelettes longitudinales. L'axe reste rigide au milieu de la cavité du fruit, et tendu d'un bord à l'autre comme une

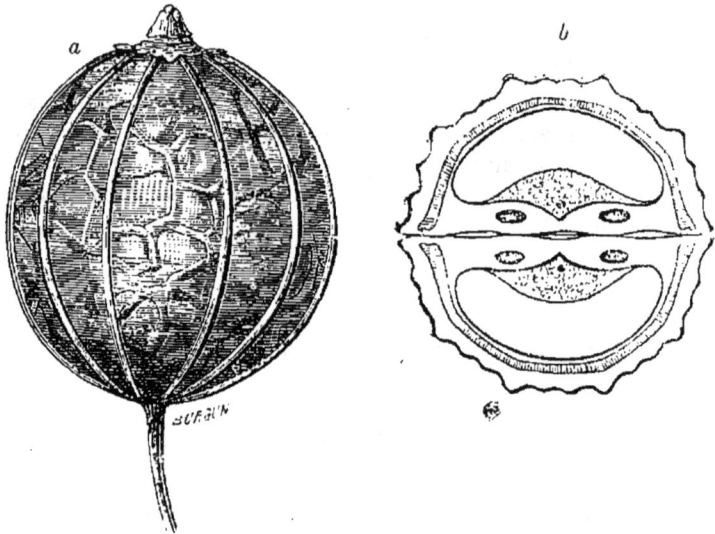

Fig. 164 et 165. — Fruit de Coriandre. *Coriandrum Sativum* L.

a. Fruit entier.   b. Coupe transversale.

(D'après de Lanessan.)

corde. La graine s'isole assez facilement du péricarpe; elle forme une calotte hémisphérique peu épaisse et sa coupe figure assez bien un croissant; sa face dorsale porte des sillons peu accentués correspondant aux côtes du péricarpe.

L'albumen est d'un gris sale et d'aspect huileux. L'odeur est forte, assez désagréable et rappelant celle de la punaise quand le fruit est frais; avec la dessication, elle devient plus douce et plus supportable : la saveur est aromatique et particulière à la drogue.

Au microscope, on trouve, au milieu du péricarpe, une zône de phytocystes scléreux, à paroi épaisse, au niveau de laquelle se montrent les faisceaux fibro-vasculaires.

Botanique. — La *Coriandre*[1] employée en médecine est une *Ombellifère* de la série des *Carées*, le *Coriandrum sativum* L., plante herbacée, annuelle, que l'on trouve dans le nord et le centre de l'Europe, sur quelques points d'Afrique, en Amérique, etc.; on la cultive en France aux environs de Paris et en Touraine (Guibourt).

Tige cylindrique, dressée, striée, haute de 30 à 60 centim. — *Feuilles* de la base longuement pétiolées, composées ou décomposées pennées, à folioles étalées et dentées. *Feuilles caulinaires* sessiles, tri-partites, à lobes découpés en lanières filiformes. — *Ombelles* sans involucre, à involucelle accompagné de bractées peu nombreuses. — *Fleurs* blanches ou roses, à *pétales* réfléchis en dedans à leur extrémité; *styles* presque droits.

Chimie. — Les *Fruits de coriandre* renferment 13 p. 100 d'une huile fixe et 1 $\frac{1}{2}$ p. 100 environ d'essence; celle-ci ($C^{10} H^{18} O$) est isomère du *Bornéol* (voir p. 149) et possède le parfum agréable des fruits secs, non l'odeur infecte de la plante fraîche, due (selon Kawalier, 1852) à la présence d'un corps $C^{10} H^{16}$ qui ne diffère de l'essence que par l'absence de $H^2 O$ et que l'on peut produire en enlevant précisément $H^2 O$ par l'anhydride phosphorique à l'essence oxygénée.

Physiologie et Thérapeutique. — Les *Fruits de coriandre* (poudre : 1 à 4 gr.) sont stimulants et stomachiques à la façon des fruits d'*Anis*, d'*Aneth*, d'*Angélique*, etc. Peu employés aujourd'hui, ces fruits s'ajoutaient autrefois aux infusions purgatives de séné pour en masquer la saveur, et surtout (Cullen) pour prévenir la production des coliques qu'elles peuvent faire naître. (Huile essentielle, 0,50 centigr. à 1 gr.: teinture alc. au $\frac{1}{8}$, 2 gr.)

Ces fruits faisaient partie jadis de l'eau de Mélisse composée[2].

158. FRUITS DE CUMIN

Description. — Le fruit reste généralement entier, et les deux méricarpes ne s'isolent qu'avec un certain effort : l'en-

---

[1] Punaise mâle, Mari de la punaise (χορύ, ανδρον).

[2] L'odeur de la plante fraîche donnerait à la longue le vertige. Les feuilles, au dire des médecins arabes et grecs, seraient aussi vénéneuses que celles de la ciguë (?).

semble est fusiforme, à section ovoïde et un peu comprimée perpendiculairement à la cloison : la longueur est de 5 à 6 mill., l'épaisseur de 2 à 3 mill.

A la base, persiste parfois un pédoncule grêle, cylindrique, d'un jaune très pâle. Le sommet est couronné par deux tylopodes de même couleur, très petits, mais très nettement recourbés en dehors : ils sont entourés par les rudiments de la couronne calicinale dont les 5 dents courtes et réfléchies sont quelquefois encore distinctes.

La face dorsale de chaque méricarpe est colorée en gris verdâtre.

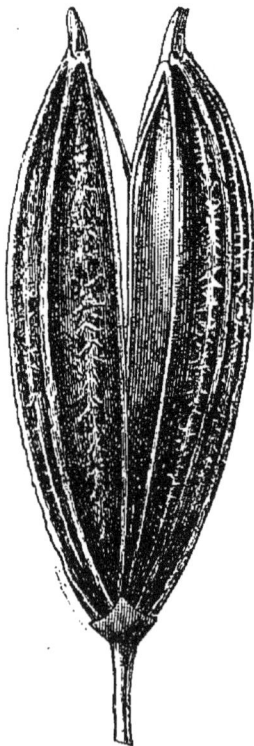

Fig. 166. — Fruit de Cumin. *Cuminum Cyminum* L.

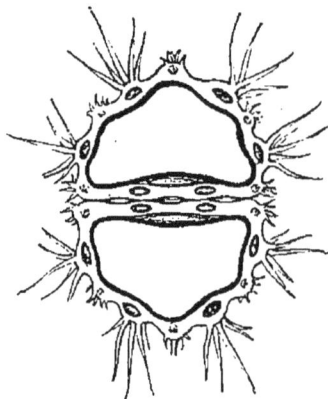

Fig. 167. — Fruit de Cumin. Coupe transversale.

(D'après de Lanessan.)

Elle porte cinq côtes primaires blanches ou jaune pâle, étroites, peu saillantes sur la coupe, rugueuses et hérissées de quelques pointes courtes et rares : les 3 médianes sont très visibles; les 2 latérales sont beaucoup moins nettes quand les 2 méricarpes sont accolés, car chacune d'elles semble n'en former qu'une seule avec celle du côté opposé.

Dans chacune des vallécules dorsales, existe une côte secondaire brune, obtuse, peu marquée, mais hérissée de pointes blanchâtres beaucoup plus saillantes que celles des côtes primaires, et disposées sur deux rangées parallèles.

La face ventrale des méricarpes est brunâtre, rugueuse et creusée en rigole au milieu ; les $1/2$ columelles sont grêles, pâles et fragiles.

Sur la coupe, on trouve les côtes, même primaires, formant une saillie à peine appréciable sur le contour du fruit ; sous chaque côte secondaire existe une bandelette oléo-résineuse grêle et peu visible ; — on en trouve également deux à la face ventrale de chaque méricarpe. L'albumen est gris terne, d'aspect huileux, et entouré d'une mince enveloppe brune sous-jacente au péricarpe.

L'odeur et la saveur sont fortes, aromatiques et propres à la substance, bien qu'un peu voisines de celles de la *Coriandre*, et par suite assez désagréables.

Botanique. — Le *Cumin*[1] est une *Ombellifère* de la série des *Daucées*, originaire de l'Afrique et cultivée dans l'Inde, la Chine, l'Arabie et presque toute l'Europe, principalement à Malte et en Sicile ; c'est le *Cuminum cyminum* L.

Tige herbacée, annuelle, rameuse, haute de 20 à 40 centim. — *Feuilles* glabres, décomposées pennées ou divisées en 3 lobes, à folioles filiformes. — *Ombelles* composées, à 5 rayons, à involucres et involucelles constitués par 3-4 bractées longues et grêles. — *Fleurs* blanches ou rouges, à *calice* persistant, à *pétales* émarginés, dont un des lobes est profondément infléchi.

Chimie. — Les *Fruits de Cumin* renferment une huile grasse (7 p. 100), une résine (13 p. 100), une huile volatile (3 p. 100), du mucilage, de la gomme et des matières albuminoïdes (15,5 p. 100). L'huile essentielle est un mélange d'une aldéhyde, le *Cuminol*

[1] Il existe une variété cultivée de *Cumin* dont le fruit est entièrement glabre.

DIAGNOSE DES 9 SORTES DE FRUITS D'OMBELLIFÈRES

FIGURANT AU DROGUIER

Fruit *sphérique*. . . . . **Coriandre.**

Fruit
non sphérique

Méricarpes
très aplatis selon
la commissure.

Couleur *jaune* . . . . **Angélique.**

Couleur *brune*. . . . . **Aneth.**

Méricarpes
non aplatis.

Couleur *jaune paille*. . . . . **Fenouil.**

Couleur *grisâtre :*
aspect rugueux et
terne.

Côtes *hérissées d'aiguillons :* saveur forte. . . **Cumin.**

Surface *finement tomenteuses :* saveur d'anis. **Anis vert.**

Couleur *brunâtre*.

Côtes *grêles* et *saillantes :*
larges bandes brunes à la
face commissurale.

Méricarpe *long, grêle*
et arqué : saveur
aromatique. . . . **Carvi.**

Méricarpe *court* et
épais : saveur faible
et âcre. . . . . . **Ciguë.**

Côtes *larges* et *peu saillantes :* 2 *lignes* brunes,
grêles et creuses, au centre de la face com-
missurale. . . . . **Phellandrie.**

$C^{10} H^{12} O$ isomère de l'essence d'anis (56 p. 100), d'un hydrocarbure $C^{10} H^{10}$ et d'un autre hydrocarbure $C^{10} H^{14}$, le *Cymol* ou *Cymène* [1].

Physiologie et Thérapeutique. — Le *Cumin* est stimulant, tonique et stomachique. En poudre (1 à 5 gr.), en infusion (10 p. 100), en teinture éthérée au $1/8$ (50 centigr. à 1 gr.), il s'est montré efficace dans les dyspepsies par atonie du tube digestif, le tympanisme, la leucorrhée, etc. Les mêmes fruits servent à composer des cataplasmes résolutifs, propres à faire cesser certains engorgements scrofuleux ou autres; l'*emplâtre de Cumin* est encore employé en Angleterre dans ce but. L'huile essentielle est quelquefois prescrite à l'extérieur en frictions.

C'était une des quatre *semences chaudes majeures;* peu employé aujourd'hui en médecine, le Cumin est surtout mêlé à certaines pâtisseries et employé concurremment au *Carvi* pour la confection de quelques liqueurs [2].

159. RACINE DE THAPSIA

Description. — On trouve cette substance dans les Droguiers sous trois formes : 1° rondelles coupées dans la racine entière; 2° écorce brute de la racine; 3° écorce râclée et dépouillée de son suber. Les deux dernières formes, la troisième surtout, sont seules commerciales.

Les *rondelles* constituent une forme exceptionnelle, qui fut envoyée en 1867 à l'exposition des produits de l'Algérie, à Paris, et qu'on ne retrouve plus guères que dans les Droguiers qui s'en fournirent à cette époque [3]; on ne la rencontre jamais dans le commerce actuel.

Ces rondelles sont très légères, épaisses de $1/2$ cent. en-

---

[1] Cette huile se retrouve dans les semences de la *Cicuta virosa :* quant au *Cymol*, il existe également dans l'*Essence de Thym*. Pour Oppenheim, l'*Essence de Térébentine* ne représenterait qu'un *Hydride* du *Cymol*.

[2] Le *Cumin* n'entre point dans la préparation de la liqueur dite *Kümmel*, malgré la ressemblance des deux noms : le *Kümmel* est fabriqué avec le *Carvi* (*Kümmel* en allemand).

[3] Celui du musée Orfila est dans ce cas.

viron et larges de 2 à 3 cent.; le centre est fortement affaissé, grisâtre, rugueux, de structure spongieuse et d'aspect grossièrement radié; la portion corticale occupe le tiers, parfois la moitié du rayon (suivant l'âge de la racine au moment de la récolte), et se détache sans grandes difficultés du cylindre central.

L'*écorce brute*, — très répandue dans les Droguiers, mais représentant en réalité une sorte inférieure, — forme des rouleaux de la grosseur du pouce, de longueur variable (10 à 20 cent.), à bords très irrégulièrement déchiquetés; l'épaisseur de l'écorce varie de 4 à 6 mill. Les échantillons provenant de la base de la racine comprennent souvent, à leur partie supérieure, un segment de la tige, et enferment au niveau du collet un fragment desséché et spongieux du cylindre central; à ce même niveau, se montrent au dehors de nombreux poils jaunâtres, semblables à de la bourre de chanvre, longs de 2 à 4 cent., et insérés à diverses hauteurs suivant des lignes circulaires qui s'étagent sur environ 1 à 2 cent. de la longueur de la racine : l'ensemble de ces poils forme une sorte de touffe très caractéristique. La zône subéreuse constitue, à la surface de l'écorce, une couche de 1 à 2 mill., qui parfois se

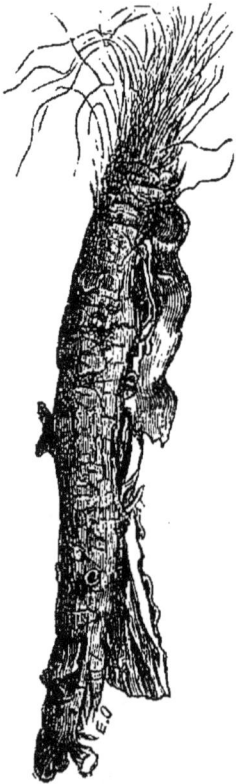

FIG. 168. — Ecorce de Racine de Thapsia, *Thapsia garganica* L.

soulève et s'isole du parenchyme sousjacent : elle est d'un brun terreux, rugueuse, chargée souvent de plissements et de verrues, et s'exfolie assez facilement par plaques; les couches profondes de ce suber sont d'un brun plus clair et comme lustrées à leur surface. Le

parenchyme cortical est jaunàtre ou gris sale, et d'une structure compacte, mais légèrement spongieuse. La face interne
ou libérienne de l'écorce est tantôt lisse, tantôt fibreuse et
couverte d'un enchevêtrement de petits faisceaux anastomosés, selon le soin avec lequel la décortication a été faite;
cette face porte parfois de petites gouttelettes de résine
brunes, solides et cassantes, venues par exsudation des pro-
fondeurs de l'écorce. — La cassure est compacte et granuleuse. La section transversale, blanche et d'aspect farineux,
se montre, au niveau du parenchyme cortical, piquetée
d'une foule de petits points jaunâtres, alignés par zones
concentriques, et caractérisant bien la drogue; vers le bord
interne, le parenchyme offre de nombreuses lignes radiales,
courtes, étroites, correspondant à l'origine des rayons médullaires et à la zone libérienne.

La troisième sorte ne diffère de la précédente que parce
qu'elle a été râclée au moment de la récolte; elle se compose donc uniquement du parenchyme cortical et du liber.
C'est la meilleure forme commerciale de la drogue, puisqu'à poids égal, elle renferme une moins grande proportion
de matière inerte. Les fragments sont plus volumineux que
dans la forme précédente : ils sont rarement enroulés en
tubes, mais simplement cintrés en gouttières; en outre, ils
présentent un certain degré de flexibilité. La face externe
est jaune, lisse et couverte de plis légers; elle porte de place
en place des crêtes tranvsersales larges d'environ 1 cent., et
de couleur brune. La face interne est blanche, lisse et très
finement fibreuse. On trouve quelquefois encore, au sommet
de certains échantillons enroulés, la base de la tige, reconnaissable à ses côtes tranversales nombreuses : jamais on
n'y trouve de touffes de poils. La cassure et l'aspect de la
coupe sont les mêmes que dans la deuxième sorte; les
cercles pointillés sont très nets; parfois l'un d'eux, beaucoup plus apparent que les autres, forme une véritable ligne
brune qui semble diviser la tranche en 2 zônes.

L'odeur est nulle, la saveur faiblement âcre. Les échantillons de Droguiers sont fréquemment piqués des vers, comme d'ailleurs toutes les racines d'Ombellifères riches en amidon.

L'examen microscopique[1] montre de dehors en dedans les couches suivantes : 1° zône externe du suber, formée d'éléments bruns, à peu près quadrangulaires ; 2° zone profonde du suber, formée d'éléments incolores et allongés radialement; 3° un parenchyme formé de zônes régulièrement alternantes les unes comprenant des éléments bien rectangulaires, allongés tangentiellement, et gorgés d'amidon ; — les autres étant formées de cellules à contours irréguliers, dépourvues d'amidon, et de nature fibreuse. Des rayons médullaires composés de 2 files de phytocystes allongés radialement et remplis de grains d'amidon, viennent couper ces zones à angle droit, en sorte que la préparation trempée dans la solution iodée se couvre aussitôt d'un quadrillé bleu bien caractéristique. C'est au milieu des zones circulaires à amidon que sont intercalés les canaux résineux, dont les orifices béants forment sur la section transversale le pointillé que nous avons décrit plus haut. Ces canaux sont petits, isolés, et assez espacés les uns des autres ; on ne les rencontre jamais dans les zones fibreuses. Ils offrent la structure typique des canaux sécréteurs ; leur section se compose d'un cercle de cellules (4 à 6) à contenu granuleux, renfermant des gouttelettes d'une résine pâle, et laissant au milieu d'elles un canal à coupe polygonale. Sur la section longitudinale, ces tubes se montrent rectilignes dans leur direction, et ordinairement sans anastomoses[2].

---

[1] Nous avons pu faire cet examen sur un échantillon frais que nous devons à la bienveillance de M. le Perdriel.

[2] La zone ligneuse, que l'on trouve encore dans la première sorte et parfois dans la seconde, est formée de faisceaux compacts comprenant d'énormes vaisseaux ponctués et des fibres à parois peu épaisses, à coupe un peu sinueuse. Les rayons médullaires sont très minces, la moelle très développée. et les grains d'amidon. très abondants dans ces deux dernières zones, sont volumineux, souvent en partie polyédriques.

Botanique. — Le *Thapsia* [1] est une *Ombellifère* vivace de la série des *Daucées*, le *Thapsia garganica* L., abondant dans toute l'Afrique méditerranéenne, particulièrement dans l'ancienne Cyrénaïque d'où on le dit originaire. On le trouve d'ailleurs dans beaucoup d'autres régions riveraines de la Méditerranée, et jusque dans le midi de la France. Il est considéré aujourd'hui comme identique au *Silphium Cyrenaïcum*, si réputé parmi les anciens (Viviani, Gussone, Candolle), bien qu'un certain nombre d'auteurs aient longtemps regardé comme tel l'*asa fœtida* (Saint-Martin).

La *Souche* s'enfonce de 20 à 25 cent. sous le sol, puis s'étend horizontalement, en émettant des ramifications de même importance qu'elle, de façon à couvrir un cercle de 70 cent. de rayon environ [2]. — *Tige* dressée, cylindrique, fistuleuse, striée, haute de 90 cent. au plus. — *Feuilles* décomposées, à pétiole cylindrique, strié et très engaînant, à 5 ou 7 lobes profondément divisés en folioles lancéolées, luisantes, d'aspect chagriné, dont la nervure médiane est fortement saillante en dessous [3]. — *Ombelles* composées, très larges, dépourvues d'involucres. — *Fleurs* petites, jaunes, à sépales peu prononcés, à *pétales* infléchis au sommet. — *Fruit* oblong, fusiforme, comprimé parallèlement à la commissure; les cinq côtes primaires de chaque méricarpe sont peu visibles; des 4 côtes secondaires, les deux dorsales forment deux crêtes étroites, et les 2 latérales dilatées constituent des ailes 1 ou 2 fois plus longues que le fruit.

On le récolte principalement en Algérie, où il constitue une mauvaise herbe très abondante, croissant au milieu des rochers, dans des terrains sablonneux et stériles qu'elle seule peut habiter [4]. Il n'y a point, à proprement parler, d'exploitation régulière; les marchands, arrivés dans un endroit où le *Thapsia* (ou *Faux-Fenouil* ou *Bou néfa*), est abondant, font arracher par les indigènes les pieds les plus âgés; une bonne racine doit être agée de 7 ans au moins, selon M. Genevoix, de 4 ans selon M. Blanchet; l'âge se reconnaît au nombre des collerettes laissées au-dessus du collet.

---

[1] De l'île de Thapsos.

[2] Nous devons une grande partie des renseignements nouveaux consignés dans cet article à M. Alb. le Perdriel et à M Genevoix.

[3] Ces feuilles jaunissent un peu avant la fructification: elles tombent alors au pied de la tige. et forment en se putréfiant une sorte d'engrais qui permet aux graines, au milieu de la saison brûlante, d'arriver à maturité. (Genevoix.)

[4] On la redoute pour les chameaux qui sont. paraît-il, très friands de ses feuilles; au moment de la floraison, celles-ci sont chargées de résine et amènent souvent la mort des animaux qui les ont broutées.

par la succession des axes aériens annuels, et surtout au nombre
de zônes glanduleuses concentriques qu'offre la coupe de l'écorce;
ces zônes correspondent exactement, selon les droguistes, au
nombre des années. — On ouvre une fosse autour du pied, et la
racine est extirpée tout entière ; on la coupe ensuite en rouleaux,
que l'on décortique aussitôt sur place ; il suffit de faire une incision longitudinale avec un couteau, ou même d'écraser simplement
la racine entre deux pierres, pour que l'écorce s'enlève d'elle-même
et d'une seule pièce. Pour obtenir la 3e sorte décrite, on doit auparavant gratter le suber à l'aide d'un couteau ; la terre et les autres
substances étrangères restées adhérentes à ce suber passent pour
altérer la qualité de la résine, avant son extraction [1] ; les rouleaux
sont ensuite mis à sécher au soleil : 48 heures suffisent en général
pour cette opération [2].

La racine fraîche laisse écouler un suc d'un blanc laiteux qui brunit
rapidement à l'air : pendant la décortication et surtout pendant le
grattage des racines fraîches, les indigènes qui en font la récolte sont
exposés à divers accidents dus à la puissante activité révulsive du
suc dont leurs doigts sont enduits; ce sont des ophthalmies, de
l'œdème des lèvres, de la langue, de la verge, etc., d'aspect très
effrayant, mais toujours de durée très courte et sans gravité
aucune.

Chimie. — Le *Thapsia* renferme une résine âcre, mal définie
chimiquement, et une huile essentielle peu abondante : la proportion d'amidon est considérable. On a décrit dans la résine un
acide thapsique encore douteux; cette résine peut être obtenue,
soit par l'alcool bouillant, comme l'indique le Codex, procédé médiocre qui ne donne qu'un produit très impur et peu actif, soit
par le sulfure de carbone : elle est jaune ou brune selon son degré
de pureté et ne se solidifie qu'à la longue et sur une faible
épaisseur. L'éther la dédouble en 2 substances dont l'une, soluble
dans ce réactif, bleuit au contact de l'acide sulfurique : l'autre,
qui y est insoluble, rougit par ce même acide.

---

[1] Le cylindre central, spongieux et humide, pourrit rapidement pendant la
dessiccation et altère de même, paraît-il, la qualité de la résine ; aussi a-t-on
renoncé depuis longtemps à la sorte en rondelles.

[2] Le moment le plus propice pour la récolte est, selon Blanchet, le mois de
décembre, et selon M. Genevoix le mois d'avril ; cette dernière opinion est basée
sur ce qu'à cette époque, c'est-à-dire vers la floraison, la racine tient encore en
réserve une quantité considérable du suc résineux, qui ne se répandra qu'un
peu plus tard dans les portions supérieures de la plante. Le seul avantage que
présente la récolte faite en décembre, c'est que la décortication est plus
aisée.

Physiologie et Thérapeutique. — Le *Thapsia*, ou plutôt sa Résine, est un irritant violent qui, employé à l'intérieur à faible dose, agit comme purgatif drastique, emménagogue et aphrodisiaque. — A l'extérieur, il amène une révulsion[3] des plus énergiques, que l'on met souvent à profit dans le traitement des bronchites simples, parfois dans celui de l'iritis et des conjonctivites graves. On l'emploie de préférence sous forme d'emplâtre préparé avec la résine pure ; le papier au Thapsia est moins usité. Il provoque sur la peau une rougeur intense en même temps qu'apparaissent une foule de petites vésicules de même taille, réparties irrégulièrement, et dont le contenu devient rapidement louche et purulent. Leur dessiccation est prompte et s'accompagne de démangeaisons très vives, que l'on calme en partie par des applications d'huile d'olive, de cérat ou même de poudre d'amidon.

Diagnose. — Il n'existe dans le Droguier d'autre racine coupée en rondelles que celles du *Colombo* et de la *Bryone*, facilement reconnaissables, la première à la teinte jaune de sa tranche et à son amertume, la seconde à sa couleur blanche et à sa minceur. L'écorce en rouleaux est bien caractérisée par sa touffe terminale de poils.

Sparadrap révulsif au Thapsia

Cire jaune	420 gr.	Térébenthine . . .	50 gr.
Colophane.	150 —	Glycérine.	50 —
Poix blanche. . . .	150 —	Miel blanc	50 —
Térébenthine cuite. .	150 —	Résine de Thapsia. .	75 —

160. SAGAPÉNUM

Description. — Le *Sagapénum* vrai, l'ancien *Sérapinum* ou

---

[1] Les Arabes se servaient depuis longtemps de cette racine qu'ils appellent communément le *Bou-Néfa* (Père de l'Utile) ou encore *Driess* en langue kabyle : ils emploient l'écorce *fraîche* qu'ils appliquent sur la peau, la face interne en contact avec l'épiderme, ou bien l'écorce *sèche*, en se frottant avec des fragments qu'ils ont chauffés sous la cendre pour liquéfier la résine ; souvent aussi, ils font bouillir l'écorce fraîche dans du beurre, et beaucoup conservent chez eux une provision de cette sorte d'onguent révulsif. C'est en 1836 que Réboulleau, médecin de l'hôpital de Constantine, songea le premier à introduire dans notre pratique un produit que les Arabes employaient depuis longtemps sous nos yeux.

Gomme Séraphique des auteurs, a disparu à peu près complètement du commerce; on livre ordinairement sous ce nom un mélange noir, opaque, et souvent très dur, de diverses gommes résines et térébenthines.

Les échantillons des Droguiers, représentant seuls aujourd'hui le *Sagapénum* authentique, ne sont d'ailleurs pas absolument comparables entre eux : le vrai *Sagapénum* des auteurs se compose de fragments irréguliers et de petite taille, colorés en brun rougeâtre, translucides, luisants, de consistance assez molle, et adhérant fortement aux doigts : souvent aussi il forme une pâte faite de larmes agglutinées, parfois encore reconnaissables. L'odeur est voisine de celle de l'*Asa fœtida*, mais plus faible; sa saveur est assez âcre, et la cassure fraîche ne rougit point à l'air. Le *Sagapénum* en pâte renferme de nombreuses impuretés : sable, fruits d'Ombellifères, débris ligneux, etc.

Botanique. — La plante ou les plantes qui produisent le *Sagapénum* sont absolument inconnues : on attribue son origine, sans raisons suffisantes, selon M. Baillon, au *Ferula Persica* Willd. On sait seulement que la drogue apportée à Bombay provient souvent de la Perse.

Chimie. — Le *Sagapénum* brûle facilement et donne une flamme fuligineuse. Il contient une résine spéciale $C^{80} H^{110} O^{9}$ dans la proportion de 50 p. 100, de la gomme (32 p. 100), une huile essentielle (3 à 4 p. 100), du mucilage (3 à 4 p. 100) et des sels calcaires (Brandes). L'essence, jaune et très odorante, paraît être dédoublable en 2 autres. Il en serait de même de la résine (Bouchardat).

Physiologie et Thérapeutique. — Le *Sagapénum* disparaît de plus en plus de nos pharmacies : à Bombay même, il est fort difficile d'en trouver un échantillon pur (Hanbury).

C'est un tonique stomachique que l'on administrait autrefois comme l'*Asa fœtida* contre la dyspepsie flatulente, les névroses, l'hystérie, etc. — Il figure au Codex dans la composition de la Thériaque, de l'emplâtre diachylon, etc.

Diagnose. — Le *Sagapénum* diffère de l'*Asa fœtida* par sa couleur brune, sa demi transparence, son odeur moins forte et l'absence de coloration rouge sur la cassure fraîche.

161. GALBANUM

Description. — Le Galbanum peut se présenter sous deux formes : *Galbanum sec* ou *Galbanum mou* : chacune de ces formes comprend elle-même une variété *en larmes* et une variété *en masse*.

Le *Galbanum mou en larmes* forme, comme le *Bdellium*, des boules irrégulières de la taille d'une noisette, mais jaunâtres, demi-transparentes et luisantes à la surface : elles adhèrent légèrement aux doigts et se ramollissent rapidement à la chaleur des mains. — Le *Galbanum mou en masse* est formé de larmes agglutinées, dont les contours demeurent encore reconnaissables au milieu de la pâte brunâtre qui les unit ; ces larmes sont laiteuses et néanmoins luisantes ; des corps étrangers bruns, noirs ou jaunes, consistant en fruits, écorce, fragments de tiges ou grains de sable, se rencontrent abondamment dans la pâte. Le vernis qui couvre ce Galbanum disparaît rapidement sous le frottement du doigt ; la masse est molle, s'étire peu, et se montre très faiblement poisseuse ; mais humectée ou ramollie par la chaleur, elle adhère immédiatement avec la tenacité de la poix. L'odeur est spéciale et bien connue du médecin : c'est celle qui domine dans le *Diachylon*. Mis dans la bouche, le Galbanum devient demi-fluide et très gluant ; il a une saveur aromatique, à la fois camphrée et térébenthinée, un peu amère.

Le *Galbanum sec* est beaucoup plus rare, surtout à l'état de *larmes* ; celles-ci sont ternes au dehors, souvent opaques au centre ; leur cassure est irrégulière. Le *Galbanum sec en masses* offre, à la consistance près, les caractères du *Galbanum mou* ; mais les larmes qui le composent sont plus distinctes encore ; il n'adhère point aux doigts : l'odeur et la saveur sont les mêmes.

Botanique. — La production du *Galbanum* est attribuée à deux *Ombellifères* de la série des *Peucédanées:* le **P.** *Galbanifluum* et le **P.** *rubricaule*

Le **P.** *Galbanifluum* H. Bn. (*Ferula Galbaniflua* Boiss et Buhse.) est une plante des montagnes du nord de la Perse et des environs de Téhéran. *Tige* épaisse. cylindrique, haute de 1 à 2 mètres, ramifiée au sommet. — *Feuilles* alternes, dimorphes : celles de la base sont larges (50-70 cent.), pourvues d'un long pétiole velu et d'un limbe quatre ou cinq fois décomposé, les folioles étant découpées en lanières étroites : les feuilles du milieu de la tige sont petites, caduques, souvent réduites à leur gaîne pétiolaire. — *Ombelles* composées. dépourvues d'involucre. — *Fleurs* jaunâtres, polygames ; les fleurs mâles prédominent dans les ombelles latérales, les femelles et les hermaphrodites dans les ombelles terminales. — *Fruit* oblong, comprimé parallèlement à la cloison, entouré d'une aile due au développement des côtes latérales des méricarpes ; côtes dorsales très marquées : 4 bandelettes (1 par vallécule) sur chaque face dorsale, 2 ou 0 à chaque face commissurale.

La résine exsude spontanément, paraît-il (Buhse) à la base de la tige ou à la naissance des feuilles : on ne pratique sur la plante aucune incision : il ne semble même point que la récolte de la drogue soit l'objet d'aucune exploitation régulière. Cette plante fournit la plus grande partie du *Galbanum* qui nous arrive par la Russie.

Le *Peucedanum rubricaule* H. Bn. (*Ferula rubricaulis* Boiss. *Ferula erubescens* Boiss.) habite le nord, le centre et l'ouest de la Perse. — *Tige* droite, cylindrique, haute de 1ᵐ,50 à 3 mètres, à rameaux rougeâtres. — *Feuilles* inconnues. — *Inflorescence* en ombelles composées, à pédicelles courts et épais. — *Fruits* oblongs, obtus aux deux extrémités, à ailes étroites, à côtes dorsales peu prononcées, à bandelettes nombreuses dans chaque vallécule, mais peu distinctes.

On lui attribue, d'après quelques récits de voyageurs, mais encore avec doute, la production du *Galbanum* provenant d'Hamadan, ou *Galbanum persan*.

Le *Ferula Schaïr* (Borsczrow) passe pour contribuer également à la production du *Galbanum*.

Chimie. — Le *Galbanum* renferme un mucilage analogue à l'*arabine* (25 p. 100), une huile volatile et une résine. L'huile volatile (7 p. 100) a l'odeur de la drogue. La résine (69 p. 100) donne à la distillation sèche une huile décomposable en deux autres : l'une incolore $C^{10}H^{16}$, l'autre colorée en bleu $C^{40}H^{64}O^4$ (Flückiger et Hanbury) et très analogue à l'huile de Camomille : par l'action de l'acide chlorhydrique, cette résine donne naissance à de l'*Umbelli-*

férone, C⁹ H¹⁰ O³ et, par celle de la potasse, à de la *Résorcine*, C⁶ H⁴ (H² O), de l'acide acétique et des huiles volatiles [1].

Physiologie et Thérapeutique. — Le *Galbanum*, expectorant et tonique, possède à un degré plus faible quelques-unes des propriétés de l'*Asa fœtida*. Il est inusité aujourd'hui à l'intérieur : on utilise sa viscosité en le faisant entrer dans la composition de quelques emplâtres. Il fait encore partie du diachylon, du baume de Fioraventi, du diascordium, de la thériaque, etc.

Diagnose. — Le *Galbanum* diffère de l'*Asa fœtida* et du *Sagapénum* par son odeur. Il est plus malaisé de le distinguer de la *Gomme ammoniaque*, surtout lorsqu'il est en larmes ; mais sa consistance plus grande, sa couleur plus foncée, sa cassure irrégulière, sa saveur plus brûlante et moins amère permettront d'arriver à sa détermination ; l'une et l'autre drogue donnent d'ailleurs, par le frottement du doigt mouillé, une émulsion blanchâtre.

Emplâtre diachylon gommé

Emplâtre simple.			Galbanum.		
Cire jaune.		1500	Gomme ammoniaque.		
Poix blanche.	â à 100	Sagapénum.		â à 30 gr.
Térébenthine.			Bdellium.		

(Codex.)

162. FLEURS DE SUREAU

Description. — Les *Fleurs de Sureau* sont de très petite taille, (4 mill. de diamètre). Leur couleur en masse est d'un jaune verdâtre ; elles sont souvent accompagnées de leurs axes d'inflorescence, qui peuvent acquérir un développement

---

[1] Les trois principales gommes-résines fournies par la famille des Ombellifères, peuvent être distinguées chimiquement à l'aide du réactif suivant : chauffé avec de l'acide chlorhydrique concentré, le *Galbanum* développe une belle coloration rouge virant au bleu par l'addition d'un peu d'alcool faible ; l'*Asa fœtida*, dans les mêmes conditions, donne une teinte verte à reflets roses ; la *Gomme ammoniaque* demeure indifférente. (Flückiger e Hanbury.)

considérable: ce sont des corymbes de cymes quinquépares plusieurs fois ramifiées.

Le réceptacle est concave et emprisonne incomplètement un ovaire adné. Le calice est réduit à quatre ou cinq languettes verdâtres, un peu aiguës : la corolle est gamopétale; son tube très court est divisé en cinq lobes arrondis, de couleur jaune pâle. L'androcée se compose de cinq étamines à filets longs, renflés à la base, à anthères jaunâtres, biloculaires et extrorses. L'ovaire, enfoncé jusqu'à la moitié de sa hauteur dans la concavité réceptaculaire, est recouvert d'un disque plus ou moins épais, au-dessus duquel se dressent les 3 lobes courts et charnus du style : cet ovaire est divisé intérieurement en 3 loges, dont chacune renferme un ovule unique, descendant, inséré dans l'angle interne; le micropyle est dirigé en haut et en dedans.

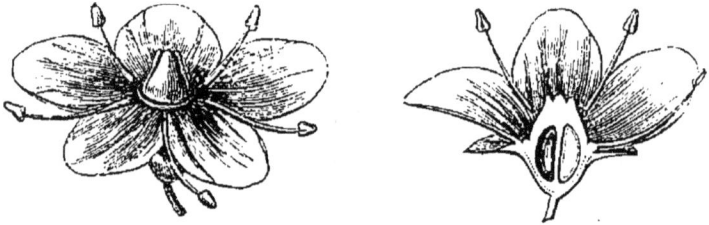

FIG. 169 et 170. — Fleurs de sureau. *Sambucus nigra* L.

a. Fleur entière.   *b*. Coupe longitudinale.

(D'après de Lanessan).

On trouve très souvent, parmi les fleurs que livre le commerce, des boutons encore fermés : ils sont globuleux, un peu acuminés au sommet; leurs pétales sont ordinairement imbriqués, parfois valvaires.

La couleur brune indique que les fleurs ont été mal séchées. Leur saveur est nulle ou très faiblement amère; elles développent dans la bouche une certaine quantité de mucilage. L'odeur est forte, aromatique et rappelle un peu celle de l'extrait noir de Réglisse.

Botanique. — Le *Sureau* [1] dont on emploie les fleurs en médecine est le *Sambucus nigra* L., arbuste de 4 à 5 mètres de haut, répandu dans toute l'Europe et dans l'Asie occidentale, appartenant à la famille des *Rubiacées* [2], série des *Sambucées* (en partie *Caprifoliacées* des anciens auteurs).

Tige droite, cylindrique, verruqueuse, fistuleuse et remplie d'une moelle blanche, très compressible. — *Feuilles* opposées, composées-pennées, à 5 ou 7 folioles lancéolées et dentées. — *Fleurs* hermaphrodites et régulières, blanches à l'état frais. — `Baie noire, à 3 graines albuminées.

Chimie. — Les *Fleurs de Sureau* renferment du mucilage, une huile volatile très odorante, une résine, du soufre, du tannin et des sels : le résultat de leur distillation contient, paraît-il, une notable quantité d'ammoniaque (Bouchardat).

Physiologie et Thérapeutique. — Les *Fleurs de Sureau* fraîches sont légèrement purgatives : elles sont employées sèches comme

---

[1] Sureau, Saoù, Séu, Sambcquier, Sureau noir.

[2] RUBIACÉES. — PLANTES LIGNEUSES OU HERBACÉES, quelquefois grimpantes (*Morindées. Anthospermées*).— FEUILLES ENTIÈRES (sauf quelques *Uragogées, Lonicérées. Sambucées*, etc.), OPPOSÉES (sauf *Adoxa* et *Didymochlamys*), STIPULÉES (sauf *Diervillées* et *Lonicérées*). — FLEURS RÉGULIÈRES (sauf quelques *Lonicérées. Platycarpum*, etc.), HERMAPHRODITES (sauf *Anthospermées*, quelques *Génipées* et *Rubiées*), souvent disposées en CYMES. — RÉCEPTACLE TOUJOURS CONCAVE, le plus souvent adhérent à l'ovaire (sauf *Goertnerées* et quelques genres). — CALICE GAMOSÉPALE à 4 ou 5 divisions (entier chez *Kotchubea*, très inégal chez *Pinckneya*, quelquefois accrescent chez les *Morindées*, nul chez les *Rubiées* : 2 ou 3 divisions inégales chez *Adoxa*, etc.). — COROLLE GAMOPÉTALE (sauf quelques *Morindées* et quelques genres), presque toujours RÉGULIÈRE. à 5 divisions (4-6). — ANDROCÉE ISOSTÉMONÉ : FILETS CONNÉS AVEC LA COROLLE (sauf *Morindées* dialypétales ; filets bifurqués chez *Adoxa*); ANTHÈRES BILOCULAIRES, (dedoublées chez *Adoxa*), INTRORSES. DÉHISCENTES PAR DEUX FENTES LONGITUDINALES, (pores chez *Agrostemma*). — OVAIRE INFÈRE, A 2 LOGES (1, 3, 5 chez quelques *Anthospermées*. 2-4 chez *Myonyma*, 5 chez *Retiniphyllum*. 4 chez *Hedyotis*. 3-5 chez *Sambucées*, 4-6 chez *Adoxa*). — OVULES ANATROPES. SOLITAIRES chez *Rubiées, Spermacocées, Anthospermées. Coffèées, Uragogées, Chiococcées, Sambucées. Adoxées*, la plupart des *Morindées*. g. *Hypobathrum* et quelques *Ædenlandia*, NOMBREUX dans chaque loge chez *Génipées, Ædenlandiées, Portlandiées, Cinchonées. Diervillées, Lonicérées*, ordinairement ASCENDANTS, A MICROPYLE INFÉRO-EXTERNE (descendants chez *Chiococcées. Génipées. Diervillées, Lonicérées, Sambucées. Adoxées*) : placenta axile. souvent pédiculé (*Ædenlandia*, etc.). — FRUIT CHARNU (*Uragogées, Morindées. Chiococcées. Génipées. Lonicérées. Sambucées. Adoxées*, la plupart des *Rubiées* et des *Coffèées*) ou SEC (*Cinchonées, Ædenlandiées, Portlandiées, Diervillées*, etc.) et à déhiscence très variable. — GRAINES ALBUMINÉES (sauf quelques *Guettardées*).

M. Baillon a divisé cette famille (*Hist. des Pl.* VII, 366) en 15 séries : *Rubiées. Spermacocées, Anthospermées, Coffées, Uragogées, Morindées, Chiococcées, Génipées, Ædenlandiées, Cinchonées, Diervillées, Lonicérées, Sambucées, Adoxées*.

sudorifiques, émollientes et résolutives : leur infusion agit même à froid, ce qui prouve qu'elle n'est pas aussi inerte que la plupart des autres tisanes populaires.

On les prescrit, à l'extérieur, en cataplasmes ou en fomentations sur les engorgements lymphatiques, en lotions contre l'érysipèle [1] et même la gangrène, en pédiluves, en bains émollients et aromatiques, en collyres.

A l'intérieur, on emploie la décoction comme purgative (20 à 30 gr. p 500 gr.), l'infusion comme sudorifique (2 à 10 gr. par litre), l'extrait (10 à 60 gr.), l'eau distillée (50 à 150 gr.), le vin (60 à 100 gr.) au début des fièvres éruptives et des affections aiguës de poitrine, dans les indigestions, etc.

Ces fleurs faisaient partie de l'*Eau générale*. Elles donnent au vin une odeur de muscat assez prononcée, propriété souvent mise à profit par les fabricants de vin de Frontignan : elles servent en outre à parfumer le vinaigre [2].

Diagnose. — La couleur de ces fleurs rappelle celle des *Pensées sauvages*; mais outre qu'elles sont beaucoup plus petites, leur organisation botanique est toute différente; les Pensées sauvages ont en particulier une corolle dialypétale, pourvue d'un éperon et un ovaire supère à placentas pariétaux. (V. p. 263).

163. RACINE DE GARANCE

Description. — La racine entière se compose d'un axe principal très court, atteignant la grosseur du petit doigt,

---

[1] On a fait au pansement de l'érysipèle avec les fleurs de sureau, le grand reproche d'être sale et d'aggraver parfois le mal par la fermentation que ces fleurs subissent souvent. (Rabuteau.)

[2] Les feuilles sont employées en suppositoires contre les hémorrhoïdes douloureuses. L'écorce des jeunes branches, dépouillée de son épiderme, jouit de propriétés éméto-cathartiques très anciennement connues. (20 à 50 gr. de suc frais.) Les Baies entrent dans la composition du *Rob de Sureau*, laxatif léger, qui devient purgatif à la dose de 5 gr. Elles servent en outre à colorer artificiellement le vin, et même en Angleterre, à fabriquer de toutes pièces une boisson donnant 10 p. 100 d'alcool par fermentation : on les utilise en mégisserie pour la teinture des peaux en violet. — La moelle desséchée au four est d'un usage journalier dans les manipulations de micrographie.

et d'où s'échappent de nombreuses racines secondaires, qui
forment la plus grande partie de la drogue dans le commerce.

Ces racines sont coupées en fragments de 10 cent. environ
de longueur; leur diamètre
mesure de 3 à 5 mill. Elles
sont assez flexibles, souvent
très sinueuses, et peuvent se
montrer coudées une ou deux
fois à angle droit. Leur suber
rougeâtre, et comme recouvert d'une poussière grise, se
moule exactement sur les
stries longitudinales de la
couche sous-jacente; il se
soulève par plaques minces
et molles, laissant voir cette
seconde zone plus compacte,
colorée en brun violacé et
couverte de plis longitudinaux : c'est un parenchyme
d'une faible épaisseur, formant avec le suber une écorce
molle qui s'enlève facilement,
et dont la face interne, colorée en brun foncé, se montre

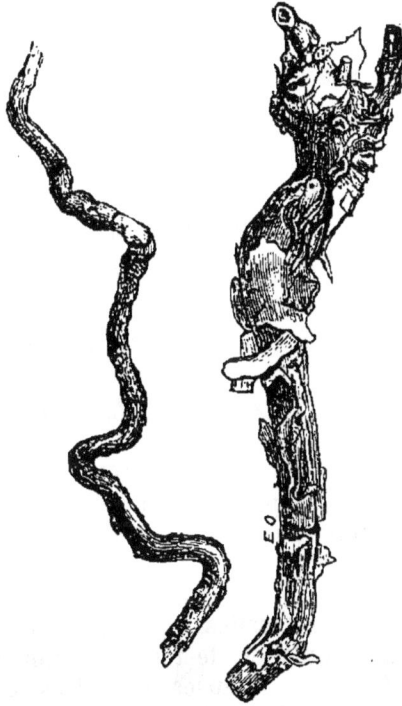

FIG. 171. — Racine de garance·
Rubia tinctorum L.

parsemée de paillettes claires et brillantes (fibres libériennes)
très caractéristiques.

La cassure est courte et compacte; sur la section nette
on voit, sous la ligne grisâtre du suber, un cercle brun
violacé de 1 mill. d'épaisseur environ, entourant une masse
centrale ligneuse de couleur orangée; celle-ci montre des
zones concentriques plus ou moins nettes, et peu ou point
de stries radiales.

Assez souvent, on trouve parmi les échantillons du commerce, des fragments de tige, ressemblant d'ailleurs beaucoup aux fragments de racines, mais présentant au centre de leur coupe un canal médullaire ayant conservé ou non sa moelle.

L'odeur est nulle, la saveur un peu amère.

Au microscope, on trouve le suber constitué par des éléments bruns, aplatis tangentiellement ; le parenchyme violacé est formé de phytocystes quadrangulaires, dont l'ensemble passe peu à peu de la direction tangentielle à la direction radiale ; ils sont remplis de corpuscules rougeâtres et de cristaux, sans traces de grains d'amidon. Les éléments libériens sont peu distincts.

Le bois renferme de nombreux vaisseaux ; les rayons médullaires sont étroits et à peine visibles.

Botanique. — La *Garance* est une *Rubiacée* de la série des *Rubiées*, le *Rubia tinctorum* L., plante herbacée, vivace, haute de 30 centimètres à 1 mètre, cultivée dans le midi et l'est de la France, répandue dans l'Europe méridionale et dans l'Asie occidentale (dont elle paraît originaire).

Souche longue et rameuse. — *Rameaux aériens* dressés, ramifiés. carrés, noueux, marqués de côtes longitudinales et de points. — *Feuilles* sessiles, opposées, accompagnées de stipules de même taille qu'elles, le tout simulant un verticille de 5 à 6 folioles lancéolées, rugueuses, dentelées, à nervures fortement saillantes en dessous, disposées en cymes bi ou triparies. — *Calice* ordinairement nul. — *Corolle* légèrement gamopétale, à 4 lobes étalés. — 4 *Etamines* alternipetales, à filets libres, à anthères biloculaires et introrses. — *Ovaire* infère, biloculaire surmontée d'un court style bilobé : dans chaque loge existe un seul ovule anatrope, à micropyle inférieur et externe. — *Baie* noire, globuleuse, renfermant 2 graines incurvées, albuminées.

Chimie. — La *Racine de Garance* renferme un principe amer, la *Rubiane*, deux résines, de la gomme, du sucre, de l'acide pectique, des sels et plusieurs matières colorantes, dont la plus importante est l'*Alizarine* [1] : les autres sont la *Purpurine* $C^{14} H^8 O^5$, la *Pseudo-*

---

[1] De *Al Izari*, nom arabe de la Garance.

purpurine $C^{14} H^8 O^6$, l'*Hydrate de Purpurine* $C^{14} H^{10} O^6$, la *Xanthopurpurine*, isomère de l'*Alizarine*, etc.

L'*Alizarine* n'existe qu'en faible quantité à l'état libre dans les racines. Elle s'y trouve surtout sous forme d'*acide rubérythrique* ou *Rubian* (Rochleder), glucoside amorphe, se dédoublant par l'action des acides, des alcalis et surtout d'un certain ferment préexistant dans les racines (*érythrozyme*), en *Alizarine* $C^{14} H^8 O^4$, en glucose et en une foule de produits secondaires.

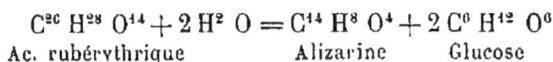

$$C^{26} H^{28} O^{14} + 2 H^2 O = C^{14} H^8 O^4 + 2 C^6 H^{12} O^6$$
Ac. rubérythrique   Alizarine   Glucose

La petite quantité d'alizarine que l'on trouve à l'état libre dans les vieilles racines est due à l'action de ce ferment. Ce dernier est une matière albuminoïde, soluble dans l'eau à 38° et précipitable par l'alcool (Schunck).

L'*Alizarine* cristallise en paillettes jaunes, presque insolubles dans l'eau froide, plus solubles dans l'eau bouillante et dans l'alcool pur, très solubles dans l'éther, l'alcool méthylique, la benzine, l'essence de térébenthine, l'acide sulfurique, etc. — Par le contact prolongé avec l'ammoniaque, elle donne naissance à l'*Alizaramide* ou *Alizaréine*. Chauffée avec le zinc en poudre, elle donne de l'*Anthracène* $C^{14} H^{10}$. Elle peut être elle-même obtenue en déshydratant, par l'anhydride phosphorique, l'*acide opianique* $C^{14} H^{14} O^7$, ou industriellement en chauffant avec un excès de potasse ou de soude l'*anthraquinone monosulfurique* $C^{14} H^8 O^2$, SO^3.

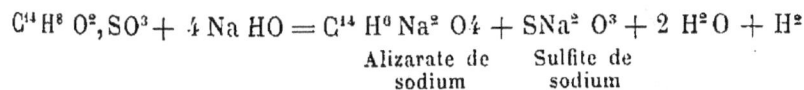

$$C^{14} H^8 O^2, SO^3 + 4 Na HO = C^{14} H^6 Na^2 O4 + SNa^2 O^3 + 2 H^2O + H^2$$
Alizarate de   Sulfite de
sodium   sodium

L'*alizarate de sodium* forme un beau composé violet, qu'on traite par un acide pour mettre l'*alizarine* en liberté.

L'*Alizarine* donne des *laques de Garance*, d'une coloration très vive, propriété mise à profit dans la teinture des étoffes ; celles qui sont mordancées à l'hydrate de peroxyde de fer revêtent une belle couleur violette : celles qui sont mordancées à l'alumine une coloration rouge un peu orangée [2].

---

[1] Rubiacine, Rubiadine, Rubiafine, Rubiagine, Rubiadipine, Rubiagine, acide Rubiacique, etc.

[2] Pour extraire l'*Alizarine* de la Garance, on fait bouillir dans une solution très étendue d'acide sulfureux, les racines concassées grossièrement : le liquide jaune-orange ainsi obtenu est additionné d'acide chlorhydrique, puis chauffé à 50° ou 60° : il se précipite des flocons rouges de *purpurine ;* après séparation de ceux-ci par le filtrage, on porte le liquide à l'ébullition, et l'on obtient un précipité vert (*Alizarine verte* du commerce) d'où l'on sépare l'Alizarine jaune

Usages. — La *Garance* est absolument inusitée aujourd'hui comme médicament : bien qu'on l'ait préconisée jadis contre le scorbut, les affections des reins, de la vessie ou du foie, contre les engorgements lymphatiques, etc., elle paraît à peu près inactive. La rapidité avec laquelle les os se teignent en rouge à la suite de l'absorption de sa matière colorante, lui avait fait attribuer (Raspail) une action efficace sur le Rachitisme. — Elle n'est plus employée qu'à colorer quelques préparations officinales, encore lui préfère-t-on souvent l'Orcanette (pommade Rosat) ou le Carmin.

Dans l'industrie même, où elle a été longtemps employée, la Garance est abandonnée aujourd'hui pour l'alizarine artificielle, dont le prix est beaucoup moins élevé : on a prétendu que les couleurs obtenues avec l'alizarine artificielle offraient moins de fixité que celles qui étaient dues à la Garance elle-même.

Diagnose. — En dehors de la Garance, le Droguier ne renferme que deux racines de couleur rouge : le *Ratanhia* (p. 312), qui est plus volumineux, très astringent, pourvu d'un suber de couleur foncée et très adhèrent, — et l'*Orcanette* (n° 203), qui forme une masse fibreuse, divisée en nombreuses radicules pubescentes.

164. IPÉCACUANHA ONDULÉ

Description. — La racine d'*Ipécacuanha ondulé*, que Dorvault[1] range parmi les *Faux Ipécacuanhas*, et que Flückiger et Hanbury[2] recommandent d'exclure complètement de la pratique médicale, n'arrive presque jamais dans le commerce

par l'éther, l'alcool méthylique ou les huiles minérales bouillantes. On peut aussi faire bouillir les racines avec une solution d'alun qui, au bout de quelques jours, laisse déposer l'alizarine impure, qu'il faut ensuite purifier par plusieurs lavages et des dissolutions successives, ou — encore traiter ces racines par leur poids d'acide sulfurique concentré; en évitant que la température atteigne 100°, les principes extracifs, gommes, sucres, etc., sont carbonisés; l'alizarine résiste. On lave le charbon à l'eau; on le sèche, et on le soumet à une température modérée dans un appareil sublimatoire où l'alizarine se dépose en longues aiguilles orangées : ce dernier procédé offre l'inconvénient de laisser perdre la *Purpurine* ou *trioxyanthraquinone* $C^{14} H^5 (O H)^3 O^2$.

[1] Dorvault. L'*Officine*, 10e édition, Paris, 1880, p. 572.

[2] Flückiger et Hanbury, *loc. cit.*, t. I., p. 650.

européen ; elle ne constitue guères qu'un échantillon de musée, d'ailleurs facile à distinguer de la vraie sorte officinale.

On la trouve sous forme de baguettes longues de 1 dé-
cimètre au plus, épaisses de 3 à 8 mill., flexibles, très sinueuses dans leur direction, et d'une couleur grise terreuse
assez pâle : c'est l'*Ipécacuanha blanc* des anciens auteurs
(Bergius, Mérat). Les anses qu'elle décrit sont très irrégulières, tantôt larges et très espacées, tan-
tôt rapprochées les unes des autres de
façon à simuler une succession d'anneaux
incomplets ou de demi-bourrelets. alternant assez régulièrement. La surface est
rugueuse, terne et s'entame sous l'ongle ;
elle porte de fines stries longitudinales de
dessiccation, et de petites fissures transversales ou même de véritables étranglements annulaires, mais toujours assez
espacés.

La cassure est compacte. farineuse, blanche, parfois légèrement bleutée. Sur, la
section nette faite transversalement, on
trouve un cylindre central jaunâtre, très
grêle (2 à 3 mill.), très poreux, entouré
d'une écorce parenchymateuse fort épaisse,
pulvérulente sous le doigt, et présentant
des pointements brillants comme la fécule
de pommes de terre. — L'odeur est terreuse ; la saveur est faible.

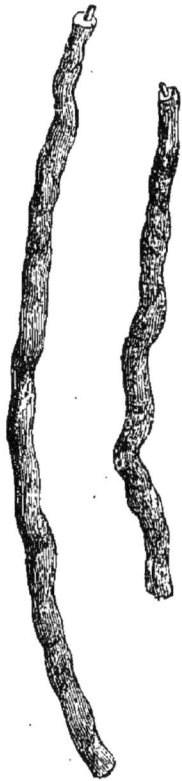

FIG. 172. — Ipéca-
cuanha ondulé.
Richardia scabra.
(D'après de Lanessan.)

Au microscope, on trouve sous un suber brunâtre à la surface, incolore dès la
troisième couche, — un parenchyme à
éléments larges, polygonaux, gorgés de
grains d'amidon et renfermant souvent
des paquets de raphides. Ces grains sont très volumineux ;
le hile est excentrique, les stries assez nettes, et souvent,

à l'un des pôles, se trouve fixé un second grain de très petite taille. Une zone assez étroite, dont les éléments plus petits et allongés tangentiellement renferment un peu moins d'amidon, correspond au liber et au cambium, sans que les limites de l'un ni de l'autre soient bien nettes. Le bois est dense et parcouru par de nombreux rayons médullaires à une seule file de cellules; ses fibres ont une paroi épaisse,

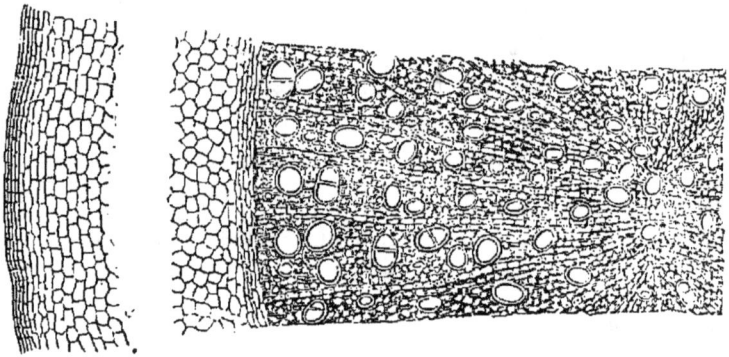

FIG. 173. — Ipécacuanha ondulé. Coupe transversale. (De L.)

un contour presque quadrangulaire, et renferment de nombreux grains d'amidon ; des vaisseaux ponctués, d'un calibre considérable, dont souvent un seul occupe la largeur d'un faisceau entier du bois, — criblent la coupe et donnent à ce cylindre central un aspect très caractéristique entre tous les Ipécacuanhas.

Botanique. — L'*Ipécacuanha ondulé* [1] provient du *Richardia Scabra* L. (*Richardsonia Brasiliensis* Gomez), *Rubiacée* de la série des *Spermacocées*. C'est une petite plante velue, couchée, très commune au Brésil et dans l'Amérique centrale, croissant dans les champs, au bord des routes, et jusque dans les rues peu fréquentées [2].

---

[1] Quelques auteurs font mention d'une autre sorte d'*Ipécacuanha ondulé*, qu'ils nomment *I. ondulé de Colombie*, ou *I. ondulé majeur*, en réservant au type que nous décrivons, le nom d'*I. ondulé mineur*. Cette sorte n'est point commerciale et d'ailleurs sans intérêt pour le médecin, lequel devra toujours écarter toute espèce d'*Ipécacuanha ondulé* comme inactive.

[2] Flückiger et Hanbury, *loc. cit.*, t. I, p. 630.

Rhizome épais et traçant. — *Rameaux aériens* nombreux, herbacés, rampants, velus. — *Feuilles* ovales, lancéolées, opposées, à stipules intrapétiolaires unis deux à deux en une gaîne laciniée. — *Fleurs* blanches ou teintées de violet, disposées en cymes contractées simulant des capitules (Baillon), à la base desquels 4 grandes bractées forment une sorte d'involucre. — *Calice* gamosépale, à 3-6 divisions. — *Corolle* tubuleuse à 3-6 divisions étalées. — *Etamines* en même nombre que les pétales, alternes avec eux, à filets connés avec le tube de la corolle. — *Ovaire* adné, à 3-4 loges uniovulées : style long, 3-4 lobé; disque glanduleux recouvrant le sommet de l'ovaire. — *Ovule* amphitrope ascendant. — *Fruit* capsulaire, à 3-4 coques monospermes pouvant s'ouvrir supérieurement, à calice souvent persistant. — *Graine* albuminée.[1]

Chimie. — Cet Ipécacuanha renferme à peu près les mêmes principes que la sorte officinale, mais la proportion de matière active y est beaucoup plus faible. On y trouve p. 100, 0,35 p. d'*Emétine* (Richard), 54 p. d'amidon, 22 p. d'extractif, 19 p. de cellulose, un peu d'acide gallique, des traces de matière grasse, selon Pelletier, aucune trace selon Richard. (Voir l'article *I. annelé* pour les réactions de l'*Emétine*.)

Physiologie et Thérapeutique. — En raison de la pauvreté extrême de cette sorte en principe actif, il convient de la rejeter absolument de la pratique (Bouchardat). A doses 5 ou 6 fois plus fortes, elle possède les mêmes effets que l'*I. annelé*; elle n'est d'ailleurs employée que dans les pays de production et ne se trouve plus commercialement en France[2].

Diagnose. — Cet Ipécacuanha se distinguera des petites racines de *Caïnça* à sa cassure farineuse.

165. IPÉCACUANHA ANNELÉ

Description. — Cette sorte, qui est la seule officinale, comprend deux formes absolument distinctes, que leur as-

---

[1] La production de l'*I. ondulé de la Colombie* est attribuée avec incertitude à *Uragoga undata* H. Bn. (*Psychotria undata* Jacq.)

[2] Bouchardat, en 1856 (*Manuel de Matière médicale, de Thérapeutique et de Pharmacie*, 3° édition), le signale déjà comme disparu du commerce courant.

pect extérieur a seul fait rapprocher sous la même dénomination : l'*Ipécacuanha annelé mineur*, et l'*Ipécacuanha annelé
majeur*.

A. *Ipécacuanha annelé mineur*. — C'est la sorte la plus anciennement connue, et bien qu'on ait voulu y distinguer
deux variétés, selon la couleur *gris-rougeâtre* ou *gris-noirâtre* de son écorce (Lemery et Mérat), elle offre un aspect
bien constant et bien caractéristique [1].

Ce sont des cordons un peu tortueux et à peu près cylindriques, longs de 12 cent. au plus, épais de $\frac{1}{2}$ à 2 cent.

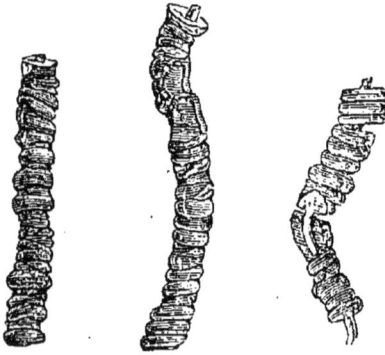

FIG. 174. — Ipécacuanha annelé
mineur *Uragoga Ipecacuanha*.
Grandeur naturelle. (De L.)

Leur couleur est brun-
grisâtre ou brun-foncé. La
surface est couverte d'épaississements transversaux formant généralement
des anneaux complets, parfois des demi-cercles : ces
anneaux sont larges de 1 à
3 mill., le plus souvent proportionnés au diamètre de
la racine; ils sont nettement
saillants, et souvent si bien
séparés les uns des autres
que la racine peut paraître étranglée entre 2 anneaux consécutifs : tantôt, on les trouve accumulés côte à côte et
comme entassés, tantôt séparés par des intervalles de 3 à

[1] L'*Ipécacuanha* (*Icpegaya*, *Pigaya*, *Poaya de mato* des Brésiliens) fut signalé
pour la première fois en 1648 par Pison et Marcgraff, parmi les plantes curieuses
et utiles de l'Amérique du Sud. Un médecin français, Legras, l'introduisit en Europe vers 1672 : la drogue n'eut alors aucun succès. En 1686, Grenier, droguiste à Paris, en remit une certaine quantité à titre de curiosité au médecin rémois Ad. Helvétius; celui-ci expérimenta sur ses malades la drogue nouvelle,
qui eut bientôt une vogue immense : Helvétius tenait secrète l'origine de sa
poudre merveilleuse, dont Louis XIV lui avait concédé par édit le monopole de
la vente. Plus tard, l'Ipécacuanha ayant été prescrit avec succès au Dauphin et à
quelques grands personnages, le roi acheta 1,000 livres d'or le secret d'Helvétius, et le livra au public en 1690. (Sprengel, Mérat.)

4 mill. En outre, il existe dans toute la longueur de la racine de petites stries longitudinales de dessication, parfois à peine visibles, et se continuant sur les anneaux eux-mêmes.

La cassure est courte, compacte, farineuse ou presque résineuse, grisâtre, et souvent d'aspect marbré. Sur la section tranversale, on constate que le parenchyme, bordé d'un liseré subéreux presque négligeable, occupe la moitié ou les deux tiers du rayon total ; l'axe ligneux est un peu jaunâtre, finement radié sous la loupe, entouré d'un mince cercle brun, et parfois au centre ponctué d'une petite tache de même couleur. — La portion corticale se détache assez facilement de l'axe ligneux et certains échantillons du commerce sont alors réduits à l'état de baguettes flexibles, enfilées dans une suite de cylindres bosselés de diverse taille et diversement écartés : cet aspect est très caractéristique.

L'odeur est un peu irritante ; la saveur, d'abord faible, devient bientôt âcre et nauséeuse.

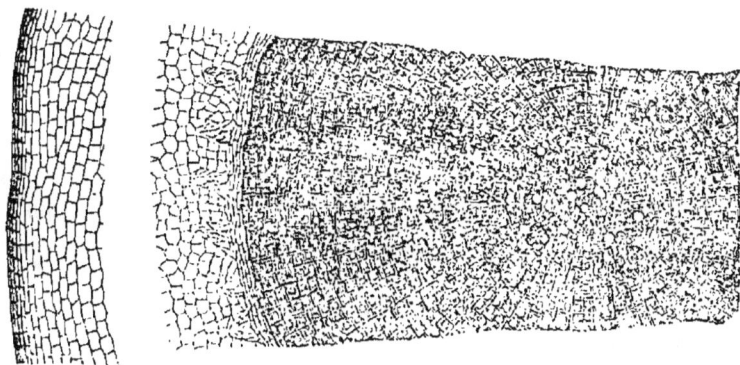

FIG. 175. — Ipécacuanha annelé mineur. Coupe transversale.
(D'après de Lanessan.)

Au microscope, le suber se montre formé de 4 à 6 couches de cellules rectangulaires brunâtres ; les cellules du parenchyme, allongées tangentiellement à la périphérie, diminuent graduellement de taille et s'allongent radialement aux

environs du cambium; elles renferment un grand nombre
de grains d'amidon et de raphides; la zone libérienne et la
zone cambiale, peu distinctes, sont réduites à 4 à 5 plans

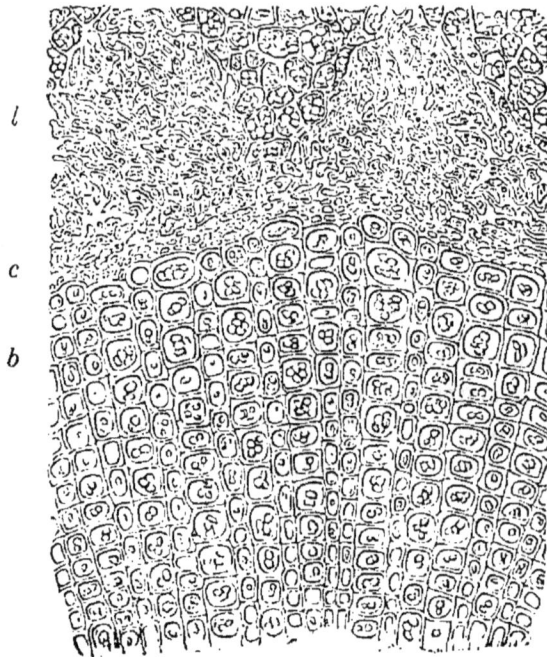

FIG. 176. — Ipécacuanha annelé mineur. Coupe transversale passant au niveau du liber (*l*), du cambium (*c*), et de la périphérie
du bois (*b*).

de cellules petites, à parois minces et sinueuses, renfermant
également de l'amidon. Le bois est formé de fibres étroites,
alignées assez régulièrement en files radiales, contenant
presque toutes de l'amidon : les vaisseaux sont peu nombreux, et de faible diamètre; les rayons médullaires et la
moelle paraissent faire absolument défaut.

B. *Ipécacuanha annelé majeur* ou *Ipécacuanha de Carthagène*
(*I. gris blanc* de Mérat, *I. de la Nouvelle-Grenade*). — Cette
sorte, d'importation relativement récente, et d'origine toute

différente de celle de l'ipécacuanha annelé ordinaire, diffère de ce dernier surtout par sa taille, qui est beaucoup plus considérable : le diamètre de certains échantillons peut atteindre jusqu'à près de 1 cent. La couleur est un peu plus pâle, les fragments moins tortueux et plus ramifiés : les anneaux sont plus espacés, plus étroits, peu ou point saillants : ce ne sont plus des bourrelets véritables, mais de minces crêtes annulaires : quelques échantillons peuvent même en être totalement dépourvus. La cassure et la section offrent le même aspect que dans la sorte ordinaire : l'odeur et la saveur sont identiques.

La structure histologique est exactement celle de l'*I. annelé mineur* : « Aucun détail, même minime, ne peut permettre de les reconnaître à l'aide du microscope », dit M. de Lanessan. (*Fluck. et Hanb.*, loc. cit., t. I, p. 653).

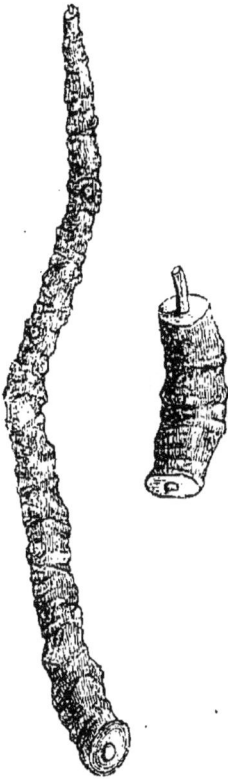

FIG. 177. — Ipécacuanha annelé majeur. *Uragoga granatensis.*

(D'après de Lanessan.)

Les fragments de tige et de rameaux aériens, constituant, au point de vue commercial, de la matière inerte, sont plus abondants encore que dans la sorte précédente.

Botanique. — Les *Ipécacuanhas annelés* sont fournis par deux *Uragoga*, petites plantes ligneuses, dressées, appartenant à la famille des *Rubiacées*, section des *Uragogées.*

L'*I. annelé mineur* provient de l'*Uragoga Ipécacuanha* H. Bn. (*Cœphelis Ipécacuanha* Rich. *Cephœlis emetica* Pers. *Ipécacuanha officinalis* Arrud.). Haut de 40 cent. au plus, il croît abondamment au Brésil dans deux régions : l'une formée des provinces avoisinant Rio-de-Janeiro, dans la vallée de l'Amazone, l'autre, plus riche, exploitée depuis un demi-siècle seulement, plus occidentale et occupant la province intérieure de Mattogrosso, dans la vallée du Paraguay. La plante habite les forêts humides et peu éclairées, et se propage par boutures avec une extrême facilité.

Tige en partie rhizomateuse, pourvue de racines adventives nombreuses, seules employées en médecine, — dressée et noueuse dans sa portion aérienne. — *Feuilles* peu nombreuses (3 à 5 paires), opposées, à limbe glabre, ovale-acuminé, à pétiole accompagné de 2 stipules unies à celles du côté opposé en une courte gaine laciniée. — *Fleurs* petites, blanches, hermaphrodites, régulières. — *Inflorescence* en cymes compactes et contractées, simulant un capitule, dans une sorte d'involucre formé de 4 larges bractées. — *Calice* court, gamosépale, à cinq divisions. — *Corolle* tubuleuse à quatre ou cinq divisions étalées, à gorge velue. — 5 *Étamines* alternipétales, à filet fixé à la gorge de la corolle. — *Ovaire* très infère, biloculaire, surmonté d'un disque glanduleux et d'un style bilabié au sommet. — *Ovule* unique dans chaque loge, anatrope, dressé, à micropyle dirigé en bas et en dehors. — *Drupe* violacée à deux noyaux monospermes. — *Graine* plan convexe, fendue en avant et pourvue d'un albumen corné.

L'*I. annelé majeur* provient de l'*Uragoga granatensis* H. Bn, plante de l'Amérique centrale, encore mal connue.

Chimie. — L'*Ipécacuanha annelé mineur* renferme de l'amidon (environ 30 p. 100), de la cire, de la résine, de la cellulose et deux principes actifs, l'*émétine* et l'*acide ipécacuanhique*; l'*émétine* presqu'entière se trouve localisée dans le parenchyme cortical.

L'*Émétine* $C^{15} H^{22} AzO^2$ (Pelletier et Magendie. 1817) est un alcaloïde cristallisable, incolore, soluble dans le chloroforme, l'alcool et l'éther, peu soluble dans l'eau froide, un peu plus dans l'eau bouillante, et dont la formule ne paraît pas très nettement établie. Ses sels sont généralement solubles dans l'eau, sauf le nitrate, soluble dans 100 p. d'eau. On la prépare soit en épuisant par le chloroforme l'extrait hydroalcoolique additionné de potasse caustique, soit plutôt (Lefort et Würtz, 1877) en dissolvant cet extrait dans son poids d'eau chaude. On y ajoute une solution saturée de nitrate de potasse. Au bout de 24 heures, on recueille le *nitrate d'émétine* impur qui s'est déposé; on le lave avec un peu d'eau froide, qui enlève la majeure partie des matières colorantes. — On le dissout dans un peu d'alcool, et la solution est versée dans un lait de chaux épais. Le mélange est séché au bain marie, puis pulvérisé, et épuisé par l'éther. Celui-ci distillé laisse l'émétine encore colorée. On la dissout dans l'acide sulfurique étendu, qui ne dissout pas la matière résineuse brune. La solution de *sulfate d'émétine* est précipitée par l'ammoniaque étendue : l'*Emetine* se dépose en flocons abondants encore un peu jaunâtres. Pour l'avoir tout à fait pure, on la redissout dans l'éther et on distille dans le vide. Les sels d'émétine précipitent par l'iodure double de mercure et de potassium, l'acide tannique, les nitrates de soude et de potasse, etc. ; en présence de l'acide sulfurique concentré et de l'hypochlorite de potasse, elle donne ainsi, que ses sels, une belle coloration jaune (Flückiger). On a trouvé dans l'ipécacuanha annelé mineur jusqu'à 14 et 16 p. 100 d'émétine (?) : selon Flückiger et Hanbury, il ne s'agit là que de l'émétine impure, et les proportions d'alcaloïde fournies par les meilleures sortes ne dépassent jamais en réalité 1 p. 100

L'*acide ipécacuanhique* (Willigk) est un glucoside brunâtre et amer, voisin de l'*acide quinique* et de l'*acide cafétannique* : on n'en trouve que de très faibles proportions, rapportées jadis à l'*acide gallique*.

L'*Ipécacuanha annelé majeur* renferme les mêmes principes que l'*I. mineur* : toutefois on a trouvé dans l'*I. annelé majeur* un peu moins d'émétine et un peu plus d'amidon et de cellulose.

Physiologie et Thérapeutique. — La poudre d'ipéca agit localement comme un irritant énergique, que l'on a pu comparer à l'huile de Croton : sur la peau dénudée, elle détermine une éruption vésiculeuse intense, et sur les muqueuses (conjonctive, muq. pituitaire, col de l'utérus) une inflammation accompagnée de suppuration. — C'est encore en irritant les terminaisons du pneumogastrique que la poudre d'ipéca, ingérée à doses massives dans l'estomac, détermine le vomissement par voie réflexe, et non par une action spéciale de l'*émétine* sur les centres nerveux après absorption; par propagation des contractions stomacales à l'intestin, on observe souvent à la suite une véritable purgation à la fois mécanique (Legros et Onimus) et dialytique, grâce à l'hypersécrétion que provoque l'action irritante de l'ipéca.

Les doses faibles et répétées, délayées dans une forte quantité d'eau, ne déterminent plus d'irritation locale ni de vomissements : elles sont absorbées dans le courant circulatoire et l'émétine agit sur les centres comme un *controstimulant*, diminuant le nombre et l'intensité des battements du cœur et des mouvements respiratoires, abaissant la température, émoussant la sensibilité, et surtout paralysant les fibres lisses des tuniques vasculaires : ainsi s'explique l'action de l'ipéca sur les hémorragies, (dysenterie, hémoptysie) qu'il tarit en diminuant le débit sanguin dans les vaisseaux; enfin, par un mécanisme encore assez mal expliqué, il apparait secondairement de la constipation.

L'émétine est ensuite éliminée par presque tous les appareils sécréteurs, notamment la muqueuse bronchique et les glandes salivaires, en produisant alors un peu de catarrhe bronchique et de salivation : on a dit que l'ipéca ainsi ramené dans l'estomac par la salive, pouvait, à doses élevées, provoquer par voie réflexe de nouveaux vomissements. (Méhu.)

L'émétine absorbée par voie hypodermique ne produit de vomissements que dans ce dernier cas : elle agit sur les centres nerveux en déterminant les phénomènes indiqués plus haut : constipation, abaissement de température, action vaso-constrictrice (D'Ornellas).

En thérapeutique, on emploie rarement l'ipéca à l'extérieur, bien qu'on l'ait proposé comme révulsif. (pommade d'ipèca ou liniment de Hannay).

On le prescrit à l'intérieur en poudre :

1º Pour déterminer le *vomissement*, — de 1 gr. à 1 gr. 50 dans dans un ou deux verres d'eau, aux adultes : — 1 gr. de 2 à 15 ans; 20 centigr. aux nouveaux-nés ;

2º Comme *purgatif*, — 1 à 4 gr. dans un litre d'eau.

3º Comme *expectorant*, incisif, etc., — dans la bronchite, en pastilles (2 à 12 par jour : chaque pastille renferme 15 centigr. d'ipéca.) en sirop (10 gr. d'extrait alcoolique pour 990 gr. de sirop de sucre [Codex]. 1 à 2 cuillerées aux enfants au-dessous de 2 ans; agit également comme vomitif).

4º Comme *antispasmodique* et controstimulant dans la coqueluche, l'asthme, les convulsions, et au début d'une foule d'affections fébriles : pneumonie, scarlatine, fièvre typhoïde, embarras gastrique, et même (?) fièvres intermittentes.

5º Comme *antihémorragique*, dans les hémoptysies des phtisiques, la métrorrhagie, l'entérorrhagie de la fièvre typhoïde, l'hématurie, l'épistaxis rebelle. Il remplit à la fois la plupart de ces indications dans le traitement de la *bronchite*, de la *pneumonie* et surtout dans celui de la *dysenterie* dont il constitue le remède héroïque. On l'administre dans ce dernier cas à haute dose mais dilué dans une assez grande quantité de véhicule. [8 gr. d'ipéca dans 125 gr. d'eau; administrer seulement l'eau de la macération : ajouter 125 gr. d'eau sur la poudre ayant déjà servi et administrer cette macération nouvelle au bout de 24 heures : recommencer une 3e et une 4e fois. Ne faire avaler au malade le tout, poudre et liquide, que lorsque la tolérance a pu s'établir. (Dujardin-Baumetz.)]

On l'a encore prescrit dans le traitement du choléra, du typhus, etc.

L'*émétine* est très rarement employée : on peut prescrire à l'intérieur l'*émétine pure* (5 à 10 milligr.) on mieux le *sulfate d'émétine*, en injections hypodermiques (solution au 5/1000° : 2 à 4 gr.)

Poudre de Dower.

Extr. Opium sec.	30
Poudre d'Ipéca.	30
Sulfate de potasse.	125
Azotate de potasse.	125
Poudre de réglisse.	30
(30 à 60 centigr.)	

Pilules de Segond ou *pilules de Monnard.*

Ipéca.	40 centigr.
Calomel à la vap.	20 —
Extr. gom. d'opium.	5 —
Sirop de Nerprun	Q. S.
pour 6 pilules. (2 à 6 par jour).	

Sirop de Desessard.

Ipécacuanha.	32 gr.	Sulfate de Magnésie.	96 gr.
Séné.	96 —	Sucre blanc.	Q. S.
Serpolet.	32 —	Eau de fl. d'oranger. }	
Pétales de Coquelicot.	125 —	Vin blanc.	750 gr.

Poudre vomitive. (Très usitée.)

Ipéca.	1.50
Tartre stibié.	0.05

166. IPÉCACUANHA STRIÉ

Description. — Cette sorte, assez rare dans le commerce et constituant, avec l'*I. ondulé* décrit plus haut, un véritable objet de musées, comprend deux variétés assez distinctes, bien séparées par M. le professeur Planchon [1], sous les noms d'*Ipécacuanha strié majeur*, et d'*Ipécacuanha strié mineur*.

A. IPÉCACUANHA STRIÉ MAJEUR. (*Ipécacuanha gris cendré glycirrhizé* de Lemery, *Ipécacuanha strié violet, Ipécacuanha strié*

---

[1] G. Planchon, *Traité pratique de la détermination des drogues simples d'origine végétale.* Paris. 1875, t. 1, p. 496. — Id. *Note sur les Ipécacuanhas striés* (*Journal de Pharmacie et de Chimie.* 4° série, t. XVI, p. 404, et t. XVII, p. 19.)

mou, *Grand Ipécacuanha strié* de Flückiger et Hanbury, *Ipécacuanha de Carthagène* de quelques droguistes français].

Cette variété se présente sous forme de petites baguettes de 4 à 8 mill. d'épaisseur, longues de 4 à 10 cent. droites ou faiblement courbées ; rarement elles sont véritablement sinueuses, parfois seulement un peu étranglées en quelques endroits. La surface est grise ou brune, nettement striée suivant la longueur, un peu molle, se rayant sous l'ongle et se déprimant sous la dent : l'écorce, qui est fort épaisse, peut s'isoler du bois par places, en reproduisant la forme de *chapelet* si commune chez les *Ipécacuanhas annelés*. La cassure est courte, cireuse, *sans trace aucune d'amidon* : elle est d'un brun plus ou moins foncé ou violacé, et bordée d'une écorce noire ; elle est d'ailleurs rarement homogène, et le plus souvent marbrée de taches irrégulières, bien visibles sur la section nette. Le cylindre central, très grêle proportionnellement au parenchyme cortical, est jaunâtre, compact, et n'offre jamais de pores, même sous la loupe. — L'odeur est nulle ; la racine, placée dans la bouche, se gonfle légèrement et paraît à peu près insipide.

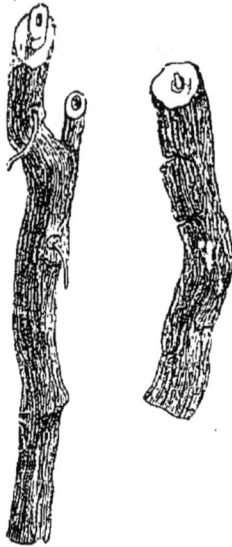

FIG. 178. — Ipécacuanha strié majeur. *Psychotria emetica.*

(D'après de Lanessan.)

Au microscope, on retrouve dans l'écorce le suber et le parenchyme des autres Ipécacuanhas ; mais, signe absolument caractéristique, les phytocystes du parenchyme *ne renferment jamais d'amidon* ; quelques-uns contiennent un faisceau de raphides. Le liber est à peine distinct de ce parenchyme, dont les cellules sont de plus en plus petites à mesure qu'elles se rapprochent du centre : le cambium forme une bande étroite, également peu visible. Le bois se compose de fibres étroites, à section quadrangulaire, dépourvues d'amidon, et entremêlées de rares vaisseaux dont le diamètre

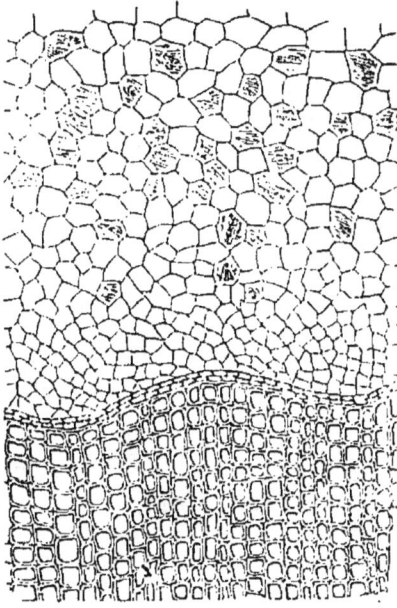

FIG. 179. — Ipécacuanha strié majeur. Coupe transversale passant au niveau du liber, et du cambium et de la périphérie du bois.

n'excède pas celui des fibres; les rayons médullaires et la moelle paraissent faire entièrement défaut.

B. Ipécacuanha strié mineur (*Ipécacuanha des mines d'or* de Pelletier, *Ipécacuanha strié noir*, *Ipécacuanha strié dur*, *Petit Ipécacuanha strié* de Flückiger et Hanbury).

Cette sorte est en fragments ordinairement plus courts que la précédente, épais de 3 à 6 mill. et même quelquefois 10 mill. L'écorce est brune, souvent très foncée; elle offre des stries longitudinales fines et très nettes; de place en place se montrent des étranglements profonds, mais moins *subits* que dans l'*I. strié majeur* : en outre, elle se détache avec une facilité plus grande encore du cylindre central. La cassure est un peu fibreuse; sur la section nette, l'écorce occupe une faible part du diamètre total, le cylindre central étant beaucoup plus développé que dans l'*I. strié majeur* : cette section est grise, brune ou noire sur la coupe, résistante, compacte, et ne se rayant point sous l'ongle. Le bois est jaune et nettement poreux. L'odeur est nulle, la saveur un peu âcre.

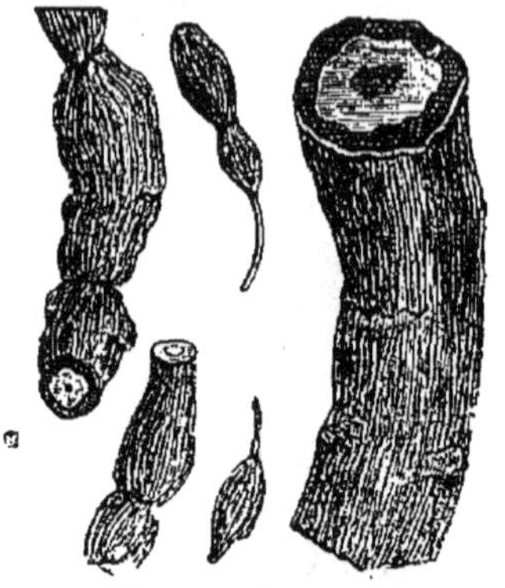

FIG. 180. — Ipécacuanha strié mineur. *Richardia?)* (D'après de Lanessan.)

Au microscope, on retrouve la disposition fondamentale commune à toutes les sortes d'*Ipéca-*

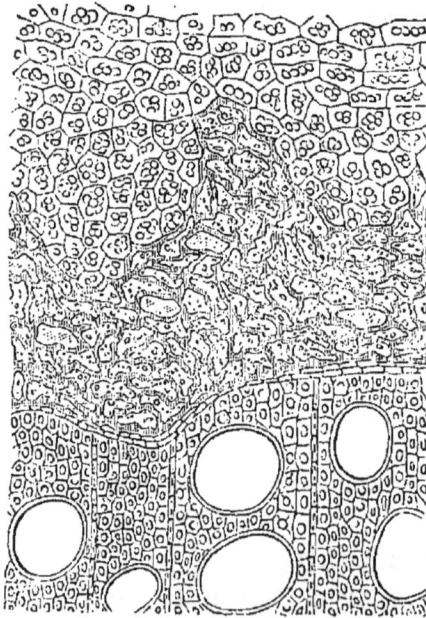

FIG. 181. Ipécacuanha strié mineur. Coupe transversale passant au niveau du liber (*l*), du cambium (*c*) et de la périphérie du bois (*b*).

cuanha, mais le parenchyme se distingue à première vue de

celui de l'*I. strié majeur*, par la *grande quantité d'amidon* que renferment ses cellules : les grains sont volumineux, plus encore que ceux de l'*I. annelé*, et sont entremêlés de quelques raphides. Les fibres ligneuses sont épaisses, jaunâtres, et offrent une section quadrangulaire : les vaisseaux sont peu nombreux, mais cinq ou six fois plus larges que les fibres : les rayons médulaires, réduits à une seule file de cellules gorgées d'amidon, sont nettement visibles, et se réunissent au centre en formant une sorte de moelle.

En résumé, l'absence d'amidon et l'épaisseur de l'écorce dans le premier cas, la présence de l'amidon, la minceur du parenchyme et la porosité du bois, dans le second, — permettront toujours de distinguer ces deux variétés l'une de l'autre.

Botanique. — L'*Ipécacuanha strié majeur* provient de l'*Uragoga emetica* H. Bn. (*Psychotria emetica* Mat.), petite plante ligneuse de la Nouvelle Grenade, atteignant de 30 à 60 centimètres de haut. C'est une *Rubiacée Uragogée*, ne différant de la plante qui fournit l'*Ipécacuanha annelé mineur* (voy. p. 495, *Uragoga Ipecacuanha*) que par ses stipules entières, aiguës, et son inflorescence en cymes bipares axillaires ou terminales, à axes plus allongés et peu ramifiés.

L'*Ipécacuanha strié mineur* est produit par une *Rubiacée* de la Nouvelle Grenade encore indéterminée et qui pourrait être, selon M. Planchon, un *Richardia* (*Richardsonia*).

Chimie. — La racine des *Ipécacuanhas striés* renferme à peu près les mêmes principes que celle des *Ipécacuanhas annelés*, mais avec une proportion beaucoup moindre d'alcaloïde. L'*Ipécacuanha strié mineur*, le plus actif des deux, renferme environ 9 p. 1000 d'émétine, et beaucoup d'amidon [1]. L'*Ipécacuanha strié majeur*, ne contient que 2,75 p. 1000 d'émétine : il est dépourvu d'amidon et renferme, paraît-il, une substance particulière offrant quelques-unes des réactions du sucre.

Physiologie et Thérapeutique. — Mêmes usages que les *Ipécacuanhas annelés*, mais avec une efficacité beaucoup moindre : il ne faudra s'en servir que faute de ceux-ci et employer des doses doubles pour l'*Ipécacuanha strié mineur*, triples pour l'*Ipécacuanha*

---

[1] Le chiffre de 79 p. 100, représente amidon-gomme et ligneux dans l'analyse de Pelletier, citée par Guibourt.

strié majeur : l'une et l'autre sortes sont d'ailleurs peu répandues dans le commerce, où l'*Ipécacuanha annelé* est toujours beaucoup plus facile à se procurer.

Diagnose. — L'*I. strié mineur*, lorsqu'il se présente en longues baguettes rigides, offre quelque ressemblance avec les radicules du *Cainça*, par la minceur de son écorce et la porosité de son axe ligneux ; mais l'écorce de ces radicules est plus molle et ordinairement dépourvue de stries longitudinales et d'étranglements annulaires : leur cassure est franchement fibreuse ; le plus souvent d'ailleurs les racines du *Cainça,* même les plus grêles, sont plus épaisses que celles des Ipécacuanhas.

167. RACINE DE CAINÇA

Description. — La Racine entière est très volumineuse, souvent divisée au bout de 5 ou 10 centimètres : elle émet de nombreuses ramifications dont un certain nombre, naissant près du collet, atteignent l'épaisseur d'un tuyau de plume ou celle du doigt, et rampent horizontalement à une faible distance de la surface du sol, en donnant quelques ramifications verticales. Un certain nombre de petites racines secondaires demeurent appliquées contre l'axe principal, et restent enfermées pendant une notable partie de leur trajet dans l'épaisseur même de l'écorce. Cette racine entière se rencontre rarement dans le commerce[1] : on n'en trouve d'ordinaire que des fragments de volume très variable, beaucoup plus souvent les racines secondaires détachées.

L'Ecorce s'enlève facilement ; elle est coriace, dure, épaisse de 1 à 2 millimètres. Sa surface externe est terne, rugueuse et d'un gris brun plus ou moins foncé : elle porte quelques fissures transversales et de nombreuses verrues, petites, peu

---

[1] La figure ci-après a été dessinée d'après un échantillon qui ne mesurait pas moins de 40 cent. de long. mis fort obligeamment à notre disposition par M. Genevoix, directeur de la Pharmacie centrale.

saillantes. — Les racines secondaires (ou *côtes*) renfermées dans son épaisseur dessinent au dehors des lignes parfois très sinueuses : une fois isolées, elles se montrent de cou-

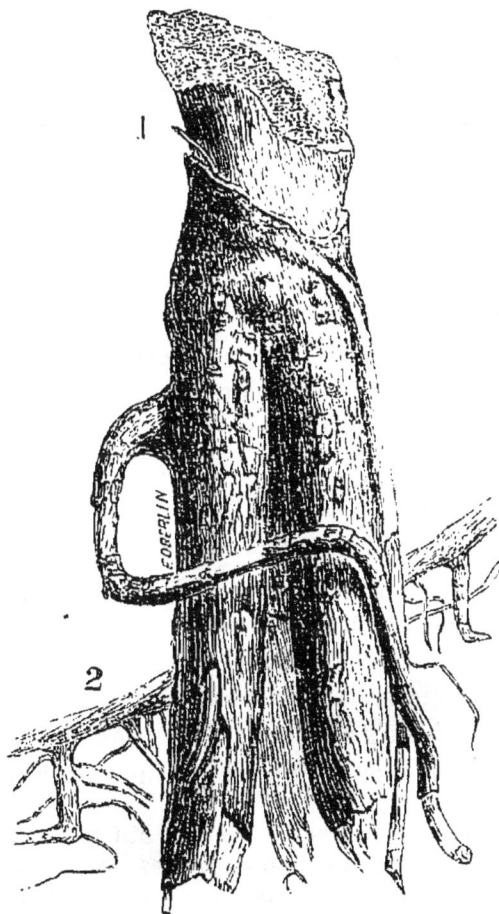

FIG. 182 et 183. — Racine de Caïnça. *Chiococca anguifuga*.

1. Racine entière. — 2. Rameau latéral isolé.

leur jaunâtre, cylindriques et épaisses de 2 à 6 millimètres. La face interne de l'écorce est lisse, un peu fibreuse d'aspect, colorée en brun et souvent marbrée de taches jaunâtres.

Le bois est très léger, fibreux, coloré en blanc sale ; la surface du cylindre ligneux privé de son écorce est fortement réticulée ou cannelée. Sur les échantillons volumineux, les couches plus jeunes se détachent assez facilement du cœur, auquel elles forment une sorte d'enveloppe d'épaisseur variable. La cassure est fibreuse : la coupe offre une structure manifestement radiée et se montre criblée de pores très fins : on ne trouve presque jamais de moelle.

Les racines secondaires sont un peu tortueuses, d'un gris plus clair que le corps de la racine, et portent parfois de légers plis longitudinaux de dessiccation qui leur donnent alors l'aspect de l'*Ipécacuanha strié* (moins les étranglements annulaires). Sur la coupe, l'écorce est brune et proportionnellement plus épaisse que dans l'axe principal ; le bois se montre plus jaune et plus poreux.

L'odeur est faible, un peu nauséeuse. La saveur du bois est nulle, celle de l'écorce un peu âcre.

Au microscope, on trouve successivement : — un suber très mince, — un parenchyme cortical dont les éléments sont gorgés d'amidon et mêlés de quelques cellules scléreuses ; — un liber rare dont les fibres ont des parois remarquablement épaisses ; — un bois à fibres larges et épaisses, mêlées de nombreux vaisseaux à large ouverture. Les rayons médullaires sont très étroits et très nombreux.

Botanique. — La *Racine de Cainça* officinale [1] est fournie par une *Rubiacée* de la série des *Chiococcées*, le *Chioccoca anguifuga* Mart., et peut être également par une espèce voisine, le *Chiococca densifolia* Mart. L'une et l'autre habitent le Brésil.

La *tige* du *C. anguifuga* est ligneuse, dressée, haute de 2 à 3 mètres. — *Feuilles* opposées, stipulées, glabres, ovales-lancéolées. — *Fleurs* colorées en jaune pâle, disposées en grappes axillaires de cymes. — *Calice* gamosépale à cinq divisions. —

---

[1] La Racine de *Chiococca racemosa*, employée par quelques pharmacopées étrangères de préférence à celle qu'a adopté le Codex français et que nous venons de décrire. — se distingue de celle-ci par la couleur jaune de son bois et la teinte plus grise de son écorce (Guibourt).

Corolle gamopétale, campanuliforme, à cinq lobes elliptiques et réfléchis. — 5 *Etamines* alternipétales, à filets soudés entre eux à leur base, à anthères biloculaires et extrorses. — *Ovaire* très infère, à style long et renflé au sommet, à 2 loges renfermant chacune un seul ovule anatrope, suspendu, dont le micropyle est dirigé en haut et en dedans. — *Drupe* coriace et blanche[1], portant un sillon extérieur très marqué et contenant 2 *graines* un peu plan convexes, à albumen corné.

Chimie. — La *Racine de Caïnça* renferme (Pelletier et Caventou) une huile odorante verte, deux matières colorantes jaunâtres, un principe cristallisable et incolore, l'*acide caïncique*, $C^{40} H^{60} O^{18}$ doué d'une saveur peu prononcée d'abord, puis amère et astringente, auquel la drogue doit ses propriétés, — et des traces d'*acide cafétannique* et d'*émétine*.

Physiologie et Thérapeutique. — La *Racine de Caïnça* possède les propriétés des *Ipécacuanhas*, mais à un degré moindre : elle est tonique, éméto-cathartique, diurétique, antidysentérique. Le *Caïnça* ou l'*acide caïncique*, selon François, agit surtout sur les reins, dont il accélère ou modifie la sécrétion.

On l'a employé contre l'hydropisie, l'anasarque et même la syphilis. Les indigènes du Brésil s'en servent contre la morsure d'un serpent nommé également *Cainana* ou *Caïnça*. Il est aujourd'hui inusité en France, après avoir eu pendant un moment une certaine vogue. On employait la tisane (8 gr. d'écorce, p. 250 gr. d'eau), la teinture au 1/8 (10 à 40 gr.), le vin, et surtout l'extrait alcoolique (30 centigr. à 5 gr.). — L'*acide caïncique* en pastilles (20 à 60 centigr.) constitue un excellent diurétique dans l'hydropisie.

Diagnose. — On distinguera la *Racine de Caïnça* :

1o Des *Ipécacuanhas striés*, qui ne renferment jamais de côtes ligneuses incluses dans leur écorce et portent, de distance en distance, non pas des fissures, mais de véritables étranglements annulaires; 2o de la *Racine de Jusquiame*, toujours creuse au centre, très pâle au dehors et offrant sur sa coupe un cercle jaune très caractéristique.

---

[1] *Chiococca :* χιών, neige, κοκκος graine. — en anglais *Snow-berry*, même sens, — en brésilien *Raiz preta*, racine noire (Guibourt).

168. CAFÉ

Description. — La partie employée en médecine est la graine dépouillée de ses enveloppes. Cette graine est allongée et possède une face ventrale plane ou faiblement bombée, à contour sensiblement elliptique, et une face convexe ou dorsale. La longueur du grand axe de l'ellipse varie entre 8 et 12 millimètres; celle du petit axe entre 6 et 8 millimètres : — l'épaisseur au milieu est de 3 à 4 millimètres. A la surface, la graine est colorée en vert jaunâtre, lisse et faiblement luisante.

La face ventrale porte à peu près en son milieu une fente de 2 millimètres de large, s'enfonçant obliquement ou perpendiculairement dans l'intérieur de la graine : cette fente règne dans presque toute la longueur de la face ventrale et devient légèrement sinueuse à ses deux extrémités, dont l'une est terminée en cul-de-sac, l'autre ouverte en pente douce. Il est à peu près constant de retrouver, dans ce sillon, des pellicules jaunâtres, minces et luisantes, débris des téguments se poursuivant jusque dans le hile de la graine.

A la partie inférieure de la face dorsale ou convexe, on peut souvent distinguer une légère intumescence, placée excentriquement et indiquant la place de l'embryon au sein de l'albumen.

Sur une coupe transversale, on voit très nettement la disposition remarquable de la fente du hile : celle-ci s'enfonce soit perpendiculairement, soit beaucoup plus souvent très obliquement au cœur de l'albumen, et va s'étendre sous la face convexe en y formant une cavité étroite, presque virtuelle, mais régnant sous toute l'étendue de cette face. — L'albumen semble ainsi formé d'une épaisse lame de parenchyme, à bords repliés sur eux-mêmes en avant : cette lame

présente en outre sur la coupe, au milieu de sa tranche,
une ligne jaune très visible, — et si la coupe passe vers la
partie inférieure du grain, on pourra voir, au milieu de

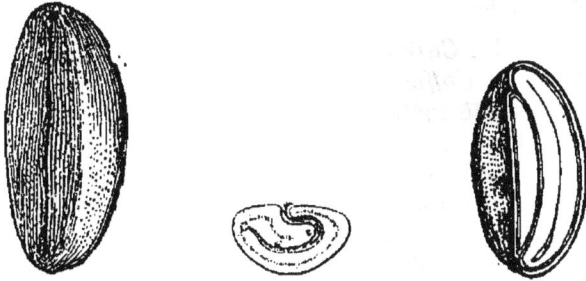

FIG. 184, 185 et 186. — Graine de Café. *Coféa arabica.*

a. Face ventrale.   *b.* Coupe trasversale.   *c.* Coupe longitudinale.

cette couche jaune, près du bord aigu de la graine, une
tache ronde de 1 à 2 millimètres de large : c'est l'embryon.

L'odeur est faible et a été comparée à celle du foin : la
saveur est un peu âpre. La graine entière est légère,
compacte, se rayant à l'ongle avec quelque difficulté et se
déprimant sous la dent.

Anatomiquement, l'albumen est constitué par un parenchyme homogène, dont les éléments, à parois épaisses et
fortement ponctuées, renferment un contenu granuleux et
de nombreuses gouttelettes de matière grasse. Quelques-
unes des granulations les plus fines bleuissent par l'iode.

Les téguments sont formés de nombreux phytocystes
allongés, à parois épaisses et criblées de trous : ils sont
entremêlés de faisceaux de trachées.

¹ On distingue dans le commerce plusieurs sortes de café : le café *Martinique*,
à grains volumineux, plats sur la face ventrale, conservant parfois une grande
partie de leur tégument ; — le café *Bourbon*, à grains plus petits, dépourvus de
tégument, un peu recourbés à l'une de leurs extrémités , — le café *Moka*, à
grains plus petits encore, bombés sur la face ventrale, à fente très étroite ; —
le café *Haïti*, d'un vert très clair; — le café *Java*, le café *Rio-Nunez*, etc. M. Planchon fait justement remarquer que ces dénominations purement commerciales
ne correspondent à aucune distinction botanique véritable, et que la même

espèce, le même individu, la même branche peuvent produire à la fois tous ces différents types : il suffit. en effet. que dans l'ovaire l'un des ovules se développe davantage ou s'atrophie complètement, pour que celui de la loge voisine présente des dimensions plus ou moins considérables, une face ventrale déprimée ou bombée ; le café *Moka*. par exemple, est vraisemblablement produit par un ovaire dont l'une des loges demeure stérile, n'opposant plus aucun obstacle au développement ventral de l'ovule de la loge féconde.

Botanique. — Le *Café* est produit par une *Rubiacée* de la série des *Coffées*, le *Coffœa arabica* L., arbuste grêle et toujours vert, haut de 2 à 6 mètres, que l'on a cru longtemps originaire d'Arabie, mais que l'on considère anjourd'hui comme indigène de la région abyssinienne : il n'a été connu en Europe que vers 1645 et ne fut importé aux Antilles que vers 1720. Les colonies Françaises de la Réunion et de la Martinique en produisent des quantités considérables : on le cultive également à Haïti, au Brésil, à Maurice, à Zanzibar, à Java, et surtout en Arabie (Moka).

Tige dressée, glabre, à branches grêles peu ou point ramifiées. — *Feuilles* opposées, glabres, ovales-acuminées, à pétiole court, accompagné de stipules interpétiolaires aiguës et caduques. — *Fleurs* blanches, réunies en cymes axillaires contractées. — *Calice* très court, à cinq dents peu visibles. — *Corolle* tubuleuse, à cinq lobes aigus étalés. — 5 *Étamines* alternipétales, à filets connés avec la corolle, à anthères dorsifixes et introrses. — *Ovaire* très infère, biloculaire, à disque épigyne peu marqué, à style dressé, bilobé au sommet. — *Ovule* unique dans chaque loge, semi anarope, à micropyle dirigé en bas et en dehors. — *Drupe* rouge, sphérique ou oblongue. à un ou deux noyaux, marqués chacun d'un sillon profond sur la face ventrale.

On a proposé ou employé comme succédanés les graines du *Cofféa liberica* Bull., du *Cofféa maritiana* Lag. (*Café marron*[1] de Maurice), du *Coffea bengalensis*. La préparation est des plus simple : les fruits sont écrasés à l'aide de pierres, les graines lavées ensuite et séchées soigneusement.

Chimie. — Les grains verts renferment de la gomme, de l'albumine végétale, une huile grasse (10 à 13 p. 100), deux huiles essentielles, l'une soluble, l'autre insoluble dans l'eau, de l'*acide cafétannique* (Rochleder) ou *Chlorigénique* (Payen), et un alcaloïde qui est le principe actif de ces graines, la *Caféine* (1 à 2 p. 100 : moitié moins que dans le *Thé*, 3 ou 4 fois moins que dans le *Guarana*).

La *Caféine* (Runge, 1820) $C^8 H^{10} Az^4 O^2$ est amère, cristallisable.

---

[1] Selon Guibourt, ce *café marron* serait doué d'une grande amertume et même de propriétés vomitives.

peu soluble dans l'eau froide (1/50), davantage dans l'eau bouillante, soluble dans l'alcool et le chloroforme, fort peu dans l'éther : elle est isomère de la *Théine* et de la *Guaranine*. Elle donne facilement naissance à des sels, mais qui, pour la plupart, se décomposent au contact de l'eau. On n'en trouve qu'une faible quantité à l'état libre dans le café vert. La plus grande partie y existe à l'état de *Chlorigénate de potasse et de Caféine*. Ce sel augmente considérablement de volume par la chaleur [1] et se décompose partiellement en *Caféine* à peu près insoluble dans l'eau, et en une substance brune, amère et soluble, encore mal définie, la *Caféone*.

Le café torréfié renferme donc les mêmes principes, avec une notable proportion de *Caféine* en moins, et de la *Caféone* en plus, les proportions de ces deux corps se trouvant en raison inverse et dépendant du degré de torréfaction subi par les grains : on y rencontre en outre, un peu de *méthylamine*.

La *Caféone* est une huile essentielle, soluble dans l'éther, se volatilisant assez rapidement, très aromatique et communiquant au café torréfié ses propriétés excitantes. Nous avons vu qu'elle se forme aux dépens de l'*acide chlorigénique* pendant la torréfaction.

L'*acide chlorigénique* ou *cafétannique* $C^{15} H^{18} O^2$, bouilli dans une solution de potasse à $D^o = 1,25$, se transforme en *acide caféique*. $C^9 H^8 O^4$ (Hlasiwetz) : celui-ci ne paraît pas préexister dans le café, comme Pfaff l'avait dit.

Physiologie et Thérapeutique. — La *Caféine*, ou l'infusion de café vert, provoque une stimulation générale de l'appareil neuro-musculaire, stimulation très prompte, mais très fugace, à laquelle font suite de la torpeur, de l'anaphrodisie, et, à forte dose, de la paralysie : les battements du cœur deviennent plus lents et plus réguliers, les mouvements respiratoires plus pénibles ; en même temps les échanges nutritifs qui s'opèrent dans l'intimité des éléments anatomiques subissent un ralentissement remarquable : il se forme une quantité beaucoup moins considérable d'urée et d'acide urique. La *Caféine* est le type des substances dites *médicaments d'épargne*. La quantité d'urine excrétée ne paraît pas varier par l'action de la caféine (Rabuteau) : ce n'est donc point un *diurétique vrai ;* il existe simplement, grâce à l'excitation primitive des fibres musculaires, un *besoin d'uriner*, mais sans augmentation de la proportion d'eau évacuée. Il ne semble pas non plus que le sommeil soit troublé.

---

[1] On sait en effet, que pendant la torréfaction, le café perd de sa densité, à la fois par la disparition de l'eau qu'il renfermait, et par l'augmentation de son volume.

Tout autre est l'action de la *Caféone*, stimulant diffusible des plus énergiques, amenant rapidement la mort au milieu de convulsions tétaniques, à doses suffisantes : c'est à elle que se rattachent les effets d'excitation générale que produit l'infusion usuelle de café torréfié : chaleur, puissance musculaire, accélération du pouls, rapidité plus grande des opérations de l'esprit, insomnie, — à haute dose ou à la longue, palpitations, délire, etc. On conçoit dès lors que les effets de cette infusion, employée aujourd'hui dans le monde entier, varieront beaucoup selon les proportions réciproques de *Caféine* et de *Caféone* qu'elle contiendra, autrement dit, selon le degré de torréfaction subi par les grains.

L'abus du café donne naissance, dit-on, à des affections nerveuses ou cardiaques très diverses, à la constipation, à l'insomnie habituelle, à l'anaphrodisie, etc. « Il n'est pas, disait Trousseau, d'anaphrodisiaque capable de réduire à une impuissance plus absolue ». Linné l'appelait la *liqueur des Chapons*. — On peut citer, d'autre part, à l'avantage du café, comme de tous les autres médicaments d'épargne, des exemples de longévité remarquables.

On donne la *Caféine* (ou l'infusion de café vert):

1° Comme sédatif du système nerveux, — dans la migraine, l'hypocondrie, la coqueluche, l'asthme, les convulsions;

2° Comme tonique, — dans les fièvres intermittentes (?), etc.;

3° Comme modérateur des battements cardiaques;

4° Comme diurétique (?) (Germain Sée).

On prescrit soit l'infusion (20 gr. pour 1 litre), soit les granules de *Caféine* pure (15 à 20 granules de 1 centigr. par jour), le *citrate de Caféine* (5 centigr. à 1 gr.), le *valérianate de Caféine* (10 à 20 centigr.), les saccharate, salicylate, benzoate, lactate, cinnamate, (10 à 20 centigr.) de caféine[1], le salicylate de caféine et de soude, le benzoate de caféine et de soude, etc.

L'infusion de café torréfié (la *Caféone* est inusitée) se prescrit avantageusement dans une foule d'affections aiguës adynamiques, entre autres la fièvre typhoïde et la pneumonie; à haute dose, elle a rendu des services remarquables dans la réduction des hernies étranglées. — Comme boisson hygiénique, elle est extrêmement précieuse[2], non seulement par ses effets stimulants, mais

---

[1] L'arséniate, dont font mention plusieurs auteurs, ne saurait être employé; car, aux doses précitées, la proportion d'acide arsénique serait beaucoup trop forte, et si l'on diminuait la dose, la quantité de caféine deviendrait insignifiante. (Valser).

[2] On a proposé d'employer, comme succédanés du thé, les feuilles du caféier, qui renferment la même quantité de *théine* ou de *caféine*. — Comme succédanés du café lui-même, on a employé, lors du blocus continental, diverses

par ses propriétés antiseptiques. La caféone est un redoutable poison pour les germes organisés, et les eaux saumâtres auxquelles on a ajouté une forte infusion de café peuvent ainsi devenir potables. Le *thé noir* (légèrement torréfié) est employé dans le même but dans l'extrême Orient.

Le café est un précieux contre-poison de l'opium, de la belladone et d'un certain nombre de sels métalliques. Il agit alors à la fois physiologiquement par ses propriétés stimulantes, et chimiquement par son *acide cafétannique*, qui forme, avec les oxydes métalliques et les alcaloïdes, des combinaisons insolubles dans les liquides digestifs.

Solution pour injections hypodermiques

Benzotate de Soude	1
Caféine	1
Eau distillée	3

(Dujardin-Beaumetz.)

169. GAMBIR

Description. — Le nom de *Gambir* a été attribué à un certain nombre de sucs astringents, très semblables d'ailleurs, mais dont la plus grande partie ne sont que des *Cachous* [1]; Guibourt ne distingue pas moins de 12 sortes de *Gambirs*,

substances telles que les glands de chêne, la noix d'arachide, les graines de févier (*gleditschia*), etc., dont une seule est restée très populaire et s'emploie encore journellement mêlée au café, surtout dans le nord de la France, c'est la racine de chicorée torréfiée : elle augmente la couleur noire de l'infusion et lui donne des propriétés laxatives assez marquées.

[1] Dans beaucoup de traités modernes de Matière médicale, la confusion à cet égard est complète. — Bouchardat donne comme synonyme du mot *Gambir* celui de *Kino d'Amboine*, qui s'applique à un suc tout différent, produit par le *Ptérocarpus marsupium*. Foussagrives (*Traité de Matière médicale*, 1885) emploie indifféremment l'un pour l'autre les mots de *Gambir* et de *Cachou*, et crée l'appellation mixte de *Cachou de Gambir* (?). Beaucoup d'auteurs contemporains donnent comme synonymes du mot *Gambir* celui de *Cachou clair*. Guibourt lui-même, dans la 2ᵉ édition de l'*Hist. des Drogues simples*, le désignait sous le nom de *Cachou cubique résineux*. Quelques manuels donnent encore comme synonyme le mot de *Cachou de Ceylan*, appellation d'autant plus fausse qu'il ne croît aucun *Uncaria Gambir* à Ceylan, et que les habitants n'en font, selon Hanbury, ni commerce ni usage.

dont une ou deux seules sont réellement commerciales
aujourd'hui et méritent véritablement leur nom.

La forme la plus fréquente sous laquelle se présente le
suc véritable de l'*Uncaria Gambir* est celle de cubes bien
réguliers, de 3 à 4 cent d'arète, légers, compacts, rugueux
à la surface et offrant la coloration brun-foncé du fer anciennement rouillé : les faces du cube sont souvent un peu
affaissées en leur milieu, souvent aussi couvertes de pores.
Ces cubes sont friables et s'écrasent facilement en miettes;
à l'intérieur, la masse est finement poreuse, parfois creusée
de lacunes et présentant d'une teinte rouille beaucoup plus
claire, presque jaunâtre. Ce *Gambir* s'écrase sous la dent et
se dissout en entier dans la salive; son odeur est nulle, sa
saveur amère, faiblement douceâtre, extrèmement astringente.

A côté de cette forme classique, on trouve dans le commerce un *Gambir* en prismes jaunes, grèles et allongés
(*Gambir en aiguilles* de Guibourt) dont l'origine et la composition sont identiques à celles du *Gambir cubique* [1].

---

[1] On rencontre aussi dans les Collections, ou même dans le commerce, des
substances étiquetées *Gambir*, dont l'origine paraît encore mal déterminée et
souvent difficile à rattacher à l'*Uncaria Gambir* véritable. C'est ainsi que nous
avons trouvé sous le nom de *Gambir*, des blocs irréguliers et volumineux dont
la couleur noire, l'aspect luisant, rugueux, un peu mamelonné, les pores nombreux et surtout les empreintes très visibles de feuilles, faisaient plutôt songer
à un *Cachou*, en particulier à ceux qui sont venus plus tard dans le commerce
européen sous le nom de *Cachou de Pégu*. Dans les belles collections du Muséum, nous avons également trouvé, sous le nom de *Gambir*, de petites pastilles
grises, plan convexes ou concavo-convexes, larges comme une pièce de 50 cen-
times et cannelées sur les bords ; elles étaient friables, happant fortement à la
langue et douées d'une saveur douceâtre : elles paraissent répondre à la sorte
signalée par Pereira sous le nom de *Small circular moulted Gambir* (*Gambir circulaire estampé*, de Guibourt IV° édition); leur face supérieure porte l'empreinte
d'un quadrillé très fin, ce qui permet de supposer que le moule grossier dans lequel
elles ont été façonnées était garni de toile, en même temps que les lignes fines
et concentriques visibles à la face inférieure donnent lieu de croire qu'elles ont
été enfoncées dans ce moule d'un coup de pouce. Tout ceci est difficile à concilier
avec ce que l'on sait aujourd'hui sur la fabrication du Gambir. Nous pensons
qu'il s'agit là d'une forme particulière du *Cachou pâle*, préparé dans le nord de
l'Inde avec le suc de l'*Acacia Catechu*, et dont Flückiger et Hanbury mentionnent une variété assez analogue. (Flückiger et Hanbury, *loc. cit.*, t. I, p. 436).
D'autre part, sont-ce là les *Pastilles de Cambir* ou *Gatta Gambir* décrites par
Rumphius, puis par Hunter en 1807 ? — On trouve encore au Muséum ce *Cachou*

Au microscope, ou même à la loupe, la masse des cubes paraît constituée presque entièrement par un enchevêtrement de cristaux en aiguilles.

Botanique. — Le *Gambir* est extrait des feuilles de deux *Ourouparia*, l'*Ourouparia Gambir* H. Bn. (*Uncaria Gambir* Roxb ; *Nauclea Gambir* Hunt.) et l'*Ourouparia acida* H. Bn. (*Uncaria acida* Roxb.), arbustes grimpants et sarmenteux de la presqu'île de Malacca et de la Malaisie, appartenant aux *Rubiacées*, série des *Cinchonées*.

Ourouparia Gambir. — *Tige* grimpante, à rameaux glabres se fixant aux arbres à l'aide de crochets ligneux, qui représentent des pédoncules de fleurs avortées. — *Feuilles* opposées, ovales-acuminées, à stipules interpétiolaires obtuses. — *Fleurs* hermaphrodites, groupées en ombelles axillaires de cymes compactes. — *Calice* campanulé, gamosépale, à cinq lobes velus. — *Corolle* tubuleuse, grêle, légèrement pubescente. — 5 *Etamines* alternipétales, à filets connés avec la corolle, à anthères biloculaires, introrses, terminées inférieurement par deux pointes recourbées. — *Ovaire* très infère, velu, à cinq côtes, surmonté d'un disque ; style grêle et long, à tête renflée ; placenta en forme de calotte verticale, chargé de nombreux ovules anatropes. — *Capsule* septicide, accompagnée du calice persistant. — *Graines* nombreuses, arrondies, albuminées, placées chacune au milieu d'une longue languette membraneuse, pointue ou bifide aux extrémités.

Ourouparia acida. — Se distingue du précédent par ses feuilles obtuses, souvent obcordées, ses stipules aiguës, parfois bifides, et son fruit velu. Localisé aux îles Malaises.

Les feuilles et les bourgeons sont jetés dans une chaudière en fonte pleine d'eau bouillante, où ils demeurent une heure environ ; l'extraction du suc est favorisée ensuite par des pressions à la main ; la masse liquide est versée dans des seaux, où l'ouvrier plonge verticalement un bâton de bois mou, qu'il élève et abaisse tour à tour ; généralement il opère sur deux seaux à la fois, en tenant un bâton de chaque main et en soulevant alternativement l'un de ces bâtons, puis l'autre ; la masse se solidifie peu à peu autour des bâtons ; elle est séchée au soleil et découpée ensuite en cubes.

---

pâle (?) sous forme de petits parallélipipèdes longs de 6 centimètres et épais de 4 millimètres ; les caractères physiques et chimiques sont identiques à ceux de la sorte en pastilles. Il ne semble pas que cette dernière sorte ait été décrite ; ni l'une ni l'autre, d'ailleurs, ne sont commerciales aujourd'hui.

Chimie. — Le *Gambir* est très analogue au cachou [1]; il est en partie soluble dans l'eau froide, totalement dans l'eau chaude. Il est constitué surtout par des cristaux de *Catéchine* ou *acide Catéchique* $C^{10} H^{18} O^8$; il renferme en outre une matière colorante jaune, la *Quercitine* $C^{27} H^{18} O^{12}$, des sels calcaires et magnésiens, et peut-être un peu d'*acide quinovique* $C^{34} H^{38} O^4$. L'amidon ne s'y rencontre que dans le cas de fraude.

Physiologie et Thérapeutique. — Le *Gambir* est un astringent puissant, souvent substitué au cachou et prescrit, comme lui, en lotions, en injection (50 gr. p. 200), en lavement (2 gr. p. 500), en gargarisme (4 gr. p. 250), ou à l'intérieur à la dose de 0,50 à 1 gr. en potion, — contre les diarrhées chroniques, la dysenterie, les hémorrhagies intestinales ou utérines, et les catarrhes vaginaux ou uréthraux, etc.

Il est surtout employé industriellement pour la teinture et le tannage des peaux.

170. ECORCE DE QUINQUINA CALISAYA [2]

Description. — Les écorces portant ce nom dans le com-

---

[1] Il n'existe aucun caractère différentiel certain qui permette de séparer à première vue les *Gambirs* des *Cachous* et des *Kinos*. On sait que la composition chimique est presque identique et que les modes d'extraction diffèrent peu de part et d'autre. Le nom de *Gambir* doit être réservé aux produits des *Ourouparia*, et en dehors de cette distinction botanique, on ne peut distinguer entre elles que les formes commerciales usuelles. Le *Gambir* seul se vend en pains cubiques *jaunes à l'intérieur*.

[2] Les propriétés fébrifuges du Quinquina étaient connues dès longtemps des Péruviens : on raconte habituellement qu'ils éprouvaient la plus grande répugnance à s'en servir, et, suivant l'expression de Humboldt « plutôt que de prendre du Quinquina, se laissaient mourir de la fièvre au pied de l'arbre qui leur eut donné la guérison ». Cette légende est absolument contredite par des informations récentes. Ce n'est qu'un siècle après la conquête, en 1636, qu'un officier espagnol fut guéri pour la première fois par la poudre de Quinquina, que lui avait administrée un indigène. La femme du vice-roi, la comtesse d'*El Chinchon*, se trouvant atteinte des fièvres quelques années plus tard, l'officier lui fit parvenir par son médecin un paquet de la poudre bienfaisante, qui amena sa guérison. La comtesse une fois rétablie, fit recueillir l'Ecorce et en distribua gratuitement de grandes quantités autour d'elle *(Poudre de la comtesse, Poudre del Chinchon)*. L'année suivante (1639), la drogue fut importée en Espagne, où elle ne fut accueillie qu'avec quelque méfiance : envoyée à Rome, elle fut transportée dans les Flandres par les jésuites pendant un voyage qu'ils firent pour se rendre à un Concile *(Poudre des Jésuites)*. Enfin un charlatan

merce[1] sont assez nombreuses ; un certain nombre le portent
indûment et proviennent de plantes bien distinctes du *Cinchona
Calisaya* : elles constituent en grande partie ce qu'on a appelé les *Calisayas légers du commerce*[2] ; nous ne nous en occu-
perons point ici. — Les Calisayas *vrais* sont eux-mêmes en
assez grand nombre : nous laisserons de côté les variétés
Calisaya Josephiana, C. microcarpa, C. Ledgeriana, C. pallida
etc., pour ne nous occuper que de l'écorce véritablement
officinale, celle que l'on nomme souvent encore *Quinquina
jaune*[3], et que l'on nommait autrefois *Écorce de Bolivie* : c'est
l'écorce du *Cinchona Calisaya vera* Wedd. ; — on la trouve
dans le commerce sous deux formes : *plate* ou *roulée*.

α. Écorce plate de Calisaya vrai. — C'est la sorte la plus
répandue ; en grande partie dépouillée de son suber par le
grattage, elle forme des lattes d'un jaune orangé, solides,
compactes, de forme et de taille très variables, à peu près
plates, souvent un peu ondulées, et traversées suivant leur

anglais, Talbor ou Talbot, ayant acquis une grande renommée pour la guérison
des fièvres, au moyen d'un remède secret, Louis XIV. dont il avait guéri le
fils, lui acheta 2,000 louis son remède, qui se trouva être simplement le *Vin
de Quinquina*, ou *Vin d'Écorce du Pérou* comme on disait alors. — Ce ne fut
qu'en 1737 que l'arbre au Quinquina fut étudié pour la première fois et que l'as-
tronome français La Condamine, chargé de mesurer avec Bouguer un arc de méridien au Pérou, parvint à Loxa, où il put décrire sur place la plante que
Linnée nomma plus tard, le *Cinchona officinalis*. C'était bien l'espèce la plus
anciennement employée, mais aussi une des plus pauvres en principes actifs.
L'introduction des Écorces de *Calisaya* dans le commerce est relativement plus
récente (fin du siècle dernier) : la découverte du *Cinchona Calisaya* est due à
un ingénieur français, M. Weddell, et remonte seulement à 1847.

[1] *Calisaya, collysalla*, viendrait, selon M. Weddell, de *Colli*, rouge et de *Saya*,
sorte ou forme, soit que ce terme fasse allusion à la couleur souvent rouge des
feuilles de l'arbre, soit qu'il rappelle la coloration brun clair que prend l'éco
en séchant, une fois dénudée (Flück. et Hanb.) rce

[2] La plupart sont mêlées au *Calisaya* vrai et proviennent des *Chinchona bo-
liviana* Wedd., *C. ovata rufinervis* Wedd. *C. mirrantha* Wedd. *C. amygda-
lifolia* Wedd. et surtout du *C. scrobiculata* Wedd. (*Q. Rouge de Cuzco*).

[3] Le nom de *Quinquina jaune* est plus vague encore que celui de *Calisaya* :
on a décrit sous ce nom, en dehors de la sorte officinale, un *Quinquina jaune* dit
de *Cuzco* dû au *Cinchona pubescens pelletieriana*, Wedd., un *Quinquina jaune
Huanuco* (*C. peruviana* How.), deux *Quinquinas jaunes fibreux* (*Cinchona
officinalis var.. Bomplandiana* et *C. macrocalyx* Pav.), un *Quinquina jaune*
de *Guayaquil*, etc.

longueur par des fissures. Le plus communément, les
échantillons du commerce mesurent de 10 à 40 cent. de
long, 4 à 6 cent. de large, et 5 à 15 mill. d'épaisseur.

La face externe ou subéreuse est un peu rugueuse et
parcourue par de nombreuses côtes peu saillantes, souvent
très espacées, laissant entre elles des dépressions allongées
que l'on a comparées aux traces des doigts sur une pâte
molle (*sillons digitaux*); de place en place se montrent de
petits amas irréguliers de substance subéreuse rouge et
pulvérulente. La face interne est plus lisse, un peu lustrée,
souvent marbrée de larges taches plus claires; les fibres
fines que présente sa surface sont bien parallèles et ont
généralement une direction un peu onduleuse.

Les cassures longitudinales sont fibreuses, ordinairement
mousses, et quelquefois semblent creusées d'une gouttière
en leur milieu. Les cassures transversales sont irrégulières,
déchiquetées et laissent échapper facilement, lorsqu'on les
gratte, une fine poussière de fibres minuscules, très aiguës,
s'implantant désagréablement dans la peau.

β. ÉCORCE ROULÉE DE CALISAYA VRAI. — Cette sorte, moins
commune dans les officines que la précédente, se présente
ordinairement en tubes simples, plus rarement doubles,
dont l'épaisseur varie de celle du petit doigt à celle du
pouce; la longueur est variable. La surface extérieure est
grisâtre, fortement rugueuse, et présente, de distance en
distance, de fortes coupures transversales à bords un peu soulevés, à fond brun : des fissures longitudinales, et quelques
autres transversales moins marquées, achèvent de quadriller
la surface de l'écorce [1]; les plaques de suber s'enlèvent assez
facilement, laissant visibles au-dessous d'elles la zone brune,
compacte, pulvérulente du parenchyme cortical. La surface
intérieure du tube est identique à la face interne de l'écorce

---

[1] Les taches rougeâtres et irrégulières que l'on rencontre si fréquemment sur
les tubes de Calisaya du commerce ne sont autres que des cryptogames (*Hypo-
cnus rubrocinctus*).

plate. Sur la cassure transversale, on distingue nettement la partie parenchymateuse, d'un rouge brun, d'aspect compact et *résineux*, et la partie libérienne, formée d'une foule de fibres aiguës, se détachant facilement.

La saveur de ces deux sortes de *Calisayas* est amère, sans astringence bien marquée, sinon peut être dans le *Calisaya roulé*; l'odeur rappelle un peu celle du tan, et est commune à tous les *Quinquinas* [1].

Au microscope, on observe, de dehors en dedans, dans les écorces complètes (*Calisaya roulé*) : un suber à éléments aplatis tangentiellement, souvent remplis d'une matière rougeàtre et granuleuse, — un parenchyme à éléments d'abord aplatis tangentiellement, puis devenant graduellement quadrangulaires à mesure que l'on s'éloigne du suber : des vaisseaux laticifères nombreux, propres au Calisaya roulé, sont disséminés irrégulièrement dans cette zone; très fréquemment des plans tangentiels d'un suber spécial (*rhytidome*) viennent s'intercaler au milieu de çe parenchyme et en isolent des couches entières qui peu à peu se mortifient et tombent par plaques.— La zône libérienne, qui vient ensuite, est constituée par un parenchyme au milieu duquel sont disséminées irrégulièrement des fibres libériennes, à paroi très épaisse, à coupe quadrangulaire, ordinairement isolées ou réunies par groupes de 2 au plus ; des rayons médullaires très peu distincts coupent cette zone de place en place.

---

[1] Une variété fort intéressante de *Calisaya*, qui tend à prendre dans le commerce une place importante, est la variété *Ledgeriana*. Telle que nous l'avons vue chez un droguiste de Paris, elle se présente en lames très minces (1 mill. environ d'épaisseur), longues de 3 à 4 cent., rubanées, ondulées, quelquefois enroulées sur elles-mêmes comme des copeaux : les cassures sont nettes et nullement fibreuses. La face externe est d'un beau jaune fauve, finement striée suivant sa longueur, et s'exfoliant facilement par petites plaques, ou par copeaux, non par paquets de fibres. La face interne est lisse, dure, d'une teinte brune, ocreuse, presque verdâtre, de consistance ligneuse. La saveur est très amère. Sur la coupe transversale, on constate qu'à la partie interne, il existe une lame compacte de tissu gris, presque ligneux, formant les 4 cinquièmes de l'épaisseur de l'écorce. — Au microscope, on retrouve la structure fondamentale des *Calisayas plats :* le parenchyme est réduit à une zône très mince ; le liber renferme de nombreuses fibres avec des rayons médullaires relativement distincts.

Les écorces plates de Calisaya sont réduites à leur zône
liberienne, de là l'aspect fibreux qu'elles présentent sur leurs

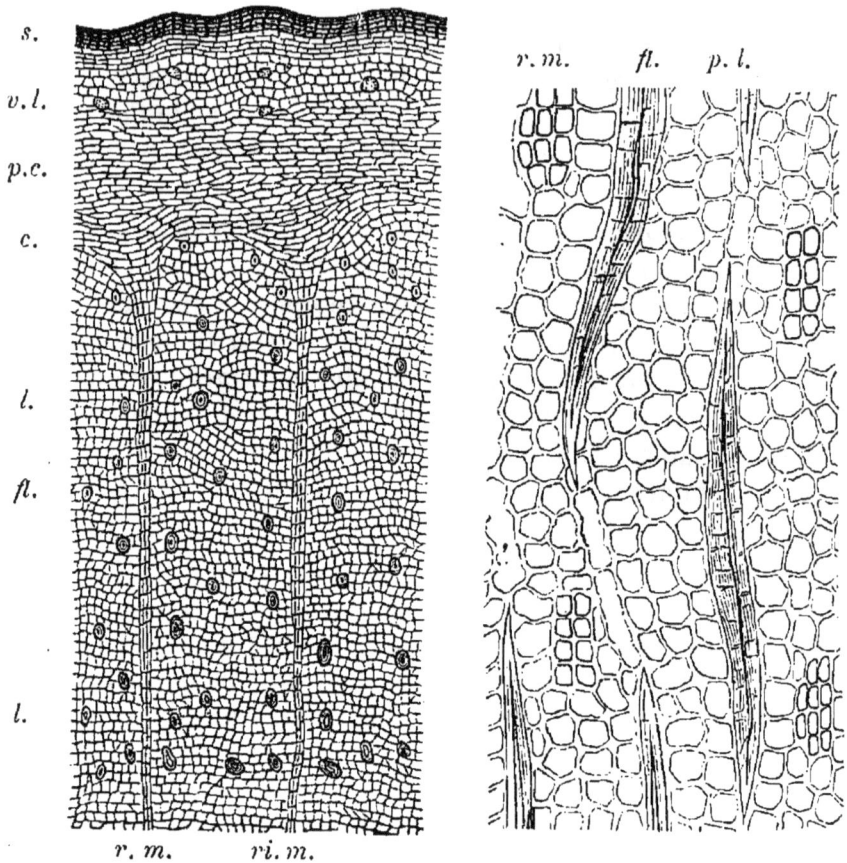

FIG. 187 et 188. — Ecorce de Quinquina Calisaya. *Cinchona
Calisaya* Wedd. var. *Ledgeriana.*

a. Coupe transversale.　　b. Portion très grossie d'une coupe
longitudinale tangentielle (Liber).

s. Suber ; — *p. c.* Parenchyme cortical ; — *v. l.* zone à vaisseaux laticifères
— *l.* liber ; — *p. l.* parenchyme libérien ; — *fl.* fibres libériennes ; — *r. m*
Rayons médullaires (d'après de Lanessan).

deux faces : le parenchyme est tombé par plaques, soulevé
par couches successives à la suite de la formation du *rhyti-*

dome au-dessous ou au milieu de lui ; ces plaques tombent d'elles-mêmes ou sont enlevées pendant la récolte par le battage.

Botanique. — L'écorce de *Quinquina Calisaya* provient d'une *Rubiacée* de la série des *Cinchonées*, le *Cinchona Calisaya* Wedd. (*Cinchona Wedelliana* Kz.) : c'est un arbre de très haute taille, dont le tronc atteint en diamètre souvent le double de la grosseur d'un homme, et qui croît sur les hauteurs (entre 1500 et 1800ᵐ) dans une zone étendue entre le 13ᵉ et le 16ᵉ degré de latitude sud, comprenant les provinces du nord de la Bolivie et une province du Sud-Est du Pérou (Carabaya.) Il est acclimaté aujourd'hui aux Indes anglaises, à Ceylan, à Java, au Brésil ; on a essayé, mais inutilement jusqu'ici, de l'introduire en Algérie [1].

Tige dressée, glabre, ramifiée au sommet, où elle porte une sorte de bouquet de *feuilles* opposées, oblongues (8-15 c. sur 3-6 c.) pubescentes en dessous au niveau des nervures et du pétiole, dans le jeune âge seulement : petites fossettes glanduleuses à l'angle d'origine des nervures secondaires sur la principale, à la face inférieure (*Scrobicules*) : stipules longues et obtuses, glanduleuses à leur partie inférieure et interne. — *Fleurs* hermaphrodites et régulières, à pédicelles pubescents, disposées en grappes terminales composées de cymes bipares. — *Calice* gamosépale, pubescent, très court, à 5 dents aiguës. — *Corolle* d'un blanc rosé, formée d'un tube pubescent, de 8 à 10 cent. de long, parfois percée de fentes longitudinales, et d'un limbe à 5 lobes aigus, velus sur les bords. — 5 *Étamines* alternipétales à filets courts, connés avec le tube de la corolle, libres à mi-hauteur de ce tube : anthères longues, biloculaires, introrses. — *Ovaire* biloculaire, très infère, enveloppé du réceptacle, à disque épigyne, charnu, tuberculeux, à style dressé, bilobé au sommet, tantôt dépassant le niveau des anthères, tantôt restant au-dessous, selon les individus : ovules très nombreux, anatropes, imbriqués, insérés sur une mince lame placentaire. — *Fruit* capsulaire, polysperme, oblong, glabre, surmonté des restes du calice, et à déhiscence septicide s'opérant de bas en haut en même temps que le pédicelle se dédouble. — *Graine* elliptique, munie d'une aile mince et finement dentée, trois fois

[1] La grande inégalité qui s'y montre entre la température des nuits et celle des jours paraît, quant aux régions mises en expérience, être un obstacle à peu près infranchissable. Quelques plantations de Quinquinas existent à la Réunion, mais ne renferment que peu ou point de *C. Calisaya*. L'expérience reste à faire pour les parties montagneuses de la Cochinchine, du Cambodge et du Tonkin.

plus longue qu'elle : embryon droit, radicule infère, albumen charnu.

Une variété voisine, dont on trouve assez souvent aujourd'hui, dans le commerce, l'écorce de la racine comme de la tige, la var. *Josephiana*, est remarquable par la prodigieuse différence de taille qu'elle présente avec la précédente ; elle peut ne pas dépasser 2 mètres.

Les quinquinas sont généralement isolés au milieu des forêts ; tout au plus y forment-ils quelques groupes d'un petit nombre d'individus (*Manchas* : en péruv. *taches*).

La recherche des quinquinas constitue, selon Weddell, une véritable chasse. Le *cascarillero* qui est parvenu, après de longues fatigues, à découvrir un quinquina, grimpe sur le tronc et y pratique de nombreuses incisions longitudinales et transversales : puis l'arbre est abattu ; l'écorce du tronc est enlevée par grandes plaques, que l'on met sécher au soleil en larges tas chargés de grosses pierres, pour qu'elles demeurent aplaties : chacune de ces plaques forme une *plancha* ou *tabla*. L'écorce des branches est enroulée en tubes, également séchés au soleil (*Canutos* ou *Canutillos*). Les écorces sont souvent enveloppées dans des sacs de cuir frais ou *Surrous*, qui, en se desséchant, les compriment très fortement, en sorte que la moindre ouverture faite au sac devient impossible à dissimuler. — Dans les plantations régulières, on est parvenu à augmenter considérablement la richesse des arbres en principes actifs, au moyen des engrais, mais surtout en entourant les tiges de mousses.

Chimie. — L'écorce de *Quinquina Calisaya* renferme en moyenne 10 % d'alcaloïdes spéciaux, de l'*acide quinique* $C^7 H^{12} O^6$ (Hoffmann, 1790), de l'*acide cincho tannique*, de la *Quinovine* $C^{30} H^{48} O^8$ (Pelletier et Caventou, 1861) (2 p. %), une faible quantité de résine, d'huile essentielle, et de sels calcaires.

On connaît six alcaloïdes principaux du *Quinquina Calisaya* : la *Quinine*, la *Quinidine*, la *Cinchonine*, la *Cinchonidine*, la *Quinicine* et la *Cinchonicine*.

La *Quinine* $C^{20} H^{24} Az^2 O^2$ (Pelletier et Caventou, 1820) est le plus important de tous au point de vue médical : elle est blanche, cristallisable, extrêmement amère, peu soluble dans l'eau froide ($^1/_{2266}$), davantage dans l'eau bouillante ($^1/_{760}$) (J. Regnault), très soluble dans l'alcool, l'éther, le chloroforme : ses solutions[1] sont *lævo*

---

[1] La solution dans l'eau acidulée par l'acide sulfurique présente une belle fluorescence bleue : l'acide chlorhydrique ne produit pas le même phénomène : il ne se manifeste pas non plus dans les dissolvants neutres, alcool, éther, etc.

gyres. Une goutte d'Ammoniaque ajoutée à une solution de quinine additionnée d'eau chlorée ou bromée, y fait naître une coloration verte due à la *Thalleïoquine*, qu'un excès d'ammoniaque précipite en abondance. En évitant l'excès d'ammoniaque, la liqueur passe bientôt du vert au violet, puis au rouge foncé si l'on rajoute quelques gouttes d'eau chlorée (Vogel).

La *quinine* donne avec l'*acide sulfurique* 3 sulfates, dont deux intéressent le médecin : le sulfate neutre ou médicinal $(C^{20} H^{24} Az^2 O^2)^2 SO^4 H^2, 7 H^2 O$ est à peu près insoluble dans l'eau froide, assez soluble dans l'eau bouillante ($^1/_{30}$) : le *sulfate acide* ou *bisulfate de quinine* $C^{20} H^{24} Az^2 O^2, SO^4 H^2, 7 H^2 O$ est beaucoup plus soluble dans l'eau : ce dernier, qui doit seul être employé pour les injections hypodermiques, peut être préparé immédiatement en versant 4 gouttes d'acide sulfurique par gramme dans l'eau tenant en suspension du *sulfate neutre*; le troisième est un *sulfate suracide*, décrit par M. Hesse $C^{20} H^{24} Az^2 O^2, 2SO^4 H^2 + 7 H^2 O$. La nomenclature des sulfates de quinine présente d'ailleurs une certaine confusion; le premier sulfate auquel nous avons conservé le nom de sulfate *neutre* pour nous conformer à l'usage le plus ancien, est chimiquement un *sulfate basique*, puisqu'il contient 2 molécules de *quinine* (*diamine*) pour une molécule d'acide sulfurique, et celui auquel nous avons donné le nom de bisulfate est réellement un *sulfate neutre*. Le *sulfate acide* est celui décrit par Hesse.

Le *quinate de quinine* est le sel le plus soluble dans l'eau : puis vient le *chlorhydrate*, et en troisième lieu le *bromhydrate* : ces 3 sels sont plus solubles que le *sulfate*. Le chlorhydrate est celui qui renferme proportionnellement le plus de *quinine*, avantage qui, joint à sa grande stabilité et à sa solubilité dans l'eau, doit le faire préférer à tous pour l'usage médical, non seulement en injections hypodermiques, mais encore pour l'administration interne (Dujardin-Beaumetz). Le *chlorhydrate* est aujourd'hui le sel officiel dans plusieurs pharmacopées étrangères, et les seuls obstacles à sa vulgarisation en France sont peut-être son prix un peu plus élevé, et surtout le souvenir d'une erreur commise assez récemment, et grâce à laquelle, par suite de la ressemblance du nom de l'acide, le *chlorhydrate de morphine* fut donné à sa place.

On extrait aujourd'hui la *quinine* par différents procédés; nous indiquerons sommairement les deux principaux :

1° On traite à l'ébullition la poudre grossière de *Quinquina Calisaya* par de l'eau additionnée de 12 % d'acide sulfurique.

Le liquide froid, passé à travers une toile, est additionné d'un

lait de chaux. Il se forme un précipité abondant contenant les alcaloïdes, l'excès de chaux combiné au *Rouge cinchonique*, et le
sulfate de chaux. — On égoutte ce précipité et on le sèche. On le
traite par l'alcool bouillant qui dissout les alcaloïdes. On distille
une partie de l'alcool et on laisse refroidir; la majeure partie de
la *Cinchonine* cristallise, la *Quinine* reste en solution. On sature par
de l'acide sulfurique, en laissant une réaction légèrement acide,
et on achève de distiller l'alcool. Le *sulfate de quinine* ne tarde
pas à cristalliser; celui de *Cinchonine*, plus soluble, reste dans
les eaux mères. Les cristaux de *sulfate de quinine* sont délayés
dans de l'eau avec du noir animal, et cette pâte est épuisée au bout
de 24 heures par l'eau bouillante. On filtre : le sulfate de quinine
cristallise incolore par refroidissement; on le sèche à l'étuve à 36°
pour ne pas l'effleurir.

2° On fait avec la poudre de quinquina et un lait de chaux, une
pâte que l'on sèche. On la pulvérise, et on l'épuise par déplacement
par de l'huile de pétrole chaude, qui dissout les alcaloïdes. On agite
cette solution avec de l'eau acidulée par l'acide sulfurique qui s'u-
nit aux alcaloïdes. La solution aqueuse des sulfates est neutralisée par l'ammoniaque, en laissant une légère réaction acide. On
concentre convenablement par évaporation : le *sulfate de quinine*
cristallise : on le purifie par une nouvelle cristallisation, et l'action du noir, si cela est nécessaire.

La *Quinidine* [1] est isomère de la quinine; elle est cristallisable,
soluble dans l'alcool, encore moins soluble dans l'eau que la
quinine : elle offre les mêmes réactions que son isomère, en
particulier la réaction de la *Thalléioquine*; sa solution dans l'eau
acidulée par l'acide sulfurique est florescente; mais ses solutions
sont dextrogyres, son sulfate est 33 fois plus soluble dans le
chloroforme, ses solutions aqueuses de ses sels neutres précipitent
par l'iodure de potassium, et ne précipitent pas par le sel de sei-
gnette, c'est le contraire pour la *Quinine*.

La *Cinchonine* $C^{20} H^{24} Az^2 O$ (Pelletier et Caventou 1820) ne diffère
de la quinine que par l'absence d'une molécule d'oxygène : elle ne
présente pas la réaction de la *Thalléioquine*; elle est beaucoup
moins soluble dans l'eau bouillante ($^1/_{250}$), moins encore dans
l'eau froide ($^1/_{7000}$), très peu soluble dans l'éther, presque insipide,
et, par dessus tout, ses solutions sont *dextrogyres* et non fluores-
centes [2].

---

[1] Selon Rabuteau, elle prendrait naissance par l'action de la lumière du soleil sur la *quinine* au moment de la dessiccation. En réalité, ceci s'applique non à
la *quinidine*, mais à la *quinicine*.

[2] La *Cinchonine*, beaucoup moins active, encombre, comme un produit de

La *Cinchonidine* est isomère de la *Cinchonine*, et n'en diffère que par sa solubilité plus grande dans l'éther et l'alcool et par la cristallisation de son chlorhydrate en pyramides : ses solutions sont lévogyres.

La *Quinicine* et la *Cinchonicine* sont des alcaloïdes amorphes, d'apparence résineuse, respectivement isomères de la *Quinine* et de la *Cinchonine*, et qui proviennent de l'altération de ces alcaloïdes sous l'influence de la chaleur et de la lumière (Pasteur).

L'*acide quinique* $C^7 H^{12} O^6$ est soluble dans l'eau ainsi que tous ses sels; il existe dans l'écorce combiné à la *Quinine*, à la *Cinchonine* et à la chaux; oxydé, il donne de la *Quinone* $C^6 H^4 O^2$.

La *Quinovine* ou *Acide quinovatique* $C^{30} H^{48} O^8$ n'est nullement propre aux quinquinas et a été retrouvée dans plusieurs autres substances : elle est soluble dans l'alcool et le chloroforme, et se dédouble par l'acide chlorhydrique étendu, en *acide quinovique* et en un sucre incristallisable, le *Mannitan* $C^6 H^{12} O^5$ (Hlasiwetz).

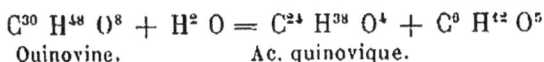

$$C^{30} H^{48} O^8 + H^2 O = C^{24} H^{38} O^4 + C^6 H^{12} O^5$$
Quinovine.   Ac. quinovique.

L'*Acide Cinchotanique* ou *Quinotannique* est soluble dans l'eau : on l'extrait en traitant une infusion de quinquina par l'acétate de plomb. Le quinotannate de plomb précipité est décomposé en présence de l'eau par l'hydrogène sulfuré; la solution évaporée dans le vide laisse l'*Acide quinotannique* sous forme d'une poudre jaunâtre, très altérable à l'air. Par oxydation, surtout en présence des alcalis, il se transforme en *Rouge cinchonique* insoluble dans l'eau.

La quantité totale d'alcaloïdes et la quantité particulière de chacun d'eux, renfermées dans une écorce de *Quinquina Calisaya*, varient dans d'assez larges limites, suivant l'âge de l'écorce, la provenance, la culture et le procédé de récolte. On prépare en moyenne avec les sortes les plus répandues, de 20 à 30 p. 1000 de *Sulfate de quinine* et 6 à 8 p. 1000 de *Sulfate de Cinchonine*[1] :

---

rebut, les fabriques de sulfate de quinine où elle est vendue relativement à vil prix : depuis longtemps on cherche le problème de sa transformation en quinine. En attendant, son sulfate est assez fréquemment mêlé par fraude au sulfate de quinine : voici un moyen de reconnaître sa présence : on traitera 1 gr. du sulfate suspect par un mélange de 10 centimètres cubes d'éther et de 2 centimètres cubes d'ammoniaque : après agitation, on verra la *Cinchonine*, si elle existe, former, à la limite des deux liquides, une couche blanchâtre. Comme autres falsifications, on rencontre souvent aussi le sulfate de chaux, la salicine, le sucre en poudre, l'acide stéarique, l'acide margarique, etc.

[1] Exactement, d'après les chiffres donnés par Réveil, 21,3 à 31,25 de *Sulfate de Quinine*, et 8,25 à 9,30 de *Sulfate de Cinchonine* pour 1000.

dans quelques cas heureux, on a pu retirer de certaines écorces cultivées, jusqu'à 50 et même 80 p. 1000 de sulfate de quinine.

Le siège des principes actifs du quinquina est dans le parenchyme cortical et le parenchyme libérien : ils forment des cristaux visibles sur une coupe après ébullition dans la soude ou la potasse (Havard). Selon Weddell, la *Quinine* serait localisée dans le liber, et la *Cinchonine* dans la partie corticale : de là la richesse plus grande en quinine, à poids égal, des écorces plates réduites à leur liber.

Physiologie et Thérapeutique. — La poudre de quinquina, appliquée sur les muqueuses ou sur la peau dénudée, est douée d'une action irritante assez énergique : introduite dans l'estomac, elle provoque, comme tous les amers, une hypersécrétion du suc gastrique, et par suite l'appétit : à dose exagérée, il apparaît des vomissements. L'absorption est rapide : l'élimination se fait promptement par les urines et par la sueur : le passage des alcaloïdes dans les glandes sudoripares et dans le rein peut parfois donner naissance, d'un côté à une petite éruption scarlatiniforme, ou de l'autre à de l'hématurie ou de la cystite : le quinine se retrouve dans les urines au bout d'une demi-heure environ, et l'élimination se poursuit jusqu'au deuxième et même au cinquième jour après l'absorption.

Introduit dans l'économie, le quinquina agit spécialement, selon Rabuteau, sur le système névro-musculaire. Après une courte période d'excitation presque seule appréciable avec les doses faibles, et marquée par l'accélération du pouls, la contraction des fibres lisses (d'où augmentation de la pression artérielle, diurèse, et, dans des circonstances données, purgation, contraction de l'utérus, diminution du volume de la rate, etc.), — il survient un profond affaissement musculaire et nerveux qui retentit sur tous les organes : diminution de l'énergie et du nombre des battements cardiaques, diminution de la tension intra-artérielle, ralentissement des mouvements respiratoires, abaissement notable de la température, diminution dans l'excrétion de l'urée et des urates : à dose exagérée, il survient des vertiges, de la paralysie, de la constipation, l'abolition plus ou moins complète de l'excitabilité réflexe, des vertiges, des troubles de l'ouïe et de la vue, et finalement la mort dans le coma, précédée ou non de quelques convulsions dues à l'asphyxie.

En résumé, le quinquina, à faible dose, est *eupeptique, stimulant, tonique* (première période), à doses plus fortes, c'est un *sédatif du système nerveux*, et par dessus tout un médicament *antidéperditeur* ou d'*épargne* : on a cherché à expliquer ce résultat par une action propre sur les albuminoïdes de l'économie ; c'est en diminuant, au sein même du protoplasma, a-t-on dit, l'activité des échanges nutritifs ou vitaux, que la quinine abaisse la température et ralentit la production de l'urée. Cette sorte d'engourdissement de la matière vivante peut, pour les organismes unicellulaires, devenir la mort : de là, l'action parisiticide et antiseptique de la *Quinine* (Binz).

C'est à la *Quinine* qu'il faut rapporter à peu près tous les effets décrits plus haut. La *Cinchonine* ne paraît posséder en propre qu'une action excitante plus énergique encore sur les fibres musculaires; elle stimule davantage l'appétit, donne rapidement des vertiges et de la céphalalgie, et peut provoquer, à doses élevées, des convulsions véritables.

La *Quinidine* possède les propriétés de la *Quinine*, avec une énergie moindre : on n'observe, selon Rabuteau, des bourdonnements d'oreilles qu'à des doses beaucoup plus élevées. La *Cinchonidine* se rapproche plus de la *Quinidine* que de la *Cinchonine* : elle est moins toxique, sauf pour les animaux.

On emploie en thérapeutique le Quinquina :

1° Comme *amer*, *tonique* et *eupeptique*; — ces propriétés paraissent relever plutôt de la *Cinchonine* et de l'*acide Cinchotannique :* on prescrit de préférence la poudre (0 gr., 50 à 2 gr.), la macération ou l'infusion (30 gr. p. 1000. — 20 gr.), le vin

[1] Il existe un grand nombre de formules de vins de Quinquina : la plupart du temps, on emploie de préférence au Calisaya les *Quinquinas gris*, dont le prix est moins élevé, d'autant plus que ce vin est beaucoup plus souvent prescrit comme tonique et eupeptique (indications auxquelles les *Quinquinas gris* suffisent), que comme fébrifuge. Voici une bonne formule de vin de quinquina.

Ecorce de Quinquina Calisaya concassée,	30 grammes	
Ou Quinquina gris Huanuco	60	»
Alcool à 60° (ou eau-de-vie).	60	»

Après macération pendant 24 h., ajoutez :

Vin de Bordeaux, de Banyuls ou de Malaga,	1 litre

Laissez macérer le tout pendant 8 jours.

Rabuteau conseille d'employer de préférence les vins blancs, comme moins chargés de tannin, et par suite donnant moins de précipité : l'eau chaude, que l'on a parfois conseillée, comme dissolvant les quinates alcalins, pour remplacer l'eau-de-vie, ne saurait agir de même, les alcaloïdes étant pour la plupart unis au *Rouge cinchonique* en combinaisons insolubles dans l'eau, solubles au contraire dans les liquides alcoolisés proportionnellement à leur teneur en alcool. On ajoute parfois au Quinquina quelques amers comme adjuvants. Tel est le vin de Bouchardat.

Quinquina jaune Calisaya.	125 grammes.	
Ecorce d'Angusture vraie.	15	»
Alcool à 56°.	250	»
Vin blanc de Bourgogne acide.	1000	»

Laisser macérer un mois et filtrer.

(15 à 40 gr.), l'extrait alcoolique (0 gr., 50 à 6 gr.), l'extrait aqueux (0 gr.,30 à 4 gr.), la teinture (4 à 15 gr.), le *Quinium* [1] (0 gr. 15).

L'abus de ces préparations amène, comme tous les astringents, de la constipation. Il faut éviter de les associer aux sels ferriques qui précipitent le tannin du quinquina : les sels ferreux qui sont sans action sur lui, peuvent être prescrits en même temps.

2° Comme *sédatif du système nerveux*, dans les palpitations, les vomissements incoercibles, l'asthme et surtout dans les névralgies, particulièrement celles à forme périodique ; on prescrit soit la poudre ou l'extrait, soit le *Sulfate de Quinine* (0 gr., 25 à 1 gr.,50). On prend celui-ci en cachets, en pilules (mauvaise préparation) ou plus souvent dans du café noir; souvent on a recours à la voie hypodermique; mais on préfère alors les sels plus facilement solubles, soit le *Bromhydrate* ou le *Chlorhydrate* (sol. au 1/60, — 1 à 2 centimètres cubes), soit le sulfate rendu soluble extemporanément par l'addition d'acide sulfurique ou plus souvent d'*Acide tartrique* ou *citrique*. Dans les névralgies, on a proposé l'emploi du *Valérianate de quinine*, soit seul, soit associé au *nitrate* d'*Aconitine*.

3° Comme *fébrifuge* : c'est la plus importante indication du Quinquina ; il représente en effet le seul médicament auquel, jusqu'à ce jour, on puisse s'adresser avec une confiance absolue pour le traitement des fièvres intermittentes. Son mode d'action est d'ailleurs fort mal connu encore; on a invoqué tour à tour son pouvoir antiseptique, — son action constrictrice (fibres lisses) sur la paroi des vaisseaux et surtout sur la rate, si gonflée dans les fièvres infectieuses, — son action intime sur la nutrition des albuminoïdes dans les éléments anatomiques. Quoi qu'il en soit, il paraît agir plus efficacement sur l'élément *intermittence* que sur l'élément *fièvre*, comme le prouvent son action douteuse dans la fièvre typhoïde et son énergie dans une foule d'affections intermittentes apyrétiques, telles que névralgies et diarrhées palustres. On l'emploie néanmoins avec avantage comme antipyrétique dans plusieurs affections fébriles, rhumatisme, méningite, etc., dans lesquelles il agit peut-être surtout comme tonique.

Dans le traitement même des fièvres intermittentes, le choix des

---

[1] Le *Quinium* (Labarraque) est obtenu en traitant par la chaux des écorces de quinquinas préalablement analysées et mélangées dans une proportion telle que le quinine y soit par rapport à la cinchonine comme 2 est à 1 : on épuise par l'alcool ensuite. C'est une préparation très constante, plus active que le quinquina, et complètement insipide : 4 gr. 50 de quinium correspondent à 1 gr. de sulfate de quinine et à 0 gr. 50 de sulfate de Cinchonine. On le prescrit en pilules ou en vin.

doses et du mode d'administration a une importance considérable.
En France, aujourd'hui[1], on prescrit le *Sulfate de Quinine*, et de
préférence *le plus loin possible de l'accès futur*, afin de le prévenir ou au moins de l'atténuer. Au milieu même de l'accès il vaut
mieux s'abstenir, hors le cas de *fièvre pernicieuse :* dans ce cas, il
faut à tout prix faire pénétrer le remède dans l'économie, sans
perdre un instant ; on emploie alors les lavements (*Bisulfate de
Quinine, Chlorhydrate de Quinine, Bromhydrate de Quinine, Sul-
fovinate de Quinine, Sulfate de Quinine* additionné d'*Acide tartrique* ou *citrique :* 50 centigrammes), voire même, en cas d'ur-
gence extrème, les instillations dans la trachée (Jousset). — En
temps ordinaire et dans le traitement des fièvres communes, on
prescrit le *sulfate neutre* aux doses de 0 gr. 50, 1 gr., 1 gr. 50,
soit en suspension dans du café noir, soit (ce qui vaut mieux) en
cachets de pain azyme : la forme pilulaire est très défectueuse.
La poudre s'emploie à la dose de 8 à 15 grammes ; Trousseau lui
donnait la préférence sur le sulfate, en raison de son amertume
moindre, qui en rend l'administration plus facile, et en raison
surtout de son action bien moins irritante sur la muqueuse
digestive : malheureusement les doses nécessaires dans certains
cas sont trop *volumineuses*, inconvénient non moins grand
pour l'ingestion que celui de l'amertume ; l'action est en outre
un peu plus lente. La *Quinine brute* est moins désagréable à
avaler que les sels ; elle agit en outre plus rapidement (0 gr.,
30 à 0 gr., 80 dans alcool faible ou eau-de-vie, ou en cachet).

[1] Primitivement (*Méthode de Torti, Méthode Romaine*, ou *Méthode des
Jésuites*), on prescrivait *immédiatement avant l'accès* 8 grammes de poudre de
Quinquina ; — après un repos de deux jours, 4 grammes pendant 2 jours ; —
après huit jours de repos, 2 grammes pendant 2 jours ; la dose de poudre, si
élevée qu'elle fût, devait toujours être absorbée en une seule fois.
Sydenham (*Méthode anglaise*) prescrivait des doses beaucoup plus faibles,
mais loin de l'accès à venir et sans rien tenter contre l'accès présent ou immi-
nent. Dès la fin de l'accès, il administrait de quatre en quatre heures des doses
de 2 gr. 50 de poudre, durant deux jours : au bout de huit jours, même traitement pendant deux autres jours et ainsi de suite jusqu'à disparition complète
des accès (3 ou 4 semaines).
Bretonneau (*Méthode française*) empruntait à Sydenham son choix du temps,
et à Torti ses doses massives. Aussitôt après l'accès, il donnait de 8 à 15 grammes
de poudre de quinquina, ou 1 à 2 grammes de sulfate de quinine *en une seule
fois* ou au moins dans un intervalle très court ; — après cinq jours de repos,
même traitement ; — après huit jours, même dose, et ainsi de suite de huit jours
en huit jours, jusqu'à un mois et au delà.
Enfin Trousseau, modifiant légèrement le procédé de son maître, donnait,
aussitôt après l'accès, 8 grammes de poudre ou 1 gramme de sulfate ; — après un
jour de repos, même dose ; — puis au bout de deux autres jours, même dose ; —
après trois autres jours, même dose ; — après quatre autres jours, même dose :
puis de huit en huit jours, comme Bretonneau. (Voy. Trousseau et Pidoux, *loc.
cit.* — Rabuteau. *loc. cit.*, 755.)

La *Quinoïdine*[1] (0 gr., 20 à 1 gr., 50; mêmes modes d'administration que le *Sulfate*) et le *Quinium* (2 à 5 grammes) remplissent à peu près les mêmes indications et se prescrivent de préférence, la première aux classes pauvres en raison de son prix moins élevé, le second aux enfants en raison de son peu d'amertume. — Une indication qu'il ne faut jamais oublier, c'est l'état cataménial pour la femme. Rabuteau cite un cas de mort chez une femme ayant absorbé quelques centigrammes de sulfate de quinine au moment même de ses règles.

La *Cinchonine* et ses sels possèdent une efficacité très réelle contre les fièvres intermittentes; on a obtenu par ce moyen des guérisons véritables dans quelques cas; mais outre que la *Cinchonine* agit bien moins rapidement que la *Quinine*, son action est très variable et surtout passagère; l'organisme s'y accoutume rapidement, et les doses considérables qu'il faut administrer ensuite (1/3 plus fortes que les doses de quinine) deviennent rapidement toxiques; la *Cinchonine* est en effet le plus convulsivant des alcaloïdes du Quinquina. On prescrira, faute de mieux, le *Sulfate* à la dose de 1 à 2 grammes en cachet.

La *Quinidine* et la *Cinchonidine* ont une action fébrifuge réelle, supérieure même à celle de la *Cinchonine* (Rabuteau), mais toujours très inférieure à celle de la *Quinine*. On ne les emploie jamais dans la pratique que sous la forme collective de *Quinoïdine* (Voir plus haut).

4° Comme *antiseptique*. A l'extérieur, la poudre de Quinquina appliquée sur les ulcères variqueux, sur toutes les plaies de mauvaise nature ou à cicatrisation lente, agit comme stimulante, astringente, antizymasique; on a attribué au Quinquina le pouvoir de diminuer le nombre des leucocytes et de s'opposer à la formation du pus; des lotions faites avec la *macération* rempliraient le même but. — Le *sulfate de Quinine* a été employé dans ces derniers temps en injection antiseptique dans la blennorhagie à la période non inflammatoire, et surtout dans la blennorhagie chronique (goutte militaire); le *tannate de Quinine* peut lui être substitué avantageusement. Les mêmes injections ont été faites dans la plèvre contre les longues suppurations de l'empyème. — A l'intérieur le sulfate de quinine n'a été employé comme anti-

---

[1] Nom commercial que l'on donne au précipité brun obtenu dans les eaux mères de la préparation du sulfate de quinine, par l'addition d'ammoniaque : on y trouve de la *Quinine*, de la *Quinidine*, de la *Cinchonine*, de la *Cinchonidine*, de de la résine et des matières colorantes. La *Quinidine* est d'un prix bien moins élevé que le *Sulfate de Quinine* ; elle agit aussi bien et mieux peut-être que lui, dans les fièvres à récidives fréquents, avec cachexie prononcée.

septique que dans la fièvre puerpérale ; il agirait surtout au début de l'affection. Selon Binz et Scharrenbroich, la *Quinine*, en paralysant les globules blancs, arrêterait immédiatement leurs mouvements *amœboïdes* et s'opposerait à leur diapédèse, et par suite à la formation du pus ; il suffirait de 1/5000 ou 1/20000 du poids du corps pour produire ce résultat et réduire au 1/4 le nombre des globules au bout de quelques heures : ces faits on été contredits récemment par Hayem, de même que l'action de la *Quinine* à l'intérieur sur la fièvre septicémique ou puerpérale [1].

5° Comme *excitant des fibres lisses.* — Cette conception, un peu théorique peut-être, a fait employer le sulfate de quinine à l'intérieur comme adjuvant du travail de la parturition, et d'autre part comme hémostatique ; par ces deux indications, il se rapprocherait du seigle ergoté.

6° Comme *contre-poison* ou au moins comme *antagoniste* de l'opium et des alcools.

Diagnose. — Il est difficile de confondre l'Ecorce du *Quinquina Calisaya* avec celle d'aucun des autres Quinquinas que renferme le Droguier ; sa couleur seule et la finesse des fibres de sa cassure suffiraient à le distinguer des échantillons de *Quinquina gris* qui pourraient se rapprocher du *Calisaya roulé*. Il est beaucoup plus difficile de distinguer le *Calisaya vrai* des formes commerciales dites *Calisayas légers* ; or le nombre en est considérable : de plus, depuis l'introduction des écorces provenant des quinquinas cultivés, la distinction des sortes est devenue chose impossible : caractères extérieurs et caractères microscopiques eux-mêmes ne présentent plus dès lors aucune valeur, et c'est toujours à l'essai chimique que l'on doit s'en rapporter aujourd'hui dans le commerce : il nous suffira de dire que les caractères microscopiques du Calisaya lui sont absolument propres et qu'en relisant la description que nous donnons plus haut, on ne trouvera vraisemblablement point d'écorce étrangère réunissant *à la fois* tous les caractères donnés.

---

[1] G. Hayem. *Leçons de thérapeutique. Les grandes médications.* Paris, 1887.

171. ÉCORCE DE QUINQUINA ROUGE

Description. — Comme le terme de *Calisaya*, celui de *Quinquina rouge* a été donné dans le commerce à un assez grand nombre d'écorces d'origine toute différente [1]. Aujourd'hui, ce nom est réservé à l'écorce du *Cinchona Succirubra*, dont il existe deux variétés, l'une *plate* et l'autre *roulée*, autrefois désignées sous les noms de *Quinquina Rouge vif*, et *Quinquina rouge pâle* de l'Equateur [2].

A. ÉCORCE PLATE DE QUINQUINA ROUGE. — Elle forme de longues lattes (10 à 20 cent. sur 4 à 6 cent. de large) souvent irrégulières, parfois terminées transversalement par une coupure franche : elles sont épaisses ($1/2$ à $1\ 1/2$ cent.), plates, souvent un peu incurvées en gouttières; les bords longitudinaux sont ou fortement atténués en biseau, ou coupés net. La surface externe, toujours pourvue de son suber, est dure, difficilement rayable à l'ongle, grisâtre sur les écorces provenant des jeunes branches, rouge foncé ou brun noirâtre sur celles qui proviennent des gros rameaux ou du tronc; elle est couverte de grosses verrues aplaties, très dures, entre lesquelles règnent quelques sillons longitudinaux larges et un peu tortueux; de place en place se montrent quelques rares fissures transversales; sur quelques échantillons ce suber peut s'enlever assez facilement par plaques et laisser voir le parenchyme sous-jacent, rouge, lisse et homogène. — La face interne est colorée en rouge vif ou rouge brique, lisse, égale et formée

[1] Delondre et Bouchardat, *Quinologie*, 29 et 30, pl. VII et VIII.

[2] Bouchardat distinguait les quinquinas en *gris, jaunes* et *rouges*, et comprenait dans cette dernière classe les *Quinquinas rouges de l'Equateur*, le *Quinquina rouge de la Nouvelle Grenade* (*Quinquina à Quinidine : Cinchona lancifolia ?*) le *Quinquina Huamalie rouge verruqueux* (*Cinchona purpurea*), le *Quinquina rouge de Cuzco* (*Cinchona Scrobiculata*), etc.

de fibres très fines, à direction sensiblement rectiligne. —
Sur la cassure transversale, on distingue facilement la
cassure de la portion subéreuse et parenchymateuse, courte,
compacte, brune, presque résineuse, et celle de la zone
libérienne, longue, irrégulière, se désagrégeant facilement
en une fine poussière de fibres prurientes. Sur la section
nette, la distinction est plus tranchée encore ; sous le suber,
se montre une zone épaisse, homogène, *résineuse*, d'un brun
très foncé, passant au noir violet quand elle est humectée.

L'odeur est faible ; la saveur est amère, avec une astringence un peu plus marquée que celle du *Calisaya*, outre un
léger goût de moisi.

B. Écorce roulée de Quinquina rouge. — Elle se présente
en fragments moins volumineux et surtout moins épais que
ceux de la sorte précédente, souvent roulés en tubes ou en
gouttières de la grosseur de l'index ou du pouce. La face
externe est recouverte d'une mince couche subéreuse
grisâtre, sous laquelle apparait un parenchyme d'un rouge
sombre ; point de verrues, ni de sillons bien marqués, mais
quelques côtes longitudinales, sinueuses, très saillantes, et
d'assez nombreuses fissures transversales, très profondes, à
bords nets : la couche subéreuse s'enlève assez facilement
par plaques rectangulaires de 1 à 2 mill., d'épaisseur, caractère plus rare dans la sorte plate. — La face interne et les
cassures offrent le même aspect dans les deux sortes ; sur
la section transversale, la couche brune de parenchyme
dite *couche résineuse*, est cependant moins épaisse et un
peu moins foncée.

Au microscope, on observe la disposition générale décrite
à propos du *Calisaya* et commune à tous les *Quinquinas*. Les
cellules du suber sont nombreuses, très serrées, et fortement colorées en rouge. Dans le parenchyme, existent aussi
à la portion externe quelques plans de phytocystes à contenu rougeâtre et granuleux. Les fibres libériennes sont dis-

30.

posées comme chez le *Calisaya*, avec une tendance plus marquée au groupement vers la partie interne : larges rayons médullaires à phytocystes volumineux; quelques laticifères se montrent dans le parenchyme.

Botanique. — La production des écorces de *Quinquina rouge* doit être rapportée, depuis la découverte de Spruce, au *Cinchona Succirubra* Pav., *Rubiacée-Cinchonée* de la république de l'Equateur, croissant entre 600 et 1,500 mètres d'altitude dans les forêts de Huaranda, sur les pentes du Chimborazo, et cultivée aujourd'hui en abondance aux Indes anglaises et à Java.

Tige épaisse, dressée, haute de 10 à 20 mètres, à cyme terminale compacte et à rameaux pubescents. — *Feuilles* larges, ovales, peu ou point acuminées au sommet, pubescentes en dessous, surtout au niveau des nervures lesquelles sont souvent rougeâtres; pétioles plus longs que ceux du *C. Calisaya*, stipules plus larges. — *Fleurs* rosées ou rougeâtres; inflorescences longues. — *Fruit* rougeâtre avant la maturité, très allongé, plus volumineux que celui du *C. Calisaya*; aile de la graine dilacérée sur les bords.

Chimie. — On a retiré du *Quinquina rouge* 20 à 25 gr. p. 1000 de *Sulfate de Quinine* et 10 à 12 gr. de *Sulfate de Cinchonine*. On y retrouve les autres principes du *Calisaya*, avec une proportion assez notable de *Quinidine*; la résine y est plus abondante, surtout dans les écorces provenant des Indes.

Physiologie et Thérapeutique. — Mêmes propriétés que le *Quinquina Calisaya*; à poids égal, l'action fébrifuge est sensiblement la même, tandis que l'action tonique et eupeptique est supérieure, en raison de la plus grande richesse de cette sorte en *Cinchonine*. Ce Quinquina, au moins aussi coûteux que le *Calisaya*, sert moins à l'extraction industrielle des alcaloïdes, malgré sa richesse, qu'à la confection des vins et des poudres pour l'usage externe et interne. (Voir p. 527.)

Diagnose. — Le *Calisaya plat* est orangé et non rouge sombre comme le *Quinquina rouge plat*: en outre, il est beaucoup moins compact et dépourvu constamment de son suber; le *Calisaya roulé* diffère du *Quinquina rouge roulé* par sa plus grande épaisseur, par la rareté et la profondeur de ses fissures transversales, par la couleur rouge sombre de sa face interne et par la présence, sur sa coupe transversale, d'un cercle résineux, brun violacé, très épais.

Vin d'Huxham (Teinture de Quinquina composée).

Quinquina rouge.	54 gr.	Safran.	4 gr.
Écorce d'oranges amères.	48 gr.	Cochenille.	2 gr.
Serpentaire de Virginie.	12 gr.	Alcool à 31°.	1000 gr.
		Dose : 5 à 30 gr.	

Poudre tonique (contre gastralgies).

Quinquina rouge pulvérisé		Cannelle pulvérisée.	2 gr.
Rhubarbe de Chine pulvérisée.	àà 5 gr.	Opium.	0 gr. 30
		Faire des paquets de 60 centigr.	

172. ÉCORCE DE QUINQUINA GRIS DE LIMA

Description. — Cette sorte est, avec le *Quinquina Loxa* décrit plus loin, la plus usitée des écorces désignées par le Codex sous le nom vague de *Quinquinas gris*. D'autre part, parmi les *Quinquinas* dits *de Lima* (lieu d'embarquement) ou mieux de *Huanuco* (lieu de production), c'est de beaucoup le plus important.

Cette dénomination même s'applique à des écorces provenant d'espèces différentes, bien que d'un côté on ait voulu les rapporter à des branches plus ou moins âgées du même arbre, et que, d'autre part, l'on ait essayé, avec Howard, de fondre en une seule les deux ou trois espèces qui donnent ces écorces au commerce. L'aspect extérieur de ce Quinquina peut donc varier considérablement selon les échantillons : aussi nous en tiendrons nous à des caractères généraux. Guibourt en distinguait deux variétés : l'une, *Quinquina gris, brun de Lima*, la plus commune, — et l'autre, beaucoup plus rare, que nous laisserons de côté, *Quinquina gris ligneux de Lima* (*Cinchona ovata*). Bouchardat distinguait aussi trois variétés, mais qui ne sont guère que trois tailles [1].

Ces écorces sont roulées en tubes dont le diamètre varie de celui d'une plume d'oie à celui du pouce; l'épaisseur est de 2 à 3 mill. Elles sont légères, mais dures, compactes, homogènes. Leur surface externe est d'aspect très variable; quelquefois elle est complètement enduite d'un suber pulvérulent, jaune sale, moucheté de fines verrues noirâtres : le plus souvent elle est grisâtre, mais mêlée de brun, un peu lustrée dans certains cas. Il est commun d'y trouver des lichens gris ou blancs en dessus, noirs en dessous, à bords frangés : cette surface présente des rides longitudinales souvent très nombreuses et très fines, plus rarement des fissures transversales : celles-ci se montrent surtout dans les grosses et vieilles écorces; ces fissures sont d'ailleurs étroites, peu profondes, espacées fortement et sans aucune régularité, ce qui empêche toute confusion avec le *Quinquina Loxa*. Le suber et les couches superficielles du parenchyme s'enlèvent assez facilement par plaques. — La face interne est lisse, très finement fibreuse d'aspect, colorée en brun.

Les bords sont fortement atténués en biseau. La cassure est nette et compacte pour la zone parenchymateuse, — longue, fibreuse, irrégulière pour la zone libérienne : cette dernière ne se désagrège cependant point avec la facilité propre aux *Quinquinas Calisaya* et *Quinquinas rouges*. La section nette transversale laisse voir très distinctement sous la ligne jaune ou grise du suber, une zone circulaire très étroite, très limitée, colorée en brun acajou : souvent même une seconde ligne semblable se montre au niveau du bord interne de la section, limitant en dedans la zone libérienne.

---

[1] Les principales sortes de *Quinquinas gris* admises par Bouchardat sont le *Q. de Loxa*, le *Q. faux Loxa*, un des *Quinquinas huanucos* ou de *Lima*, les *Q. Jaen*, les *Q. huamalies*, le *Q. calisaya roulé*, etc.

Les *Quinquinas Huanucos* correspondent également à plusieurs sortes secondaires des anciens auteurs; le *Quinquina plat sans épiderme*. (*Cinchona nitida*), le *Q. Huanuco plat jaune pâle* (*C. Peruviana*), le *Q. Huanuco roulé avec épiderme* ou *Q. rouge de Lima* de Guibourt (*C. peruviana*).

L'odeur est aromatique; la saveur, peu amère, est nettement astringente.

Au microscope, on trouve un suber très épais recouvrant une zône parenchymateuse, dont les éléments sont gorgés de matière résineuse ou de matière colorante brune; laticifères rares; fibres libériennes isolées comme dans le *Calisaya*, mais étroites, peu abondantes.

Botanique. — Les Ecorces dites *Quinquina gris de Lima* proviennent de trois et peut-être de quatre *Cinchonas* : le *Cinchona nitida* R. et Pav., qui fournit les échantillons *lustrés* et dont la production a beaucoup diminué d'importance, — le *Cinchona micrantha* R. et Pav. et le *Cinchona peruviana* How., qui paraissent fournir la presque totalité des écorces qui viennent aujourd'hui dans le commerce. Howard renfermait ces trois espèces en une seule, le *C. peruviana*, avec plusieurs variétés : var. α *vera*, var. β *nitida*, var. γ *micrantha*, etc. — La variété d'écorce désignée par Guibourt sous le nom de *Quinquina gris fibreux de Lima* paraît se rattacher au *C. ovata* R. et Pav.

Les trois premières espèces sont presque cantonnées dans les districts péruviens de Huanuco et de Carabaya ; une variété du *C. micrantha* (*oblongifolia*) s'étend jusque dans les vallées boliviennes de Larecaja et de Caupolican; le *C. ovata* se trouve également dans le Pérou méridional et la Bolivie. Toutes croissent sur les sommets boisés, humides et froids des Andes.

Le *Cinchona micrantha* R. et P. est un arbre de 5 à 10 m. de haut, à tige dressée, atteignant environ le diamètre du corps humain. — *Feuilles* larges, ovales et arrondies, glabres en dessus, pubescentes en dessous, au niveau de l'aisselle des nervures. *Inflorescences* très ramifiées. — *Fleurs* petites. — *Capsules* lancéolées. — Weddell distingue pour cette seule espèce cinq variétés.

Le *Cinchona peruviana* How. se reconnaît surtout à ses *feuilles* lancéolées (au moins à la base), rouges, brillantes, garnies de scrobicules, — et à ses *capsules* oblongues, finement striées.

Le *Cinchona nitida* R. et P. présente à peu près les dimensions que le *C. micrantha*; ses feuilles sont lancéolées, atténuées souvent aux deux extrémités, glabres et brillantes sur leurs deux faces, non scrobiculées. La *Capsule* est deux fois plus longue que large.

Le *Cinchona ovata* R. et P. est de taille relativement faible; les feuilles sont ovales, atténuées à la base, pubescentes seulement en dessous; l'inflorescence est lâche : les fleurs sont rouges

et velues, les capsules grêles et allongées. — Weddell admet deux
variétés chez cette espèce : var. *vulgaris* et var. *rufinervis*.

Chimie. — La teneur de ces écorces en alcaloïdes est assez
variable : on y a trouvé de 2 à 6 grammes de *Sulfate de Quinine*
pour 1000, selon les variétés, et 10 à 40 grammes de *Sulfate de
Cinchonine* : le bon *Quinquina Huanuco* doit contenir de 20 à
25 p. 1000 de Cinchonine. La *Cinchonidine* y est relativement abondante. C'est une sorte de valeur moyenne. Les Quinquinas gris
sont surtout des Quinquinas à *Cinchonine* : ils sont également beaucoup plus astringents, et Soubeiran pensait que comme toniques
on devait souvent leur donner la préférence.

Physiologie et Thérapeutique. — Même mode d'action que le
C. Calisaya (V. plus haut). Toutefois, en raison de la plus grande
abondance de la *Cinchonine* et de la *Cinchonidine* relativement à
la *Quinine* et surtout de l'astringente de cette écorce, les effets
eupeptiques sont plus marqués avec elle que les effets fébrifuges.
Elle n'est jamais employée dans l'industrie pour l'extraction des alcaloïdes ; mais comme c'est, en somme, un des Quinquinas à bon
marché, c'est lui qui sert presque seul dans les pharmacies à préparer le *Vin de Quinquina*, quand il n'est point prescrit de
sorte particulière. Le Codex de 1867 avait ordonné pour la préparation du vin Officinal, le *Quinquina Calisaya* : celui de 1885 est
revenu au *Quinquina gris* (50 gr. par litre). Le *Quinquina Huanuco*
ou de *Lima* fait partie du *Vin scillitique amer* de la Charité.

Diagnose. — Ces écorces peuvent être confondues avec
une foule d'autres, car elles ont peu de caractères constants ;
nous ne les distinguerons que du *Quinquina de Loxa* et du
Calisaya roulé, les autres sortes qui s'en rapprochent intéressant plutôt l'industriel que le médecin. Les tubes de *Calisaya
roulé* sont pourvus d'un suber qui s'enlève beaucoup plus
facilement par plaques que celui du *Quinquina gris de Lima* ;
de plus, les bords sont nets, très rarement taillés en biseau ;
l'épaisseur est plus grande et la structure moins compacte. — Le *Quinquinas gris de Loxa* est souvent recouvert
des mêmes lichens et présente les mêmes couleurs, mais les
fentes transversales sont beaucoup plus fréquentes, plus
profondes, plus fines et plus régulièrement espacées : les

fentes longitudinales sont rares; le suber pulvérulent et jaunâtre ne s'y rencontre presque jamais.

Vin de Quinquina composé.

Quinquina gris.	250 gr.	Alcool à 21°.	500 gr.
Quassia amara.		Vin généreux.	3 litres.
Ecorce de Winter.	àà 15 gr.	Dose : 20 à 100 gr.	
Ecorce d'oranges amères.			

173. ÉCORCE DE QUINQUINA DE LOXA

Description. — On comprend sous ce nom plusieurs sortes d'écorces provenant du *Cinchona officinalis* et de quelques autres espèces très voisines qui n'en sont probablement que de simples variétés [1].

Les écorces de Loxa qui parviennent aujourd'hui dans le commerce sont roulées en tubes doubles ou simples, dont le diamètre varie de celui d'une plume à celui du pouce. Ces tubes peuvent atteindre 30 cent. de long : beaucoup plus souvent, on les trouve brisés en fragments de bien moindres dimensions; l'épaisseur varie entre 1 à 3 mill. La surface externe est en réalité brune et un peu luisante; mais elle est totalement ou presque totalement recouverte par des taches de lichens d'un gris blanc, qui en changent complètement l'aspect [2].

[1] Nous laissons de côté l'écorce de Loxa dite *Uritusinga*, aux proportions volumineuses, à l'astringence très développée, remarquablement riche en alcaloïdes, autrefois employée de préférence à toute autre, puis réservée pour l'usage de la famille royale d'Espagne, finalement disparue presque totalement du commerce.

Une autre forme devenue très rare après une grande célébrité, — et en raison de cela même, — est la variété *Chahuarguera*, celle, dit-on, qui opéra la fameuse cure de la comtesse del Cinchon ; particularité remarquable, elle ne renferme à peu près que de la *Cinchonine*; on n'y trouve que des traces de *Quinine*, parfois même, a-t-on dit, *point du tout.*

[2] Toute une faune cryptogamique existe à la surface de ces écorces : ce sont ordinairement de grandes taches blanches formant comme un enduit sur une région considérable de la surface : souvent cette couche blanche porte elle-même des taches brunes ou noires, à contours mal délimités, ou de toutes petites verrues noires légèrement saillantes. Enfin, on trouve, surtout sur les tubes de petite

On trouve sur cette surface des plis longitudinaux, très fins, très nombreux, — souvent aussi des fentes transversales, espacées de 1 cent. environ, formant autour du tube des cercles plus ou moins complets. Ces fentes, par leur grand nombre et leur régularité, sont assez caractéristiques des *Quinquinas Loxa*; elles sont fines, ordinairement très nettes, et semblent avoir été pratiquées par un instrument bien tranchant; elles sont, en outre, profondes, et leurs bords se relèvent en formant deux sortes de petites crêtes. Toute cette surface de l'écorce est fortement rugueuse au toucher.

La surface intérieure est d'un brun orangé; elle est lisse et très finement striée.

Les bords longitudinaux sont ordinairement cassés en biseau. L'écorce se brise facilement dans le sens transversal, avec une cassure courte et nette, compacte au niveau du parenchyme, fibreuse au niveau du liber; ces fibres sont peu nombreuses, très *courtes*, et sans aucune tendance à se désagréger, comparativement aux autres sortes de *Quinquinas*.

Sur la section nette, le cercle brun du parenchyme est plus foncé, étroit, mal délimité intérieurement; la zône libérienne paraît finement marbrée.

L'odeur est aromatique et bien spéciale. La saveur est peu amère, plutôt astringente, quelquefois même, en petite quantité, un'peu douceâtre.

Au microscope, on note l'aplatissement des cellules subéreuses, l'absence de laticifères et de cellules scléreuses dans le parenchyme, la netteté des rayons médullaires dans le liber.

Botanique. — Les *Quinquinas de Loxa* proviennent du *Cinchona officinalis* L. (*Quina-Quina* La Condamine, *Cinchona Conda-*

taille, des plaques d'un blanc jaunâtre en dessus, d'un noir intense et velouté en dessous, à bords laciniés, s'enlevant facilement par le frottement, ou des filaments jaunâtres, etc., ramifiés, implantés profondément dans l'écorce. Fée a rattaché toutes ces formes aux genres *Opegrapha*, *Graphis*, *Arthonia*, *Lepra*, *Lecanora*, *Parmelia*, etc.

mineu H. B.); cette espèce renferme plusieurs variétés : *Uritusinga,*
Chahuarguera, Condaminea, Bonplandiana, crispa, macrocalyx,
Palton, etc., dont la plupart ont été considérées comme espèces
distinctes par différents auteurs. C'est le premier Quinquina dont
la description ait été faite. (La Condamine, 1737. Voir plus haut
p. 517). C'est également celui dont l'écorce eut le plus de vogue
avant l'arrivée des *Calisayas.*

Le *Cinchona officinalis* est originaire de la République de
l'Equateur et du Pérou; il habite dans les Andes, à une altitude
moyenne de 1,500 mètres, une zône dont la province de Loxa forme
à peu près le centre [1].

Cette espèce a été introduite à Java, à Ceylan et dans l'Inde
anglaise, où la variété *Bonplandiana,* grâce à des procédés spéciaux de culture, donne aujourd'hui un rendement en quinine
supérieur à celui de toutes les autres écorces de Quinquina [2].

Le tronc a une hauteur variable (10 à 20 mètres) selon les variétés. Les *feuilles* sont ovales, souvent atténuées en pointe aux deux
extrémités, glabres en dessus, finement pubescentes en dessous
au niveau des nervures et des fossettes glanduleuses situées à leur
naissance (*scrobicules.*) — *Fleurs* petites, pubescentes, rosées,
groupées en inflorescences lâches et volumineuses. — *Capsules*
oblongues (1 $1/_2$ cent.). — *Graines* à aile denticulée.

Les *Cinchona lucumœfolia* Pav. et *C. lancifolia* Mut. qui fournissent les écorces dites *Q. de Colombie* et *Q. de Carthagène,* très
employées pour la fabrication de la Quinine, ont été rattachées
par M. Weddell au *C. officinalis* comme de simples variétés. Toutefois, plus récemment, il les a admises comme espèces distinctes.

Chimie. — La richesse de ces Quinquinas en alcaloïdes est très
variable. La var. *Bonplandiana* a pu donner aux Indes la proportion fabuleuse de 119,60 p. 1000 de sulfate de Quinine. Hors ces
cas exceptionnels, bien qu'encourageants, on ne retire guère de
ces écorces que 8 grammes de sulfate de Quinine et 6 grammes
de sulfate de Cinchonine p. 1000; quelques échantillons n'ont
même point fourni de traces de *Quinine.* Il est probable, selon
Flückiger et Hanbury, que ces écorces étaient primitivement plus
actives et que les variétés riches détruites ont fait place peu à peu
à des variétés inférieures.

---

[1] Le synonyme commercial de *Quinquinas de Guayaquil* donné à ces écorces,
a pour origine le nom du lieu habituel de leur embarquement.

[2] Notons que, dans ce cas, la proportion de la *quinine* par rapport à la *cinchonine,* qui est ordinairement de 2/3, ou de 1/1, ou de 4/3, est devenue, grâce à la
culture, 81/8, résultat qui peut donner à réfléchir au point de vue de la transmutation des alcaloïdes quiniques.

Physiologie et Thérapeutique. — Ce quinquina jouit des mêmes propriétés physiologiques que le *Calisaya*; son action est plus inconstante comme sa teneur en principes actifs ; il est plutôt eupeptique que fébrifuge : aussi le réserve-t-on presque exclusivement pour la fabrication des vins de Quinquina ou l'extraction industrielle de la quinine.

174. NOIX VOMIQUES

Description. — Ces graines sont discoïdes ou elliptiques, fortement aplaties, parfois légèrement tordues; leur diamètre est de 2 à 2 $\frac{1}{2}$ cent., et leur épaisseur de 4 à 6 mill. La surface est grisâtre et possède un éclat de satin très remarquable, dû à l'agglomération des poils très fins, qui couvrent chacune des faces, en partant du centre et se dirigeant vers le bord. — Un bourrelet plus ou moins marqué borde le disque et porte, en un point, un léger mamelon.

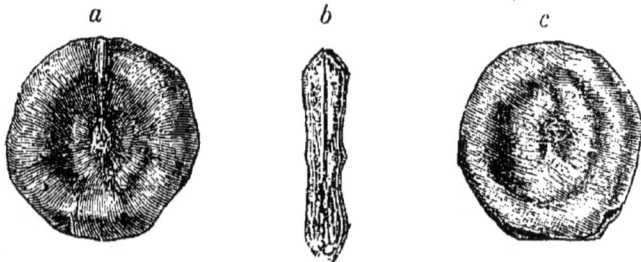

FIG. 189, 190, 191. — Noix vomique. *Strychnos Nux Vomica*

a. Face antérieure.   *b.* Coupe transversale.   *c.* Face postérieure.

(D'après de Lanessan.)

L'une des faces est convexe, l'autre plane ou même un peu concave : la première présente en son centre une légère intumescence, creusée elle-même d'une petite dépression et reliée par un cordon peu saillant au tubercule du bord de la graine. Pour O. Berg et plusieurs autres naturalistes, le mamelon de la face convexe est une *chalaze,* et celui du bord le *hile.* Pour M. Baillon, le *hile* est sur la face convexe et le *micropyle* sur le bord; le bourrelet radial est donc un raphé.

A l'intérieur, la graine est constituée en grande partie par un albumen dur, translucide, gris-verdâtre, happant à la langue, adhérant fortement aux téguments séminaux, et divisé en deux lames bien isolées vers le centre de la graine, où elles laissent par leur écartement une cavité aplatie très évidente. Un petit embryon de 5 mill. de long se montre sur le bord de cette cavité; sa radicule est dirigée vers le tubercule micropylaire de la tranche de la graine : ses cotylédons foliacés sont marbrés de nervures nombreuses.

L'odeur est nulle; la saveur est immédiatement et violemment amère.

Au microscope, on trouve l'albumen constitué par un parenchyme lâche, à éléments granuleux, remplis, pour la plupart, de gouttelettes huileuses et dépourvus d'amidon.— Les couches tégumentaires sont minces, peu nombreuses, colorées en brun.—

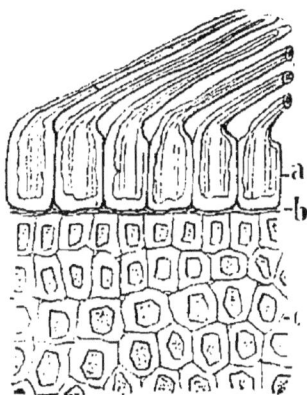

FIG. 192. — Noix vomique.

Coupe passant au niveau de la couche épidermique, *a,* du second tégument; *b,* ici rudimentaire et de la partie périphérique de l'albumen *c.*

Les poils de la surface sont unicellulaires, renflés à leur base et coudés presque aussitôt; leur paroi est couverte d'épaississements linéaires, dirigés suivant la longueur.

Botanique. — Les *Noix vomiques* sont fournies par une *Solanacée*[1] de la série des *Strychnées* (*Loganiacées* des anciens auteurs),

SOLANACÉES. — PLANTES HERBACÉES OU LIGNEUSES. — FEUILLES ALTERNES, SANS STIPULES (OPPOSÉES chez les *Loganiées* et les *Strychnées* [anciennes *Loganiacées*

le *Strychnos nux vomica* L., qui croît dans l'Inde orientale, la
Cochinchine, les Indes Néerlandaises, et l'Australie septentrionale[1].

Tige volumineuse, peu élevée, dressée, grisâtre à la surface. —
Feuilles opposées, entières, elliptiques, acuminées. — *Fleurs*
petites, d'un blanc verdâtre, hermaphrodites et régulières, disposées en cymes composées multipares, condensées et terminales.—
Réceptacle convexe. — *Calice* court, pubescent, gamosépale, à
5 divisions profondes. — *Corolle* gamopétale, tubuleuse, à cinq
courtes divisions étalées.— 5 *Etamines* alternipétales, à *filet* court
conné avec le tube de la corolle, à *antnères* biloculaires et introrses.
— *Ovaire* supère, globuleux, biloculaire, à style long et grêle,
bilobé au sommet; *Placentas* axiles, bombés, chargés de nombreux
ovules anatropes, à micropyle dirigé en bas. — Le *Fruit* est une
grosse baie orange, cortiquée et remplie d'une pulpe amère emprisonnant de 1 à 8 graines très aplaties.

Chimie. — Les *Noix vomiques* renferment : 3 alcaloïdes, la
Strychnine[2] (0,25 à 0,50 p. 100), la *Brucine* (0,10 à 1 p. 100) et
l'*Igasurine*, — un acide spécial, l'*Acide igasurique*, combiné aux

des auteurs]).— FLEURS HERMAPHRODITES et RÉGULIÈRES (sauf *Hyoscyamus* et *Salpiglossées*), disposées en CYMES (grappes de cymes chez *Duboisia*). — RÉCEP-
TACLE CONVEXE. — CALICE GAMOSÉPALE A 5 DIVISIONS, ordinairement PERSISTANT ou
même ACCRESCENT. — COROLLE GAMOPÉTALE A 5 DIVISIONS. — ANDROCÉE ISOSTÉMONÉ
(4 étamines chez les *Salpiglossées*, 1 étamine chez *Usteria*) : FILETS CONNÉS AVEC
LE TUBE DE LA COROLLE : ANTHÈRES BILOCULAIRES, le plus souvent INTRORSES et
déhiscentes par 2 fentes longitudinales (par des pores chez plusieurs *Solanées*).
OVAIRE SUPÈRE, ordinairement BILOCULAIRE (4 fausses loges chez *Datura*, 4-5 loges
chez *Nicandra*). à PLACENTAS AXILES et saillants. — OVULES NOMBREUX, ANATROPES.
— FRUIT CHARNU (BAIE) chez *Solanées, Atropées, Cestrées, Strychnées*, quelques
Salpiglossées: FRUIT SEC (capsule loculicide, septicide ou septifrage, ou pyxide
[*Hyoscyamus*]) chez *Nicotianées, Loganiées* et quelques *Salpiglossées.* — GRAINES
ALBUMINÉES.

M. Baillon (*Bot. méd.*, p. 1188) admet, dans cette famille, les 7 séries suivantes :

*Solanées, Atropées, Cestrées, Nicotianées, Salpiglossées, Loganiées, Strych-
nées.*

[1] Ce sont deux espèces très voisines, les *Strychnos Crevauxiana*. H. Bn., *S.
Castelnœana* Wedd., *S. toxifera* Benth., *S. Jobertiana* H.Bn, etc., qui constituent
la partie essentielle du *Curare*, poison des Indiens de l'Amérique du Sud, dont
les effets physiologiques sont directement opposés à ceux du *S. nux vomica*. Les
expériences de Claude Bernard sur la localisation des effets du curare aux plaques
motrices terminales des nerfs, sont, à cet égard, classiques. — D'autres *Strychnos*
enfin paraissent complètement inoffensifs et sont employés, soit comme médicaments toniques (*S. Brasiliensis, S. triplinervia, S. potatorum, S. pseudochina*),
soit comme aliments (*S. innocua*).

[2] Mérat rapporte que lors de la découverte de la *Strychnine* (dans les *Fèves de
Saint-Ignace*), Pelletier et Caventou lui donnèrent le nom de *Vauqueline*, mais que
« l'Académie des Sciences ne permit pas que le nom d'un poison aussi terrible
fut emprunté à celui d'un savant renommé par l'aménité de son caractère et la

bases précédentes, — environ 11 p. 100 de matières albunmioïdes, 4 p. 100 de graisse, du mucilage et du sucre (6 p. 100).

La *Strychnine* $C^{22} H^{22} Az^2 O^2$ (Pelletier et Caventou, 1818) est incolore, inodore et douée d'une amertume extrême qui se perçoit encore dans des solutions au $1/_{600000}$: elle est cristallisable, lœvogyre, très peu soluble dans l'eau ($1/_{6000}$), plus soluble dans l'alcool bouillant, faiblement soluble dans la benzine et l'alcool amylique, plus soluble dans le chloroforme (son meilleur dissolvant) et dans les essences. Traitée par l'acide sulfurique concentré et par un agent oxydant, tel que le bioxyde de plomb ou plutôt le bichromate de potasse, la Strychnine donne une coloration d'abord bleue, plus violette, enfin rouge. Le chlore donne dans les solutions de Strychnine ou de ses sels un précipité blanc floconneux (*trichlorostrychnine*) : le chlorate de potasse, en présence de l'acide sulfurique, produit une coloration rouge. L'acide sulfurique renfermant $1/_{200}$ de son poids de permanganate de potasse permet de retrouver jusqu'à $1/_{900000}$ de Strychnine (Wenzell)[1].

La Strychnine oxydée par l'acide chromique ou l'eau oxygénée concentrée, donne de l'*acide Strychnique* $C^{22} H^{22} Az^2 O^6$, $2H^2 O$, blanc, amorphe, soluble dans l'alcool, insoluble dans l'eau et l'éther, soluble dans les acides et les alcalis : c'est la forme sous laquelle l'alcaloïde ingéré se retrouve dans les urines.

La *Brucine* $C^{23} H^{26} Az^2 O^4$ (Pelletier et Caventou, 1819)[2] est incolore, amère, cristallisable, inodore, peu soluble dans l'eau (150 p. à 100° : 320 à 10°), mais plus que la *Strychnine*, insoluble dans l'éther, très soluble dans l'alcool absolu et le chloroforme, moins dans la benzine, mais plus encore que la *Strychnine*, dont on peut la séparer à l'aide de ce dissolvant. La *brucine*, en présence de traces d'acide azotique, donne une coloration rouge très caractéristique. Le chlore la colore d'abord en jaune, puis en rouge sang et finalement donne des flocons incolores et incristallisables; le brôme

---

douceur de ses mœurs ». — Pelletier et Caventou tirèrent le mot *Strychnine* du grec στρυχνίω, frapper brusquement. (Mérat, *Dict. sc. méd.*, 1819, t. XXXVI, p. 174.)

[1] De tous les procédés employés pour l'extraction de la strychnine, voici celui qui est ordinairement préféré. On fait plusieurs décoctions aqueuses que l'on réduit à consistance de sirop et que l'on traite par l'alcool à 90° On évapore celui-ci, et le résidu dissous dans l'eau chaude est traité par un lait de chaux en excès. On épuise soigneusement le précipité avec de l'alcool à 90° bouillant. On distille et on traite le résidu par l'alcool à 53° qui dissout la *Brucine* seule et laisse la *Strychnine*. (Voyez Thibau¹, *Les Alcaloïdes des Strychnées*. Thèse d'agrégation. Paris, 1886.)

[2] La *Brucine* fut découverte dans une écorce que l'on croyait être celle du *Brucea ferruginea*, et qui n'était autre que l'*écorce de fausse Angusture*.

donne une coloration violette. L'hydrate de potasse transforme la brucine en *hydrobrucine* $C^{23} H^{28} Az^2 O^5$ qui ne rougit plus par l'acide azotique. Chauffée longtemps avec HCl, la brucine donne de l'essence d'amandes amères, de l'ammoniaque, une matière rouge analogue au rouge cinchonique, et un gaz brûlant avec une flamme verte (Baudrimont). La *Brucine* est un dérivé méthylique; elle donne de l'alcool méthylique ou ses dérivés dans de nombreuses réactions : chauffée avec de l'acide sulfurique et du bioxyde de manganèse, elle donne de l'alcool méthylique et de l'acide formique [1].

L'*Igasurine* [2] (Desnoix, 1853, $C^{22} H^{26} Az^2 O^4$ est amère, cristallisable, plus soluble que les deux alcaloïdes précédents dans l'eau bouillante ($^1/_{100}$) : elle se colore en rouge par l'acide azotique comme la brucine. Schutzemberger regarde cet alcaloïde comme formé de neuf corps, différant par leur solubilité dans l'eau bouillante : a $C^{22} H^{26} Az^2 O^4 + 6 H^2 O$; b $C^{18} H^{24} Az^2 O^7 + 6 H^2 O$; c $C^{18} H^{24} Az^2 O^4 + O^4 + 6 H^2 O$; d $C^{12} H^{32} Az^2 O^3 + 6 H^2 O$; e $C^{13} A^{20} Az^2 O^4 + 6 H^2 O$; $C^{21} H^{22} Az^2 O^4 + 6 H^2 O$; g $C^{21} A^{28} Az^2 O^9 + 6 H^2 O$; h $C^{21} H^{26} Az^2 O^7 + 4 H^2 O$; i $C^{20} H^{26} Az^2 O + 8 H^2 O$. Les alcaloïdes e, f, i sont solubles, c, d, h, assez solubles, b, g, peu solubles, a très peu soluble. — L'Igasurine cristallise spontanément à froid dans les eaux mères de la Strychnine et de la Brucine : on purifie par dissolution dans l'acide chlorhydrique et précipitation par l'ammoniaque.

Physiologie et Thérapeutique. — Les effets de l'administration de la Noix vomique sont à peu près identiques à ceux de la *Strychnine*, l'action de la *Brucine* et de l'*Igasurine* étant à peu près identiques, quoique moins marquées, à doses égales.

La *Strychnine* possède une action locale irritante : cependant des recherches récentes (1887) tendent à lui reconnaître une

---

[1] On peut obtenir la brucine directement des Noix vomiques en précipitant la décoction par l'iodure de potassium, en dissolvant le précipité dans l'alcool, où il cristallise, puis en traitant les cristaux par la potasse et le chloroforme, d'où on extrait la Brucine par une liqueur acide pour la précipiter ensuite avec l'ammoniaque. Le plus souvent on s'adresse à l'*Écorce de fausse Angusture* (voy. plus loin), ou plutôt aux eaux-mères de la préparation de la Strychnine : l'alcool à 53° qui a dissous la Brucine comme nous l'avons dit dans la préparation de la strychnine, est saturé par l'acide oxalique : on évapore en sirop clair; l'oxalate de Brucine cristallise au bout de quelques jours. On lave ces cristaux avec de l'alcool froid à 50° qui enlève la matière colorante; on dissout les cristaux dans l'eau chaude, et on précipite par un lait de chaux. Le précipité calcaire est séché et épuisé par l'alcool à 90° bouillant, qui laisse déposer par refroidissement des cristaux de Brucine.

[2] IGASUR. en langue malaise, est le nom de la fève de Saint-Ignace.

action anesthésiante de même ordre que celle de la *Cocaïne*. Une fois absorbée, ce qui est assez rapide, la *Strychnine* porte son action sur la substance grise de la moelle et des ganglions ; elle augmente au plus haut degré le pouvoir excito-moteur et exagère tous les réflexes : comme le Curare, elle est sans effet sur le système musculaire seul, mais après une première période d'excitation pendant laquelle se montrent des convulsions toniques et cloniques très semblables à celles du tétanos, et au cours desquelles l'animal succombe généralement, elle paralyse les plaques terminales motrices des nerfs, et amène, au cours d'une seconde période, de la paralysie et tout un ensemble de symptômes identiques à ceux qui sont dus au Curare : c'est ce qu'il est facile de constater si l'on a eu soin de pratiquer la respiration artificielle pour emépcher l'animal de succomber pendant la première période à la congestion pulmonaire (Richet).

A doses thérapeutiques, les contractions réflexes des muscles lisses sont bien marquées : les mouvements de l'intestin et de l'estomac sont excités : de là, appétit et digestion plus facile, puis, si l'action se prolonge, diarrhée. Les mouvements du cœur restent réguliers ; les éléments musculaires des vésicules pulmonaires se contractent, d'où congestion ; les réflexes génitaux, l'érection, les spasmes éjaculateurs sont exagérés : la tension sanguine augmente, grâce à la diminution de calibre des vaisseaux par la contraction des fibres lisses de leur tunique ; par suite, la miction est accrue. — Les phénomènes intellectuels restent en dehors de l'action de la *Strychnine*, et, au plus fort des crises tétaniques, l'intelligence du patient reste intacte. Au début de l'empoisonnement, alors que l'acuité de tous les sens se trouve accrue, le patient voit les objets colorés en vert (Hennenway). — Paul Bert a montré que les animaux nouveau-nés résistent à des doses qui tueraient immédiatement un adulte. La *Strychnine* s'élimine assez lentement de l'organisme (3 jours environ) et il ne semble pas que la tolérance s'établisse jamais ; c'est un médicament à manier avec une prudence extrême.

La *Brucine* jouit des mêmes propriétés que la *Strychnine*, mais on la considère comme dix ou douze fois moins active : elle s'élimine plus rapidement par les urines. Elle est d'ailleurs à peu près constamment mélangée, dans le commerce, d'une quantité variable de *Strychnine*. L'*Igasurine* tient le milieu entre ces deux alcaloïdes pour la toxicité.

Dans le cas d'empoisonnement, après avoir tout d'abord provoqué les vomissements, on administre, pour précipiter l'alcaloïde, le tannin, l'iodure de potassium ioduré, le chlore, — pour retarder son absorption, le lait et les corps gras, — puis, pour combattre les symptômes tétaniques, le bromure de potassium, les opiacés, le chlore, le curare, — enfin, pour permettre d'attendre l'élimination du poison, et si les circonstances le permettent, on pratiquera les inhalations d'oxygène ou la respiration artificielle. A l'autopsie on ne trouve aucune lésion caractéristique ; les muqueuses sont colorées et les poumons fortement congestionnés. La *Strychnine* se conserve parfaitement intacte au milieu des matières en putréfaction et, dans les exhumations médico légales, on a pu en retrouver les traces après plus de 10 années.

On prescrit en thérapeutique la poudre de *Noix vomiques* (0 gr. 10 à 0,60, suivant l'effet désiré), ou l'extrait alcoolique (correspond à 10 fois son poids de poudre ; progressivement, par doses de 25 milligrammes jusqu'à 5 ou 15 centigrammes par jour), en teinture alcoolique au $1/_5$ (5 à 30 gouttes, 2 fois par jour) — ou le *Sulfate de Strychnine* ($1/_2$ à 4 milligrammes par jour) en pilules — contre l'atonie du tube digestif, la dyspepsie, le météorisme, la la constipation habituelle, contre les paralysies essentielles, la la chorée, le delirium tremens, le saturnisme, l'incontinence d'urine ou de sperme, et l'impuissance.

La pommade de Strychnine et les injections hypodermiques sont à peu près abandonnées [1].

Pilules de Wilson.		*Granules de Strychnine.*	
Extrait de Jusquiame.	0,25	Strychnine.	10 centigr.
Aloès Sulstrin.	0,05	Sucre de lait pulv.	4 gr.
Bisulfate de quinine.	0,025	Gomme arabique pulv.	1 gr.
Sulfate de fer.	0,025	Mellite simple.	Q. S.
Extrait de noix vomique.	0,004	pour 100 granules.	
2 pilules semblables par jour. avant le repas.			(Codex).

Collyre d'Anderson

Strychnine	10 centigr.
Acide acétique	Q. S.
Eau distillée	30 gr.

175. FÈVES DE SAINT-IGNACE

Description.—Ces graines ont une forme assez irrégulière : le type le plus simple et le plus commun rappelle l'aspect

---

[1] Dans l'Industrie, la *Strychnine* sert à donner à la bière l'amertume qui lui manque, — à empoisonner les animaux nuisibles, etc.

d'un quartier d'orange tronqué au niveau du quart supérieur, et dont l'angle interne serait remplacé par une large face plane ou faiblement excavée. La hauteur est de 2 à 3 cent., la largeur de 10 à 12 mill. au milieu.

La surface était primitivement recouverte tout entière d'une couche de poils gris, couchés, formant une enveloppe lustrée, un peu rude au toucher : par suite des frottements, cette couche a plus ou moins complètement disparu et ne forme plus que des taches claires et irrégulières sur un tégument brun foncé et rugueux. Sur la face excavée ou plane, se montre une très légère dépression d'où partent en rayonnant les poils grisâtres de la surface; c'est le *hile*. Le *micropyle* forme une autre dépression, ordinairement creusée d'un trou de la largeur d'une tête d'épingle, et située à l'une des extrémités de la graine, le plus souvent sur celle qui est tronquée.

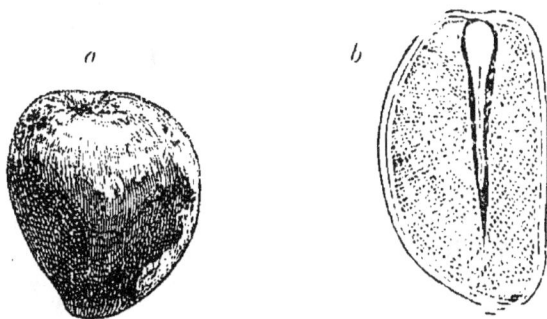

FIG. 193 et 194. — Fève de Saint-Ignace. *Strychnos Ignatii.*

a. Graine entière. Grand. nat.   *b.* Coupe longitudinale.

(D'après de Lanessan.)

Le tégument véritable est très mince et à peu près impossible à distinguer de l'albumen. Celui-ci est compact, dur, translucide et coloré en brun. Il est creusé, au centre, d'une cavité assez étroite qui occupe la moitié environ de la largeur de la graine et aboutit au micropyle : cette cavité renferme un embryon beaucoup plus petit qu'elle, dont les cotylédons sont ovales, minces, parcourus par plusieurs nervures : la radicule est conique.

L'odeur est nulle, la saveur très amère; les râpures sont d'un blanc sale.

Au microscope, on trouve dans l'albumen des éléments à contenu granuleux et huileux, sans amidon. Les poils de la surface offrent l'aspect de ceux de la Noix vomique; toutefois ils ne sont pas renflés à leur base.

Botanique. — Les *Fèves de Saint-Ignace* proviennent du *Strychnos Ignatii* Berg. *(Ignatia amara* L. F.), *Solanacée* de la série des *Strychnées*. C'est un arbuste grimpant qui habite la Cochinchine et les îles Philippines, à rameaux sarmenteux, à feuilles trinerves, ovalo-acuminées, courtement pétiolées, à inflorescence axillaire, à fleurs blanches, très parfumées, à lobes corollaires peu marqués, organisées comme celles du *Strychnos Nux vomica* (p. 544). Le fruit est une baie cortiquée, de couleur noire, renfermant un grand nombre de graines.

Chimie. — Ces graines renferment 1,50 p. 100 de *Strychnine*, 0,5 p. 100 de *Brucine*, des traces d'*Igasurine* et de l'*acide igasurique*. On y a trouvé un peu de gomme, et 10 p. 100 de matières albuminoïdes.

Physiologie et Thérapeutique. — L'action physiologique et l'emploi thérapeutique sont les mêmes que pour les *Noix vomiques*. On prescrit la poudre (0,81 à 0,05) ou la teinture (1 à 5 gouttes), beaucoup plus souvent la préparation connue sous le nom de *Gouttes amères de Baumé*. C'est de la *Fève de Saint-Ignace*, bien plus que de la *Noix vomique*, que l'on retire industriellement la *Strychnine*, dont elle renferme une proportion beaucoup plus considérable. On sait que ce fut dans ces graines que Pelletier et Caventou la découvrirent d'abord[1].

Gouttes amères de Baumé		*Pilules apéritives*	
Fève de Saint-Ignace	500 gr.	Poudre de fèves de Saint-Ignace	0.50 cg.
Alcoolat d'absinthe	1000 —		
Carbonate de potasse	15 —	Extrait alcoolique de noix vomique	0,50 gr.
Suie pure	5 —		
2 à 8 gouttes avant chaque repas dans les dyspepsies, l'alcoolisme, etc.		50 pilules. Une au commencement de chaque repas. (Martin-Damourette.)	

[1] La drogue, que les Jésuites prirent, au début, pour une panacée universelle, fut dédiée par eux à saint Ignace, leur fondateur.

176. ÉCORCE DE FAUSSE ANGUSTURE

Description. — Cette écorce se présente le plus souvent
en plaques irrégulières, cintrées ou plates, de largeur et de
longueur variables, mais dépassant rarement 4 ou 5 cent.
dans l'un ou l'autre sens, épaisses de 2 à 5 mill.

La surface externe est granuleuse et colorée en gris rougeâtre ou verdâtre; elle est couverte de verrues subéreuses,
parfois très régulières, souvent érodées
par le frottement, et formant alors autant
de taches plus claires que le fond. Par
places le suber se montre pulvérulent et
forme des plaques épaisses colorées en
rouge orangé [1].

La surface interne est d'un brun plus
ou moins foncé : elle est lisse, terne, sillonnée de stries longitudinales plus ou
moins fines, et recouverte d'un léger enduit poudreux qui disparaît par le frottement.

Les bords longitudinaux sont toujours
coupés carrément, surtout dans les fragments cintrés; la cassure est compacte,
rugueuse dans les couches externes ou
parenchymateuses de l'écorce, plus nette
au niveau des zones profondes ou libériennes.

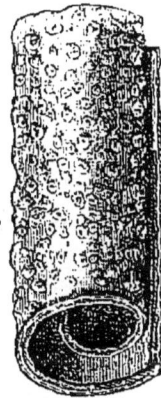

FIG. 195. — Écorce
de Fausse Angus-
ture. *Strychnos
nux vomica.*

(D'après de Lanessan)

La coupe est très caractéristique; le suber forme une
ligne très mince, au-dessous de laquelle le tissu semble
très homogène, coloré en brun, et présente quelques stries

---

[1] Il n'est même pas rare de trouver, mêlées aux fragments d'écorce, dans les
échantillons du commerce, des plaques isolées de ce suber orangé, détachées
par le frottement, arrondies par les chocs, épaisses de 1 à 5 mill., et se montrant, sur une coupe, formées de couches stratifiées.

radiales un peu plus pâles, près du bord interne. Au niveau du premier quart ou de la moitié de la tranche, (soit longitudinale, soit transversale), existe une ligne claire, ordinairement très mince et très nette, parfois sinueuse, ou même dilatée sur quelques points de manière à former de véritables taches : cette ligne, parfois visible même sur la simple cassure, devient très manifeste si l'on vient à humecter la coupe : elle est absolument caractéristique.

L'odeur est nulle; la saveur est d'une amertume extrèmement violente, perceptible presque instantanément.

Au microscope, le suber se montre formé d'un nombre variable de cellules rectangulaires, allongées tangentiellement. Le parenchyme cortical se compose de même d'éléments à direction tangentielle, renfermant des grains d'amidon, des granules brunâtres et des cristaux; les cellules qui limitent intérieurement cette zone sont très volumineuses, ont une paroi sclérifiée, fort épaisse, percée de nombreux pores; ce sont elles qui forment la raie blanche visible sur la coupe. En avant d'elle, d'autres éléments scléreux épars ou groupés en masses inégales, for-

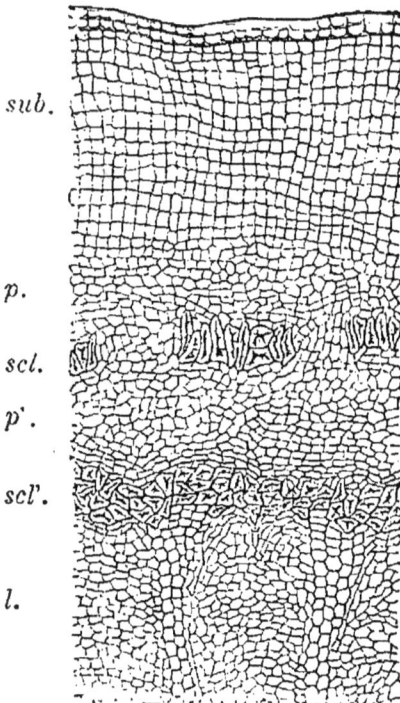

FIG. 196. — Ecorce de Fausse Angusture. Coupe transversale.(De L.)

Sub. Suber ; — *p. p'*. Parenchyme cortical ; — *scl.* Zône à îlots de cellules scléreuses divisant en 2 couches le parenchyme cortical; — *scl'*. Ligne de cellules scléreuses adossées au liber ; — *l.* Liber.

ment une ligne discontinue qui divise en deux la zône parenchymateuse. Il n'y a point d'éléments libériens proprement dits : entre les rayons médullaires très épais, existe un parenchyme lâche, parsemé de phytocystes à paroi sclérifiée.

Botanique. — L'*Écorce de fausse Angusture* provient du *Strychnos nux vomica* L., décrit plus haut. (Voy. p. 544.)

Chimie. — On y a retrouvé les 3 alcaloïdes de la *Noix vomique*. La *Brucine* y est de beaucoup la plus abondante (2.4 %); c'est là qu'elle fut découverte pour la première fois par Pelletier et Caventou : cette graine renferme en outre une matière grasse non vénéneuse, du sucre, de la gomme, une matière colorante jaune, soluble, et une autre insoluble, localisée à la portion subéreuse, et prenant par l'acide nitrique une belle coloration verte.

Physiologie et Thérapeutique. — L'écorce d'Angusture fausse est douée des mêmes propriétés que la Noix vomique et que les Fèves de Saint-Ignace, mais avec une énergie beaucoup moindre. Elle n'est presque jamais utilisée en thérapeutique.

Diagnose. — C'est surtout de l'*Angusture vraie* qu'il importe de savoir distinguer cette écorce. Rappelons ici les caractères propres à l'*Angusture vraie*, et indiqués p. 295. Elle forme ordinairement des gouttières ou des tubes assez longs, dépourvus de verrues subéreuses ou de taches rouillées à l'extérieur : la face interne est couleur acajou et parsemée de paillettes brillantes (oxalate de chaux). Les cassures latérales sont en biseau; l'amertume, qui est également très violente, ne se développe qu'après quelques instants de contact avec la langue; enfin, et par-dessus tout, la coupe, soit transversale soit longitudinale, pratiquée avec l'instrument tranchant, n'offre jamais la zone médiane jaune qui permet de reconnaître les plus petites parcelles d'Angusture fausse. — Nous n'indiquons que pour mémoire la réaction chimique différentielle, souvent citée à cette occasion : une goutte d'acide azotique colore en rouge vif la face interne de l'écorce de fausse Angusture et en vert sa face externe.

177. FEUILLES DE MORELLE

Description. — Ces feuilles, lorsqu'elles sont fraiches, sont ovoïdes-acuminées; le sommet forme une pointe par-

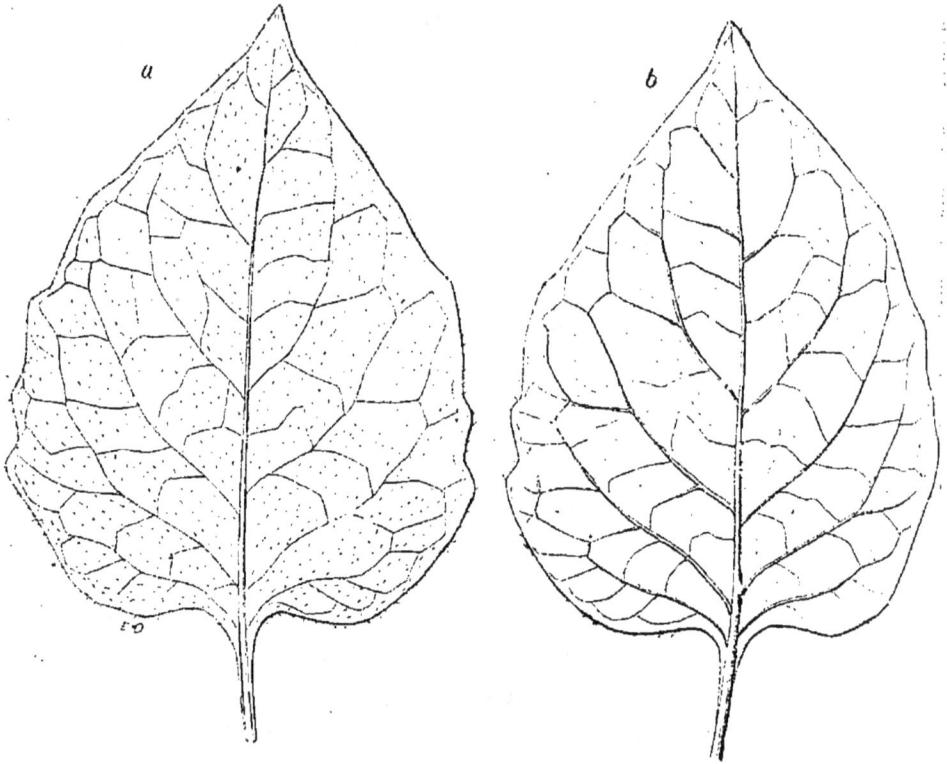

FIG. 197 et 198. — Feuille de Morelle. *Solanum nigrum* L.

a. Face supérieure. *b*. Face inférieure.

fois très aiguë et très longue, parfois, au contraire, mousse et à peine indiquée; la base est large, arrondie, faiblement cordée dans quelques échantillons. Les plus grandes peuvent atteindre 1 ¹/₂ déc., pétiole compris.

Le limbe se continue de chaque côté du pétiole en formant deux petites crêtes latérales souvent peu visibles; son contour est entier ou plus souvent un peu sinueux; dans ce cas, quatre ou cinq dents arrondies, peu prononcées, se montrent à peu près symétriquement de chaque côté et vont en s'atténuant vers la pointe, où elles sont à peine sensibles. La face supérieure porte une nervure médiane très marquée et 5 à 8 paires de nervures secondaires, dont les deux plus inférieures s'insèrent très bas; ces nervures s'envoient fréquemment entre elles de fines anastomoses. A la face postérieure, les nervures primaire et secondaire sont nettement marquées en saillie. Une fine pubescence formée de poils courts et rares se montre à la face supérieure, plus rarement aussi sur l'inférieure.

Les feuilles sèches des pharmacies sont coriaces, peu cassantes; la couleur est d'un vert terne et gris, mêlé de jaune, surtout à la face inférieure; les bords sont plissés, faiblement recroquevillés. Les nervures secondaires sont devenues sinueuses grâce à la rétraction du parenchyme qui les entoure.

L'odeur est vireuse, mais peu caractéristique; la saveur est celle du foin ou de toute herbe sèche.

Botanique. — La *Morelle*[1] est une *Solanacée* de la série des *Solanées*, le *Solanum nigrum* L., herbe annuelle, haute de 30 à 60 cent., commune dans toute l'Europe tempérée.

Tige dressée, rameuse. — *Feuilles* alternes, sinuées-dentées. — *Fleurs* blanches, hermaphrodites et régulières, disposées en cymes corymbiformes. — *Réceptacle* convexe. — *Calice* gamosépale à lobes pubescents et aigus. — *Corolle* gamopétale, à tube court, à 5 divisions longues, aiguës, très étalées. — 5 *Étamines* à filets connés au tube de la corolle, à anthères oblongues, biloculaires, introrses, déhiscentes par 2 fentes longitudinales. — *Ovaire* des *Solanacées*, à style entouré de poils à la base. — *Baies* noirâtres accompagnées du calice persistant et desséché, à graines nom-

_____

[1] Morelle noire, morelle officinale, mourelle, morette, crève-loup, herbe aux magiciens, raisin de loup, herbe à gale, herbe à Maure.

breuses, aplaties, renfermant, au milieu d'un albumen charnu, un embryon à radicule spiralée.

Chimie. — Les feuilles de morelle sont peu actives, même à l'état frais. Elles renferment en proportions variables, mais faibles, un alcaloïde découvert par Desfosses dans les baies de la plante, la *Solanine* $C^{43} H^{71} Az O^{16}$, substance blanche, brillante, âcre, amère, insoluble dans l'eau, peu soluble dans l'éther, soluble dans l'alcool bouillant : ses sels ne cristallisent pas ; elle est dédoublable (Gmelin) en sucre et en *Solanidine* $C^{25} H^{39} Az O$. Dans la feuille fraîche, « elle est, disent Le Mahout et Decaisne (*loc. cit.* 185) neutralisée par un acide et mitigée par un mucilage ».

Physiologie et Thérapeutique. — Le suc des feuilles *fraîches* de Morelle est un calmant qui a pu rendre des services dans la médecine des campagnes, en applications sur les ulcères, les chancres, les panaris, les indurations diverses du tissu cellulaire, mais qui est absolument inusité dans la thérapeutique des villes. Administrée à l'intérieur, la Morelle n'a pas produit d'effet appréciable, sinon à haute dose une très légère dilatation de la pupille: les fruits mûrs sont plus actifs, et ont pu causer dans les campagnes quelques accidents [1].

Ces feuilles entrent dans la composition du Baume Tranquile et de l'onguent populeum ; ce dernier est très usité contre les douleurs hémorroïdaires.

La *Solanine* est stupéfiante et paralyse ou tout au moins ralentit les mouvements respiratoires et les battements cardiaques : les uns la disent mydriatique (Duval) ; un plus grand nombre (Otto. Schroff, Fraumüller) lui refusent cette propriété. Quelques-uns la considèrent comme *eupnéïque* et comme sédative des nerfs pneumogastriques, utile par conséquent contre l'oppression dans l'asthme, etc.

178. TIGES DE DOUCE AMÈRE

Description. — On trouve dans le commerce ces tiges

---

[1] Aux colonies (la Réunion, les Antilles) les feuilles jeunes de Morelle sont cuites comme celles de la chicorée et servent à confectionner des *brèdes*. Quelques auteurs ont pensé que ces feuilles avaient été confondues avec celles du *Solanum oleraceum*. D'autres ont admis que l'alcaloïde était transformé ou détruit par la chaleur.

coupées en tronçons de 2 à 4 cent. de long; leur diamètre varie entre 4 et 10 mill.

La zone superficielle est colorée en jaune brun, plus ou moins mêlé de vert suivant l'âge de la tige; elle est lisse, luisante, parsemée de petites verrues, soulevée par places, ou même s'exfoliant en plaques minces. Cette zone est de nature subéreuse et s'enlève facilement: au dessous d'elle se montre une couche brillante, verdâtre et couverte de stries longitudinales très fines. De distance en distance, existent des renflements alternes correspondant à l'insertion d'une feuille et d'un bourgeon axillaire : la cicatrice du pétiole est excavée, cordiforme, et placée au sommet d'une tuberosité assez saillante; la cicatrice du bourgeon est plus petite, moins saillante et plus brune.

Ces fragments sont très flexibles ; leur cassure est courte, non fibreuse. La coupe transversale montre successivement: un suber clair très mince; — une zone étroite de parenchyme cortical, colorée en vert; — une zone libérienne mince, claire, renfermant des fibres longues, brillantes, d'une grande finesse, — un large anneau ligneux, gris-jaune ou gris-vert, pourvu de stries radiales plus ou moins nettes ; — enfin une moelle grisâtre, très rétractée.

L'odeur est faible, légèrement vireuse. La saveur est un peu amère au début, puis douceâtre.

Au microscope, on trouve, sous le suber, une couche dite herbacée, et qui n'est autre qu'un parenchyme cortical à cellules remplies de grains d'amidon et de grains de chlorophylle. Les fibres libériennes sont peu nombreuses, disposées en cercle, souvent réunies par paires; le parenchyme libérien est très abondant. Le bois se compose de fibres étroites, entremêlée de gros vaisseaux ponctués, très nombreux. On distingue ordinairement, dans ce bois, de 2 à 5 zones annuelles sur les échantillons du commerce.

Les rayons médullaires sont larges, nombreux et leurs éléments renferment parfois de la chlorophylle.

Botanique. — La *Douce amère* [1] est une *Solanacée* de la série des *Solanées*, le *Solanum Dulcamara* L... petit arbuste de 2 à 3 mètres, grimpant et sarmenteux, commun dans les régions tempérées de l'hémisphère nord.

Tige ligneuse, ramifiée. — *Feuilles* alternes, tomenteuses, ovales-acuminées, souvent cordées à la base, les unes entières, les autres triséquées. — *Fleurs* violettes, disposées en cymes ramifiées, extra-axillaires. — *Calice* gamosépale, à cinq lobes courts, aigus. — *Corolle* gamopétale à tube très court, à 5 lobes très étalés, aigus, portant chacun quelques taches verdâtres disposées par paires au niveau de la gorge. — *Etamines* à filets courts et connés avec le tube de la corolle, à anthères longues, introrses, s'ouvrant par 2 pores terminaux. — *Ovaire* des *Solanacées*. — *Baies* rougeâtres, à graines nombreuses et albuminées.

Chimie. — Les tiges de *Douce amère* renferment un alcaloïde, la *Solanine* $C^{43} H^{71} Az O^{10}$ (voir p. 556), et un glucoside la *Dulcamarine* (Geissler). La *Dulcamarine* ou *Picroglycion* $C^{22} H^{34} O^{10}$, qui communique à la plante sa saveur particulière, est cristallisable, soluble dans l'eau, l'alcool et l'acide acétique; elle ne précipite ni par l'infusion de noix de Galle, ni par les sels métalliques; elle se dédouble, sous l'influence des acides dilués, en glucose et en *Dulcamarétine* $C^{16} H^{20} O^6$.

Physiologie et Thérapeutique. — La *Douce amère* porte son action sur les centres nerveux : à forte dose elle détermine des nausées, des vomissements, des troubles sensoriels, des vertiges, de l'excitation des secrétions intestinales, cutanées et rénales, en un mot une partie des symptômes de la Jusquiame, mais avec une bénignité plus grande. On l'a surtout utilisée comme antispasmodique, dépurative et anti-rhumatismale.

On la prescrit en infusion (8 à 40 gr. par litre), en poudre (2 à 8 gr.), en extrait aqueux (0,50 centigr. à 10 gr. progressivement), — contre l'asthme et la coqueluche, contre les accidents cutanés de la syphilis et de la scrofule, dans le rhumatisme articulaire, les affections cardiaques, etc. Elle est fort peu employée de nos jours.

Diagnose. — Quand la *Salsepareille* est pâle, et que la *Douce amère* présente des plis très marqués dus à une dessiccation trop rapide, on pourrait à première vue les confondre. Il

---

[1] *Vulg.* Morelle grimpante, herbe à la carte, herbe à la fièvre, vigne de Judée, vigne sauvage, crève-chien.

suffira de chercher sur les échantillons les *nœuds* accompagnés des deux cicatrices du bourgeon et du pétiole pour reconnaître immédiatement la *Douce amère*: en outre la Salsepareille ne renferme jamais sous son suber de couche parenchymateuse *verte*.

179. FÉCULE DE POMMES DE TERRE

Description. — Cette fécule forme une poudre ténue, d'un blanc un peu sale, faiblement onctueuse, légèrement

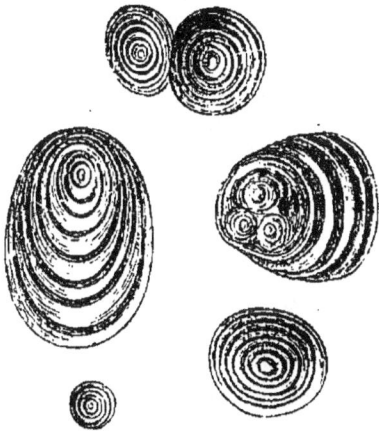

FIG. 199. — Fécule de Pomme de terre, vue au microscope.

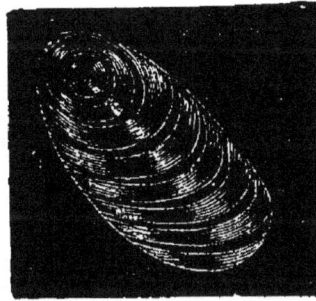

FIG. 200. — Grain d'Amidon de Pomme de terre, vu à la lumière polarisée.

(D'après de Lanessan.)

crépitante au toucher, et présentant au soleil une multitude de points brillants, presque cristallins.

L'odeur de l'empois de fécule bouilli avec un peu d'acide sulfurique est absolument spéciale.

Au microscope, les grains de cette fécule ne sont pas moins caractéristiques. Ils sont volumineux, ovoïdes, pourvus d'un hile punctiforme, excentrique, autour duquel sont disposées des zones d'accroissement assez nettes, présentant l'aspect dit en *écaille d'huître*. On y trouve quelquefois des grains composés à 2 ou 3 hiles. La longueur des grains varie de 0 mill. 140 à 0 mill. 185, tandis que celle des grains de l'amidon de blé est comprise entre 0 mill. 040 et 0 mill. 030.

Botanique. — La *Pomme de terre* [1] est une *Solanacée* de la série des *Solanées*, le *Solanum tuberosum* L., herbe vivace, originaire de l'Amérique septentrionale, cultivée dans toute l'Europe, où elle se comporte comme une espèce annuelle.

Tige en grande partie souterraine, à ramifications renflées par places en *tubercules* farineux conservant la trace des feuilles (*écailles*) et des bourgeons axillaires (*yeux*). — *Feuilles* alternes, larges, pennatifides. — *Fleurs* blanches ou bleutées, hermaphrodites et régulières. — *Calice* gamosépale à 5 dents. — *Corolle* gamopétale à tube court, à 5 lobes très étalés. — *Etamines* à filets courts, connés avec le tube de la corolle, à anthères oblongues, biloculaires, introrses, déhiscentes par 2 fentes longitudinales ou simplement par 2 pores apicaux. — *Ovaire* des *Solanacées*. — *Baie* globuleuse à graines nombreuses.

On obtient la fécule de pomme de terre en râpant les tubercules sous un courant d'eau au-dessus d'un tamis recouvrant une cuve; les grains sont entraînés, traversent les mailles et gagnent le fond de la cuve grâce à leur pesanteur; le parenchyme ou *pulpe* demeure sur le tamis. Cette pulpe renferme encore 10 p. 100 de substance amylacée et donne aux bestiaux une bonne nourriture. Dans l'industrie, on dépouille les pommes de terre de leur suber, on les faits cuire à la vapeur et on les broie en une pâte que l'on comprime fortement en pains rectangulaires et que l'on fait sécher au four : ces pains, broyés à la meule, constituent la fécule du commerce. La pomme de terre contient ordinairement de 10 à 20 p. 100 de fécule.

Chimie. — La fécule de pomme de terre, identique à l'amidon des céréales $C^6 H^{10} O^5$, est extrêmement peu soluble dans l'eau : elle se gonfle dans l'eau tiède et donne alors une masse gélatineuse connue sous le nom d'*Empois*.

---

[1] *Vulg.* Parmentière, morelle parmentière, morelle tubéreuse, patate de Virginie, tartaufle, pennetière, pannetière.

C'est un corps isomère de la *Cellulose* et de l'*Inuline*, et que
caractérise très nettement la coloration bleue que lui fait prendre
l'iode. Chauffé longtemps à 100° en présence d'une grande quantité d'eau, il se transforme en partie en *Amidon soluble*. On peut
encore délayer 2 p. de fécule dans 3 p. d'acide sulfurique : au bout
d'une demi heure on verse le tout dans une grande quantité d'alcool qui précipite l'amidon soluble (Béchamp) : chauffé longtemps
encore entre 160° et 200°, à sec ou au contact de l'eau, ou à 100°
dans l'eau acidulée, il se convertit en *Dextrine* puis en *Glucose*[1].

Usages. — La fécule sert à la confection de cataplasmes
émollients, plus légers que ceux de farine de lin, et que l'on
peut employer à chaud ou à froid. C'est le remède populaire des
brûlures et de toutes les affections cutanées légères : on soupoudre
de fécule, souvent mélangée d'oxyde de zinc, les dartres, l'eczéma,
l'intertrigo, etc. L'iodure d'amidon soluble a été administré à l'intérieur aux mêmes fins que l'iode, dans les affections scrofuleuses.
L'empoi d'amidon, seul ou uni au plâtre, a été employé pour la
confection d'appareils inamovibles. (Voir *Dextrine.*) Quant à la préparation employée sous le nom de *Sirop de fécule* à la place du
Sirop de gomme, c'est un *Sirop de glucose* obtenu par la transformation de la fécule en glucose.

179 *bis.* DEXTRINE

Description. — La dextrine se présente dans le commerce
en blocs ou en poudre; celle qui est de bonne quantité est
un peu jaune, onctueuse au toucher, ne crépitant pas sous
le doigt : elle est douée d'une saveur sucrée qui permettra
de la reconnaître entre toutes les autres poudres que renferme le Droguier : elle se dissout dans la salive.

Botanique. — La *Dextrine* est obtenue industriellement au
moyen de la fécule de pommes de terre ou de l'amidon des
céréales.

Chimie. — L'*Amidon* maintenu longtemps, à sec ou au contact de
l'eau entre 160° et 200°, ou de l'eau acidulée à 100°, se transforme en

---

[1] Les jeunes pousses de pommes de terre renferment, paraît-il, de la *solanine*.

Dextrine $C^6 H^{10} O^5$, facilement distincte de l'*Amidon soluble*, à ce qu'elle ne se colore point en bleu par l'iode, mais en rouge vineux. La même transformation s'opère dans la nature, dans les fruits de céréales en germination, sous l'influence d'un fer-ment spécial, la *diastase*. Une partie de diastase suffit à trans-former en *Dextrine* 2000 parties d'amidon. On peut par suite ob-tenir la *Dextrine* en précipitant par l'alcool l'extrait aqueux de *malt* ou orge en germination desséché à 50° (Würtz).

Elle dévie très fortement à droite la lumière polarisée. Elle ne ne réduit point la liqueur cupro-potassique. Elle est soluble dans l'eau en toute proportion, soluble également dans l'alcool dilué, insoluble dans l'alcool fort, qui la précipite de ses solutions aqueuses.

La *Dextrine*, par la prolongation des mêmes influences qui l'ont fait naître de l'amidon, se transforme à son tour en glucose $C^6 H^{12} O^6$ en fixant une molécule d'eau

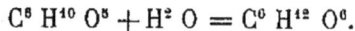

$$C^6 H^{10} O^5 + H^2 O = C^6 H^{12} O^6.$$

Usages. — La dextrine sert en médecine à imprégner des ban-delettes de toile pour la confection d'appareils rigides et inamo-vibles, utilisés pour l'immobilisation, après réduction, des mem-bres fracturés ou luxés. Velpeau employait dans ce but un mélange de 100 parties de dextrine, 50 d'eau chaude et 60 d'eau-de-vie camphrée. Récemment on a proposé d'unir la dextrine au plâtre. Ces appareils ont l'avantage de pouvoir être enlevés très rapidement, en humectant simplement d'eau tiède les bandes desséchées. On leur préfère aujourd'hui les appareils silicatés.

Schiff considère la dextrine comme un digestif puissant, favori-sant la formation de la pepsine [1].

Poudre contre la dyspepsie.

Dextrine	15 gr.
Bicarb. de soude	4 —
Sucre pulvérisé	4 —

4 gr. par jour en 4 fois dans un peu de vin.

(Becker).

---

[1] La dextrine a servi à falsifier le Sirop de gomme : la fraude se reconnaît à l'aide de quelques gouttes de perchlorure de fer qui déterminent la solidifi-cation en masse du sirop de gomme pur, et ne produisent aucun effet dans le sirop dextriné.

Dans l'industrie, elle sert surtout au collage du papier, des étiquettes, etc.

180. FRUITS DE PIMENT

Description. — Ce fruit est de forme variable; assez communément, il affecte la dimension et la forme du pouce : d'autres fois il est attenué en pointe à l'extrémité, renflé à la base, légèrement aplati. Il peut atteindre jusqu'à 8 et 10 cent. de long, et 4 cent. de largeur à la base : il est accompagné de la cupule calicinale persistante et d'un pédoncule de longueur variable, arqué au sommet. Cette cupule est jaunâtre, courte, et garnie de cinq dents plus ou moins distinctes.

Le fruit est léger, coloré en rouge-vif ou rouge violacé, luisant, coriace, affaissé et ridé à la surface; à l'intérieur, il paraît creux en grande partie, et se montre divisé en deux loges par une cloison mince, flexible, jaunâtre, qui souvent ne s'étend point jusqu'au sommet; celle-ci porte sur chacune de ses faces un grand nombre de graines aplaties, ovoïdes ou réniformes, mesurant au plus $\frac{1}{2}$ cent. de longueur, et généralement réticulées à leur surface : elles renferment un embryon fortement recourbé, presque annulaire, et un albumen peu abondant.

Le péricarpe mesure 1 mill. environ d'épaisseur; sa face interne est colorée en rouge plus pâle que l'externe, luisante et finement striée suivant la longueur.

L'odeur est nulle; la saveur est chaude et âcre et aussi prononcée dans les graines que dans le péricarpe.

Au microscope, on trouve dans le péricarpe : un *épicarpe* formé de 5 ou 6 plans de cellules rectangulaires, à contenu rouge et granuleux, — un *mésocarpe* parenchymateux, dont les éléments renferment de la matière colorante et des grains d'amidon, — un *endocarpe* dont les cellules, à parois très épaissies, renferment un liquide jaunâtre.

Botanique. — Le *Piment des jardins*[1] ou *Piment annuel* est une *Solanacée* de la série des *Solanées*, le *Capsicum annuum* L., plante herbacée annuelle, haute de 30 à 60 centim., originaire de l'Amérique, abondante dans tous les pays tropicaux, et cultivée aujourd'hui en Europe dans les jardins : le *Capsicum longum* D.C. et le *Capsicum grossum* W. n'en sont que de simples variétés.

Tige dressée, rameuse. — *Feuilles* alternes, souvent entraînées, elliptiques-acuminées, glabres au moins en dessus, et longuement pétiolées. — *Fleurs* blanches, hermaphrodites et régulières, solitaires ou en cymes pauciflores. — *Calice* court, gamosépale, à 5 dents. — *Corolle* rotacée, à 5 lobes aigus et étalés. — *Androcée* et *Gynécée* du type des *Solanacées* : *Anthères* conniventes et déhiscentes par 2 fentes longitudinales. — Le *Fruit* est dressé dans la variété type, pendant dans la variété dite *C. longum* ; sa couleur varie du rouge au blanc.

Chimie. — On a trouvé dans le *Piment* un corps assez complexe et mal défini, la *Capsicine*, qui paraît être un mélange de matières résineuses et de matières grasses (Bucholz, 1816), et plus récemment un alcaloïde volatil donnant des sels solubles et qui n'a point reçu de nom. Il renferme en outre une matière grasse, une substance colorante, du mucilage et des sels.

Physiologie et Thérapeutique. — Le *Piment*, si employé dans les pays chauds comme condiment, possède une action locale irritante qui peut se manifester sur la peau par de la rubéfaction, et dans l'estomac par une vive sensation de chaleur. C'est un excitant diffusible très énergique, qui peut, à trop haute dose, amener des accidents inflammatoires dans les voies digestives. Il est aphrodisiaque comme presque tous les irritants du tube digestif, et possède sur les hémorrhoïdes une action remarquable (Allègre, Jobert). On le prescrit en poudre (0,3 à 1 gr. en pilules), en teinture au 1/6. (1 à 4 gr.), en vinaigre (2 à 4 gr.), en huile essentielle (15 à 25 centigr. sur du sucre) dans les dyspepsies par atonie, dans le rhumatisme (?), l'hydropisie, etc.: on l'emploie, paraît-il, aux Indes comme controstimulant dans le *delirium tremens*. A l'extérieur, on peut utiliser, comme rubéfiant rapide, la poudre mêlée à un cataplasme (13 à 20 gr.) ou l'emplâtre préparé. On l'a quelquefois ordonné en gargarisme (15 à 20 gr. de teinture) contre les angines tonsillaires violentes. Dans le traitement des hémorrhoïdes, son action qui est d'une efficacité très réelle, ne s'obtiendra à coup sûr que si l'on fait usage du fruit *frais*.

---

[1] Piment des jardins, poivre de Guinée, poivre d'Inde, poivre de Turquie, poivre d'Espagne, corail des jardins, piment rouge, capsique, poivre long.

181. PIMENT DE CAYENNE

Description. — Ce fruit est fortement allongé, terminé au sommet en pointe mousse, un peu renflé à sa base, qu'enveloppe plus ou moins complètement la cupule calicinale persistante : celle-ci, assez caduque d'ailleurs, est courte, jaunâtre, ridée, et présente sur son bord cinq petites dents plus ou moins froissées. Le fruit mesure de 1 à 2 $^1/_2$ cent. de hauteur, et 4 à 6 mill. d'épaisseur à la base. Il est coloré en rouge vif, lisse, brillant, coriace, fortement affaissé par places, et plus ou moins ridé par la dessication.

A l'intérieur, il est divisé en deux loges par une cloison médiane, très mince et de couleur orange, portant sur chacune de ses faces de 6 à 10 graines. La surface interne du péricarpe est brillante, colorée en rouge vif et sillonnée de fines lignes saillantes

Les graines sont aplaties, réniformes ou irrégulièrement orbiculaires, larges environ de 3 mill., épaisses de 1 mill. Elles sont colorées en jaune sale et bordées d'un léger bourrelet : elles renferment un embryon très arqué.

L'odeur est nulle : la saveur de toutes ces parties, — péricarpe, cloison et graines, — est âcre et chaude.

Au microscope, on trouve très exactement la disposition déjà décrite dans le péricarpe du *Piment annuel* (voy. p. 563).

Botanique — Le *Piment de Cayenne* est donné par une *Solanacée* du même genre que celle qui produit le *Piment annuel*, le *Capsicum fastigiatum* Bl. (*C. frutescens* L., *C. minimum* Roxb.), plante d'origine américaine, cultivée aujourd'hui dans toutes les régions chaudes et particulièrement aux Indes et sur la côte d'Afrique. Elle diffère du *Capsicum annuum* (voy. p. 564) par sa tige ligneuse et par la forme de son fruit.

Chimie. — Le *Piment de Cayenne* renferme, comme le Piment commun, de la *Capsicine* et un alcaloïde volatil mal déterminé, et en outre une huile à odeur forte et un composé spécial, la *Capsaïcine* $C^9 H^{14} O^2$, qui émet par la chaleur des vapeurs extrêmement irritantes. (Flückiger et Hanbury.)

Physiologie et Thérapeutique. — Le *Piment de Cayenne* est employé, comme condiment et comme agent thérapeutique, aux mêmes usages que le Piment annuel; son âcreté est plus violente encore que celle de ce dernier, d'où le nom de *Piment enragé* qui lui est parfois aussi donné.

182. FEUILLES DE BELLADONE

Description. — Ces feuilles, à l'état frais, sont ovales acuminées : la pointe est peu prononcée : la base, large et arrondie, s'atténue rapidement pour se continuer sur les côtés du pétiole. Le bord du limbe est entier.

L'ensemble mesure de 6 à 20 cent. de long. et de 5 à 8 cent. de large au niveau du tiers inférieur.

Le pétiole est large de 3 à 5 mill. et cannelé dans toute sa longueur, qui peut atteindre de 1 à 6 cent. La nervure médiane est assez large à la base et s'atténue graduellement en pointe jusqu'au sommet : les nervures secondaires, au nombre de 7 à 10 de chaque côté, sont à peu près alternes, et s'étendent jusqu'aux bords du limbe, où elles s'unissent en une ligne mince et peu visible faisant le tour de celui-ci. Les deux premières nervures naissent à une forte distance de l'insertion du pétiole proprement dit. Entre les nervures secondaires véritables, il naît de la nervure primaire de petites nervures accessoires, qui s'anastomosent entre elles et avec les filets issus des nervures secondaires pour former à la surface de la feuille un réseau très délicat. — A la face inférieure, les nervures primaire et secondaires sont très fortement saillantes, ces dernières finement pubescentes.

Les feuilles sèches sont ordinairement chiffonnées et froissées, souvent après ploiement selon la nervure médiane :

elles sont minces et plus ou moins friables, selon le soin avec lequel la dessication a été opérée. La face supérieure est d'un brun verdâtre marbré de jaune; l'inférieure est plus franchment verte. Sur l'une et l'autre, mais surtout sur l'inférieure, se montrent de petits points blancs, en

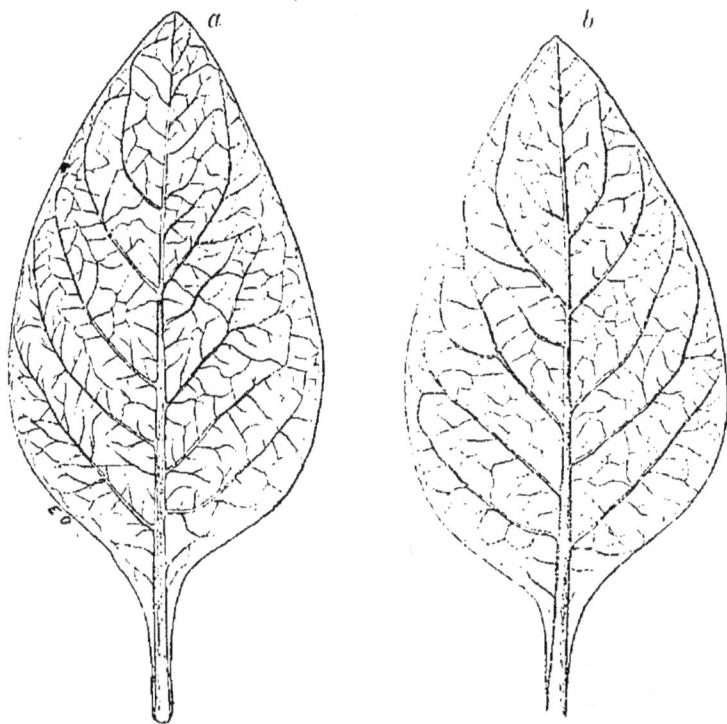

FIG. 201 et 202. — Feuilles de Belladone. *Atropa belladona.*

a. Face supérieure.   b. Face inférieure.

grand nombre, visibles seulement à la loupe; on trouve, en outre fréquemment sur les deux faces, des saillies brunes, cupuliformes, dues à la présence de champignons.

L'odeur est faiblement vireuse, la saveur un peu âcre; la plupart du temps, saveur et odeur sont très atténuées par la dessication et n'offrent plus rien de caractéristique.

Botanique. — La *Belladone* [1] est une *Solanacée* de la série des *Atropées*. l'*Atropa Belladona* L., plante herbacée, vivace, habitant les régions tempérées de l'hémisphère boréal.

Rameaux aériens, dressés, d'abord pubescents, puis glabres. — *Feuilles* alternes, souvent entraînées hors de leur position normale. — *Fleurs* solitaires, hermaphrodites et régulières. — *Réceptacle* convexe. — *Calice* gamosépale à cinq lobes larges et acuminés. — *Corolle* gamopétale, urcéolée, d'une teinte vineuse au sommet, d'un jaune verdâtre à la base, à cinq lobes courts, obtus et réfléchis. — 5 *Etamines* alternipétales, à filets connés avec la base du tube de la Corolle, à *Anthères* globuleuses. — *Ovaire* des *Solanacées*, monté sur un disque hypogyne. — *Baie* noire, à graines nombreuses et albuminées.

Les feuilles de seconde année sont, paraît-il, plus actives que celles de la première année (Gerhard); les feuilles cueillies après la floraison seraient en outre plus riches en principes actifs que les feuilles récoltées avant cette époque, et supérieures même à cet égard à la racine (J. Lefort). La belladone sauvage passe aussi pour plus active que la belladone cultivée; cette assertion a été contredite.

Chimie. — Les *Feuilles* sèches renferment de 0,44 à 0,48 p. 100 d'un alcaloïde particulier, l'*Atropine*, soupçonné par Vauquelin, découvert par Mein, en 1833, dans la Racine, et par Geiger et Hesse dans les feuilles : elles contiennent en outre une proportion variable de sels ammoniacaux, magnésiens et potassiques. On y a signalé la présence de l'*Asparagine* (?).

L'*Atropine* $C^{17} H^{23} Az O^3$ est incolore et amère, cristallise en longues aiguilles soyeuses et se dissout en faible proportion dans l'eau froide (1/280), plus facilement dans l'eau chaude (1/58), dans l'éther (1/35), dans l'alcool et le chloroforme (1/3), — entièrement dans l'alcool amylique; ses sels sont cristallisables et solubles dans l'eau. Par l'action de l'acide chlorhydrique concentré et de la soude caustique, l'*Atropine* se dédouble en *Acide tropique* $C^9 H^{10} O^3$ et en *Tropine* $C^8 H^{15} Az O$.

$$C^{17} H^{23} Az O^3 + H^2 O = C^9 H^{10} O^3 + C^8 H^{15} Az O$$
Atropine.   Ac. tropique.   Tropine.

L'*Acide tropique* lui-même se décompose, par une action plus prolongée des mêmes réactifs qui produisent l'hydratation, en *Acide atropique* et en *Acide isatropique* $C^9 H^8 O$, tous deux iso-

---

[1] Belle-dame, belladone baccifère, morelle furieuse, mandragore baccifère, guigne de côte, permenton, herbe empoisonnée.

mères de l'*Acide cinnamique*. La *Tropine* $C^8 H^{15} Az O$ est une base cristallisée, volatile, soluble dans l'eau et l'alcool. En combinant l'*Acide tropique* à la *Tropine*, puis chauffant longtemps avec l'acide chlorhydrique dilué le *Tropate de tropine*, on le transforme en *Atropine*; traitée par plusieurs autres acides organiques, en présence de l'acide chlorhydrique, elle donne naissance à autant d'alcaloïdes différents ou *tropéïnes*, dont quelques-uns : telle est l'*homatropine* (Friedel), ont une action identique à celle de l'atropine même, mais son action mydriatique se dissipe plus rapidement, ce qui lui fait quelquefois donner la préférence; l'*Homatropine* s'obtient par l'action de l'*Acide oxytoluïque* sur la *Tropine*, en présence de H Cl dilué. Enfin, chauffée à 180° en tubes scellés avec l'acide chlorhydrique fumant, la *Tropine* perd $H^2 O$ et se transforme en *Tropidine* $C^8 H^{13} Az$, autre base liquide qui ne diffère de la *Conicine* $C^8 H^{15} Az$ que par H^2 en moins.

L'*Atropine* est isomère de la *daturine* et de l'*hyoscyamine*; d'après un travail important de J. Regnauld et Valmont, la *daturine*, la *duboisine* et l'*hyosciamine* seraient identiques à l'*Atropine* β ou *Atropidine*. L'*Atropine* médicinale retirée de la belladone est un mélange, en proportions variables, de deux isomères : *Atropine* α et *Atropine* β ou *Atropidine*, douées des mêmes propriétés physiologiques, mais présentant quelques différences chimiques ; l'*Atropine* α fond à + 114°, son chloraurate est jaune terne, groupé en mamelons et fond à + 139°: l'*Atropine* β fond à + 109°; son chloraurate cristallise en lamelles jaunes, brillantes, à facettes rectangulaires, et fond à + 160°.

Oxydée par l'acide sulfurique et le bichromate de potasse, l'*Atropine* donne de l'*aldéhyde benzoïque* et de l'*acide benzoïque*; on reconnaît facilement l'odeur de ce dernier corps en brûlant une petite quantité d'atropine [1].

Physiologie et Thérapeutique. — La *Belladone* et son principe actif l'*Atropine* sont des poisons redoutables [2] : cependant certains

[1] Il existe beaucoup de procédés pour l'extraction de l'*atropine* : le plus élégant et le plus récent à la fois consiste à faire digérer pendant 24 heures, à 50°, les feuilles de belladone finement hachées, dans de l'eau acidulée. On évapore en consistance sirupeuse et l'extrait est agité avec du chloroforme : on sépare cette première liqueur, puis le liquide rendu alcalin est agité une seconde fois avec du chloroforme. Par évaporation de la solution chloroformique, on obtient l'alcaloïde en beaux cristaux : 750 gr. de feuilles fraîches ont ainsi fourni 0 gr. 416 d'atropine. (Wasilewsky.)

[2] Cette action, selon Nothnagel et Rossbach, serait d'autant plus violente que l'appareil nerveux de l'individu est plus compliqué : une dose de 8 à 10 mill. d'atropine est presque sûrement toxique pour l'espèce humaine : 45 centigr. injectés d'un seul coup sous la peau d'un lapin déterminent à peine la dilatation

animaux, les rongeurs, les herbivores, les marsupiaux, y paraissent
à peu près réfractaires [1].

L'action locale de la poudre de belladone et surtout de l'atropine,
soit sur les muqueuses, soit sur le derme dénudé, est irritante;
l'action particulière sur la pupille sera décrite plus loin.

A l'intérieur, l'atropine paraît agir comme un médicament
névro-musculaire excitant le *grand sympathique* et les *fibres lisses*
pendant une première période, la seule qui s'observe aux doses
faibles, les paralysant au contraire dans une seconde période à
laquelle on parvient rapidement avec les doses élevées.

Avec des doses de 1 à 3 milligr. d'atropine, on observe bientôt
de l'excitation cérébrale qui peut aller jusqu'à un délire léger,
ordinairement gai, — de l'insomnie, des vertiges, de la migraine,
de l'anesthésie légère, — des troubles de la vision (dilatation de la
pupille, diplopie, presbytisme), résultant vraisemblablement de la
suspension de la faculté d'accommodation (action sur les fibres du
muscle ciliaire), — de l'accélération du pouls et des mouvements
respiratoires, augmentation de la température, — diminution ou
arrêt de toutes les sécrétions; mixtion difficile et faible, avec fréquentes envies d'uriner, — parfois des coliques légères, (excitation
des muscles lisses), de la difficulté dans la déglutition, — enfin
une éruption scarlatiniforme sur la peau.

A doses plus élevées, ces symptômes apparaissent plus promptement et avec plus d'intensité, pour faire place ensuite à des phénomènes tout différents, relevant de la paralysie secondaire du
grand sympathique et du système musculaire de la vie organique;
il survient quelques convulsions, perte de la connaissance, — puis
paralysie motrice et sensorielle, ralentissement des battements du
cœur et des mouvements respiratoires, coma et mort[2].

---

de la pupille. L'alcaloïde se retrouve intact et très rapidement dans les urines;
celles-ci deviennent alors toxiques pour les carnivores.
    Les limaçons qui rongent si fréquemment les feuilles de belladone absorbent
des quantités d'alcaloïde suffisantes pour que leur chair ait pu, dans certains
cas, se montrer vénéneuse pour l'homme et les carnivores. (Foussagrives.)

[1] On a attribué cette immunité soit à une destruction rapide de l'agent toxique
dans le sang (Hecquet), soit à l'incomplète absorption des doses ingérées en
raison de la nature chimique spéciale des liquides de l'économie (Gubler), —
soit plus vraisemblablement à l'extrême rapidité de l'élimination et à un défaut
d'excitabilité tout spécial de l'appareil nerveux à l'égard de cet alcaloïde, comme
il arrive d'ailleurs pour plusieurs autres; nous avons déjà fait remarquer plus
haut, d'après P. Bert, que les nouveau-nés présentaient une tolérance extraordinaire à l'égard de la strychnine.

[2] Les fibres lisses des parois vasculaires, en se contractant au début, augmen-
taient la pression sanguine en diminuant le calibre des vaisseaux; ce calibre
décroissant encore, il en résultait un certain degré d'ischémie dans plusieurs

L'action si connue de la belladone sur les fibres de l'iris a été rattachée à une foule de causes : paralysie des nerfs ciliaires ou du centre cilio spinal, — ischémie des vaisseaux de l'iris, — ischémie du cerveau, etc. Rabuteau, se basant sur ce que l'action mydriatique de l'atropine est limitée à l'œil sur la conjonctive duquel elle a été déposée, admet une action réflexe toute locale sur les terminaisons du trijumeau. Quand la mydriase apparaît après absorption de la belladone par les voies digestives, il faut toutefois admettre alors l'influence de l'ischémie cérébrale et de la paralysie du grand sympathique [1].

Contre les empoisonnements par la belladone, on a employé, après les vomitifs et les contre-poisons généraux des alcaloïdes (tannin, café, iodure de potassium ioduré), l'opium (?), la strychnine (?) et surtout le sulfate de quinine.

On emploie la belladone en thérapeutique :

1° Comme *analgésique*, en frictions (pommade : extrait de belladone, 4 ; axonge, 30), en collyres, en injections vaginales (feuilles de belladone, 30 gr., eau, 1000 gr.), en lavements (Extrait aqueux de belladone, 0 gr. 10, eau, 250 gr.), contre les douleurs névralgiques ou symptomatiques, etc. ;

2° Comme *mydriatique*, en collyres. [(Sulf. d'atropine, 30 centigr. Eau, 30 gr.) 2 gouttes], dans l'iritis, la sténose pupillaire, le traitement consécutif à l'opération de la cataracte, ou simplement pour faciliter l'examen ophthalmoscopique de l'œil ;

3° Comme *modérateur de l'excitabilité des fibres lisses*, en collu-

organes, en particulier le cerveau et les reins. Plus tard, au contraire, l'action de ces fibres se relâche, le calibre des vaisseaux augmente, en même temps que les battements du cœur se ralentissent d'autre part : ces deux causes réunies produisent la diminution de la pression sanguine et amènent des stases et des congestions locales.

[1] A l'action mydriatique de la belladone, on a opposé l'action toute contraire de la fève de Calabar (voir p. 132) ; selon Rabuteau. il n'y aurait antagonisme, réel qu'aux doses faibles. — L'opium. qui amène le rétrécissement de la pupille le sommeil et des congestions locales (par augmentation du calibre des vaisseaux et paralysie vaso-motrice), a été souvent considéré comme l'antagoniste de la belladone, qui a sur la pression sanguine une action tout opposée : insomnie, mydriase, ischémie, etc. — L'expérience prouve, qu'au point de vue toxique, les effets de l'un sont peu modifiés, parfois même aggravés, par l'autre (Dujardin-Beaumetz). Cependant les cas d'atropisme arrêté par une injection de morphine sont assez nombreux ; l'on peut donc considérer encore la question comme pendante.

L'antagonisme de l'*atropine* avec la *pilocarpine* (voy. p. 277) et la *muscarine* peut être admis comme démontré : le flux de salive déterminé par l'injection d'une faible dose de *nitrate de pilocarpine* ou de *sulfate de muscarine*, s'arrête brusquement si l'on vient à injecter un milligramme de *sulfate d'atropine*. — Au point de vue de l'action sur les fibres lisses, on peut établir un rapprochement entre la belladone et le seigle ergoté.

toire, pommade, injections, et à l'intérieur en poudre (5 à 20 centigr.), en extrait alcoolique (2 à 10 centigr.), en extrait aqueux (1 à 15 centigr.), en teinture alcoolique (0,50 à 1 gr.), en sirop [(teinture alcoolique de belladone, 75 gr., sirop de sucre, 1000 gr.) 1 à 2 cuillerées], en cigarettes de feuilles, — contre la chorée, l'asthme, l'éclampsie, l'épilepsie, le vaginisme, l'œsophagisme, etc.

4° Comme *modérateur des sécrétions*, — en sirop, extraits, — plus souvent à l'état d'*atropine* pure ou de *sulfate d'atropine*, rarement sous forme de *chlorhydrate* ou de *valérianate d'atropine*, — en granules de 1/2 milligr. (1 à 10 par jour), en sirop [(Chlorhydrate d'atropine, 0 gr. 10, sirop simple, 1000), 1 à 2 cuillerées à café], en injections sous-cutanées au 1/200 (1 centimètre cube), — contre les sueurs profuses des phtisiques, la sialorrhée, la galactorrhée, les catarrhes bronchiques (?)[1].

On a en outre préconisé la belladone d'une façon générale dans la prophylaxie et le traitement de la scarlatine. Hahnemann la considérait à cet égard comme un véritable préservatif.

Les feuilles de Belladone entrent dans la composition du *baume Tranquile*[2], de l'*onguent populeum*, etc.

Diagnose. — Les feuilles de *Belladone* se distinguent: de celles du *Tabac* par l'absence de pubescence sur le pétiole et sur la face supérieure, — de celles de *Datura* par leur bord entier et leurs nervures pubescentes en dessous, — de celles de *Jusquiame* par l'absence des poils blancs, longs, et visqueux qui couvrent les deux faces de celles-ci, — de celles de la *Bourrache* par leur toucher non rugueux.

Baume Tranquile

Feuilles fraîches de Belladone.	200	Sommités sèches d'absinthe.	50	Feuilles sèches de Balsamite.	50
— de Jusquiame.	200	— d'Hysope.	50		50
— de Morelle.	200	— de Marjolaine.	50	— de Romarin.	50
— de Nicotiane.	200	— de Menthe poivrée.	50	— de Rue.	50
— de Stramoine.	200	— de Millepertuis.	50	— de Sauge.	50
— de Pavot.	200	— de Thym.	50	Fleurs de Lavande.	50
				— de Sureau.	50

Huile d'Olive 5.000

(Codex.)

[1] Ch. Perdriel a proposé l'emploi de *collyres secs* constitués par de petites feuilles de papier quadrillé trempées dans une solution d'atropine; il suffit, pour obtenir la mydriase, de découper un fragment comprenant un nombre de carrés proportionnels à l'intensité d'action qu'on réclame, et de le déposer dans le cul-de-sac conjontival où les larmes viennent dissoudre l'alcaloïde.

[2] Ce baume doit son nom, qu'il faut écrire *tranquile*, à un cordelier, le Père Tranquile, qui en imagina la composition.

183. FRUITS DE BELLADONE

Description. — Le *Fruit de la Belladone* est une *baie* qui, à l'état frais, offre à peu près l'aspect d'une cerise noire; mais ce rapprochement est tout superficiel. En effet, le pédoncule s'élargit, avant son insertion, en un petit récep- tacle bombé, qui porte un calice gamosépale à cinq divi- sions aiguës, entourant la base du fruit; en outre, un sillon méridien assez net, correspon- dant à la séparation des deux carpelles de l'ovaire , divise au dehors cette baie en deux parties égales. La cicatrice du style est souvent encore visible dans la petite fossette du som- met.

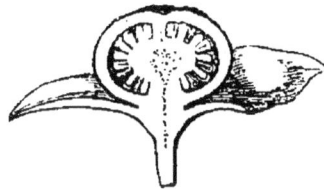

FIG. 203. — Fruit de Belladone, coupe longitudinale mé- diane. (De L.)

L'épicarpe est luisant, avec des reflets violacés. Le méso- carpe est pulpeux, gorgé d'un suc vineux : l'endocarpe est mince et peu visible. — Les graines, insérées en grand nombre sur une placenta axile globuleux, mesurent 3 à 4 mill. de long; elles sont un peu aplaties, ovoïdes ou réni- formes, couvertes de fines fossettes qui leur donnent à l'œil nu un aspect rugueux. Elles renferment un embryon très arqué, formant un anneau incomplet au milieu duquel est renfermée la majeure partie de l'albumen.

Sec, ce fruit diminue considérablement de volume; il devient d'un noir bleuâtre, rappelant la couleur des pru- neaux; la surface est luisante, profondément et irrégulière- ment bosselée et ridée; sa coupe, une fois humectée, fournit un suc violacé. Il est ordinairement accompagné de son

calice gamosépale et persistant, à cinq divisions jaune verdâtre, plus ou moins plissées et recroquevillées.

Botanique. — *Atropa belladona* (Voyez p. 568).

Chimie. — Ces fruits renferment en grande proportion une
matière colorante rouge, l'*Atrosine* (Hübschmann, Gmelin), insoluble dans l'eau, l'alcool et l'éther, soluble dans les acides, solution d'où elle est précipitée par l'ammoniaque. — Ils renferment
en outre une quantité variable d'*Atropine* à l'état de malate
acide, du mucilage, du *sucre* et des sels.

Physiologie et Thérapeutique. — Ces fruits, aujourd'hui inusités, ont servi à préparer un extrait que l'on administrait à doses
moitié moindres que la poudre, et un *Rob de belladone*, qui agis-
saient tous deux par l'atropine qu'ils contenaient. Ces fruits ont
occasionné souvent, dans les campagnes, des accidents funestes,
par suite de leur ressemblance grossière avec la cerise noire et
charnue appelée *Guigne*.

184. RACINE DE BELLADONE

Description. — Cette racine est une de celles dont il est
à peu près impossible de décrire une forme typique; les
échantillons du commerce présentent, en effet, les aspects,
les plus variables. — On trouve dans les pharmacies la racine soit entière, soit coupée en tronçons : ces derniers
sont alors ordinairement divisés eux-mêmes en demi cylindres par une section longitudinale.

La racine entière (ou plus exactement la *souche* accompagnée de ses racines secondaires) peut atteindre de 2 à
4 cent. de diamètre et 10 à 20 cent. de long; ses ramifications,
qui naissent presque de sa base et que l'on trouve souvent
isolées dans le commerce, mesurent en moyenne l'épaisseur
d'un tuyau de plume. — La souche est recouverte d'une
écorce d'un brun pâle, parfois jaunâtre, qui ne se détache
facilement que lorsqu'elle est mince et desséchée, c'est-à-dire

sur les échantillons volumineux et âgés : sur les jeunes souches, elle atteint plusieurs mill. d'épaisseur, se montre farineuse, compacte et ne se détache qu'avec beaucoup de peine, Elle présente au dehors, des plis longitudinaux, dont la grosseur varie depuis la simple striation jusqu'aux côtes bien marquées. Quelques stries annulaires se montrent parfois aussi, mais elles sont ordinairement peu visibles [1].

Les racines adventives présentent le même aspect extérieur : mais, outre leurs moindres dimensions, elles sont moins résistantes, souvent même presque molles, et se montrent accompagnées de fins pinceaux de radicules.

La cassure est courte, compacte sur les rhizomes, un peu fibreuse sur les racines. Quand on brise les vieilles souches, il s'en échappe une fine poussière d'amidon et de cristaux d'oxalate calcique.

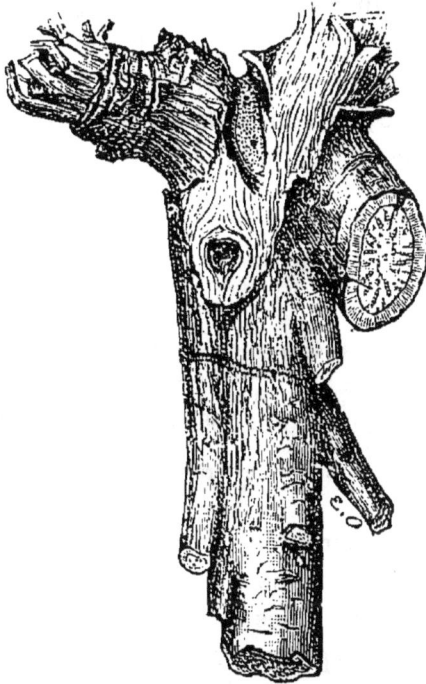

FIG. 204. — Racine de Belladone. *Atropa Belladona.*

La section nette est assez caractéristique : la couche subéreuse est mince, souvent peu visible; le parenchyme est d'une épaisseur variable selon l'âge de la racine. Nous

[1] Si on a pu détacher facilement l'écorce, on se trouve en présence d'un cylindre ligneux jaunâtre, léger, presque poreux, dont la surface est couverte de plis longitudinaux très fins et de lignes pointillées non moins délicates : lorsque ces plis et ces lignes rencontrent une cicatrice ou une insertion de racine secondaire, ils se dédoublent et l'entourent d'une sorte d'anneau, pour se reformer ensuite.

avons vu plus haut qu'il était très mince sur les grosses et
vieilles souches. Sur les échantillons jeunes, ce parenchyme
forme une couche grisâtre, un peu marbrée, limitée intérieurement par une mince ligne brune correspondant à
un liber peu développé. En dedans de cette ligne, se montrent des faisceaux bruns, à section triangulaire très
allongée, à direction radiale, mais souvent un peu onduleuse; ils sont entremêlés d'un certain nombre de faisceaux
plus petits, non adossés de liber, et répandus à peu près

FIG. 205 et 206. — Racine de Belladone en tronçons.

a. Face extérieure.   b. Face interne.

irrégulièrement dans le parenchyme général auquel ils donnent un aspect marbré assez spécial. — Sur les racines
adventives, les faisceaux sont beaucoup plus serrés et s'étendent jusqu'au centre, où il n'existe, à proprement parler,
point de parenchyme médullaire.

Les échantillons en demi rondelles sont très communs dans
le commerce[1]. Ils mesurent de 1 à 2 cent. de hauteur : les
deux bases sont ordinairement parallèles, nettement coupées,
un peu affaissées vers le centre par la dessication. Sur la
face de section longitudinale, le centre parenchymateux
s'est rétracté, laissant les bords (au niveau desquels sont les
faisceaux) s'incurver en dedans. — En outre, un léger affaissement dans le sens transversal se montre sur les faces du
tronçon, qui semble ainsi étranglé en son milieu. — La surface subéreuse est brune, mais irrégulièrement mame-

[1] Le plus souvent ils proviennent d'Angleterre.

lonnée et rugueuse ; la surface de la section est grisâtre.

La coupe transversale est la même que celle des jeunes souches, décrite plus haut.

L'odeur est à peu près nulle : la saveur est douceâtre : au contact de la salive, cette racine développe parfois une faible quantité de mucilage.

Au microscope, on découvre dans les cellules du parenchyme cortical, un grand nombre de grains d'amidon et de cristaux d'oxalate de chaux. Le liber est formé en grande partie d'éléments allongés à parois molles, auxquels il est difficile de donner le nom de fibres. Les faisceaux ligneux sont constitués par le groupement de quelques fibres à parois épaisses, autour de vaisseaux largement

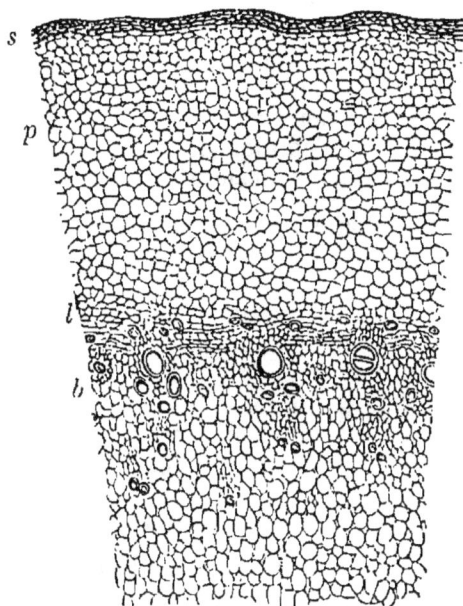

FIG. 207. — Racine de Belladone.
Coupe transversale.

s. Suber ; — *p.* Parenchyme cortical ; —
l. liber ; — *b.* Zône ligneuse. (De L.)

béants : ces groupes sont d'ailleurs parfaitement isolés au milieu du parenchyme général : il n'existe donc point, à proprement parler, de rayons médullaires. — Dans les racines adventives, les faisceaux sont plus régulièrement placés, et leur disposition se rapproche davantage du type habituel des Dicotylédones : le centre est occupé, non par une moelle, mais par un groupe de faisceaux.

Botanique. — *Atropa belladona* (p. 568).

Chimie. — Les jeunes racines sont plus riches en *atropine* que

les vieilles, l'alcaloïde paraissant résider en grande partie dans
l'écorce, qui est beaucoup plus mince chez ces dernières : on a
trouvé de 0,25 à 0,31 % d'atropine dans des échantillons âgés de 7 à
8 ans, et jusqu'à 0,6 % dans de jeunes racines. (Lefort.) — La proportion d'alcaloïde varierait même, selon Schroff, avec l'époque de
la végétation ; le maximum de richesse serait atteint en juillet.—On
y trouve en outre un alcaloïde mal défini et non cristallisable, la
Belladonine (Hübschmann. 1858), — une matière colorante rouge
particulière, déjà décrite dans le fruit, l'*Atrosine*, — une substance
fluorescente non moins mal définie, une substance albuminoïde, du
mucilage, de l'amidon, des oxalates, malates et acétates de chaux, de
potasse et de magnésie, ainsi que quelques traces de silice et de fer.

Physiologie et Thérapeutique. — La racine est la partie la plus
communément employée dans la Belladone ; Trousseau la considère comme plus active que les feuilles : l'opinion contraire tend
aujourd'hui à prévaloir (Lefort, Fonssagrives). Le Codex de 1884
conserve encore l'indication de la poudre de racine, mais il réserve
les feuilles pour la préparation de l'extrait et pour celle de la
teinture alcoolique.

C'est presque exclusivement de la racine que l'on se sert dans
l'industrie pour l'extraction de l'alcaloïde en grand.

Diagnose. — On évitera de confondre avec la *Racine entière de Belladone*, — celle de la *Jusquiame*, qui d'ailleurs
montre sur la coupe transversale un cylindre ligneux continu, à stries radiales, et jaunissant sous la salive, — celle du
Cainça, à stries radiales bien régulières, — celles d'*Ache* et
de *Persil*, dont l'odeur est toute spéciale.

Parmi les racines coupées en tronçons ressemblant à la
forme correspondante de la racine de *Belladone*, on peut
citer : le *Persil*[1], reconnaissable aux bourrelets transversaux
de son écorce, à sa consistance molle, et à la ligne brune très
nette que donne sur la coupe transversale la zone des faisceaux, — la *Bardane*, d'ailleurs beaucoup plus dure, coupée
comme la Belladone en demi cylindres, mais montrant sur
cette surface de section un cercle brun diffus : une goutte

---

[1] Un élément de diagnose qui a sa valeur dans ce cas, c'est la présence des
vers, qui criblent la racine du *Persil*, riche en amidon et inoffensive, mais s'abs-
tiennent de la *Belladone*.

de teinture d'iode colore en bleu la racine de Belladone et non celle de *Bardaine* qui ne contient pas d'amidon mais de l'inuline, — la *Mandragore*, beaucoup plus dure, et pourvue d'une écorce épaisse de 5 à 10 cent., qui s'enleve facilement, etc.

185. RACINE DE MANDRAGORE

Description. — Le rhizome entier, qui est peu commun dans le commerce, atteint la grosseur du pouce ou même du poignet; il est un peu tortueux, souvent bifurqué au niveau du tiers supérieur : il porte latéralement des excavations ou des entailles assez profondes, mais peu nombreuses, — cicatrices de racines adventives enlevées : il est dur, compact, pesant, coloré en brun clair.

Beaucoup plus fréquemment, on trouve dans les pharmacies le rhizome coupé en tronçons de 2 à 3 cent. de hauteur, soit entiers, soit divisés longitudinalement en deux ou en quatre, selon leur grosseur. La portion corticale, qui mesure environ 3 mill. d'épaisseur, se détache assez facilement de l'axe ligneux : elle est dure, constituée par un parenchyme jaunâtre très compact, que recouvre au dehors un suber d'un brun clair, pouvant, dans certains cas, se détacher par

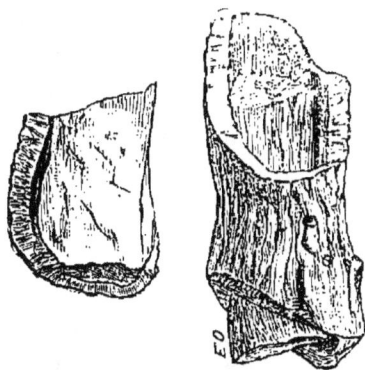

FIG. 208 et 209. — Racine de Mandragore coupée en tronçons. *Mandragora officinarum* L.

lambeaux. Cette surface extérieure est couverte de plissements profonds, plutôt longitudinaux, en somme assez irréguliers. L'axe ligneux est dur, homogène, et paraît couvert de stries longitudinales quand il est dépouillé de son écorce.

La cassure est courte et compacte. Sur la coupe transversale, le parenchyme cortical paraît assez homogène : la zone libérienne, de couleur un peu plus foncée, s'en sépare assez nettement : entre le liber et le bois, au niveau du cambium, on trouve à peu près constamment une solution de continuité isolant les couches corticales du cylindre ligneux : celui-ci n'offre à l'œil nu que quelques marbrures à direction radiale : sur les vieilles souches, il n'est pas rare de trouver le centre plus coloré, et de noter de véritables lignes concentriques d'accroissement.

L'odeur est un peu vireuse, la saveur à peu près nulle.

Au microscope, on observe, sous le suber brunâtre, un parenchyme cortical gorgé de gros grains d'amidon, puis une zone libérienne à éléments fibreux, rares, disséminés irrégulièrement; — quelques cellules à contenu jaunâtre se montrent à ce niveau. — Le bois renferme un grand nombre de faisceaux très grêles, formés de fibres larges et minces, et de vaisseaux nombreux, plongés au milieu d'un parenchyme dont les éléments contiennent presque tous de l'amidon en abondance, et quelques-uns une matière granuleuse de couleur jaune ou orangée.

Botanique. — La *Mandragore*[1] est une *Solanacée* de la série des *Atropées*, la *Mandragora officinarum* L. (*Atropa Mandragora* L.), petite plante vivace commune dans toute l'Europe tempérée.

Rameaux aériens herbacés, courts, étalés. — *Feuilles* alternes, réunies toutes en rosettes au ras du sol, larges, entières, penninerves. — *Fleurs* rougeâtres, hermaphrodites et régulières, disposées en cymes axillaires pauciflores. — *Calice* large, foliacé, gamosépale, à cinq divisions. — *Corolle* campanulée, pubescente au dehors, gamopétale, à tube court et à 5 lobes aigus. — 5 *Étamines* à filets connés avec la base du tube de la corolle, renflés et pu-

---

[1] *Vulg.* Mandegloire, Belladone sans tige.

bescents au niveau de leur insertion; *anthères* biloculaires et introrses. — *Ovaire* des *Solanacées*, à style renflé au sommet. — *Baies* ovoïdes, renfermant de nombreuses graines réniformes, albuminées [1].

Chimie. — La *Racine de Mandragore* renferme de l'*atropine* et à peu près les mêmes principes que la Racine de *Belladone*, mais en proportions encore mal déterminées : de nouvelles recherches sont nécessaires.

Physiologie et Thérapeutique. — La *Mandragore* jouit de propriëtés assez semblables à celles de la Belladone, mais beaucoup moins énergiques : dès longtemps (Hippocrate, Celse), elle était considérée comme stupéfiante : le moyen-âge [2] la regardait comme narcotique et *anesthésique*. On l'a expérimentée dans l'aliénation mentale, en poudre, à la dose de 0 gr. à 1 gr. Elle est absolument inusitée aujourd'hui, sans doute, selon Cazin, en raison de la facilité avec laquelle on se procure sa congénère, la Belladone [3].

Diagnose. — La *Racine de Belladone*, qui présente au dehors à peu près la même couleur que celle de *Mandragore*, s'en distingue par sa consistance un peu spongieuse, la forme étranglée de ses tronçons, et la grande difficulté d'isoler l'écorce du centre. La *Racine de Bardane* est plus dure, plus brune au dehors; elle présente une ligne très foncée au niveau de la zone des faisceaux : l'écorce s'isole difficilement.

---

[1] Une autre espèce, la *Mandragora vernalis* Bert., également utilisée pour la récolte de la racine, diffère de la précédente par ses proportions plus considérables, la couleur blanche et les lobes arrondis de sa corolle, la couleur jaune et la taille plus forte de son fruit.

[2] La forme de la racine de Mandragore, souvent bifurquée à son extrémité et simulant grossièrement l'aspect d'une paire de jambes humaines, lui a valu au moyen âge le nom de *Semi-home* ou d'*Anthropomorphon*. Les sorciers en faisaient grand usage; longtemps, à la cour de Charles VII, on soupçonna Jeanne d'Arc d'en conserver une précieusement sous ses habits, et plus d'un pauvre diable fut brûlé pour avoir été trouvé possesseur de la merveilleuse racine.

[3] Les fruits, assez semblables à de petites pommes, ont causé à la campagne, chez les enfants, des accidents graves; ils renferment, paraît-il, une quantité notable d'*atropine* : mêmes contre-poisons que pour cet alcaloïde.

186. FEUILLES DE NICOTIANE

Description. — On trouve dans les pharmacies les feuilles de deux espèces de tabac : celles de la *Nicotiane* et celles du *Tabac rustique*. Les premières seules sont réellement officinales ; d'autre part les secondes sont de beaucoup les plus employées.

Les feuilles fraîches de *Nicotiane* sont ovales-aiguës ou lancéolées, longues de 16 à 75 cent., larges de 6 à 10 cent., et se reconnaissent immédiatement des feuilles du *N. rustica*, à ce qu'elles sont dépourvues de pétiole : celles qui proviennent de la base de la plante sont parfois légèrement atténuées à leur naissance : celles du sommet sont franchement sessiles et souvent même amplexicaules. Le limbe est entier. Les deux faces, (l'inférieure surtout), sont couvertes de poils glanduleux qui les rendent gluantes au toucher. La

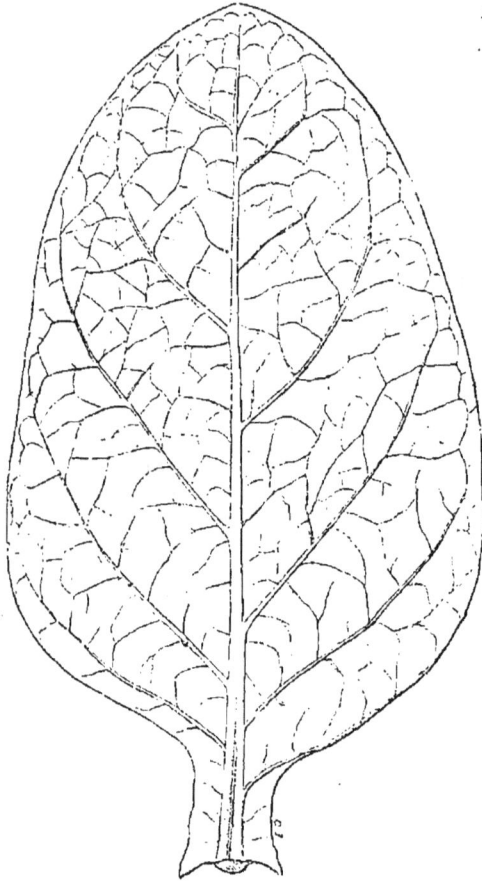

FIG. 210. — Feuille de Nicotiane. *Nicotiana rustica*.

nervure médiane est large à la base; les nervures secondaires s'insèrent selon un angle très aigu, et se montrent fortement saillantes en dessous. — Les feuilles sèches sont colorées en jaune brun, froissées, assez cassantes; les poils glanduleux sont toujours visibles, au moins à la loupe et au niveau des nervures. L'odeur et la saveur n'offrent rien de caractéristique et ne rappellent en aucune façon celles du tabac préparé pour être prisé ou fumé.

Les feuilles du *Tabac rustique* se distinguent facilement des précédentes par leur pétiole long et grêle, atteignant parfois 6 ou 10 cent. Le limbe est entier, ovale, arrondi à la base et parfois même au sommet : il mesure de 4 à 25 cent. de long sur 2 à 20 cent. de large. Les nervures secondaires s'insèrent sous un angle moins aigu que celles du *N. tabacum*. Les poils glanduleux sont moins abondants et ne se rencontrent parfois que sur le pétiole et les nervures. — Ces feuilles, une fois sèches, sont généralement mieux conservées, plus souples, moins cassantes que celles du *N. tabacum* : elles sont colorées sur

FIG. 211. — Extrémité inférieure et pétiole de la feuille du *Nicotiana tabacum*.

leurs deux faces en vert glauque, mêlé de brun à la face supérieure. La pubescence du pétiole est très caractéristique.

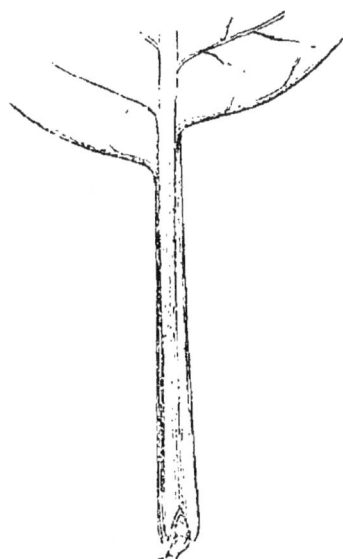

Botanique. — Le *Tabac nicotiane* [1] est une *Solanacée* de la série des *Nicotianées*, le *Nicotiana tabacum* L., espèce annuelle, ori-

---

[1] Tabac commun, Tabac vraie nicotiane, Petun, Jusquiame du Pérou, Herbe à la Reine, Catherinaire. Médiciane. Herbe du Grand Prieur. Herbe de Sainte-Croix, Herbe de Ternabon, Tarnabonne, Herbe Sacrée, Tombac, etc. (Cazin.)

ginaire de l'Amérique, d'où elle fut importée en Portugal et en
Espagne, puis en France (Jean Nicot, 1560) : le tabac est cultivé
aujourd'hui à peu près dans toutes les contrées chaudes et tempérées des deux mondes, mais surtout aux États-Unis, aux Antilles,
en Turquie, en Asie Mineure ; en France, les départements qui
en fournissent le plus sont le Lot, le Lot-et-Garonne, l'Ille-et-
Vilaine, le Nord, etc.

Tige dressée, haute de 2 mètres environ, pubescente et gluante.
— *Fleurs* roses, disposées en grappes terminales de cymes. —
Calice gamosépale, tubuleux, large, pubescent, à 5 dents aiguës.
— *Corolle* gamopétale, infundibuliforme, pubescente, partagée
supérieurement en 5 lobes plissés et étalés. — 5 *Étamines* à
filets connés avec la base du tube de la corolle, à anthères
petites et globuleuses, biloculaires et introrses. — *Ovaire* des *Solanacées*, à disque hypogyne, peu épais, à style bilabié au sommet.
— *Capsule* ovoïde, quadrivalve, loculicide-septicide, accompagnée
des restes persistants du calice. — *Graines* nombreuses, petites,
réniformes, réticulées, à albumen charnu et embryon arqué.

Le *Tabac rustique* [1] ou *Nicotiana rustica* ne diffère de l'espèce
précédente que par sa taille beaucoup plus petite, ses feuilles
pétiolées, son calice à lobes émoussés, sa corolle jaunâtre, à tube
très court, et sa capsule globuleuse.

Chimie. — Les feuilles de tabac renferment de la gomme, de
l'amidon, de l'albumine, des chlorhydrates, phosphates, nitrates
et malates alcalins, — de l'acide *nicotianique*, — une essence :
la *nicotianine*, — et un alcaloïde : la *nicotine*.

La *nicotine* ($C^{10} H^{14} Az^2$: entrevue par Vauquelin en 1809, isolée
par Posselt et Riemann en 1828), existe dans les feuilles à l'état
de *malate* et de *citrate*, dans une proportion très variable
(1 à 8 p. 100) ; elle est liquide, lévogyre, incolore, volatile [2], et
ne se solidifie qu'à une très basse température : elle est soluble
dans l'eau, l'alcool et l'éther en toutes proportions . Elle brunit
peu à peu par l'exposition à l'air et à la lumière. Elle précipite
la plupart des solutions de sels métalliques. Avec l'acide chlorhydrique, elle donne une belle coloration violette, avec l'iode une
teinte rubis, avec l'acide sulfurique pur une teinte rouge vineux,

---

[1] Tabac rustique, Tabac des paysans, faux Tabac, Tabac femelle.

[2] La *Nicotine* se volatilise à la température ordinaire en quantité suffisante
pour qu'un agitateur, trempé dans l'acide chlorhydrique et placé au-dessus
d'un flacon débouché renfermant de la Nicotine, s'entoure aussitôt d'une fumée
blanche.

avec l'acide azotique une teinte orangée, avec le chlore une coloration rouge-sang : l'odeur est âcre, la saveur brûlante[1].

Selon Etard, on peut aujourd'hui considérer la *nicotine* comme une base formée par l'union d'une molécule de *pyridine* et d'une molécule de *pipéridine* avec élimination de H^2, selon la formule $C^5 H^4 (C^5 H^{10} Az) Az$.

La *nicotianine* est une huile essentielle concrète (*camphre de tabac*) que l'on obtient par la distillation des feuilles fraîches ou sèches en présence de l'eau : elle est volatile, insoluble dans l'alcool et dans l'éther (Hermbstœdt) : distillée en présence de la potasse, elle donne de la *nicotine* (Barral).

L'*acide nicotianique* $C^6 H^5 Az O^2$ paraît être un résultat de l'oxydation naturelle de la nicotine : on le retire de celle-ci en en produisant l'oxydation à l'aide de l'acide nitrique ou du permanganate de potasse ; mais on a pu l'obtenir aussi par l'oxydation des bases pyridiques (*picoline*, β *lutidine*, β *collidine*, *thiotétrapyridine*). Ce corps intéressant est regardé aujourd'hui comme un *acide monocarbopyridique*. Son homologue supérieur, l'*acide homonicotianique*, $C^7 H^7 Az O^2$, que l'on obtient par l'oxydation lente, à froid, de la β *collinine*, est un *acide méthylcarbopyridique* très analogue à l'*acide toluique*, et qui se dédouble, lorsqu'on le distille avec un excès de chaux, en acide carbonique et en *picoline*[2].

Cahours et Etard ont obtenu récemment plusieurs alcaloïdes dérivés de la nicotine par oxydation, entre autres la *thiotétrapy-*

[1] Pour préparer la *Nicotine*, on traite par la potasse et l'éther l'extrait aqueux de feuilles de Tabac, — puis par l'acide oxalique la solution éthérée de Nicotine obtenue : l'oxalate de nicotine se dépose ; on l'agite avec une solution de potasse et d'éther; celui-ci est enlevé par distillation; on distille ensuite la nicotine dans un courant d'hydrogène. (Procédé de Schœsing modifié). On l'extrait aussi, dans les usines de l'État, en traitant par le chlorure de sodium et un excès de soude les eaux qui ont servi à la macération des feuilles et qui en renferment jusqu'à 20 grammes par litre. La Nicotine mise en liberté est enlevée au liquide aqueux par agitation avec de l'éther ; on distille ensuite comme plus haut.

[2] Le Tabac destiné à être fumé ou prisé doit subir un certain traitement préalable. On retire la nervure médiane et les côtes, riches en résine et en gomme, dont la combustion donnerait naissance à des produits d'odeur désagréable : on arrose avec une solution de sel marin les feuilles sèches et hachées: certains fabricants y ajoutent de la mélasse ou du jus de réglisse. Une fermentation active s'établit au milieu des tas de feuilles : l'ammoniaque, résultant sans doute de la décomposition de l'albumine et des autres principes azotés, sature l'acide malique uni à l'alcaloïde et celui-ci se trouve mis partiellement en liberté : le reste demeure à l'état d'acétate de Nicotine. Les feuilles ainsi préparées ont un arome bien marqué ; en revanche un bon tiers de la Nicotine disparait dans cette préparation. — Le Tabac destiné à être prisé est soumis à une seconde fermentation et arrosé avec de la saumure.

33.

ridine C^{20} H^{18} Az^4 S, l'*isodipyridine* C^{10} H^{10} Az^2, et [l'*hydrocollidine* C^8 H^{13} Az.

Les produits de la combustion des feuilles de tabac ne renferment qu'une quantité faible de nicotine (Meldens); on y trouve de l'acide carbonique, des acides gras volatils, de l'oxyde de carbone (Gréhant), de l'hydrogène sulfuré, du phénol, de la créosote, des bases pyridiques (*pyridine, picoline, lutidine*), des traces de *nicotianine*, et enfin une certaine proportion d'*acide cyanhydrique* [1]. Les cendres sont extrêmement riches en sels de potasse et en chaux : il n'est point de végétal, paraît-il, qui en donne davantage [2].

Physiologie et Thérapeutique. — La nicotine est, avec l'acide cyanhydrique, l'un des plus violents poisons que nous connaissions : elle partage à la fois sa rapidité d'action et d'élimination : 4 milligr. peuvent amener la mort en quelques secondes : d'autre part, le poison, comme il arrive pour tous les alcaloïdes des *Solanacées*, ne s'accumule point dans l'organisme.

Appliqué à l'extérieur sur la peau dénudée ou sur les muqueuses, le tabac détermine une irritation violente, puis une légère anesthésie.

A l'intérieur il paraît agir sur la moelle comme un excito-moteur, mais un peu différemment de la strychnine.

Selon Claude Bernard et Rabuteau, la nicotine agirait sur le grand sympathique, et, par son intermédiaire, sur le système vasculaire tout entier. Une légère excitation générale, qui se montre aussitôt après l'absorption du tabac, — et à laquelle peuvent se limiter ses effets, s'il y a tolérance de l'organisme, ou si la dose est très faible, — amène une plus grande activité des fonctions cérébrales, et un certain ralentissement du pouls par excitation du pneumo-gastrique ; plus tard, l'excitabilité musculaire augmente, les muscles de la vie organique sont agités de contractions cloniques et de véritables spasmes ; les battements cardiaques deviennent rapides et violents. — A haute dose, la respiration devient difficile : il apparaît des convulsions violentes : peu à peu les spasmes gagnent le diaphragme, et la mort survient dans l'asphyxie.

Il faut noter en outre une exagération légère de toutes les

---

[1] Certains auteurs ont voulu rapporter à cet acide quelques-uns des accidents causés par la fumée chronique du tabac.

[2] L'impôt sur le tabac a produit dans ces dernières années une moyenne de 365 millions par an environ, soit d'un million par jour.

sécrétions, cutanées salivaires ou intestinales, due à l'action du grand sympathique [1].

Ce que les fumeurs recherchent, c'est la congestion légère et l'excitation des centres nerveux qui apparaît au début et facilite le travail intellectuel : c'est encore la légère torpeur et l'engourdissement qui y font suite. Quand la dose est trop forte, ou le sujet insuffisamment préparé, la torpeur fait place aux vertiges : l'excitabilité musculaire réflexe entre en jeu : les nausées, les contractions intestinales, les vomissements apparaissent, en même temps que la sueur et la salive deviennent plus abondantes ; le café, l'alcool, les toniques en général, peuvent rémédier à ces accidents, d'ailleurs passagers. — Comme conséquences de l'abus chronique du tabac, on a signalé la perte de l'appétit, les gastrites, les palpitations, l'angine de poitrine, les ulcérations du palais et de la langue pouvant dégénérer en épithélioma (cancer des fumeurs), etc.

Le tabac est fort peu employé en médecine.

A l'extérieur, son infusion constitue un parasiticide précieux : on l'a conseillée contre le lumbago, les névralgies, etc., en frictions ou en fomentations.

La poudre de tabac dit *à priser* a été indiquée pour calmer des névralgies sus orbitaires ou même dentaires.

A l'intérieur, les lavements de tabac, administrés avec précaution (4 gr. p. 250), ont rendu de grands services dans certains cas d'iléus, d'étranglement, ou d'occlusion intestinale. La fumée de tabac a été indiquée en lavement dans le même but : l'application de ce dernier traitement aux noyés ou aux asphyxiés ne paraît pas aussi justifiée. Les feuilles de tabac officinal, roulées et fumées en cigarettes, ont été quelquefois prescrites dans l'asthme, les vomissements incoercibles de l'hystérie ou même de la grossesse. Employées fraîches, les feuilles de Nicotiane entrent dans la composition du Baume tranquile.

Diagnose. — Les feuilles de *Tabac officinal* ressemblent à celles de la *Belladone* (page 566) ; elles s'en distinguent par l'absence de pétiole, leur terminaison en pointe plus aiguë et la présence de poils sur leurs deux faces ; — elles se distinguent, par ces mêmes poils, des feuilles de *Datura* (p. 588),

---

[1] Elle est niée par quelques auteurs et attribuée à une sorte de solidarité de tous les appareils sécréteurs du tube intestinal. lorsque les glandes salivaires ont été d'abord excitées localement par la fumée âcre et irritante du Tabac.

qui sont glabres sur leurs deux faces : la *Jusquiame* présente des poils plus blancs et plus longs, une nervure plus
blanche, plus fibreuse, et ordinairement un long pétiole
pubescent.

187. FEUILLES DE STRAMOINE

Description. — Les feuilles de *Stramoine*, *Stramonium* ou
Datura Stramonium sont pétiolées, ovales-acuminées dans

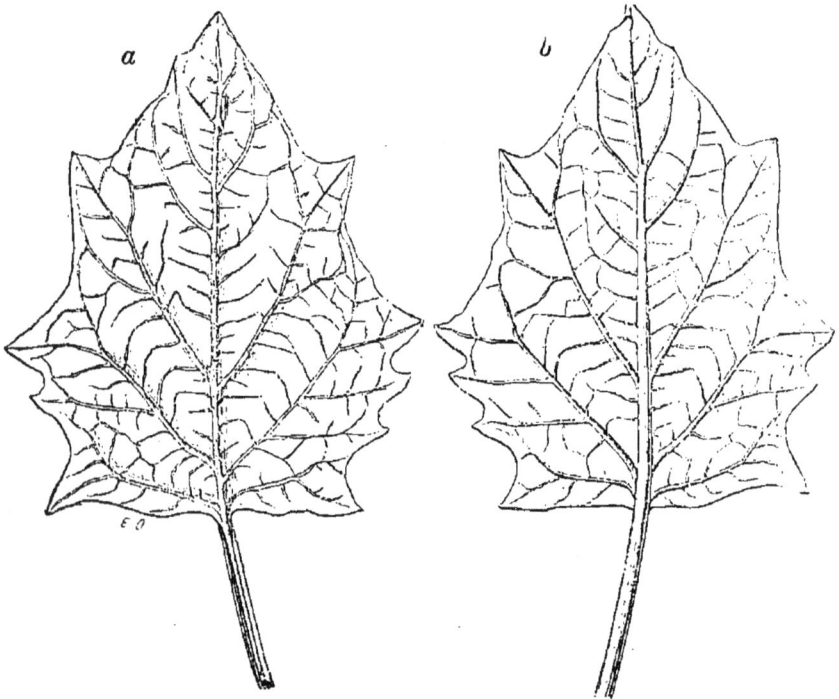

FIG. 212 et 213. — Feuilles de Stramoine. *Datura Stramonium.*

a. Face supérieure.   *b.* Face inférieure.

leur forme générale, longues de 10 à 12 cent. larges de 7 à

8 cent.; le limbe est terminé en pointe plus ou moins aiguë, arrondi et parfois légèrement cordiforme à sa base, divisé de chaque côté en 5 à 7 lobes très aigus, dont les inférieurs sont eux-mêmes souvent dentés. La nervation est pennée : la nervure principale, large à la base et atténuée en pointe au sommet, — donne naissance, sous un angle de 40° environ, à de fortes nervures secondaires, très saillantes en dessous, enfoncées dans les sillons du limbe à la face supérieure. — L'une et l'autre face sont glabres. Le pétiole est grêle (3 à 5 mill.), un peu excavé en dessus, et varie en longueur dans d'assez larges limites selon le niveau auquel s'insère la feuille.

Dans le commerce, on trouve non seulement les feuilles isolées, mais de véritables branches souvent encore accompagnées de leurs fleurs ou même de leurs fruits. Les feuilles sèches sont vertes sur leurs deux faces, souvent pliées en longueur plutôt que froissées : les lobes dentés des bords sont peu reconnaissables, hors un état exceptionnel de conservation. L'odeur et la saveur, très caractéristiques à l'état frais, sont à peu près nulles à l'état sec.

Botanique. — On utilise en médecine les feuilles de plusieurs espèces du genre *Datura*, mais surtout celles du *Datura Stramonium* L., *Solanacée* de la série des *Nicotianées*, herbacée, annuelle, haute de 1 mètre en moyenne, originaire de l'Orient et cultivée dans les jardins de beaucoup de régions chaudes ou tempérées du globe.

Tige herbacée, glabre. — *Feuilles* alternes, souvent déplacées par entraînement. — *Fleurs* blanches, solitaires dans l'aisselle des feuilles, hermaphrodites et régulières. — *Réceptacle* convexe. — *Calice* tubuleux, gamosépale, à 5 dents courtes. — *Corolle* infundibuliforme à long tube exsert, à 5 lobes étalés et plissés. — 5 *Etamines* connées avec le tube de la corolle dans la moitié de sa longueur. — *Anthères* biloculaires et introrses. — *Ovaire* des *Solanacées*, couvert de piquants à sa surface, à large disque hypogyne, à style bilobé. — *Fruit* capsulaire (voir p. 591).

Le *D. Tatula* L., le *D. alba* Nées, le *D. fastuosa*, etc. jouissent des mêmes propriétés, et leurs feuilles se trouvent parfois mêlées ou substituées à celles du *D. Stramonium*.

Chimie. — Les feuiles de *Datura Stramonium* renferment de la gomme, de la résine, de l'albumine, une riche proportion de sels alcalins et terreux, et un alcaloïde spécial, la *daturine*, répandu dans toute la plante à l'état de *Malate acide de Daturine*, et que l'on extrait industriellement des graines, où il se trouve, à poids égal, en proportions trois fois plus fortes que dans les feuilles. Les feuilles ne renferment guères plus de 0,50 p. 1000 de *Daturine*.

La *Daturine* $C^{17} H^{23} Az O^3$ (Geiger et Hesse, 1833) est isomère de l'*Atropine*. Pour Rabuteau, les 2 alcaloïdes sont absolument identiques et il n'y a pas plus de raison de les distinguer l'un de l'autre que la *Théine* de la *Caféine*. En réalité, ainsi que nous l'avons dit plus haut (p. 569), la *daturine* correspond, selon Regnauld et Valmont, à l'*atropine* β ou *atropidine*, différant de l'*atropine* surtout par la cristallisation de son chloraurate.

Physiologie et Thérapeutique. — On peut considérer les effets du *Datura* et de la *Daturine* comme identiques à ceux de l'*Atropine* : la *Daturine*, comme l'*Atropine*, amène une augmentation notable de la pression artérielle par diminution du calibre des vaisseaux, un arrêt des sécrétions, un rétrécissement très persistant de la pupille, et, à haute dose, des phénomènes nerveux graves, délires, convulsions, etc.

Selon certains auteurs, la *Daturine* serait plus active que l'*Atropine*; selon d'autres, ce serait le contraire. Pour Fonssagrives, les effets de la daturine correspondent aux effets combinés de l'*Atropine* et de la *Cannabine*.

On emploie peu le Datura en thérapeutique; on l'a recommandé surtout contre les névroses en général, depuis la manie jusqu'à l'hystérie et aux spasmes épileptiques; on peut l'employer aux mêmes usages que la Belladone comme mydriatique, antisudorifique et stimulant des fibres lisses. — L'usage le plus fréquent des feuilles de Datura aujourd'hui, est d'en faire des cigarettes contre l'asthme et les dyspnées d'origine nerveuse ou cardiaque [1].

---

[1] L'effet des feuilles de *Datura*, fumées en cigarettes, serait dû non à la *Daturine*, brûlée en tout ou en partie pendant la combustion, comme il arrive pour la Nicotine. — mais à une *Pyridine* $C^5 H^5 Az$, alcaloïde liquide, soluble dans l'eau, l'alcool et l'éther, qui prend naissance pendant la combustion de beaucoup de feuilles sèches et surtout d'alcaloïdes, et qui paraît posséder une action sédative spéciale sur le système nerveux (G. Sée); elle ralentit les battements du cœur, les mouvements respiratoires, et diminue le pouvoir excitomoteur à la fois des nerfs périphériques et des centres, sans altération notable de la contractilité musculaire.

On retrouve les *Pyridines* dans les produits de combustion et de distillation des matières organiques animales, telles que l'*Huile animale de Dippel* et l'*Esprit de corne de cerf*. associée à d'autres termes de la série du *Pyrrhol* : la *Picoline*. ($C^6 H^7 Az$), la *Lutidine* ($C^7 H^9 Az$), la *Collidine* ($C^8 H^{11} Az$), la *Parvoline*, etc.

On prescrit soit la poudre (0,05), soit l'infusion (20 à 50 centigr. p. 125 gr. d'eau), soit l'extrait (2 à 10 centigr.), soit la teinture II à XX gouttes). — Les feuilles en nature servent à la confection de cataplasmes calmants; elles figurent dans la composition du *Baume Tranquile*, etc.

Diagnose. — Les feuilles de *Datura* se distinguent de la *Jusquiame*, du *Tabac*, de la *Digitale* et de la *Bourrache*, par l'absence complète de duvet sur leurs deux faces. Celles de la *Mauve* (p. 235), qui leur ressemblent beaucoup, sont non seulement hérissées de poils, mais encore nettement *digitinerves*.

188. FRUITS DE STRAMOINE

Description. — Capsules ovoïdes, longues de 4 à 5 cent., larges de 3 à 4 cent. à la base, hérissées de piquants inégaux dont quelques-uns peuvent atteindre jusqu'à 1 cent. de long. La surface du péricarpe porte quatre sillons longitudinaux qui la divisent en quatre champs égaux et se rejoignent au sommet : deux correspondent à la suture des deux carpelles, les deux autres à la nervure dorsale de ceux-ci. A la base, il n'est pas rare de trouver un reste du calice gamosépale, persistant sous forme d'une collerette rabattue sur le pétiole. La déhiscence s'opère au niveau des quatre sillons du péricarpe : elle débute au sommet et ne s'étend guères que jusqu'à la moitié

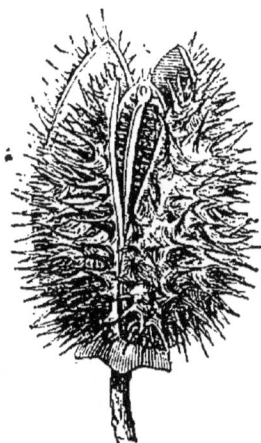

FIG. 214. — Fruit de Stramoine. *Datura Stramonium* (De L.)

où jusqu'au premier tiers inférieur. Elle laisse voir l'intérieur du fruit occupé en apparence par quatre placentas chargés de graines : il n'existe en réalité qu'une cloison véritable, par suite deux loges seulement et deux placentas ; mais ceux-ci, qui ne forment qu'une lame assez grêle au niveau de leur naissance, se divisent bientôt chacun en deux bandes latérales chargées de graines très rappro-

a   b

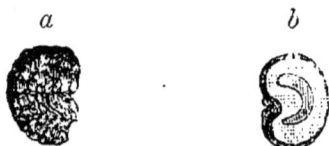

FIG. 215 et 216. — Graine de Stramoine.

a, entière.   b, coupée longitudinalement.

chées, et du niveau de cette bifurcation, part une fausse cloison qui va réunir la lame placentaire initiale aux parois du fruit : il en résulte en apparence quatre loges ; mais à la partie supérieure de la capsule, les fausses cloisons n'atteignent pas la paroi du péricarpe, et les deux loges conservent leur aspect normal.

Les graines sont nombreuses (400 environ), petites, aplaties, ovoïdes ou légèrement réniformes, à surface noire et terne, finement rugueuse ; elles renferment un embryon très arqué, plongé dans un albumen huileux.

L'épaisseur du péricarpe est de 2 à 5 mill.

Botanique. — Les fruits de *Stramoine* des officines proviennent du *Datura Stramonium* décrit plus haut (p. 589).

Chimie. — Le péricarpe des fruits renferme une proportion faible et d'ailleurs très variable de *Daturine* (voy. p. 590). — Les graines en contiennent $^1/_{10}$ p. 100 (un peu plus que les feuilles) : ce sont elles qui servent industriellement à la préparation de l'alcaloïde, obtenu par les mêmes procédés que l'*atropine* ; elles renferment en outre environ 25 p. 100 d'huile.

Physiologie et Thérapeutique. — Mêmes effets physiologiques que les feuilles ; les graines sont préférées à celles-ci pour la préparation de l'extrait alcoolique ; elles servent à la confection du *vin de Stramonium*, peu usité en dehors de la pharmacopée hollandaise.

189. FEUILLES DE JUSQUIAME

Description. — Ces feuilles à l'état frais sont d'un vert glauque et couvertes de poils blancs, fins, glanduleux ;

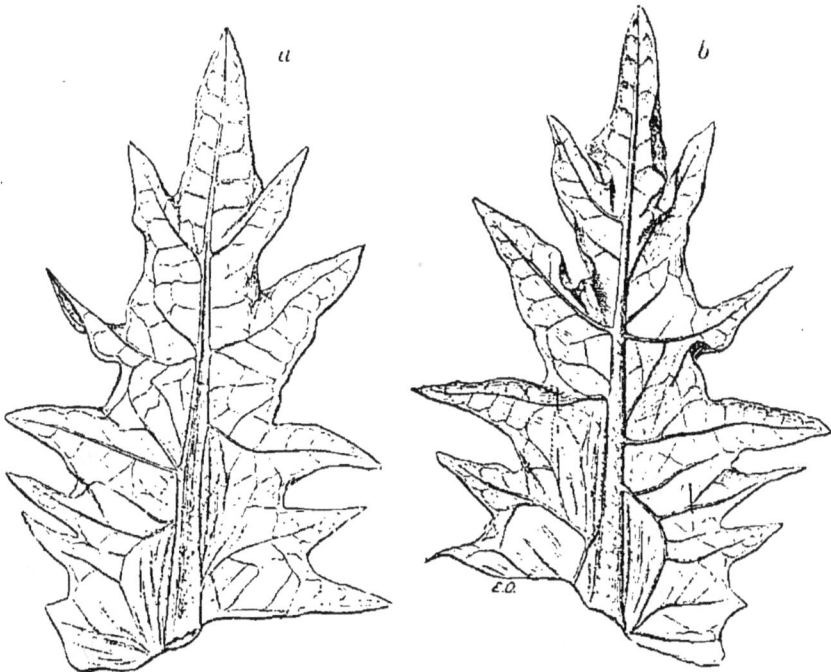

FIG. 217 et 218. — Feuille de Jusquiame. *Hyoscyamus niger*.

Feuille du milieu ou du sommet de la tige.

a. Face supérieure.   *b*. Face inférieure.

celles de la base seules possèdent un pétiole, qui peut atteindre 3 à 8 cent. de long ; celles de la tige sont sessiles et parfois amplexicaules. Les premières mesurent jusqu'à 20 cent. de long et sont elliptiques, acuminées, molles, aplaties, sinuées ou pourvues de grandes dents mousses peu profondes ; les secondes sont triangulaires dans leur forme générale, et mesurent 15 cent. environ de long sur 6 à 7 de large à la base. Le limbe est plissé et comme *froncé* autour de la nervure médiane : il est pourvu de chaque côté de 6 à 8 pointes longues, aiguës, à bords recurvés en arrière.

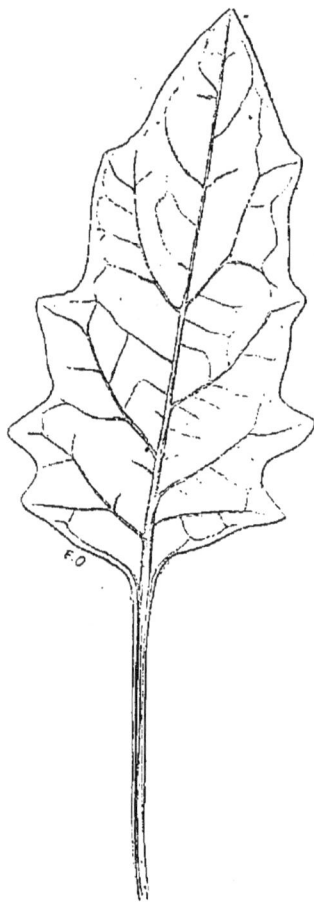

La nervure médiane est très large à la base (5 mill. à 1 cent.); les nervures secondaires s'insèrent sur elle presque à angle droit ; les unes et les autres sont fortement saillantes à la face inférieure.

A l'état sec, ces feuilles sont colorées en vert grisâtre sur leurs deux faces, minces, molles, fortement chiffonnées et reconnaissables presque uniquement à la présence de la pulvérulence blanche et un peu visqueuse qui couvre le pétiole et les deux faces, ainsi qu'à l'aspect fibreux, la couleur blanche et la forme aplatie de la nervure médiane.

L'odeur est vireuse, la saveur faible.

FIG. 219. — Feuille de Jusquiame (provenant de la base de la tige).

Botanique. — La *Jusquiame* dont les feuilles sont utilisées en médecine est l'*Hyoscyamus niger* [1] L., ou *Jusquiame noire*, *Sola-*

---

[1] Jusquiame noire, hanebane, herbe des chevaux, herbe aux engelures, mort aux poules, herbe à teigne, potée, porcelet, etc.
Beaucoup d'auteurs admettent l'existence de deux variétés de jusquiame noire : l'une annuelle, l'autre bisannuelle.

nacée de la série des *Nicotianées*, herbacée, bisannuelle, très répandue dans les régions tempérées des deux mondes. On emploie de préférence les jeunes feuilles de la seconde année.

Tige herbacée, poilue, haute de 30 à 80 centim. — *Feuilles* alternes, passant insensiblement à l'état de bractées vers le sommet. — *Inflorescence* en cyme unipare scorpioïde typique. — *Fleurs* hermaphrodites, très légèrement irrégulières. — *Réceptacle* convexe. — *Calice* gamosépale, tubuleux, pubescent, à 5 dents triangulaires. — *Corolle* gamopétale, campanulée, colorée en jaune et finement veinée de violet, entièrement violette au dedans, à 5 divisions obtuses, un peu inégales — 5 *Etamines*, à filets connés avec la corolle, à *Anthères* biloculaires et introrses. — *Ovaire* des *Solanacées*. — *Pyxide* biloculaire, entourée du calice accrescent. — *Graines* nombreuses, albuminées.

Chimie. — Les *Feuilles de la Jusquiame* renferment, outre la gomme, la résine, l'albumine et les sels communs aux autres feuilles des *Solanacées*, — un alcaloïde cristallisable, l'*hyoscyamine* (Brandes, 1822). Sa formule est $C^{15} H^{23} Az O^3$ (Hohn et Reichardt) ou $C^{15} H^{17} Az O$ (Kletzinski) : elle est soluble dans l'eau chaude, l'alcool, l'éther, le chloroforme, l'alcool amylique. Selon J. Regnauld et Valmont, elle est identique à l'*atropine* β ou *atropidine* (Voy. p. 569.) Au contact d'une solution bouillante de baryte, elle donne de l'*Hyoscine* $C^6 H^{13} Az$, et de l'*acide hyoscinique* $C^9 H^{10} O^3$. Ce dernier est cristallisable : l'*hyoscine* est un alcaloïde volatil. D'un autre côté, Ladenburg donne le nom d'*Hyoscine* à un alcaloïde amorphe accompagnant l'*Hyosciamine* cristallisable ; cet alcaloïde, isomère de l'*Atropine*, serait plus abondant que l'*Hyosciamine* cristallisée, et c'est à lui surtout que le Jusquiame devrait ses propriétés.

Physiologie et Thérapeutique. — La *Jusquiame* et l'*hyoscyamine* ont un mode d'action très analogue à celui de la *belladone* et de l'*atropine*, — peut-être même identique. Il y a tendance au sommeil, augmentation de l'excitabilité des fibres lisses (diarrhée), rétrécissement de la pupille un peu moins rapide et moins prononcé qu'avec l'atropine, mais plus persistant, — éruption scarlatiniforme sur la peau ; à doses élevées, il survient de la paralysie, délire calme, arrêt du cœur. On admet assez généralement que la *Jusquiame* est deux fois moins active que la *Belladone* et quatre fois moins que le *Datura*.

On l'emploie comme sédatif du système névro-musculaire : dans le tétanos, l'épilepsie, l'hystérie, contre les névralgies, comme analgésique local, comme hypnotique, parfois aussi comme *fondant*, à la façon de la ciguë et de la belladone.

On prescrit l'infusion (2 à 3 gr. p. 200 gr. d'eau), la teinture de feuilles fraîches [(1 p. 12 d'alcool) 0,50 à 4 gr.], la teinture de feuilles sèches [(1 p. 4 d'alcool) 1 à 4 gr.]. — A l'extérieur, les feuilles sont employées en cataplasmes calmants, ou entrent dans la composition de liniments ou de pommades anti-névralgiques, telles que le *Baume tranquile*, l'*onguent populeum*, etc.

L'*hyoscyamine* se prescrit à la dose de 1 à 3 mill. par jour, en pilules ou en injections hypodermiques ; on peut l'employer en collyres comme l'atropine. (Sol. au $^1/_{1000}$).

Diagnose. — Les feuilles de *Jusquiame* se distinguent de celles du *Datura* par leur pubescence ; les feuilles du *Tabac* sont unies, velues, plus cassantes, et pourvues de nervures s'insérant beaucoup plus obliquement : celles de *Belladone* sont à peine pubescentes en dessous ; celles de *Digitale* sont douées d'une amertume très violente ; celles de la *Bourrache* sont rugueuses au toucher.

190. SEMENCES DE JUSQUIAME

Description. — Ces graines mesurent environ 2 mill. de longueur : elles sont sensiblement ovoïdes ou réniformes, un peu aplaties, rugueuses ou plutôt scrobiculées à la surface. Leur couleur générale est gris-brun. A la loupe on peut distinguer le léger enfoncement qui correspond au

FIG. 220 et 221. — Semences de Jusquiame. *Hyoscyamus niger.*

a. Graine entière.   b. Coupe longitudinale.

hile, à côté duquel se trouve le micropyle. Elles s'écrasent avec quelque difficulté sous l'ongle, et laissent alors sur le papier une tache huileuse. Les téguments sont formés de deux couches adhérant fortement entre elles. L'albumen est huileux et renferme un embryon très arqué, presque enroulé.

L'odeur et la saveur sont nulles.

Au microscope, on trouve le tégument externe composé de cellules à parois latérales très épaissies, et le tégument interne d'éléments à paroi plus mince et tangentiellement dirigés. Les cellules de l'albumen sont gorgées de gouttelettes huileuses.

Botanique. — On emploie en médecine les semences de l'*Hyosciamus niger* décrit à l'article précédent.

Chimie. — Ces semences renferment plus d'*Hyoscyamine* que les feuilles (0,05 p. 100) ; elles contiennent en outre 20 à 30 p. 100 d'huile.

Physiologie et Thérapeutique. — Ces semences agissent par l'*Hyoscyamine* qu'elles contiennent et dont les effets ont été étudiés plus haut : on les préfère aux feuilles en raison de leur plus grande activité et de la constance plus grande de leur composition. Elles servent à préparer l'extrait alcoolique du Codex (5 centigr. à 30 centigr.) et la teinture (1 à 4 gr.) ; l'extrait entre dans la composition des *pilules de Meglin*, très employées comme antinévralgique, — des pilules de Cynoglosse, des pilules de Wilson, etc.

Diagnose. — Leur petite taille, leur aspect rugueux, leur couleur, la trace huileuse qu'elles laissent sur le papier quand on les écrase, distinguent ces semences de toutes celles que renferme le Droguier, sauf les semences de *Pavot* : celles-ci sont plus petites encore, réniformes, mais non aplaties.

Pilules de Méglin.

Extr. de semences de jusquiame   } àà 10 gr.
Extr. de valériane   } 1 à 2 par jour.
Oxyde de zinc
    p. 200 pilules.

191. — RACINE DE JUSQUIAME

Description. — Cette racine se trouve généralement entière dans le commerce. Elle est d'un jaune pâle et sale ou complètement grise. La souche, renflée à sa base, devient grêle graduellement en donnant dès l'origine quelques ramifications peu nombreuses, dont l'épaisseur peut atteindre au maximum celle d'une plume d'oie. La longueur totale de la souche est de 10 à 30 cent., son épaisseur de 2 à 4 cent. à la base : cette base porte quelques plissements annulaires, et, de plus, un certain nombre de forts plis longitudinaux : elle est ordinairement accompagnée d'un fragment de la tige aérienne, jaune, ligneuse, fistuleuse, et prenant naissance au milieu d'une sorte de couronne faite de bases de feuilles. La surface même de la souche est légèrement rugueuse et couverte de plis très fins dirigés suivant la longueur : un fait

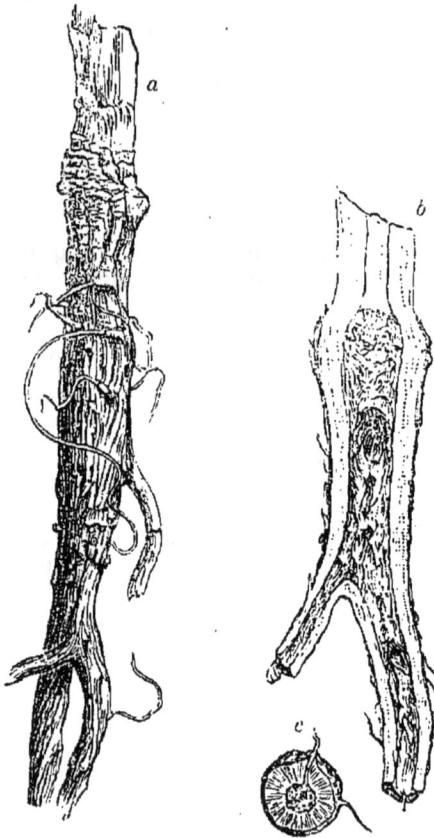

FIG. 222, 223 et 224. — Racine de Jusquiame. *Hyoscyamus niger*.

a. Racine entière ; *b.* — Coupe longitudinale ; *c.* Coupe transversale.

assez caractéristique, c'est la presence d'un certain nombre de radicelles grêles, ligneuses, mesurant 1 mill. environ d'épaisseur, bien distinctes par conséquent des ramifications vraies, qui sortent de la racine perpendiculairement à son axe longitudinal, après avoir décrit sous l'écorce un certain trajet qui s'accuse nettement au dehors par une côte transversale.

Ces radicelles sont souvent longues, flexueuses et peuvent former par leur enchevêtrement une sorte de bourre autour des échantillons du commerce.

La cassure est fibreuse : elle laisse voir le centre occupé par une moelle très abondante, nettement spongieuse, et dont la teinte gris-sale contraste avec la couleur jaune du bois. L'écorce est mince, molle, papyracée, offre une disposition stratifiée, et s'enlève assez facilement.

La coupe est caractérisée par le cercle *jaune*, épais de 3 à 4 mill., strié de lignes radiales, que forme le bois, et par la grande abondance de la moelle. Sur les grosses souches, le bois se divise assez nettement en plusieurs secteurs volumineux comprenant chacun un nombre variable de faisceaux.

L'odeur et la saveur sont faibles, peu caractéristiques.

Au microscope, on note un suber épais, recouvrant un parenchyme cortical à disposition stratifiée, dont les éléments les plus internes sont mêlés de quelques fibres libériennes peu distinctes, à parois minces, disposés sans régularité sensible. Les faisceaux ligneux sont nombreux, grêles, serrés, formés de fibres à coupe presque quadrangulaire et de vaisseaux peu nombreux disposées en zones assez régulières. Les rayons médullaires sont étroits, formés de deux plans de cellules allongées radialement. La moelle est constituée par un parenchyme à mailles très lâches dont les éléments renferment de l'amidon.

Botanique. — La *Racine de Jusquiame* des pharmacies est celle de l'*Hyoscyamus niger* décrit p. 594; on emploie de préférence la racine de seconde année ou celle qui provient de la plante sauvage.

Chimie. — La racine de *Jusquiame* agit par l'*Hyoscyamine* qu'elle contient et dont elle renferme une proportion inférieure à celle des graines, mais supérieure à celle des feuilles.

Physiologie et Thérapeutique. — Mêmes propriétés que les feuilles et les graines : on emploie très rarement la Jusquiame sous cette forme : on peut prescrire l'infusion et la décoction aux mêmes doses que les feuilles.

Diagnose. — La racine de *Jusquiame* se distinguera de celles de la *Belladone* et du *Persil* par la couleur jaune de sa zone ligneuse et la netteté de la délimitation de son cylindre médullaire ; cette même moelle permettra de la distinguer des racines secondaires de *Cainça*, d'ailleurs criblées dans leur zone ligneuse de trous très fins visibles à la loupe. Le *Fenouil* offre une certaine ressemblance avec la *Jusquiame* par la couleur de son écorce et l'aspect radié de son bois : il suffira d'humecter la coupe transversale pour voir apparaître aussitôt la coloration jaune caractéristique de la *Jusquiame*, ou persister la teinte grise du *Fenouil*.

192. FLEURS DE BOUILLON BLANC

Description. — Les fleurs de la *Molène* ou *Bouillon blanc* se présentent dans le commerce isolées, ordinairement bien conservées, complètes ou privées de leur ovaire et de leur calice.

Ce calice est cupuliforme, faiblement gamosépale, pourvu de cinq dents en ogive, d'un gris verdâtre, longues de 3 à 5 mill. et entièrement couvertes d'un duvet gris et laineux.

La corolle est jaune, gamosépale, longue de 1 à 2 cent. quand elle est aplatie, et découpée sur ses bords en cinq lobes arrondis un peu inégaux. Quand elle n'a pas été convenablement desséchée, ou si on ne l'a point conservée dans un lieu bien sec, sa couleur devient brune et finalement noirâtre. — A la gorge de cette corolle s'insèrent cinq étamines inégales, à filets recourbés, couverts d'un duvet roux chez trois d'entre elles (les trois plus grandes), glabres chez les deux autres. Les anthères sont longues et grêles (3 à 4 mill. sur 1 mill.), brunes, ridées, insérées obliquement sur le filet.

L'ovaire, encore peu développé, est biloculaire, cylindro-conique, verdâtre, long de 3 à 5 mill. et surmonté d'un

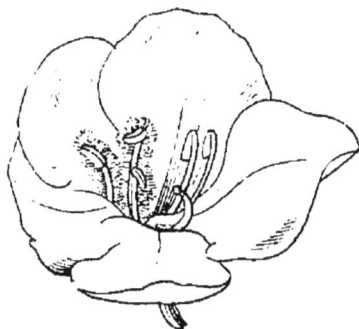

FIG. 224. — Fleur de Bouillon blanc, *Verbascum Thapsus.* (De L.)

style grêle de même longueur que les étamines, renflé et légèrement bilobé au sommet : les deux placentas sont saillants et chargés d'un grand nombre de petits ovules anatropes.

L'odeur est assez agréable, la saveur douceâtre ; au contact de la salive, ces fleurs développent une certaine quantité de mucilage.

On emploie également en médecine, concurremment aux fleurs de *Bouillon blanc*, celles de quelques espèces voisines qui n'en diffèrent guère que par leur taille un peu plus considérable.

Botanique. — Le *Bouillon blanc* [1] est une *Scrofulariacée* [2] de la série des *Digitalées*, le *Verbascum Thapsus* L., herbe bisannuelle

[1] Molène, bonhomme, herbe à bonhomme, herbe de Saint-Fiacre, cierge de Notre-Dame, bouillon mâle, bouillon ailé.
Bouchardat (*Mat. méd.*, 1, 317) désigne sous le nom de *Bouillon blanc* une plante toute différente, le *Lamium album* ou *Lamier blanc*.

[2] SCROFULARIACÉES. — PLANTES ordinairement HERBACÉES. — FEUILLES le plus souvent ALTERNES (opposées dans *Veronica, Gratiola*, etc.), SANS STIPULES. — FLEURS HERMAPHRODITES ET IRRÉGULIÈRES, souvent disposées en grappes. — RÉCEPTACLE CONVEXE. — CALICE GAMOSÉPALE à 5 DIVISIONS INÉGALES (4 chez *Veronica*). — COROLLE GAMOPÉTALE à 5 DIVISIONS INÉGALES (4 chez *Veronica*), souvent BILABIÉE. — 4 ÉTAMINES DIDYNAMES (5 chez *Verbascum*, 2 chez *Veronica*) à

commune dans toute l'Europe tempérée; on lui substitue et on y mêle souvent les fleurs des *Verbascum thapsoïdes, thapsiforme, phlomoïdes, nigrum, crassifolium, montanum*, etc. (H. Baillon.)

Tige herbacée, haute de 0ᵐ,80, dressée, simple, couverte d'un duvet grisâtre et épais, à poils étoilés et rameux. — *Feuilles* alternes, ovales-acuminées, légèrement crénelées, épaisses, velues sur leurs deux faces, connées en partie avec la tige. — *Fleurs* disposées en épi compact de cymes. — *Capsule* septicide et légèrement loculicide. — *Graines* petites, oblongues, rugueuses, à embryon droit, à albumen charnu.

Chimie. — Ces fleurs renferment une huile volatile jaunâtre, un acide gras fixe, des malates et phosphates calcaires, un principe colorant jaune, du sucre, de la gomme, etc. (Morin, *in* Cazin.)

Physiologie et Thérapeutique. — Le *Bouillon blanc* est un émollient et un adoucissant employé journellement dans les campagnes ; à l'extérieur, on l'applique en cataplasmes, en fomentations, etc., sur les hémorrhoïdes douloureuses, sur l'abdomen ballonné, etc. A l'intérieur, l'infusion (10 à 30 gr. p. 1000), ou la macération (8 à 15 gr. p. 1000) s'emploient avantageusement dans les affections gastro-intestinales, les indigestions, les catarrhes bronchiques, etc.

Diagnose. — A côté du *Bouillon blanc* il n'existe dans le Droguier que deux fleurs jaunes simples : la *Pensée sauvage* et le *Sureau*; les autres fleurs jaunes sont des *Composées*.

191. FEUILLES DE DIGITALE

Description. — Les feuilles de la base de la plante sont ovales, terminées en pointe mousse, et rétrécies, dès leur

---

FILETS CONNÉS AVEC LE TUBE DE LA COROLLE, à ANTHÈRES BILOCULAIRES, INTRORSES, DÉHISCENTES PAR 2 FENTES LONGITUDINALES. — OVAIRE SUPÈRE, BILOCULAIRE, à PLACENTAS AXILES et SAILLANTS. — OVULES ANATROPES NOMBREUX dans chaque loge (rarement 2 chez *Veronica*). — FRUIT CAPSULAIRE, SEPTICIDE (*Digitalées*) ou LOCULICIDE (*Rhinanthées*), ou PORICIDE (*Antirrhinées*). — GRAINES ALBUMINÉES.

Cette famille, que M. le prof. Baillon tend à regarder comme une simple branche (à fleurs irrégulières et à androcée didyname) des SOLANACÉES, peut être divisée en 3 séries (Lanessan) :

Digitalées, Rhinanthées, Antirrhinées.

premier tiers inférieur, en une large languette constituée
par la nervure médiane et les
deux ailes minces que lui forment
les bords du limbe; cette partie
est souvent décrite par les auteurs comme un *pétiole* anguleux
à la face inférieure, creusé d'un
sillon à la face supérieure, et accompagné de deux ailes chacune
aussi large que lui. Ces feuilles
basilaires mesurent jusqu'à 30 et
40 cent. de longueur totale et 10
à 15 cent. de largeur au milieu
du limbe proprement dit.

Les feuilles du milieu et du
sommet de la plante sont dépourvues de ce rétrécissement
pseudo-pétiolaire et sont décrites
comme véritablement sessiles :
leur forme est en outre plus
nettement lancéolée : elles mesurent environ 4 à 12 centimètres
de longueur sur 2 à 4 cent. de
large.

Le limbe porte sur ses bords
une crénelure typique, c'est-à-
dire que les dents sont *arrondies*
au sommet et séparées par un
intervalle *aigu*. Les deux faces,
— l'inférieure surtout, — sont
recouvertes de poils courts et
blancs, parfois très clairsemés :
ces poils se retrouvent sur le
pétiole. '

La nervation est pennée. La

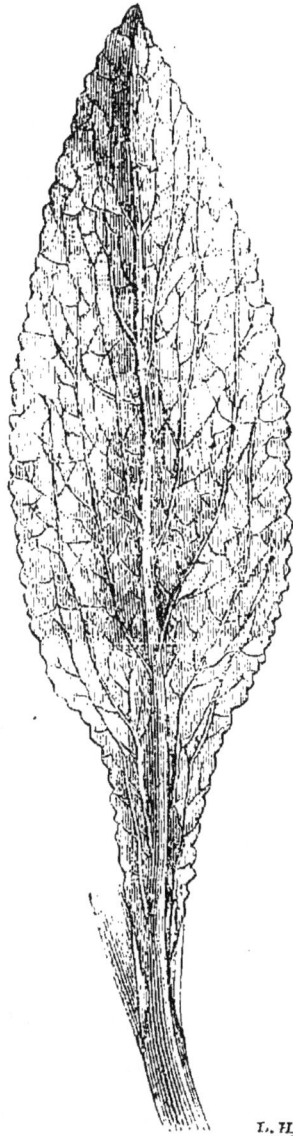

FIG. 225. — Feuille radicale
de Digitale. *Digitallis
purpurea*. (De L.)

nervure principale est large, très saillante et anguleuse à la face inférieure, très encaissée à la face supérieure, donnant naissance à de fortes nervures secondaires, accusées de la même façon et s'insérant sous un angle assez aigu (30° à 45°); de nombreuses nervilles partent des nervures secondaires et s'entrecroisent en s'anastomosant et en formant un réseau de mailles polygonales très saillantes en dessous.

Les feuilles sèches du commerce sont colorées en vert sombre ou brunâtre en dessous, en vert plus clair en dessus. Les nervures, — surtout celles de troisième ordre, — sont peu visibles à la face supérieure, mais très nettes, grisâtres et un peu saillantes à la face inférieure. La pubescence blanchâtre reste visible sur les deux faces du limbe, mais surtout à l'inférieure et sur les nervures [1].

L'odeur est peu caractéristique : la saveur est amère; cette amertume ne se développe qu'au bout de quelques instants.

Les poils qui forment le duvet sont simples et formés d'une seule file de cellules rectangulaires à contenu granuleux.

Botanique. — La *Digitale* [2] est une *Scrofulariacée*, le *Digitalis purpurea* L., commune dans toute l'Europe tempérée, croissant spontanément dans la zone centrale de la France, abondante dans les terrains sablonneux et secs, rare dans les terrains calcaires; elle est herbacée, bisannuelle, et mesure jusqu'à 60 et 80 cent. de hauteur.

Tige droite, cylindrique, velue. — *Feuilles* alternes. — *Fleurs* hermaphrodites et irrégulières, disposées en grappes terminales

---

[1] On trouve souvent, dans les lots de feuilles du commerce, des *pétioles* isolés (bases de feuilles), assez caractéristiques : ils sont ordinairement tordus ; leurs ailes étroites sont brunâtres et le plus souvent accolées l'une à l'autre ; la nervure médiane est creusée en dessus d'un sillon à section très anguleuse; en dessous elle forme une arête également très aiguë. En tordant légèrement cette nervure, lorsqu'elle est très sèche, on peut isoler du parenchyme le faisceau fibro-vasculaire qui en forme l'axe : ce faisceau est brun, flexible, arrondi, creusé d'une fente dans toute sa longueur.

[2] Gant de Notre-Dame, Dé de Notre-Dame, gantelet, gantelée, gantellier, doigtier, gandio, gant de bergère, queue de loup.

à pédicelles velus. — *Calice* gamosépale. à cinq dents très profondes et inégales. — *Corolle* rose, gamopétale. tubuleuse, coudée, en doigt de gant, à cinq divisions inégales, séparées de façon à former deux lèvres dont l'inférieure est trilobée. — 4 *Etamines* didynames, à filets connés avec la corolle, aplatis, géniculés à leur origine, à *Anthères* biloculaires, en bissac, déhiscentes par 2 fentes longitudinales introrses, se faisant suite au sommet des 2 loges. — *Ovaire* biloculaire, reposant sur un disque glanduleux, à *Style* long et bilobé au sommet. à placenta axile, chargé de nombreux ovules anatropes. — *Capsule* membraneuse septicide. - *Graines* oblongues, brunes, rugueuses, à embryon droit, albuminé.

Il faut préférer les feuilles récoltées un peu avant la floraison, sur la plante de deux ans. Elles doivent être conservées en flacons bien bouchés, à l'abri de l'humidité, de la trop grande chaleur et même de la lumière : leur activité diminue avec l'âge. Les feuilles conservées depuis plus de deux ans doivent être rejetées.

Chimie. — L'analyse des *feuilles de Digitale* a été faite à plusieurs reprises par un grand nombre de chimistes et les plus récentes même sont encore assez contradictoires. En effet, à côté de l'amidon, du sucre cristallisable (*Inosite*, Marmé), des matières azotées, de la pectine et de la chlorophylle, — on a trouvé primitivement dans ces feuilles (Quévenne et Homolle, 1845) un principe amer, non cristallisable, extrait du macéré *aqueux* de feuilles et possédant à un degré très élevé les propriétés toxiques et physiologiques de la plante : ce principe, appelé aussitôt *Digitaline*, était de nature complexe et d'action assez inconstante. Ce n'est qu'en 1872 que Nativelle obtint la *Digitaline* pure, unie à la *Digitine* dont il la sépara ensuite par le chloroforme.

Plus tard, on admit, avec Schmiedeberg, l'existence dans les feuilles de Digitale, de : 1° la *Digitaline* cristallisée, qui serait une glucoside; — 2° la *Digitaline* amorphe $C^5 H^8 O^2$, autre glucoside que l'on peut dédoubler en glucose et *Digitalirésine*; — 3° la *Digitaléine* soluble dans l'eau et l'alcool; — 4° la *Digitoxine* $C^{21} H^{33} O^7$, substance cristallisable donnant par décomposition de la *Digitoxirésine*, sans glucose, et possédant toutes les propriétés de la drogue; - 5° de la *Digitonine* $C^{31} H^{52} O^{17}$, autre corps cristallisable, analogue à la *Saponine*, donnant par décomposition de la glucose, de la *Digitorésine*, de la *Digitonéine*, de la *Digitogénine* et de la *Paradigitogénine* [1].

[1] Le nombre des corps signalés dans ces feuilles est considérable : antérieurement aux recherches de Nativelle, on avait décrit le *digitalin*. la *digitalide*, la *digitalicrine*. la *digitalosine*. la *digitalirétine*. la *paradigitalirétine*, l'*acide digitalique*, l'*acide digitaléique*, l'*acide antirrhinique*, etc.

34.

La véritable *Digitaline*, telle que l'admet le Codex français, doit répondre aux caractères suivants :

1° Etre entièrement soluble dans le chloroforme et l'alcool, insoluble dans la benzine ; — 2° se colorer en vert en présence de de l'acide chlorhydrique ; — 3° se colorer en brun noirâtre en présence de l'acide sulfurique concentré ; — 4° présenter la réaction suivante, découverte récemment par Lafon, et qui est à la fois extrêmement sensible et très caractéristique : une trace de cette substance, humectée d'un mélange à parties égales d'acide sulfurique et d'alcool, puis chauffée légèrement et enfin touchée avec une goutte de perchlorure de fer, donne aussitôt une magnifique coloration bleu-verdâtre; on peut remplacer le perchlorure de fer par l'eau chlorée, bromée ou iodée, le permanganate de potasse ou l'hypochlorite de chaux ; cette réaction permet de révéler la présence de 0 gr. 0001 de *Digitaline*.

On trouve dans le commerce trois *Digitalines* : la *Digitaline de Quévenne et Homolle*, la *Digitaline* dite *des Allemands*[1] (Kosmann et Merck), toutes deux *amorphes*, et la *Digitaline de Nativelle*, cristallisable en fines aiguilles incolores : la formule de Nativelle est $C^{30} H^{40} O^{30}$.

D'après les récents travaux de Lafon[2], la *Digitaline* d'Homolle et Quévenne, celle de Nativelle, et toutes les autres *Digitalines* françaises telles que celles de Mialhe, de Duquesnel, etc., sont comparables entre elles, et sensiblement identiques au point de vue physique et chimique, sauf de légères variations dans le point de fusion, et l'état amorphe ou l'état cristallisé. — Quant au produit amorphe qui vient d'Allemagne sous le nom de *Digitaline*, c'est une substance complexe, qui n'offre aucun rapport avec notre *Digitaline* : elle est insoluble dans le chloroforme, ne se colore pas en vert par H Cl, ni en bleu verdâtre par le réactif de Lafon; l'acide sulfurique concentré la colore surtout à chaud, en un beau rouge. — C'est donc un produit absolument différent, fait regrettable en pharmacologie, où il ne devrait pas plus exister, dit M. Lafon, deux sortes de *Digitaline*, qu'il n'existe deux sortes de *Morphine* ou de *Quinine*. Or cette *fausse Digitaline* (de chez Merck de Darmstadt) est très répandue en France où elle est vendue généralement sans marque de fabrique. Ainsi s'expliquent, sans aucun doute, beaucoup des contradictions que l'on trouve

---

[1] La digitaline des Allemands est extraite industriellement, dit-on, non des feuilles, mais des graines.

[2] Ph. Lafon. *Etude pharmacologique et toxicologique de la Digitaline*. Annales d'hygiène et de médecine légale, 1886. — Voy. *Bulletin et Mémoires de la Société de Thérapeutique*, 1887.

dans les résultats obtenus avec la *Digitaline*. Cependant, il se
vend en Allemagne, sous le nom de *Digitoxine*, un produit amorphe,
de couleur jaunâtre, identique cette fois à la *Digitaline* française,
dont le nom est ainsi réservé dans ce pays au produit apocryphe.
— Ainsi donc : *Digitalines françaises*, cristallisées ou amorphes,
et *Digitoxine* des Allemands sont des produits identiques ; — la
Digitaline des Allemands seule est un produit différent.

La *Digitaline française* est un corps dont la fonction chimique
est encore mal connue ; ce n'est toutefois ni un glucoside, ni un
alcaloïde. — La |*Digitaline des Allemands* renferme, au contraire,
un glucoside donnant nettement, par l'action des acides dilués, un
sucre dextrogyre.

Physiologie et Thérapeutique. — La *Digitale* et la *Digitaline*
agissent sur le système névro-musculaire.

A faible dose, le système nerveux de la vie organique est excité
en même temps que la contractibilité des fibres lisses s'accroît ;
il en résulte une diminution notable du calibre des vaisseaux,
augmentation de la pression sanguine et diurèse ; pour le cœur en
particulier, il y a à la fois augmentation de l'énergie des battements (excitation des ganglions automoteurs et ˌcontractilité plus
grande du myocarde) et ralentissement des contractions cardiaques
(excitation du pneumogastrique). On note d'autre part une diminution dans la production de l'urée, un léger abaissement de la
température et une certaine sédation de l'activité du système nerveux animal : sommeil calme, etc.

A doses plus élevées, apparaissent des vomissements, de l'irrégularité du pouls (commencement de paralysie du pneumogastrique).

A doses toxiques, le système nerveux de la vie organique est
paralysé, celui de la vie animale excité : la contractilité musculaire est abolie : il en résulte la diminution de la pression sanguine, l'augmentation du calibre des vaisseaux coïncidant avec le
ralentissement et la diminution graduelle de l'énergie des contractions cardiaques. Plus tard surviennent le délire, la dilatation de
la pupille, quelques convulsions, l'arrêt du cœur et la mort.

L'absorption de la Digitale et de son principe actif est assez
lente (24 à 48 h.) et d'une durée proportionnelle à l'élévation des
doses. Elle se transforme rapidement dans le tube digestif, et,
après l'absorption par la voie stomacale, on ne peut la découvrir,
ni dans le système circulatoire, ni dans les matières fécales ; par
suite, selon Lafon, il serait impossible de retrouver la Digitaline
dans les organes d'animaux ayant subi une inhumation plus ou
moins prolongée. Il y a plus : dans les intoxications par la voie

intraveineuse, on ne retrouverait la Digitaline qu'à la condition d'opérer sa recherche 10 à 20 minutes après l'injection. Nous ignorons d'ailleurs en quel corps nouveau elle se transforme; un fait certain: c'est que le réactif de Lafon, autre part si sensible, n'a pu en montrer de traces dans aucun organe à la suite des intoxications.

L'action locale sur les muqueuses et sur le derme dénudé est violemment irritante, selon Gubler, — absolument nulle, selon Rabuteau.

En cas d'empoisonnement on emploiera le tannin, l'iodure de potassium, l'alcool, le café, la belladone, le quinquina.

On emploie journellement la digitale en thérapeutique: — 1° comme diurétique; — 2° pour ralentir les battements de cœur, en augmentant leur énergie (*rétrécissement aortique* sans insuffisance sigmoïde, maladie de Bassedow, anévrysme); — 3° comme contro-stimulant dans les fièvres diverses, les phlegmasies organiques, telles que la pneumonie et la pleurésie, dans le rhumatisme articulaire aigu; — 4° pour amener la stimulation des fibres lisses (contractions utérines, arrêt des hémorrhagies, etc.), action identique à celles de l'ipéca et de l'ergot de seigle.

On prescrit la poudre à la dose de 10 à 20 centigr. soit en pilules, soit incorporée à du miel, — la tisane (0,50 p. 100 gr.) et la macération (mêmes doses que la tisane: laisser en contact pendant 6 à 12 heures), — la teinture alcoolique (10 à 20 gouttes), — la teinture éthérée, l'extrait alcoolique du Codex (2 à 5 centigr.) —, l'alcoolature (25 centigr. à 1 gr.), plus rarement le sirop du Codex (une cuillerée de 20 gr. correspond à 0 gr. 5 de teinture), l'extrait aqueux, (2 à 50 centigr.)

A l'extérieur, la teinture peut être employée en frictions (2 à 15 gr.), les feuilles en cataplasme.

La *digitaline* est d'un maniement assez difficile pour que beaucoup de praticiens la rejettent absolument et s'en tiennent à l'emploi de la teinture et de la poudre. Il n'est pas prudent de dépasser avec elle la dose de 2 milligrammes par jour : il faut donc pouvoir compter sur un dosage absolument rigoureux. D'autre part, Lafon, d'après des expériences sur des chiens, pense que les doses peuvent s'élever jusqu'à plusieurs centigrammes sans inconvénient, cette substance étant, selon lui, très difficilement absorbée. On prescrit les granules de *digitaline amorphe* de Quévenne et Homolle, dosés à 1 mill. (1 par jour).

L'emploi des injections cutanées de digitaline est presque impossible en raison de l'excessive douleur et des accidents assez graves qu'elles causent.

Diagnose. — Les feuilles de *Digitale* se distinguent de celles de la *Bourrache* (n° 201) et de la *Pulmonaire* (n° 204) par l'absence de sensation de rugosité sur les deux faces ; de celles du *Datura* (p. 588) par leur duvet; de celles de la *Belladone* (p. 566) par la couleur franchement verte de leur face supérieure et la décomposition de leur surface, par les nervilles, en aires polygonales très petites et très délicates, rappelant (sauf le relief) la disposition propre au *Matico* : — les feuilles de *Jusquiame* (p. 593) et du *Tabac* (p. 582) présentent un duvet tout différent, et les premières sont pourvues d'une large nervure médiane blanche et fibreuse qui manque à la *Digitale*; — les feuilles de *Mauve* (p. 235), également duvetées, sont généralement trilobées, et, ce qui est encore plus caractéristique, digitinervées [1].

194. FEUILLES DE PERVENCHE

Description. — Les feuilles officinales sont celles de la *Petite Pervenche* [2]; elles sont colorées en vert jaunâtre ou grisâtre, plus pâles en dessous qu'en dessus, glabres, coriaces et luisantes; elles sont entières, penninerves, ovales ou ovales lancéolées, et mesurent de 2 à 5 cent. de long sur 1 1/2 à 2 cent. de large. Leur pétiole est rudimentaire, et long au plus de 3 à 4 mill. Le limbe est terminé en pointe mousse : ses bords sont repliés en dessous. Les nervures sont saillantes à la face supérieure ; la principale est enfoncée dans un large sillon ; les secondaires s'envoient l'une

---

[1] Tous les traités de Matière médicale mettent en garde contre la confusion possible entre la feuille de Digitale et celles de plusieurs autres plantes, telles que le *Verbascum Thapsus* (à duvet laineux et beaucoup plus abondant), le *Conyza Squarrosa* (dont le réseau de nervilles n'est point visible par transparence), etc. — Fonssagrives fait remarquer que ces substitutions ne sont guères à craindre, la Digitale étant sans valeur commerciale, et souvent plus commune que ses prétendus succédanés.

[2] Les feuilles de la *Grande Pervenche*, que l'on emploie parfois aussi, se reconnaissent à la frange de poils qui borde leur limbe.

à l'autre de nombreux rameaux qui dessinent sur cette face un élégant réseau en relief. A la face inférieure, la ner-

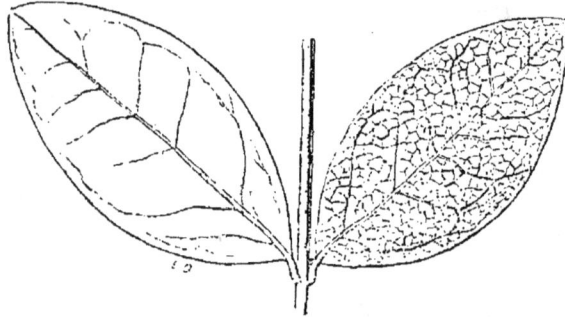

FIG. 226. — Feuille de Pervenche (Petite Pervenche). *Vinca minor.*

La feuille de gauche est disposée de manière à montrer sa face supérieure, la feuille de droite sa face inférieure.

vure médiane seule est saillante ; les autres sont à peine visibles.

L'odeur est nulle, la saveur légèrement amère.

Botanique. — La *Petite Pervenche*[1] est la *Vinca minor* L., petite herbe vivace de nos régions appartenant à la famille des *Apocynacées*[2] série des *Pluméricées*.

[1] Petit sorcier, violette des sorciers, provence, bergère, petit pucelage.

[2] APOCYNACÉES. — PLANTES LIGNEUSES OU SUFFRUTESCENTES. — FEUILLES OPPOSÉES, parfois VERTICILLÉES, SANS STIPULES. — FLEURS HERMAPHRODITES et RÉGULIÈRES, SOLITAIRES ou disposées en CYMES. — RÉCEPTACLE PEU CONVEXE, ou même légèrement concave (*Vinca*). — CALICE GAMOSÉPALE A 5 DIVISIONS. — COROLLE GAMOPÉTALE A 5 DIVISIONS, souvent pourvue d'appendices à la gorge. — ANDROCÉE ISOSTÉMONÉ, à FILETS CONNÉS AU TUBE DE LA COROLLE, à anthères BILOCULAIRES, INTRORSES, DÉHISCENTES PAR 2 FENTES LONGITUDINALES, et pourvues (sauf *Carissées* et *Gelsémiées*) d'appendices renfermant (*Pluméricées*) ou non (*Echitées*) du pollen. — DEUX CARPELLES isolés, mais unissant leurs styles (*Echitées*, *Pluméricées*) ou se soudant par leurs bords en un OVAIRE UNILOCULAIRE à 2 PLACENTAS PARIÉTAUX (*Vahœa*, *Allamanda*, etc.), ou se soudant entièrement en un OVAIRE BILOCULAIRE à PLACENTATION AXILE (qq. *Carissa*, *Gelsémiées*). — OVULES NOMBREUX (quelquefois 2 chez *Carissa*), ANATROPES, DESCENDANTS, à MICROPYLE SUPÉRO-EXTERNE. — FRUIT SIMPLE (*Gelsémiées*, *Carissées*) ou MULTIPLE (*Echitées*, *Pluméricées*), CHARNU (*Carissa*, *Haucornia*, *Vahea*, *Geissospermum*, *Cerbera*) ou SEC (*Echitées*, *Gelsémiées*, *Allamanda*, *Vinca*, etc.). — GRAINES ALBUMINÉES, souvent pourvues d'une aigrette de poils.

M. Baillon (*Bot. méd.*, 1266) divise cette famille en 4 séries :
Echitées, *Pluméricées*, *Carissées*, *Gelsémiées*.

Tige radicante, sarmenteuse.— *Feuilles* opposées. — *Fleurs* hermaphrodites et régulières, solitaires dans l'aisselle des feuilles. — *Réceptacle* convexe. — *Calice* gamosépale à 5 dents aiguës. — *Corolle* gamopétale, bleu pâle ou violacée, hypocratérimorphe, à cinq lobes inégaux et dissymétriques, — 5 *Etamines* à *filets* coudés, insérés sur le tube de la corolle, à anthères biloculaires et introrses, déhicentes par deux fentes longitudinales et surmontées d'un court prolongement du connectif. — Deux *carpelles* pluriovulés, emprisonnés à leur base dans la cupule réceptaculaire ; *Styles* réunis dès leur origine en une seule colonne grêle, allongée, renflée vers son extrémité en un disque glanduleux, et se terminant par une aigrette de poils recourbés ; deux glandes alternent sur le réceptacle avec les carpelles. — *Ovules* anatropes, à micropyle dirigé en haut et en dehors. — *Fruit* multiple ; deux follicules à graines peu nombreuses, allongées, à embryon albuminé.

La *Grande Pervenche* diffère de la petite par sa plus grande taille et par son calice allongé, à dents velues sur les bords, atteignant presque la gorge de la corolle.

Chimie. — Ces feuilles renferment un principe amer, soluble dans l'eau, non défini encore, et du tannin en assez grande abondance pour qu'on ait songé à les employer pour le tannage des peaux.

Physiologie et Thérapeutique. — Les *feuilles de Pervenche* sont amères et légèrement astringentes à faible dose ; à doses plus élevées, elles sont purgatives et diaphorétiques. — On ne les emploie plus guère aujourd'hui que pour tarir la sécrétion lactée, soit seules, soit unies à la Canne de Provence.

On les prescrit soit en calaplasme, — soit à l'intérieur, en décoction (15 gr. de plante verte ou 30 gr. de plante sèche pour 500 gr. d'eau.)

On les a préconisées autrefois contre les hémoptysies et les fièvres intermittentes ; leur action sur les flueurs blanches a été beaucoup vantée.

Diagnose. — Les feuilles de *Pervenche* sont, parmi les feuilles figurant au Droguier qui conservent leur forme intégrale malgré la dessication (*Coca, Jaborandi, Laurier-Cerise, Labiées*, etc.), les seules de cette petite taille ; celles d'*Uva Ursi* (n° 226), qui s'en rapprochent un peu à ce point de vue, s'en distinguent aussitôt à leur limbe épais, et coloré en brun rougeâtre, et à leurs nervures marquées en creux à la face supérieure.

195. ARGEL

Description. — Ces feuilles, que l'on ne rencontre point seules dans le commerce, mais mêlées aux folioles de *Séné*, présentent avec ces dernières une certaine ressemblance de forme. Elles sont lancéolées, penninerves, coriaces, terminées en pointe mousse et pourvues d'un pétiole rudimentaire ; elles mesurent 2 à 4 cent. de long et 1/2 à 1 cent. de largeur au milieu ; les bords sont entiers et légèrement réfléchis. Les deux faces sont colorées en vert grisâtre, l'inférieure beaucoup plus pâle que la supérieure, parfois même presque blanchâtre. Les nervures sont saillantes, surtout à la face inférieure, sinueuses, anostomosées, peu distinctes au niveau des bords, et donnant à la feuille un aspect chagriné très caractéristique ; examinées à la loupe, elles se montrent couvertes d'un duvet pâle. Sur leur coupe on remarque souvent des gouttes très fines de latex désséché et jaunâtre.

L'odeur est nulle, la saveur un peu amère.

Botanique. — L'*Argel* est une *Asclépiadacée* [1] *Cynanchée*, habitant la haute Egypte, la Nubie et l'Arabie Pétrée, le *Solenostemma*

---

[1] ASCLÉPIADACÉES. — PLANTES LIGNEUSES OU SUFFRUTESCENTES. — FEUILLES OPPOSÉES, SANS STIPULES. — FLEURS HERMAPHRODITES et RÉGULIÈRES, ordinairement disposées en CYMES. — RÉCEPTACLE CONVEXE. — CALICE GAMOSÉPALE A 5 DIVISIONS. — COROLLE GAMOPÉTALE A 5 DIVISIONS. — ANDROCÉE ISOSTÉMONÉ, à FILETS CONNÉS AVEC LE TUBE DE LA COROLLE et pourvus d'appendices pétaloïdes (COURONNE STAMINALE), à ANTHÈRES BILOCULAIRES, INTRORSES, logées dans des alvéoles de la portion stigmatique du style, déhiscentes par deux fentes longitudinales, et renfermant un POLLEN AGGLUTINÉ DANS CHAQUE LOGE EN UNE MASSE CLAVIFORME, ou POLLINIE. — DEUX CARPELLES INDÉPENDANTS unissant leur style en une colonne unique, qui se renfle vers son extrémité en un bourrelet pentagonal ; une glande, placée à chaque angle de ce bourrelet, réunit les deux bases on *caudicules* des *pollinies* des deux loges anthériques voisines (loges appartenant à deux anthères différentes, puisque la glande alterne avec les anthères et correspond à leurs intervalles). — OVULES ANATROPES, insérés en grand nombre sur deux rangées longitudinales dans l'angle interne de chaque carpelle. — FRUIT SEC, MULTIPLE, formé de deux FOLLICULES POLYSPERMES. — GRAINES ALBUMINÉES.

Argel Hayn. (*Cynanchum Argel* Del., *C. oleæfolium* Neut.), petite
plante vivace, à tige dressée, rameuse, suffrutescente, haute de 30
à 60 cent.

Feuilles opposées, très finement pubérulentes. — *Fleurs* hermaphrodites et régulières, disposées en cymes latérales compactes,
à courts pédoncules. — *Réceptacle* légèrement concave. — *Calice*
gamosépale, à cinq dents. — *Corolle* blanche gamopétale, divisée
en cinq lobes dressés, oblongs et obtus. — 5 *Etamines* connées
avec le tube de la corolle, à anthères biloculaires et introrses, surmontées d'un prolongement du connectif et renfermant dans
chaque loge une masse pollinique unie à celle de la loge
anthère voisine; les prolongements des anthères sont larges, pétaloïdes et forment par leur ensemble une sorte de corolle interne
ou *staminale*, cupuliforme, un peu charnue. — *Gynécée* dicarpellé; style des *Apocynacées*, à 5 lobes arrondis. — *Ovules* anatropes, ascendants, insérés en grand nombre sur 2 rangées dans
l'angle interne de chaque carpelle. — *Fruit* composé de 2 follicules coriaces, glabres, à graines allongées, pourvues chacune
d'une longue aigrette.

Chimie. — On sait que le latex renfermé dans les feuilles de
l'*Argel* contient un principe âcre et résineux; mais il ne paraît
pas avoir jamais été isolé.

Physiologie et Thérapeutique. — L'*Argel* est doué de propriétés
légèrement purgatives; d'autre part, son administration donne
lieu à de fortes coliques (Christison).

On ne l'emploie jamais isolément; les indigènes de la Nubie le
mêlent au Séné, souvent dans la proportion de $1/_4$ (*Séné d'A-
lexandrie*), non par négligence ni par fraude, semble-t-il, mais
dans le dessein de rendre le séné plus actif; ils en font la récolte
à part et opèrent le mélange dans les magasins.

Diagnose. — Les feuilles d'*Argel*, grâce à leur taille et à
leur forme allongée et aiguë, ne sauraient être confondues
qu'avec celles des *Cassia acutifolia* ou *angustifolia*; mais,
outre que la saveur de celles-ci est beaucoup moins amère,
leur surface est d'un gris vert, un peu satinée, lisse, à nervures bien nettes, et leur cassure ne présente jamais de
latex concrété.

196. RACINE DE JALAP

Description. — Le véritable *Jalap officinal* forme des tubercules dont la grosseur dépasse rarement celle du poing : ils sont irrégulièrement ovoïdes, ou plutôt napiformes, quelquefois atténués en fuseau à leurs deux extrémités. Ils sont lourds, compacts, souvent diversement contournés : les gros morceaux ont fréquemment reçu de fortes entailles dans le sens de la longueur ; parfois même, ils sont fendus complètement en plusieurs pièces, — plus rarement découpés en rondelles. La surface est brune, rugueuse et pourvue de rides nombreuses et profondes dirigées suivant la longueur : sur ces rides se montrent d'innombrables petites taches jaunâtres, ovales, dirigées transversalement : ce sont les cicatrices des racines adventives *secondaires* de la plante [1].

La cassure (faite au marteau) est cornée ou amylacée, nullement fibreuse, colorée en jaune grisâtre ; parfois il existe une petite cavité au centre. La coupe montre, sous la ligne brune et mince du suber, un parenchyme cortical grisâtre de 1 à 2 mill. d'épaisseur, au-dessous duquel se trouve une ligne brune ou noire, un peu moins épaisse, d'aspect résineux, qui suit toutes les sinuosités du contour de la coupe. D'autres lignes brunes concentriques, plus ou moins nettes, se montrent en dedans de celle-ci et deviennent de moins en moins distinctes jusque vers la moitié environ du rayon ; à partir de là, la masse reste grisâtre et comme criblée de points noirs. Sur les grosses racines, on trouve plusieurs de ces centres autour desquels se forment les zones

---

[1] La racine de Jalap elle-même n'est qu'une racine adventive implantée perpendiculairement sur des rameaux souterrains traçants, — et considérablement gonflée par l'accumulation de matériaux de réserve. Aussi peut-on, sur quelques échantillons à extrémité supérieure renflée. retrouver au sommet un sillon correspondant à l'emplacement du rameau incrusté par la tuméfaction de la racine.

concentriques : la coupe transversale parait alors couverte de larges taches brunes.

L'odeur des racines entières est à peu près nulle : toutefois certains échantillons du commerce qui ont été séchés à
la fumée, conservent encore l'odeur bien caractéristique de
celle-ci. L'odeur de la cassure fraîche est un peu nauséeuse ;
mais sur les échantillons anciens et bien séchés, elle n'est
nullement désagréable : c'est l'odeur de la résine de Jalap,
qui rappelle beaucoup celle des pruneaux cuits.

La saveur est âcre.

L'aspect de la coupe microscopique est assez spécial. Le
suber est formé de cellules tabulaires dont les deux ou
trois premières rangées seules sont colorées en brun. Dans
les éléments du parenchyme se montrent des gouttelettes
de résine, des cristaux maclés d'oxalate de chaux, et des
grains d'amidon : ceux-ci, dans les racines séchées trop
rapidement au feu, sont comme fondus en une masse hyaline et mamelonnée. — La ligne sombre est formée de phytocystes à paroi brunâtre, sans amidon, entremêlés de quelques rares vaisseaux ponctués. Chacun des systèmes de
lignes concentriques qui se trouvent en dedans de cette
couche est formé de zones alternantes de cellules résineuses
mêlées de vaisseaux, et de cellules à amidon et à oxalate de
chaux. Les phytocystes réservoirs qui renferment la résine,
s'unissent quelquefois bout à bout, comme on peut s'en
rendre compte sur la coupe longitudinale, et quand il y a
résorption des parois transversales, on assiste à la formation de véritables canaux résineux. — On ne trouve point de
véritables fibres ligneuses.

Outre ce *Jalap*, qui seul est officinal, on en trouve quelques autres sortes dans le commerce : en écartant immédiatement les *faux Jalaps* (Voy. Guibourt, II, p. 530), nous
n'avons à tenir compte que du *Jalap* dit *fusiforme* ou *Jalap
mâle*, et du *Jalap digité* ou de *Tampico*, le premier reconnaissable à sa forme allongée, à sa cassure légèrement fi-

breuse et à la disposition radiée des masses vasculaires, sensible surtout auprès de la *ligne brune*; — le second à son aspect digitiforme, à sa taille plus petite, à l'absence presque totale de petites cicatrices transversales de racines adventives à la surface, et aux lacunes fréquentes qui se présentent dans sa masse.

Botanique. — Le vrai jalap ou *Jalap tubéreux* des officines, provient d'une *Convolvulacée*[1] (série des *Convolvulées*), herbacée, grimpante, habitant les bois élevés et humides du Mexique, en particulier les environs de Jalapa : c'est l'*Exogonium Jalapa* H. Bn. (*Ipomœa Purga* Wenderoth ; *Exogonium Purga* Benth, etc.), le *tolonpalt* des Mexicains, dont la nature botanique n'a été connue en Europe que depuis 1829.

Souche vivace émettant des rameaux souterrains sur lesquels naissent les racines adventives hypertrophiées ou tubercules. — *Axes* aériens nés de l'aisselle des écailles de ces rameaux : ces axes (vulgairement *tiges*) sont grêles, cylindriques, bruns, volubiles, striés de côtes. — *Feuilles* alternes, entières, largement pétiolées, ovales-acuminées, nettement cordées à leur base. — *Fleurs* hermaphrodites et légèrement irrégulières, disposées en cymes pauciflores axillaires. — *Réceptacle* légèrement convexe. — *Calice* gamosépale à cinq dents courtes, inégales, à préfloraison quinconciale. — *Corolle* d'un rouge vineux plus ou moins intense, infundibuliforme, à long tube cylindrique (5 cent.), à limbe étalé pentagonal, rayé en dehors (en dessous) de cinq bandes foncées, triangulaires, dont les pointes correspondent aux angles (sommet des pétales). — *Cinq* étamines inégales (2 grandes, 1 moyenne, 2 petites), à filets subulés, connés à leur base, à anthères introrses, biloculaires. — *Ovaire* supère, biloculaire, à style long, exsert et bilobé au sommet, à disque hypogyne ; 2 ovules ana-

---

[1] CONVOLVULACÉES. — PLANTES HERBACÉES OU SUFFRUTESCENTES. — FEUILLES ALTERNES, SANS STIPULES. — FLEURS HERMAPHRODITES ET RÉGULIÈRES, solitaires ou disposées en CYMES. — RÉCEPTACLE CONVEXE. — CALICE à 5 pièces plus ou moins unies, souvent un peu inégales. — COROLLE GAMOPÉTALE, INFUNDIBULIFORME, à 5 lobes peu marqués. — ANDROCÉE ISOSTÉMONÉ : filets connés avec le tube de la corolle : anthères biloculaires, introrses, déhiscentes par deux fentes longitudinales. — OVAIRE BILOCULAIRE (ou 4 fausses loges) ordinairement accompagné d'un disque hypogyne. — OVULES ANATROPES ASCENDANTS, à micropyle inféro-externe au nombre de 2 (1 à 4 : 3 chez *Ipomœa Nil*. dans chaque loge.) — FRUIT SEC, loculicide. ou septicide, ou indéhiscent (*Convolvulus*), ou quelquefois s'ouvrant irrégulièrement, ou par des pores (*Cuscutées*) (exceptionnellement charnu). — GRAINES à ALBUMEN RARE OU NUL.

Cette famille a été divisée (Payer. *Fam. nat. des Pl.*, p. 198) en 4 sections : *Dichondrées, Convolvulées, Batatées, Cuscutées.*

tropes, dressés, à micropyle supéro-externe, sont insérés en bas de l'angle interne de chaque loge. — *Capsule* biloculaire, septicide. — *Graines* allongées, à albumen mucilagineux, à embryon muni de cotylédons repliés [1].

La récolte a lieu au Mexique à toute époque de l'année ; on se contente de faire sécher les racines, les plus petites restant entières, les plus grosses étant incisées ou coupées en rondelles ; la dessication s'opère soit au soleil, soit beaucoup plus souvent au-dessus du foyer fumeux de la hutte.

Chimie. — La racine de Jalap renferme de la gomme, de l'amidon, du sucre incristallisable (19 p. 100), de l'albumine, de la silice, des sels de chaux, de soude, de potasse, (carbonates, chlorure. phosphate), et de 10 à 20 p. 100 d'une résine qui en constitue le principe actif, et qui sera décrite à l'article suivant [2].

Physiologie et Thérapeutique. — Voir l'article suivant.

Parmi les préparations officinales obtenues directement avec la racine, nous citerons la poudre de racine (2 gr.) et surtout la *teinture de Jalap composée*, ou *Eau-de vie allemande*.

Il ne faut pas oublier que les échantillons, — d'ailleurs nombreux, — qui se montrent piqués par les insectes, sont beaucoup plus actifs, ceux-ci ne s'attaquant qu'à la fécule et au sucre ; à poids égal, ces échantillons renferment donc plus de résine.

Eau-de-vie Allemande

Racine de Jalap.	80 gr.
Racine de Turbith.	10 —
Scammonée d'Alep.	20 —
Alcool à 60°.	960 —

Dose : 5 à 30 gr.

(Codex.)

[1] Le *Jalap fusiforme* ou d'*Orizaba* provient de l'*Ipomœa Orizabensis* Ledanois (*Convolvulus orizabensis* Pelletan) dont les axes aériens, les pétioles et les limbes foliaires sont couverts d'un fin duvet : les sépales sont velus, la corolle campanulée, les graines brunes et rugueuses.

Le *Jalap digité* ou de *Tampico* provient d'une plante de la Sierra Gorda, au Mexique, d'où les tubercules sont expédiés à Tampico : elle n'a été connue et décrite qu'en 1866, par Hanbury, sous le nom d'*Ipomœa Simulans* Hanb. La plante est glabre ; les fleurs sont solitaires ou le deviennent par avortement de la deuxième fleur de la cyme biflore. Corolle infundibuliforme. Capsule à quatre valves

Le *Mirabilis Jalapa*, qui a donné la racine de *Faux Jalap*, n'est pas une *Convolvulacée*, mais une *Nyctaginacée*.

[2] Le *Jalap fusiforme* renferme environ 12 p. 100 d'une résine très analogue à celle du *Jalap officinal* : c'est la *Jalappine* ($C^{34} H^{56} O^{16}$) de Gmelin, homologue de la *Convolvuline*, dont elle diffère par son entière solubilité dans l'éther : elle donne comme elle un *acide jalapique*, du *Jalapinol*, un *acide jalapinolique* : toutes deux donnent, par l'acide nitrique, de l'*acide ipomœique*.

Le *Jalap digité* contient de 10 à 13 p. 100 d'une résine purgative dont la composition n'est pas encore bien connue.

197. RÉSINE DE JALAP

Description. — Cette résine est un produit commercial
auquel chaque droguiste peut donner une forme arbitraire.
On la trouve souvent roulée en baguettes tordues comme
des cordes : souvent aussi elle forme des blocs irréguliers.
Elle est de couleur brunâtre et comme vernissée à la surface, sa masse est piquetée de points plus clairs et ne
semble pas homogène. Elle est très friable, sa cassure fraîche
est cristalline, anfractueuse et très brillante : elle s'écrase
facilement sous l'ongle et se réduit en une poudre fine et
cristalline d'un jaune d'or.

L'odeur est faible, un peu nauséeuse, parfois rappelant
celle des pruneaux cuits. La saveur est douceâtre, assez désagréable, et analogue à celle du beurre rance : puis elle
devient âcre, et détermine une certaine irritation de la
gorge. Un fragment placé dans la bouche se ramollit dans
la salive, se dissout incomplètement et finalement forme
une pâte extrèmement gluante.

Botanique. — La résine officinale de Jalap est extraite de la
racine du *Jalap tubéreux*, provenant de *l'Exogonium Jalapa*. (Voir
p. 616.)

Chimie. — La résine du commerce est un produit impur : on
l'obtient simplement en traitant par l'alcool la racine coupée en
tranches, et en précipitant par l'eau toute la résine sous forme
d'un dépôt poisseux que l'on concentre par évaporation : on obtient
ainsi environ 12 à 20 p. 100 de produit officinal, souillé de matières
colorantes. Quant on a filtré la solution alcoolique sur du noir
animal, on obtient un corps parfaitement blanc et friable. —
Cette résine est composée de 2 corps distincts : l'un, soluble dans
l'éther, cristallisable en longues aiguilles incolores, est la *Jalapine*,
homologue supérieur de la suivante et donnant des produits de
dédoublement analogues (Voir p. 617, note 2) ; l'autre (90 à 95
p. 100) insoluble dans l'éther, est un glucoside, la *Convolvuline*

(*Jalapine* de certains auteurs) $C^{31} H^{50} O^{16}$. Celle-ci est insoluble dans l'eau, soluble dans l'alcool, se dissout dans les alcalis en s'unissant à l'eau, et forme un *Acide Convolvulique* ou *Rhodéo-réténique* qui reste en combinaison.

L'*Acide Convolvulique*, comme la *Convolvuline*, se décompose, en présence des acides dilués ou de l'émulsine, en glucose et en *Convolvulinol* cristallisable $C^{26} H^{50} O^7$. Le *Convolvulinol* lui-même donne avec les solutions alcalines de l'*Acide Convolvulinolique* $C^{20} H^{18} O^6$ cristallisable et soluble dans l'eau. Tous ces corps, y compris la *Convolvuline*, en présence de l'acide nitrique, donnent de l'acide oxalique et de l'*acide Ipomœique* $C^{10} H^{18} O^4$ isomère de l'*acide Sébacique*. (Mayer. *in* Fluck. et Hanb. II. 118.)

Physiologie et Thérapeutique. — C'est grâce à sa solubilité dans les solutions alcalines (Rabuteau), que la résine officinale peut se dissoudre partiellement dans la salive, et développer dans la bouche sa saveur âcre. On avait de même remarqué que la présence de la bile est nécessaire à l'action du Jalap sur l'intestin. Ce sont les taurocholate et glycocholate de soude de la bile qui dissolvent la résine. La taurine et le glycochole restent sans influence à cet égard : de même le suc gastrique, en raison de son acidité. La résine de Jalap, portée directement dans l'intestin grêle, au-dessous du duodénum, ou dans le gros intestin, reste sans action : elle reste également inefficace chez les cirrhotiques. La *Convolvuline*, injectée dans le sang, ne produit aucun effet purgatif.

La résine de Jalap est un purgatif hydragogue très énergique à la dose de 20 à 50 centigr. : elle provoque des mouvements péristaltiques de l'intestin et parfois des nausées et des vomissements : à doses élevées, elle amène de la superpurgation, de l'entérite et la mort. On la considère comme vermifuge.

La résine est environ quatre fois plus active que la racine. On la prescrit en pilules, incorporée au miel, au sucre, au savon médicinal, au fiel de bœuf (Fonssagrives); souvent on l'associe au calomel.

Ce purgatif trouve ses indications dans l'ascite, l'hydropisie, péricardite, aménorrhée, etc.

Emulsion purgative au Jalap.

Résine de Jalap.	50 centigr.
Sucre blanc.	30 gr.
Hydrolat de fleurs d'oranger.	10 —
Jaune d'œuf.	n° 1/2
Eau.	120 gr.

(Codex.)

198. SCAMMONÉE D'ALEP

Description. — Cette dénomination, qui n'implique rien
d'absolu quant au lieu d'origine de la drogue, désigne les
meilleure, sorte de *Scammonées* du commerce [1], celles qui ne
renferment que peu ou point de matières étrangères, — par
opposition aux *Scammonées* dites de *Smyrne*, qui sont constamment mélangées de craie, de terre, de farine et autres
substances augmentant indument le volume ou le poids de
la drogue, dans une proportion souvent très considérable.

Cette *gomme résine* se présente dans le commerce en pains
irrégulièrement orbiculaires et aplatis, ou en larmes de
forme variable, dépassant rarement le volume d'un œuf: les
meilleures sortes sont recouvertes d'une poussière grise.
Ces morceaux sont compacts, lourds, colorés en brun noirâtre, ternes en dehors; ils sont très friables et leur cassure est luisante, irrégulière, criblée de petites cavités allongées toutes dans le même sens et produites par les bulles
gazeuses. La surface, humectée avec la langue ou avec le
doigt mouillé, se couvre bientôt d'un enduit boueux et grisâtre, véritable émulsion que donnent à peu près toutes
les gommes résines, et qui ici ne devient poisseuse que dans
les mauvaises sortes. Tous les auteurs de matière médicale
ont comparé l'odeur de la Scammonée à celle de la brioche:
elle devient beaucoup plus appréciable quand on réchauffe le fragment dans la main ou avec l'haleine et rappelle

---

[1] On trouve quelquefois dans le commerce une Scammonée exceptionnellement pure, dite *Scammonée vierge*, qui se présente en plaques ou en gâteaux
larges et minces, très friables, à odeur de fromage, à structure poreuse : elle
est très rare (Hanb.).

La prétendue *Scammonée de Montpellier* n'est même pas, comme on l'a cru,
le suc épaissi du *Cynanchum monspeliacum* (ASCLÉPIADACÉES), c'est un produit
industriel, fabriqué de toutes pièces en Allemagne, et expédié à l'étranger par
Marseille.

plutôt celle du beurre rance : la saveur que l'on perçoit d'abord, est peu prononcée : au bout de quelques instants, il se développe dans l'arrière gorge une sensation d'âcreté très persistante. —Un fragment placé dans la bouche, s'y ramollit peu à peu sans se dissoudre et forme une pâte noire, très faiblement visqueuse; un fragment bien sec, écrasé sous l'ongle, s'y réduit rapidement en une poudre fine, non cristalline, d'un gris sale.

Botanique. — Toutes les *Scammonées* sont produites par une même plante, le *Convolvulus Scammonia* L., Convolvulacée de la série des *Convolvulées*, habitant l'Asie mineure, la Grèce, la Syrie, la Crimée, — et non, comme l'a cru Guibourt, par deux plantes distinctes qui seraient le *Convolvulus Syriaca* Mor. et le *C. Scammonia* L., la première donnant la *S. d'Alep*, la seconde, la *S. de Smyrne*.

Souche vivace, volumineuse, pivotante. — *Axes* aériens annuels, nombreux, grêles, volubiles. — *Feuilles* alternes, longuement pétiolées, entières, sagittées, à deux auricules aiguës, à nervation palmée à la base. — *Fleurs* hermaphrodites, légèrement irrégulières, disposées en cymes axillaires bi ou triflores. — *Réceptacle* peu convexe, supportant un disque hypogyne annulaire. — *Calice* gamosépale, à cinq dents obtuses très inégales, en préfloraison quinconciale. — *Corolle* en clochette gamosépale, d'un blanc jaunâtre, rayée au dehors de cinq bandes triangulaires rosées. — 5 *Étamines* à filets connés à leur base, à anthères biloculaires, introrses, devenant extrorses ultérieurement par récurvation des bords du connectif en dehors. — *Ovaire* supère, à deux loges biovulées, à style dressé, bilabié au sommet, non exsert, à ovules dressés, anatropes. — *Capsule* septicide. — 1-4 *Graines* albuminées, à embryon pourvu de cotylédons repliés plusieurs fois.

Pour récolter le suc de la plante, on fait autour du pied de celle-ci une sorte d'excavation[1] de 10 à 12 centim. de profondeur; on incise ensuite en biseau la tête de la racine, et l'on dispose, au bas de l'incision, des coquilles de moule dans lesquelles s'accumule le latex. Le soir, on râcle en outre avec un couteau les dernières gouttes qui perlent encore sur la surface de section. La Scammonée concrétée dans les coquilles, est la drogue pure, que

---

[1] Σκάμμα en grec. Telle serait, selon Flückiger et Hanbury, l'origine du nom de la plante et de la drogue.

jamais on ne trouve dans le commerce et qui est consommée sur place. Le marchand réunit, dans un sac ou un vase, le contenu des coquilles et le produit du grattage, et au bout de quelques jours, quand le vase est plein, pétrit le tout, en y ajoutant souvent un peu d'eau, puis le fait sécher au soleil; une légère fermentation se déclare, à laquelle on attribue la couleur noire de la drogue et les bulles de gaz qui se montrent dans sa pâte. — On peut admettre sans erreur que toutes les Scammonées exportées sont falsifiées soit par les intermédiaires, soit par le producteur lui-même[1]; il n'y a qu'une question de proportions.

Chimie. — On trouve dans la bonne *Scammonée*, de la gomme, de l'amidon, de l'albumine, une faible quantité de cire[2] et une proportion très variable (20 à 80 p. 100) d'une résine entièrement soluble dans l'éther qui en constitue le principe actif, et qui paraît identique (Spirgatis, Bernatzki) à la *Jalapine* du *Jalap fusiforme* ou d'*Orizaba* (voy. p. 617). On commence depuis quelques années à extraire directement cette résine, en Europe, de la racine même de la plante, la Scammonée qui vient d'Asie étant d'un prix élevé et d'une impureté constante[3].

Physiologie et Thérapeutique. — La *Scammonée* partage les propriétés du *Jalap;* c'est un purgatif drastique, hydragogue, qui s'emploie exactement aux mêmes doses, et qui agit de la même façon : elle a sur lui l'avantage, selon Guibourt, d'être d'une administration plus facile; d'autre part, elle présente l'inconvénient, en raison de la proportion variable de ses impuretés, d'être d'une efficacité très inégale. On la préfère pour la médecine des enfants.

On la prescrit en poudre (0,50 à 1 gr.) dans du lait, du pain azyme, ou en pilules. Elle entre dans la composition de l'*Eau-de-vie allemande* (V. p. 617), de l'*Electuaire diaphœnix*, et d'une foule de pilules purgatives anciennes ou contemporaines, vendues comme *spécialités* sous des noms variés. Sa résine sert à la confection de biscuits purgatifs pour les enfants.

---

[1] On ajoute à la Scammonée de la gomme, des cendres, de la terre. de la craie. de la farine. de la cire. de la mine de plomb. etc. : on trouve dans le commerce certaines *Scammonées de Smyrne* qui ne sont plus guères que des blocs calcaires teints en gris verdâtre, se ramollissant à peine à la chaleur.

[2] On soupçonne dans la *Scammonée*, — très mal connue en définitive au point de vue chimique, — l'existence d'un acide gras volatil et d'un composé cristallisable, pour expliquer et l'odeur de la drogue et l'efflorescence blanchâtre qui la couvre à la longue.

[3] M. Baillon fait justement observer (*Bot. méd.*, II. 1260) que les droguistes français pourraient utiliser à cet usage la Scammonée que l'on cultive en Algérie et dans le midi de la France.

Diagnose. — Le *Ladanum* (p. 257), qui partage la couleur noire de la *Scammonée*, s'en distinguera par son odeur toute spéciale : les Gommes résines d'*Ombellifères* possèdent également une odeur propre et sont le plus souvent formées de larmes agglutinées encore reconnaissables.

Electuaire diaphœnix.

Poudre de turbith.	125 gr.	Poudre de gimgembre.	
Scammonée d'Alep.	50 —	— de poivre noir.	
Safran.	3 —	— de macis.	
Amandes douces mondées.	110 —	— de cannelle.	àà 8 gr.
Pulpe de dattes.	250 —	— de Daucus de Crète.	
Sucre	250 —	— de fenouil.	
Miel dépuré.	1000 —	— de rue.	

Cette antique composition n'est plus guere usitée que comme ingrédient du *lavement purgatif* et de la *potion purgative des peintres*.

199. RACINE DE TURBITH

Description. — Cette racine se trouve dans le commerce coupée en segments cylindriques de 15 à 20 cent. de long, épais de 1 1/2 à 4 cent. Ils sont légers, colorés extérieurement en brun grisâtre, et tordus sur eux-mêmes : leur surface est couverte de gros plis assez régulièrement parallèles, qui, sur les échantillons tordus, rappellent beaucoup l'enroulement des torons d'une corde : de place en place se montrent de grosses cicatrices rugueuses et ovoïdes : quelques échantillons sont couverts de ponctuations brunâtres et allongées. Assez souvent le centre du cylindre est vide, et la racine se trouve réduite au tube creux que lui forme son écorce, d'ailleurs dure et ligneuse, épaisse parfois d'un centimètre.

La cassure est grossièrement fibreuse. La coupe transversale est des plus caractéristiques. L'écorce est constituée par un tissu dense dans lequel sont plongés des faisceaux à section ovale, criblés de trous, et disposés en cercle assez régulier : sur les vieilles racines, on peut trouver jusqu'à deux cercles concentriques de ces faisceaux corticaux. — Le centre est occupé par quatre ou cinq gros faisceaux à section cunéiforme, présentant le même aspect criblé que ceux de l'écorce, et séparés par des rayures médullaires très minces, qui peuvent disparaître complètement sur les grosses racines. Le cylindre central est faiblement uni à l'écorce par une zone spongieuse et crevassée, en sorte qu'il est assez facile de l'extraire sans briser le tube cortical. — Sur les sections anciennes, de même qu'au niveau des cicatrices de l'extérieur, il n'est pas rare de trouver des amas d'une résine jaune, brillante, transparente, de saveur âcre et amère. — L'odeur de la racine est à peu près nulle : la saveur est légèrement nauséeuse.

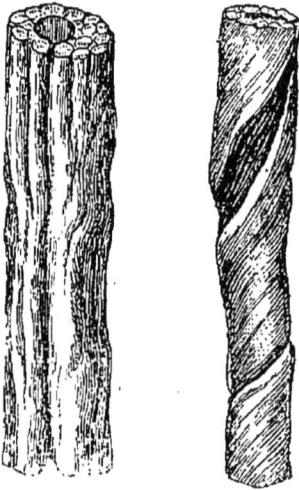

FIG. 227 et 228. — Racine de Turbith. *Ipomœa Turpethum.*

(D'après Guibourt.)

Le suber se montre au microscope formé d'un petit nombre de cellules tabulaires : le parenchyme cortical est relativement peu développé : ses éléments renferment de l'amidon et des cristaux maclés d'oxalate de chaux : quelques fibres libériennes se montrent par petits groupes : enfin dans les couches les plus internes de ce parenchyme, apparaissent un certain nombre de phytocystes réservoirs, plus ou moins allongés dans le sens longitudinal, prenant parfois les proportions de véritables laticifères et renfermant des gouttelettes résineuses. Les faisceaux ligneux de l'écorce et ceux du centre ont exactement la même composition : ils sont formés de vaisseaux ponctués à large ouverture, entourés d'un grand nombre de fibres ligneuses à paroi épaisse et ponctuée. — Les éléments des rayons médullaires renferment de l'amidon et de l'oxalate de chaux.

Botanique. — La *Racine de Turbith* [1] (*Turbith végétal* des officines) est fournie par une *Convolvulacée* de la série des *Convolvulées*, habitant l'Inde et les îles Malaises : l'*Ipomœa Turpethum* R. Br. (*Convolvulus Turpethum* L.).

Souche vivace, émettant des rameaux aériens cylindriques volubiles. — *Feuilles* alternes, longuement pétiolées, crénelées sur leurs bords, ovales acuminées, cordiformes à leur base, velues sur leurs deux faces. — *Fleurs* hermaphrodites, légèrement irrégulières, disposées en cymes pauciflores axillaires. — *Calice* gamosépale, à cinq divisions obtuses, inégales, dont deux velues. — *Corolle* gamopétale, en clochette, blanche, à cinq bandes triangulaires extérieures. — 5 *Étamines* exsertes, légèrement connées à leur base, à anthères introrses. — *Ovaire* bi ou triloculaire, à loges biovulées, à style dressé. — *Ovules* anatropes, dressés, à micropyle inféro-externe. — *Fruit* capsulaire septicide. — *Graines* albuminées.

Chimie. — La *Racine de Turbith* doit ses propriétés à une résine spéciale soluble dans l'alcool, et que l'on peut dédoubler en deux parties, l'une soluble, l'autre insoluble dans l'éther : cette dernière est un glucoside, la *Turpéthine*, qui se comporte chimiquement comme la *Convolvuline* du *Jalap officinal*, et que les acides dédoublent en glucose et en *acide Turpétholique*.

Physiologie et Thérapeutique. — La *Racine de Turbith* jouit des mêmes propriétés que le Jalap : elle passe pour purger plus lentement, mais plus énergiquement ; on la prescrit aux mêmes doses et dans les mêmes cas.

Elle fait partie de l'*Eau-de-vie allemande*, de l'*Electuaire diaphœnix*, etc.

Diagnose. — La *Racine de Turbith* est la seule, parmi celles qui figurent au Droguier, dont la coupe transversale présente des faisceaux *corticaux* nettement distincts et criblés de trous.

---

[1] Le mot *turbith*, dans l'ancienne chimie, avait une signification très vague correspondant à celle de *poudre* : on distinguait un *Turbith minéral* (sulfate mercurique), un *Turbith ammoniacal* (sulfate ammoniaco-mercurique), un *Turbith nitreux* (nitrate de mercure).

200. FLEURS DE BOURRACHE

Description.— Les *Fleurs* de la *Bourrache* sont hermaphrodites et régulières ; elles sont portées par un pédicelle vert et velu, de 1 à 1 $\frac{1}{2}$ cent. de longueur ; elles mesurent elles-mêmes 1 à 2 cent. de longueur environ, une fois étirées et séchées.

Le réceptacle est légèrement convexe. — Le calice est gamosépale, vert, couvert de poils blanchâtres et brillants, divisé en cinq dents longues et aiguës. — La corolle, bleuâtre et rosacée à l'état frais, est gamopétale, à tube très court, à cinq divisions alternisépales, lancéolées ou ovales acuminées, devenant souvent jaunâtres par la dessication : sur la gorge de cette corolle et au niveau des lobes, s'insèrent cinq appendices charnus, dressés, aplatis, creusés d'une cavité glanduleuse et velue qui communique au dehors de la corolle par une fente. — L'androcée se compose de cinq étamines libres, alternipétales, légèrement connées à leur base avec le tube de la corolle : le filet est charnu, renflé, et porte non seulement une anthère longue, introrse, et biloculaire, mais une lame charnue, acuminée, qui se dresse derrière l'anthère et la dépasse environ du tiers de sa hauteur. — L'ovaire est formé primitivement de deux loges biovulées, à placentation axile : l'apparition d'une fausse cloison dans chaque loge le rend faussement quadriloculaire : une sorte de disque, formé par quatre intumescences de la paroi des carpelles, se montre à la base de cet ovaire. Le style est long, nettement gynobasique, et terminé par un léger renflement stigmatique. L'ovule est semi-anatrope, inséré au bas de l'angle interne de la fausse loge, avec un micropyle peu visible, dirigé en haut. — Le fruit, que l'on trouve parfois mêlé aux fleurs dans le commerce, est formé de quatre achaines, toujours accompagné du calice entièrement persistant et souvent encore du style.

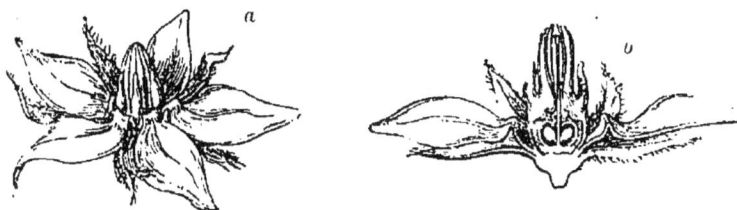

FIG. 229. — Fleur de Bourrache. *Borrago officinalis*. (De L.)

a. Fleur entière.   b, Coupe longitudinale.

Les caractères les plus nets de ces fleurs, une fois desséchées, sont la pubescence qui couvre leur pédicelle et leur calice toujours vert, la couleur bleue (ou jaunâtre en cas de dessiccation imparfaite) de leur corolle, l'espèce de cône central formé par les 5 languettes des étamines et les 5 anthères longues et violacées, — et surtout leur ovaire quadriloculaire.

L'odeur est faible; la saveur fade et mucilagineuse.

Botanique. — La *Bourrache officinale* est une *Borraginacée* [1] de la série des *Borraginées*, le *Borrago officinalis* L., herbe annuelle de nos pays, originaire de l'Orient.

Tige dressée, haute de 30 à 60 centim., cylindrique, fistuleuse,

[1] BORRAGINACÉES. — PLANTES HERBACÉES OU LIGNEUSES. — FEUILLES ALTERNES, SANS STIPULES, rugueuses au toucher, souvent entraînées. .— FLEURS HERMAPHRODITES et RÉGULIÈRES (sauf *Echium*) disposées en CYMES SCORPIOÏDES. — RÉCEPTACLE CONVEXE. — CALICE A 5 PIÈCES UNIES ou quelquefois libres. — COROLLE GAMOPÉTALE A 5 LOBES, souvent pourvue de poils, d'écailles ou de languettes au niveau de la gorge. — ANDROCÉE ISOSTÉMONÉ (étamines inégales chez *Echium*), à FILETS connés avec le tube de la corolle, à ANTHÈRES biloculaires, introrses, déhiscentes par 2 fentes longitudinales. — OVAIRE primitivement biloculaire, devenant ultérieurement QUADRILOCULAIRE, posé sur un disque charnu : STYLE GYNOBASIQUE (sauf *Héliotropiées*, *Tournefortiées* et *Cordiées*). — OVULE SOLITAIRE dans chaque fausse loge, anatrope ou semi-anatrope, à micropyle supero-externe. — FRUIT MULTIPLE, SEC (TÉTRACHAINE) (drupe à 4 noyaux chez les *Héliotropiées*, drupe à 2 noyaux biloculaires chez les *Tournefortiées*). — GRAINES NON ALBUMINÉES (sauf *Tournefortiées*).

M. Baillon a divisé cette famille (*Adansonia*, III, 5) en 4 séries :
Borragées, *Cordiées*, *Héliotropiées*, *Tournefortiées*.

velue. — *Feuilles* alternes (voy. n° 201). — *Inflorescence* en cymes bipares scorpioïdes. — *Graines* albuminées.

Chimie. — La *Bourrache* renferme un abondant mucilage, une matière albuminoïde, des sels de chaux et de potasse, en particulier une assez forte proportion de nitrate de potasse : cette proportion paraît augmenter avec l'âge.

Physiologie et Thérapeutique. — La *Bourrache* est émolliente, diurétique, sudorifique ; elle passe pour dépurative et pour apéritive. Les anciens la regardaient comme un puissant cordial (?). — On emploie ses fleurs en infusion (20 à 60 p. 1000) ou en cataplasmes. — Peu usitée aujourd'hui.

201. FEUILLES DE BOURRACHE

Description. — Les feuilles provenant de la base de la plante sont pourvues d'un pétiole long de 6 à 8 cent. au plus, hérissé de poils rudes : celles du sommet sont sessiles et légèrement embrassantes.

Le *limbe* est ovale ou elliptique, et mesure de 5 à 20 cent. de long sur 3 à 10 cent. de large : ses bords sont entiers ou tout au plus légèrement sinués : la face supérieure est, sur les feuilles sèches, d'un jaune verdâtre et sale, l'inférieure d'un vert franc. La nervation est pennée : les nervures, marquées en creux à la face supérieure, sont fortement saillantes en dessous, surtout la nervure principale, qui forme une véritable côte brune, presque ligneuse, mais très flexible. Le caractère le plus saillant de ces feuilles consiste dans la présence des poils rudes qui couvrent leurs deux faces et donnent, au toucher, une sensation toute spéciale. Ces poils sont de deux sortes : il en existe de très fins, visibles seulement à la loupe, abondants sur les deux faces, élevés sur de petites saillies peu prononcées de la surface du limbe; un certain nombre d'autres, qui couvrent le pétiole, les nervures de la face postérieure, et se montrent clairsemés sur la face supérieure, — ont pour base une véritable petite verrue, blanchâtre et dure sur la feuille sèche. Ils sont

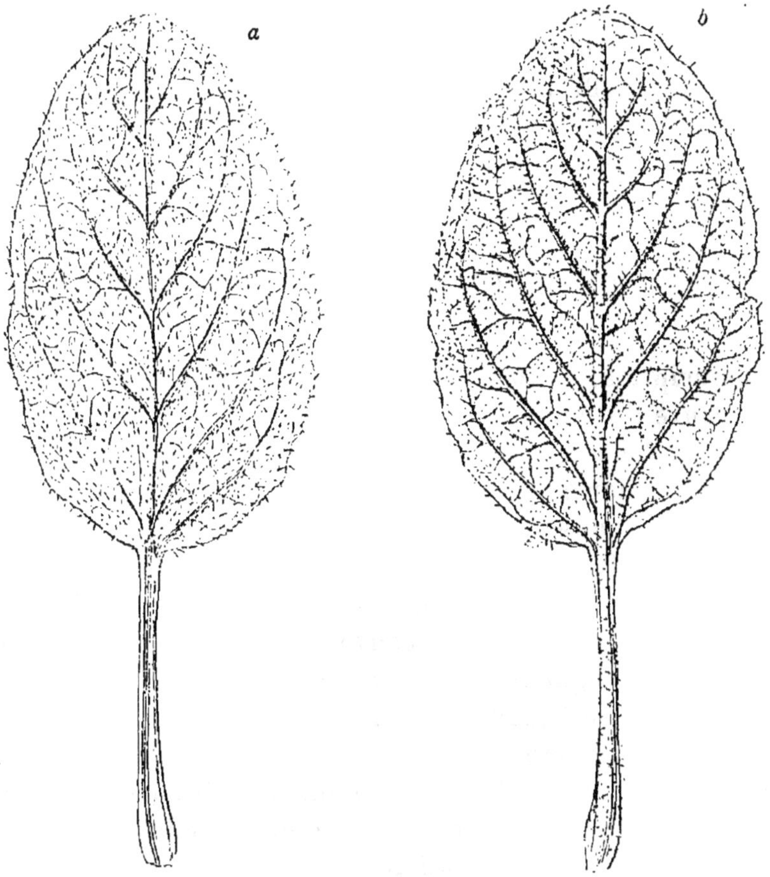

FIG. 230 et 231 — Feuilles de Bourrache. *Borrago officinalis*.

a. Face supérieure.   b. Face inférieure.

blancs, brillants, très raides, et mesurent souvent 1 et même 2 mill. de long.

L'odeur est nulle, la saveur douceâtre et mucilagineuse.

Botanique. — *Borrago officinalis* L. Voir l'article précédent.

Chimie. — Les feuilles renferment les mêmes principes actifs que les fleurs : mucilage, nitrate de potasse, etc.

Physiologie et Thérapeutique. -- Mêmes usages que les fleurs;
plus employées en cataplasmes.

Diagnose. — La rugosité extrême de ces feuilles les met
absolument à part dans le Droguier; celles de *Pulmonaire*
(p. 631), qui offrent quelque analogie sous ce rapport, s'en
distinguent par les dimensions moindres des poils, et par
leurs nervures secondaires peu distinctes.

202. RACINE DE CONSOUDE

Description. — Dans les Droguiers et dans le commerce,
on trouve cette racine coupée en fragments de couleur noire,
longs de 2 à 5 cent., épais de $1/2$ à 2 cent., cylindriques, plus
ou moins déformés, lisses ou plus souvent sillonés de plis profonds : quelques-uns ont été préalablement fendus par le
milieu, et offrent des bords recurvés en dedans et une section transversale en forme de croissant. La surface est
ordinairement terne et recouverte d'une poussière grise,
quelquefois rugueuse sur les vieux échantillons.

L'intérieur est jaunâtre, dur et d'aspect cireux; la cassure
est courte et compacte; sur une coupe transversale, on distingue nettement, à 1-3 mill. du mince liséré noir du suber,
une ligne brune séparant l'écorce du cylindre central; ce
cylindre offre une disposition radiée plus ou moins nette, de
même que la partie interne de la zone corticale.

L'odeur est nulle, la saveur fade et mucilagineuse.

Les éléments microscopiques du suber sont noirâtres,
à contours minces et sinueux. Le parenchyme, gorgé de
grains d'amidon, fait bientôt place à une zone compacte de
cellules très allongées sur la coupe longitudinale, très nombreuses, disposées en séries radiales très nettes (liber ?). Au-
dessous du cambium, se montrent des faisceaux fibro-
vasculaires nombreux, cunéiformes, bien séparés par des

rayons médullaires, et constitués par de larges vaisseaux rayés qu'enserrent étroitement des cellules allongées suivant l'axe de la racine, très analogues à celles du parenchyme cortical, et qu'on ne saurait considérer comme des fibres ligneuses véritables. La moelle, absente des racines adventives, est abondante dans les parties rhizomateuses, et gorgée d'amidon.

Botanique. — La *Grande Consoude* [1] est une *Borraginacée* de la série des *Borraginées*, le *Symphytum officinale* L., herbe vivace, commune en France, haute de 30 à 80 centim., rugueuse dans toutes ses parties aériennes.

Tige rameuse, sillonnée de côtes. — *Feuilles* alternes, lancéolées aiguës, décurrentes, rugueuses. — *Fleurs* hermaphrodites et régulières, disposées en cymes bipares scorpioïdes. — *Calice* gamosépale à 5 dents aiguës. — *Corolle* tubuleuse, rose ou blanche, à 5 lobes courts et réfléchis, munie intérieurement de cinq languettes creuses, alternes avec les étamines. — 5 *Etamines* à filets épais, connés longuement avec le tube de la corolle. — *Ovaire* biloculaire, devenant quadriloculaire par formation de deux fausses cloisons. — *Style* gynobasique, renflé au sommet. — *Ovule* semianatrope, dressé, à micropyle supérieur et externe, solitaire dans chaque fausse loge. — *Tétrachaîne* accompagné du calice persistant. — *Graines* albuminées.

Chimie. — Cette racine renferme une forte proportion de mucilage, de la fécule, du sucre, du tannin [2]; on en a extrait une substance cristallisable regardée comme du *malate acide d'althéine* (Blondeau et Plisson).

Physiologie et Thérapeutique. — Cette racine est émolliente, adoucissante, béchique et légèrement astringente; employée fraîche, la pulpe a rendu des services dans le traitement des gerçures du mammelon. On prescrit l'infusion (15 à 30 gr. p. 1000) dans les diarrhées, la dysenterie, les affections pulmonaires.

Elle était considérée comme anti-hémorrhagique, et passait autrefois pour *consolider* (*consolida*, *consoude*) les vaisseaux rompus et les membres fracturés, cicatriser les plaies, réduire les hernies et les luxations, et bien d'autres merveilles encore.

---

[1] Herbe à la coupure, langue de vache, herbe aux charpentiers, oreille d'âne, Consyre, Confée.

[2] La présence du tannin dans les tissus oblige à ne point préparer son infusion dans des vases de fer.

Diagnose. — La noirceur de cette racine la met à part parmi celles que renferme le Droguier; l'absence de cicatrices à l'extérieur et de saveur piquante empêchera de la confondre avec la racine d'*Aconit* (p. 45) : la racine de *Bardane* (n° 242) est beaucoup plus dure et offre une coupe transversale toute différente; la racine de *Cynoglosse* (p. 636) s'en distingue immédiatement par la facilité avec laquelle elle se laisse décortiquer, etc.

203. RACINE D'ORCANETTE

Description. — Cette racine mesure à sa base l'épaisseur du doigt environ; la longueur totale des échantillons de pharmacie dépasse rarement 15 à 20 cent. La base de la racine est ordinairement surmontée de quelques tronçons des axes aériens, recouverts d'une pubescence très nette. La structure est très caractéristique : le corps de la racine revêtu d'abord d'une écorce papyracée, sèche, colorée en rouge sombre, soulevée par places, se montre, bientôt couvert de saillies longitudinales un peu tortueuses, qui se séparent ensuite de l'axe et s'enroulent les unes autour des autres, en sorte qu'à sa partie inférieure, la *Racine d'Orcanette* paraît constituée par un faisceau compact et comme tressé de brindilles sinueuses, rugueuses, rouges au dehors, blanches au dedans, souvent pubescentes à leur extrémité.

Sur la coupe transversale, — pratiquée sur le pivot lorsque la racine est encore entière, — on voit distinctement le suber et le parenchyme cortical s'enfoncer vers le centre sous forme de lames rougeâtres plus ou moins plissées: le cylindre central offre une structure radiée; les faisceaux sont blancs, cunéiformes, séparés par des rayons médullaires de même couleur que l'écorce.

Au microscope, on observe une structure assez voisine de celle de la racine de *Consoude*; il n'existe point, à proprement parler, de véritables fibres libériennes ou ligneuses, mais simplement des cellules fortement allongées, groupées (pour les fibres ligneuses) autour des vaisseaux; les éléments du parenchyme cortical sont gorgés d'un suc rouge et granuleux.

Botanique. — L'*Orcanette* est une *Borraginacée* vivace, herbacée, des bords de la Méditerranée, l'*Alkanna tinctoria* L. (*Anchusa tinctoria* L., *Buglossum tinctorium* Lamk., *Lithospermum tinctorium* D. C.).

Souche vivace. — *Rameaux* aériens nombreux, étalés, très velus, longs de 20 à 25 centim. — *Feuilles* oblongues, sessiles, rugueuses. — *Fleurs* régulières, disposées en cymes unipares scorpioïdes. — *Calice* à cinq dents longues, grêles et velues. — *Corolle* hypocratérimorphe, velue intérieurement, à cinq lobes obtus. — 5 *Étamines* à *filets* connés, à *anthères* biloculaires, introrses. — *Ovaire* quadriloculaire à style exsert, renflé au sommet; ovules des *Borraginacées*. — Quatre *Achaines* tuberculeux, indépendants, réduits souvent à un ou deux.

Chimie. — Cette racine renferme du mucilage et une matière colorante spéciale, l'*acide anchusique*, insoluble dans l'eau, soluble dans l'alcool, l'éther, la benzine et les corps gras; elle donne avec les alcalis de magnifiques teintes bleues.

Usages. — La *Racine d'orcanette* est dénuée de propriétés médicamenteuses; on l'emploie en pharmacie pour colorer des pommades ou des granules, la *pommade Rosat* entre autres.

Diagnose. — Il n'existe au Droguier, outre l'*Orcanette*, que deux racines rouges : le *Ratanhia* (p. 312) et la *Garance* (p. 484). La première est lisse, ligneuse, épaisse et douée d'une saveur toute spéciale. La *Garance* est dépourvue des petits faisceaux accessoires qui caractérisent si bien l'*Orcanette*; elle est entourée d'un suber gris qui se desquamme facilement, et dépourvue de pubescence à sa base et à l'extrémité de ses radicules.

204. FEUILLES DE PULMONAIRE

Description. — On trouve dans les pharmacies les feuilles de la base de la plante, cueillies dès la première année, — plus rarement les feuilles nées sur les rameaux, bien différentes d'ailleurs des premières.

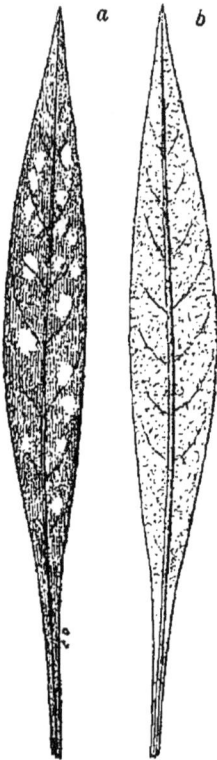

Les feuilles radicales sont pourvues d'un long pétiole (2 à 10 cent.); le limbe est ové, à base parfois cordée, fréquemment récurrent pendant quelques centimètres sur les côtés du pétiole; la longueur moyenne est de 4 à 15 cent., la largeur, au tiers inférieur, de 2 à 10 cent. Les bords sont entiers, le sommet arrondi, les deux faces colorées en vert franc, beaucoup plus pâle en dessous qu'en dessus; des poils blancs, courts, brillants, très clairsemés, couvrent la face supérieure, se montrent en moins grand nombre sur l'inférieure, et donnent à la feuille un toucher âpre et rude. La nervure médiane, marquée en creux en dessus, est brune, grêle et saillante à la face inférieure. Les nervures secondaires, disposées suivant le type penné, sont à peine visibles; tout au plus en distingue-t-on une partie à leur naissance sur la nervure primaire. — La feuille sèche est ordinairement souple, chiffonnée, rarement dilacérée; les taches grisâtres, irrégulières, que l'on trouve ordinairement sur la feuille fraîche à la face supérieure, sont souvent

FIG. 234 et 235. — Feuille de Pulmonaire. *Pulmonaria officinalis.* (Feuille caulinaire.)

a Face supérieure; *b.* Face inférieure.

peu appréciables; sur un grand nombre d'échantillons elles font absolument défaut.

Les feuilles caulinaires sont plus longues et étroitement lancéolées; elles sont atténuées fortement à leur base, et le pétiole est si court qu'on a pu les décrire comme sessiles. Les caractères essentiels indiqués ci-dessus : poils de la surface, toucher rude, souplesse du limbe, nervures secondaires à peu près invisibles, se retrouvent sur cette forme de feuilles. — Une espèce voisine[1] porte sur toute l'étendue de son axe des feuilles semblables.

L'odeur et la saveur sont à peu près nulles.

Botanique. — La *Pulmonaire*[2] est une *Borraginacée* de la série des *Borragées*, le *Pulmonaria officinalis* L., petite plante herbacée et vivace, assez commune en France, surtout dans le Nord.

Axes aériens dressés, velus, hauts de 30 à 40 cent. — *Feuilles* alternes, les radicales ovales et pétiolées, les caulinaires lancéolées et sessiles. — *Fleurs* hermaphrodites et régulières. — *Calice* gamosépale, pentagonal, à cinq dents. — *Corolle* bleue ou violacée, infundibuliforme, à cinq touffes de poils insérées au niveau de la gorge et alternant avec les étamines. — 5 *Étamines* à filets longuement connés, à anthères introrses. — *Ovaire* des *Borraginacées*; stigmate échancré. — *Quatre* achaines lisses, accompagnés du calice accrescent.

Chimie. — Les *feuilles de Pulmonaire*, comme celles de la *Bourrache*, renferment du mucilage et en outre une certaine quantité de tannin; elles contiennent du nitrate de potasse. Elles fournissent à l'industrie une matière colorante brune.

Physiologie et Thérapeutique. — On attribuait autrefois à la *Pulmonaire* une grande efficacité contre les affections des poumons, en raison des taches qui couvrent ses feuilles, et que les paysans comparaient à celles qui se montrent, selon eux, à la surface des poumons malades (Cazin), ou plutôt aux taches que présente la coupe du poumon (Guibourt). On peut à la rigueur considérer son infusion bien chaude comme sudorifique et béchique

---

[1] *Pulmonaria angustifolia* L. (*Pulmonaria tuberosa* Schrank), environs de Paris.

[2] Grande pulmonaire, herbe aux poumons, herbe au lait de Notre-Dame, pulmonaire des bois, sauge de Jérusalem, herbe de cœur.

(50 à 100 gr. p. 100). Bouchardat (*Mat. méd.* I, 544) ne lui consacre qu'un seul mot : *inerte.*

Diagnose. — Ce sont les seules feuilles rugueuses du Droguier, à part celles de la *Bourrache*, dont elles se distinguent par l'effacement presque complet de leurs nervures secondaires.

205. RACINE DE CYNOGLOSSE

Description. — On trouve dans les pharmacies cette racine sous deux formes : 1° entière, mais privée de son axe ligneux, autrement dit réduite à son écorce ; — 2° coupée en tronçons de 1 à 3 cent. de long, comprenant l'écorce et l'axe ligneux.

Dans le premier cas, l'écorce s'est enroulée sur ses deux bords longitudinaux et a conservé à peu près la forme générale de la racine ; de petites ramifications pourvues de leur cylindre central y sont demeurées attachées, et à la base de la racine existe un gros bourrelet annulaire, noir et scarieux, formé de bases de feuilles et caractérisant bien la drogue. La couleur de l'écorce est brune au dehors, d'un jaune sale au dedans ; des plis longitudinaux abondants et assez irréguliers parcourent sa surface externe. Le tissu de cette écorce est assez compact ; à la partie interne, au niveau des fissures produites par un déroulement exagéré du tube, on aperçoit comme un enchevêtrement de gros faisceaux fibreux très solides. Au niveau du bourrelet noir de la base, on trouve sur cette face interne d'assez nombreuses petites fossettes.

La forme en *tronçons* présente, quant à sa surface externe, le même aspect que l'écorce isolée ; le fragment coupé au niveau de la base est porteur du bourrelet noir caractéristique. La cassure est compacte : la consistance est faible elle cédé facilement sous le rasoir ; néanmoins l'écorce ne s'isole qu'avec difficulté, surtout sur les échantillons de faible diamètre. La coupe transversale est très nette comme disposition, et le devient plus encore lorsqu'on l'humecte légèrement; les plis de la surface en font paraître le contour profondément sinueux ; sous la ligne brune du suber, le parenchyme forme une zone grise en dehors, graduellement brunâtre en dedans, et dont l'épaisseur égale la moitié ou les deux tiers du rayon; elle est striée de lignes blanches à direction radiale, coupées par des lignes circulaires pâles, très fines, souvent peu visibles. Une ligne mince, d'un brun noir, sépare nettement l'écorce du cylindre central ; ce dernier est brun, strié d'un grand nombre de rayons médullaires pâles et très fins.

L'odeur est faible, un peu vireuse : la saveur est douceâtre ; un fragment placé dans la bouche y développe une petite quantité de mucilage.

La structure microscopique est fort simple. Le suber est formé de cellules brunes, rectangulaires, dirigées tangentiellement. Dans le parenchyme, on ne trouve point de véritables fibres libériennes ; mais, dans sa partie interne, un certain nombre d'éléments se groupent en faisceaux, s'allongent suivant l'axe de la racine et deviennent un peu moins larges sur la coupe transversale; ces groupes sont séparés par des fibres de cellules à direction radiale, faisant suite aux rayons médullaires du bois, et allant se perdre sous le suber. Dans le bois, on trouve des vaisseaux rayés en grand nombre et des cellules faiblement sclérifiées, non acuminées aux deux bouts et tenant sans doute lieu de fibres ligneuses. — Le contenu des phytocystes des parenchymes est granuleux, parfois brunâtre; on n'y trouve point d'amidon.

Botanique. — La *Cynoglosse* [1] est une *Borraginacée* de la série des *Borragées*, le *Cynoglossum officinale* L., herbe bisannuelle

[1] Langue de chien, herbe d'antal.

ou vivace, commune en France dans les terrains incultes ou sablonneux.

Axes aériens herbacés, rugueux au toucher, hauts de 30 à 75 cent. — *Feuilles* basilaires lancéolées et pétiolées ; *feuilles* caulinaires étroites, aiguës et sessiles. — *Fleurs* hermaphrodites et régulières, disposées en cymes scorpioïdes uniparés. — *Calice* tubuleux, long, velu, à 5 divisions très profondes. — *Corolle* hypocratérimorphe, violacée, à 5 lobes arrondis et excavés, à cinq languettes glanduleuses, insérées à la gorge, alternant avec les étamines, creuses et s'ouvrant au dehors. — 5 *Etamines* à filet court inséré au niveau de la gorge, à anthères introrses, en bissac. — *Ovaire* des *Borraginacées*. — *Style* court, à peine renflé au sommet. — 4 *Achaines* (sauf avortement) unis à la colonne centrale, inclinés en dehors et couverts de pointes rudes à leur partie supérieure.

Chimie. — La *Racine de Cynoglosse* renferme de l'inuline, de la gomme, du tannin, une matière colorante, des sels de chaux et de potasse, et une matière grasse volatile, à laquelle on a attribué les propriétés de la drogue.

Physiologie et Thérapeutique. — Il paraît établi que la *Racine fraîche* de *Cynoglosse* peut produire quelques malaises, somnolence, vertige, vomissements, etc. ; la racine sèche paraît être absolument inerte. Quelques auteurs (Murray, Cazin) assurent cependant avoir calmé par son usage des toux nerveuses opiniâtres (Infusion : 30 à 60 gr. p. 1000). — Dichin, cité par Cazin, (*loc. cit.* 1155. Suppl.), a avancé, en 1874, que l'extrait obtenu avec la plante fraîche, reproduisait exactement tous les effets du Curare ?

Elle n'a d'usage aujourd'hui que comme élément des pilules dites de *Cynoglosse* (Voy. p. 189), employées journellement pour procurer le sommeil et calmer la toux, mais dont les principes actifs sont l'Opium et les semences de jusquiame ; on les prescrit souvent aux malades qu'effraie le nom de l'Opium. Il en résulte qu'aujourd'hui la *Cynoglosse* jouit de la réputation d'un bon somnifère.

Diagnose. — L'écorce roulée ou la racine entière se reconnaîtront toujours à première vue si le bourrelet noir de la base a été conservé. Les fragments coupés dans la racine pourraient être confondus assez facilement avec ceux de la *Saponaire* (p. 424), si le bois de celle-ci ne présentait une coloration jaune très spéciale. L'*Aconit* (p. 45) est farineux sur sa cassure et offre au centre de sa coupe transversale un cercle délicat. La racine de *Bardane* (n° 242) est extrèmement dure et d'ailleurs beaucoup plus épaisse. Le *Pyrèthre* (n° 243) s'en distinguera par la pubescence qui termine sa base, par son odeur spéciale et sa saveur brûlante.

206. ÉCORCE DE MONÉSIA

Description.—L'*Ecorce de Monésia* ou de *Guaranhem* se présente en plaques de dimensions variables, épaisses de 1/2 à 2 mill., très lourdes, compactes, le plus souvent cintrées légèrement, mais en dehors (la face interne occupant la convexité). La face externe est rugueuse, brune, marbrée de grandes taches noires et blanches et présentant de larges dépressions [1] ovoïdes ou irrégulières, à fond lisse, à bords bien saillants, mais mousses.

La face interne est d'un brun un peu vineux, et couverte de fins plissements longitudinaux assez régulièrement parallèles. La cassure transversale est rugueuse et compacte ; la cassure longitudinale est moins irrégulière, souvent déprimée au milieu ; elle laisse voir, lorsqu'on l'humecte, la structure de l'écorce, plus visible encore sur une section nette pratiquée dans n'importe quel sens, mais perpendiculairement à la surface. Ce sont des couches minces, alternativement blanchâtres et brunes, formant, sur la coupe, des lignes bien régulièrement parallèles et légèrement onduleuses. Sur la coupe transversale, elles se montrent interrompues de place en place, à peu près aux mêmes niveaux ; ces interruptions sont dues au passage des rayons médullaires. Cette structure, que l'on peut observer sur les plus petits fragments d'écorce, est très caractéristique.

---

[1] Ces dépressions proviennent, selon M. le prof. Planchon, de la chute des plaques péridermiques.

L'odeur est à peu près nulle; la saveur est sucrée et rappelle celle de la Réglisse; puis il survient secondairement une âcreté légère et très fugitive, siégeant à l'arrière-gorge.

Au microscope, on ne retrouve généralement plus le suber, ni même la partie externe du parenchyme cortical, restée adhérente aux plaques péridermiques tombées. L'écorce est donc formée à peu près uniquement par la zone libérienne; elle consiste dans une série de couches régulièrement alternantes de courts phytocystes scléreux et de longues fibres libériennes à paroi épaisse. Des rayons médullaires assez nombreux, très grêles, coupent régulièrement ces zones. Les phytocystes de parenchyme que l'on peut retrouver encore sur la face externe renferment de l'amidon et de la matière colorante rouge.

Botanique. — Cette écorce, connue au Brésil sous les noms de *Mohica*, *Casca doce*, *Buranha*, *Guaranhem*, etc., provient d'un arbre de la famille des *Sapotacées* [1], le *Lucuma glycyphlœa* Mart. et Eichl. (*Chrysophyllum glycyphlœum* Casaretti), décrit par Pison sous le nom d'*Ibirace* ou d'*Hivurahé*, et habitant les forêts de la province de Rio-de-Janeiro, auprès de Corcovado, etc.

Arbre de haute taille, à rameaux couverts dans leur jeune âge d'un duvet fin, roussâtre à l'extrémité du rameau, blanchâtre sur le reste. — *Feuilles* alternes, entières, oblongues, lancéolées, atté-

---

[1] SAPOTACÉES — PLANTES LIGNEUSES. — FEUILLES ALTERNES. ordinairement sans stipules. — FLEURS HERMAPHRODITES et RÉGULIÈRES, ordinairement solitaires ou disposées en cymes, souvent PENTAMÈRES (trimères chez *Sapota* et quelques *Isonandra*, tétramères chez *Mimusops*, *Bassia* et les autres *Isonandra*). — CALICE à un seul verticille (2 chez *Sapota*, *Mimusops* et quelques *Isonandra*), de pièces LIBRES ou faiblement unies à leur base. — COROLLE GAMOPÉTALE à verticille unique (*Buméliées*, *Chrysophyllum*, *Isonandra*, etc.), double (*Achras*, *Bassia*), triple ou quadruple (*Mimusops*). — ANDROCÉE à verticille unique (*Chrysophyllum*), d'étamines superposées aux pétales (double, dont 1 stérile, chez *Buméliées*, *Sapota*, *Bassia*, *Isonandra*; triple chez *Isonandra Gutta*; quadruple chez *Mimusops* et *Bassia*) : FILETS CONNÉS AVEC LE TUBE DE LA COROLLE : ANTHÈRES BILOCULAIRES, DÉHISCENTES PAR 2 FENTES LONGITUDINALES. INTRORSES (sauf *Buméliées*) — OVAIRE à 5, 6, 8, 10, 12 LOGES UNIOVULÉES, à style unique. — OVULE ANATROPE. ASCENDANT A MICROPYLE INFÉRO-EXTERNE. — BAIE POLYSPERME (monosperme chez *Bumélia*). — GRAINE à ALBUMEN RARE (*Sideroxylon*, *Bumélia*, *Sapota*, *Chrysophyllum*, etc.), ou NUL (*Bassia*, *Isonandra*. *Lucuma*. *Sersalisia*, etc.).

M. Baillon admet dans cette famille (*in* PAYER. *Fam. nat. de Pl.*, 257), les trois divisions suivantes :

Buméliées, *Bassiées*. *Chrysophyllées*.

nuées à leur base jusqu'au pétiole, entièrement glabres, luisantes en dessus, opaques à la face inférieure. — *Fleurs* hermaphrodites et régulières, courtement pédiculées, solitaires ou groupées en cymes pauciflores dans l'aisselle des feuilles — *Réceptacle* convexe. — *Calice* à 5 lobes obtus, courts, imbriqués, velus au dehors. — *Corolle* campanulée, à peu près glabre, à cinq dents obtuses, deux fois plus longue que le calice. — *Androcée* de cinq étamines courtes, à filets connés avec le tube de la corolle, à anthères ovoïdes, longues, biloculaires, à déhiscence marginale, ou légèrement extrorse. — *Ovaire* supère, ovoïde, velu, à 4 loges, surmonté d'un style glabre, de la longueur de l'ovaire, portant à son sommet quatre renflements stigmatiques. — *Ovules* anatropes, ascendants, solitaires dans l'angle interne de chaque loge. — *Baie* glabre, ovoïde, renfermant 1 à 2 *graines* dures, oblongues acuminées, comprimées; l'albumen est rare; l'embryon est volumineux, pourvu de larges cotylédons huileux et d'une radicule courte.

Chimie. — L'écorce de *Monésia* renferme de 7 à 8 p. 100 de tannin, une matière colorante rouge (*acide rubinique*), de la pectine, des sels, de la glycyrrhizine (1 à 2 p. 100) et une substance analogue à la *saponine*, la *monésine*. Le plus souvent on envoie en France, non l'écorce même, mais l'extrait préparé directement au Brésil.

Physiologie et Thérapeutique. — Le *Monésia*, a eu, il y a trente ans, une certaine vogue; il est à peu près oublié aujourd'hui: c'est un astringent et un tonique non sans valeur, que l'on peut prescrire contre les catarrhes des muqueuses ou appliquer sur les plaies de mauvaise nature, dans tous les cas où l'on emploie le Ratanhia.

On le prescrit à l'extérieur en poudre ou en pommade; à l'intérieur en extrait (0,5 à 1,50), en sirop, en teinture (4 à 8 gr.)

207. GUTTA PERCHA

Description. — La *Gutta Percha* est un suc concrété que l'on trouve aujourd'hui dans l'industrie sous des formes très variables. Elle est importée ordinairement à l'état brut en pains arrondis ou en blocs irréguliers de la grosseur de la

tête, très durs, rayables au couteau, non à l'ongle, très pesants, bruns, noirs ou gris, dégageant par le frottement une
odeur spéciale peu agréable; ces blocs sont souillés à leur
surface d'impuretés très diverses; à l'intérieur, la masse se
montre formée par la superposition de couches concentriques assez régulières, reconnaissables à un léger chan-
gement de coloration; le centre est souvent encore mou et
blanchâtre. — Dans l'industrie, on livre ordinairement la
Gutta coulée en plaques peu épaisses, flexibles, noires,
montrant sur leurs faces un léger *grain* dû aux impuretés,
et présentant sur leur tranche une stratification plus ou
moins nette.

Botanique. — La *Gutta Percha* a été extraite primitivement du
Dichopsis Gutta Benth. (*Isonandra Gutta* Hook), qu'il convient
d'appeler aujourd'hui *Palaquium Gutta*[1] H. Bn., comme le fait
remarquer M. Baillon.

Mais l'espèce devenant de plus en plus rare, le commerce a songé
à utiliser le suc, d'ailleurs très analogue, d'un certain nombre de
plantes de la même famille, appartenant au même genre *Palaquium*, aux genres *Isonandra, Chrysophyllum, Mimusops, Sideroxylon, Bassia, Kératophoru* etc., etc.[2]

Le *Palaquium Gutta* est un bel arbre de 20 m. environ de hauteur, appartenant à la famille des *Sapotacées*[3], originaire des

---

[1] Le genre *Dichopsis* étant sans aucun doute synonyme du genre *Palaquium*:
mais ce dernier est plus ancien que lui.

[2] Voy. Baillon, *Bot. méd.*, II, 1315. — Beauvisage. *Les origines botaniques
de la Gutta Percha.* 1881, Paris.

[3] CLUSIACÉES ou GUTTIFÈRES. — Plantes ligneuses. — Feuilles opposées.
quelquefois verticillées, ordinairement sans stipules (sauf quelques *Quina*). —
Fleurs régulières, polygames dioïques (hermaphrodites chez les *Symphoniées* et
quelques *Mammées*), ordinairement disposées en cymes. — Réceptacle convexe. —
Calice a 5 pièces (*Clusia, Symphonia, Xanthochymus*) ou 4 (*Havetia, Pilosperma,
Garcinia*) ou 2 (*Mammé, Rheedia*) ordinairement libres. — Corolle dialypétale à
5 pièces (4-9). — Etamines ordinairement en même nombre que les pétales et
superposées à ceux-ci, ou en nombre indéfini, et dans ce cas, tantôt libres, tantôt unies en faisceaux oppositipétales, plus rarement monadelphes. — Anthères
biloculaires (triloculaires chez *Havetia*), déhiscentes par deux fentes longitudinales introrses (*Tovomita*), marginales (*Clusia, Mammea*) ou extrorses, *Symphoniées*) ou par des pores (*Criuva*) ou par des valves (*Havetia*), ou par une fente
transversale circulaire (quelques *Garcinia*). — Ovaire à 2 (*Mammea*, quelques *Garcinia*), 4 (*Havetia, Tovomita*) ou 5 (*Clusia, Symphonia, Xanthochymus*) (jusqu'à
10 dans certains *Clusia*) loges renfermant 1-8 ovules anatropes, ordinairement

montagnes de Singapoor et répandu à Bornéo et dans les autres îles Malaises.

Rameaux couverts, pendant le jeune âge, d'un duvet roux. — *Feuilles* alternes, coriaces, longuement pétiolées, vertes en dessus, luisantes et dorées en dessous, parcourues par des nervures du type penné, bien parallèles. — *Fleurs* hermaphrodites et régulières, disposées en cymes axillaires. — *Réceptacle* convexe. — *Calice* campanulé, découpé en six dents profondes, ovo-acuminées, à éclat doré, formant deux verticilles. — *Corolle* sub-rotacée, à tube court, dépassant à peine celui du calice, à 6 lobes ovales ou elliptiques étalés. — 12 *Étamines* exsertes à filets connés avec le tube de la corolle jusqu'à la gorge, à anthères ovo-acuminées, biloculaires et extrorses. — *Ovaire* globuleux, tomenteux, à 6 loges uniovulées. *Style* filiforme, de la même longueur que les étamines, à portion stigmatique obtuse. — *Baie* coriace, globuleuse, entourée du calice persistant, réduite à deux loges monospermes, par avortement des 4 autres. — *Graine* albuminée, à embryon pourvu de cotylédons foliacés et étalés, et d'une radicule très petite.

Le latex, d'un gris sale, que renferment toutes les parties de la plante, et qui, en se concrétant, donne la *Gutta Percha*, était obtenu primitivement en coupant l'arbre au ras du sol et en recueillant le liquide qui s'écoulait par la surface de section. Aujourd'hui on pratique des incisions profondes de 1 à 2 cent., et l'on dispose au-dessous de chacune d'elles, une callebasse de noix de coco, ou un panier fait de feuilles de palmiers. Le suc se concrète spontanément à l'air, ou est chauffé légèrement jusqu'à ce qu'il s'épaississe. Un pied peut fournir de 40 à 50 kilogr. de Gutta Percha.

Chimie. — La *Gutta Percha* est légèrement extensible et flexible en tranches minces, et d'une très grande dureté lorsqu'elle est en masse : elle est plus légère que l'eau, conduit mal la chaleur et l'électricité, se ramollit vers 100°, fond à 130° et finit par s'enflammer : elle donne à la distillation des huiles constituées surtout par de l'*Isoprène* et de la *Caoutchine*. Elle possède la propriété de conserver en se refroidissant la forme qu'on lui a donnée au moment où elle était malléable. Elle est insoluble dans l'eau, soluble partiellement dans l'alcool et l'éther ($^{22}/_{100}$) soluble entièrement dans le sulfure de carbone, la benzine, le chloroforme et l'essence de té-

---

ascendants, à micropyle inférieur et externe. — Fruit CHARNU quelquefois déhiscent, septicide (*Mammées*, *Clusiées*). — GRAINE DÉPOURVUE D'ALBUMEN.

M. Baillon a divisé cette famille (*Hist. des Pl*, VI 412) en 5 séries: *Clusiées. Symphoniées, Garciniées, Mammées. Quiinées.*

rébenthine ; elle est inattaquable par les alcalis et la plupart des acides, même l'acide fluorhydrique (sauf l'acide sulfurique et l'acide nitrique concentrés). On peut la *vulcaniser* comme le *Caoutchouc* et la rendre plus élastique en y incorporant du soufre. Elle s'oxyde à l'air en devenant brune, résineuse et friable : elle devient alors fusible dès 100° et bonne conductrice de l'électricité.

La *Gutta Percha* renferme une substance élastique, blanche, insoluble dans l'alcool et l'éther, qui forme 75 à 82 p. 100 de sa masse et lui donne ses propriétés : cette *Gutta* pure (C^{20} H^{32}), insoluble dans l'alcool et l'éther, paraît être, comme le caoutchouc, un mélange de plusieurs carbures dérivant tous de l'hydrocarbure C^{10} H^8. Elle est mélangée de deux corps qui paraissent en dériver par oxydation : une résine blanche cristalline, soluble dans l'alcool bouillant, fusible à 160° degrés, l'*Albane* C^{20} H^{30} O^2, et une résine jaune, soluble dans l'alcool froid, et fusible à 100°, la *Fluavile* C^{20} H^{32} O — La *Gutta Percha* renferme en outre de la caséine et un acide végétal soluble dans l'eau.

Usage. — La *Gutta Percha*, introduite en Europe depuis quarante ans à peine, occupe déjà une place importante en médecine; sa malléabilité, sa grande légèreté, ont permis de l'employer à la confection d'une foule d'instruments tels que : sthétoscopes, sondes, bougies, canules, spéculums, etc. Ne conduisant pas l'électricité, elle sert de matière isolante pour noyer les fils conducteurs; se ramollissant et se durcissant à volonté, elle a été utilisée pour la confection d'appareils à fracture. — Son imperméabilité la rend précieuse pour les pansements humides, et la *Gutta Percha laminée*, en feuilles minces, tend peu à peu à remplacer l'antique taffetas gommé, à la fois coûteux, raide et incommode.

Récemment, la *Gutta Percha*, dissoute dans le chloroforme et associée à l'*acide chrysophanique*, a été employée sous le nom de *traumaticine*, et appliquée au traitement de certaines affections de la peau, telles que le psoriasis et l'eczéma ; elle forme au-dessus des croûtes une légère pellicule protectrice sous laquelle la cicatrisation s'opère, paraît-il, plus rapidement [1].

---

[1] On emploie de préférence pour cet usage deux solutions chloroformiques au 1/10e, l'une d'*Acide Chrysophanique*, l'autre de *Gutta Percha* : on applique d'abord l'*Acide Chrysophanique* avec un pinceau, puis la *Gutta Percha*.

208. GOMME GUTTE

Description. — Les auteurs de matière médicale décrivent plusieurs espèces de *Gomme Gutte*, dont une seule est vraiment commerciale aujourd'hui : la *Gomme Gutte de Siam* ; encore, des deux formes sous lesquelles on la trouve, *Gomme Gutte en masse* et *Gomme Gutte en canons*, en est-il une, la première, qui devient de plus en plus rare.

C'est donc sous forme de *canons* ou de cylindres, longs de 15 à 20 cent., épais de 3 à 5 cent., que la *Gomme Gutte* se rencontre le plus communément aujourd'hui. Ils sont bien réguliers et striés à l'extérieur de lignes longitudinales correspondant à l'impression des fibres du tube de bambou dans lequel le suc frais et liquide a été coulé [1].

Au dehors, ces cylindres sont d'un beau jaune un peu orangé ; ils sont ordinairement recouverts d'une poudre verdâtre produite par leur frottement réciproque. A l'intérieur la masse est bien homogène, colorée en jaune orangé, opaque en masse, faiblement translucide sur les arêtes des petits fragments ; la cassure est nette, un peu conchoïdale, et comme vernie. Humectée avec de l'eau ou de la salive, la Gomme Gutte forme immédiatement une émulsion d'un jaune franc. L'odeur est nulle. La saveur est d'abord faible et devient bientôt d'une âcreté extrême.

La *Gomme Gutte en masse* est moins pure ; elle est plus grise au dehors, moins homogène au dedans ; sa cassure est moins nette, parfois même rugueuse, terne dans la partie centrale des blocs ; on trouve souvent des impuretés mêlées à sa pâte ; l'émulsion est d'un jaune moins franc ; la saveur est identique.

---

[1] Guibourt décrit des cylindres dépourvus de ces stries et roulés à la main, ainsi que des cylindres creux au centre ou repliés sur eux-mêmes : ils sont très rares aujourd'hui.

Botanique. — La *Gomme Gutte* provient de plusieurs arbres de la famille des *Clusiacées* appartenant au genre *Garcinia*, mais surtout du *Garcinia Hanburyi* Hook. F. ou variété β. *pedicellata* du *Garcinia Morella* Desrousseaux. (*Hebradendron*[2] *Cambogioïdes* Grah. *Stalagmites Cambogioïdes* Murr., *Guttifera Vera* Kœnig., *Mangostana Morella* Gaertner.)

Le *Garcinia Hanburyi* est un arbre 10 à 20 m. de haut, qui croît au Cambodge, dans le royaume de Siam, dans le sud de la Cochinchine, et que l'on a introduit assez récemment à Singapore.

Feuilles opposées, ovales-lancéolées, penninerves, entières, coriaces, glabres sur leurs deux faces. — *Fleurs* dioïques et régulières, les mâles isolées ou groupées en cymes pauciflores axillaires, *pédicellées*; les femelles, ordinairement solitaires et à peu près sessiles. — *Réceptacle* convexe. — *Calice* dialysépale, à 4 pièces ovales imbriquées. — *Corolle* dialypétale. — Les fleurs mâles renferment 30 à 40 *Étamines* sessiles, à *anthères* uniloculaires, s'ouvrant en haut par un couvercle comme une pyxide. — Les fleurs *femelles* renferment nne vingtaine de staminodes, à filets monadelphes. — *Ovaire* globuleux, à 4 loges uniovulées, alternipétales, à style court divisé en 4 lobes frangés. — *Ovules* anatropes, ascendants, à micropyle inféro-externe. — *Baie* du volume et de la forme d'une cerise, à calice persistant. — Quatre *Graines* aplaties; embryon non albuminé, à cotylédons peu visibles.

Le *Garcinia Morella* Desrousseaux (Var. α. *sessilis*) se distingue du précédent par ses fleurs mâles non pédicellées, sessiles comme les fleurs femelles, — et donne à Ceylan une *Gomme Gutte* en masses, de qualité un peu inférieure à la *Gomme* en larmes de Siam.

Le *Garcinia Travancorica* Roxb. donne également à Travancore une bonne *Gomme gutte* commerciale.

Le *Garcinia Pictoria* Roxb. qui donne la Gomme dite du *Mysore*, est selon Lanessan, identique au *Garcinia Hanburyi*. — Beaucoup d'autres *Garcinia*, entre autres le *G. Gaudichaudü* Triana et Planchon, donnent un suc très analogue, pouvant être exploité industriellement. Quant au *G. Cambogia* Gaertner, qui passait autrefois pour fournir la bonne Gomme Gutte du commerce, il ne donne qu'une émulsion pâle, assez différente et en réalité très inférieure.

Pour la récolte de la *Gomme Gutte*, on se contente de tracer sur

---

[1] Le nom d'*Hébradendron* a été créé pour rappeler le mode de déhiscence tout spécial des étamines dans les plantes de cette section, — déhiscence qui a été comparée par Graham à une *circoncision*.

l'écorce de l'arbre une longue incision en hélice : on fixe au niveau de son extrémité inférieure un entre nœud de bambou, et le latex jaune, légèrement visqueux, s'y accumule et s'y concrète ,lentement pendant plusieurs mois ; on peut, paraît-il, recommencer sans inconvénient la même opération sur le même arbre, l'année suivante. A Ceylan et sur plusieurs autres points, ou laisse simplement les larmes s'écouler le long du tronc[1].

Chimie. — La *Gomme Gutte* la plus pure renferme 18 à 24 p. 100 de gomme, et 65 à 74 p. 100 de résine. La gomme est soluble dans l'eau, et ne précipite point par l'acétate neutre de plomb. La résine ou *Acide Cambogique* ($C^{30} H^{35} O^{9}$) est soluble dans l'alcool, les alcalis et surtout dans l'éther, insoluble dans l'eau ; le chlore la décolore en partie. Fondue avec la potasse, elle donne, comme les *Kinos*, de la *Phloroglucine* $C^{6} H^{6} O^{3}$, isomère du *Pyrogallol*. L'acide azotique bouillant la décompose en donnant de l'acide oxalique et de l'*acide picrique*.

La *Gomme Gutte* donne facilement avec l'eau une émulsion d'un jaune magnifique, utilisée en peinture.

Physiologie et Thérapeutique. — La *Gomme gutte* est un drastique hydragogue des plus énergiques, qui, à haute dose, peut amener la mort par hyperpurgation et entérite ; elle agit comme le Croton, mais avec moins de violence. — Elle est diurétique et de plus vermifuge.

Elle est précieuse contre l'ascite, l'hydropisie, l'obstruction intestinale, etc. On la prescrit en poudre, dans du pain azyme ou en pilules (30 à 60 centigr.).

Elle a été préconisée par Rasori dans la maladie de Bright, dans la dysenterie, la diarrhée chronique, à hautes doses (1 à 2 gr.). — Elle entre dans la composition de nombreuses pilules contre la constipation et les migraines qui en dépendent : pilules de Morison, pilules écossaises, pilules de Bontius, etc.

---

[1] Le latex qui, en se desséchant, forme la Gomme gutte, est produit dans des canaux longitudinaux tapissés d'un seul plan de cellules secrétantes, et répandus sous l'épiderme, — dans le parenchyme cortical, — dans les faisceaux libériens même, et dans la moelle ; les vaisseaux du bois sont également gorgés de Gomme gutte exsudée sans doute des canaux transversaux des rayons médullaires. — Les feuilles sont proportionnellement aussi riches en latex que le bois (Lanessan).

207. BENJOIN

Description. — Le *Benjoin* est un suc résineux qui s'é-
coule en larmes par des incisions faites à l'écorce de l'arbre;
ces larmes, en séchant et en se concrétant, restent laiteuses
ou deviennent complètement transparentes, sans que nous
connaissions les causes de ces différences : on trouve dans le
commerce ces deux sortes de résines, les unes vitreuses,
les autres opaques, mêlées dans des proportions diverses,
et donnant lieu aux différentes dénonciations marchandes.

On distingue deux sortes de *Benjoins*, d'après le lieu de
leur origine : le *Benjoin de Siam* et le *Benjoin de Sumatra*, et
même une troisième encore peu connue, le *Benjoin de Penang*.

Le *Benjoin de Siam*, en *larmes* de grandes dimensions,
aplaties, opaques, d'un blanc sale au dehors, à cassure cireuse, forme la sorte la plus estimée. Elle est assez rare,
son odeur est des plus agréables et a été comparée à celle
de la vanille. Les larmes se rayent sous l'ongle, et se ramollissent dans la bouche en une pâte jaunâtre, opaque et
gluante. On trouve encore le *Benjoin de Siam* en *masses* irrégulières, formées de larmes blanches et opaques, petites,
déformées, agglutinées par une pâte de résine jaune, transparente, à cassure cristalline. Tous les intermédiaires existent entre l'état de larmes opaques, isolées, et l'état de
masse résineuse, cristalline et brunâtre, renfermant des
larmes rares et de petite taille ; des impuretés diverses,
fragments d'écorce, sable, etc. se montrent dans ce *Benjoin
en masses* dont l'odeur est semblable à celle du *Benjoin en
larmes*.

Le *Benjoin de Sumatra*, plus anciennement connu, comprend depuis longtemps deux sortes classiques : le *Benjoin*

amygdalin et le *Benjoin en sortes*. Le premier est en blocs irréguliers, recouverts d'une poussière grisâtre et formés d'une pâte brune et résineuse, riche en larmes opaques, jaunâtres au dehors, d'un blanc laiteux à l'intérieur, et donnant à la masse l'aspect d'un nougat; les impuretés, fibres ligneuses, écorce, etc., y sont relativement peu nombreuses. — Le *Benjoin en sortes* est formé d'une pâte rougeâtre renfermant une proportion moindre de larmes blanches en même temps qu'une proportion beaucoup plus considérable de terre, de bois et d'autres matières étrangères. L'odeur du *Benjoin de Sumatra* est très voisine de celle du *Baume du Pérou* et moins fine que l'odeur du *Benjoin de Siam*. La drogue, mâchée pendant quelques instants, développe dans l'arrière-gorge une très légère âcreté rappelant également celle du *Baume du Pérou*.

La *Benjoin de Penang* présente, selon Flückiger et Hanbury, une odeur bien distincte de celle des deux sortes précédentes; il renferme des sortes excellentes.

Botanique. — Le *Benjoin de Sumatra* provient du *Styrax Benzoïn* Dryander, plante de la famille des *Styracacées* [1]. Le *Benjoin de Siam* est produit par une plante sans doute voisine, peut-être spécifiquement différente, mais qui nous est encore inconnue et qui n'appartient probablement point à la même espèce.

Le *Styrax Benzoïn* (*Benzoïn officinale* Hayn) est un arbre de moyenne hauteur et de la grosseur d'un homme, abondant à

---

[1] STYRACACÉES. — PLANTES LIGNEUSES. — FEUILLES ALTERNES, SANS STIPULES. — FLEURS RÉGULIÈRES et HERMAPHRODITES, solitaires ou disposées en cymes. — RÉCEPTACLE CONCAVE (presque plan chez certains *Styrax*). — CALICE À 5 PIÈCES (3-6 chez *Styrax*, 4 chez *Halesia*) LIBRES ou plus ou moins soudées. — COROLLE GAMOPÉTALE, à 5 LOBES (3, 4, 6 ou 10). — ANDROCÉE DIPLOSTÉMONÉ (*Styracées*) ou TRIPLOSTÉMONÉ (*Halésiées*) ou étamines en nombre indéfini (*Symplocées*); FILETS UNIS A LEUR BASE ou même soudés en un tube conné inférieurement avec la corolle (*Symplocées*) ; ANTHÈRES BILOCULAIRES, INTRORSES, DÉHISCENTES PAR DEUX FENTES LONGITUDINALES. — OVAIRE SEMI-INFÈRE (*Styracées, Symplocées*) ou totalement INFÈRE (*Halésiées*), à 3, 4 ou 5 loges renfermant 4 OVULES ANATROPES ascendants (*Styracées*) ou suspendus (*Symplocées*), ou les uns suspendus, les autres dressés (*Halésiées*). — DRUPE à 1 ou 4 NOYAUX. — GRAINE ALBUMINÉE.

M. Baillon a divisé cette famille (*in* PAYER. *Fam. nat. Pl.* 253) qu'il tend aujourd'hui à rattacher aux *Santalacées* à ovaire supère (*Bot. med.* 1324), en 3 sections.

Styracées, Halésiées, Symplocées.

Sumatra et à Java. — *Feuilles* alternes, ovales-acuminées, penninerves, à bords sensiblement entiers, à face inférieure pubescente. — *Fleurs* hermaphrodites et régulières, disposées en grappes
axillaires ou terminales de cymes pauciflores. — *Réceptacle* sensiblement plan. — *Calice* urcéolé, persistant, à cinq dents peu
visibles. — *Corolle* jaune verdâtre en dehors, rouge en dedans, à
cinq pétales charnus, unis à leur base. — *Etamines* 8-10, à *filets*
unis à leur base entre eux et avec le tube de la corolle, à *Anthères*
biloculaires, introrses. — *Ovaire* supère, velu, divisé en 2 ou
3 loges incomplètes par des cloisons qui n'occupent que sa partie
inférieure ; *style* dressé, légèrement trilobé au sommet; placenta
axile, chargé d'*ovules* ascendants, à micropyle inféro-externe. —
Drupe coriace, brune, duvetée, monosperme par avortement. —
Graine albuminée.

La récolte se fait sur les arbres âgés de six à huit ans et se
prolonge jusqu'à 20 ans environ; on se contente de pratiquer sur
l'écorce des incisions longitudinales ou obliques, par lesquelles
la résine s'échappe au dehors ; souvent, elle s'insinue sous l'é-
corce même et y forme de larges plaques blanches très recherchées
dans le commerce : telle est, pense-t-on, l'origine de la *Gomme de
Siam en larmes*. — Les larmes qui couvrent l'écorce sont simplement raclées avec un couteau et réunies en pains, que l'on em-
balle ensuite dans des caisses carrées.

Chimie. — Le *Benjoin* est un mélange de plusieurs résines,
α *Résine*, β *Résine*, γ *Résine*, etc., toutes solubles dans l'alcool et
les alcalis, et donnant toutes, par ébullition avec la potasse,
un oxyphénol, la *Pyrocatéchine* $C^6 H^6 O^2$, de l'*Acide Protocatéchique* $C^7 H^6 O^4$, et de l'*Acide Paroxybenzoïque* $C^7 H^6 O^3$.

Il renferme jusqu'à 14 p. 100 d'*Acide Benzoïque* $C^7 H^6 O^2$, que l'on
obtient facilement par sublimation à la distillation sèche, — une
proportion d'*acide Cinnamique* $C^9 H^8 O^2$, extrêmement variable,
parfois nulle, parfois remplaçant entièrement l'*Acide Benzoïque;*
— on obtient en outre à la distillation une quantité très faible
d'une huile odorante qui est peut-être du *Styrol.* — La pâte brune
et cristalline des blocs de Benjoin est, paraît-il, sensiblement
plus riche en acide benzoïque que les larmes opaques.

Physiologie et Thérapeutique. — Le Benjoin partage les propriétés des baumes à *Acide Benzoïque*, tels que les baumes du
Pérou et de Tolu. — L'action locale sur la peau dénudée produit
une irritation souvent employée comme substitutive pour amener
la cicatrisation des plaies. A l'intérieur, le Benjoin agit comme
stimulant ; son *Acide Benzoïque* se transforme rapidement dans
l'organisme en *Acide Hippurique* en s'emparant des éléments du

glycocolle et s'élimine par les reins et par la muqueuse respiratoire. Il est légèrement antiseptique.

On le prescrit à l'extérieur en teinture (teinture du Codex, au $^1/_5$) sur les petites plaies, les engelures et en particulier sur les gerçures du mamelon, qu'il fait rapidement cicatriser : à l'intérieur on ordonne, mais très rarement, la même teinture aux doses de 1 à 2 gr. On lui préfère généralement pour cet usage le baume de Tolu.

Le Benjoin sert en pharmacie à aromatiser et à antiseptiser le saindoux : l'*axonge benzoïnée* ($^1/_{25}$) ne rancit point. Il est employé à la préparation des clous fumants, dits *pastilles du sérail;* additionnée d'eau de roses, la *teinture de Benjoin* constitue le *lait virginal* des parfumeurs.

Le Benjoin entre dans la composition du *Baume du Commandeur*, des *pilules de Morton*, etc.

210. STYRAX CALAMITE

Description. — Le *Styrax Calamite*, ou plus communément *Storax*, — altération que Guibourt conseille de conserver, pour prévenir toute confusion avec le *Styrax liquide* du *Liquidambar* (p. 212), — le *Styrax Calamite* est une résine odorante très anciennement connue, qui, dès le temps de Pline, était importée d'Asie Mineure dans des tiges de roseaux (χάλαμος, roseau), d'où le nom de *Calamite* donné au meilleur *Storax*, nom qui a survécu à l'emploi des roseaux pour cet usage. On le trouve dans les Droguiers sous divers aspects selon son état de pureté (*Storax blanc. Storax amygdaloïde*, etc.); celui que l'on rencontre le plus habituellement aujourd'hui et qui figure au musée Orfila, est en masses d'un brun rougeâtre ou verdâtre, légères, cassantes, formées d'une pâte plus ou moins opaque, renfermant des grains d'un blanc jaunâtre, très fins et en quantité innombrable; la cassure est terne, marmoréenne. L'odeur est exquise et très analogue à celle du Benjoin : la masse se réduit en pâte gluante sous la dent après s'être écrasée, et ne développe point d'âcreté dans l'arrière-gorge.

On trouve quelquefois dans la pâte des matières étrangères consistant surtout en écorce et en débris ligneux.

Botanique. — Le *Storax* ou *Styrax Calamite*, provient, par incisions, du *Styrax officinale* L., ou aliboufier, petit arbre de la famille des *Styracacées* (voir plus haut), originaire de l'Asie Mineure, répandu en Grèce et acclimaté en Provence et en Italie.

Feuilles alternes, ovales, penninerves, entières, le plus souvent glabres sur l'une et l'autre faces. — *Fleurs* blanches, hermaphrodites et régulières, construites sur le même type que celles du *Styrax Benzoïn* (p. 649) : l'ovaire seul en diffère; les cloisons qui séparent les loges sont à peu près complètes : les ovules sont les uns ascendants, les autres descendants.

Chimie. — Le *Storax* renferme une faible quantité de gomme soluble et se compose surtout d'une résine ou de plusieurs résines qui lui sont propres : il contient, comme le Benjoin, à la fois de l'*Acide Benzoïque* et de l'*Acide Cinnamique*.

Physiologie et Thérapeutique. — Le Storax possède les propriétés du Benjoin : il est moins employé encore que celui-ci dans la médecine contemporaine, bien qu'il ait fait partie jadis d'un certain nombre de médicaments composés, tels que la thériaque

Il n'est plus guère utilisé aujourd'hui que comme parfum et à peu près uniquement en Asie Mineure.

Pilules pectorales au storax

Storax		3 p.
Opium	à à	1 p.
Safran		

F. des pilules de 15 centigr.

211. MANNE EN LARMES

Description. — On distingue les *mannes* dans le commerce, selon leur provenance, en *Mannes de Sicile* (*Manne Geracy*) et *Mannes de Calabre* (*Manne Capacy*); chacune de ces mannes est recueillie sous deux formes qui constituent ce qu'on appelle en pharmacie la *Manne en larmes* et la *Manne en sortes*. Au bout d'un temps variable, toutes ces diverses sortes subissent une espèce de fermentation, se ramollissent, deviennent plus amères et plus actives et constituent indistinctement ce qu'on appelle la *Manne grasse*.

La *Manne en larmes* est constituée par le suc épais qui s'est écoulé d'abord des incisions faites à l'écorce, et qui s'est rapidement concrété sur le tronc : c'est la sorte la plus estimée. Elle forme des blocs allongés, de la taille du doigt, aplatis sur un côté. La couleur est d'un blanc jaunâtre, la surface rugueuse et irrégulière, présentant des scintillements cristallins quand on l'examine avec attention. La masse est très cassante, craque sous la dent et fond dans la bouche avec une saveur sucrée voisine de celle du miel, devenant secondairement un peu âcre. L'odeur est également analogue à celle du miel.

Botanique. — La *Manne* est un suc spécial qui s'écoule sur le tronc de plusieurs espèces du genre *Fraxinus* (famille des Oléacées [1], série des *Fraxinées*).

En Sicile et en Calabre, d'où nous vient toute la manne du commerce, on ne la récolte que sur le *Fraxinus rotundifolia* L. (*Ornus Rotundifolia* Link) et le *Fraxinus Ornus* L. (*Ornus europœa* Pers), le premier n'étant peut-être qu'une variété d'un second. D'autres espèces, telles que le *Fraxinus excelsior* L., peuvent égale-

---

[1] OLÉACÉES. -- PLANTES LIGNEUSES. — FEUILLES OPPOSÉES (sauf quelques *Jasminées*) SANS STIPULES. — FLEURS RÉGULIÈRES, ordinairement HERMAPHRODITES (polygames chez *Fraxinus* et quelques *Olea*). — RÉCEPTACLE CONVEXE. — CALICE GAMOSÉPALE, à 4 DENTS (4-9 lobes chez *Jasminées*, absent chez *Fraxinus*). — COROLLE à 4 PÉTALES LIBRES (*Ornus*) ou UNIS (*Oléées, Syringées*), ou soudés deux à deux (*Phyllirea*) ou absents (*Fraxinus*) (4, 6 pièces chez *Jasminées*). — ÉTAMINES au nombre de 2, à FILETS CONNÉS AVEC LE TUBE DE LA COROLLE, à ANTHÈRES BILOCULAIRES, DÉHISCENTES PAR DEUX FENTES LONGITUDINALES INTRORSES (*Fraxinus*) ou EXTRORSES (*Syringa*), ou MARGINALES (*Ornus*). — OVAIRE BILOCULAIRE, à LOGES BIOVULÉES, (uniovulées chez *Fontanesia*, pluriovulées chez *Forsythia*). — OVULE ANATROPE SUSPENDU, à MICROPYLE SUPÉRO-INTERNE (supéro-externe chez *Jasminées* et *Chionanthus*). — FRUIT DRUPACÉ (*Olea*) ou BACCIFORME (*Ligustrum, Jasminum*) ou CAPSULAIRE loculicide (*Syringa*) ou septicide (*Nyctanthes*), ou SAMAROÏDE (*Fraxinus, Ornus*) ou PYXIDE (*Menodora*). — GRAINES ALBUMINÉES (sauf *Jasminées*).

M. Baillon admet dans cette famille (*Bot. méd.* 1303) les 4 séries suivantes : *Oléées, Syringées, Fraxinées, Jasminées*.

ment fournir de la Manne, et en fournissent, paraît-il, dans quelques parties de la Sicile.

Le *Fraxinus Ornus* est un arbre de 5 à 7 mètres de haut, répandu à peu près dans toute la région méditerranéenne, depuis l'Asie Mineure jusqu'en Espagne.

Feuilles opposées, composées imparipennées, à 7-8 folioles ovales-lancéolées, finement crénelées ou serrées, pubescentes en dessous au niveau de la nervure médiane et de leur très court pétiolule. — *Fleurs* polygames-dioïques, en grappes composées, terminales ou axillaires, à divisions opposées. — *Réceptacle* convexe. — *Calice* court, gamosépale, à quatre dents. — *Corolle* blanche, à quatre pétales grêles, allongés, peu ou point unis à leur base. L'*Androcée*, qui n'existe ou n'est fertile que chez les plantes mâles, se compose de 2 étamines à filets longs, grêles, quelquefois légèrement connés. — *Anthères* biloculaires, à déhiscence marginale ou extrorse. — *Ovaire* biloculaire, à style dressé, bilobé au sommet ; chaque loge renferme 2 ovules anatropes, descendants, à micropyle dirigé en haut et en dedans. — *Gynécée* nul ou stérile chez les fleurs mâles. — *Samare* à aile étroite, souvent tronquée au sommet et accompagnée des restes du style. — *Graine* unique, albuminée.

Le *Fraxinus rotundifolia* se distingue du précédent par ses folioles arrondies et plus larges.

La Manne exsude parfois spontanément à la surface de l'écorce, surtout dans cette dernière espèce ; souvent la piqûre d'une cigale, le *Cycada orni*, en fournit l'occasion. Dans l'industrie, on pratique en juillet et en août des incisions de 1 centimètre de profondeur, à raison d'une par jour, et espacées d'un travers de main environ, les unes au-dessus des autres ; l'écoulement dure pendant toute la saison chaude ; l'année suivante, on pratique sur le même arbre une nouvelle série verticale d'incisions et l'on continue jusqu'à ce qu'au bout de quelques années toute la surface de l'écorce ait été incisée.

En plantant dans les incisions même, des brindilles de bois ou de paille, on obtient autour de celles-ci une Manne fort belle, la *Manna a cannolo*, qui n'arrive point dans le commerce. Les larges larmes qui se sont solidifiées sur le tronc, sont séchées sur des lattes et constituent la *Manne en larmes*. Les petites larmes provenant des incisions inférieures, sont de qualité secondaire, d'ailleurs souvent souillées de terre et de matières étrangères, et constituent la *Manne en sortes* (voir p. 655). (FLÜCKIGER et HANBURY. II, p. 50 et seq.)

Chimie. — La Manne est soluble dans l'eau ; elle est constituée en majeure partie (70 à 80 p. 100) par un principe cristallisable, le *Sucre de Manne* ou *Mannite* $C^6 H^{14} O^6$, soluble dans l'eau, à peu près insoluble dans l'alcool absolu, ne réduisant pas le tartrate cuprique alcalin [1]. En outre, elle contient environ 10 à 16 p. 100 d'un sucre qui serait, d'après Buignet, un mélange de *Sucre de canne* et de *Lévulose*, — 20 p. 100 de *Dextrine* (Buignet), — une résine brune très peu abondante, — des traces d'un acide organique non déterminé, — un glucoside particulier, voisin de l'*œsculine*, la *Fraxine* $C^{16} H^{18} O^{10}$, à laquelle les solutions alcooliques de certains échantillons de *Manne*, surtout de *Manne en sortes* doivent leur fluorescence bleue, qui se développe davantage par l'addition d'un alcali en petite quantité [1].

. La Manne renferme de 5 à 15 p. 100 d'eau et laisse environ 3 à 6 p. 100 de cendres (FLUCK et HANB) [2].

Physiologie et Thérapeutique. — La Manne purge sans occasionner de nausées ni de vomissements et sans laisser, dit-on, de constipation ; son action est assez lente.

Le principe purgatif de la Manne n'est nullement la *Mannite*, mais la *résine*, dont la proportion est très faible dans les belles sortes blanches, cassantes et sucrées du commerce ; celles-ci, malgré leur bel aspect, devraient donc être rejetées.

La *Manne* est employée quotidiennement pour purger les enfants. On la prescrit aux doses de 15, 20, 30 grammes. — Pour les adultes, il faut porter les doses jusqu'à 80 ou 100 grammes.

On confectionne avec elle des pastilles et des sirops purgatifs pour les enfants.

La *Mannite*, indiquée par quelques auteurs, doit être rejetée comme inactive.

212. MANNE EN SORTES

Description. — La *Manne en sortes* se compose de larmes beaucoup plus petites, plus irrégulières, plus jaunes et

---

[1] La *Fraxine* est cristallisable, soluble dans l'eau chaude et l'alcool ; elle se dédouble, par l'action des acides, en glucose et en *Fraxétine* $C^{10} H^8 O^5$ (FL. et HANB.).

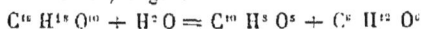

$$C^{16} H^{18} O^{10} + H^2 O = C^{10} H^8 O^5 + C^6 H^{12} O^6$$

[2] On peut la considérer comme un alcool hexatomique, car elle forme des *Ethers mannitiques* en se combinant aux acides, avec élimination d'eau : elle donne par l'action de l'acide nitrique des acides *saccharique* et *oxalique* ; oxydée par le noir de platine, elle donne naissance à deux corps non cristallisables, l'*Acide Mannitique* $C^6 H^{12} O^7$ et la *Mannitose* $C^6 H^{12} O^6$ isomérique avec le sucre de raisin.

moins pures que celles de la *Manne en larmes*. Les grains
sont souvent onctueux ou même visqueux au toucher, agglutinés en morceaux irréguliers, quelquefois formant une
pâte compacte et gluante. On y trouve des impuretés nombreuses : sable, débris ligneux, etc. La saveur est plus âcre,
l'odeur plus forte.

Botanique. — Cette sorte se compose des larmes qui se sont
écoulées pendant la saison des pluies et se sont moins facilement
desséchées, — de celles qui ont été recueillies au voisinage du
pied de l'arbre, et qui se trouvent souillées de terre, — souvent
même des raclures faites au couteau sur l'écorce aux points où
existaient de belles larmes déjà recueillies, — en général de tout
le rebut de la récolte.

Chimie. — La Manne en sortes renferme plus d'eau, plus de
résine, plus de *Fraxine* que la Manne en larmes, mais d'autre
part moins de *Mannite*. Les matières étrangères et les sels ino-
ganiques y sont plus abondants.

Physiologie et Thérapeutique. — La Manne en sortes purge
mieux que la *Manne en larmes*, en raison de sa richesse plus
grande en résine : si sa saveur n'était en même temps fort désagréable, on devrait toujours en préférer l'emploi. On la réserve
pour les lavements.

213. VERVEINE

Description. — On trouve dans les Droguiers tantôt l'herbe
entière, tantôt les sommités fleuries, tantôt même les
feuilles seules.

Les *axes* sont quadrangulaires, épais de 4 à 5 mill. environ, rougeâtres ou brun clair, finement striés suivant leur
longueur, et couverts de poils rigides très fins et très clairsemés.

Les *feuilles* sont opposées, chacune d'elles embrassant
légèrement l'axe et s'unissant plus ou moins à la feuille
correspondante; elles sont sessiles, mais fortement atté-

nuées à leur base, de manière à simuler un pétiole ailé. Le
limbe est oblong dans sa forme générale, profondément
pinnatifide, à lobes dentées ou crénelés. Les nervures, peu
marquées en dessus, dessinent à la face inférieure des lignes saillantes, pâles, velues,
grêles, d'une remarquable netteté. Les bords mêmes du limbe
sont velus et la face inférieure
est souvent rugueuse au toucher. — Les deux faces sont colorées en vert franc (longueur
4 à 10 cent. ; largeur 1 ¹/₂ à
4 cent.)

Les *fleurs* sont groupées en
épis grêles. Elles sont de très
petite taille, solitaires à l'aisselle de bractées courtes et aiguës. Le *calice* est tubuleux, à
cinq côtes et à cinq dents aiguës, dont une un peu plus
courte que les autres. La *corolle* est tubuleuse, un peu arquée, à cinq lobes étalés, arrondis, un peu inégaux, avec une
séparation en deux lèvres très
légèrement indiquée; elle est
colorée en bleu lilas sur la
plante fraîche, en gris dans le
Droguier. Les *étamines*, au
nombre de quatre, sont didynames et incluses. L'*ovaire* est

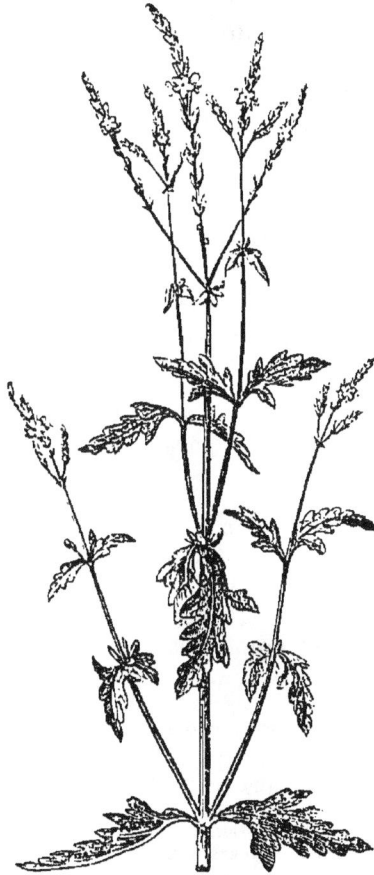

FIG. 236. — Verveine. *Verbena
officinalis.* Sommité fleurie.
(De L.)

biloculaire et divisé secondairement en 4 fausses loges,
comme celui des *Labiées*, par l'apparition de fausses cloisons. Le *style* n'est pas gynobasique : il est inclus, légèrement bilobé au sommet. Chaque fausse loge renferme un

seul ovule anatrope, ascendant, à micropyle inféro-externe. Le fruit est enfermé dans le calice persistant : c'est une capsule à la fois septicide et loculicide, se divisant en 4 achaines à la maturité; les graines ne renferment point d'albumen.

L'odeur de la plante sèche est à peu près nulle; la saveur, surtout celle des feuilles, est très amère.

Botanique. — La *Verveine officinale*[1] est une *Verbénacée*[2], le *Verbena Officinalis* L., commune dans nos pays, au bord des routes et dans les lieux incultes.

La souche est vivace et émet un certain nombre d'axes aériens dressés, hauts de 50 à 60 cent.; la plante fleurit en juin et doit être récoltée un peu avant cette époque,

Son nom d'*herbe sacrée* lui vient de l'emploi qu'en faisaient les druides dans leurs sacrifices, et plus tard tous les sorciers, magiciens et autres, dans leurs cérémonies : — telle est peut-être aussi l'origine de la croyance du peuple à ses vertus merveilleuses.

Chimie. — La Verveine ne semble pas avoir été étudiée chimiquement. Elle paraît, dit Cazin, renfermer un principe amer et un peu de tannin.

Physiologie et Thérapeutique. — La Verveine, très vantée jadis, passait pour stimulante, sudorifique, vulnéraire, etc. Assez récemment, on lui a attribué une certaine efficacité contre les fièvres intermittentes. Elle paraît être absolument inactive et n'est plus d'aucun emploi dans la médecine moderne[3].

---

[1] Verveine commune, herbe sacrée.

[2] VERBÉNACÉES. — PLANTES HERBACÉES OU FRUTESCENTES. — FEUILLES OPPOSÉES, SANS STIPULES. — FLEURS HERMAPHRODITES et IRRÉGULIÈRES. — RÉCEPTACLE CONVEXE. — CALICE GAMOSÉPALE à 5 dents inégales — COROLLE GAMOPÉTALE, IRRÉGULIÈRE, LABIÉE, à 5 pièces inégales. — ANDROCÉE IRRÉGULIER, à 4 ÉTAMINES DIDYNAMES : FILETS CONNÉS AVEC LE TUBE DE LA COROLLE : ANTHÈRES BILOCULAIRES et INTRORSES, DÉHISCENTES PAR 2 FENTES LONGITUDINALES. — OVAIRE BILOCULAIRE, devenant QUADRILOCULAIRE par l'apparition d'une fausse cloison, à STYLE NON GYNOBASIQUE. — OVULE SOLITAIRE dans chaque demi-loge, ANATROPE, à MICROPYLE SUPÉRO-INTERNE (*Pholidia*) ou SUPÉRO-EXTERNE (*Verbena*). — FRUIT SEC, formé de 4 achaines (*Verbena*) ou de 2 (*Lippia*) ou plus souvent CHARNU, soit BACCIFORME (*Ægiphila*), soit DRUPACÉ (1 noyau biloculaire chez *Camara*, 2 noyaux uniloculaires chez *Callioréas*, 4 noyaux uniloculaires chez *Clerodendron*, 1 noyau quadriloculaire chez *Pholidia* et *Vitex*). — GRAINE SANS ALBUMEN (*Verbénées*) ou avec ALBUMEN (*Pholidiées*).

Cette famille a été divisée (Payer. *Fam. nat. des Pl.* 189) en 2 sections : *Pholidiés, Verbénées.*

[3] Les paysans du nord appliquent la Verveine avec confiance sur les points

214. FLEURS DE LAVANDE

Description. — On trouve dans les pharmacies trois espèces de *Lavande* : la *Lavande offici-
nale* ou *Lavande femelle*, la *Lavande*
Spic ou *Lavande mâle*, et la *Lavande Stœchas;* cette dernière sera
décrite à l'article suivant ; — des
deux premières, la *Lavande officinale* est celle que l'on emploie
ordinairement, sauf indications
spéciales; c'est celle qui figure au
Droguier.

Les *fleurs* sont de la taille d'un
grain de blé (5 à 8 mill. de long
sur 3 à 4 de large). Leur pédicelle
est très court et naît à l'aisselle
d'une bractée à peine visible. — Le
calice forme un étui très allongé
($^1/_2$ cent.), pubescent, de couleur brune ou bleuâtre en dehors,
jaune, glabre et luisant en dedans,
strié de 15 côtes grêles correspondant aux nervures; il est légèrement rétréci à son sommet,
et porte quatre dents inégales,
dont les trois antérieures peu ou

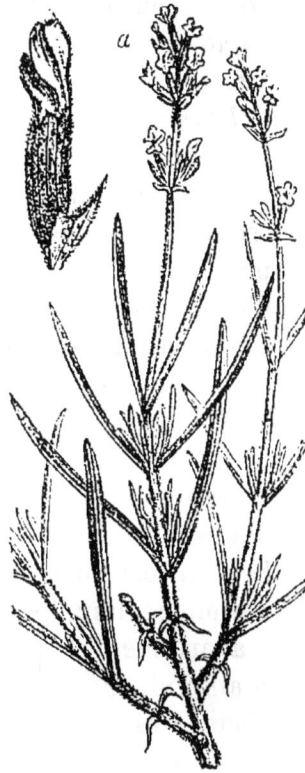

FIG. 237. — Lavande. *La-
vendula vera.*

a. Sommité fleurie ; — *b.* Fleur
isolée. (De L.)

point marquées, la postérieure formant une sorte d'écaille
concave et dressée.

pleurétiques. « Le suc rougeâtre de la plante qui teint le linge, dit Cazin, est
pris pour du sang attiré par la force du médicament, et considéré comme la
preuve du succès. »

La *corolle* gamopétale, irrégulière, pubescente en dehors, colorée en bleu grisâtre, dépasse le calice d'une longueur à peu près égale à celui-ci, et ne présente qu'à un faible degré le type labié; les deux lèvres sont presque égales, la supérieure bilobée et médiocrement dressée, l'inférieure à trois lobes bien marqués; ces cinq dents sont toutes à peu près égales.

L'*androcée* se compose de quatre étamines didynames, les deux antérieures dépassant entièrement les postérieures; les *filets* sont longuement connés avec le tube de la corolle; les anthères sont biloculaires, dorsifixes; leur déhiscence s'opère par deux fentes introrses, un peu obliques, confluentes au sommet et finement ciliées sur leurs lèvres; le pollen est brun.

L'*ovaire* est supère et porté sur un disque glanduleux; ses deux loges biovulées sont divisées chacune par une fausse cloison, ce qui donne quatre fausses loges uniovulées, se traduisant au dehors par quatre mamelons; le style est gynobasique, long, arqué, fendu au sommet en deux lobes stigmatiques; l'ovule est anatrope, ascendant, à micropyle dirigé en bas et en dehors.

Le *fruit* est formé de quatre achaines bruns, lisses, aplatis, allongés, long de 1 à 2 mill., souvent réduits à 3 ou 2 par des avortements; il renferme une graine à embryon droit, non albuminée.

L'odeur est aromatique, toute spéciale, et devient plus prononcée quand on froisse la plante entre les doigts; la saveur est légèrement amère.

Botanique. — La *Lavande Officinale* ou *femelle* est une *Labiée*[1] de la série des *Ocimées*, le *Lavandula vera* DC. (*Lavandula of-*

---

[1] LABIÉES. — PLANTES ordinairement HERBACÉES, à TIGE QUADRANGULAIRE. — FEUILLES OPPOSÉES, DÉCUSSÉES, sans STIPULES. — FLEURS HERMAPHRODITES et IRRÉGULIÈRES, disposées en CYMES axillaires contractées. — RÉCEPTACLE CONVEXE surmonté d'un DISQUE HYPOGYNE. — CALICE GAMOSÉPALE BILABIÉ, à 5 dents aiguës et inégales (10-20 par dédoublement chez *Narrubium*). — COROLLE IRRÉGULIÈRE, à

ficinalis Chaix, *Lavandula angustifolia* Hagu, *L. Spica*, var. α. L.) petite plante suffrutescente, abondante à peu près dans toute la région méditerranéenne, et cultivée en beaucoup de points de l'Europe jusqu'en Suède.

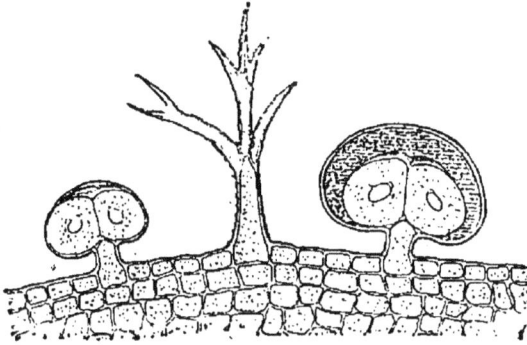

FIG. 238. — Poils glanduleux de la tige de la Lavande. (De L.)

La tige est dressée, quadrangulaire, haute de 30 cent. à 1 mètre, glanduleuse[1] dans toute son étendue. — *Feuilles* opposées, sessiles, étroites et aiguës, formant des sortes d'aiguilles, à nervure médiane enfoncée en dessus dans un sillon assez marqué, nettement saillante en dessous, à bords fortement recurvés sur les

5 pièces inégales, formant le plus souvent 2 lèvres (déjetée antérieurement en une seule lèvre chez *Teucrium* et *Ajuga* : sans lèvres apparentes chez *Mentha*, *Lavandula*, etc.). — 4 ÉTAMINES DIDYNAMES (*Ocimées*, *Saturéiées*, *Népétées*, *Bétonicées*, *Ajugées*, etc.) ou 2 (*Monarda*, *Westringia*, *Salvia. Rosmarinus*, *Amethystea*, *Lycopus*, etc.) : FILETS CONNÉS AVEC LE TUBE DE LA COROLLE : ANTHÈRES BILOCULAIRES (uniloculaires chez *Rosmarinus* et chez 2 étamines antérieures du *Scutellaria*), à loges indépendantes, confluentes, ou disjointes par un long connectif (*Salvia*), DÉHISCENTES PAR UNE FENTE LONGITUDINALE INTRORSE. — OVAIRE primitivement BILOCULAIRE, puis QUADRILOCULAIRE par suite du développement d'une fausse cloison : STYLE GYNOBASIQUE. — OVULE ANATROPE, ASCENDANT, à MICROPYLE INFÉRO-EXTERNE. — FRUIT MULTIPLE et sec formé de 4 ACHAINES (4 baies chez les *Prasiées*). — GRAINE à ALBUMEN PEU ABONDANT, quelquefois NUL.

M. Baillon a divisé cette famille (*Bot. med.* 1233) en 8 séries :
Ocimées. Saturéiées, Monardées, Népétées, Bétonicées, Prasiées, Prostanthérées, Ajugées.

[1] Au microscope, on constate sur toutes les parties vertes de la plante l'existence de poils nombreux, — les uns grêles, ramifiés, presque étoilés, non glanduleux, — les autres glanduleux, formant une petite ampoule courtement pédiculée ; ces derniers se composent d'une cellule basilaire que surmonte un groupe de quatre autres constituant la glande à essence : une cuticule les enveloppe, et c'est entre cette cuticule et les cellules sécrétantes que s'amasse l'huile essentielle dont l'accumulation forme la saillie de l'ampoule (voy. la fig. 238).

échantillons secs (3 à 5 cent. de long sur 2 à 3 mill. de large); les feuilles jeunes sont pubescentes à leur face inférieure[1]. — *Fleurs* hermaphrodites et irrégulières, en grappes axillaires de cymes contractées (*glomérules*), opposées deux à deux.

La récolte doit être faite un peu avant l'épanouissement des fleurs, au commencement de juillet. La plus grande partie de la Lavande récoltée est employée fraîche à la distillation de l'huile essentielle. — La culture industrielle de la Lavande est faite en Angleterre, dans le midi de la France, dans le Piémont, etc.

Chimie. — La *Lavande* renferme, outre la chlorophylle, la gomme et les sels, — une huile volatile spéciale, répandue dans toutes les parties de la plante et que l'on trouve, dans les fleurs isolées, dans la proportion moyenne de 1 $^1/_2$ p. 100. (Flück. et Hanb.) Elle est jaune, lœvogyre, très odorante. Elle se compose d'un hydrocarbure C^{10} H^{16} et d'un camphre C^{10} H^{18} O identique, selon Dumas, au camphre commun des *Lauracées*.

L'huile volatile extraite des pédoncules est moins agréable à l'odorat. La meilleure essence est extraite des fleurs mondées.

Physiologie et Thérapeutique. — La *Lavande* est à peu près inusitée en médecine.

Elle est aromatique et stimulante comme toutes les Labiées, et présente les mêmes indications : on prescrit l'infusion (6 à 12 gr. p. 1000), l'eau distillée (30 à 100 gr.), la teinture (2 à 4 gr.) ou plutôt l'huile essentielle (10 à 20 centigr.). L'huile a été employée à l'extérieur en frictions excitantes et en bains ; elle est considérée comme parasiticide et peut être prescrite contre la gale.

L'alcoolat de Lavande est employé quotidiennement comme eau de toilette. La Lavande fait partie de l'*Eau de Cologne*, du vinaigre des quatre voleurs, du *Baume Tranquille*, du *Baume Nerval*, etc., etc.

---

[1] La *Lavande Spic* ou *Lavande mâle* est une espèce très voisine, confondue même en une seule avec la précédente par quelques auteurs, le *Lavandula Spica* DC. (*L. latifolia* Vill.) : elle est douée d'une saveur plus forte que la *Lavande officinale*, dont elle se distingue par ses feuilles plus grandes (55 à 80 mill. sur 6-12 mill.), ses bractées plus larges, aiguës au sommet, son calice moins pubescent : — quelquefois ses fleurs sont blanches. Elle ne dépasse guère la région méditerranéenne, et est exploitée industriellement dans le Piémont, dans le Midi de la France, etc. Son huile essentielle est connue sous le nom d'*huile de Spic* ou d'*Aspic ;* mêmes propriétés et mêmes emplois que la *Lavande officinale :* elle est utilisée en peinture.

215. FLEURS DE STOECHAS

Description. — Les fleurs de la *Lavande Stœchas*, ou simplement de *Stœchas*, diffèrent à première vue des deux autres Lavandes officinales (Voy. p. 661). On trouve dans les Droguiers leurs inflorescences entières, très denses, oblongues, longues de 2 cent., larges de 1 cent., simulant des épis courts et condensés ou des sortes de cônes, — composées en réalité de cymes contractées (ou *glomérules*), réunies en grappes serrées; de larges bractées, acuminées, jaunâtres, scarieuses une fois desséchées, et richement veinées de violet, sont interposées entre les fleurs. Au sommet de l'inflorescence, se montre une touffe de 3 ou 4 bractées stériles, violacées, souvent détruites sur les échantillons secs. Les fleurs sont organisées comme celles de la Lavande officinale; elles sont plus petites; le calice est très long, pubescent, jaune à la base, et très persistant : leur corolle est rougeâtre ou violacée; les graines sont plus larges, plus aplaties, et colorées en jaune pâle.

L'odeur est moins forte et peut-être plus délicate que celle de la Lavande officinale ; saveur aromatique et amère.

Botanique. — Le *Stœchas* est très anciennement connu : c'est le *Lavandula Stœchas* L. (*Stœchas purpurea* T.), suffrutescent, rameux, haut de 60 cent. à 1 mètre : feuilles linéaires, pubescentes, à bords enroulés en dessous.

Il croît abondamment dans toute la région méditerranéenne, en Provence, aux îles d'Hyères (les *Stœchades* dans l'antiquité).

Chimie. — Les fleurs de Stœchas renferment abondamment une huile essentielle chimiquement identique à celle des fleurs de Lavande, mais douée d'une odeur un peu différente.

Physiologie et Thérapeutique. — Mêmes propriétés que les fleurs de la Lavande officinale : le *Stœchas* est considéré comme stimulant et béchique : ses fleurs entraient dans la composition du *sirop de Stœchas composé*, de la thériaque, etc.

216. FEUILLES DE MENTHE POIVRÉE

Description. — Les feuilles de *Menthe poivrée* se trouvent dans le commerce soit seules, soit mêlées de fragments d'axes, parfois encore fixées à ceux-ci.

Elles sont pourvues d'un pétiole de 1 cent. environ de long., velu en dessous, — et d'un limbe penniverve, ovale-lancéolé, long de 4 à 7 cent., large de 2 à 3 cent. à son tiers inférieur, à bords nettement serrés.

Les échantillons secs sont pliés, cassants, colorés en vert terne et glauque sur leurs deux faces; les nervures sont placées, à la face supérieure, au fond d'un léger sillon; à la face inférieure, elles forment autant de côtes grêles, jaunes, saillantes, recouvertes d'un duvet blanchâtre très clair-semé : les nervures secondaires sont nombreuses et insérées assez obliquement.

L'odeur et la saveur sont absolument spéciales : la saveur est aromatique, forte, et laisse sur la langue et surtout sur le palais une impression de fraîcheur très persistante.

Les axes, que l'on trouve mêlés aux feuilles, sont prismatiques-quadrangulaires, jaune verdâtre, brun clair ou rouges par place : ils sont couverts de poils courts très clair-semés; leur épaisseur varie entre 3 et 5 mill.

Botanique. — La *Menthe poivrée* est une *Labiée* de la série des *Satureiées*, le *Mentha piperita* Sm. (*Mentha officinalis* Hull.), plante vivace, suffrutescente, répandue dans les régions tempérées des deux mondes, cultivée industriellement en Angleterre, en France, etc.

La souche est vivace : les rameaux aériens sont dressés, peu ramifiés, quadrangulaires, hauts de 0,60 à 1 m. 20. — *Fleurs* irrégulières, formant des grappes de cymes ou de glomérules, à l'aisselle de feuilles opposées. — *Calice* tubuleux, légèrement évasé, brun, strié de côtes, et terminé par cinq dents aiguës presque égales. — *Corolle* glabre, rosée ou violacée, longue de 4 à 8 mill., à lèvre supérieure peu accentuée, bilobée, et à lèvre inférieure formée de 3 lobes à peu près égaux. — 4 *Étamines* tétradynames, à filets longuement connés avec le tube de la corolle, à anthères biloculaires, non exsertes. — *Ovaire* des *Labiées*, à style long et arqué. *Achaines* lisses ou rugueux.

On a considéré cette espèce comme une simple variété cultivée de *M. hirta* L : on lui reconnaît plusieurs formes ou sous-variétés dues à la culture [1].

La Menthe poivrée est cultivée industriellement pour l'extraction de l'huile essentielle, en Angleterre, aux Etats-Unis, en France, (Yonne), en Saxe, aux Indes.

Chimie. — La Menthe renferme du tannin, un principe amer, une résine mal déterminée, et une huile essentielle particulière.

Cette huile est jaunâtre, très aromatique, et lævogyre. Elle est composée d'une essence liquide $C^{10} H^{16}$ et d'un camphre cristallisable qui se dépose par le froid, le *Menthol* $C^{10} H^{19}$. OH. — La proportion d'huile essentielle est d'environ 0,11 à 0,16 p. 100 de plante sèche.

Le *Menthol* est un *alcool monoatomique secondaire*, susceptible de se combiner aux acides, avec élimination d'eau, pour former des éthers. — Chauffé avec le chlorure de zinc ou l'anhydride phosphorique, il perd $H^2 O$ et donne le *Menthène* $C^{10} H^{18}$, doué d'une odeur agréable et différente de celle de la Menthe.

Physiologie et Thérapeutique. — La Menthe est stimulante, digestive et carminative; elle active les contractions intestinales, accélère le pouls et provoque la sueur.

On emploie l'infusion (5 gr. p. 1000), l'eau distillée (60 à 100 gr.), l'alcoolat du Codex (4 à 20 gr.), le sirop du Codex, les pastilles ou tablettes dites de Menthe anglaise, l'huile essentielle (6 à 12 gouttes diluées dans une potion).

A l'extérieur, on emploie la Menthe (huile essentielle) comme rubéfiante et anti-névralgique. On fait spécialement pour cet usage des crayons au *Menthol* solide, dont l'action a été beaucoup vantée dans le traitement de la migraine.

---

[1] A Mitcham, en Angleterre, où la culture de la Menthe poivrée est faite en grand, on distingue deux variétés de la plante : la *Menthe noire*, à tige pourpre, à dents foliaires plus fines, et la *Menthe blanche*, à tige verte, à dents plus larges ; la première donne une plus grande quantité d'essence, douée d'un parfum beaucoup moins délicat ; la Menthe blanche donne un rendement moindre, mais avec un produit bien supérieur. (FLÜCK. et HANB.)

217. HYSOPE

Description. — On emploie en médecine les feuilles et les inflorescences, quelquefois les feuilles seules.

Les feuilles sont sessiles, étroites, lancéolées, entières sur leurs bords, longues de 2 à 5 cent., larges de 2 à 5 mill. à la base. Quand elles sont sèches, leurs bords finement veloutés se recurvent fortement en dessous et peuvent arriver à s'enrouler : le sillon au fond duquel repose la nervure médiane s'accentue profondément, en même temps que celle-ci devient fortement saillante en dessous. Le limbe desséché est légèrement tordu ; sa surface est finement ridée et chagrinée, colorée en vert pâle. L'odeur est faiblement camphrée. La saveur est aromatique, rappelle à la fois le cassis et la menthe, et produit pendant quelque temps un léger picotement sur la langue.

Les inflorescences sont des cymes contractées et pauciflores, ou *glomérules*, disposées dans l'aisselle des feuilles opposées, et déviées toutes du même côté. Les fleurs sont organisées sur le type général des *Labiées*. Le *calice* forme un étui faiblement évasé, strié de côtes, pubescent, et terminé par cinq dents aiguës et inégales, la postérieure dépassant toutes les autres. La *corolle* est glabre, ordinairement bleue, — plus rarement rose ou blanche ; la lèvre supérieure, peu prononcée, est bilobée ; l'inférieure est formée de trois lobes, dont deux latéraux plus petits, et un antérieur plus grand, échancré au milieu. Quatre *étamines* didynames, à anthères introrses. *Ovaire* des Labiées, à quatre fausses loges. Le fruit se compose de quatre achaines lisses et bruns.

Botanique. — L'*Hysopus officinalis* L. est une *Labiée* de la série des *Saturéiées*, suffrutescente, originaire de l'Orient, répandue dans la région méditerranéenne et remontant jusqu'au milieu de la France, où on la croit introduite dès le moyen âge.

La tige est rhizomateuse et donne des rameaux aériens quadrangulaires, pubescents, dressés, hauts de 30 à 40 centim., à feuilles opposées.

Chimie. — L'Hysope donne à la distillation une très faible quantité d'une huile volatile jaunâtre, mal connue, contenant un camphre : elle renferme en outre un principe amer et une résine ; on y a décrit, en 1829, un corps nommé l'*Hysopine* (Herberger), complètement tombé dans l'oubli.

Physiologie et Thérapeutique. — L'Hysope est considérée comme stimulante et béchique. Son infusion (8 à 15 p. 1000) est d'un emploi populaire dans le catarrhe asthmatique des vieillards, dans les gastrites flatulentes, l'aménorrhée, etc.

Les feuilles d'Hysope employées en cataplasmes ou en fomentations sont, paraît-il, douées de propriétés résolutives.

218. FEUILLES DE MÉLISSE

Description. — Les feuilles de la *Mélisse officinale* sont pourvues d'un pétiole grêle, faiblement duveté, long de 2 à 4 cent. Le limbe est ové, obtus au sommet, légèrement cordiforme à la base, long de 2 à 4 cent. environ, large de 1 à 2 cent., coloré en vert terne sur les feuilles sèches. Les bords sont nettement crénelés ; la face supérieure est rugueuse, couverte de poils blancs, courts, espacés et assez rudes ; les nervures y sont marquées faiblement et en creux. A la face inférieure, — qui est plus pâle que la supérieure, et à peu près glabre, — les nervures forment des côtes jaunes, saillantes, d'aspect lustré ; les nervilles anastomosées, très visibles, y figurent un réseau très délicat entre les mailles duquel le limbe s'enfonce et prend un aspect gaufré. — Les 2 premières nervures secondaires sont très accentuées.

L'odeur est très peu prononcée; la saveur est aroma-

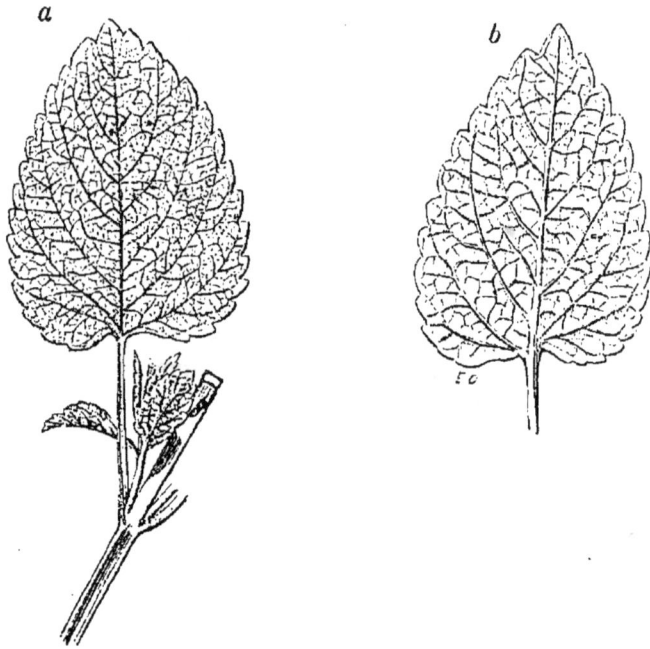

FIG. 239 et 240. — Feuille de Mélisse. *Melissa officinalis.*

a. Face supérieure. b. Face inférieure.

tique, assez faible, et rappelle légèrement la menthe et le citron.

Botanique. — Le *Melissa officinalis* L. est une *Labiée* de la série des *Saturéiées*, spontanée et abondante dans le midi de la France, cultivée dans beaucoup de régions d'Europe.

Souche vivace. — *Rameaux aériens* herbacés, quadrangulaires, velus, hauts de 30 à 80 centimètres, ramifiés dès la base. — *Feuilles* opposées. — *Fleurs* jaunâtres, disposées en cymes axillaires, dirigées toutes du même côté. — *Calice* tubuleux, velu, rayé de côtes saillantes, partagé à son sommet en deux lèvres

---

' Mélisse officinale, mélisse citronelle, citronelle, citronade, herbe de citron piment des ruches, ponchirade, thé de France. — Le nom même de *Mélisse.* rappelle la croyance générale à la préférence des abeilles (μελ)ισση) pour cette plante.

inégales, la supérieure divisée en trois dents aiguës, l'inférieure en cinq. — *Corolle* glabre, une fois et demie plus longue que le calice, un peu arquée, à deux lèvres très inégales : la supérieure est petite et obscurément échancrée, l'inférieure formée de 3 lobes larges, arrondis et étalés, le médian un peu plus grand que les deux autres. — 4 *Anthères* blanches, didynames, les antérieures dépassant les postérieures. — *Ovaire* des *Labiées*, style à deux lobes un peu inégaux. — 4 *Achaines* bruns.

Chimie. — La Mélisse renferme un principe amer mal déterminé, une, résine et une huile volatile à laquelle elle doit ses propriétés et que l'on en sépare par la distillation.

Physiologie et Thérapeutique. — La Mélisse est antispasmodique, digestive, etc. : elle possède à un degré assez élevé les propriétés de toutes les Labiées aromatiques. Elle est néanmoins inférieure à la Menthe [1].

On prescrit l'infusion (4 à 10 gr. p. 500), l'eau distillée (30 à 100 gr.), plus souvent l'*Alcoolat de Mélisse composé* ou *Eau de Mélisse des Carmes*.

Diagnose. — Les feuilles de *Mélisse* se distinguent de celles de la *Mauve*, outre leur taille plus petite, par leurs nervures pennées. Celle de la *Menthe* sont également plus grandes, un peu moins velues, et pourvues de dents aiguës.

Alcoolat de Mélisse composé.

Mélisse.	18	Canelle.	1
Zestes de citron.	4	Alcool.	72
Muscade.	2	Eau de Mélisse.	36
Coriandre.	2		

219. ROMARIN

Description. — On trouve dans les pharmacies les feuilles de Romarin entières et bien desséchées. Elles sont sessiles, coriaces, cassantes, très étroites, acuminées au sommet, révolutées sur les bords, et présentant alors l'aspect de

---

[1] Une espèce voisine, le *Melissa Calamintha* L., commune en France, est douée de propriétés semblables, peut-être même plus énergiques.

longues aiguilles un peu aplaties : elles mesurent de 1 à 2 cent. de long sur 1 à 2 mill. de large. La nervure médiane, enfoncée dans un sillon à la face supérieure, forme au-dessous une côte grêle, jaunâtre, très saillante. La face supérieure est d'un vert pâle et jaunâtre, glabre, un peu lustrée, finement chagrinée : — l'inférieure est plus pâle encore et finement tomenteuse.

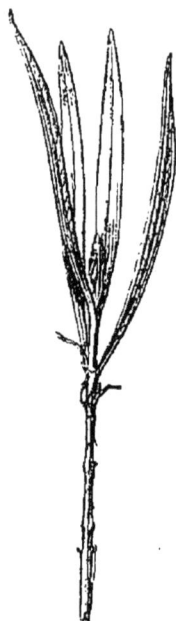

L'odeur des feuilles sèches est très faible; la saveur est légèrement aromatique, un peu amère.

Botanique. — Le *Romarin* est une *Labiée* de la série des *Monardées*, le *Rosmarinus officinalis*[1] L., petit arbuste suffrutescent de la région méditerranéenne, cultivé, mais avec peine, dans les parties plus septentrionales de notre pays ; il s'étend jusque dans l'Asie Mineure et jusque dans le Sahara.

Tige dressée, très rameuse, atteignant de $0^m,80$ à 2^m de haut. — *Feuilles* opposées, sessiles, très nombreuses. — *Fleurs* disposées en grappes sur des rameaux axillaires; chaque fleur est accompagnée de deux bractées stériles. — *Calice* tubuleux, velu, à deux lèvres, chacune découpée en deux dents aiguës (un rudiment de la 5ᵉ dent se montre parfois au fond de l'échancrure de la lèvre supérieure (H. Baillon). — *Corolle* blanche ou bleutée, rayée de lignes violettes sur le labelle et quelquefois sur les autres lobes : le tube est court, légèrement renflé au-dessous de la gorge, et divisé supérieurement en deux lèvres : la supérieure est dressée et nettement fendue ; l'inférieure se compose de 3 lobes, dont deux latéraux allongés et grêles, et un médian (labelle) pendant, concave, élargi, légèrement bilobé au milieu. — L'*Androcée* est réduit aux deux étamines antérieures par avortement des deux autres; le filet est longuement conné avec le tube de la corolle: l'anthère

FIG. 241. — Feuilles de Romarin. *Rosmarinus officinalis.*

_____

[1] Romarin officinal, Romarin des troubadours, encensier, etc.

est réduite à une seule loge, et l'on considère comme un rudiment de la loge absente une sorte de crochet qui se montre sur le filet au moment où celui-ci se courbe en sortant du tube de la corolle. — *Ovaire* des *Labiées,* à quatre demi-carpelles; style plusieurs fois arqué, à deux lobes stigmatiques inégaux. — 4 *Achaines* ovoïdes.

Le Romarin est cultivé industriellement en Angleterre, dans le midi de la France, en Italie; l'extraction de l'huile essentielle est faite en grand dans certaines îles de la Dalmatie.

Chimie. — Le *Romarin* renferme un principe amer, une résine, du tannin et une huile essentielle particulière, laissant déposer un stéaroptène à basse température. Ce stéaroptène offre la même composition que le *Camphre du Japon,* dont il ne diffère que par son pouvoir rotatoire un peu moindre. Traitée par l'acide chromique, l'essence de Romarin donne de l'*Acide Limettique* qui n'est peut-être que de l'*Acide Térephtalique* $C^6 H^4 (CO, OH)$ (Flück. et Hanb.)

Physiologie et Thérapeutique. — Le Romarin est un stimulant énergique; on l'emploie aux mêmes usages que la Menthe dans les affections gastriques; on le dit en outre tonique et fébrifuge. Les feuilles, appliquées en cataplasmes, passent pour résolutives.

On prescrit l'infusion (5 à 20 gr. p. 1000), l'Alcoolat (4 à 15 gr.), l'huile essentielle (5 à 25 centigr.).

Il entre dans la composition d'un certain nombre de vulnéraires, tels que l'Eau de la Reine de Hongrie, et dans beaucoup de préparations cosmétiques, entre autres l'Eau de Cologne.

Diagnose. — Les feuilles de *Romarin* présentent une certaine ressemblance avec celles de l'*Hysope;* elles sont toutefois plus courtes et plus étroites, plus nettement enroulées sur leurs bords et finement tomenteuses en dessous.

220. SAUGE

Description. — La *Sauge officinale*[1] donne à la pharmacie ses feuilles et ses sommités fleuries.

---

[1] On emploie, outre la *Sauge officinale,* deux autres variétés : la *Sauge des Prés* (*Salvia pratensis* L.) et la *Sauge sclarée* (*Salvia Sclarea* L.); la première a des feuilles oblongues d'un vert foncé et des bractées courtes : la seconde possède des bractées très amples. dépassant le calice, et des feuilles cordiformes.

Les *feuilles* sont opposées, entières, épaisses de ½ à 1 mill., colorées en vert pâle, finement pubescentes, et comme couvertes d'une pruine blanchâtre. Celles de la base ont un pétiole de 2 à 4 cent., un limbe oblong-lancéolé, plus ou moins cordiforme à la base, finement denticulé, long de 12 à 15 cent., large de 3 cent.; les feuilles supérieures sont sessiles et aiguës. Les nervures sont fines et saillantes en dessous; leurs ramifications de 3e et de 4e ordre s'unissent de façon à former un réseau à mailles polygonales et étroites, légèrement saillantes à la face inférieure, et donnant à la feuille une certaine ressemblance avec celle du *Matico* (p. 227).

Les *fleurs* sont disposées en cymes pauciflores et contractées, à l'aisselle de bractées ovales acuminées.

Le pédicelle est court et pubescent. Le *calice* est tubuleux, velu, bilabié sur son bord, la lèvre supérieure à trois dents aiguës, la lèvre inférieure à deux dents.

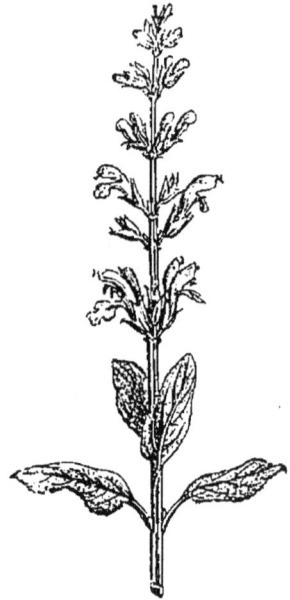

FIG. 242. — Sauge officinale. *Salvia officinalis.* Sommité fleurie. (De L.)

La *corolle* est violacée, tubuleuse, munie intérieurement d'un anneau transversal de poils. De ses deux lèvres inégales, la supérieure est dressée, légèrement bilabiée, et forme capuchon : l'inférieure est à trois lobes, dont deux latéraux plus courts et un médian très large.

L'*androcée* se compose de quatre étamines, dont deux stériles, réduites à des staminodes à courts filets, et deux fertiles (les inférieures) composées chacune d'un filet conné jusqu'à la gorge de la corolle, et s'articulant sur un long connectif en arc dont chaque extrémité porte une loge d'anthère : la loge de l'extrémité inférieure avorte presque constamment.

Ovaire des *Labiées* : style coudé, à deux lèvres stigmatiques inégales. Quatre *achaines* lisses.

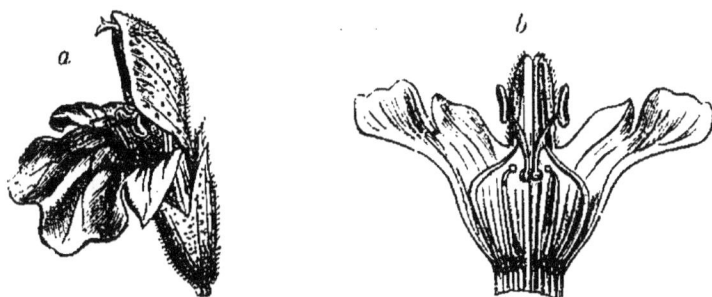

FIG. 243 et 244. — Fleur de Sauge.

a. Entière.　　　　　　　　*b*. Corolle fendue et étalée.

(D'après de Lanessan.)

L'odeur de toutes ces parties est forte, très spéciale; la saveur est chaude, aromatique, un peu âcre secondairement.

Botanique. — La *Sauge officinale*[1] est une *Labiée* de la série des *Monardées*, le *Salvia officinalis* L., petite plante vivace, suffrutescente, haute de 30 à 80 centim., commune dans toute la région méditerranéenne, cultivée souvent dans les jardins de nos pays; les rameaux aériens sont ramifiés dès la base, prismatiques-quadrangulaires, et recouverts d'une pubescence blanchâtre.

La Sauge du Languedoc et de la Provence est considérée comme plus active; il existe d'ailleurs plusieurs variétés de cette espèce: *Grande Sauge*, *Petite Sauge*, *Sauge de Catalogne*, etc.

Chimie. — La Sauge renferme un principe amer, un peu d'acide gallique, et une huile volatile verte, composée d'un hydrocarbure $C^{10} H^{16}$ et d'un camphre identique au camphre ordinaire.

Physiologie et Thérapeutique. — La Sauge, vantée jadis comme une véritable panacée[2], est, comme toutes les Labiées à essence,

---

[1] Grande sauge, herbe sacrée, sale, thé de la Grèce.
[2] Tous les auteurs de matière médicale ont cité le vers de l'école de Salerne :
　Cur morietur homo cui Salvia crescit in horto?

stimulante, digestive et tonique. On l'a conseillée contre les catarrhes pulmonaires, la leucorrhée, le rhumatisme, etc.; elle passe pour arrêter la sécrétion du lait ; les feuilles, employées en cataplasmes, sont dites très résolutives.

On prescrit l'infusion théiforme (15 à 30 gr. p. 1000), l'eau distillée (30 à 100 gr.), le vin de Sauge (60 à 100 gr.), l'huile essentielle (10 à 20 centigr.).

Elle est à peu près tombée dans l'oubli aujourd'hui.

221. LIERRE TERRESTRE

Description. — Le *Lierre terrestre* a été ainsi nommé en raison de la très légère ressemblance que peuvent présenter ses feuilles avec celles du Lierre.

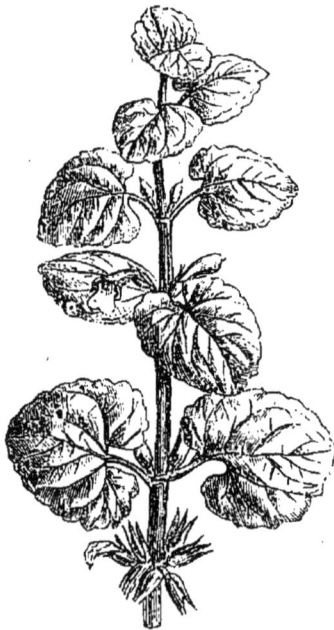

FIG. 245. — Lierre terrestre. *Glecoma hederacea.* (De **L.**)

Ces feuilles sont pourvues d'un long pétiole grêle, peu ou point pubescent (2 à 5 cent.). Le limbe est ovale, obtus au sommet, cordiforme à la base, long de 4 à 6 cent., et large de 4 à 5 cent. à la base ; les bords sont nettement crénelés, souvent pubescents ; les deux faces présentent quelques poils peu nombreux, blancs, très clairsemés. Les nervures, marquées en creux au-dessus, forment à la face inférieure des côtes grêles et très saillantes, accompagnées de quelques poils rares ; les nervures secondaires, les inférieures surtout, sont très marquées et s'insèrent sous un angle très ouvert.

Les feuilles sèches du commerce sont très cassantes et la

plupart du temps brisées; elles sont d'un vert sale et terne, la face inférieure un peu plus pâle que la supérieure.

L'odeur est faible, la saveur un peu amère, non aromatique.

Botanique. — Le *Lierre terrestre*[1] est une *Labiée* de la série des *Népétées*, le *Nepeta hederacea* Benth. (*Glecoma Hederacea* L.), petite plante suffrutescente, commune dans toute l'Europe tempérée.

Tige rhizomateuse; rameaux traçants; branches dressées, hautes de 10 à 30 cent. — *Feuilles* opposées; un bouquet de poils existe au niveau de leur insertion. — *Fleurs* rouges ou bleuâtres, disposées en cymes pauciflores axillaires. — *Calice* tubuleux, velu, rayé de 15 côtes, à cinq dents aiguës peu inégales. — *Corolle* trois ou quatre fois plus longue que le calice, à tube arqué, finement duveté, à lèvres très inégales; la lèvre supérieure est courte, dressée, échancrée au sommet; la lèvre inférieure, plus développée, se compose de deux ailes latérales assez larges, acuminées au sommet, et d'un labelle étalé, échancré au milieu. — 4 *Étamines* didynames, exsertes, à anthères biloculaires, déhiscentes par deux fentes longitudinales, introrses, conniventes au sommet. — *Ovaire* des *Labiées*, à style bilobé au sommet, à quatre demi-carpelles globuleux. — Quatre *achaines* oblongs.

Chimie. — Comme toutes les autres *Labiées*, le Lierre Terrestre renferme un principe amer, une résine, de l'acide gallique, et une huile essentielle très peu abondante à laquelle il doit ses propriétés.

Physiologie et Thérapeutique. — Le Lierre terrestre est stimulant et surtout béchique; on l'a beaucoup vanté dans les bronchites et les catarrhes, voire même contre les hémoptysies du début de la tuberculose (?).

On prescrit l'infusion (10 à 25 gr. p. 1000), l'eau distillée (30 à 100 gr.), le sirop (25 à 60 gr.), l'extrait (1 à 4 gr.), etc.

A peu près inusité aujourd'hui.

Diagnose. — Ces feuilles ressemblent à celles de la *Mélisse* par leur forme: elles en diffèrent par leur pétiole

---

[1] Glécome hédéracé, glécome lierre, couronne de terre, herbe de St-Jean, Corroie St-Jean, rondette, rondelette, terrette, drienne (CAZIN).

beaucoup plus long, leur surface moins velue, leur saveur non aromatique, et l'absence, à la face inférieure, de réseau bien net de nervilles anastomoseés.

222. FLEURS D'ORTIE BLANCHE

Description. — On trouve ordinairement dans le commerce ces fleurs réunies encore en glomérules ou cymes contractées : le plus grand nombre ne sont pas écloses ; l'ensemble forme une boule d'un jaune sale et d'aspect muriforme.

Chaque glomérule comprend 8 à 10 fleurs presque sessiles, groupées sur un très petit espace, différemment développées selon le rang qu'elles occupent dans la cyme, et accompagnées chacune d'une très petite bractée brune, grêle et aiguë.

Le *calice* est tubuleux (1/2 à 1 cent.), velu, évasé au sommet, coloré en brun à sa base, rayé de côtes grêles et saillantes, et terminé par cinq dents à peu près égales, très grêles et très longues, formant des

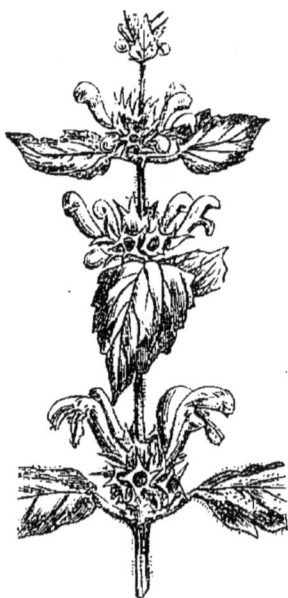

FIG. 246. · Ortie blanche, *Lamium album*. (De L.)

filaments flexibles aussi longs que le tube lui-même. La *corolle* est velue, haute de 1 à 2 cent., d'un blanc jaunâtre dans le bouton ou lorsqu'elle a été bien conservée ; le plus souvent, la corolle épanouie devient d'un brun clair par la dessication. Le tube de cette corolle est évasé, arqué, renflé à la gorge, et terminé par deux lèvres très inégales :

la supérieure est dressée, concave, à peine échancrée, formant casque, et recouvrant complètement les autres lobes dans le bouton ; l'inférieure est composée de 3 pièces : 2 ailes latérales très petites, réfléchies, à pointe aiguë, et 1 labelle médian bifurqué, très développé. — 4 *Etamines* didynames, à filets longs, arqués, entrecroisés, connés jusqu'au niveau de la gorge, et s'étendant sous la courbure de la lèvre supérieure, presque jusqu'à son extrémité ; anthères biloculaires, en bissac, déhiscentes par deux fentes introrses, conniventes, velues sur leurs bords. *Ovaire* des Labiées, à style long, arqué, bilabié au sommet. Quatre *achaines* lisses, tronqués.

L'odeur des fleurs sèches est nulle : la saveur est mucilagineuse et secondairement un peu amère.

Botanique. — L'*Ortie blanche*[1], — ainsi nommée à cause de la ressemblance de ses feuilles avec celles de l'Ortie commune, à côté de laquelle on la trouve souvent, — est une *Labiée* de la série des *Stachydées*, le *Lamium album* L., commune dans les haies et les lieux humides de nos pays. — *Souche* vivace. Rameaux aériens quadrangulaires, à pubescence rare, hauts de 20 à 30 cent. — *Feuilles* opposées, ovales-acuminées, plus ou moins cordées à la base, dentées sur les bords, à nervures très anastomosées, ce qui donne à la face supérieure un aspect gaufré. — *Fleurs* blanches, groupées en cymes axillaires simulant au niveau de chaque nœud un verticille compact.

Chimie. — L'Ortie blanche est considérée comme renfermant, de même que les Labiées voisines, de l'huile essentielle, de la résine et du tannin. En réalité, nous ne possédons point d'analyse chimique spéciale de cette plante.

Physiologie et Thérapeutique. — L'Ortie blanche passe pour tonique et astringente. On l'a vantée contre les diarrhées, les hémorragies, et surtout contre la leucorrhée : c'est contre cette affection qu'elle est employée le plus fréquemment aujourd'hui.

On la prescrit à l'intérieur en infusion théiforme (15 gr. par 1000), à l'extérieur en injections (30 gr. pour 1000), en poudre, etc.

---

[1] Ortie blanche, ortie morte, lamier blanc, lamion, archangélique.

223. PETIT-CHÊNE

Description. — Le *Petit-Chêne* ou *Germandrée Petit-Chêne* possède des rameaux aériens prismatiques-quadrangulaires, velus, rameux, épais de 2 à 4 mill.

Les *feuilles* sont opposées, oblongues-lancéolées, pourvues d'un très court pétiole, longues de 1/2 à 2 cent., larges de 3 à 5 mill. Le limbe est glabre et légèrement luisant à la face supérieure, velu en dessous, crénelé sur les bords, coloré en vert beaucoup plus pâle au-dessous qu'au-dessus.

Les *fleurs* sont roses ou violacées, disposées en cymes bi ou triflores à l'aisselle des feuilles supérieures ; ces feuilles sont larges, à peine crénelées, souvent colorées en rouge, bractéiformes.

Le *calice* est violacé, tubuleux, pubescent, à cinq dents aiguës peu inégales. La *corolle* est tubuleuse et deux ou trois fois plus longue que le calice : elle se divise supérieurement en deux lèvres peu distinctes ; la supérieure est en effet entièrement bifide, et

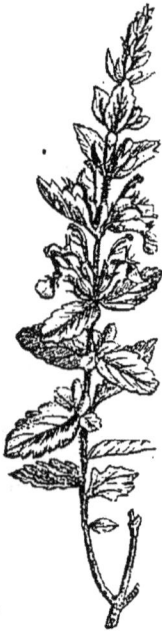

FIG. 247. — Petit-Chêne. *Teucrium Chamædrys.*

ses deux lobes sont déjetés en avant, à côté de la lèvre inférieure ; celle-ci est formée de trois pièces, dont deux latérales arrondies et une médiane plus grande, excavée en cuiller. Les quatre étamines didynames sont très exsertes ; les inférieures dépassent sensiblement les supérieures. *Ovaire* des *Labiées*, à style très exsert, bilabié au sommet. Quatre *achaines* ovoïdes et glabres.

La plante sèche ne paraît douée d'aucune odeur spéciale; la saveur est amère.

Botanique. — La *Germandrée Petit-Chêne*[1] est une *Labiée* de la série des *Ajugées*, le *Teucrium Chamædrys* L., petite herbe vivace, commune dans toute l'Europe méridionale et tempérée, à rameaux aériens nombreux et ramifiés, hauts de 15 à 25 centimètres.

Chimie. — Le *Petit-Chêne* renferme en assez grande abondance un principe amer non étudié; il contient en outre un peu de tannin et une très faible proportion d'huile volatile.

Physiologie et Thérapeutique. — La Germandrée, très vantée autrefois, passait pour tonique, digestive, dépurative et même fébrifuge. Elle est à peu près inusitée aujourd'hui.

On peut prescrire l'infusion (30 à 60 gr. p. 1000), la poudre (2 à 10 gr.), l'eau distillée (50 à 60 gr.), l'extrait (1 à 8 gr.).

224. SERPOLET

Description.— On trouve dans les Droguiers les rameaux aériens pourvus de leurs feuilles et souvent de leurs fleurs.

Les *rameaux* sont grêles, brunâtres, légèrement pubescents, épais de 1 mill. environ.

Les *feuilles* sont opposées, très petites, sessiles, oblongues-lancéolées, fortement atténuées à leur base, ciliées sur leurs bords, pubescentes, colorées en vert pâle, ponctuées de glandes à essence et parcourues par une nervure médiane saillante en dessous. Sur les feuilles desséchées, les bords sont plus

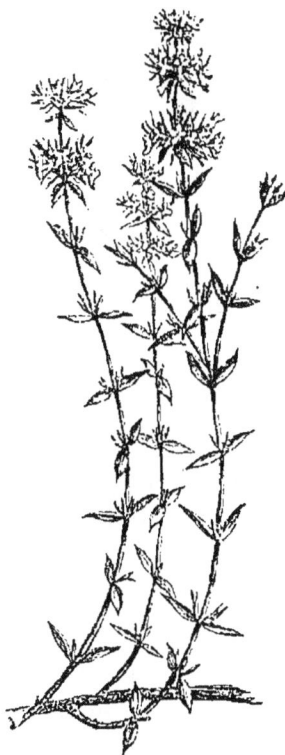

FIG. 248.— Serpolet. *Thymus Serpyllum.*

[1] Germandrée officinale, chénette, sauge amère, chasse-fièvre.

ou moins recurvés en dessous (8 à 12 mill. de long sur 2 à 4 mill. de large).

Les *fleurs* sont très petites et disposées en cymes multiflores soit axillaires, soit agglomérées au sommet des rameaux en masses globuleuses, parfois espacées le long des axes en grappes lâches.

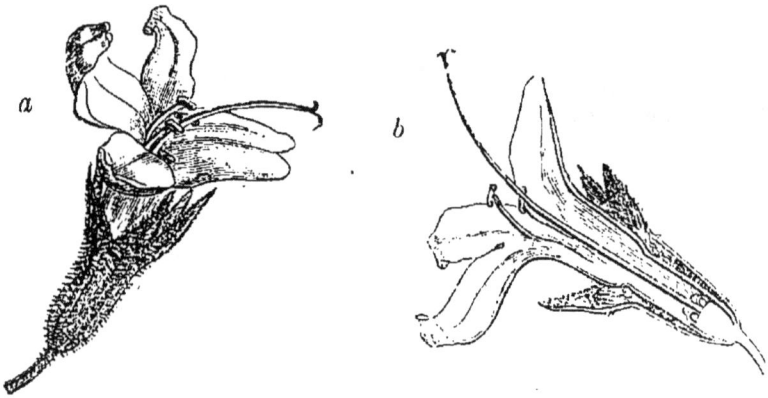

FIG. 249 et 250. — Fleurs de Serpolet.

a. Fleur entière.　　　　　　　*b*. Fleur coupée longitudinalement.

(D'après de Lanessan.)

Le *calice* est tubuleux, rétréci à la base, pubescent, rayé de 10 à 12 nervures, et divisé en deux lèvres inégales, la supérieure trilobée, l'inférieure bifide ; les lobes sont aigus et ciliés sur leurs bords ; les glandes à essence y sont nombreuses. — La *corolle* est rose ou pourpre, tubuleuse, à deux lèvres inégales, la supérieure dressée et faiblement échancrée, l'inférieure étalée et divisée en trois lobes sensiblement égaux. — 4 *Étamines* exsertes, didynames, les inférieures un peu plus longues. *Ovaire* des *Labiées :* style recourbé, bifide au sommet. — Quatre *achaines* subglobuleux.

Toutes les parties de la plante exhalent, quand on les froisse, une odeur forte, aromatique, caractéristique du *Thym* et du *Serpolet*. La saveur est chaude et un peu âcre.

Botanique. — Le *Serpolet* ou *Thym sauvage*[1] est une *Labiée* de la série des *Satureiées*, le *Thymus Serpyllum* L., petite plante vivace, suffrutescente, commune dans toute l'Europe méridionale. Sa souche rampante émet de nombreux rameaux aériens, hauts de 6 à 25 cent., d'abord couchés, puis redressés.

Chimie. — Le Thym renferme une résine amère, du tannin et une forte proportion d'une huile volatile spéciale, l'*essence de Thym*. Cette essence est blanche, mais brunit en vieillissant; elle se dédouble, par distillation fractionnée, en *Thymol* $C^{10}H^{14}O$ et en un corps hydrocarburé qui n'est qu'un mélange de *Cymène* $C^{10}H^{14}$ et de *Thymène* $C^{10}H^{16}$. Le *Thymol* forme environ moitié de l'essence de Thym, d'où il se dépose quelquefois cristallisé spontanément.

C'est un Phénol monoatomique, cristallisé en tables rhomboïdales affectant souvent la forme hexagonale. L'odeur est douce, différente de celle de l'essence. Très soluble dans l'alcool et l'éther, peu soluble dans l'eau $^3/_{1000}$, il paraît jouir des mêmes propriétés antiseptiques que le Phénol ordinaire, et lui est préféré dans beaucoup de cas à cause de son odeur agréable. On le prépare en agitant l'essence avec une solution de soude caustique, dans laquelle le Thymol se dissout, tandis que les hydrocarbures surnagent. La solution alcaline est décomposée par H Cl, qui met le Thymol en liberté sous forme d'un liquide qui ne tarde pas à cristalliser.

Physiologie et Thérapeutique. — Le Serpolet est stimulant, tonique, carminatif et digestif. On l'a vanté dans la dyspepsie, les flueurs blanches, etc. : la poudre a été citée comme hémostatique. Inusité aujourd'hui.

On peut prescrire l'infusion théiforme (12 à 15 gr. p. 1000) ou la poudre (2 à 4 gr.).

Le *Thymol* peut remplacer l'acide phénique dans toutes les formules où il entre; il y aurait lieu de le faire plus souvent, sans le prix élevé du Thymol.

225. FEUILLES D'AIRELLE PONCTUÉE

Description. — Les feuilles de l'*Airelle ponctuée* sont obovales et atténuées à leur base en un court pétiole : l'en-

[1] Thym sauvage, thym serpolet, serpoule, pilolet, poleur, pouliet.

semble mesure 1 ½ à 3 cent. de long., sur 1 cent. de large au niveau de la région supérieure.

Le limbe est coriace; les bords sont légèrement dentés ou crénelés vers le sommet de la feuille, et nettement repliés en dessous; les nervures sont disposées suivant le type penné, en creux à la face supérieure, en saillie sur la face inférieure; les nervures secondaires sont bien marquées, les nervures de 3e ordre peu visibles. — La face supérieure est glabre, légèrement luisante, colorée en brun rougeâtre ou violacé, et souvent marbrée de taches plus foncées; la face inférieure est plus claire, présente parfois quelques poils très rares, et se montre ponctuée de petites saillies noires absolument caractéristiques.

L'odeur est à peu près nulle; la saveur est un peu astringente.

Botanique. — L'*Airelle ponctuée* [1] est une *Ericacée* [2] de la série des *Vacciniées*, le *Vaccinium Vitis-Idæa* L., petit arbrisseau de 30 cent. environ de hauteur, qui habite l'Europe tempérée et se trouve répandu en particulier dans les Vosges.

Tige dressée. — *Feuilles* alternes, persistantes. — *Fleurs* hermaphrodites et régulières, disposées en grappes terminales compactes. — *Réceptacle* concave enfermant un ovaire adné. — *Calice* gamosépale très court, à 4-5 divisions. — *Corolle* urcéolée, à

---

[1] Faux abrêtier, Abrêt rouge.

[2] ÉRICACÉES. — PLANTES LIGNEUSES, parfois herbacées ou suffrutescentes. — FEUILLES SIMPLES et SANS STIPULES, ALTERNES, souvent aussi opposées ou verticillées (*Erica, Pyrola*). — FLEURS HERMAPHRODITES, RÉGULIÈRES ou à peu près (*Rhodora*). — RÉCEPTACLE CONVEXE (excepté chez les *Vacciniées*). — CALICE à 4-5 SÉPALES SOUDÉS (excepté *Lédées*). — COROLLE à 4-5 PÉTALES SOUDÉS (libres chez *Lédées, Pirolées*). — ANDROCÉE DIPLOSTÉMONÉ (isostémoné chez *Sphyrospermum, Azalea, Blœria*; un verticille atrophié chez *Galax*), à FILETS LIBRES (monadelphes à leur base chez *Ceratostema, Thibaudia, Galax*), à ANTHÈRES BILOCULAIRES (*Galax*) ordinairement INTRORSES, DÉHISCENTES PAR DES PORES TERMINAUX (fentes longitudinales chez *Leiophyllum*; fente transversale chez *Galax*). — OVAIRE SUPÈRE (infère chez *Vacciniées*), à 2, 3, 4, 5 ou 6 loges, à PLACENTA AXILE chargé de nombreux OVULES ANATROPES, DESCENDANTS. — CAPSULE LOCULICIDE, ou Septicide (*Lédées, Calluna, Azalea, Rhododendron*), ou FRUIT CHARNU (*Vacciniées, Arbutées*). — GRAINES albuminées.

M. Baillon admet dans cette famille (*in* PAYER, *Fam. nat. des Pl.* 224. *Bot. Med.* 1297), les 5 séries suivantes:

Andromédées, Arbutées, Vacciniées, Lédées, Pyrolées.

4-5 lobes réfléchis. — 8-10 *Etamines* alternipétales, libres, incluses, à filets courts, à anthères biloculaires, déhiscentes par deux pores supérieurs. — *Ovaire* très infère, à 4-5 loges renfermant chacune plusieurs ovules anatropes, descendants, insérés dans l'angle interne : style simple à extrémité renflée. — *Baie* rouge, succulente, polysperme : *graines* albuminées.

Chimie. — Les feuilles de l'*Airelle ponctuée* ne paraissent pas avoir été étudiées chimiquement. On sait seulement qu'elles ne renferment pas d'*acide gallique* ; leur infusion ne donne qu'un léger précipité verdâtre avec le sulfate de fer, caractère qui permet de les distinguer des *feuilles d'Uva Ursi.*

Physiologie et Thérapeutique. — Ces feuilles sont aujourd'hui inusitées : elles n'offrent d'intérêt pour la Matière médicale que parce qu'elles sont très fréquemment mêlées aux feuilles de l'*Uva Ursi :* on les a toutefois recommandées comme résolutives, appliquées en cataplasme sur les engorgements laiteux.

Diagnose. — Il faut éviter de confondre ces feuilles avec celles de l'*Uva Ursi.* Voir l'article suivant.

226. FEUILLES D'UVA URSI

Description. — Ces feuilles sont obovales, arrondies au sommet, atténuées à la base jusqu'au pétiole, qui est très court (2 à 3 mill.). Le limbe est coriace, entier, et mesure de 1 1/2 à 2 cent. de long, sur 5 à 15 mill. de large; il est coriace, entièrement glabre, à bords nets et très légèrement recurvés en dessous. La nervation est pennée; la nervure primaire, enfoncée à la face supérieure, est à peine indiquée en dessous : les nervures secondaires, peu distinctes en dessus, sont absolument invisibles à la face inférieure. Les deux faces, et surtout l'inférieure, sont couvertes d'un réseau très délicat de nervilles anastomosées, plus colorées que le limbe et ne formant pas de saillies appréciables, qui donnent à la feuille un aspect chagriné très caractéristique.

— Ces feuilles sont d'un brun verdâtre ou rougeâtre, un peu plus pâle sur la face inférieure.

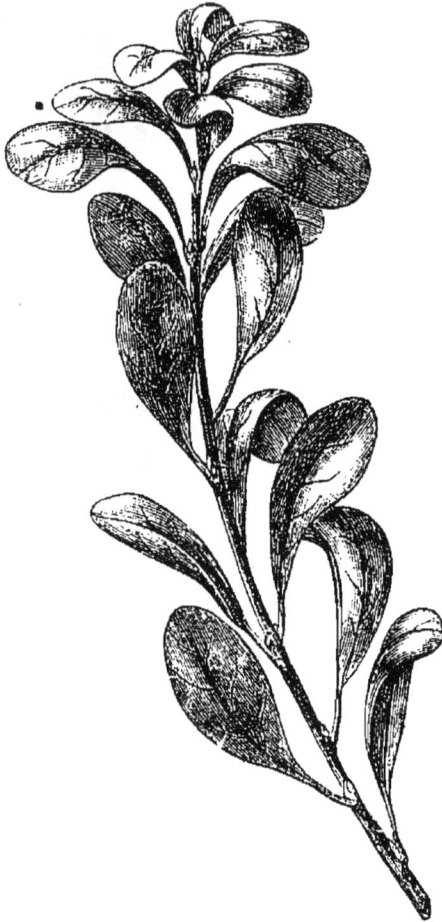

FIG. 251. — Feuilles d'Uva Ursi.　*Arctostaphylos Uva Ursi.*

L'odeur est faible, un peu aromatique; la saveur est astringente.

Botanique. — L'*Uva Ursi* — ou plutôt la *Busserole,* ainsi nommée en raison de la ressemblance de ses feuilles avec celles du buis, — est une *Ericacée* de la série des *Arbutées,* l'*Arctostaphylos Uva Ursi* Sreng. *(Arbutus Uva Ursi* L.) petit arbrisseau à souche vivace, à rameaux couchés, rougeâtres, velus dans le jeune âge, longs de 25 à 35 cent. ; on le trouve dans les régions montagneuses des deux mondes, en Italie, en Espagne, dans le midi de la France, en Russie, aux Etats-Unis, etc.[1].

Feuilles alternes. — *Fleurs* régulières et hermaphrodites, disposées en grappes terminales pauciflores : chaque fleur est accompagnée de deux bractées pubescentes et persistantes. — *Réceptacle* convexe. — *Calice* gamosépale, verdâtre ou rosé, à cinq lobes courts et obtus.— *Corolle* rosée, gamosépale, urcéolée, retrécie au niveau de la gorge, à cinq lobes courts et recurvés. —10 *Etamines* libres, incluses, à filets subulés et pubescents, à anthères dorsifixes, biloculaires, déhiscentes par deux pores supérieurs, et pourvues chacune de deux appendices grêles, courbes, descendants, insérés en arrière au niveau du connectif. — *Ovaire* supère, quinquéloculaire, reposant sur un disque circulaire hypogyne ; style dressé, creux, à tête élargie et évasée, à dix lobes stigmatiques peu marqués, correspondants aux cloisons ovariennes. — *Ovule* solitaire dans chaque loge, inséré dans l'angle interne, descendant, à micropyle supéro-interne, coiffé d'un obturateur. — *Baie* globuleuse, rouge, charnue, à cinq graines albuminées.

Chimie. — Les *Feuilles de Busserole* renferment de la gomme, de la résine, de l'acide tannique, de l'acide gallique, un glucoside peut-être homologue de la *Salicine*, l'*Arbutine*, de l'*Ericoline*, de l'*Ursone*, etc.

L'*Arbutine* $C^{12} H^{16} O^7$ est soluble dans l'alcool, l'éther et l'eau (surtout chaude). Sous l'influence des acides étendus, de l'émulsine ou même d'un ferment particulier que renfermeraient les feuilles, elle se dédouble en glucose et en *Arctuvine* (Hydroquinone $C^6 H^6 O^2$).

$$C^{12} H^{16} O^7 + H^2 O = C^6 H^{12} O^6 + C^6 H^6 O^2$$

Arbutine. Glucose. Hydroquinone ou Arctuvine.

Une réaction très sensible de l'*Arbutine* est la suivante : on ajoute à la liqueur d'essai quelques gouttes d'acide nitrique concentré ; on fait bouillir avec un mélange de 8 volumes d'alcool pour 1 d'acide sulfurique ; on ajoute de l'eau et un excès de potasse : il se produit aussitôt une belle coloration violette, due au sel potassique de la *dinitrohydroquinone*.

L'*Arbutine*, oxydée, donne de la *Quinone*[2] $C^6 H^4 O^2$ et de l'*acide*

---

[1] Arbousier, arbousier traînant, busserole, bousserole, buxerolle, raisin d'ours, petit buis.

[2] La *Quinone* est obtenue, d'autre part, par oxydation de l'*acide quinique*, si

formique : brûlée, elle donne de l'*hydroquinone* et de la *pyrocatéchine.*

L'*Ericoline* $C^{34} H^{86} O^{21}$ (Rochleder) est amorphe, jaunâtre, et se dédouble, par l'action de l'acide sulfurique étendu, en glucose et en *Ericinol* isomère du camphre ordinaire [1].

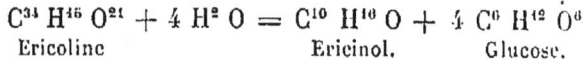

$$C^{34} H^{46} O^{21} + 4 H^{2} O = C^{10} H^{10} O + 4 C^{6} H^{12} O^{6}$$
　　Ericoline　　　　　　　　　　Ericinol.　　　　Glucose.

L'*Ursone* $C^{20} H^{32} O^{2}$ (Tromsdorff 1854) est neutre, incolore, inodore, insipide, cristallisable ; elle est insoluble dans l'eau les acides et les alcalis étendus, peu soluble dans l'alcool et l'éther [2].

Physiologie et Thérapeutique. — La *Busserole* agit comme tonique et astringente par son tannin : d'autre part l'*arbutine,* en se décomposant dans l'organisme, donne naissance à de l'hydroquinone, qui possède une action remarquable sur les organes urinaires : elle favorise l'excrétion de l'urine, en même temps qu'elle agit comme un tonique spécial de la muqueuse vésicale et des uretères.

Selon de récentes recherches, on peut considérer la Busserole comme le spécifique le plus certain des catarrhes de la vessie, des uretères et de l'urèthre (hors le cas de blennorrhagie); dangereuse dans les néphrites, elle modifie avantageusement la cystite du col, et s'est montrée précieuse à la fois dans le traitement de l'incontinence d'urine et de la rétention d'urine. Comme diurétique, on l'a recommandée dans l'hydropisie. On lui a attribué, mais avec moins de fondement, une action non moins énergique sur les catarrhes pulmonaires, la bronchorrhée et même, dit-on, la phthisie.

On emploie l'infusion (15 à 40 gr. p. 1000), la poudre (2 à 8 gr.), l'extrait aqueux (1 à 4 gr.) — Il ne faut pas craindre d'élever quelque peu les doses : l'action sur la vessie ne se produit que lorsque la quantité d'hydroquinone mise en liberté dans les urines, est devenue suffisante, ce que l'on reconnaît facilement à la coloration brun-verdâtre que prennent celles-ci. — L'*Arbutine* se donne à la dose de 2 à 5 gr. en 24 heures.

---

abondant dans les quinquinas ; les agents réducteurs la transforment en *hydroquinone* ($C^{6} H^{4} O^{2} + H^{2} = C^{6} H^{6} O^{2}$) : celle-ci, oxydée à son tour, donne la *quinhydrone* ou *hydroquinone verte* $C^{12} H^{10} O^{4}$ (Würtz).

[1] L'*Ericinol* se retrouve chez plusieurs autres plantes de la même famille, telles que le *Ledum palustre,* le *Rhododendron ferrugineum,* etc.

[2] L'*Ursone* a été retrouvée dans les feuilles d'un *Epacris* australien (Rochleder),

Diagnose. — On confond fréquemment ces feuilles avec celles de l'*Airelle ponctuée*, décrites à l'article précédent, et souvent mêlées avec elles dans le commerce. En relisant comparativement les deux descriptions, on notera que les feuilles de l'*Airelle* sont plus larges, plus fortement recurvées en dessous, et crénelées sur leurs bords vers leur sommet ; d'autre part, leur face inférieure porte des nervures secondaires *nettement saillantes* et de nombreuses ponctuations noires, tandis que les feuilles de la *Busserole*, dépourvues de ponctuations, ne présentent sur cette face *aucune nervure visible*. Enfin les feuilles de l'*Airelle*, sensiblement moins épaisses que celles de la *Busserolle*, se déchirent lorsqu'on les rompt, tandis que celles de la *Busserolle* se brisent net.

227. RHIZOME DE VALÉRIANE

Description. — Le *Rhizome de Valériane*, souvent appelé

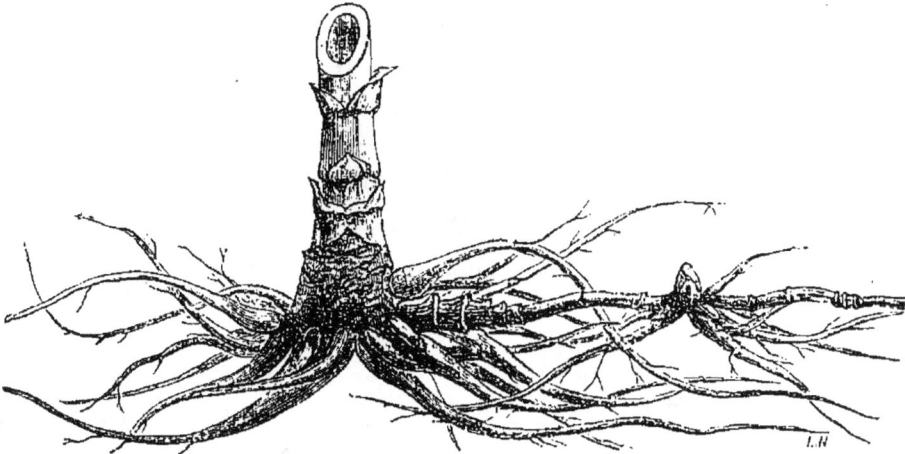

FIG. 252. — Rhizome de Valériane. *Valeriana officinalis*.
(D'après de Lanessan.)

improprement *racine*, se présente dans le commerce en-

touré d'un grand nombre de racines adventives qui souvent
s'enroulent autour de lui et forment un enchevêtrement
assez compliqué, masquant la portion centrale. Celle-ci est
assez irrégulière dans sa forme, longue de 2 à 3 cent.,
épaisse de 1 à 2 cent., bosselée, colorée en brun clair, terminée supérieurement par le tronçon plus ou moins long
de la tige fistuleuse, qu'entourent les bases des feuilles

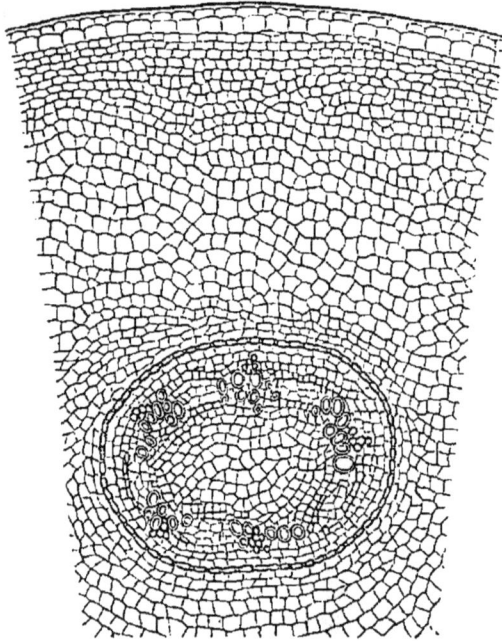

FIG. 253. — Rhizome de Valériane. Coupe transversale.

(D'après de Lanessan.)

radicales : des ramifications très nombreuses, rameaux
souterrains et racines adventives, s'insèrent sur le rhizome
ou y laissent leurs cicatrices blanches et saillantes : ces ramifications sont de couleur grise, plus ou moins striées
suivant leur longueur, épaisses de 1 à 2 mill., longues de
5 à 15 cent.; leur cassure est d'un jaune très pâle et présente un point blanc au centre.

La cassure du rhizome est d'un gris jaunâtre, compacte, un peu farineuse; quelquefois le centre est creux. La coupe transversale est cornée, et laisse voir peu distinctement une zone corticale, assez mince, et une zone centrale ligneuse, dans laquelle les stries radiales des faisceaux sont à peine visibles.

L'odeur est absolument caractéristique, très désagréable quand elle est diluée, beaucoup plus supportable quand cette première impression est vaincue et que l'odeur de la cassure fraîche est respirée de très près. La saveur est aromatique, un peu sucrée.

Au microscope, on trouve, dans les éléments du parenchyme cortical, une grande quantité de grains d'amidon, et un certain nombre de gouttelettes huileuses disséminées çà et là, surtout au voisinage de l'épiderme. On ne trouve point de fibres libériennes proprement dites. Les faisceaux ligneux, adossés à une zone mince de cambium, sont à peu près triangulaires, séparés par de larges rayons médullaires se confondant avec la moelle. — Les vaisseaux sont ponctués et entremêlés de quelques cellules ligneuses. — Les racines adventives renferment une large zone corticale, et, sous la gaine des faisceaux, un cercle ligneux entourant une faible moelle centrale.

Botanique. — Le *Rhizome de Valériane* est fourni par la *Valeriana officinalis* [1] L., plante bisannuelle, commune dans les régions tempérées de l'hémisphère boréal, et appartenant à la famille des *Valérianacées* [2].

---

[1] Valériane officinale. Valériane sauvage, herbe à la meurtrie, herbe aux chats, herbe Saint-Georges.

[2] VALÉRIANACÉES. — PLANTES HERBACÉES, quelquefois suffrutescentes. — FEUILLES OPPOSÉES, SANS STIPULES. — FLEURS HERMAPHRODITES (sauf *Valeriana dioïca*). IRRÉGULIÈRES, disposées en CYMES COMPOSÉES ombelliformes. — RÉCEPTACLE CONCAVE emprisonnant un OVAIRE ADNÉ. — CALICE GAMOSÉPALE à 3-5 dents (*Nardostachys, Fedia*), souvent réduit à un bourrelet (*Valerianella, Centranthus*) ou plus souvent à une couronne laciniée formant une aigrette au sommet du fruit. (*Valeriana*). — COROLLE IRRÉGULIÈRE, souvent BILABIÉE (*Fedia*), GAMOPÉTALE, A 5 DIVISIONS, POURVUE D'UN ÉPERON ANTÉRIEUR plus ou moins développé (divisée inférieurement chez *Centranthus* en deux loges dont l'une correspond à l'éperon).

Rameaux aériens, dressés, fistuleux. — *Feuilles* opposées, pennatiséquées, à lobes aigus et dentés; inflorescences en cymes composées multipares. — *Fleurs* blanches ou roses, hermaphrodites, irrégulières. — *Réceptacle* très concave, emprisonnant un ovaire adné. — *Calice* réduit à une lame enroulée et incisée. — *Corolle* gamopétale, infundibuliforme, à cinq lobes étalés, pourvue d'un court éperon antérieur. — 3 *Étamines* connées avec le tube de la corolle, à filets arqués, à anthères biloculaires et introrses. — *Ovaire* infère, uniloculaire, à ovule unique, anatrope et descendant, inséré supérieurement, à style long, exsert, trifide au sommet. — *Fruit* sec et monosperme (achaine), garni d'une couronne profondément découpée, qui forme aigrette et provient du calice; point d'albumen.

On lui substitue parfois le Rhizome de la *Valeriana Phu* L. ou celui de la *Valeriana dioica* L.

Chimie. — Le Rhizome de Valériane renferme de la résine, des sels, du sucre, et une huile essentielle particulière (1 à 2 p. 100). Cette huile, peu odorante, est un mélange de corps complexes parmi lesquels on a signalé le *Valérène* $C^{10} H^{10}$, isomère de l'essence de térébenthine, le *Valérol* $C^9 H^{10} O$, et un camphre $C^{10} H^{18} O$ identique au *Bornéol* ou camphre de Bornéo. — Cette huile essentielle, que l'on retrouve dans le *Lupulin*, donne peu à peu naissance, par l'exposition à l'air, à des quantités croissantes d'*acide Valérianique* $C^5 H^{10} O^2$, liquide oléagineux, soluble dans l'alcool et l'éther, et faiblement dans l'eau, auquel il faut rapporter l'odeur désagréable du Rhizome sec. Il dissout le camphre, le phosphore, le brome et l'iode; un courant électrique prolongé le dédouble en acide carbonique, en eau et en *dibutyle* $C^8 H^{18}$.

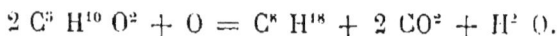

$$2 C^5 H^{10} O^2 + O = C^8 H^{18} + 2 CO^2 + H^2 O.$$
Ac. Valérique.   Dibutyle.

On peut obtenir synthétiquement cet acide par oxydation de l'*Alcool amylique* (essence de pommes de terre); il existe également dans les fruits du *Viburnum opulus* ou Boule de neige, dans

— Étamines alternipétales, au nombre de 9 (4 chez *Patrinia* et *Nardostachys*, 1 chez *Centranthus*) : filets connés avec le tube de la corolle : anthères biloculaires, introrses, déhiscentes par 2 fentes longitudinales. — Ovaire infère, triloculaire, à 2 loges stériles (*Nadostachys, Patrinia. Valerianella. Phyllactis, Plectritis*) ou uniloculaire d'emblée (*Valeriana, Centranthus*). — Ovule unique, anatrope descendant, a micropyle supéro-externe. — Achaine pourvu (*Valérianées*) ou dépourvu (*Patriniées*) d'une aigrette. — Graine a albumen nul ou rudimentaire quelquefois *Valeriana*).

M. Baillon a divisé cette petite famille, qui ne comprend que 8 genres, *Hist. des Pl.*, VIII., 514) en 2 sections (*in* Payer. *Fam. nat. des Pl.*, 242), *Patriniées, Valérianées.*

la racine d'Angélique, dans les farines avariées, le vieux fromage, la graisse de phoque, etc.

En fait on distingue chimiquement 4 *acides Valériques :* ce sont les acides *propylacétique, isopropylacétique, éthylméthylacétique, triméthylacétique;* le second est celui qui nous occupe (*acide iso-valérique, iso-butylformique, phocénique, delphinique*). On l'obtient en distillant le Rhizome de Valériane, saturant le produit par le carbonate de soude, et en décomposant plus tard le valérate de soude par l'acide sulfurique. — On augmente le rendement en faisant, avant la distillation, macérer la Valériane dans l'eau (5 fois le poids de la valériane) avec $^1/_{10}$ d'acide sulfurique et $^6/_{100}$ de bichromate de potasse ; ce mélange détermine par oxydation la transformation du *Valérol* en *acide valérianique.*

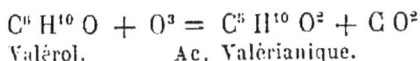

$$C^{6} H^{10} O + O^{3} = C^{5} H^{10} O^{2} + C O^{2}$$
Valérol.　　　　Ac. Valérianique.

L'*acide valérique* ou *valérianique* donne des sels cristallisés, tels que le *valérianate de zinc* ($C^{5} H^{9} O^{2}$)^2 Zn, sel employé en médecine, soluble dans 50 p. d'eau froide, et dans 17,5 p. d'alcool froid ; ce sel se combine avec l'ammoniaque en donnant ($C^{5} H^{9} O^{2}$)^2 Zn. 2 Az H^3.

Le *Valérol* s'obtient par distillation ; il est très soluble dans l'alcool, peu dans l'eau et cristallise à 0° : chauffé avec la potasse il donne du valérate de potasse, du carbonate de potasse et de l'hydrogène.

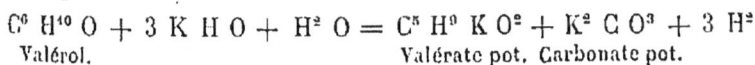

$$C^{6} H^{10} O + 3 K H O + H^{2} O = C^{5} H^{9} K O^{2} + K^{2} C O^{3} + 3 H^{2}$$
Valérol.　　　　　　　Valérate pot. Carbonate pot.

Physiologie et Thérapeutique. — La Valériane est stimulante, antispasmodique et diurétique. Son action semble porter directement sur les centres nerveux cérébro-spinaux. A forte dose, elle occasionne des vertiges et des troubles sensoriels, sans jamais produire, selon Trousseau, d'accidents toxiques.

On l'a prescrite contre la chorée, l'épilepsie (?) et contre les accidents multiples de l'hystérie : vapeurs, vertiges, convulsions; contre l'asthme et la coqueluche ; contre la polyurie non diabétique. — Dans les fièvres intermittentes et dans les névralgies, son action a été comparée à celle de la quinine et extrêmement vantée : on l'a en outre employée comme vermifuge.

On la prescrit en poudre (2 à 30 gr.), en tisane (15 à 60 p. 1 litre), en teinture alcoolique [(alcool 4, valér. 1) 2 à 30 gr.], en teinture éthérée au $^1/_4$ (0,50 à 4 gr.), en extrait alcoolique [(alcool 7, valér. 2) 1 à 10 gr.], en sirop [(rhizome Valér. 100; eau distillée de Valér., 100; eau Q. S. pour 430 gr. de colature; sucre 1000) 30 à

40 gr.]. On administre aussi parfois l'huile essentielle (0,30 à 0,50), le *Valérianate d'ammoniaque* (0,05 à 0,50) préparation sans valeur, selon Rabuteau, — les valérianates de zinc et de quinine contre les névralgies et la migraine (0,10 à 0,30). Les valérianates d'atropine, de fer et de bismuth sont inusités. On a préconisé récemment le *Valérianate de Caféine* contre la coqueluche (0,10) et les vomissements de la grossesse.

Liqueur de Pierlot.

Acide valérianique.	3 gr.
Sous-carbonate d'ammoniaque.	Q.S. jusqu'à saturation.
Extrait alcoolique de Valériane.	2 gr.
Eau distillée.	95 gr.

Par cuillerées à café : de 1 à 3 par jour, pour les adultes ; par demi-cuillerées, 2 par jour aux enfants.

228. RACINE DE GENTIANE.

Description. — La souche de la *Gentiane* atteint à sa base une fois ou deux le diamètre du pouce. Au-dessus de ce collet se montrent les bases des rameaux aériens, plus ou moins nombreux suivant l'âge de la plante. Les rameaux de l'année courante sont indiqués, soit par une surface de section, soit par une cassure ; les cicatrices des rameaux des années précédentes sont déprimées en fossettes cratériformes, à fond strié de côtes radiales très marquées.

La partie supérieure ou rhizomateuse de la souche se continue directement avec la racine ; celle-ci se bifurque plus ou moins rapidement, pour se ramifier ensuite plusieurs fois : ce sont ces ramifications, coupées en fragments de 5 à 10 cent. de long, mesurant de l'épaisseur du doigt à celle du pouce, que l'on trouve le plus souvent dans le commerce, où la racine entière telle que la représente notre figure est assez rare.

Ces fragments sont à peu près cylindriques, souvent arqués ; leur écorce est d'un brun rougeâtre, striée de côtes de dessication bien marquées et ordinairement en-

roulées en spirales. En même temps des lignes transversales coupent superficiellement les spires de ces côtes ; ces
lignes, souvent très rapprochées, sont de plus en plus marquées à mesure que l'on se rapproche du collet, où elles
forment de véritables petits sillons annulaires, bien parallèles. — De place en place, l'écorce présente quelques cica-

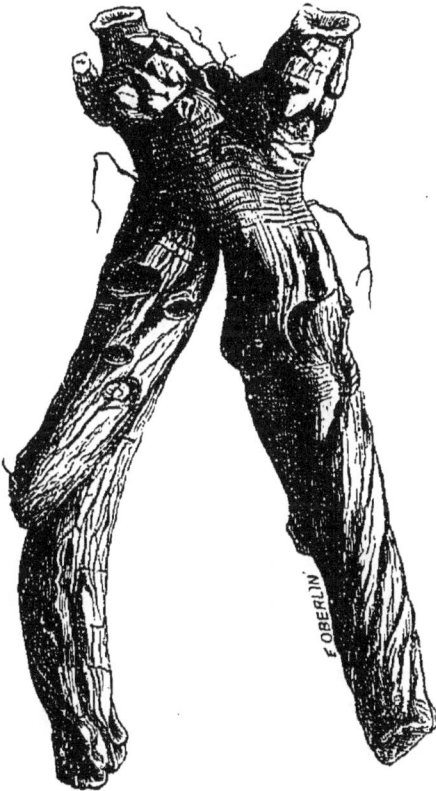

FIG. 254. — Racine de Gentiane. *Gentiana lutea.*

trices ovales, taillées à pic, correspondant à l'insertion de ramifications secondaires. Cette écorce s'enlève difficilement.

La cassure est courte, très peu fibreuse. La section transversale, de couleur jaune rougeâtre, montre sous la portion
corticale, épaisse de 1 à 3 mill., une ligne foncée (cam-

bium et liber), entourant la masse centrale jaunâtre, poreuse, marbrée de brun, que strient les lignes radiales des
faisceaux fibro-vasculaires ; ces faisceaux sont très minces,
et ne se montrent nettement qu'à la loupe : on distingue
alors en même temps les lignes concentriques très rapprochées qui existent dans le cylindre ligneux.

L'odeur est assez agréable : la surface de section pratiquée
immédiatement dégage une odeur assez vive, un peu nauséeuse, que l'on a comparée avec une certaine justesse à
celle du pain d'épices. La saveur, faible au début, un peu
sucrée même, devient graduellement, au bout de quelques
secondes, d'une amertume insupportable, presque nauséeuse, mais peu tenace.

Sur la coupe transversale vue au microscope, on constate
dans les éléments arrondis et volumineux du parenchyme
cortical, la présence de gouttelettes huileuses ; il n'existe
point d'éléments libériens vrais, mais seulement une zone
de phytocystes allongés dans le sens de l'axe et rangés en
files radiales alternant avec les prolongements des rayons
médullaires. Le bois est formé de faisceaux très grêles,
renfermant des vaisseaux rayés ou annelés en petit nombre ; ces vaisseaux, largement béants, sont entourés de
quelques fibres ligneuses et forment de petits groupes
dont l'ensemble est disposé en cercles concentriques sur
la coupe transversale. — On ne trouve, dans les éléments
parenchymateux des rayons médullaires, pas plus que dans
l'écorce, ni amidon, ni oxalate de chaux.

Botanique. — La *Gentiane officinale*[1] est la *Grande Gentiane*,
Gentiana lutea L., plante vivace de la famille des *Gentianacées*[2],
à tige herbacée, haute de 90 cent. à 1 m. 50, habitant les mon-

---

[1] Gentiane jaune, Grande Gentiane, Jansonna.

[2] GENTIANACÉES. — PLANTES HERBACÉES. — FEUILLES OPPOSÉES, quelquefois
verticillées (*Gentiana*), ou même alternes (*Menyanthées*). — FLEURS HERMAPHRO-
DITES, RÉGULIÈRES, ordinairement disposées en CYMES. — RÉCEPTACLE CONVEXE.
— CALICE ordinairement GAMOSÉPALE, à 4-5 DIVISIONS. — COROLLE GAMOPÉTALE, à
4-5 DIVISIONS. — ANDROCÉE ISOSTÉMONÉ, A FILETS CONNÉS AVEC LE TUBE DE LA

tagnes peu élevées de l'Europe centrale et méridionale, croissant en France dans tout le bassin du Rhône, les Vosges, l'Auvergne et la région pyrénéenne. — *Souche* volumineuse pouvant atteindre 1 m. 20 de long. Rameaux aériens annuels au nombre de 1 à 4, dressés, fistuleux. — *Feuilles* opposées, 5 à 7 nerves, elliptiques aiguës, pétiolées à la base, sessiles et embrassantes sur la tige. — *Fleurs* jaunes, hermaphrodites, régulières, disposées en cymes axillaires contractées, simulant des verticilles. — *Réceptacle* convexe. — *Calice* gamosépale à 5-9 divisions, souvent rompu dans l'anthèse. — *Corolle* tubuleuse gamopétale à 5, 6, 8 ou 9 divisions profondes. — *Étamines* en nombre égal à celui des pièces de la corolle, alternes avec elles, à filets adnés à la corolle, à anthères biloculaires, déhiscentes par 2 fentes introrses ou marginales. — *Ovaire* uniloculaire, porté par un pédoncule sur un disque hypogyne : style bilobé : 2 placentas pariétaux chargés chacun de deux rangées verticales d'ovules anatropes, horizontaux, à micropyle dirigé en bas. — *Capsule* bivalve, septicide. — *Graines* aplaties, ailées, albuminées.

A la Gentiane officinale se trouvent parfois mêlés, dans le commerce, les rhizomes des *Gentiana purpurea* L., *Gentiana punctata* L., *Gentiana pannonica* Scop., et même, dit-on, ceux d'*Aconit* ou d'*Ellébore blanc*.

Chimie. — La *Gentiane* renferme un principe amer, la *Gentiopicrine*, une matière colorante la *Gentisine*, un acide *Gentianique*, deux sucres, la *lévulose* et la *Gentianose*, et une substance volatile très odorante (Planche), non déterminée encore.

La *Gentiopicrine*, ou *Amer de Gentiane* des auteurs, $C^{20} H^{30} O^{12}$ (Kromeyer), est un glucoside cristallisable, soluble dans l'eau et l'alcool, insoluble dans l'éther, et que les acides peuvent dédoubler en glucose et en *Gentiogénine* amorphe et brunâtre. La *Gentisine* $C^{14} H^{10} O^5$ (Lecomte, Baumert) (*Gentianin* des auteurs), est jaunâtre, insipide, cristallisable, indifférente en présence des acides (sauf l'acide azotique), et donne par fusion avec la potasse de *l'acide gentisique*, de la *phloroglucine* et de l'acide acétique.

$$2 C^{14} H^{10} O^5 + O^2 + 4 H^2 O = 2 C^6 H^6 O^3 + 2 C^7 H^6 O^4 + C^2 H^4 O^2$$

Gentisine.   Phloroglucine. Ac. gentisique. Ac. acétique.

L'acide gentisique, identique à l'*acide oxysalicylique* $C^7 H^6 O^4$,

COROLLE, à ANTHÈRES BILOCULAIRES, INTRORSES, DÉHISCENTES PAR 2 FENTES LONGITUDINALES. — OVAIRE SUPÈRE, UNILOCULAIRE, A 2 PLACENTAS PARIÉTAUX TRÈS SAILLANTS PORTANT 2 RANGÉES D'OVULES ANATROPES. — FRUIT CAPSULAIRE, SEPTICIDE. — GRAINES ALBUMINÉES.

Cette famille a été divisée en deux sections :
Gentianées, Ményanthées.

est cristallisé et se dédouble par l'action de la chaleur en acide carbonique et *hydroquinone* $C^6 H^6 O^2$.

La *Gentianose* $C^{30} H^{60} O^{31}$ (Meyer) est cristallisable, faiblement sucrée, nettement dextrogyre, fermentescible par l'action de la levure de bière. Elle ne réduit pas la liqueur de Fehling; elle est très soluble dans l'eau, peu soluble dans l'alcool [1].

Physiologie et Thérapeutique. — La *Gentiane* est un amer d'une astringence faible (longtemps considérée comme nulle); on peut sans inconvénient l'associer aux préparations ferrugineuses et l'on n'a point à redouter la constipation à la suite de son emploi prolongé. Murray l'appelle « *præstantissima inter amaras*. Elle stimule les sécrétions digestives et excite les contractions intestinales; elle paraît en outre posséder un certain pouvoir fébrifuge; elle s'élimine par les sueurs et les urines. La plante fraîche est beaucoup plus active; à doses élevées, elle occasionne des vomissements et peut déterminer une sorte d'ivresse narcotique que Planche attribue à son essence.

L'action locale est irritante et la poudre, seule ou unie au charbon ou au camphre, a été prescrite pour stimuler les ulcères atoniques et entretenir les suppurations.

On l'emploie dans l'anémie, la chlorose, le scorbut et surtout les dyspepsies et les diarrhées chroniques; on l'a recommandée contre les fièvres intermittentes; Boerhaave et Van Swieten en faisaient un spécifique de la goutte; enfin, on lui a attribué une action vermifuge.

La racine de *Gentiane* se gonfle considérablement dans l'eau, et on a pu l'employer, de la même façon que les tiges de Laminaire et l'Eponge préparée, pour dilater les trajets fistuleux. Elle a servi à fabriquer des pois à cautère.

On prescrit la macération et la décoction (10 à 20 gr . p. 1000), l'extrait aqueux (0,10 à 1 gr.), la teinture alcoolique au $^1/_5$ (5 à 40 gr.), la poudre (0,50 à 20 gr. progressivement), le sirop [(Gentiane 1, eau 10, sucre 10) 30 à 100 gr.] et surtout le Vin du Codex (38 p. 1000).

La *Gentiane* faisait partie de l'eau générale, du diascordium, de l'opiat de Salomon, de la thériaque, du mithridate, de l'orviétan, de la teinture de Wytte, de l'élixir de Stoughton, de l'élixir de longue vie, de la poudre anti-arthritique du duc de Portland, etc., etc.

[1] Voy. Würtz. *Dict. de Chimie*. Suppl. II, 862. — J. Ville. *Rech. pour servir à l'hist. chim. de la Rac. de Gentiane*. Thèses de l'Ec. de Pharm. de Montpellier. 1877.

Diagnose. — Le *Pyrèthre* et la *Réglisse* présentent extérieurement quelque ressemblance avec la *Gentiane* ; l'amertume de celle-ci permettra d'éviter toute confusion.

229. PETITE CENTAURÉE

Description. — On trouve dans les pharmacies les rameaux fleuris de la plante, ordinairement très bien conservés. Les *axes* sont fistuleux, prismatiques-quadrangulaires, à angles arrondis, sillonnés de côtes grèles, colorés en jaune pâle ou verdâtre. Les *feuilles* sont opposées, sessiles au sommet des rameaux, pétiolées à la base, présentant toutes les transitions entre la forme obovale (feuilles de la base) et la forme linéaire aiguë (feuilles du sommet) ; elles sont glabres, entières, colorées également en vert sale sur leurs deux faces, digitinerves, à 3-5 nervures grèles.

Les *fleurs*, hermaphrodites et régulières, conservent ordinairement, sur les échantillons secs des Droguiers, leur belle couleur

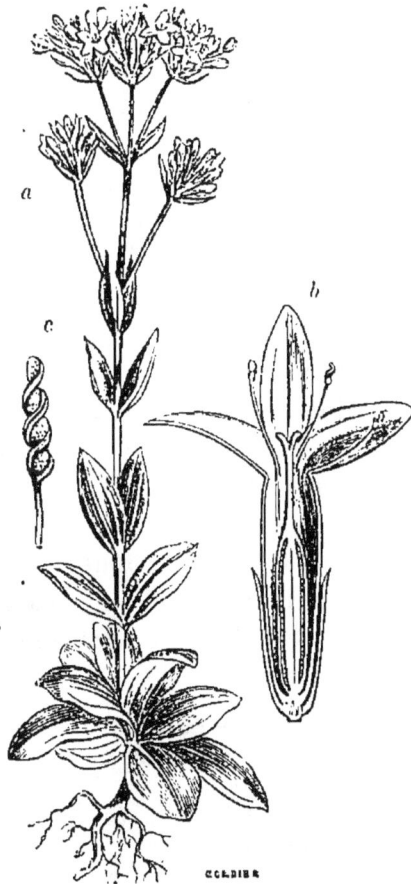

FIG. 255. — Petite Centaurée.
Erythrea Centaurium.

a, Plante entière ; — *b,* Fleur : coupe longitudinale ; — *c,* Anthère déhiscente.

(D'après de Lanessan.)

violacée ou rosée, et ne se montrent d'un jaune orangé que lorsqu'elles ont été imparfaitement desséchées. Elles sont disposées en cymes bipares terminales plusieurs fois ramifiées. Le *réceptacle* est convexe. Le *calice* est gamosépale, verdâtre, et forme un tube étroit, découpé au sommet en cinq dents courtes et aiguës, quelquefois un peu inégales. La *corolle* est hypocratérimorphe, à tube deux fois plus long que le calice, à limbe plus ou moins étalé, divisé en cinq lobes elliptiques, tordus dans la préfloraison. Les cinq *étamines*, alternes avec les pétales, ont un filet grêle conné avec le tube de la corolle jusqu'au niveau de la gorge de celle-ci, et une anthère biloculaire, à deux fentes introrses, se tordant en vrille après la déhiscence. L'*ovaire*, supère et dicarpellé, est uniloculaire, très allongé, et terminé par un style faiblement exsert, bilobé au sommet; les deux placentas pariétaux sont bilabiés, chaque lèvre portant une rangée d'ovules anatropes horizontaux. Le *fruit*, que l'on observe souvent à la périphérie des inflorescences, est capsulaire, allongé, accompagné du calice fendu, et s'ouvre en deux valves au niveau des placentas (*septicision*). Les *graines* sont aplaties, tétraédriques, réticulées, albuminées.

L'odeur de la drogue sèche est agréable et rappelle un peu celle du miel. La saveur de toutes les parties de la plante est d'une amertume franche, un peu tardive, non persistante.

Botanique.— La *Petite Centaurée*[1] est une petite plante herbacée, bisannuelle, commune dans l'Europe centrale et méridionale, et l'Asie occidentale; c'est l'*Erythrea centaurium* Person. (*Gentiana centaurium* L., *Chironia centaurium* V.), de la famille des *Gentianacées*.

Rhizome ligneux, chevelu. — *Rameaux aériens* au nombre de 1 à 10, hauts de 10 à 50 centim., ramifiés dichotomiquement à la par-

---

[1] Herbe au Centaure, — centaurelle, — gentiane centaurée, — chironée, — herbe à Chiron, — fiel de terre, — herbe à la fièvre, — herbe aux mille florins.

tié supérieure. — *Feuilles* inférieures pétiolées, étalées en rosette à la base de la plante.

Chimie. — La *Petite Centaurée* renferme : un principe amer mal connu, formé d'un corps brun, solide, et d'une résine molle ; — de la *centaurirésine*, matière résineuse mal déterminée ; — un principe colorant, l'*Erythro-centaurine* (Méhu) $C^{25}H^{24}O^8$, blanc, neutre, insipide, cristallisable, soluble dans l'alcool et le chloroforme, devenant rouge par l'exposition à la lumière solaire, sans changer de composition ; — du sucre, de la gomme, des sels et une substance cireuse abondante (Méhu) : — point de tannin.

Physiologie et Thérapeutique. — La *Petite Centaurée* est tonique, amère, apéritive et reproduit avec une intensité un peu moindre tous les effets de la *Gentiane*. Elle est en outre douée d'une action fébrifuge incontestable.

On la prescrit en infusion (10 à 30 gr. p. 1 litre), en teinture au $^1/_4$ (5 à 15 gr.), en extrait aqueux (1 à 5 gr.), en poudre (2 à 10 gr.), en vin [(Petite Centaurée 60 gr.; vin blanc, 1 litre), 100 à 200 gr.], en suc frais (30 à 100 gr.), — contre l'atonie du tube digestif avec toutes ses conséquences, mais surtout comme fébrifuge. C'est le plus anciennement et le plus vulgairement connu de nos fébrifuges indigènes ; elle réussit souvent dans des cas de fièvres intermittentes quotidiennes, tierces ou quartes, contre lesquels le sulfate de quinine est resté sans action : son emploi est indiqué quand l'estomac ne peut tolérer cette dernière substance. (Cazin.) On a recommandé les lavements de *Petite Centaurée* contre les oxyures.

230. FEUILLES DE MÉNYANTHE

Description. — La feuille entière est composée-trifoliolée. Le pétiole est cylindrique, charnu, très engainant, long de 5 à 8 cent. Le limbe se divise en trois folioles sensiblement égales, obovales, faiblement acuminées, glabres, penninerves et plus ou moins profondément crénelées sur leurs bords ; elles mesurent de 2 à 10 cent. de long sur 3 à 6 cent. de large.

Les feuilles sèches des Droguiers sont le plus souvent privées de leurs pétioles ; les folioles se présentent isolées ou réunies par deux ou trois, chiffonnées, colorées en ver glauque également sur leurs deux faces. La nervure médiane, enfoncée et peu visible à la face supérieure, forme à la face inférieure une grosse côte aplatie, bosselée, d'un jaune brun tranchant vivement sur la couleur verte du limbe. Les nervures secondaires s'insèrent sous un angle très aigu, au point que celles qui naissent à la partie inférieure du limbe ont sensiblement la même direction que les bords de celui-ci; ces nervures secondaires sont enfoncées à la face supérieure et y tracent des lignes noires très grêles : à la face inférieure, elles forment d'étroites côtes jaunâtres, légèrement saillantes.

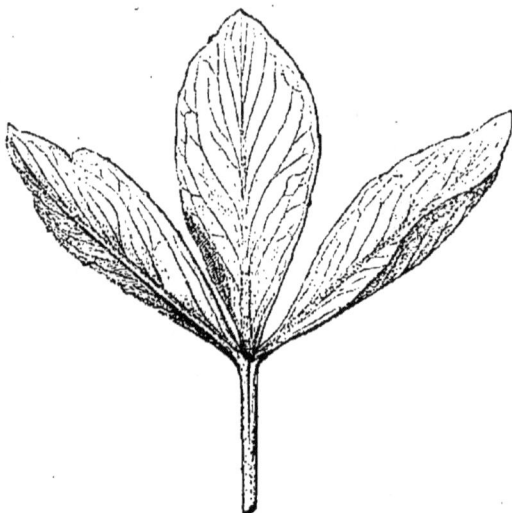

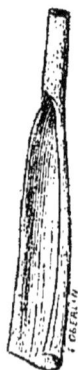

FIG. 256. — Feuille de Menyanthe. *Menyanthes trifoliata.*

L'odeur est faible, peu caractéristique ; la saveur est franchement amère.

Botanique. — Le *Ményanthe*[1] ou *Trèfle d'eau* est une petite *Gentianacée-Ményanthée*, herbacée et vivace, commune dans toute

---

[1] De μινύς petit, et ἄνθος fleur. Trèfle aquatique. Ményanthe à feuilles ternées, — trèfle à la fièvre, — trèfle de castor, — trèfle de chêne.

l'Europe et l'Asie tempérée, recherchant les marais et les lieux humides, le *Menyanthes trifoliata* L.

Rhizome épais, chargé de cicatrices foliaires. — *Rameaux* aériens rampants, sauf une hampe florale dressée, haute de 25 cent. environ. — *Feuilles* roses, alternes, à pétiole embrassant, à limbe trifoliolé. — *Fleurs* hermaphrodites et régulières, disposées en grappes. — *Réceptacle* légèrement concave. — *Calice* gamosépale, à cinq divisions profondes. — *Corolle* gamopétale, à cinq lobes réfléchis, parsemés de papilles filiformes à leur face supérieure. — 5 *Étamines* alternes avec les lobes de la corolle et connés avec le tube de celle-ci jusqu'à sa gorge : *Anthères* introrses, biloculaires. — *Ovaire* enfoncé inférieurement dans la coupe réceptaculaire et accompagné d'un bourrelet glanduleux, uniloculaire, à 2 placentas pariétaux chargés d'ovules anatropes, à style bilobé. — *Capsule* bivalve, septicide. — *Graines* nombreuses, aplaties, albuminées.

Chimie. — Le *Ményanthe* renferme de la *Ményanthine*, de la gomme, du sucre, point d'acide tannique. — Le Rhizome contient de l'Inuline (?) et passe pour alimentaire.

La *Ményanthine* $C^{30} H^{40} O^{14}$ (Brandés) est un glucoside amer, neutre, amorphe, soluble dans l'eau chaude, l'alcool et les alcalis, peu soluble dans l'eau froide, insoluble dans les acides : elle précipite par le tannin, non par les sels métalliques. L'acide sulfurique étendu et bouillant la dédouble en glucose et en *Ményanthol*, substance oléagineuse, acide, volatilisable, à odeur d'amandes amères, et peut-être effectivement homologue de l'hydrure de benzoyle (Kromayer).

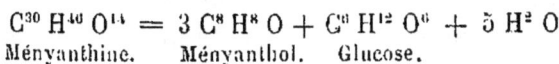

$$C^{30} H^{40} O^{14} = 3 C^8 H^8 O + C^{6} H^{12} O^{6} + 5 H^2 O$$
Ményanthine.   Ményanthol.   Glucose.

Physiologie et Thérapeutique. — Le *Ményanthe* est un amer fébrifuge et tonique : à haute dose, il est vomitif. Il possède à un degré au moins égal, toutes les propriétés de la Gentiane.

On le prescrit en infusion (15 à 30 gr. p. litre), en extrait alcoolique ou aqueux (1 à 4 gr.), en vin [(30 gr. p. 1 litre) 50 à 100 gr.] en sirop (30 à 100 gr.), — contre l'atonie du tube digestif, l'anémie, le scorbut, l'aménorrhée, le rhumatisme, la scrofule et surtout les fièvres intermittentes : on l'emploie quelquefois comme vermifuge. Les feuilles, appliquées en cataplasme, peuvent servir à dissiper les engorgements lymphatiques et scrofuleux. Sèches et fumées avec le tabac, elles peuvent soulager les asthmatiques au milieu des crises.

Les feuilles de Ményanthe font partie du sirop antiscorbutique et des pilules balsamiques de Stahl. On les a parfois mêlées à la bière pour en augmenter l'amertume.

231. BOURGEONS DE PEUPLIER

Description. — Les *Bourgeons de Peuplier* sont coniques et légèrement arqués; ils mesurent en général 1 $\frac{1}{2}$ à 3 cent. de long, sur $\frac{1}{2}$ cent. de largeur à la base. Ils sont luisants, souvent un peu ridés, et colorés en brun clair.

Ils sont constitués par un chaton rudimentaire qu'enveloppent 5 à 8 écailles imbriquées deux à deux; les 3 plus extérieures sont les seules visibles au dehors, et offrent une disposition très caractéristique. A la base existe une première écaille, haute de $\frac{1}{2}$ cent. seulement, enserrant toute l'épaisseur du bourgeon, et présentant au niveau de sa partie dorsale une sorte d'écusson saillant, en forme d'ogive, terminé inférieurement par deux pointes et souvent divisé au milieu par une côte longitudinale. La seconde écaille, incluse dans la première à sa base, est environ trois fois plus longue que celle-ci et atteint la moitié de la hauteur du bourgeon; elle présente également deux fortes côtes dorsales délimitant une surface triangulaire. La troisième feuille est enroulée en cône et enveloppe la partie centrale.

Ces écailles extérieures sont coriaces, adhérentes entre elles, cassantes et assez épaisses; les 2 ou 5 autres écailles enroulées sous la 3e, sont brunes et ordinairement plus minces. Au centre du bourgeon existe une axe d'inflorescence, cylindrique, brun et velu : on y reconnaît facilement les petites bractées noirâtres, profondément laciniées, qui caractérisent les inflorescences des Peupliers.

L'odeur est légèrement aromatique et assez agréable; la saveur est amère et en même temps faiblement sucrée.

Botanique. — Le *Peuplier* dont les bourgeons sont utilisés en médecine est le *Peuplier noir* ou *Peuplier commun*, *Populus nigra* L., bel arbre de 8 à 10 mètres de haut, appartenant à la famille des *Salicacées*[1], et cultivé dans presque toute l'Europe.

Tige dressée, chargée de branches nombreuses, grêles, étalées et formant tête. — *Feuilles* alternes, arrondies, dentées, glabres, à pétiole long et grêle, pourvu de deux stipules caduques. — *Fleurs* sans périanthe, unisexuées, insérées à l'aisselle d'une bractée mince et profondément laciniée, disposées en chatons. — *Réceptacle* cupuliforme et glanduleux. — *Étamines* libres, biloculaires, extrorses, au nombre de 12 et plus. — *Ovaire* uniloculaire, à placenta basilaire; 2 *Ovules* anatropes ascendants; *Style* bifide. — *Capsule* septicide-loculicide à 4 valves. — *Graines* exalbuminées, enveloppées d'une longue aigrette s'insérant à leur base.

On utilise quelquefois les bourgeons du *Peuplier Baumier* (*Populus Balsamea* L.) et du *Peuplier d'Italie* (*Populus pyramidalis* L.), pour les mêmes usages.

Chimie. — Les *Bourgeons de Peuplier* renferment une résine particulière associée à une huile volatile ($C^5 H^8$), de la *Toluine*, une matière colorante appelée *Chrysine* ou *Acide chrysinique*, de la *Tectochrysine*, de la *Populine*, de la *Salicine* $C^{13} H^{18} O^7$, de la gomme, du tannin et des sels.

L'oléo-résine, ou *Blastocolle*, qui maintient les écailles des bourgeons étroitement accolées, constitue la partie utile de la drogue; elle est soluble dans l'alcool et les corps gras.

La *Chrysine* ou *Acide chrysinique* $C^{15} H^{10} O^4$ (Picard) est jaunâtre, cristallisable, soluble dans l'alcool bouillant et l'acide acétique, peu soluble dans l'éther, moins encore dans le chloroforme et le sulfure de carbone, insoluble dans l'eau. — Sa solution alcoolique prend par le chlorure ferrique, une teinte lie de vin. La potasse concentrée et bouillante la dédouble en *Acide benzoïque*, *Acide acétique*, *phloroglucine*, *acétophénone* et dérivés oxygénés de la *Phloroglucine*.

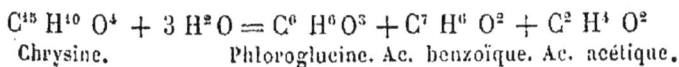

$$C^{15} H^{10} O^4 + 3 H^2O = C^6 H^6 O^3 + C^7 H^6 O^2 + C^2 H^4 O^2$$

Chrysine.　　　　　Phloroglucine. Ac. benzoïque. Ac. acétique.

La *Tectochrysine* est identique à la *Méthylchrysine* $C^{15} H^9 O^4 CH^3$.

---

[1] SALICACÉES. — PLANTES LIGNEUSES. — FEUILLES ALTERNES. SIMPLES. STIPULÉES. — FLEURS DIOÏQUES. SANS PÉRIANTHE. DISPOSÉES EN CHATONS, dont les ÉCAILLES SONT ENTIÈRES (*Salix*) ou LACINIÉES (*Populus*.) — RÉCEPTACLE CONVEXE. — ÉTAMINES au nombre de 2 (*Salix :* sauf chez *S. triandra*) ou de 8-12 (*Populus*) à FILETS ordinairement LIBRES. à ANTHÈRES BILOCULAIRES, EXTRORSES, DÉHISCENTES

La *Salicine* C^{13} H^{18} O^7 (Leroux) est un glucoside blanc, cristallisable, très amer, que l'on retrouve dans quelques autres plantes de la famille, dans les bourgeons de la *Spiræa ulmaria* et dans le *Castoreum* (Wœhler). Elle est soluble dans l'eau et l'alcool, insoluble dans l'éther et les huiles essentielles. Par l'action des acides étendus, à une température inférieure à 100°, elle se dédouble en *Glucose* et en *Saligénine*.

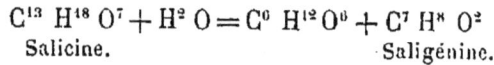

$$C^{13} H^{18} O^7 + H^2 O = C^0 H^{12} O^0 + C^7 H^8 O^2$$

Salicine. Saligénine.

A la température de l'ébullition, on obtiendrait de la *Salirétine:* fondue avec de la potasse, elle donne de l'oxalate et du salicylate; avec la chaux vive, elle donne, à la distillation, du phénol et de l'hydrure de salicyle. Par l'acide azotique étendu à froid, elle donne de l'*hélicine*.

La *Populine* C^{20} H^{22} O^8, cristallise en aiguilles blanches : par ébullition avec la Chaux, elle se dédouble en *acide Benzoïque* et en *Salicine*.

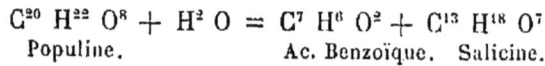

$$C^{20} H^{22} O^8 + H^2 O = C^7 H^6 O^2 + C^{13} H^{18} O^7$$

Populine. Ac. Benzoïque. Salicine.

Bouillie avec l'Acide Chlorhydrique étendue, elle donne de l'*Acide Benzoïque*, de la *Salirétine* et de la *Glucose ;* on doit donc la regarder comme l'*Éther Benzoïque* de la *Salicine*.

Physiologie et Thérapeutique. — Les *Bourgeons de Peuplier* sont sudorifiques, diurétiques, et jouissent en outre des propriétés ordinaires des balsamiques sur les muqueuses respiratoires et génito-urinaires.

On les prescrit en infusion (8 à 15 gr. p. 500 gr. d'eau ou de vin), ou en teinture alcoolique (2 à 4 gr.), dans les catarrhes bronchiques, même tuberculeux (?), dans la cystite, l'uréthrite ou la vaginite, dans le rhumatisme articulaire. La pommade dans laquelle entrent les bourgeons macérés avec des corps gras, constitue l'*Onguent populéum*, employé dès longtemps en frictions contre les douleurs rhumatismales, les hémorrhoïdes, les gerçures, les crevasses du sein, des lèvres ou de l'anus, contre les brûlures, les éruptions cutanées, etc. Les anciens employaient sous le nom d'*Huile œgirine* (*Oleum œgirinum*) une préparation très analogue.

L'Onguent populéum n'est plus guère usité que dans la méde-

PAR 2 FENTES LONGITUDINALES. — OVAIRE UNILOCULAIRE, à 2 PLACENTAS PARIÉTAUX, portant 2-∞ OVULES ANATROPES, ASCENDANTS, A MICROPYLE DIRIGÉ EN BAS ET EN DEHORS. — FRUIT CAPSULAIRE, LOCULICIDE. — GRAINES NON ALBUMINÉES.

Cette petite famille ne comprend que les 2 genres *Salix* et *Populus*.

cine des campagnes; quant aux bourgeons, ils perdent, une fois
desséchés, presque toutes leurs vertus, et ne deviennent diurétiques qu'en tisane très chaude.

Onguent populéum.

Bourgeons de peuplier récemment séchés.	800 gr.
Feuilles récentes de pavot.	500 gr.
— — de belladone.	500 gr.
— — de jusquiame.	500 gr.
— — de morelle.	500 gr.
Axonge.	4000 gr.

F. s. a.

232. SEMENCES DE COURGE

Description. — Ces semences, lorsqu'elles sont entières
dans les Droguiers, sont colorées en blanc sale et jaunâtre;
elles sont aplaties, oblongues - elliptiques
dans leur forme générale, un peu plus
bombées sur l'un des bords (*raphé*), et
atténuées légèrement jusqu'à leur base,
qui est nettement tronquée et large de 3 à
5 mill. La longueur est de 2 à 2 $\frac{1}{2}$ cent.,
la largeur de 1 à 1 $\frac{1}{2}$ cent. au milieu,
l'épaisseur de 2 à 3 mill.

Les deux faces sont légèrement bombées, parcheminées, lisses, rayables à
l'ongle; sur le bord règne un bourrelet
épais de 2 à 3 mill., en dedans duquel
existe ordinairement un mince filet saillant qui le double dans toute sa longueur.
À la base se montrent deux cicatrices : la
plus grande, correspondant à la partie la
plus épaisse du bourrelet ou *raphé*, est
elliptique, c'est le *hile*; l'autre ne forme souvent qu'un
point peu visible, c'est le *micropyle*. La couche superficielle
de la graine s'enlève facilement et montre au-dessous

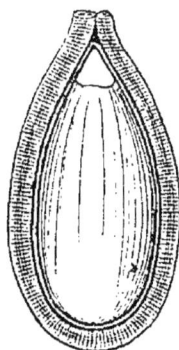

FIG. 257. — Se-
mence de
Courge. *Cucur-
bita Pepo* L.

Coupe longitudinale
médiane.

d'elle une seconde enveloppe, plus résistante, presque ligneuse, de couleur jaunàtre, lisse et brillante à la surface.

Au-dessous de cette enveloppe, qui forme coque, on trouve l'embryon encore entouré d'une membrane peu épaisse, de couleur verte, dont on l'isole plus ou moins facilement. Dans beaucoup de droguiers et d'officines, c'est sous cette forme que l'on trouve les Semences de Courge; on les dit alors *décortiquées*.

L'embryon lui-même, dépouillé de toutes ces enveloppes, se montre d'un jaune sale et d'aspect huileux; il présente la forme même de la graine à l'extérieur, et se compose de deux cotylédons plan convexe, unis par une petite plantule, dont la radicule fait nettement saillie au sommet. Il n'existe point d'albumen.

L'odeur est à peu près nulle. L'embryon est très huileux, doué d'une saveur douceàtre, à laquelle succède parfois une légère àcreté.

Les enveloppes de la graine renferment jusqu'à 8 couches cellulaires distinctes. — Le parenchyme des cotylédons se montre, au microscope, gorgé de gouttelettes huileuses.

Botanique. — Les *Semences* dites de *Courge* ne proviennent point de la *Courge véritable* (*Lagenaria vulgaris* L.), mais de la *Citrouille vulgaire* ou *Giraumon*, *Cucurbita Pepo* L., (*C. polymorpha* Duch., *C. maxima* Duch., *C. verrucosa* L., *C. moschata* Duch., *C. ovifera* L.). C'est une *Cucurbitacée*[1] de la série des *Cucurbitées*,

---

[1] CUCURBITACÉES. — PLANTES HERBACÉES, rarement arborescentes. — FEUILLES ALTERNES, SANS STIPULES, ordinairement accompagnées de vrilles représentant des rameaux entraînés et transformés. — FLEURS RÉGULIÈRES et UNISEXUÉES (hermaphrodites chez *Schizopepon*). — RÉCEPTACLE CONCAVE, enveloppant plus ou moins l'ovaire infère. — CALICE à 5 PIÈCES LIBRES plus ou moins développées. — COROLLE à 5 PIÈCES ordinairement LIBRES (sauf *Cucurbita*, *Citrullus*, *Bryonia*, etc.). — ÉTAMINES primitivement alternipétales, au nombre de CINQ, à FILETS LIBRES et à ANTHÈRES UNILOCULAIRES : ultérieurement 4 d'entre elles se soudent deux à deux, ce qui donne 2 GROUPES BILOBULAIRES OPPOSITIPÉTALES, et UNE ÉTAMINE UNILOCULAIRE ALTERNIPÉTALE non modifiée : LIGNES DE DÉHISCENCE EXTRORSES, MARGINALES ou INTRORSES, toujours plus ou moins SINUEUSES [5 Anthères uniloculaires chez *Fevillea* : 5 biloculaires chez *Telfairia* : 2 anthères biloculaires chez *Anguria*: anthères soudées chez les *Cyclanthérées* en un bourrelet unique, continu, s'ouvrant par une fente circulaire (*Cyclanthera*) ou sinueuse (*Elaterium*)]. — OVAIRE INFÈRE, UNILOCULAIRE, à 3 PLACENTAS PARIÉTAUX très saillants, BIFURQUÉS, à BRANCHES RÉDUPLIQUÉES, chargées de nombreux OVULES ANATROPES DESCENDANTS (*Fevil-*

dont le Potiron (vulgairement *courge*, mais à tort), le Pàtisson, les fausses coloquintes, etc., ne représentent que de simples variétés. Elle est cultivée dans presque toute l'Europe et l'Asie tempérée.

Tige herbacée, creuse, rampante, rugueuse, ramifiée, garnie de vrilles, et atteignant jusqu'à 15 mètres de longueur. — *Feuilles* alternes, cordées, rugueuses, à 4 ou 5 lobes principaux divisés en lobules dentés. — *Fleurs* jaunes et velues, unisexuées, souvent monoïques, solitaires ou disposées en cymes pauciflores. — *Réceptacle* concave. — *Calice* à 5 sépales aigus. — *Corolle* gamopétale, à 5 divisions. — 5 *Etamines*, à filets courts, libres, à anthères uniloculaires et extrorses, déhiscentes suivant une ligne en ∽ couché; ces étamines forment 3 groupes, 2 oppositipétales de 2 étamines et un oppositisépale constitué par la 5e. Dans les fleurs femelles, le réceptacle beaucoup plus profond recouvre un *ovaire* adné, sphérique, et le dépasse ensuite, pour former au-dessus de lui une coupe portant sur ses bords un périanthe semblable à celui de la fleur mâle, et en son centre un disque épigyne, accompagné de rudiments d'étamines. — *Ovaire* uniloculaire, à 3 placentas pariétaux, qui figurent sur la coupe transversale un T à branches recurvées et chargées à leur extrémité d'un grand nombre d'ovules anatropes horizontaux. — *Style* court, trifide, à trois branches stigmatiques renflées. — *Baie* comprimée, grisâtre ou orangée, de 40 à 75 centimètres de diamètre.

Chimie. — Les *Semences de Courge* renferment un mucilage abondant, de l'huile, de l'émulsine, un acide spécial, l'*acide citrullique* (F. Martin), et une résine spéciale la *Péporésine* (Heckel), à laquelle la drogue doit ses propriétés [1].

75 centigr. de cette résine administrés en pilules produisent le même effet que 250 grammes de semences décortiquées.

Physiologie et Thérapeutique. — Les *Semences de Courge* donnent une émulsion rafraîchissante employée autrefois dans la cystite, la blennorhagie aiguë, la néphrite, etc. Depuis 1845, on

lées, Séchiées), ASCENDANTS (*Périanthopodées, Cyclanthérées*) OU HORIZONTAUX (*Cucurbitées, Mélothriées, Telfairiées*) (Ovaire triloculaire à placentas axiles chez *Fevillées, Périanthopodées ;* à 3-5 loges chez *Telfairia :* ovule unique chez *Séchiées;* Ovules peu nombreux chez *Périanthopodées* et *Févillées*). — FRUIT ordinairement CHARNU, souvent DÉHISCENT (*Fevillea, Ecballium, Cyclanthera*, etc. — GRAINES DÉPOURVUES D'ALBUMEN.

M. Baillon (*Hist. des Pl.* VIII, 418) divise cette famille en 7 séries : *Févillées, Séchiées, Périanthopodées, Cyclanthérées, Cucurbitées, Mélothriées, Telfairiées*.

[1] On a successivement placé le principe actif dans l'albumen (Hérard), l'embryon (Lelièvre), et, ce qui paraît plus vraisemblable, dans le tégument interne verdâtre (Heckel).

a reconnu et mis à profit ses propriétés *vermifuges* et surtout *tœnifuges*. C'est aujourd'hui l'unique emploi de cette substance. On donne, suivant l'âge, de 20 à 60 grammes de semences décortiquées et pilées, mêlées à une proportion égale de sucre, ou incorporées à un looch : l'on fait suivre d'un purgatif.

Solution tœnifuge de Debout.

Semences de Courge pilées.	60 gr.
Extrait alcoolique d'écorce de Racine de Grenadier.	2 gr.
Eau.	65 gr.

233. COLOQUINTE

Description. — La *Coloquinte* des officines est la baie desséchée, le plus souvent pelée au couteau et dépouillée de son épicarpe; c'est alors une sphère de 4 à 6 cent. de diamètre, d'une grande légèreté, d'un blanc éclatant, satiné, dont la surface irrégulièrement tronquée présente encore les traces du couteau, et dont les deux pôles sont occupés l'un par la cicatrice peu visible du style, l'autre par la section arrondie et poreuse du pédoncule.

La masse est donc formée par la pulpe desséchée, très fragile, et par les graines; la production de cette pulpe est due elle-même, lors du développement du fruit, à une hypertrophie des tissus des trois placentas pariétaux; ceux-ci en effet sont constitués chacun à l'origine par une lame verticale née de la paroi, gagnant le centre, et s'y dédoublant en deux autres lames verticales qui forment T avec la première et reviennent en s'incurvant contre la paroi du fruit. C'est dans les angles formé par la lame primitive et les lames de dédoublement, que sont logées les graines nées sur le bord de ces dernières. La coupe transversale de chaque placenta figure assez bien une ancre de marine. Ultérieurement, le tissu des lames s'hypertrophiant, les vides qui séparent les placentas les uns des autres et les graines entre elles, se trouvent comblés, et la disposition primitive devient difficile à reconnaître; cependant, sur la coupe transversale, on notera trois lignes blanches correspondant aux espaces interplacentaires comblés.

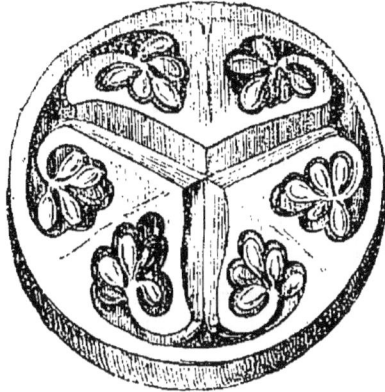

Fig. 258. — Coloquinte. *Citrullus Colocynthis*. Fruit ouvert transversalement.

(D'après de Lanessan.)

La pulpe est homogène, brillante, et tout à fait semblable à la moelle de sureau, bien que plus blanche. Les graines, qui sont logées dans de petites alvéoles de la pulpe, sont aplaties, ovoïdes, jaunes ou brun clair, lisses, brillantes et un peu plus volumineuses qu'une graine de Lin : leur enveloppe est dure, épaisse et se recouvre d'une couche de mucilage quand on la conserve quelques instants dans la bouche; l'embryon est dépourvu d'albumen; les cotylédons sont plan convexe et huileux.

La saveur de la pulpe, même en faible quantité, est violemment amère. Les graines sont insipides, du moins quant à l'embryon; car la surface est ordinairement enduite du suc desséché de la pulpe, et possède la même amertume que celle-ci. L'odeur est à peu près nulle.

Botanique. — La *Coloquinte* est une *Cucurbitacée* de la série des *Cucurbitées*, le *Citrullus Colocynthis* Schrad. (*Cucumis Colocynthis* L.), d'origine asiatique, commun dans l'Inde, l'Arabie, le nord de l'Afrique, l'Italie et l'Espagne, cultivé quelquefois dans nos jardins.

Racine ligneuse et vivace. — *Tige* charnue, rude et rampante, garnie de vrilles bi ou trifides. — *Feuilles* alternes, pétiolées, cordées, 5-lobées, rugueuses. — *Fleurs* jaunes, velues, unisexuées. — *Calice* large et campanulé. — *Corolle* formée de cinq pièces de petite taille, libres ou à peine unies à la base. — *Androcée* et *Gynécée* semblables à ceux de la *Citrouille* décrite p. 706.

Chimie. — La pulpe du fruit est à peu près la seule partie active. Elle renferme un glucoside jaunâtre, amorphe, soluble dans l'eau, l'alcool et l'éther, la *Colocynthine* $C^{56} H^{84} O^{23}$ (Walz), décomposable par H Cl, en sucre et en *Colocynthéine* $C^{44} H^{64} O^{13}$.

$$C^{56} H^{84} O^{23} + 2 H^2 O = 2 C^2 H^{12} O^2 + C^{44} H^{64} O^{13}$$
Colocynthine.　　　　　Glucose.　　Colocynthéine.

L'extrait alcoolique renferme une troisième substance, insoluble dans l'eau, la *Colocynthiline*, et une résine mal connue, le *Citrullin* (Merck). — Les graines ne renferment que peu ou point de ces principes, et donnent environ 17 p. 100 d'huile grasse. (Flückiger et Hanbury.)

Physiologie et Thérapeutique. — La *Coloquinte* est un médicament puissant, dont l'action porte principalement sur le gros intestin. Prise à l'intérieur, appliquée sur la peau ou absorbée à l'état de poussière par les poumons, elle détermine une purgation énergique. A haute dose, elle provoque des vomissements, des selles sanguinolentes, des crampes, des phénomènes nerveux réflexes, et peut amener la mort avec des symptômes et des lésions rappellant à la fois la péritonite suraiguë et le choléra nostras.

On la prescrit en poudre (10 à 60 centigr., associée au sucre, à la gomme adragante ou à la magnésie), en teinture [(1 p. 12), 0,20 à 4 gr.], en extrait alcoolique (5 à 60 centigr., en extrait aqueux (5 à 40 centigr.), en vin [(1 p. 6 de vin blanc) 8 à 30 gr.], — dans la constipation habituelle, l'obstruction intestinale, le rhumatisme, la goutte, la blennorhée (Colombier), les congestions pulmonaires ou cérébrales, l'aménorrhée, etc. ; on l'a dite abortive.

La Coloquinte est absorbée assez rapidement par la peau : la pommade (4/30), appliquée sur le ventre, constitue un excellent purgatif.

La *Colocynthine* pure purge énergiquement à la dose de 1 à 3 centigr. : on a expérimenté les injections sous-cutanées (Hiller, 1885), aux doses de 5 à 10 milligr. de Colocynthine en solution aqueuse additionnée de glycérine : ces injections produisent une purgation violente avec fortes coliques'; elles ont en outre le grave inconvénient d'être très douloureuses.

Le *Citrullin* de Merck purge aussi énergiquement, aux doses de 5 à 10 milligr. absorbés soit par les voies digestives, soit par la voie endodermique.

La Coloquinte était fort employée dans l'ancienne médecine, et fréquemment associée à l'Aloès et à la Scammonée; elle entrait dans la composition des pilules cathartiques de Charas, des pilules de Morison, des pilules d'Abernethy (très usitées en Angleterre contre les affections du foie), des pilules cochées de Rhasis, des trochisques d'Alhandal, etc., etc.

Pilules d'Abernethy.			*Pilules de Coloquinte composées.*	
Extrait de Coloquinte.	40	ctgr.	Coloquinte.	10 gr
Calomel.	40	—	Aloès des Barbares.	10 —
Extrait de pavot blanc.	30	—	Scammonée.	10 —
Pour 6 pilules.			Miel liquide.	30 —
2 pilules chaque soir.			Essence de girofle.	0,65
			F. 200 pilules.	

Autres préparations.

Coloquinte.	20 gr.	Coloquinte.	5 gr.
Vin Malaga.	1 litre.	Vin de Malaga.	150 gr.
De 20 à 60 gr.		Laisser macérer quatre jours :	
(Rabuteau.)		Une cuillerée d'heure en heure jusqu'à effet purgatif.	
		(Bouchardat.)	

234. RACINE DE BRYONE

Description. — La *Racine de Bryone* entière, qui est cylindrique, fusiforme, et peut atteindre l'épaisseur du poignet, ne se trouve généralement pas dans les pharmacies, où l'on emploie plutôt la racine coupée en tranches transversales minces.

Ces tranches sont d'un blanc jaunâtre, légères, ordinairement orbiculaires, et présentent un diamètre de 2 à 4 cent., avec une épaisseur de 3 à 5 mill. L'écorce, presque toujours facile à enlever, est, au dehors, d'un jaune brun, très rugueuse et présente des plis de dessication au milieu desquels il est plus ou moins aisé de reconnaître les côtes longitudinales et les saillies transversales qui existaient sur la racine entière ; à sa face interne, cette écorce est d'un jaune franc, lisse, finement striée suivant sa longueur.

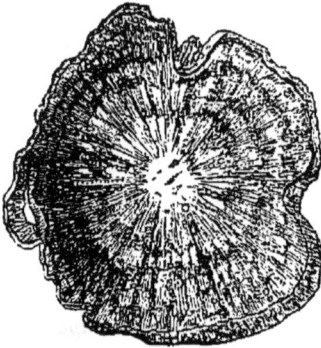

FIG. 259.—Racine de Bryone. *Bryonia dioïca.*

La partie centrale, quelquefois un peu déprimée au centre, présente des cercles concentriques saillants, rugueux, coupés de lignes radiales très nombreuses et également saillantes: elle est très dure, très compacte. La cassure est courte, grenue, d'aspect farineux. — La section transversale récente montre nettement les lignes radiales et concentriques de la zone ligneuse : elle fait voir en outre, au niveau du cambium, une ligne brune délimitant intérieurement la zone corticale.

L'odeur est à peu près nulle; la saveur est d'une amertume extrême; la poussière même des fragments brisés dans les bocaux est irritante et détermine des éternuements.

Au microscope, on constate l'existence d'un suber très mince et d'un parenchyme cortical peu abondant, renfermant de l'amidon. La zone ligneuse se compose de faisceaux très étroits séparés par des rayons médullaires très réguliers; chaque faisceau comprend quelques groupes de vaisseaux rayés, sans fibres ligneuses, et disposés en lignes à peu près concentriques sur l'ensemble de la coupe transversale. On ne trouve pas, à proprement parler, de moelle centrale. Les éléments parenchymateux des rayons médullaires sont remplis d'amidon en grains arrondis et de très petite taille.

Botanique. — La *Bryone* [1] est une *Cucurbitacée* de la série des *Cucurbitées*, le *Bryonia dioïca* L. (*Bryonia Alba* Bull.), plante herbacée, vivace, très commune en France et répandue dans toute l'Europe, l'Asie occidentale et le nord de l'Afrique.

Rameaux aériens grêles et grimpants, munis de vrilles spiralées. *Feuilles* alternes, pétiolées, rugueuses, à limbe palmé et divisé en 5 lobes découpés. — *Fleurs* unisexuées, le plus souvent dioïques, organisées sur le type du *Cucurbita Pepo* (p. 706). — *Corolle* formée de 5 pièces verdâtres, libres, étalées. — *Anthères* uniloculaires à déhiscence en ∽, et formant 3 groupes ; quatre d'entre elles sont fixées deux par deux sur un même connectif et simulent deux anthères biloculaires : la 5ᵉ est libre. *Staminodes* chez la *fleur* femelle. — *Ovaire* des *Cucurbitacées*; style à trois branches bifides. — *Baie* rouge, renfermant quatre à six graines sans albumen.

Chimie. — La *Racine de Bryone* renferme une grande quantité de fécule [2], de la gomme, une huile, une résine, des sels calcaires, et deux substances particulières, la *Bryonine* et la *Bryonitine*.

La *Bryonine* ou *Bryonicine* $C^{48} H^{80} O^{40}$ est un glucoside cristallisé, rougeâtre, très âcre et très amer, soluble dans l'eau et l'alcool, insoluble dans l'éther, et que les acides dilués dédoublent en *Bryorétine* $C^{21} H^{35} O^7$, *Hydrobryorétine* $C^{21} H^{37} O^8$, et glucose.

$$C^{48} H^{80} O^{40} + 2 H^2 O = C^{21} H^{35} O^7 + C^{21} H^{37} O^8 + C^6 H^{12} O^6$$

Bryonine.   Bryorétine. Hydrobryorétine. Glucose.

La *Bryorétine* et l'*Hydrobryorétine* sont toutes deux amorphes ; la première est soluble, la seconde insoluble dans l'éther.

Physiologie et Thérapeutique. — La *Bryone* est un émétocathartique énergique, irritant violemment la muqueuse digestive, et déterminant sur la peau une rubéfaction intense. A forte dose, elle provoque des vomissements, des selles séreuses, et divers symptômes cholériformes : algidité, prostration, crampes, parfois

---

[1] Couleuvrée, Colubrine, Navet du diable, Navet galant, Vigne blanche, Vigne du diable, Racine vierge, Feu ardent, Rave de serpents.

[2] La Racine de Bryone, soigneusement lavée, peut fournir en abondance une fécule utilisable pour l'alimentation. Cette propriété, jointe à la richesse des graines en matière oléagineuse, fait de la Bryone une plante précieuse qui pourrait en certaines circonstances rendre de grands services.

des accidents tétaniques. L'autopsie révèle une vive congestion du foie, des reins, des poumons et du cerveau ; le tube digestif est enflammé et couvert de plaques et d'ulcérations.

On l'emploie à l'intérieur comme purgatif drastique, en décoction (10 à 20 gr. p. 1 litre), en alcoolature [(plante entière fraîche et alcool à 90 : ââ.) 0,25 à 2 gr.], en extrait (0,25 à 0,75), en poudre (0,50 à 2 gr.), en sirop (3 de suc, 4 de sucre), en vin [(8 de racine fraîche, 16 de vin blanc) 30 à 100 gr.], — dans le rhumatisme chronique, l'hydropisie, l'œdème généralisé, l'atonie du tube digestif, les affections du foie, la pneumonie [1]. Elle s'est montrée efficace comme diurétique, supérieure dans certains cas à la Digitale (Cazin): elle a également donné de nombreuses guérisons de dysenterie épidémique et mérité ainsi le surnom d'*Ipécacuanha européen* (Montgarny).

A l'extérieur, la pulpe de la racine a servi à confectionner des cataplasmes résolutifs et rubéfiants, d'une réelle efficacité. On prescrit quelquefois la décoction en lavement pour supprimer la sécrétion du lait.

235. RHIZOME D'ARISTOLOCHE LONGUE

Description. — Le *Rhizome d'Aristoloche longue* est à peu près cylindrique ; il mesure environ l'épaisseur du pouce et atteint de 10 à 25 et même 30 cent. de long ; il est d'un brun grisâtre et terreux, arrondi ou ovoïde aux deux extrémités, plus ou moins bosselé, quelquefois même un peu tortueux ; sa surface est plus ou moins plissée suivant sa longueur, un peu grenue, et porte de place en place de petites cicatrices arrondies, enfoncées dans l'écorce, correspondant à l'insertion des racines adventives.

A l'intérieur, ce rhizome est d'un jaune pâle ; sa cassure est courte, mamelonnée, farineuse. Sur la section transversale, le suber ne forme qu'une ligne brune peu distincte ;

---

[1] Entre les mains de l'Ecole homéopathique, la Bryone est considérée comme le spécifique souverain du catarrhe pulmonaire et de la bronchite, ainsi que des névralgies rhumatismales.

un cercle mince et plus foncé divise la tranche en deux zones très nettes. La première, qui s'étend jusqu'au $^1/_4$ du rayon, est blanche, compacte et piquetée d'un grand nombre de points bruns, très petits, correspondant aux cellules à essence. La zone centrale est d'un jaune pâle, criblée de ponctuations semblables aux précédentes; elle est parcourue par un petit nombre de lignes radiales très grêles, un peu tortueuses, partant du cercle brun (au niveau duquel elles sont plus épaisses et plus foncées), et n'atteignant généralement pas le centre.

L'odeur de la souche entière est à peu près nulle; celle de la cassure ou de la section fraîche est plus prononcée, et rappelle un peu l'odeur de la Réglisse. La saveur est d'abord faible, puis devient âcre et amère.

Au microscope, le parenchyme cortical se montre formé de phytocystes rectangulaires, gorgés de grains d'amidon très petits, arrondis, à hile central : de place en place se montrent des groupes de cellules à contenu jaune, transparent, de nature résineuse. Les faisceaux fibro-vasculaires sont très espacés et les parenchymes des rayons médullaires et de la moelle se fondent insensiblement avec le parenchyme cortical dont ils partagent exactement la structure; ces faisceaux sont très grêles; sur la coupe longitudinale, ils décrivent un trajet très sinueux. Le liber est représenté par des îlots d'éléments petits, à paroi incolore, quadrangulaires sur la coupe transversale, allongés sur la coupe longitudinale : ces îlots forment un cercle discontinu et la moitié d'entre eux, à peine, correspondent à des faisceaux ligneux. Ces derniers sont constitués chacun par un très petit nombre de vaisseaux rayés et réticulés, assez larges, à paroi jaune, formant de petits groupes très espacés sur la ligne radiale; chaque groupe est accompagné de un ou plusieurs canaux laticifères articulés, à parois très minces, à contenu granuleux et incolore; on ne trouve point de fibres ligneuses.

Botanique. — L'*Aristoloche longue* est une *Aristolochiacée*[1], l'*Aristolochia longa* L., commune dans l'Europe méridionale et particulièrement abondante, pour la France, dans les champs du Languedoc et de la Provence. C'est une petite plante vivace, à tige grêle et herbacée, ne dépassant guère 0m50 à 0,70 de hauteur.

Feuilles alternes, pétiolées, orbiculaires, cordées à la base. — *Fleurs* hermaphrodites et irrégulières, pédonculées, solitaires à l'aisselle des feuilles. — *Réceptacle* concave. — *Périanthe* simple, représenté par une sorte de cornet jaune et rayé de bandes brunes en dehors, brun au dedans, terminé par une languette mousse. — 6 *Etamines* à filets courts, connés avec le sommet de l'ovaire, à anthères biloculaires et extrorses, adossées et unies à la colonne du style. — *Ovaire* très infère, à 6 loges, surmonté d'un style à 3 branches trapues; placentas axiles supportant chacun deux rangées d'*ovules* anatropes ascendants, à micropyle dirigé en bas et en dehors. — *Capsule* loculicide. — *Graines* peu nombreuses, pourvues d'un arille sur le raphé, et renfermant un embryon à albumen charnu.

Chimie. — Le *Rhizome* d'*Aristoloche* renferme de l'amidon, une résine et un principe amer jaunâtre, l'*aristolochine* $C^3 H^{10} O^6$ (Chevallier), peu soluble dans l'eau, soluble dans l'alcool, insoluble dans l'éther. Distillée avec l'eau, la racine donne un *acide aristolochique* $C^8 H^8 O^2$ et une essence spéciale $C^{11} H^8 O^3$ (Walz).

Physiologie et Thérapeutique. — Ce Rhizome, absolument inu-

---

[1] ARISTOLOCHIACÉES. — PLANTES HERBACÉES OU FRUTESCENTES, parfois parasites (*Cytinées*, *Rafflésiées*, *Hydnorées*). — FEUILLES SIMPLES, SANS STIPULES, ALTERNES (*Arisolochiées*) ou OPPOSÉES (*Asarées*), absentes chez *Hydnorées* et *Rafflésiées*, terminées par une ascidie chez *Népenthées*. — FLEURS HERMAPHRODITES (dioïques chez *Népenthées*, unisexuées ou polygames chez *Cytinées*, *Rafflésiées*), RÉGULIÈRES (sauf *Aristolochiées*), solitaires (*Rafflésiées*) ou en cymes (*Aristolochiées*), ou en grappes (*Népenthées*). — RÉCEPTACLE CONCAVE (sauf *Népenthées* et fl. mâles chez *Cytinées*). — PÉRIANTHE SIMPLE, GAMOPÉTALE (sauf *Népenthées*), à 3 pièces (4 chez *Népenthées*, 4-6 chez *Cytinées*, 5 chez *Rafflesia*, 3-5 chez *Hydnora*, 10 chez *Sapria*). — ETAMINES en nombre très variable (*Asarum* : 12. Aristolochiées : 6. *Népenthées* : 4-16. *Cytinées* : 4-10. *Hydnora* : 3-6. *Rafflesia* : ∞), LIBRES (*Asarum*), plus souvent connées avec le réceptacle (*Népenthées*, *Cytinées*, *Hydnorées*) ou l'ovaire (*Aristolochiées*) : ANTHÈRES BILOCULAIRES, EXTRORSES (sauf *Hydnorées*), DÉHISCENTES PAR 2 FENTES LONGITUDINALES (ligne sinueuse chez *Hydnora*. 1 pore chez *Rafflesia* : 2 pores chez *Brugmansia*). — OVAIRE INFÈRE (sauf *Népenthées*), UNILOCULAIRE, à PLACENTAS PARIÉTAUX (uniloculaire à placentas axiles chez *Népenthées* et quelques *Aristolochiées* : placentas situés à la voûte de l'ovaire chez *Hydnora*). — OVULES NOMBREUX, ANATROPES (orthotropes chez *Hydnora*), ASCENDANTS OU DESCENDANTS. — FRUIT CAPSULAIRE, ordinairement LOCULICIDE. (BAIE chez *Cytinées*. Baie coriace chez *Rafflésiées*, etc.) — GRAINES ALBUMINÉES.

M. Baillon a divisé cette famille (*Hist. des Pl.* IX, 17), en 5 séries : *Aristolochiées*, *Népenthées*, *Cytinées*, *Rafflésiées*, *Hydnorées*.

sité aujourd'hui, était employé autrefois pour favoriser chez les femmes en travail l'expulsion du délivre, et plus tard l'écoulement des lochies[1]. C'est un bon emménagogue, qu'il faut réserver pour les cas où il y a atonie de l'utérus, et dont l'administration n'est pas sans danger. On lui attribuait autrefois une action spécifique contre la goutte.

On peut le prescrire en infusion (12 à 15 gr. p. 1 litre), en extrait alcoolique (2 à 4 gr.), en teinture au $^1/_5$ (1 à 2 gr.), en poudre (4 gr.), etc.

236. RHIZOME D'ARISTOLOCHE RONDE

Description. — Ce rhizome ne diffère du précédent que par sa forme : c'est un petit tubercule irrégulier, dont la grosseur varie de celle d'une noix à celle du poing, à surface granuleuse, colorée en brun terreux et ridée plus ou moins profondément. Les racines adventives s'insèrent à sa base, ordinairement plus renflée, et y laissent leurs cicatrices sur la drogue sèche ; au pôle opposé, se trouvent les traces de l'insertion des rameaux aériens.

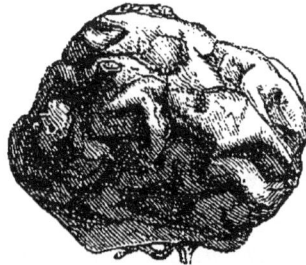

FIG, 260. — Rhizome d'Aristoloche ronde. *Aristolochia rotunda.*

A l'intérieur, le rhizome offre la coloration jaune pâle, la division en deux zones et la disposition radiée des faisceaux vasculaires, déjà décrites à l'article précédent.

La structure microscopique est la même que celle de l'*Aristoloche longue*.

[1] Son nom d'*aristoloche* (ἄριστος, *excellent ;* λοχεία, *lochie*) consacrait, dès l'époque d'Hippocrate, la confiance qu'elle inspirait dans les suites de couches : il est vrai qu'il s'agissait là, non de l'Aristoloche *longue*, mais de l'*Aristoloche clématite*, beaucoup plus employée que celle-ci, douée d'ailleurs exactement des mêmes propriétés et de la même énergie.

Botanique. — L'*Aristoloche Ronde* est une *Aristolochiacée*, l'*A. ristolochia rotunda* L. qui habite les mêmes régions que l'*A. longa* décrite plus haut. Elle n'en diffère que par ses feuilles presque sessiles, ses fleurs entièrement jaunes à l'extérieur, et surtout par la forme de son Rhizome.

Chimie. — Même composition que l'*Aristoloche longue*.

Physiologie et Thérapeutique. — Mêmes propriétés et mêmes usages que l'*Aristoloche longue :* elle passe cependant pour plus active que cette dernière. Elle faisait partie de la Poudre du Prince de la Mirandole ou du Duc de Portland, remède assez dangereux prescrit jadis contre les douleurs de goutte, — d'ailleurs parfaitement oublié.

237. RHIZOME DE CABARET

Description. — Le *Rhizome de Cabaret* se présente dans les pharmacies en fragments grêles, plus ou moins tortueux, longs de 5 à 15 cent., épais de 2 à 4 mill., à section quadrangulaire ou polygonale. Ils sont cassants, colorés en jaune brun et sale ; leur surface est couverte de plis longitudinaux de dessication assez irréguliers.

De place en place (à 3-5 cent. les uns des autres) existent des nœuds assez compliqués, dans l'intervalle desquels le rhizome se courbe ordinairement une ou deux fois. Ces nœuds correspondent à l'insertion des axes aériens ; ces axes sont presque opposés deux à deux, l'un étant placé en regard de l'autre, mais environ 2 ou 3 mill. plus bas; chacun d'eux laisse après sa chute un fort bourrelet cicatriciel, très saillant, donnant naissance sur ses côtés à deux véritables petites petites côtes longitudinales qui s'unissent à celles du bourrelet opposé, et s'étendent le long du rhizome en s'atténuant graduellement. Puis, à 1/2 ou 1 cent. de distance apparaît sur le rhizome un second nœud disposé comme le premier, mais orienté dans un plan perpendiculaire au sien,

— ce qui donne, sur un espace très restreint, quatre gros bourrelets cicatriciels, et quatre côtes s'allongeant sur la surface du rhizome et donnant à sa section une forme quadrangulaire.

En outre, sur toute la longueur du rhizome, mais surtout au niveau des nœuds, s'insèrent des racines adventives très grêles, souvent groupées deux par deux. Sur les échantillons du commerce, elles sont ordinairement tombées, et ont laissé à leur place une cicatrice arrondie plus ou moins saillante.

Parfois on trouve sur ces rhizomes des axes aériens qui ne mesurent guère plus de quelques millimètres de long, encore chargés d'un pédoncule grêle et tordu qui porte le fruit; ce dernier est de la grosseur d'un pois et forme une petite urne brunâtre, velue et coriace, dont l'orifice est entouré de trois lobes, et dont la cavité, divisée en plusieurs loges par de minces

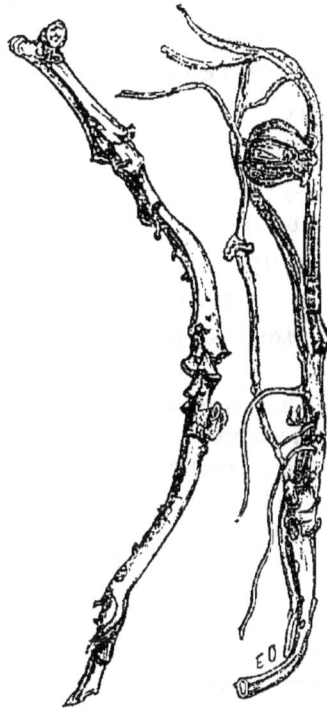

FIG. 261. — Rhizome de Cabaret. *Asarum europœum.*

cloisons, renferme plusieurs graines allongées, pointues au sommet, creusées d'un sillon sur la tranche, et colorées en gris d'argent.

La cassure est courte, compacte. La section transversale se montre divisée en deux zones par une ligne brunâtre très marquée : la zone externe ou parenchyme cortical est grisâtre ; la zone centrale est plus ou moins brune : quelques points noirâtres, correspondant aux faisceaux, se montrent dans cette zone, adossés à la ligne de séparation.

L'odeur est assez forte, plus marquée quand on brise les fragments, et assez voisine de celle du poivre : la saveur est piquante, avec un goût bien net de térébenthine.

Au microscope, on constate au milieu des éléments quadrangulaires du parenchyme cortical, gorgés d'amidon, la présence de rares éléments bruns remplis de résine : on ne trouve point de fibres libériennes. Une zone circulaire de cellules parenchymateuses, plus petites que les autres, représente sans doute le cambium, auquel sont adossés quelques faisceaux ligneux très grêles et très clairsemés, composés de vaisseaux réticulés, brunâtres, et de rares cellules fibreuses ; le parenchyme central et le parenchyme interposé aux faisceaux sont remplis de grains d'amidon.

Botanique. — Le *Cabaret* [1] est une *Aristolochiacée*, l'*Asarum europeum* L., habitant les régions chaudes et tempérées de l'Europe, croissant en France dans la zone des Alpes et dans plusieurs départements du Midi; c'est une petite herbe vivace, toujours verte, dont la taille dépasse à peine quelques centimètres.

Rhizome traçant, à ramifications fibreuses. — *Axes aériens* très courts, portant d'ordinaire 2 *feuilles* à pétiole long et pubescent, à limbe cordé et lisse. — *Fleurs* solitaires, courtement pédonculées, naissant dans l'angle des 2 pétioles, hermaphrodites et régulières. — *Réceptacle* très concave, englobant un ovaire adné. — *Périanthe* simple, gamopétale, à trois dents, campanulé, coloré en brun. — 12 *Étamines* disposées sur 4 verticilles à anthères extrorses et biloculaires, à filets libres, à connectifs dépassant les anthères. — *Ovaire* infère, à six loges : placentas axiles, portant chacun 2 rangées d'ovules anatropes à micropyle inférieur et externe : style court, creux, étalé au sommet en six lobes stigmatiques. — *Capsule* coriace, à déhiscence irrégulière, à *graines* nombreuses et albuminées.

Chimie. — Le *Rhizome de Cabaret* renferme une huile volatile, un camphre, l'*asarone* $C^{20} H^{26} O^5$, une huile grasse très âcre, un principe amer jaune, soluble dans l'eau, encore mal déterminé,

---

[1] Ce nom lui vient, dit-on, de l'emploi que faisaient les ivrognes de ses propriétés vomitives : dans les campagnes, où l'appelle également oreille d'homme ou oreillette, nard sauvage, asaret, rondelle, girard, roussin, panacée des fièvres quartes, etc.

analogue à la *Cytisine*, — de l'amidon et des sels (Lasaigne et Feneulle).

L'*asarone* est cristallisable, incolore, doué de l'odeur et de la saveur du camphre : il fond à 40° et bout à 280° ; il est insoluble dans l'eau, soluble dans l'éther, l'alcool et les huiles essentielles. L'acide sulfurique le colore en rouge : l'acide azotique le transforme en acide oxalique. Græger a décrit sous le nom d'*asarite* un camphre fondant à 70°, qui coexisterait avec l'*asarone* dans le *Rhizome de Cabaret* et qui, selon Blanchet et Sell, ne serait que de l'*Asarone* impur [1].

Physiologie et Thérapeutique. — Le *Rhizome* d'*Asaret* est stimulant, éméto-cathartique et diurétique ; sa poudre irrite fortement les muqueuses ; elle est sternutatoire, et peut déterminer sur la peau dénudée une rubéfaction intense. Elle était employée comme vomitive dès l'antiquité, et Linné la déclarait à cet égard supérieure à l'ipécacuanha, à dose égale. La médecine vétérinaire l'utilise comme purgatif. Malheureusement ses propriétés s'altèrent avec le temps : au bout de six mois, la vertu vomitive a disparu, et la plante n'est plus guère que diurétique (Cazin). Les feuilles passent pour plus actives que la racine (Loiseleur-Deslongchamps).

On le prescrit rarement, sauf dans les campagnes ; on donne à l'intérieur la poudre (0,60 centigr. à 2 gr.), l'extrait aqueux (1 gr. à 1,50), l'extrait alcoolique (0,60 centig. à 1 gr.), le vin (4 à 16 gr. de Rhizome pour 500 gr. de vin blanc) ; — à l'extérieur, la poudre comme errhin. Celle-ci faisait partie de la poudre sternutatoire de Saint-Ange et de la poudre céphalique d'Edimbourg.

238. SERPENTAIRE DE VIRGINIE

Description. — Le Rhizome de *Serpentaire de Virginie* est petit, grêle, plus ou moins tortueux, coloré en brun foncé ; il mesure de 2 à 3 cent. de longueur sur 2 à 4 mill. d'épaisseur. Il est très reconnaissable, grâce à la présence des bases ligneuses de rameaux aériens qui se pressent sur sa face supérieure : ces bases de rameaux, correspondant aux années

[1] Dict. de Würtz. 1, 428.

précédentes, sont cylindriques, brunes, hautes de 1/2 cent. environ, dirigées plus ou moins obliquement par rapport à l'axe du rhizome ; elles sont évasées au sommet et creusées légèrement en cratère. Il n'est pas rare de trouver dans le commerce des échantillons sur lesquels les rameaux de l'année courante sont restés attachés ; ces rameaux sont de couleur gris pâle à leur base et deviennent brusquement très grêles ; ils sont parfois accompagnés de leurs feuilles alternes, larges ou allongées selon les variétés.

A la partie inférieure du rhizome (supposé couché), se montrent de très nombreuses racines adventives, très grêles (1/2 mill. à 1 mill. d'épaisseur), jaunâtres, ridées, longues de 1 à 4 cent. et ordinairement recourbées et ramenées vers la partie supérieure ; le plus souvent, elles sont entremêlées les unes aux autres, et forment un chevelu plus ou moins enchevêtré.

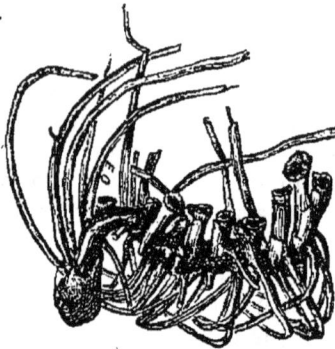

FIG. 262. —Rhizome de Serpentaire de Virgine. *Aristolochia Serpentaria.*

La cassure est courte, compacte, jaunâtre. Sur la section transversale, on remarque quelques faisceaux fibro-vasculaires de couleur brune, formant des lignes radiales ordinairement grêles et largement espacées. La moelle est toujours plus ou moins excentrique et ramenée vers la partie supérieure du rhizome. La section des racines adventives est grise, avec un point blanc central entouré d'un cercle brun.

L'odeur rappelle à la fois celle de la térébenthine et du camphre ; la saveur rappelle également celle de ces deux substances; elle est en outre faiblement amère.

Au microscope, on constate dans le parenchyme cortical, au milieu des cellules à amidon, la présence de quelques éléments remplis d'oléo-résine brune. Il existe une ligne plus ou moins continue de cellules dite *libériennes*, allongées suivant l'axe du rhizome, et renfermant de l'amidon.

Les faisceux ligneux sont formés de vaisseaux réticulés jaunâtres, mêlés de fibres ligneuses ponctuées. Les rayons médullaires et la moelle renferment de l'amidon.

Guibourt décrit deux autres variétés de *Serpentaire de Virginie*, qu'il distingue à la plus ou moins grande épaisseur des racines adventives et à la direction rectiligne ou courbe que prennent celles-ci [1].

Botanique. — La *Serpentaire de Virginie* est une *Aristolochiacée* herbacée et vivace, l'*Aristolochia Serpentaria* L. (*Aristolochia officinalis* Nees), haute de 20 à 35 cent., habitant la région orientale des États-Unis et présentant un certain nombre de variétés

Rhizome vivace, obliquement ascendant; rameaux aériens nombreux, grêles, peu ramifiés. — *Feuilles* alternes, ovales-aiguës, cordées à la base, pétiolées, réduites dans le bas des rameaux à de minces écailles. — *Fleurs* hermaphrodites, irrégulières, pédonculées, solitaires dans l'aisselle des feuilles inférieures, colorées en rouge brun. — *Réceptacle* très concave, enfermant un ovaire adné. — *Périanthe* simple, gamosépale, coloré en brun, formant un tube renflé et sinueux, à orifice limité par 2 lèvres inégales. — 6 *Etamines*, à anthères biloculaires, extrorses, à filets adossés et connés au style. — *Ovaire* infère, à 6 loges; placentas pariétaux à 2 rangées d'ovules anatropes ascendants; style court, à 6 lobes stigmatiques surplombant les anthères. — *Fruit* capsulaire, à déhiscence septicide. — *Graines* nombreuses, tétraédriques-comprimées, albuminées.

Chimie. — Le *Rhizome de Serpentaire* renferme une huile essentielle particulière (1 p. 100), un peu de résine, de mucilage, de tannin et de sucre, ainsi qu'une faible quantité d'une substance

---

[1] Tous les traités de Matière médicale mettent en garde contre la confusion possible entre le *Rhizome de Serpentaire* et celui de la *Spigelia marylandica* (Loganiacées). Outre que la saveur amère de ce dernier et l'inspection de la section transversale suffiraient à lever toute hésitation entre ces deux substances, la *Spigelie* n'est jamais mêlée à la *Serpentaire* dans le commerce (Guibourt), ni par fraude, ni par négligence. La confusion n'est possible que dans les Droguiers, où on trouve rarement la *Spigelie;* — elle ne figure pas dans celui de la Faculté de Paris. — Le mélange de la *Serpentaire de Virginie* avec d'autres *Serpentaires*, entre autres celle du *Texas*, est beaucoup plus fréquent : il n'y a d'ailleurs aucun inconvénient au point de vue médical. (Voy. Baillon, *Revision des Aristolochiacées médicinales, Adansonia*. VII. 207.)

amère, non cristallisable, précipitable par le tannin, correspondant peut-être à l'*Aristolochine* de Chevallier. (Voir p. 716.) Enfin on y a décrit un alcaloïde, déjà découvert dans la racine du *Corydalis bulbosa*, la *Corydaline* C^{18} H^{19} Az O^2, incolore, cristallisable, insoluble dans l'eau, soluble dans l'alcool, l'éther, le chloroforme, la benzine, etc., et donnant des sels cristallisables. L'iodure d'éthyle la transforme en *Ethylcorydaline* C^{18} H^{18} (C^2 H^5) Az O^4, HO.

Physiologie et Thérapeutique. — La *Serpentaire* est stimulante et sudorifique. Elle jouissait d'une haute réputation d'efficacité contre les morsures des serpents venimeux, et passait, ainsi qu'une espèce voisine encore plus active, l'*A. anguicida*, pour empoisonner les reptiles (Guibourt). On la prescrit, mais très rarement, sous forme de poudre (0,50 à 4 gr.), d'infusion (8 gr. p. 500 d'eau), de teinture (0,25) contre la dyspepsie et les accidents qu'elle entraîne, contre le rhumatisme, les affections de la gorge, et même (seule ou associée au quinquina) contre les fièvres intermittentes.

239. FEUILLES DE CHICORÉE SAUVAGE

Description. — On trouve le plus souvent dans les pharmacies les feuilles de la base de la plante. Ces feuilles sont sessiles, non engainantes, oblongues dans leur forme générale, et de grandes dimensions (15 à 20 cent. de long, sur 5 à 8 cent. de large); elles sont atténuées à leur base le long de la nervure médiane, de façon à simuler un pétiole ailé : elles sont acuminées au sommet. Le bord est profondément déchiqueté, pinnatiséqué, à 6-12 lobes inégaux, plus grands au milieu de la feuille qu'aux extrémités, et dentés eux-mêmes sur leurs bords. La nervure médiane est large, blanche, saillante et pubescente en dessous; les nervures secondaires sont peu visibles sur l'une et l'autre faces, et ne forment que de minces lignes pâles. Les deux faces sont également colorées en vert franc, la face inférieure présentant quelques poils rares et clairsemés que l'on ne retrouve généralement plus sur les échantillons secs.

L'odeur est faible, non caractéristique; la saveur est d'une

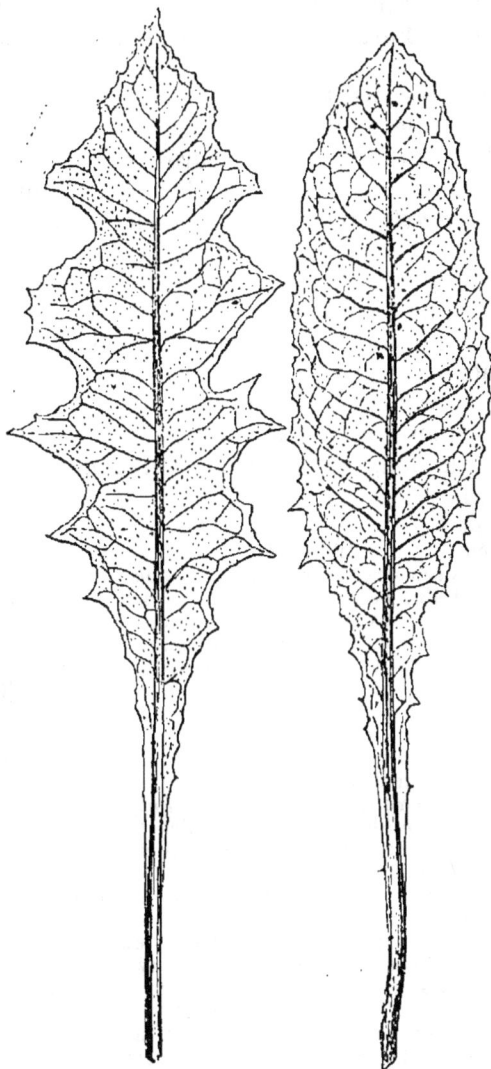

FIG. 263 et 264. — Feuilles de Chicorée sauvage. *Cichorium Intybus*. Face inférieure.

amertume franche, plus prononcée dans le pétiole que dans le limbe.

Botanique. — La *Chicorée sauvage* est une *Composée*[1] (*Synanthéracée*) de la série des *Cichoriées*, le *Cichorium Intybus* L., plante herbacée, vivace, haute de 40 à 60 centimètres, commune dans toute l'Europe, sur les bords des routes et dans les champs[2].

Tige dressée, légèrement veloutée. — *Inflorescence* en cymes axillaires de capitules; bractées étalées en collerette constituant un involucre dont les folioles extérieures sont courtes et un peu réfléchies. — *Fleurs* bleues ou blanches, hermaphrodites et irrégulières. — *Réceptacle* très concave enveloppant un ovaire infère adné. — *Calice* nul. — *Corolle* tubuleuse à cinq divisions, fendue dans toute sa longueur et étalée en une lame étroite fortement rejetée en dehors de l'inflorescence. (*Fleur ligulée.*) — *Etamines* au nombre de cinq, à filets distincts, connés avec le tube de la corolle, à anthères biloculaires introrses, soudées par leurs bords en un tube, et terminées inférieurement par deux oreilles aiguës. — *Ovaire* uniloculaire, à placenta basilaire portant un seul ovule ascendant, à style long et divisé à son sommet en deux lan-

[1] COMPOSÉES ou SYNANTHÉRACÉES. — PLANTES HERBACÉES, rarement ligneuses. — FEUILLES SANS STIPULES, ALTERNES, quelquefois opposées (quelques *Hélianthées, Vernoniées* et *Mutisiées*). — FLEURS le plus souvent régulières, fréquemment dimorphes, quelquefois dioïques (*Gnaphalium*) ou monoïques (*Ambrosiées*), disposées en CAPITULES SIMPLES (rarement en Capitules composés ou en Capitules de cymes), tantôt formés de fleurs toutes semblables (Cap. HOMOGAMES : *Carduées, Cichoriées, Vernoniées*), tantôt de fleurs différentes (Cap. HÉTÉROGAMES : *Astérées, Calendulées, Hélianthées,* quelques *Mutisiées* et *Ambrosiées* — Radiées de Tournefort) : on observe alors soit des fleurs toutes fertiles et hermaphrodites dans le même capitule (*Polygamie égale*), soit des fleurs hermaphrodites au centre et femelles à la périphérie, et ici encore 3 cas : 1º fleurs hermaphrodites et fleurs femelles toutes fertiles (*Polygamie superflue*) ; 2º fleurs hermaphrodites fertiles et fleurs femelles stériles (*Polygamie inutile*) ; 3º fleurs hermaphrodites stériles et fleurs femelles fertiles (*Polygamie nécessaire*). — RÉCEPTACLE CONCAVE adhérent à l'ovaire. — CALICE absent ou réduit à un bourrelet, plus souvent à une aigrette unie ou bi-sériée de poils. — COROLLE RÉGULIÈRE, TUBULEUSE, à 5 LOBES RÉFLÉCHIS (FLEURONS), ou IRRÉGULIÈRE, TUBULEUSE, le tube étant fendu dans sa partie supérieure, étalé, puis rejeté en dehors (DEMI-FLEURONS). — 5 ETAMINES, à FILETS CONNÉS AVEC LE TUBE DE LA COROLLE, à ANTHÈRES BILOCULAIRES, INTRORSES, UNIES PAR LEURS BORDS, DÉHISCENTES PAR DEUX FENTES LONGITUDINALES (filets monadelphes chez quelques *Carduus,* anthères à bords libres chez *Ambrosiées*). — OVAIRE INFÈRE, UNILOCULAIRE, à STYLE BIFIDE (2 styles chez *Ambrosia*), à OVULE UNIQUE, ANATROPE, ASCENDANT, à MICROPYLE INFÉRO-EXTERNE. — ACHAINE ordinairement muni d'une AIGRETTE. — GRAINE ALBUMINÉE.

M. Baillon admet dans cette famille (*Hist. des Pl.*, VIII., p. 69), les 8 divisions suivantes :
Carduées, Mutisiées, Cichoriées, Vernoniées, Astérées, Calendulées, Hélianthées, Ambrosiées.

[2] La plante, étiolée par la culture dans l'obscurité, devient comestible et porte le nom de *Barbe de Capucin.*

guettes stigmatiques. — *Achaine* monosperme, à *Graine* exalbu-
minée[1].

Chimie. — On a extrait des *Feuilles de Chicorée* une substance
amère particulière, du sucre, de l'albumine végétale et des sels,
entre autres du nitrate de potasse (Soubeiran). Les feuilles adultes renferment seules une proportion notable de ces principes ; les
feuilles jeunes sont d'une amertume peu sensible et peuvent être
mangées en salade.

Physiologie et Thérapeutique. — Ces feuilles, employées fraîches,
sont toniques, laxatives, dépuratives et apéritives (Trousseau).
Galien déclarait la Chicorée *amie du foie*. On la prescrit en infusion (feuilles sèches) ou en décoction (feuilles fraîches) (8 à 15 gr.
pour 1 litre.), en suc frais (30 à 120 gr.), en extrait (4 à 12 gr.),
en sirop simple (30 à 100 gr.), en sirop composé (8 à 40 gr.),
— contre l'atonie du tube digestif, les fièvres intermittentes, les
affections de la peau (Gubler). On l'employait beaucoup jadis
dans les maladies de foie. La décoction constitue une boisson dépurative journellement employée dans les campagnes.

Diagnose. — Ces feuilles se distinguent de celles de *Jusquiame* par leur forme beaucoup plus allongée, par leur nervures secondaires peu distinctes, et leur pubescence rare ou
nulle.

Sirop de Chicorée composé.

Rhubarbe concassée.	100 gr.	Baie d'Alkékenge.	30 gr.
Racine de Chicorée.	100 gr.	Santal citrin.	8 gr.
Feuilles de Chicorée.	140 gr.	Cannelle.	8 gr.
Fumeterre.	50 gr.	Eau.	3000 gr.
Scolopendre.	50 gr.	Sirop de sucre.	2250 gr.
			(Codex.)

240. RACINE DE CHICORÉE

Description. — La racine se trouve, dans le commerce,
divisée par des sections longitudinales et transversales en

---

[1] Les fleurs de Chicorée sauvage sont habitées, dans les régions méridionales,
par un insecte le *Mylabre* (*Mylabev Chichorii* Fabr.), doué de propriétés vésicantes, et employé sur place en guise de cantharides.

blocs de 1 à 2 cent. de côté, plus ou moins déformés et ridés par la dessication ; souvent il est à peu près impossible d'orienter ces fragments si l'on n'a recours à une section nette permettant de distinguer la disposition des tissus. — La face corticale est jaunâtre et ridée, lorsque la racine n'a pas été dépouillée de son suber, — blanche, molle, et d'aspect granuleux quand celui-ci a été enlevé ; la surface des sections transversales présente ordinairement des côtes saillantes disposées radialement ; les faces de sections longitudinales sont excavées et diversement déformées. Toutes ces surfaces sont d'un blanc laiteux, dures et compactes. — La cassure est courte, compacte, non fibreuse.

La section transversale montre la racine décomposée en deux zones : la zone corticale, occupant la moitié environ du rayon total, striée de lignes radiales foncées à sa partie interne, — et la zone ligneuse, occupée par des faisceaux bruns, en coins, très aigus, séparés par des rayons médullaires bien nets.

Au microscope, on trouve, sous le suber, un parenchyme de cellules assez larges, tangentiellement dirigées ; des coins de liber s'enfoncent dans ce parenchyme, et se montrent formés de couches alternantes de parenchyme lâche et de cellules libériennes plus fines, mêlées de canaux laticifères ; ceux-ci sont étroits, anastomosés et pourvus d'une paroi propre. — Le bois se compose de faisceaux grêles, constitués par de larges vaisseaux ponctués et par des fibres ligneuses ; des rayons médullaires assez larges partent de la moelle et s'intercalent entre les faisceaux du bois, jusqu'au parenchyme cortical, où ils séparent aussi les uns des autres les faisceaux libériens.

L'odeur est nulle, la saveur mucilagineuse, un peu amère.

Botanique. — *Cichorium Intybus*. Voy. p. 726.

Chimie. — La *Racine de Chicorée* renferme un principe amer, du mucilage, de l'inuline, du sucre, de la résine, un peu de tannin et d'huile essentielle.

Physiologie et Thérapeutique. — La *Racine de Chicorée* est employée aux mêmes usages que les feuilles. Torréfiée, elle entre pour une part assez large dans la consommation journalière d'une partie de la population à titre de succédané de café. C'est vers 1776 que deux Flamands (Bruneau et d'Harveng) en imaginèrent l'usage, qui devint général à l'époque du blocus continental en l'absence des produits coloniaux. La Chicorée communique à l'infusion du café une teinte jaunâtre, une saveur amère, et des propriétés légèrement laxatives; c'est d'ailleurs une falsification inoffensive. On décèle la présence de la poudre de Chicorée dans la poudre de Café en jetant une poignée du mélange dans un vase plein d'eau : la Chicorée tombe au fond et colore le liquide : le café, qui renferme un peu de matière grasse, surnage (et, à moins qu'il n'ait été torréfié avec un peu de caramel) laisse le liquide incolore.

Diagnose. — Les autres racines *blanches* du Droguier, pouvant par conséquent être confondues avec la *Chicorée*, sont la *Guimauve*, à cassure fibreuse, à saveur douceâtre, — la *Bryone*, coupée en rondelles très larges et très minces, — l'*Iris*, farineux, compact, criblé des cicatrices arrondies des racines adventives, et doué d'une odeur toute spéciale.

241. FLEURS DE CARTHAME

Description. — On trouve dans le commerce les *fleurons* desséchés, très reconnaissables à la couleur rouge intense de leur corolle. Cette corolle est tubuleuse, grêle, longue de 1 à 2 $^1/_2$ cent., épaisse de $^1/_2$ mill. vers le milieu : elle est divisée en cinq lobes étroits à peu près égaux. Les anthères sont réunies par leurs bords en un tube orangé, moins foncé que la corolle, et faisant légèrement saillie hors du tube de celle-ci; le style dépasse de $^1/_3$ cent. environ le tube des anthères. L'ovaire, très infère, est oblong et ne mesure que 1 mill. de hauteur; il est surmonté d'une fine couronne de poils fins, entourant la base de la corolle. L'ovule est solitaire, dressé, inséré sur un placenta basilaire.

41.

L'odeur est aromatique et assez forte; la saveur est légèrement amère.

Botanique. — Le *Carthame* ou *Safran bâtard* est une plante annuelle, herbacée, originaire de l'Inde et cultivée depuis longtemps en Egypte et dans l'Europe méridionale, le *Carthamus tinctorius* L., de la famille des *Synanthéracées*, série des *Carduées*.

Tige dressée, ramifiée supérieurement. — *Feuilles* alternes, ovales-acuminées, fortement dentées. — *Capitules* terminaux homogames, à plateau convexe, couvert de paillettes blanches interposées aux fleurs; involucre formé de plusieurs séries de bractées dentées sur leurs bords et aiguës au sommet, les inférieures un peu étalées, les supérieures dressées. — *Fleurs* tubuleuses et hermaphrodites. — *Achaines* longs et grêles, arqués, lisses, sans aigrette.

Chimie. — Les fleurs de *Carthame* renferment deux matières colorantes : l'une est jaune, soluble dans l'eau pure; l'autre soluble dans l'eau alcalinisée, est une matière rouge, la *Carthamine* ou *Acide Carthamique* $C^{14} H^{10} O^7$ (Schleger). Celle-ci, qui est la partie utile de la drogue, est insoluble dans l'éther, peu soluble dans l'eau, soluble dans l'alcool; elle se dissout en rouge dans l'acide sulfurique concentré, en jaune dans l'acide nitrique et l'acide sulfurique faible. Avec la potasse, elle donne de l'acide *paroxybenzoïque*, de l'acide *oxalique*, etc.

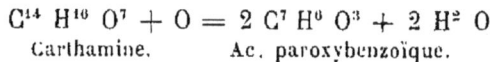

$$C^{14} H^{10} O^7 + O = 2 C^7 H^0 O^3 + 2 H^2 O$$

Carthamine.　　　Ac. paroxybenzoïque.

Physiologie et Thérapeutique. — Les *fleurs de Carthame*, très employées en teinture [1], n'ont point d'action physiologique bien appréciable, quoiqu'elles aient été jadis considérées comme emménagogues, sans doute en raison de leur ressemblance avec le Safran. Elles n'intéressent en effet la Matière médicale qu'à ce seul titre : ce sont ces fleurs que l'on mêle le plus habituellement au safran pour le falsifier.

Elles coagulent le lait, et sont utilisées en Egypte pour la fabrication des fromages [2].

---

[1] La poudre des fleurs de Carthame, mêlée de talc, constitue le *rouge végétal*, sorte de fard à peu près inoffensif.

[2] Les fruits du *Carthame* renferment un principe amer et une huile abondante, qui entrait dans la composition des *tablettes diacarthami*, absolument oubliées aujourd'hui : ces fruits sont purgatifs. — En Egypte, le marc laissé par l'extraction de l'huile, est torréfié et consommé par les indigènes comme une sorte de chocolat (Cazin).

Diagnose. — Les *Fleurs de Carthame* se distinguent facilement du *Safran*, qui est constitué par un style trifide, n'ayant aucun rapport de forme, sinon de couleur, avec la corolle tubuleuse, à cinq dents, des *Composées-Carduées*. — Les *Fleurs de Souci* sont d'un jaune clair, non pas tubuleuses, mais *ligulées*, à ligule large et rayée de lignes foncées.

242. RACINE DE BARDANE

Description. — La *Racine de Bardane* des officines est coupée en tronçons de 1 à 4 cent. de haut, plus larges aux extrémités qu'au milieu, fait dû à la dessiccation; ces tronçons sont très légers et doués d'une extrème dureté; les plus grêles sont cylindriques et larges de 8 à 15 mill.; les

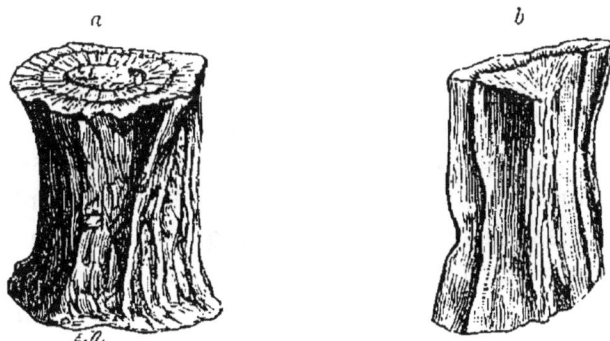

FIG. 265 et 266. — Racine de Bardane. *Arctium Lappa.*

a. Tronçon entier.   b. Tronçon divisé suivant sa longueur.

tronçons plus volumineux sont fendus suivant leur longueur, et cette surface de section se montre, selon les cas, creusée d'une rigole à section triangulaire, ou pourvue d'une forte crête médiane. La face corticale est colorée en gris ou en brun clair; elle est rugueuse, chagrinée et ordinairement sillonnée de plissements longitudinaux. Les cicatrices laissées par les radicules sont petites, peu visibles, souvent allongées transversalement. Les surfaces de section transversales, qui délimitent en haut et en bas chaque tronçon, sont fréquemment soulevées et bombées; on y voit nettement la ligne noire circulaire du cambium et les sillons radiaux nombreux qui correspondent aux faisceaux. — Ces surfaces de section sont colorées en gris jaunâtre.

La coupe transversale est très caractéristique: une ligne brune, très nette, délimite la région corticale, à $\frac{1}{3}$ ou $\frac{1}{4}$ de rayon du bord; des lignes brunes et sinueuses en partent, les unes vers le suber (faisceaux libériens), les autres vers le centre qu'elles n'atteignent point toutes (faisceaux ligneux). Les faisceaux ligneux sont de couleur moins foncée que les libériens. Les lignes pâles des rayons médullaires séparent chaque faisceau de ses voisins et traversent la zone cambiale pour aller séparer de même les faisceaux de l'écorce. Sur les grosses racines non divisées, le centre est quelquefois creux.

L'odeur de la *Bardane* en masse est assez désagréable; la saveur est d'abord mucilagineuse, puis amère.

Au microscope, le suber forme une couche assez épaisse recouvrant un parenchyme à éléments tangentiellement dirigés. Les faisceaux du liber, qui correspondent assez exactement aux faisceaux du bois, sont formés de cellules allongées suivant l'axe de la racine, et d'un faible noyau de fibres libériennes véritables. Le bois se compose de cellules fibreuses peu épaisses et de larges vaisseaux ponctués. Les zones parenchymateuses renferment de l'inuline, mais point d'amidon.

Botanique. — La *Racine de Bardane* provient le plus souvent de la *Grande Bardane*[1], *Arctium Lappa* L., var. *major* (*Lappa ma-*

---

[1] Herbe aux teigneux, napolier, glouteron, dogue, peignerolle, grippe, poire de vallée, oreille de géant.

jor), mais parfois aussi de deux variétés très voisines. *A. Lappa*, var. *minor* et var. *tomentosa*. Ce sont des *Composées* de la série des *Carduées*, bisannuelles, herbacées, communes dans les champs dans presque toutes les régions tempérées.

L'*Arctium Lappa* var. *major*, possède une tige herbacée, haute de 1m,30 environ. — *Feuilles* alternes, largement pétiolées, à limbe large, cordiforme, pubescent en dessous. — *Fleurs* rouges ou violacées, disposées en capitules terminaux homogames. — *Involucre* cupuliforme, à folioles recourbées en crochets (s'attachant aux habits des passants, au pelage des animaux, etc.) — *Fleurs* tubuleuses et hermaphrodites, organisées suivant le type du *Carthame*. — *Achaines* rugueux, couronnés d'une aigrette de poils adnés.

La var. *minor* se reconnaît à sa taille plus petite et à son inflorescence en cymes axillaires de capitules.

La var. *tomentosa* possède des involucres à folioles finement duvetées.

Chimie. — La *Racine de Bardane* renferme un principe amer soluble dans l'eau, un peu de sucre, de tannin et de mucilage, une grande quantité d'inuline, et une proportion considérable de sels de potasse (sous-carbonate et azotate). On a découvert récemment dans les fruits de cette plante un alcaloïde, le *Lappène*.

Physiologie et Thérapeutique. — La *Racine de Bardane* est à la fois un excellent sudorifique, un diurétique et un dépuratif.

On la prescrit en infusion ou en décoction (15 à 60 gr. p. 1000), en teinture au $1/5$ (1 à 10 gr.), en extrait (1 à 10 gr.), parfois en poudre (1 à 4 gr.), — contre le rhumatisme, la goutte, les engorgements pulmonaires, les affections du cœur, les affections cutanées, et surtout les manifestations syphilitiques secondaires ou tertiaires. Boerhaave, van Swieten, Rivière et d'autres la recommandent à l'égal de la Squine (Wauters), de la Salsepareille (Cartheuser) et du Gaïac (Bodart).

C'est à la Bardane et au Séné qu'Henri III, roi de France, dut, selon Formius, d'être guéri d'une syphilis (*lue venerea*) rebelle au traitement mercuriel (Cazin).

Les feuilles, appliquées fraîches ou en cataplasmes, diminuent les engorgements arthritiques et amènent rapidement la cicatrisation des vieux ulcères variqueux ; on l'a préconisée contre la teigne.

La teinture préparée avec les fruits a été recommandée récemment dans le traitement du psoriasis.

Diagnose. — Les tronçons de la *Bardane* présentent, en raison de leur forme et de leur couleur, quelque ressemblance

avec ceux de la *Belladone ;* mais celle-ci est loin de posséder
la dureté de la *Bardane*, et de plus ne présente pas sur sa
coupe la ligne brune circulaire et les faisceaux si caractéristiques. — L'*Aunée* est en tronçons beaucoup plus longs
que la *Bardane ;* sa coupe ne présente pas de lignes radiales
bien prononcées, mais en revanche se montre piquetée de
points bruns qui manquent chez cette dernière. — La *Cynoglosse* possède une section transversale assez analogue à
celle de la *Bardane ;* mais la ligne brune est ici large, diffuse,
presque verdàtre ; de plus, la surface extérieure est d'un
brun rougeàtre, et la consistance est très molle. — Le *Persil*
est également de consistance molle et sa coupe offre quelques
traits de ressemblance avec celle de la *Bardane ;* mais sa
surface grise est marquée de fortes côtes transversales, très
saillantes, qui manquent chez celle-ci.

243. RACINE DE PYRÈTHRE

Description. — Il existe dans les officines deux sortes de
Pyrèthre : le *Pyrèthre d'Afrique*, le plus communément employé, — et le *Pyrèthre d'Allemagne*, beaucoup plus rare, du
moins en France.

Les échantillons commerciaux de *Pyrèthre d'Afrique* se composent du rhizome et des racines, celles-ci ordinairement
coupées en tronçons de longueur variable, et mesurant de
$1/_2$ à 1 cent. de diamètre. L'extrémité supérieure des portions rhizomateuses est facilement reconnaissable : elle est
renflée en un bourrelet rugueux formé par les cicatrices
des feuilles : au centre de ce bourrelet, existe une touffe
de poils laineux, blancs, très fins, provenant des bourgeons
ou du sommet pubescent des jeunes pousses. Fréquemment
la souche se termine par 2 ou même 3 bourrelets de cette
nature, correspondant à autant de rameaux aériens.

La surface corticale est d'un brun foncé, très rugueuse et couverte de plis longitudinaux, qui parfois s'enroulent en spirale ; sur beaucoup d'échantillons, l'écorce s'enlève facilement, et laisse voir un cylindre central jaune, fortement strié suivant la longueur. — De place en place, se montrent de fines radicules, épaisses de $^1/_2$ millimètre, longues, sinueuses, brunes quand elles sont encore revêtues de leur suber, jaunes quand celui-ci a été enlevé par les frottements. — Très fréquemment les échantillons de droguiers sont criblés de piqûres d'insectes.

La cassure est courte, jaune, et offre un aspect radié manifeste ; souvent même les nombreux faisceaux de la zone ligneuse sont nettement saillants sur la cassure, le parenchyme des rayons médullaires devenant plus ou moins pulvérulent, disparaissant et donnant à cette cassure l'aspect de certains madrépores.

La coupe transversale montre, sous un suber très épais, une zone corticale mince, grisâtre, ponctuée de réservoirs à essence allongés tangentiellement. La zone ligneuse est formée de faisceaux très grêles, de couleur jaune, alternant régulièrement

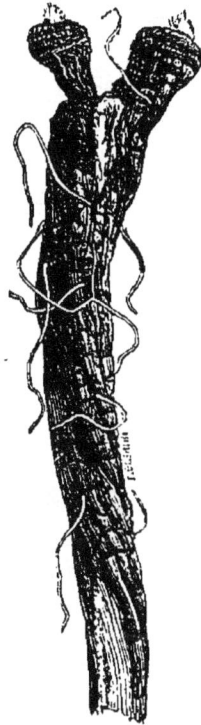

FIG. 267. — Racine de Pyrèthre d'Afrique. *Matricaria Pyrethrum.*

avec des rayons médullaires grisâtres, parsemés de glandes à essence. Sur le rhizome, on trouve en outre une moelle centrale assez développée, et parfois une ou deux lignes concentriques dans la zone ligneuse.

L'odeur de la racine est faible ; la saveur est brûlante ; elle laisse sur la langue un picotement persistant qui amène rapidement une salivation abondante.

Au microscope, sous la zone épaisse et brune du suber et

des couches externes subérifiées du parenchyme, on trouve une large zone de cellules tangentiellement dirigées, passant graduellement, en avançant vers le centre, à l'état de cellules libériennes, par rétrécissement de leur cavité et allongement de leur axe vertical; cette région est coupée de rayons médullaires à peine distincts des éléments environnants. Les faisceaux du bois sont formés de groupes de vaisseaux ponctués, entourés de cellules fibreuses à paroi épaisse. — Les rayons médullaires et le parenchyme cortical renferment de l'*inuline* et sont criblés de glandes essentielles à diamètre étroit, à contenu jaune et transparent.

Le *Pyrèthre d'Allemagne* se distingue immédiatement du précédent par l'épaisse touffe d'aiguilles jaunes, flexibles, longues de 2 à 4 cent., qui entoure l'extrémité supérieure des souches; ces aiguilles (pédoncules de feuilles) sont étagées sur un espace de 1 cent. environ en hauteur, et cachent un petit nombre de feuilles jaunes, plus petites, plus larges à la base et velues sur leurs bords. Le corps de

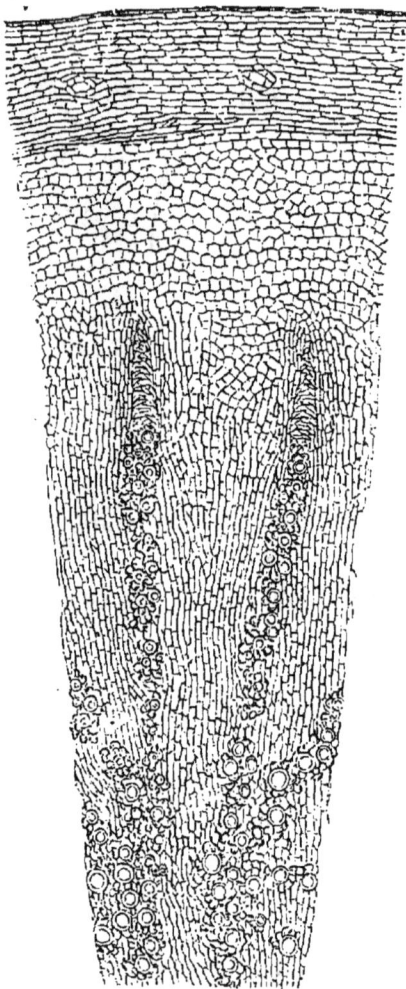

FIG. 268.— Racine de Pyrèthre. Coupe transversale.

(D'après de Lanessan.)

la racine est plus grêle que dans le *Pyrèthre d'Afrique* et épais seulement de 4 à 8 mill. L'écorce est d'un brun très clair, presque grisâtre, finement rugueuse. La section transversale est grise et offre un aspect radié peu marqué, à peine appréciable sur certains échantillons ; les glandes à essence, beaucoup plus petites et moins abondantes que dans l'autre sorte, sont rares dans le bois, abondantes dans l'écorce. La saveur est la même.

Au microscope, on retrouve la structure fondamentale du *Pyrèthre d'A-frique.*

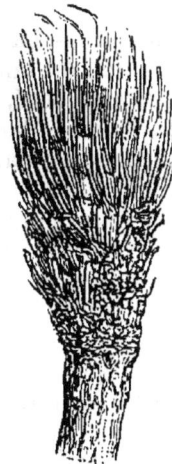

FIG. 269. — Pyrèthre d'Allemagne. *Anacyclus officinarum.*

Botanique. — La *Racine* de *Pyrèthre d'Afrique* provient du *Matricaria Pyrethrum* [1] H. Bn. (*Anthemis Pyrethrum* L., *Anacyclus Pyrethrum* De Cand), *Composée* de la série des *Hélianthées.* C'est une plante herbacée, vivace, originaire de l'Algérie et répandue dans beaucoup de régions chaudes ou tempérées de l'hémisphère boréal, en particulier l'Inde, l'Egypte, la Turquie, la Bohême, et en France aux environs de Montpellier.

Rhizome ligneux. — *Rameaux aériens* dressés ou étalés, pubescents. — *Feuilles* alternes, sessiles au milieu de la tige, largement pétiolées à la base, penninerves, profondément découpées en lobes nombreux et aigus. — *Inflorescence* en capitules terminaux hétérogames, à involucre hémisphérique. — *Fleurs* du centre (disque) hermaphrodites, tubuleuses, régulières, colorées en jaune ; *fleurs* de la périphérie femelles ou stériles, irrégulières, à corolle ligulée, colorée en blanc rosé. — *Androcée* et *Gynécée* des *Synanthéracées.* — *Ovaire* garni de 2 expansions aliformes, longitudinales, persistantes sur l'achaîne.

La Racine de *Pyrèthre d'Allemagne* provient de l'*Anacyclus officinarum* Hayne, plante annuelle, à involucre garni intérieurement d'un disque glanduleux, et différant surtout de la précédente par sa taille plus petite et par les ailes plus coriaces qui garnissent

[1] OEil de Bouc. Racine salivaire, Camomille pyrèthre. Pariétaire d'Espagne.

son fruit. Cette espèce n'est guère cultivée qu'en Prusse et en Saxe [1].

Chimie. — La *Racine de Pyrèthre* renferme, outre des sels nombreux, du tannin, de la gomme, du sucre, de l'inuline, etc., un principe actif, la *Pyréthrine*, âcre, rubéfiant, insoluble dans l'eau, soluble dans l'alcool, l'éther, l'acide acétique et les huiles, plus abondant dans l'écorce que dans le cylindre ligneux, et qui paraît composé de 3 corps différents : une résine brune et deux huiles fixes, l'une jaune, l'autre brune (Kœne, 1836). Plus récemment (1876) Buchenis a extrait de cette racine un corps cristallisable, qu'il nomme aussi *Pyréthrine*, et que la potasse dédoublerait en *pipéridine* $C^5 H^{11} Az$ et en *acide pyréthrique* amorphe.

Physiologie et Thérapeutique. — Le *Pyrèthre* irrite les muqueuses avec lesquelles il se trouve en contact, excite puissamment les secrétions, celle de la salive en particulier, et peut, à haute dose, provoquer des inflammations non sans gravité. C'est un révulsif d'une valeur réelle, employé dès longtemps comme aujourd'hui les sinapismes. Son action générale sur l'économie est stimulante, diaphorétique et, au dire des Romains, aphrodisiaque [2].

On l'emploie surtout à l'extérieur : il se prescrit en décoction. (30 gr. p. 250.), en teinture éthérée [(Pyr. 1, éther 4; opérer par déplacement), dose : quelques gouttes], en huile (Racine de Pyr. 1, huile d'olive 2.), en poudre sternutatoire. Quelquefois ordonné en frictions révulsives dans certaines névralgies ou paralysies avec perte de la sensibilité, sa principale indication est dans les névralgies dentaires : il entre dans la composition d'une foule de gargarismes et de collutoires, le vinaigre odontalgique de Fox, entre autres ; il agit en déterminant une révulsion énergique à la surface de la muqueuse. C'est par le même procédé qu'il modifie favorablement les gonflements des amygdales, les fluxions, les engorgements parotidiens, les paralysies linguales.

On donne quelquefois les fragments de racine à mâcher comme sialagogues.

---

[1] La *Racine de Pyrèthre* des anciens (Dioscoride) est assez différente de toutes les sortes actuelles, et paraît provenir d'une Ombellifère, le *Pyrethrum umbelliferum* G. Bauhin.

Selon Guibourt, les falsifications classiques de la Racine de *Pyrèthre* à l'aide de celles d'*Achillea Ptarmica*, de *Buphtalmum creticum* et de *Chrysanthemum frutescens* L., seraient extraordinairement rares, hors des traités de matière médicale.

[2] Ovide. *Ars amandi*, livre II.

Tritaque in annoso flava pyrethra mero.

Le *Pyrèthre* est rarement prescrit à l'intérieur, soit en poudre (25 centigr. à 1 gr.), soit en teinture alcoolique au $^1/_4$ (2 à 4 gr.) : c'est cependant un stimulant et un hydragogue puissant, que l'on emploie beaucoup aux Indes, paraît-il, contre la paralysie et dans la période adynamique du typhus[1].

Diagnose. — La saveur de la *Racine de Pyrèthre* permettra toujours de la distinguer de celles qui, comme la *Cynoglosse*, la *Bardane*, l'*Aconit*, etc., présenteraient avec elle quelque rapport de couleur.

Vinaigre odontalgique de Fox.

Pyrèthre.	1 gr.
Opium.	1 ctgr.
Vinaigre.	12 gr.

Laisser macérer et filtrer.

244. FLEURS DE CAMOMILLE

Description. — On trouve dans les pharmacies deux sortes de fleurs de ce nom : la *Camomille romaine* et la *Camomille commune*. La première est la plus active et la plus usitée : la seconde est moins amère, plus employée aujourd'hui en Allemagne qu'en France.

Sous le nom vulgaire de *fleurs*, on désigne ici, comme il arrive pour la plupart des *Composées*, les inflorescences, c'est-à-dire les *Capitules*. Les Capitules de la *Camomille romaine*, lorsqu'ils ont été recueillis sur la plante sauvage, se recon-

---

[1] Les capitules pulvérisés, ainsi que ceux de 2 espèces voisines, entrent dans la composition de poudres insecticides très usitées (Pyrèthre du Caucase). Cette poudre renferme de la *Persicéine*, matière résineuse verdâtre, et de la *Persicine* glucoside soluble dans l'eau et pouvant se dédoubler, sous l'influence des acides dilués, en glucose et en *Persirétine*. La racine est si peu destructrice des insectes, malgré le dire de plusieurs auteurs, qu'elle est constamment criblée de leurs pontes et de leurs larves.

naissent facilement aux fleurs jaunes et tubuleuses du centre, celles du bord demeurant blanches et ligulées. Mais on
n'emploie dans les officines que les capitules provenant de
la plante cultivée, chez laquelle les fleurs du centre se sont,

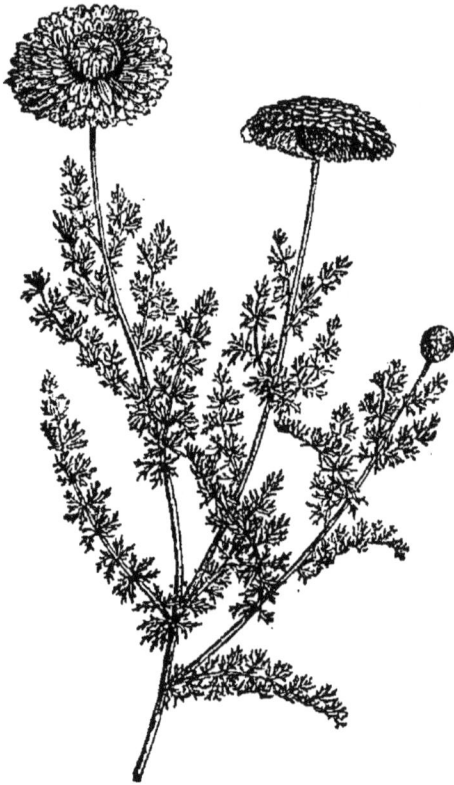

FIG. 270. — Camomille romaine. *Matricaria nobilis*. (De L.)

pour la plupart (80 p. 100 env.), transformées en fleurs
blanches et ligulées semblables à celles du pourtour, mais
plus petites. — Ces capitules sont circulaires, aplatis, larges
de 1 à 2 cent. environ et colorés en blanc jaunâtre. Le
plateau est fortement convexe, conique, creux en dessous, garni à sa surface de fines paillettes blanches
interposées aux fleurs. A la base du plateau naît un in-

volucre convexe en dessous, formant une calotte très
étalée, et constitué par un grand nombre de bractées étroitement imbriquées, lancéolées, scarieuses et transparentes
sur leurs bords. — Les fleurs, avons-nous dit, sont *ligulées*,
sauf un très petit nombre de fleurs tubuleuses, peu visibles,
très petites, placées au centre. Chaque fleur *ligulée* ou
femelle possède un ovaire oblong, jaunâtre, à 3 côtes,
haut de 1 mill. environ, et coiffé par la partie tubuleuse de
la corolle ; ce tube est très grêle, haut de 2 à 3 mill., et
laisse dépasser l'extrémité bifurquée du style : la partie
étalée de la corolle est oblongue, large de 3 à 4 mill., longue du double, arrondie au sommet, et rayée de cinq lignes
brunes. — Les fleurs tubuleuses du centre mesurent 3 à
4 mill. de haut et conservent parfois, sur les 5 lobes dentés
de leur corolle, la couleur jaune primitive : elles sont
hermaphrodites et avortent constamment.

L'odeur est aromatique et n'est pas sans quelque analogie
avec celle du *Sassafras*. La saveur est légèrement amère.

Les capitules de la *Camomille commune* sont facilement
reconnaissables à la présence de nombreuses fleurs jaunes
et tubuleuses au centre de l'inflorescence, les fleurs ligulées et blanches, au nombre de 10 à 20, n'occupant qu'une
rangée sur le bord. En outre, ils sont plus petits et coniques
dans leur forme générale ; leur plateau est dépourvu de
paillettes : les fruits sont tétragones. — L'odeur est moins
vive, la saveur moins amère [1].

Botanique. — La *Camomille Romaine* [2] est le *Matricaria nobilis*
H. Bn. (*Anthemis nobilis* Linn., *Anthemis odorata* Lamk., *Cha-*

---

[1] On mêle ou on substitue parfois aux capitules de la *Camomille commune*
ceux de la *Camomille des champs* (*Matricaria arvensis* H. Bn., *Anthemis
Arvensis* L.) dont le plateau est couvert de paillettes et la graine accompagnée d'une couronne membraneuse ; l'odeur est désagréable. La *Camomille
romaine*, d'autre part, est parfois aussi remplacée par le *Chrysanthemum
Parthenium* et le *Matricaria Parthenioïdes*, dont les capitules sont plus petits
et composés entièrement de fleurs blanches.

[2] Camomille vraie, camomille noble, camomille odorante.

momilla nobilis Godr.), *Composée* de la série des *Hélianthées*, commune et vivace dans toute l'Europe chaude et tempérée, en France particulièrement autour de Paris et dans le bassin de la Loire.

Rhizome ligneux, traçant. — *Rameaux aériens* nombreux, herbacés, étalés ou dressés, hauts de 15 à 30 cent., couverts de poils. — *Feuilles* alternes, velues, odorantes, bipinnatiséquées, à lobes découpés en lanières courtes. — *Capitules* solitaires ou disposés en cymes. — *Achaines* sans aigrette, pourvus de 3 côtes longitudinales.

La *Camomille d'Allemagne* ou *Camomille commune* est le *Matricaria Chamomilla* L., espèce commune dans les mêmes régions que la précédente, à *rameaux* dressés, hauts de 50 cent., à *feuilles* 2-3 pinnatiséquées, à lobes linéaires, à *capitules* toujours solitaires.

Chimie. — Les *Fleurs de Camomille* renferment environ 0,20 p. 100 d'une huile spéciale bleuâtre, qui passe peu à peu au jaune brun [1]. Ce serait, selon Demarçay, un mélange d'*Angélate* et de *Valérate butylique* et *amylique :* la proportion d'*Acide angélique* qui s'y trouve renfermée serait de 50 p. 100. On a signalé en outre dans la Camomille un acide amer cristallisable (Camboulises), regardé comme identique à l'*acide anthémique* de l'*Anthemis arvensis*. Le principe amer paraît être un glucoside et n'a pu encore être isolé (Flück. et Hanb.). La *Camomille commune* donne une huile essentielle d'un bleu intense et fixe.

Physiologie et Thérapeutique. — La *Camomille* est stimulante, antispasmodique et fébrifuge ; c'est le remède le plus anciennement connu pour le traitement des fièvres intermittentes, et, dans un certain nombre de cas, il a pu se montrer actif là où le Quinquina était demeuré impuissant. Tout au moins peut on la considérer comme infaillible dans les fièvres d'accès traitées hors du foyer paludéen (Trousseau). L'action locale de son essence est stimulante.

On prescrit à l'extérieur l'infusion concentrée, en lotions ou en bains, les fleurs en cataplasmes et l'huile essentielle en frictions, embrocations etc, contre les douleurs rhumatismales, l'hystérie, le tympanisme, etc.

A l'intérieur, on emploie l'infusion (4 à 15 gr.), la poudre de fleurs desséchées (0,50 centigr. à 8 gr.), la teinture au 1/5 (4 à 10 gr.), l'extrait aqueux (1 gr. à 4 gr.), le vin [(1 p. 30) 25 à 60 gr.],

---

[1] Ne pas confondre avec l'essence d'un bleu franc, extrait de la *Camomille d'Allemagne.*

le sirop [(Camomille 1. sucre 3, eau 2.) 15 à 60 gr.], l'huile
essentielle (1 à 5 gouttes), — dans la dyspepsie, la diarrhée,
la chlorose, l'aménorrhée, l'hystérie, l'hypocondrie, les fièvres
infectieuses, en particulier la fièvre typhoïde et surtout les fièvres
intermittentes.

Il faudra réserver les fortes doses pour le traitement des fièvres,
l'huile essentielle pour celui des dyspepsies et gastralgies, etc.
— L'infusion d'une grande quantité de fleurs dans une faible quantité d'eau chaude est vomitive. L'eau distillée (30 à 100 gr.) sert
quelquefois de véhicule à des potions calmantes. — La Camomille
faisait partie de l'Elixir de Vitriol de Mynsicht, de l'Essence carminative de Wedelius, etc.

245. FEUILLES D'ARMOISE

Description. — Ces feuilles sont facilement reconnaissables

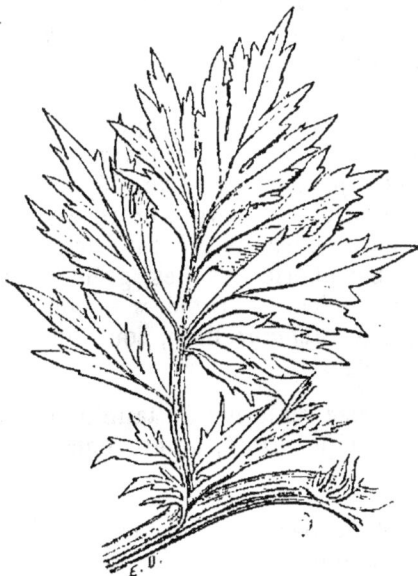

FIG. 271. — Feuille d'Armoise. *Artemisia vulgaris.*

à la grande différence de coloration que présentent leurs deux
faces : la face supérieure est d'un vert foncé, glabre ou fai-

blement pubescente : la face inférieure est grise et couverte d'un duvet lanugineux et épais.

La feuille entière est sessile, auriculée à sa base (sauf les feuilles radicales), ovale-aiguë dans sa forme générale, longue de 10 à 20 cent., large de 5 à 10 cent., atténuée fortement à la base le long de la nervure médiane. Elle est pinnatipartite et découpée en 5-9 lobes aigus, eux-mêmes incisés plus ou moins profondément et munis de dents nombreuses, pointues, souvent très grêles, parfois recurvées sur leurs bords. Les nervures, sauf la nervure médiane, sont peu marquées. Les auricules sont elles-mêmes laciniées.

L'odeur est légèrement aromatique. La saveur des feuilles sèches est peu prononcée.

Botanique. — L'*Armoise*[1] est l'*Artemisia vulgaris* L. *Composée-Hélianthée* de la section des *Anthémidées*, vivace, herbacée, commune dans presque toute l'Europe. — *Souche* ligneuse, longue, traçante. — *Rameaux aériens* dressés, rameux, légèrement pubescents, atteignant de 0,60 à 1,20 de hauteur. — *Feuilles* alternes. — *Capitules* ovoïdes, disposés en grappes axilliaires et terminales. *Involucre* très dense, à folioles externes velues, à folioles internes scarieuses. Plateau plan ou convexe, dépourvu de paillettes. — *Fleurs* toutes tubuleuses et colorées en rose pâle, celles du centre irrégulières, hermaphrodites, à cinq dents au tube de la corolle, celles de la périphérie femelles, grêles, à 2 ou 3 en coches inégales et peu profondes. — *Anthères* dépourvues de prolongements à leur base. — *Achaine* lisse, couronné par un bourrelet étroit.

Chimie. — L'*Armoise* renferme du tannin, une huile volatile très odorante, et un principe azoté, amer, encore mal défini (Braconnot).

Physiologie et Thérapeutique. — Les *Feuilles d'Armoise* sont toniques, antispasmodiques, et douées d'une action toute spéciale sur les ovaires; c'est un emménagogue des plus actifs, employé de toute antiquité, soit pour faire apparaître les règles retardées,

---

[1] Armoise vulgaire, Armoise commune, Herbe de la Saint-Jean, Couronne de Saint-Jean, Ceinture de la Saint-Jean, Herbe de feu, Consonne, Remise.

soit pour faciliter l'expulsion de l'arrière-faix. Son administration paraît exempte de dangers, bien qu'on l'ait accusée de provoquer à haute dose l'avortement (Geoffroy), fait nié par beaucoup d'auteurs. Souvent employée dans ce but par le vulgaire, elle ne semble pas avoir jamais amené autre chose que la réapparition des règles, lorsque leur suppression se rattachait simplement à la chlorose; en cas de grossesse, elle resterait inactive. On l'a préconisée en outre comme antihystérique.

On la prescrit quelquefois à l'extérieur, en fumigation, cataplasmes, lavements ou pessaires, — plus souvent à l'intérieur, en infusion (10 à 30 gr. p. 1 litre d'eau ou de vin blanc), en poudre, (2 à 8 gr.), en extrait (2 à 8 gr.), en sirop (30 à 60 gr.), ou à l'état de suc frais exprimé (30 à 80 gr.), — contre l'aménorrhée, la chlorose, l'hystérie, les convulsions infantiles, et même la chorée[1] (?). Elle entrait dans la composition de l'eau hystérique, des trochisques de Myrrhe, etc.

Diagnose. — L'*Absinthe* (en particulier la *Grande absinthe*) présente quelque analogie de forme et d'odeur avec les feuilles d'*Armoise ;* mais ses feuilles sont grises sur leurs deux faces et douées d'une amertume violente qui manque à celles-ci.

246. SEMEN-CONTRA

Description. — Le *Semen-Contra* est constitué par de petits corps ovoïdes, longs de 2 à 3 mill., larges de 1 mill., colorés en jaune verdâtre, devenant bruns avec l'âge, — que les anciens prirent pour des graines (*Semen cinæ*), et qui ne

---

[1] On vantait beaucoup autrefois contre l'épilepsie les *Charbons de la Saint-Jean* réduits en poudre : c'étaient, disait-on, des charbons merveilleux que l'on trouvait sous les souches d'*Armoise*, aux environs de la fête de l'apôtre ; il s'agit simplement ici de racines mortes, noires, habituellement desséchées à cette époque de l'année, et dont les vertus sont au moins douteuses. Cependant la racine fraîche a été parfois employée dans le traitement des convulsions, des névralgies et même des fièvres intermittentes (Würtzer), aux mêmes doses que les feuilles.

La moelle très blanche de l'Armoise et le duvet obtenu en écrasant les feuilles, sont très inflammables, une fois desséchés : ils ont servi à la préparation des *moxas*, mode de revulsion à peu près abandonné aujourd'hui.

sont autres que les capitules non épanouis d'une *Artemisia*
d'Asie. Les bractées du capitule, au nombre de 10 à 20, étroitement imbriquées et formant coque. sont ovales-aiguës, à
pointe jaunâtre et mousse, généralement glabres dans la
sorte officinale, scarieuses et pâles sur leurs bords, vertes
et un peu saillantes au milieu de leur face dorsale. Cette
zone médiane est en outre parsemée de petites glandes à

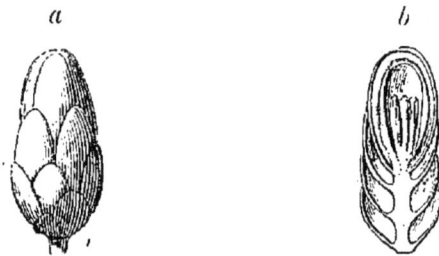

FIG. 272 et 273. — Semen-Contra. Capitules jeunes de l'*Artemisia*
maritima.

a. Capitule entier.   b. Coupe longitudinale.

essence, verruqueuses, jaunâtres, visibles seulement au
moyen d'une forte loupe. — Ces écailles, courtes à la base
de l'inflorescence, graduellement allongées à mesure qu'elles
sont insérées plus haut, sont étagées sur un cône réceptaculaire très allongé, nu, chargé, au sommet, de 2 à 5 petites fleurs, enfermées sous la coque, toutes hermaphrodites
et tubuleuses, à corolle découpée en cinq lobes, et à style
bifide.

L'odeur est spéciale et devient très forte si l'on écrase
les capitules entre les doigts; la saveur est un peu amère
et rappelle celle des Térébenthines. — On trouve, fréquemment mêlés aux capitules, des fragments d'axes et de feuilles.

La sorte que nous venons de décrire est la sorte officinale
la plus usitée en France, dite *Semen-Contra d'Alep* ou *d'A-
lexandrie.* Guibourt signale l'existence de deux autres sortes
commerciales, le *Semen-Contra de Russie* et celui de *Barbarie,*

tous deux couverts d'une pubescence plus ou moins épaisse, le dernier plus pâle et plus léger.

Botanique. — Le *Semen-Contra* officinal (*Semen-Contra d'Alep* ou *d'Alexandrie*) est produit par plusieurs plantes appartenant au genre *Artemisia*, section *Seriphidium*, considérées par plusieurs auteurs comme constituant autant d'espèces spéciales (*Artemisia Cina* Berg., *Artemisia pauciflora* Stœchm., *Artemisia Lercheana* Stœchm., etc.), ramenées par d'autres à l'état de simples sections de l'espèce linnéenne *Artemisia maritima* L.

C'est la variété *Stœchmanniana* Berg. ou *pauciflora*, qui passe pour fournir la plus grande partie de la drogue ; elle paraît identique à la plante recueillie par Petzholdt des mains mêmes de cultivateurs du Turkestan, et décrite par Willkomm sous le nom d'*Artemisia Cina*. Elle est vivace et habite surtout dans les plaines du Kirghiz, autour du lac d'Aral, dans le nord du Turkestan ; la drogue nous parvient par Nidjni-Novgorod.

Rhizome long et traçant. — *Rameaux aériens* ligneux à la base, hauts de 30 à 50 cent. — *Feuilles* bipinnatiséquées, pétiolées, larges et pubescentes à la base, sessiles, petites et glabres sur les axes. — *Capitules* oblongs, disposés en grappes axillaires ou terminales. — *Involucre* formé de 12-20 bractées imbriquées, glabres, scarieuses sur les bords, traversées au milieu par une bandelette verte parsemée de papilles glanduleuses. — *Fleurs* peu nombreuses (3 à 6), blanchâtres, hermaphrodites, à corolle tubuleuse, glandulifère, insérée obliquement sur l'ovaire. — *Achaine* lisse. surmonté d'un disque.

Le *Semen-Contra de Russie* ou de *Sarepta* (pubescent) provient des steppes du Volga et est produit également par l'*Artemisia maritima* L., même variété *pauciflora*, par la variété *monogyna* Waldst. et Kit., et (lorsque le duvet des capitules est très épais) par la variété *Lercheana* Stœchm.

Le *Semen-Contra de Barbarie* provient de la variété *ramosa* Smith, et nous arrive du Maroc (Guibourt).

On substitue quelquefois au Semen-Contra, les capitules jeunes d'*Artemisia* indigènes, *A. Santonica*, *A. campestris*, *A. gallica*, *A. absinthium*, dont les propriétés diffèrent assez peu.

Chimie. — Le *Semen-Contra* donne à la distillation plusieurs acides gras volatils, de l'*acide angélique*, une huile essentielle (1 p. 100) douée de l'odeur de la plante, et renfermant un stéaroptène particulier, le *Camphre de Cinœbène* (Hirzel) $C^{10} H^{18} O$, facilement décomposable en $C^{10} H^{16}$ et en eau. La drogue renferme en outre 1,50 à 2 p. 100 d'un glucoside spécial, la *Santo-*

nine [1] $C^{15} H^{18} O^3$ (Kohler, 1830), de la résine, de la cire, du sucre et des sels.

La *Santonine* est neutre, incolore, cristallisable, soluble dans l'éther, le chloroforme et l'alcool, peu soluble dans l'eau : elle se combine avec les bases et donne des *Santonates;* par substitution du chlore à l'hydrogène, elle donne de la *monochlorosantonine*, de la *dichlorosantonine*, etc. Une particularité intéressante qu'elle partage avec l'*Erythrocentaurine*, c'est que, sous l'influence des rayons solaires, ou même simplement des rayons jaunes et des rayons violets, elle change de couleur et devient jaune sans changer de composition. Toutefois, selon Fausto Sestini (1865), il y aurait alors transformation en *Photo-Santonine* $C^{23} H^{34} O^6$, distincte par ses divers coefficients de solubilité et par son point de fusion. — On connaît aujourd'hui à la *Santonine* 5 isomères : la *santonide*, la *parasantonide*, la *métasantonide* et 2 *métasantonines*.

On prépare la *Santonine* en traitant par un lait de chaux la macération alcoolique de *Semen-Contra*, et en décomposant par l'acide chlorhydrique le Santonate de chaux ainsi formé ; on purifie en redissolvant plusieurs fois.

On considère aujourd'hui la *Santonine* comme un anhydride de l'*acide santonique* $C^{15} H^{20} O^4$ (Hesse) ; ce corps possède lui-même 5 isomères : l'*acide santonique*, l'*acide métasantonique*, l'*acide parasantonique*, l'*acide photo-santonique* et l'*acide santoninique*.

Physiologie et Thérapeutique. — Le *Semen-Contra* est, à doses faibles, un stimulant analogue à l'*Armoise;* à doses plus élevées, il est éméto-cathartique et vermifuge : à fortes doses, il agit comme un poison nerveux. Il survient alors une dépression générale, de la torpeur, de la dyspnée ; les mouvements respiratoires, puis les battements du cœur sont ralentis ; on observe des convulsions violentes épileptiformes, et la mort arrive par arrêt de la respiration. L'essence, prise à part, est douée de propriétés convulsivantes très énergiques. La *Santonine* n'est donc point l'élément actif unique du Semen-Contra, bien quelle reproduise à elle seule la plus grande partie de ses effets. L'administration de la *Santonine*, outre les symptômes signalés plus haut, donne lieu au bout d'une demi-heure à une dyschromatopsie toute spéciale, et notée depuis longtemps : tous les objets paraissent colorés en violet d'abord, puis en jaune; on a invoqué comme cause l'altération du sérum sanguin ou des liquides de l'œil; on pense

---

[1] Σαντόνιον, nom donné par Dioscoride à un *Semen-Contra* qui provenait à cette époque du pays des *Santones*, en Gaule, aujourd'hui la *Saintonge*.

aujourd'hui que l'origine de ce phénomène est nerveuse et centrale. En outre, les urines sont colorées, et se montrent rouges et jaunes, selon qu'elles sont elles-mêmes alcalines ou acides.

Le Semen-Contra, qui pourrait être prescrit comme stimulant et diurétique, et que l'on a voulu employer dans le traitement de quelques troubles de la vision, est réservé à peu près exclusivement aujourd'hui à la destruction des vers intestinaux, en particulier des oxyures et des ascarides (*Semen contra vermes*); il est moins efficace contre le tœnia. L'action de la *Pelletiérine* et celle de la *Santonine* présentent d'ailleurs plus d'un point de comparaison.

On prescrit la poudre (4 à 8 gr. pour un adulte) ou l'infusion (6 à 12 gr. p. 500 gr. d'eau).— La *Santonine* s'administre en dragées de 5 centigr. [1].

247. FEUILLES D'ABSINTHE

Description. — On trouve dans les Droguiers trois sortes d'*Absinthes*, qu'il est d'ailleurs facile de distinguer les unes des autres : l'*Absinthe officinale* ou *Grande absinthe* (la seule qui figure au droguier de la Faculté et dont nous ayons à nous occuper ici), l'*Absinthe pontique* ou *petite Absinthe* et l'*Absinthe maritime*.

Les feuilles, en raison de leur petite taille, ne sont jamais isolées, et ce sont les rameaux feuillés qui figurent dans les droguiers.

Les feuilles de la *Grande Absinthe* sont pétiolées à la base de la plante, et deviennent peu à peu sessiles à mesure qu'on s'élève sur l'axe. Elles mesurent de 3 à 12 cent. de long et 1 1/2 à 4 cent. de large. Leur forme générale est ovale acuminée. Le limbe est *tripinnatiséqué*, les dernières divisions étant grêles, très inégales, longues de 2 mill., terminées en

[1] Les Capitules de l'*Artemisia maritima* L., var. *genuina*, si abondants sur nos côtes, peuvent remplacer dans toutes leurs indications, et à la seule condition d'élever les doses du tiers ou de la moitié, les *Semen-Contra* exotiques : c'est un excellent vermifuge indigène, d'une grande efficacité et d'un prix très modique.

pointe mousse. Les deux faces de la feuille sont colorées en gris légèrement verdâtre, onctueuses au toucher, et couvertes d'une pubescence extrêmement fine ; sur toutes les découpures, si petites qu'elles soient, se montre une nervure grêle, saillante sur les deux faces. — Ces feuilles sont alternes sur les rameaux et ordinairement dépourvues d'auricules au niveau de l'insertion de leur pétiole. — Les rameaux sont gris et pubescents comme les feuilles, et parcourus dans toute leur longueur par de petites côtes parallèles.

L'odeur est vive, aromatique, toute spéciale et ne se dégage bien nettement que lorsqu'on écrase les feuilles entre les doigts ; elle se perd avec le temps. — La saveur est d'une amertume violente.

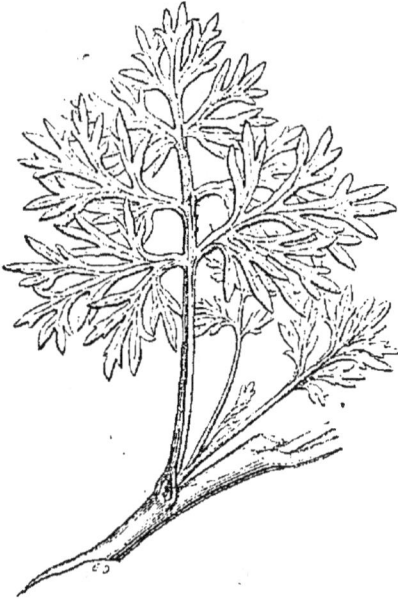

FIG. 274. — Feuille de grande Absinthe. *Artemisia Absinthium.*

L'*Absinthe maritime* se distingue immédiatement de la précédente par sa taille beaucoup moins considérable, ses feuilles plus petites, à divisions plus grêles, et surtout le duvet gris et épais qui couvre les deux faces de celles-ci, ainsi que les pétioles. L'odeur est moins forte, la saveur beaucoup moins amère.

L'*Absinthe pontique* ou *petite Absinthe* possède des rameaux encore plus grêles que ceux de l'*Absinthe maritime;* les feuilles glabres et verdâtres en dessus, blanches et pubescentes en dessous, sont réduites à 2-10 mill. de longueur et découpées en lanières minuscules ; les rameaux sont généralement accompagnés de leurs capitules jaunes, gros comme

des graines de Moutarde, disposés en grappes axillaires.
L'odeur est encore moins prononcée ainsi que la saveur.

Botanique. — La *Grande Absinthe*[1] est une *Composée Hélianthée*
de la section des *Anthémidées*, l'*Artemisia Absinthium* L., plante
herbacée, à souche vivace et ligneuse, commune dans l'Europe
tempérée, l'ouest de l'Asie et le nord de l'Afrique[2].

Souche ramifiée. — *Rameaux aériens* ligneux à la base, ramifiés,
hauts de 30 à 90 cent. — *Capitules* disposés en grappes composées.
Involucre formé de deux rangs de folioles blanchâtres, les extérieures étroites, les intérieures ovales. Le plateau du capitule est
garni de poils interposés entre les fleurs. — *Fleurs* jaunes, à co-
rolle tubuleuse insérée perpendiculairement au plateau de l'ovaire :
celles du centre hermaphrodites, à 5 divisions égales, celles du
bord femelles, à 2 ou 3 divisions inégales et peu profondes. *Style*
bifide, à lobes non ciliés. — *Achaine* lisse, surmonté d'un bourrelet.

L'*Absinthe pontique* ou *Petite Absinthe* (*Artemisia pontica* L.)
est deux ou trois fois plus petite que la précédente.

L'*Absinthe maritime* (*Artemisia maritima* L.) est la plante qui
fournit le *Semen-Contra* indigène et dont nous avons décrit plus
haut la variété la plus importante.

Chimie. — L'Absinthe donne à la distillation une huile essentielle
verte, très abondante, à odeur forte, formée de *Terpène* bouillant à
160°, et d'*Absinthol* C^{10} H^{16} O isomérique du camphre, ne donnant
pas d'*acide camphorique* par l'acide nitrique. Elle renferme, en
outre, une résine amère, un acide organique, l'*acide absinthique*,
du sucre de la gomme et un principe azoté, blanc, cristallisable,
soluble dans l'alcool, l'éther et l'eau, qui est l'*absinthine* C^{40} H^{22} O^8
(Lück). L'acide sulfurique concentré la dissout en jaune rougeâtre
passant bientôt au bleu.

Physiologie et Thérapeutique. — L'Absinthe est un stomachique
et un stimulant diffusible ; c'est principalement à son huile essentielle qu'il faut rapporter les phénomènes d'excitation générale
qu'elle provoque. A faible dose, elle favorise la sécrétion du suc

---

[1] Absinthe commune ou officinale, grande absinthe, absin menu, alvuine, aluine,
grande aluyne, herbe sainte, herbe aux vers, armoise amère, armoise absinthe.

[2] On substitue très souvent à la Grande Absinthe, des *Artemisia* de Suisse ou
du Tyrol, connus sous le nom de *Génipi* : *Génipi vrai* (*Artemisia glacialis* L.),
Génipi blanc (*Artemisia mutellina* Will.), *Génipis noirs* (*Artemisia spicata*
Wulf. *A. eriantha* Ten. *A. Boccone* All.), *Génipi musqué* (*Artemisia moschata* Jacq.), *Génipi bâtard*. (*Artemisia nana*. L.) (Voy. Guibourt, t. III. p. 45-48.)

gastrique, et peut être considérée comme apéritive et eupeptique.
A forte dose, elle détermine de la stupeur et des convulsions tétaniques analogues à celles que provoque la Santonine ; l'addition
d'alcool favorise hautement cette action toxique, sans qu'il soit démontré que l'union de l'essence d'absinthe et de ce corps donne
naissance à un produit toxique spécial. L'alcool augmente simplement la *réceptivité* à l'action du poison. — L'Absinthe est en outre
emménagogue et vermifuge ; les propriétés abortives qu'on lui a
attribuées sont très contestables.

On la prescrit quelquefois à l'extérieur en cataplasme ou en lavement, plus souvent à l'intérieur, en infusion aqueuse (10 à 30 gr.
p. 1 litre), en extrait (2 à 4 gr.), en teinture au 1/8 (2 à 10 gr.), en vin
ou en bière [(1 p. 30 de bière ou de vin blanc), 30 à 125 gr.], en
eau distillée (15 à 100 gr.), en poudre (1 à 16 gr.) ou à l'état de suc
frais (4 à 18 gr.), ou d'huile essentielle (0,50 à 1 gr.), — dans les
dyspepsies flatulentes, la diarrhée chronique, le scorbut, les
fièvres intermittentes, la chlorose, l'aménorrhée, etc. On l'a préconisée jadis contre le mal de mer. Elle est peu usitée aujourd'hui
comme médicament, sinon à titre d'emménagogue.

L'*Absinthine* a été indiquée récemment, à la dose de 10 centigr.,
2 fois par jour, avant le repas, — comme un apéritif puissant et
un tonique digestif très énergique.

L'*Absinthe* passe pour servir à la confection d'une boisson alcoolique à laquelle elle ne donne guère que son nom [1]. L'*Absinthe* la
plus pure renferme au moins 3 parties de *Génipi* pour 1 d'Absinthe
vraie ; très souvent, le *Génipi* se trouve seul ; les propriétés physiologiques de ces deux plantes sont d'ailleurs sensiblement les
mêmes.

Diagnose. — Pour distinguer une *Absinthe*, quelle qu'elle
soit, de l'*Armoise*, il suffit de se souvenir que les feuilles de
celle-ci sont d'un vert foncé ou presque noires en dessus,
pâles et pubescentes en dessous. L'odeur si caractéristique
de l'*Absinthe* permettra de la reconnaître des autres feuilles.

---

[1] L'*Absinthe* dite *Suisse* est une macération, dans l'alcool à 70°, de Génipi,
(mélangé rarement d'Absinthe), de Badiane, d'Angélique, d'Année et quelquefois
de Cumin. — L'addition de sels vénéneux métalliques, chlorure d'antimoine,
sulfate de cuivre et surtout acétate de plomb, n'est pas rare.
    L'ivresse de l'*absinthe* est plus prompte que l'ivresse alcoolique simple et
débute comme un empoisonnement narcotique : la période de stupeur, et
d'hébétement arrive plus rapidement : le *delirium tremens* des buveurs d'absinthe
invétérés, passe pour plus grave, et se montre accompagné de crises épileptiformes, etc. — On a noté dans quelques cas la dégénérescence graisseuse du
cœur et même, dit-on, l'amincissement des parois de la boîte crânienne (?).

248. FLEURS DE SOUCI

Description. — Les *Fleurs de Souci*, absolument inusitées aujourd'hui en thérapeutique, n'intéressent plus guère la Matière médicale que parce qu'elles servent quelquefois à falsifier le Safran, falsification extrêmement grossière d'ailleurs.

Les fleurs employées à cet usage sont généralement les fleurs ligulées qui occupent le bord du capitule ; elles sont hermaphrodites et pourvues d'un ovaire très infère, haut de 1-2 mill. environ, arqué, un peu velu, sans aigrette. La corolle est d'un jaune orangé clair : sa partie tubuleuse est très grêle, haute de 1/2 à 1 cent., et la languette, longue de 1 à 2 cent., large de 3-4 mill., est arrondie à l'extrémité et rayée de cinq lignes brunes. Le style est court, bilobé au sommet, et dépasse à peine le tube de la corolle.

L'odeur est forte, assez agréable, la saveur faiblement amère.

Botanique. — Le *Souci* des Droguiers est le *Souci des jardins*[1], *Calendula officinalis* L., *Composée* de la série des *Calendulées*, vivace, herbacée, commune dans le midi de la France et en général dans la zone chaude de l'Europe.

Rhizome blanc, chevelu. — *Rameaux aériens* dressés, rameux, velus, hauts de 30 à 35 cent. — *Feuilles* alternes, pubescentes, sessiles, les inférieures entières, les supérieures cordées, lancéolées, plus ou moins découpées. — *Capitules* solitaires et terminaux, colorés en jaune orangé. — *Involucre* à folioles aiguës et pubescentes. — *Fleurs* du centre tubuleuses, hermaphrodites, restant mâles par avortement du pistil. Les fleurs de la périphérie sont ligulées et femelles. Les *anthères* sont pourvues inférieurement d'une pointe aiguë. — *Achaine* incurvé, sans aigrette, à dos chargé de pointes courtes.

On mêle quelquefois aux fleurs du *Souci des Jardins*, celles du *Souci des Champs*, *Calendula arvensis* L., plus petit en général,

[1] Petit souci. Gauchefer. Tous les mois, etc.

à feuilles lancéolées, à fruits plus longs et souvent terminés en pointe.

Chimie. — On a retiré du *Souci* (Geiger, 1818), un principe jaunâtre, appelé *Calenduline*, auquel on attribue les propriétés de la plante. L'histoire chimique de cette substance nous est encore peu connue.

Physiologie et Thérapeutique. — Le *Souci* est stimulant, sudorifique et emménagogue. Très vanté autrefois contre la scrofule, le cancer, l'ictère (sans doute à cause de sa couleur jaune), les fièvres intermittentes, l'aménorrhée, etc., le *Souci* est à peu près inusité aujourd'hui comme médicament ; il paraît avoir surtout bénificié, dans l'esprit des populations, de sa ressemblance grossière avec le *Safran*, dont on lui a facilement attribué les propriétés. Il est employé à la campagne par les paysans contre les ophtalmies chroniques, pour ramollir les callosités ou détruire les verrues, etc.

Diagnose. — Il ne peut y avoir aucune hésitation entre les fleurs jaunes et ligulées du *Souci* et les styles trifides et rougeâtres du *Safran*. — Les fleurs du *Carthame* sont d'un rouge foncé, et possèdent une corolle tubuleuse à cinq dents.

249. RHIZOME ET RACINES D'AUNÉE

Description. — C'est sous cette dénomination qu'il faut comprendre les fragments que l'on trouve dans les Droguiers. La souche entière se compose en effet d'un rhizome très court et très épais, large de 3 à 6 cent., d'où se détachent un grand nombre de racines dont l'épaisseur varie de celle d'une plume à celle du doigt et dont la longueur atteint 10 à 20 cent. La souche est ordinairement débitée en rondelles de 1/2 à 1 cent. d'épaisseur ; les racines sont divisées dans le sens longitudinal ou coupées en tronçons de 2 à 4 cent. de haut.

Les disques provenant de la souche sont diversement contournés par la dessication ; leur surface corticale est grisâtre ou brun clair, rugueuse, irrégulièrement plissée et présente d'assez nombreuses traces de bourgeons. Souvent on trouve des échantillons munis encore de la racine qui en naît et qui y est demeurée attachée, ce qui leur donne un aspect en *raquette* assez caractéristique.

Les surfaces de section transversales sont colorées en jaune brun, rugueuses, lisses, d'aspect corné et de consistance très dure.

Les racines coupées longitudinalement ont une écorce couverte de rides fines et irrégulières ; les traces des racines secondaires y sont peu visibles. La surface de section est d'aspect corné et présente ordinairement une crête médiane assez prononcée.

Les tronçons entiers sont plus larges aux extrémités qu'au milieu, par suite de la dessication : leurs faces transversales sont soulevées et ridées ; leur écorce est grisâtre, ridée et très dure.

La coupe transversale de toutes ces parties est de couleur jaunâtre ; une ligne circulaire foncée, située à 1/4 de rayon du bord pour les racines, — à 1/6 ou 1/8 pour la souche, — délimite l'écorce : celle-ci est pâle sur les bords, striée au dedans par des lignes brunes, sinueuses, très grêles, assez espacées. La zone ligneuse présente des lignes radiales peu prononcées correspondant aux faisceaux. L'une et l'autre zone renferment de nombreuses ponctua-

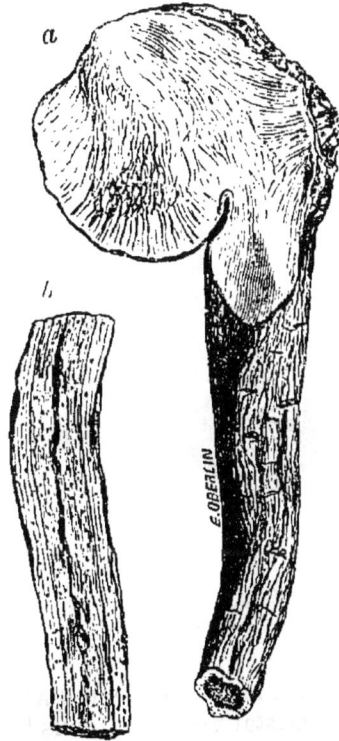

FIG. 275 et 276. — Rhizome et Racine d'Aunée. *Inula Helenium.*

a, Rondelle découpée dans le Rhizome et Racine demeurée adhérente. —*b,* Tronçon de Racine fendu longitudinalement.

tions brunes dues aux réservoirs à essence ; sur les vieux échantillons, on trouve assez fréquemment quelques efflorescences blanchâtres, qui ne sont autres que des cristaux d'*Hélénine*.

L'odeur est un peu camphrée, et, sur quelques échantillons, rappelle celle du tabac. La saveur est légèrement amère.

Au microscope, on trouve, sous un suber épais et brun, un parenchyme formé d'éléments à direction tangentielle, à la partie interne duquel se montrent des groupes de cellules plus étroites, séparés par des rayons médullaires, et qui représentent le liber ; ces groupes sont allongés radialement, adossés au cambium, et en réalité peu distincts. Des réservoirs à essence,—formés par des méats intercellulaires que tapissent les cellules voisines refoulées et aplaties, -- se montrent abondamment dans cette zone corticale, et souvent s'alignent assez régulièrement en

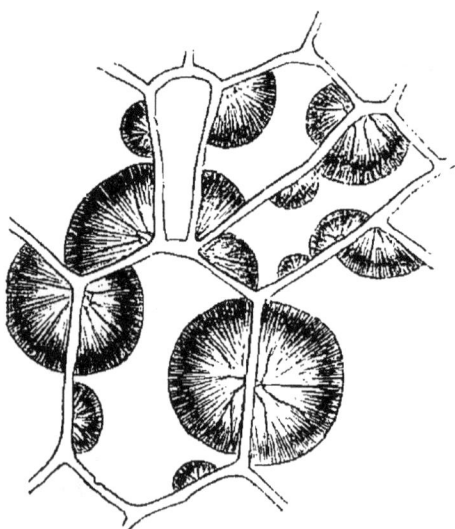

Fig. 277. — Rhizome d'Aunée. Sphéro-cristaux d'*Inuline* dans le parenchyme cortical. (De L.)

files radiales pour donner, sur la coupe transversale vue à l'œil nu, l'illusion d'une striation brune plus ou moins régulière.

Le bois se compose de faisceaux grèles, séparés par de larges rayons médullaires, et constitués par des groupes de vaisseaux rayés mêlés de cellules fibreuses ; on trouve, dans le parenchyme central et dans les rayons médullaires, un grand nombre de glandes à essence. — Tous les éléments parenchymateux de la plante renferment de l'*inuline*, invisible sur les préparations imbibées d'eau puisqu'elle est soluble dans ce liquide, mais formant, dans les échantillons traités par l'alcool ou la glycérine, de grosses sphères composées de cristaux aciculaires.

Botanique. — L'*Aunée*[1] est une *Composée* de la série des *Astérées*, l'*Inula Helenium* L. (*Corvisartia Helenium* Mér.), grande plante vivace, très répandue dans l'Europe centrale et jusque dans l'Himalaya ; elle a été introduite dans l'Amérique du Nord.

Rhizome charnu, rameux. — *Tige* haute de 1 à 2 mètres, dressée pubescente. — *Feuilles* alternes, lancéolées, légèrement dentées, cotonneuses et blanchâtres en dessous, les inférieures longuement pétiolées, les caulinaires amplexicaules et presque sessiles. — *Capitules* terminaux, solitaires ou disposés en cymes. — *Involucre* à folioles aiguës et imbriquées. — *Fleurs* jaunes, encaissées dans des alvéoles du plateau du capitule : celles du centre hermaphrodites, tubuleuses, à anthères terminées inférieurement par deux appendices plumeux, celles de la périphérie ligulées et femelles. — *Achaines* oblongs, couronnés d'une aigrette poilue et munis de 4 côtes longitudinales.

Chimie. — L'*Aunée* laisse sublimer à la distillation un corps cristallisable, appelé autrefois *Hélénine*, et que l'on a dédoublé en 2 substances : l'une l'*Hélénine* vraie $C^6 H^8 O$, et l'autre le *Camphre d'Aunée* (Hallen) $C^{10} H^{16} O$; elle donne également une huile volatile, l'*Alanthal* $C^{10} H^{16} O$.

L'*Hélénine* $C^6 H^8 O$ est un camphre cristallisable, volatil, insoluble dans l'eau, peu soluble dans l'alcool froid, très soluble dans l'alcool bouillant, l'éther, les huiles essentielles, les huiles fixes et l'éther de pétrole. L'acide sulfurique la dissout et la colore en rouge, en donnant peu à peu de l'*acide sulfo-hélénique*; l'acide azotique la dissout à froid, et, si l'on chauffe, donne une résine rougeâtre, la *nitro-hélénine* ; l'acide chlorhydrique se comporte de même et donne de la *chlorhélénine*.

L'*Essence d'Aunée* est fluide, douée d'une odeur très vive et d'une saveur âcre et caustique : elle bout à 170°. Elle est insoluble dans l'eau, soluble dans l'alcool et l'éther. Elle dissout les graisses, le phospore et le soufre.

---

[1] *Aunée commune, aunée officinale, inule campagne, inule aunée, inule héléniaire, hélénine, lienne, œil de cheval, laser de Chiron, ailleaume, aromate germanique.*

L'*Aunée* renferme, de plus, de la gomme, une résine amère et un corps très voisin de l'Amidon, l'*Inuline* $C^6 H^{10} O^5$ (19 à 44 p. 100 suivant la saison), cristallisable, soluble dans l'eau, précipitable par l'alcool et la glycérine, ne se colorant point en bleu par l'iode, et retrouvée chez un grand nombre de *Composées* et dans quelques autres familles. On peut facilement la transformer en dextrine, puis en *sucre d'Inuline*, lévogyre ; elle réduit à chaud, en présence de l'ammoniaque, les sels de cuivre et d'argent.

L'*Inuline* est accompagnée de deux substances très analogues, l'*Inuloïde* $C^6 H^{10} O^5 + H^2 O$ et la *Synanthrose* $C^{12} H^{22} O^{11} +^2 HO$.

Physiologie et Thérapeutique. — L'*Aunée* est stimulante, tonique et diaphorétique. Elle favorise l'expectoration bronchique, la sécrétion de la sueur, l'écoulement des règles. D'autre part, elle arrête, par ses vertus toniques, le catarrhe intestinal et les écoulements leucorrhéiques. Appliquée localement, elle stimule les vieux ulcères scrofuleux, atoniques, et calme presque instantanément les démangeaisons provoquées par les dartres.

On l'emploie à l'extérieur en décoction concentrée pour lotions ou lavements, et en pommade (1 p. 5 d'axonge), dans la leucorrhée ou l'aménorrhée, dans le traitement des dartres, des ulcères variqueux et même, dit-on, de la gale.

A l'intérieur, on prescrit l'infusion (15 à 30 gr.), la teinture (5 à 15 gr.), le vin [(racine fraîche 1, vin blanc 20) : 60 à 100 gr.], l'extrait (1 à 10 gr.), la poudre (2 à 10 gr.), — dans les catarrhes vésicaux, bronchiques ou intestinaux, l'asthme humide, la chlorose, l'aménorrhée, la leucorrhée, etc.

La médecine vétérinaire l'emploie dans le traitement de la bronchite et pour faciliter la délivrance.

Récemment de Korab a préconisé l'*Hélénine* et l'*Essence d'Aunée* (globules renfermant 2 centigr. de chaque), comme un spécifique de la tuberculose, calmant les accès de suffocation et la dyspnée, arrêtant les sueurs nocturnes, et, d'autre part, agissant comme un tonique général très actif, faisant cesser les insomnies, etc.

Diagnose. — Les rondelles découpées dans la souche se distinguent facilement des autres racines coupées de même, que l'on peut trouver au Droguier, — du *Colombo*, qui est jaune sur la tranche, et doué d'une amertume extrême, — de la *Bryone* qui est blanche, très large, farineuse quoique compacte, et marquée, sur la coupe transversale, de lignes radiales nombreuses, — du *Colchique* qui est échancré sur un côté, fari-

neux et couvert, sur sa tranche, de petites verrues dues à la
saillie des faisceaux disséminés irrégulièrement (*Monocotylédones*); — d'ailleurs, toutes ces racines sont dépourvues, sur
leur coupe transversale, des ponctuations brunes qui caractérisent l'*Aunée.*

250. FLEURS DE PIED-DE-CHAT

Description. — Les capitules du *Pied-de-Chat* sont uni-
sexués, et, bien que les fleurs femelles doivent être préférées
pour les officines, comme plus odorantes, on trouve dans
les Droguiers des capitules des deux sexes, faciles à distinguer d'ailleurs les uns des autres, car les bractées des
capitules femelles sont roses et celles des capitules mâles
sont blanches.

A la couleur près, l'organisation est identique de part et
d'autre. En général, on trouve dans le commerce les capitules encore groupés en grappe corymbiforme : les pédicelles sont courts, verdâtres, velus comme toute la plante.
Un involucre, formé de deux séries de bractées, enveloppe la
base du capitule ; les bractées de la rangée extérieure sont
courtes, ovales, pubescentes, étalées ; celles de la rangée
intérieure sont dressées, pétaloïdes, allongées, glabres,
colorées en blanc ou en rose, selon le sexe, plus longues
chez les fleurs femelles (roses).

Le plateau, légèrement convexe et creusé d'alvéoles,
porte un grand nombre de petites fleurs tubuleuses, à
corolle grêle divisée en cinq lobes. Les fleurs femelles ne
présentent pas de traces d'androcée. L'ovaire existe dans les
deux sexes, mais il avorte toujours chez les fleurs mâles ;
il est surmonté d'une longue aigrette de poils blancs et
brillants. Après la floraison, les aigrettes des ovaires, soit

fécondés, soit stériles, forment au centre de l'inflorescence une touffe compacte, soyeuse et fine, qui a fait donner à la plante le nom de *Pied-de-Chat*.

L'odeur est légèrement aromatique, la saveur à peu près nulle.

Botanique. — Le *Pied-de-Chat* [1] est une *Composée* de la série des *Astérées*, le *Gnaphalium dioicum* L. (*Antennaria dioïca* Gaertn.'), petite plante vivace, herbacée, dioïque, commune dans les parties montagneuses de l'Europe centrale et méridionale.

Rhizome traçant. — *Tige* dressée, velue, haute de 30 cent. environ. — *Feuilles* alternes, entières, pubescentes, celles de la base plus larges, celles de la tige plus étroites. — *Capitules* terminaux disposés en grappes. — *Achaine* oblong et lisse, surmonté d'une aigrette finement soyeuse.

Chimie. — Les *Fleurs de Pied-de-Chat* passent, en raison de leur odeur aromatique, pour renfermer une huile essentielle ; en réalité, la composition chimique de cette plante n'est point encore bien connue

Physiologie et Thérapeutique. — Ces fleurs sont considérées comme béchiques et émollientes : on les prescrit encore quelquefois en infusion théiforme (15 à 30 gr. p. 1000) ou en sirop, contre les bronchites catarrhales légères. — Elles font partie des quatre fleurs pectorales.

251. FLEURS D'ARNICA

Description. — Les *capitules* d'*Arnica* sont accompagnés d'un involucre de 20 à 24 bractées lancéolées-aiguës (1 cent. de long), verdâtres, scarieuses sur les bords, couvertes d'un duvet fin et brillant, disposées sur 2 rangées, imbriquées et complètement récurvées après la floraison.

Le plateau est légèrement convexe, glabre, et creusé de petites alvéoles au nombre d'une vingtaine.

Les fleurs sont toutes jaunes; celles de la périphérie sont

---

[1] Immortelle dioïque, Piéchatin, Piechatier, OEil de chien, herbe blanche, hispidule, petite piloselle.

femelles, ligulées, disposées sur une rangée unique; — celles du centre sont hermaphrodites et tubuleuses. — Les unes et les autres possèdent un ovaire long et grêle, entouré à son sommet d'une couronne de poils longs, blancs, brillants, extrêmement fins, qui donnent aux capitules d'Arnica leur physionomie spéciale.

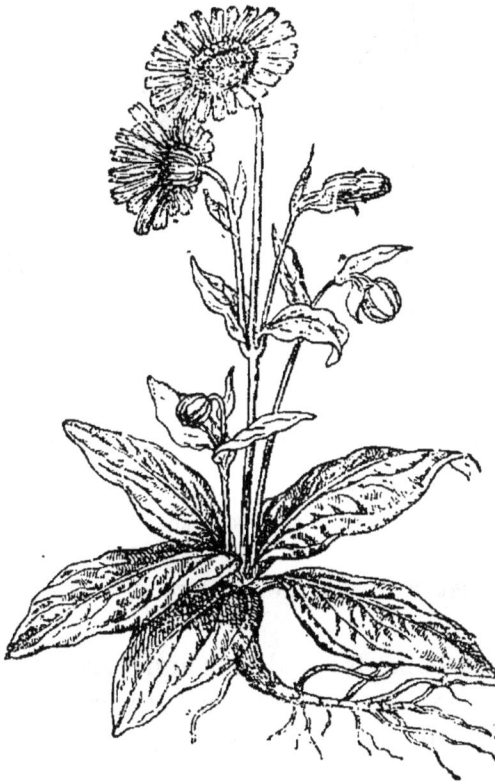

FIG. 278. — Arnica. *Arnica montana.*

(D'après de Lanessan.)

Les fleurs femelles renferment des rudiments d'étamines : leur corolle ligulée est longue de 1 à 2 cent., rayée de 8 à 10 lignes brunes très grêles, et munie à son extrémité de trois dents courtes. Le style est divisé à son sommet en deux branches papillifères récurvées. L'ovule est unique et dressé.

Les fleurs mâles ont une corolle tubuleuse à cinq dents aiguës et récurvées, des anthères dépourvues d'auricules à leur base, et un style long, divisé en deux branches velues.

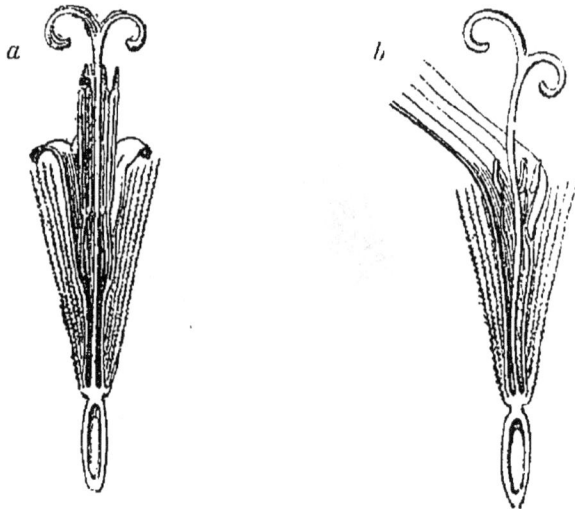

FIG. 279 et 280. — Fleurs d'Arnica. Coupe longitudinale.

a. Fleur tubuleuse.　　　　　　　　*b.* Fleur ligulée.

(D'après de Lanessan.)

L'odeur est aromatique, propre à l'arnica; la saveur est faible.

Au microscope, les poils des aigrettes ovariennes se montrent finement barbelés, et ceux des bractées de l'involucre présentent souvent, surtout les plus courts, une petite glande stipitée à leur sommet.

Botanique. — L'*Arnica*[1] est une *Composée-Hélianthée* de la série des *Sénécionées*, l'*Arnica montana* L., ou plutôt *Doronicum montanum* Lamk., plante vivace, herbacée, habitant les régions

---

[1] Arnique de montagne, bétoine de campagne, bétoine des Vosges, plantain des Alpes. plantain des Vosges, doronic d'Allemagne, tabac des Vosges. tabac des Savoyards. Tabac des montagnes, herbe aux prêcheurs, herbe aux chutes. herbe à éternuer. quinquina des pauvres. pulmonaire de montagne.

froides et tempérées, en particulier les parties montagneuses de l'hémisphère nord.

Rhizome long et chevelu. — *Rameaux aériens* dressés, hauts de 20 à 60 cent. — *Feuilles* opposées, entières, celles de la base pétiolées, étalées en rosette, celles de la tige sessiles et pubescentes. — *Capitules* terminaux solitaires ou disposés en cymes. — *Achaines* striés de minces côtes longitudinales et surmontés d'une très longue aigrette de poils barbelés.

Chimie. — Les fleurs d'*Arnica* renferment une matière colorante jaune, de la gomme, du tannin, des sels et deux principes actifs: une huile essentielle et de l'*arnicine*. L'huile essentielle est un composé de plusieurs corps, entre autres du *Phlorol* $C^8 H^9 O$, $C^4 H^7 O$, de l'*Ether isobutyrique*, et des *éthers méthyliques de Thymohydroquinone* $C^{10} H^{12} O^2$ $(C H^3)^2$ (Siegel, *in* Fl. et Hanb.). L'*Arnicine* $C^{20} H^{30} O^4$ (ou $C^{35} H^{54} O^7$) est jaune, cristallisée, soluble dans l'alcool, l'éther et les alcalis, peu soluble dans l'eau, précipitant par le tannin, et offrant plusieurs réactions des glucosides.

Physiologie et Thérapeutique. — L'*Arnica* est un stimulant, un tonique et un fébrifuge puissant, qui localement détermine de la chaleur et augmente l'activité de la circulation dans les régions avec lesquelles il est mis en contact; comme effet général, il provoque une surexcitation du système nerveux, qui peut, à dose élevée, amener la mort au milieu de convulsions ou par arrêt du cœur. Il est, en outre, légèrement vomitif et sudorifique. On l'emploie à l'extérieur en teinture au $^1/_5$ comme vulnéraire, en cataplasme contre les coliques flatulentes, ou en poudre sternutatoire.

A l'intérieur, on prescrit l'infusion (8 à 30 gr.), la poudre (30 centigr. à 2 gr.), l'eau distillée (50 à 100 gr.), la teinture alcoolique au $^1/_5$ (1 à 20 gr.), la teinture éthérée au $^1/_4$ (1 à 10 gr.), l'extrait hydro-alcoolique (50 centigr. à 4 gr.), et surtout l'alcoolature ou teinture de fleurs fraîches (alcool à 86° et feuilles : ââ), — contre les fièvres intermittentes, les paralysies, les fièvres infectieuses (fièvre typhoïde, typhus, pneumonie, fièvre puerpérale), les congestions viscérales avec adynamie, les engorgements hépatiques ou spléniques.

C'est un médicament trop peu employé, dont l'usage est limité aujourd'hui à quelques frictions sur les ecchymoses ou les entorses, et à l'administration de quelques gouttes d'alcoolature à l'intérieur, après les chutes, mais qui, selon Cazin, pourrait se montrer beaucoup plus utile [1].

---

[1] La racine est douée des mêmes propriétés que la fleur, et seule employée dans quelques pays. Les montagnards, en plusieurs régions, fument les feuilles en guise de tabac.

252. FLEURS DE TUSSILAGE

Description. — Les capitules du *Tussilage* sont accompagnés d'un involucre tubuleux, renflé à sa base et légèrement étranglé à son sommet, formé de 2 rangées de bractées
lancéolées, glabres au dehors, scarieuses sur leurs bords,
couvertes intérieurement d'un duvet lanugineux et abondant. Le plateau est plan, dépourvu de paillettes et creusé
d'aréoles superficielles. Les fleurs sont toutes colorées en

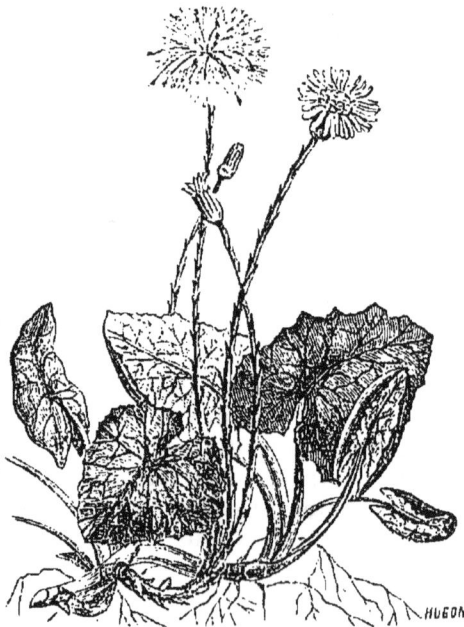

FIG. 281. — Tussilage. *Tussilago Farfara*.
(D'après de Lanessan.)

jaune; celles du bord, très abondantes, sont ligulées et femelles : celles du centre sont tubuleuses et hermaphrodites.
Les fleurs femelles ont une corolle très grèle, longue de

¹/₂ à 1 cent., un ovaire accompagné d'une aigrette de poils blancs, soyeux et courts, disposés sur une seule rangée ; le style est court, bilobé au sommet.

Les fleurs mâles sont pourvues d'un ovaire semblable au précédent, mais dont l'aigrette est plurisériée : le style est plus court encore ; la corolle est tubuleuse, à cinq dents étalées. Les étamines sont dépourvues d'auricules à leur base. L'ovule avorte souvent.

Les achaines sont cylindriques, glabres, accompagnés d'une aigrette.

L'odeur est aromatique et rappelle celle de la cire jaune; la saveur est faiblement amère.

Botanique. — Le *Tussilage* ¹ est une petite *Composée-Hélianthée* vivace, commune à peu près dans toute l'Europe.
Rhizome long, grêle, chevelu. — *Rameaux aériens* dressés, fistuleux, hauts de 10 à 15 cent. — *Feuilles* alternes, celles de la base pétiolées, cordiformes, dentées, pubescentes en dessous, celles des axes petites, sessiles, lancéolées, rougeâtres — *Capitules* terminaux, apparaissant avant les feuilles (*Filius ante patrem*).

Chimie. — Le *Tussilage* renferme une résine amère, de la gomme, de l'inuline, des matières colorantes et des sels (Nayle.)

Physiologie et Thérapeutique. — Les *Fleurs de Tussilage*, comme l'indiquent leur nom (*Tussim ago*), sont béchiques et calmantes ; elles paraissent en outre posséder une action réelle sur les engorgements scrofuleux (Cazin'. A ce point de vue, paraît-il, le rhizome serait plus actif. On l'a même vanté contre la phthisie.

On les prescrit à l'extérieur en décoction pour fomentations, injections, etc., — et à l'intérieur en infusion (20 à 30 gr. p. 1 litre.', en extrait (5 à 10 gr.), ou en sirop [(Fl., de Tussilage 1, eau 2, sucre 5), 30 à 100 gr.], contre la toux opiniâtre, les engorgements glandulaires et les affections cutanées dépendant de la scrofule.

C'est un remède peu usité et limité à la médecine des campagnes. Selon plusieurs auteurs, il se serait montré efficace dans certaines affections scrofuleuses contre lesquelles l'huile de foie de morue et l'iode étaient demeurés impuissants. (?)

---

¹ Pas d'âne, pas de cheval, pied de poulain, herbe de Saint-Guérin, taconnet, procheton, *Filius ante patrem*, chou de vigne, racine de peste.

43.

253. CAMPHRÉE DE MONTPELLIER

Description. — On trouve dans les Droguiers les inflorescences de la plante, formant de petits épis compacts de glomérules (épis composés), d'un vert jaunâtre ou grisâtre, longs
de 1 à 4 cent., épais de quelques millimètres. L'axe est
jaunâtre, grêle, ordinairement tordu et sinueux, recouvert
d'un duvet blanc, tomenteux, qui disparaît souvent par les
frottements dans les échantillons du commerce.

Les glomérules sont hauts de 5 à 10 mill., et s'insèrent
à l'aisselle d'une bractée triangulaire, aiguë, coriace, longue
de 3 à 5 mill., pubescente sur la face externe, et munie d'une
forte nervure dorsale jaunâtre. Chaque glomérule forme un
épi court et compact de 2 à 5 fleurs très petites, dont le
périanthe se réduit à 4 pièces jaunes, coriaces, aiguës, semblables à la bractée axillaire et opposés deux à deux; les
deux pièces internes sont plus longues et enferment l'androcée, que constituent 4 petites étamines opposées aux pièces
du périanthe, à filet court et libre, à anthères très brunes,
biloculaires, introrses. Le *réceptacle* concave est adné à un
ovaire uniloculaire et uniovulé, surmonté de 2 à 3 styles
courts : l'ovule est campylotrope. Le *fruit* est un achaine
qu'accompagnent les pièces coriaces du calice, et qui renferme une *graine* à embryon enroulé en spirale autour d'un
albumen peu abondant.

Les épis, froissés entre les doigts, dégagent une odeur un
peu aromatique et camphrée ; la saveur est légèrement
amère.

Botanique. — La *Camphrée de Montpellier* est une petite *Ché-
nopodiacée*[1] suffrutescente, habitant le midi de l'Europe et com-

---

[1] CHÉNOPODIACÉES. — PLANTES HERBACÉES. — FEUILLES SIMPLES, SANS STIPULES,
ALTERNES OU OPPOSÉES, (quelquefois présentant les deux formes sur la même

mune dans les environs de Montpellier, le *Camphorosma Mons-peliaca* L.

Tige rameuse, haute de 30 cent., pouvant atteindre jusqu'à 2 mètres par la culture. — *Feuilles* alternes, étroites, aiguës.

Chimie. — La *Camphrée de Montpellier* renferme une huile volatile spéciale à odeur de camphre.

Physiologie et Thérapeutique. — Elle est stimulante, sudorifique et diurétique. — Administrée en infusion (8 à 12 gr. p. 500 gr.) ou en vin (10 à 15 gr. p. 500 gr. de vin blanc), elle s'est montrée efficace contre le rhumatisme chronique, l'hydropisie, l'anasarque et l'aménorrhée. On l'a récemment expérimentée avec succès dans le traitement de l'asthme. — Peu usitée aujourd'hui.

254. RHUBARBE DE MOSCOVIE

Description. — Le nom de *Rhubarbe de Moscovie* était donné jadis à une sorte de Rhubarbe *chinoise*, qui arrivait en Europe par l'intermédiaire du gouvernement russe, et qui, triée avec soin, constituait la meilleure sorte connue. Aujourd'hui que le monopole du gouvernement russe sur la

plante : *Salsolées*). — FLEURS HERMAPHRODITES OU UNISEXUÉES, RÉGULIÈRES, solitaires, en épis ou en cymes axillaires. — RÉCEPTACLE CONVEXE (*Polycnémiées, Salicorniées, Microtées, Salsolées, Amarantées, Gomphrénées, Célosiées*), ou CONCAVE (*Chénopodiées, Sarcobatées, Basellées*). — CALICE à 3-5 pièces libres ou souvent unies à leur base, devenant parfois charnu (*Salsolées*), ou manquant (*Sarcobatées*, fl. mâle). — COROLLE ABSENTE. — ANDROCÉE ISOSTÉMONÉ (2 ét. chez *Salicorniées* et *Leucaster*) : ÉTAMINES ordinairement LIBRES (unies à leur base chez *Polycnemum* et *Célosiées*, entièrement monadelphes chez *Gomphrénées*), OPPOSÉES AUX SÉPALES (alternant avec des languettes stériles chez *Achyranthes*). — ANTHÈRES BILOCULAIRES, INTRORSES (sauf *Basella*), DÉHISCENTES PAR 2 FENTES LONGITUDINALES. — OVAIRE LIBRE (sauf *Sarcobatus* et *Beta*), UNILOCULAIRE, à 2, 3, 4, 5 BRANCHES STYLAIRES STIGMATIFÈRES, à PLACENTA BASILAIRE. OVULE CAMPYLOTROPE, SOLITAIRE, à MICROPYLE SUPÉRIEUR OU INFÉRIEUR selon la longueur et la courbure du funicule, (ovules nombreux, semi-anatropes, à micropyle inférieur chez *Célosiées*). — FRUIT SEC, INDÉHISCENT (Pyxide chez *Amarantus* et chez *Celosia* : fruit charnu déhiscent chez *Pleuropetalum* et *Deeringia*), ordinairement ailé, induré, ou entouré par le calice accrescent. — GRAINE à ALBUMEN RARE OU NUL (*Salicorniées, Salsolées, Sarcobatées*), à EMBRYON TRÈS ARQUÉ.

M. Baillon divise cette famille, dans laquelle il fait entrer les *Salsolacées* et les *Amarantacées* des auteurs, en 9 séries (*Hist. des Pl.*, IX, 158.)

Chénopodiées, Polycnémées, Salicorniées, Salsolées, Sarcobatées, Basellées, Microtées, Leucastérées, Amarantées, Gomphrénées, Célosiées.

Rhubarbe expédiée de la Sibérie a été aboli, il n'est plus fait de triage à la frontière, et, depuis 1863, la Rhubarbe dite de *Moscovie* ou de la *Couronne* n'existe plus. La Rhubarbe de Chine *non choisie* est la seule qui nous parvienne aujourd'hui d'Asie (sans parler de celle de l'Inde, peu usitée en France).

La Rhubarbe la plus anciennement connue, celle que Dioscoride nomme Ῥᾶ ou ῥῆον, provenait autrefois du nord de la Chine, (d'où elle était originaire), en passant par le Pont-Euxin, — ce qui lui valut son nom de *Rha-ponticum*. Elle paraît correspondre à notre *Rhapontic* actuel. (Voir p. 777.) Ce n'est que beaucoup plus tard, que le terme de *Rha* ou *Rhu barbarum* fut employé pour désigner une Rhubarbe nouvelle qui arrivait de Chine par la voie des Indes : c'était notre Rubarbe actuelle. Depuis lors, la drogue, bien que produite dans les même régions de la Chine, et sans doute par la même plante, a été classée en trois sortes selon les voies qu'elle suivait pour parvenir en Europe:

1° *Rhubarbe de Moscovie*, venant par la Sibérie et la Russie ; — 2° *Rhubarbe de Perse*, venant par le Golfe Persique et la Mer Rouge, ou par la Perse et l'Asie Mineure ; — 3° *Rhubarbe de Chine*, exportée par Canton, seul port chinois ouvert au commerce européen.

Ces trois sortes ne constituaient qu'une même Rhubarbe ; mais celle dite de *Moscovie* était de beaucoup la plus estimée, le gouvernement Russe, après avoir exercé une simple surveillance sur le commerce qui se faisait à la frontière sibérienne, ayant fini, au XVIII° siècle, par s'approprier le monopole de l'achat de la Rhubarbe. Au bureau de Kiatcha, où se trouvait le commissaire du gouvernement russe, la drogue était soumise à un choix sévère, et les échantillons n'étaient acceptés que dans des conditions très rigoureuses de poids, de qualité, d'aspect et même de taille : ils étaient ensuite séchés et emballés avec un soin particulier.

Cette Rhubarbe choisie fut pendant longtemps la sorte la plus estimée : puis, comme nous l'avons dit plus haut, les Chinois, lassés des exigences des Russes, ouvrirent d'autres ports au commerce et la Rhubarbe suivit une autre route : l'insurrection chinoise de 1852 entrava pendant plusieurs années les relations commerciales avec la Sibérie et rendit les transports très difficiles. En 1863, les Chinois n'apportant plus de Rhubarbe à Kiatcha, le gouvernement russe renonça au monopole et au contrôle : c'est depuis cette époque que la *Rhubarbe de Moscovie* n'existe plus dans le commerce, remplacée partout par la Rhubarbe expédiée librement par les ports chinois.

La *Rhubarbe de Moscovie*, qui n'est plus, de l'avis de Flückiger et Hanbury, qu'un objet de musée, se présente en morceaux de forme et de taille variables, provenant de tiges en partie souterraines et en partie aériennes, dont le diamètre peut atteindre 6 à 10 cent., et qui avant d'être divisées ont été soigneusement pelées au couteau. Ces fragments sont cylindriques, coniques, plan-convexes, ou même absolument irréguliers. Ils sont percés d'un trou destiné à laisser passer la corde qui servait à les suspendre pendant la dessication : ce trou a été agrandi à la régie russe pour enlever les débris de corde et les parties souillées avoisinantes·

La surface *corticale* des fragments, sous la poussière jaunâtre qui la recouvre, se montre d'un brun orangé, rayée de lignes blanches très fines se dirigeant longitudinalement et obliquement, les unes de droite à gauche, les autres de gauche à droite, en formant par leur entrecroisement une multitude de petits losanges qui caractérisent bien, selon M. Planchon, les Rhubarbes d'Asie. — Ajoutons que cette disposition est propre aux zones corticales de la Rhubarbe, et que si le couteau de l'ouvrier a pénétré profondément, on se trouve en présence d'une véritable coupe longitudinale, telle que nous allons la décrire plus loin.

La coupe transversale est très caractéristique. La zone cambiale, qui reste parfois visible sur les échantillons provenant de la périphérie du rhizôme, se traduit par une forte ligne brune un peu sinueuse, en dehors de laquelle

FIG. 282. — Rhubarbe de Chine. *Rheum officinale.* (D'après de Lanessan.)

les tissus prennent une disposition radiée, les lignes brunes et blanches alternant régulièrement entre elles ; en dedans du cambium, les lignes blanches et les lignes orangées suivent encore, pendant quelque temps, une direction radiale, puis s'incurvent capricieusement, se séparent et bientôt se perdent au milieu d'une masse irrégulièrement marbrée de filets blancs et orangés. Parmi ces marbrures se trouvent des taches nombreuses, dont certaines offrent une disposition étoilée bien spéciale : elles sont constituées par une grande quantité de lignes brunes très rapprochées, rayonnant autour d'un même point, et coupées à quelques millimètres de ce point, par une zone circulaire ou elliptique de

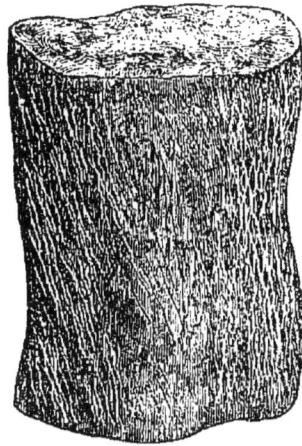

couleur sombre, au delà de laquelle les rayons se distinguent encore quelque temps pour se perdre dans les marbrures du tissu ambiant. — Ces étoiles, qui caractérisent les
Rhubarbes chinoises non moins bien que les losanges de
l'extérieur, se montrent disséminées sans ordre dans le tissu

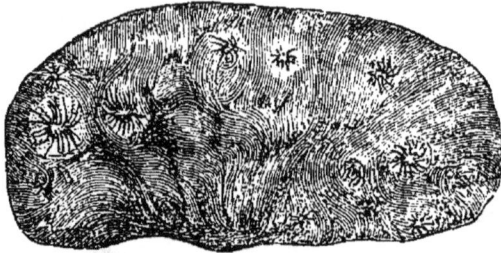

FIG. 283. — Rhubarbe de Chine. Coupe transversale d'un fragment.

(D'après de Lanessan.)

de la drogue : toutefois, au voisinage du cambium, elles forment un cercle à peu près régulier. La coupe longitudinale
présente les mêmes taches étoilées. — Les portions centrales
du rhizôme sont de nature plus spongieuse que le reste et
présentent les qualités d'une moelle.

L'odeur est tout à fait spéciale à la Rhubarbe et peut
servir à la faire reconnaître lorsqu'on l'a une fois respirée.
La saveur est amère et douée d'une âcreté particulière : la
Rhubarbe de Moscovie ou de *Chine* craque sous la dent, ce
qui est dû à la présence de nombreux cristaux d'oxalate de
chaux disséminés dans les tissus. Elle colore la salive en
jaune.

La structure anatomique est assez compliquée. En général, le tissu qui se traduit sur les coupes par des lignes
jaunes ou orangées, correspond à des rayons médullaires
dont les éléments allongés sont remplis d'un liquide jaunâtre : Les lignes blanches sont formées de tissu fibro-
vasculaire, et de fait, contre la zone cambiale, elles constituent de véritables faisceaux dirigés radialement et composés

de fibres ligneuses peu épaisses, de vaisseaux à large ouverture, et d'un abondant parenchyme à éléments polyédriques gorgés de grains d'amidon et de cristaux d'oxalate de chaux.

Ce qui complique l'anatomie de cette tige, surtout dans sa partie aérienne, c'est qu'au niveau des écailles, qui sont nombreuses et très rapprochées, il existe, en outre des faisceaux qui se rendent à celles-ci, d'autres faisceaux se dirigeant horizontalement vers le centre, comme il arrive

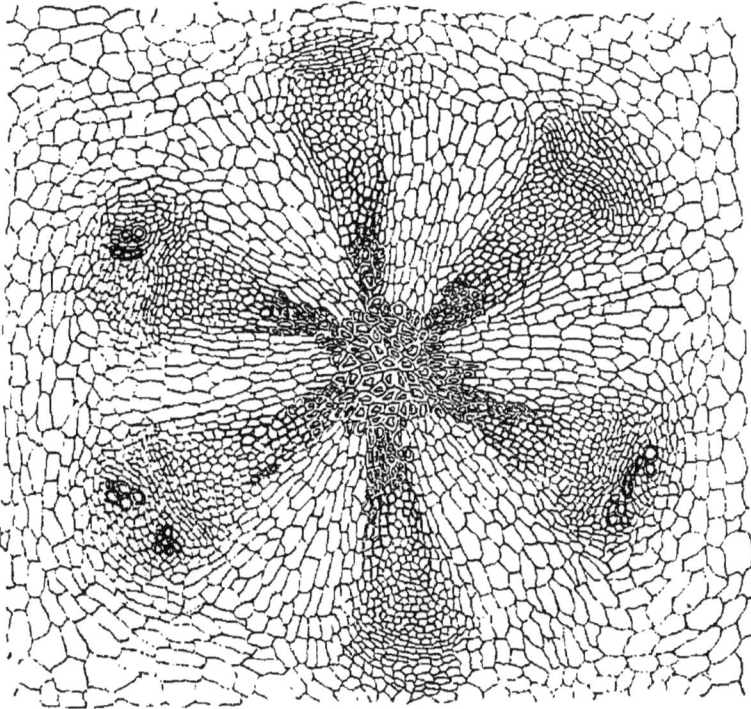

Fig. 284.— Coupe pratiquée au travers d'une étoile dans le Rhizome du *Rheum officinale.*

(D'après Dutailly.)

dans les diaphragmes transversaux qui se montrent au niveau des nœuds de certaines tiges (*Graminées*, etc.); ces faisceaux entrecroisés sont l'origine des étoiles que l'on trouve sur les

coupes, étoiles regardées longtemps comme des signes précieux de l'authenticité de la drogue, et qui prouvent simplement que l'on est en présence d'un rhizome coupé de nombreux diaphragmes transversaux dans sa partie aérienne.
— En outre, ces faisceaux qui, au niveau des étoiles, sont groupés en rayons, ont, à l'inverse des autres faisceaux de la tige, leur liber et leur abondant parenchyme libérien situés *en dedans* (c'est-à-dire vers le centre de l'étoile). La ligne brune circulaire ou elliptique est une zone cambiale, et c'est en dehors d'elle, au milieu du parenchyme à amidon et à cristaux calcaires, que se montrent un petit nombre de vaisseaux et de cellules scléreuses représentant le bois.

Nous ajouterons que la *Rhubarbe de Chine*, — qui aujourd'hui est la seule Rhubarbe asiatique du commerce, — ne se distingue de celle *de Moscovie* que parce qu'elle n'est point comme elle exclusivement composée d'échantillons de choix ; le trou, quand il existe, conserve les traces ou même les débris de la corde ; les fragments sont souvent moins profondément pelés : ils croquent d'ailleurs sous la dent, et présentent sur leur coupe les mêmes étoiles que la *Rhubarbe de Moscovie* [1].

Botanique. — La production de la *Rhubarbe de Moscovie* ou de *Chine* fut successivement attribuée au *Rheum undulatum*, au *Rheum compactum*, et surtout au *Rheum palmatum*, espèces cultivées aujourd'hui dans nos jardins, où elles donnent des produits assez différents de la vraie Rhubarbe. Ce n'est qu'en 1869 que la plante à la Rhubarbe fut envoyée de Chine par M. Dabry, consul de France à Hankow. Quelques bourgeons, recueillis avec soin, donnèrent dans les jardins du Muséum une tige feuillée, et plus tard, dans un jardin de Montmorency et dans le Jardin botanique de la Faculté de médecine, des fleurs que M. Baillon décrivit le

---

[1] La Rhubarbe, comme tous les Rhizomes ou racines riches en amidon, est très fréquemment criblée de piqûres d'insectes : il arrive même parfois que les marchands, pour masquer le mauvais état de leur drogue, bouchent ces trous un à un au moyen d'une pâte faite de poudre de Rhubarbe délayée dans de l'eau gommée : il est donc recommandé, pour vérifier la qualité de la Rhubarbe, de briser les fragments afin de s'assurer qu'ils ne sont point vermoulus à l'intérieur.

premier en 1871, sous le nom de *Rheum officinale*. — Le *Rheum officinale* fournit la presque totalité de la Rhubarbe qui croît dans les provinces méridionales et occidentales de la Chine. Toutefois, d'après des renseignements récents, il semble que cette espèce n'ait été exploitée que récemment par les Chinois, et que ce soit bien au *Rheum palmatum* que ceux-ci s'adressaient depuis longtemps, jusqu'à ce que cette espèce, d'ailleurs d'une culture délicate, fût devenue insuffisante pour répondre aux besoins croissants de l'exportation (Maximovicz). D'autre part, un voyageur russe a pu s'assurer, il y a une dizaine d'années, que dans les provinces septentrionales et occidentales de la Chine, c'était une variété du *Rheum palmatum* (var. *tanguticum*) qui était exploitée pour la culture de la Rhubarbe.

La *Rhubarbe de Moscovie* ou de *Chine* provient donc, pour le sud-ouest de la Chine, du *Rheum officinale* H. Bn. et, pour le nord-ouest, du *Rheum palmatum* (var. *tanguticum*) : encore serait-on conduit, par les considérations précédentes, à admettre qu'au temps où il existait de la *Rhubarbe de Moscovie*, le *Rheum palmatum* suffisait seul à la production de toute la drogue.

Le *Rheum officinale* [1] H. Bn. est une *Polygonacée* [2] vivace, originaire du Thibet oriental et des provinces occidentales et méridionales de la Chine, cultivée aujourd'hui dans quelques jardins en France et en Angleterre, atteignant en pleine floraison 2 mètres 50 de hauteur.

Tige en partie rhizomateuse, divisée en rameaux ligneux, épais et coniques, saillants de $^1/_2$ à 1 pied au-dessus du sol, et couverts

---

[1] Voir H. Baillon. *Bull. de l'Assoc. franc. pour l'avancement des Sc.* 1872, t. X, p. 514-529. *Adansonia.* X, p. 246. *Bot. méd.*, p. 1334-40. — Flückiger et Hanbury. *loc. cit.*, II, 195-212.

[2] POLYGONACÉES. - Plantes ordinairement herbacées ou suffrutescentes. — Feuilles alternes, à stipules unies en une gaîne extrapétiolaire appelée Ochréa.— Fleurs hermaphrodites (dioïques chez *Triplaxis*) et régulières, disposées en épis. en grappes composées, ou en grappes de cymes. — Réceptacle évasé en une coupe peu profonde. — Calice à 6 pièces libres, disposées sur 2 verticilles (3 chez *Kœnigia*, 4 chez *Oxyria*. et *Atraphaxis*, 5 chez *Polygonum*. 5 unies à leur base chez *Pterostegia*). — Corolle absente. — Etamines libres (sauf *Antigonon*), au nombre de 3 (*Kœnigia*), de 5 (*Pterostegia*). de 6 (*Oxyria*. *Atraphaxis*), de 8 (*Polygonum*), de 9 (*Rheum*) : anthères biloculaires, introrses. déhiscentes par 2 fentes longitudinales. — Ovaire uniloculaire, libre, a placenta basilaire portant un ovule unique, orthotrope, dressé, a micropyle supéro-externe (sauf chez *Brunischia*, où le connectif. très allongé, a reporté l'ovule au sommet de la loge ovarienne, le transformant en ovule descendant : 2-3 branches stylaires stigmatifères. — Achaine accompagné du calice persistant (calice formant une enveloppe charnue chez *Cocoloba* : Samare chez *Triplaxis*. — Graine albuminée.

Cette famille a été divisée (Payer. *Fam. nat. des Pl.* p. 44) en 4 sections *Rhéées*, Polygonées, *Kœnigiées*, Ptérostégiées.

d'écailles, de bases d'ochréas [1] et de bourgeons. *Axes aériens* dressés, annuels, herbacés. — *Feuilles* de la base nombreuses et de très grande taille, formant un bouquet touffu au sommet de la souche, un peu dilatées et embrassantes à leur base, accompagnées d'une ochréa dilacérée. Pétiole à peu près cylindrique, comprimé, surtout à la base, et finement pubescent. Limbe palmatilobé, à 5-7 lobes principaux, eux-mêmes lobés et dentés; nervures pubescentes en dessous. Les feuilles des axes aériens sont plus petites. — *Fleurs* petites, régulières et hermaphrodites, courtement pédonculées, blanches ou verdâtres, disposées en longues grappes de cymes axillaires ou terminales. — *Réceptacle* étalé, légèrement concave. — *Périanthe* à six pièces libres, ovoïdes, disposées en deux verticilles trimères. — *Androcée* à 9 étamines libres, disposées en deux verticilles, le premier de 3 paires superposées aux 3 pièces du verticille externe du périanthe, le second de 3 étamines correspondant aux pièces du verticille interne; filets subulés; anthères jaunes, biloculaires, introrses. — *Ovaire* tricarpellé, uniloculaire, surmonté de 3 styles recourbés à tête stigmatique globuleuse; disque hypogyne charnu, divisé en 9 lobes marginaux alternes avec les étamines. — *Ovule* unique, orthotrope, dressé, inséré à la base de l'ovaire. — *Fruit* sec, tétraédrique, ailé, monosperme (achaine), enveloppé du périanthe persistant. — *Graine* à albumen farineux, à embryon arqué.

Le *Rheum palmatum* L. habite la Tartarie chinoise, et croît spontanément sur les montagnes qui limitent celle-ci à l'ouest et s'étendent jusqu'au lac Koukou-noor; c'est, comme nous l'avons dit, la var. *tanguticum* qui paraît exploité pour la récolte de la Rhubarbe. — Elle diffère du *R. officinale* par ses dimensions deux fois plus faibles et ses feuilles cordées à la base, à 5 nervures palmées et à 5 lobes échancrés et dentés, dont le dernier occupe à lui seul la moitié de l'étendue de sa feuille; le pétiole est presque cylindrique et rayé de lignes pourpres: le limbe est couvert d'une pubescence laineuse à la face inférieure et parfois même en dessus. Les fleurs sont jaunâtres. Le fruit est pourvu d'ailes plus petites que chez le *R. officinale*.

Enfin, on a attribué récemment au *Rheum Emodi* une partie de la *Rhubarbe du Thibet*, qui nous arrive par les ports indiens.

Les tiges souterraines sont arrachées vers la 6° année, nettoyées, pelées et coupées en fragments; parmi ceux-ci, les uns sont per-

---

[1] On appelle *Ochrea* un court étui membraneux, naissant à l'origine d'une feuille, entourant à la fois la base du pétiole et la tige, et formé vraisemblablement par la soudure de deux stipules.

cés de trous et suspendus à une corde; les autres sont séchés à la chaleur du soleil ou sur des pierres chauffées.

Chimie. — La *Rhubarbe* renferme de l'amidon (4 p. 100), des sels de chaux, surtout de l'oxalate, en proportion variable (10 à 45 p. 100), et un certain nombre de corps très mal connus, dont les plus importants paraissent être la *Chrysophane* $C^{32} H^{18} O^{16}$ et l'*acide chrysophanique* $C^{14} H^5$. $C H^3 (OH)^2 O^2$, celui-ci rencontré déjà dans le Séné, dans l'écorce du *Cassia bijuga*, chez un lichen (*Parmelia parietina*), etc. Ils sont accompagnés, dans la *Rhubarbe*, d'*Emodine* et de trois résines assez mal définies, la *Phéorétine* $C^{10} H^{10} O^7$, l'*Aporétine* et l'*Erythrorétine*. C'est à un mélange de ces différents corps que furent donnés successivement les noms de *Caphopicrite* (Guibourt), de *Rhubarbarin* (Caventou), de *Rhéine*, etc., inscrits dans les anciens traités de Matière médicale. — En outre de la *Chrysophane* et de l'*acide chrysophanique*, on trouve dans la *Rhubarbe* une matière pectique abondante, mal définie, et un tannin particulier, insoluble dans l'éther, l'*acide rhéo tannique* $C^{26} H^{26} H^{14}$, soluble dans l'eau et l'alcool, précipitable par les sels de fer, et se dédoublant, par l'action des acides dilués, en sucre et en *Acide rhéumique* $C^{20} H^{10} O^9$: cette décomposition paraît même s'opérer dans la nature, car on trouve souvent, dans la Rhubarbe, une certaine proportion de sucre et un peu d'*acide rhéumique* libre. Enfin Kubly (cité par Flück. et Hanb., II, 205) mentionne un corps neutre, incolore, cristallisable, soluble dans l'eau chaude, et encore innommé, $C^{10} H^{12} O^4$.

L'*acide chrysophanique* $C^{15} H^{10} O^4$ est jaune, cristallisable, soluble dans l'alcool, l'acide acétique, l'éther, la benzine, les alcalis, presque insoluble dans l'eau. C'est un acide faible, dont les solutions alcalines sont colorées en rouge pourpre. Chauffé à 195° avec une lessive alcaline, il se transforme en une matière colorante, probablement isomère de la *purpurine*.

La *Chrysophane* $C^{32} H^{18} O^{16}$(?) est un glucoside amer, incristallisable, orangé, soluble dans l'eau et l'alcool, ne réduisant pas la solution cupro-potassique, mais réduisant les sels d'argent et se dédoublant, par l'action des acides dilués, en sucre et en *acide chrysophanique*. La Rhubarbe en renferme de 4,83 à 17, 13 p. 100, selon les sortes.

L'*Emodine* $C^{15} H^{10} O^5$ est identique à l'*acide frangulique* de l'écorce du *Rhamnus frangula*; c'est, selon Liebermann, une *trioxyméthylanthraquinone*. Elle est colorée en rouge orangé, cristallisable, soluble dans l'alcool, dans l'éther et les alcalis, moins soluble dans la benzine que l'*acide chrysophanique*, ce qui permet de l'en séparer.

L'*Erythrorétine* est une résine jaune foncé, soluble dans l'alcool et les alcalis, peu soluble dans l'eau et l'éther.

La *Phéorétine* $C^{10} H^{10} O^7$, est jaune, très soluble dans l'alcool, les alcalis et les acides, insoluble dans l'eau, l'éther et le chloroforme.

L'*Aporétine* est une résine soluble dans l'alcool et insoluble dans l'éther, que l'acide nitrique semble transformer en *acide chrysamique* (Warren de la Rue et Müller) $C^7 H^2 (Az O^2)^2 O$, acide jaunâtre et cristallisable, que l'on a obtenu d'autre part par l'action de l'acide nitrique sur l'*acide aloétique* de l'Aloès[1].

Physiologie et Thérapeutique. — On ignore encore quel est le principe actif de la Rhubarbe. L'*Acide chrysophanique* purge très légèrement et beaucoup moins que la Rhubarbe elle-même : on a pu même avancer cette opinion inattendue, c'est que la Rhubarbe ne purge que mécaniquement, et grâce aux cristaux pointus d'oxalate de chaux qu'elle renferme et qui irritent la paroi intestinale ; il est certain que la poudre de Rhubarbe purge infiniment mieux que la macération, l'extrait, etc. ; mais, d'autre part, on sait que le lait acquiert des propriétés purgatives pour les enfants, si la nourrice a absorbé de la Rhubarbe, ce qui tendrait à prouver qu'il existe un principe purgatif se répandant même dans la circulation.

Quoiqu'il en soit, la Rhubarbe est un laxatif doux, purgeant sans coliques, congestionnant rarement le rectum, mais dont l'effet dure peu. Il s'exerce concomitamment une action tonique et astringente, que l'on peut rapporter avec plus de certitude à l'*acide rhéotannique*, et qui, lorsque l'action du purgatif est épuisée, laisse apparaître la constipation.

Aussi la Rhubarbe est-elle prescrite à doses élevées et rares comme laxative, — à doses faibles et répétées, comme tonique et eupeptique, contre la diarrhée chronique, et même contre la dysenterie. — Sa réputation d'efficacité dans les maladies du foie a eu sans doute comme point de départ, comme pour beaucoup d'autres drogues, la couleur jaune qu'elle communique aux urines.

On emploie le plus fréquemment la poudre (0,50 à 4 gr.), plus rarement l'infusion (6 à 10 gr. p. 500 gr.), la teinture alcoolique au 1/4 (1 à 4 gr.), le vin (60 à 120 gr.). Elle entre dans la composition du *sirop de Chicorée composé* (p. 727), de l'*Electuaire catholicon* ou de *Rhubarbe composé*, etc., etc.

L'*acide chrysophanique*, appliqué sur la peau, possède une action irritante : on l'a employé récemment dans le traitement du *psoriasis*. (Voyez p. 644), en l'unissant à la *gutta-percha*, sous le nom de *traumaticine*.

[1] *Dictionnaire de chimie* de Würtz et *Supplément*.

255. RHUBARBE DE FRANCE

Description. — La *Rhubarbe de France* ne constitue point
une sorte commerciale définie : les espèces cultivées pour
sa production sont au nombre de trois ou quatre, et l'aspect
des échantillons livrés au commerce est assez variable :
ajoutons que l'espèce cultivée de beaucoup la plus fréquemment est le *Rhapontic*, acclimaté aujourd'hui dans toute
l'Europe, et que l'on appelle aussi fréquemment *Rhubarbe
d'Allemagne* que *Rhubarbe de France*.

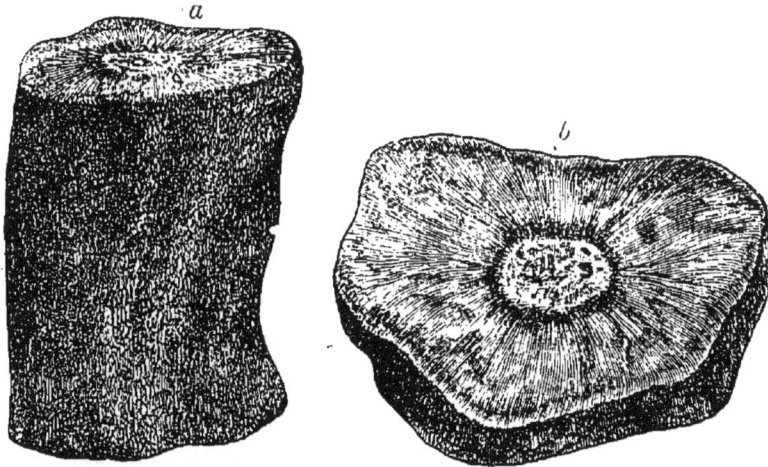

FIG. 285 et 286. — Rhapontic. *Rheum Rhaponticum.*

a. Vue de côté.   b. Section transversale.

(D'après de Lanessan.)

Toutes ces Rhubarbes se distinguent à première vue des
Rhubarbes chinoises par l'absence de stries obliques se coupant en losange sur leur face corticale mondée, et par la
disposition régulièrement radiée que présente la coupe trans-

versale. Les *étoiles* qui caractérisent les *Rhubarbes de Chine* et *de Moscovie* font ici défaut, si ce n'est parfois dans quelques échantillons provenant du *R. palmatum*, où l'on en trouve des traces à la périphérie. La forme des échantillons est cylindrique, conique ou arquée ; leur diamètre varie de 2 à 8 cent.; leur couleur est d'un gris jaune ou d'un gris rouge. Souvent, comme dans la *Rhubarbe de Moscovie*, une sorte de suber jaune, pulvérulent, recouvre la surface du rhizome; celle-ci est rayée de lignes longitudinales blanches et rougeâtres, parallèles ou plus rarement irrégulières, mais ne se coupant jamais en losanges.

La coupe transversale laisse voir un cercle brun de cambium, en deçà et au delà duquel les tissus sont formés de fines lignes radiales blanches et orangées, alternant régulièrement. Le centre est occupé par une masse spongieuse, marbrée de jaune, de rouge et de blanc, dans laquelle la marche des faisceaux radiés devient impossible à distinguer.

L'odeur est moins forte que celle de la *Rhubarbe de Moscovie*, et la saveur est généralement plus âpre. — La salive est également teintée en jaune, mais il est rare qu'aucune de ces Rhubarbes croque sous la dent.

Au microscope, on trouve des rayons médullaires formés d'une ou deux files de cellules à contenu jaunâtre, et des faisceaux fibro-vasculaires très grêles constitués par un abondant parenchyme à amidon et à oxalate de chaux, quelques cellules fibreuses et un petit nombre de vaisseaux à large ouverture. — Les cristaux d'oxalate de chaux sont beaucoup moins nombreux que dans la *R. de Moscovie*.

Botanique. — Les *Rheum* cultivés en France pour la production de la Rhubarbe sont le *Rheum rhaponticum* L., le *Rheum compactum* L., le *Rheum undulatum*, L., et le *Rheum palmatum* L. On sait que c'est une variété de ce dernier qui fournit, en Asie, la *Rhubarbe de Chine* : transplantée en Europe, cette espèce n'y donne que des produits très différents, dépourvus de losanges dans la zone corticale, et d'*étoiles* dans son cylindre central[1]. D'ailleurs le *Rheum palmatum*, dont la culture est très difficile, est une des espèces qui contribuent le moins aujourd'hui à la production de la Rhubarbe de France. — Selon M. Baillon, la structure anatomique du *Rhapontic* est très voisine de celle des racines adventives du rhizome du *Rheum officinale*.

Il existait autrefois, auprès de Lorient, un établissement nommé *Rheumpole*, dans lequel la culture de la Rhubarbe était faite en grand : mais c'était surtout le *Rheum compactum* L. qui y était exploité. Aujourd'hui, la culture de la Rhubarbe est limitée, en France, aux environs d'Avignon et à quelques localités éparses, et c'est la plupart du temps le *R. rhaponticum* que l'on exploite.

Le *Rheum rhaponticum* L. paraît originaire du Thibet et correspond probablement à la Rhubarbe des anciens (voir p. 768) : il fut introduit en Europe vers 1610 et croît aujourd'hui dans nos jardins comme plante d'ornement. Il présente la même organisation que le *Rheum officinale* décrit plus haut, et n'en diffère que par sa taille beaucoup plus faible (0, 60 à 1 m.) : ses feuilles sont plus petites, ovales, cordées à la base, obtuses au sommet, pubescentes en dessous, à pétiole semi-cylindrique, aplati ou même cannelé en dessus.

Le *Rheum compactum* L. se distingue à ses feuilles cordiformes, glabres sur les deux faces, pubescentes seulement sur les bords.

Le *Rheum undulatum* L. mesure 1 m. à 1 m. 60 de haut; ses feuilles sont ovales-acuminées, cordées, à sinus très ouverts, pubescentes sur les deux faces et sur les bords : les nervures sont rouges à leur base; le pétiole est rayé, semi-cylindrique et pubescent.

Chimie. — Les principes que renferment ces Rhubarbes paraissent être les mêmes que ceux des Rhubarbes de Chine et de Moscovie. Les Rhubarbes indigènes sont plus riches en matière colorante et en amidon, beaucoup plus pauvres en oxalate de chaux. Hornemann a trouvé dans la *Rhapontic* une *Rhaponticine* (?) cristallisable en paillettes jaunes, insolubles dans l'eau.

Selon J. Cobb, cité par Cauvet, l'acide iodhydrique ioduré donnerait au décocté de *Rhubarbe de Moscovie* une teinte verte, à celui de la *Rhubarbe de Chine* une teinte *brune*, à celui de la

---

[1] Cependant la même espèce, cultivée en Angleterre avec des soins particuliers, y fournit des rhizomes se rapprochant beaucoup de ceux de la *Rhubarbe de Chine*, et présentant, à la limite de la moelle, des taches étoilées organisées comme celles de cette dernière (*Rhubarbe anglaise mondée*).

Rhubarbe anglaise une teinte *rouge-foncé*. à celui de la *Rhubarbe française* une teinte *bleue*.

Physiologie et Thérapeutique. — Ces Rhubarbes possèdent les mêmes propriétés que la Rhubarbe de Chine; elles sont cependant moins [estimées : leur vertu purgative paraît moins énergique; elles sont plutôt toniques, amères et astringentes. On peut les employer sous les mêmes formes (poudre, extrait, macération, etc.) que la *R. de Moscovie*, rarement de préférence à celle-ci, à moins qu'on ne désire obtenir surtout un effet astringent, dans la diarrhée, la dysenterie, etc., et à l'extérieur en injections dans la leucorrhée, la blennorrhagie, etc.

256. RHIZOME DE BISTORTE

Description. — Le *Rhizome de Bistorte* (vulg. *Racine*) est bien reconnaissable grâce à sa disposition en S et à la double courbure qui lui a valu son nom. Le plus souvent, il est très ramassé sur lui-même, et forme dans son ensemble une masse globuleuse aplatie. La grosseur varie de celle du petit doigt à celle du pouce. La surface est d'un brun foncé et couverte de côtes annulaires transversales,

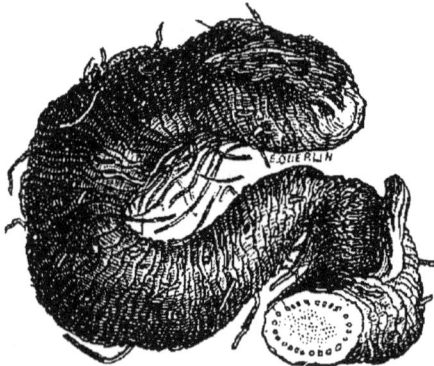

FIG. 287. — Rhizôme de Bistorte.
Polygonum Bistorta.

très étroites, plus ou moins espacées, très visibles au niveau des courbures. De nombreuses racines adventives, grêles, brunes au dehors. blanchâtres au dedans, s'insèrent sur toute la surface; sur la partie convexe, on ne trouve généralement que leurs cicatrices, qui sont de petite taille et très nombreuses. À l'une des extrémités se montrent des bases de feuilles entourant l'origine des rameaux aériens ; quelques bourgeons, accompagnés d'une écaille ou d'une cicatrice d'écaille, se trouvent au voisinage de cette extrémité, à la partie interne de la courbure.

Le tissu du rhizome est très compact et très résistant ; la cassure est presque conchoïdale.

La section transversale est rougeàtre ou orangée ; sous la ligne étroite du suber, existe un parenchyme général homogène, présentant, à $\frac{1}{5}$ de rayon environ du bord, un cercle discontinu de points bruns, qui ne sont autres que des faisceaux.

L'odeur est à peu près nulle. La saveur est d'abord douce et devient bientôt très astringente.

Au microscope, le suber se montre composé de plusieurs rangs de cellules brunes. Le parenchyme général est identique dans l'écorce, les rayons médullaires et la moelle ; il est formé d'éléments arrondis ou allongés tangentiellement, renfermant des granulations rouges, des grains d'amidon, et une très grande quantité de cristaux màclés d'oxalate de chaux. Les faisceaux forment chacun un tout bien isolé ; ils sont ovoïdes sur la coupe transversale, et constitués, à la partie externe, par des fibres libériennes, et en dedans, sous la ligne mince du cambium, par une agglomération de fibres ligneuses entourant quelques vaisseaux.

Botanique. — La *Bistorte*[1] est une *Polygonacée* vivace, spontanée dans les prairies bourbeuses et les pâturages, le *Polygonum Bistorta* L.

Rameaux aériens herbacés, droits, glabres. — *Feuilles* alternes, atténuées graduellement le long du pétiole, penninerves, finement dentées, pubescentes en dessous, à pétiole pourvu d'une ochréa entière. — *Inflorescence* en grappes de cymes courtes et pauciflores. — *Fleurs* hermaphrodites ou polygames, naissant à l'aisselle de

---

[1] Renouée Bistorte.

bractées minces. — *Réceptacle* faiblement concave. — *Périanthe* à 5 ou rarement 4 ou 3 pièces colorées en rose. — 8 *Étamines*, dont trois grandes extrorses et cinq plus petites introrses. — *Ovaire* tétraédrique, uniloculaire, à 3 styles, porté par un court pédicule sur un disque glanduleux. — *Ovule* unique, orthotrope, à micropyle supérieur. — *Achaine* entouré du périanthe persistant; graine à albumen farineux, à embryon droit.

Chimie. — Ce rhizome renferme une matière résineuse brune, de l'amidon, du tannin en grande quantité, de l'acide gallique et de l'oxalate de chaux. L'eau et l'alcool dissolvent ses principes actifs.

Physiologie et Thérapeutique. — La *Bistorte* est un tonique et un astringent énergique, qui se place immédiatement à côté des astringents exotiques, tels que le Ratanhia et le Cachou. On le prescrit à l'extérieur, en injection ou en gargarisme (15 gr. p. 1000), contre la leucorrhée, la blennorhée, l'angine catarrhale, — et à l'intérieur en poudre (2 à 10 gr.), en décoction (30 à 60 gr. p. 1000), en macération (15 à 30 gr. p. 1000), en extrait aqueux (1 à 4 gr.), contre la diarrhée, la dysenterie, les hémorrhagies intestinales. — Elle fait partie du diascordium.

En médecine vétérinaire, à la dose de 60 gr. environ, elle est souvent prescrite chez les grands animaux contre la cachexie et la diarrhée chroniques.

L'industrie utilise, pour le tannage des peaux, le tannin qu'elle renferme. — Privée de son tannin par macération, elle contient encore une grande quantité d'amidon, que l'on extrait en Russie et en Sibérie pour l'alimentation.

Diagnose. — La forme même du rhizome de *Bistorte* empêche qu'on le confonde avec aucune autre substance. Le rhizome de *Tormentille,* qui lui ressemble à certains égards, présente au dehors non des côtes annulaires, mais de nombreuses dépressions punctiformes, au fond desquelles existe une cicatrice de racine. Le *Fraisier* est caractérisé, d'autre part, par sa section rouge au centre, rose au niveau du bois, et par les écailles pubescentes et imbriquées de son extrémité.

257. SEMENCES DE SARRAZIN

Description. — Le fruit du *Sarrazin* est un petit achaine ovoïde dans sa forme générale, fortement acuminé au sommet et pourvu de 3 côtes longitudinales très tranchantes qui divisent sa surface en trois pans. A la base se montrent les rudiments desséchés des 3 folioles du périanthe. Le fruit mesure 5-7 mill. de haut sur 3-4 mill. de large. — La surface est dure, lisse, colorée en gris-perle et faiblement luisante. La coque s'enlève assez facilement et se montre composée de 2 couches : l'extérieur mince et grise, l'intérieure brun foncé et plus épaisse. La graine isolée est jaunâtre au dehors et présente un pli léger au milieu de chacune de ses 3 faces; à l'intérieur, elle est d'un blanc pur, farineuse et compacte. Au centre de l'albumen existe un petit embryon jaunâtre, dressé suivant l'axe même de la semence, et enveloppé par de minces cotylédons repliés.

L'odeur et la saveur sont nulles.

Au microscope, le parenchyme de l'albumen se montre gorgé de grains d'amidon polyédriques, à angles plus ou moins arrondis, à hile central punctiforme ; ces grains, qui sont quelquefois réunis par petits groupes, mesurent en moyenne 0 mill. 005.

Botanique. — Le *Sarrazin*[1] est une *Polygonacée* annuelle et herbacée, cultivée dans toute l'Europe, le *Polygonum Fagopyrum* L. (*Fagopyrum esculentum* Mœnch.).

Tige dressée, haute de 30 à 80 cent. — *Feuilles* pétiolées, glabres, sagittées. — *Inflorescence* en grappes de cymes corymbiformes. — *Fleurs* ordinairement hermaphrodites, colorées en blanc ou en rose. — *Receptacle* concave. — *Périanthe* à 3-5 pièces libres. — 8 *Etamines* biloculaires, les plus extérieures à anthères extrorses, les

---

[1] Vulg. Blé noir.

intérieures à loges d'abord extrorses puis versatiles. — *Ovaire* uniloculaire, uniovulé, tétraédrique, surmonté de 3 styles à extrémité stigmatique renflée et hérissée. — *Ovule* orthotrope, à micropyle supérieur.

Chimie. — Le *Sarrazin* renferme de l'amidon en très grande quantité et une très faible proportion de substances albuminoïdes.

Physiologie et Thérapeutique. — L'albumen du Sarrazin, réduit en poudre, sert à la fabrication d'un pain et d'une bouillie qui constituent la nourriture exclusive des paysans dans un grand nombre de régions. Il n'a jamais été utilisé en médecine que pour la confection de quelques cataplasmes aux mêmes usages que ceux de mie de pain.

258. RACINE DE PATIENCE

Description. — On trouve quelquefois dans le commerce la racine entière, ou fendue seulement sur une partie de sa longueur ; elle est brune au dehors, jaune au dedans, plissée transversalement et ordinairement percée d'un trou qui a servi à faire passer une ficelle et à suspendre la drogue pour la faire sécher ; elle mesure dans ce cas jusqu'à 10 ou 15 cent. de longueur, et présente une faible épaisseur, — les gros échantillons étant plus souvent coupés en tronçons.

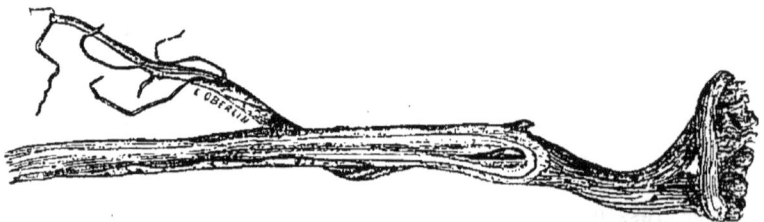

FIG. 288. — Racine entière de Patience. *Rumex obtusifolius.*

Ces *tronçons* constituent la forme de beaucoup la plus commune dans les droguiers : ils mesurent 1 à 4 cent. de haut, sur 1 à 2 cent. d'épaisseur ; les plus volumineux sont

en outre fendus suivant leur longueur et les bords de cette
surface de section très souvent recurvés en dedans. — La
surface corticale est d'un brun rougeàtre, et recouverte
ordinairement d'un enduit grisâtre : des côtes transversales,
de 1 mill. environ d'épaisseur, strient cette surface sur toute
son étendue et lui donnent un aspect tout spécial ; l'insertion
des racines secondaires est peu visible. —Les surfaces trans-

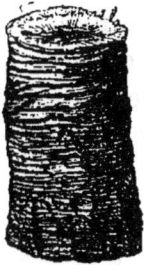

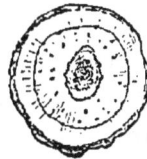

FIG. 289 et 290. — Racine de Patience.

a. Tronçon.   *b*. Coupe transversale.

versales et longitudinales de section sont jaunes quand cette
section est récente, et deviennent d'un gris sale, verdàtre ou
brunàtre, quand elle est ancienne ; les surfaces transversales
qui délimitent chaque tronçon supérieurement et inférieurement sont le plus souvent un peu déprimées et excavées au centre.

Sur la section transversale, une très mince ligne brune
de cambium délimite nettement l'écorce, qui occupe environ le $1/4$ du rayon. En dehors de ce cambium, la zone corticale jaune se montre, à sa partie interne, striée de lignes
radiales minces et brunes (liber). La zone ligneuse présente
des lignes radiales semblables, un peu plus foncées, formant
une ou deux couches concentriques ; au centre existe une
zone parenchymateuse de couleur claire.

L'odeur est propre à la drogue et n'est pas désagréable :
la saveur est un peu amère.

Au microscope, on trouve, à la partie externe d'un pa-

44.

renchyme cortical à éléments arrondis ou allongés tangentiellement, une ou deux lignes de cellules scléreuses. Le liber, qui occupe la portion interne de cette même zone, est disposé en faisceaux triangulaires, adossés au cambium, plongeant en coins dans le parenchyme, et formés de fibres libériennes peu épaisses. — Le bois se compose de faisceaux grêles, séparés par des rayons médullaires de même largeur qu'eux; chaque faisceau forme une bande radiale discontinue, constituée par deux ou trois groupes de cellules fibreuses entourant quelques vaisseaux à large ouverture : l'ensemble de ces groupes partiels, sur la coupe de la racine, est disposé à peu près en cercles concentriques. La moelle et les rayons médullaires sont composés de phytocystes renfermant en abondance des grains d'amidon, des cristaux d'oxalate de chaux et des granulations brunes plus ou moins volumineuses.

Botanique. — La *Racine de Patience* employée en médecine fut pendant longtemps celle de la *Patience vraie* ou *Grande Patience*, *Rumex Patientia* (*Polygonacées*); aujourd'hui, on lui a substitué presque partout la racine du *Rumex obtusifolius*, et quelquefois celles des *Rumex crispus*, *acutus* ou *aquaticus :* le *R. Patientia* est devenu l'exception. D'ailleurs, morphologiquement toutes ces racines sont identiques et possèdent les mêmes propriétés.

Le *Rumex obtusifolius* L. est une herbe vivace, atteignant jusqu'à un mètre de haut, spontanée sous les latitudes tempérées, cultivée pour l'usage médical.

Tige droite, cannelée, rougeâtre. — *Feuilles* pourvues d'une ochréa à bord lisse, d'un limbe cordé, ovale, lancéolé. — *Inflorescences* en grappes composées de cymes. — *Fleurs* hermaphrodites ou unisexuées par avortement. — *Réceptacle* concave. — *Périanthe* de 6 pièces disposées en deux verticilles, celles du verticille extérieur présentant à leur base une sorte de bosse. — 6 *Etamines* libres, biloculaires et introrses. — *Ovaire* tétraédrique, renfermant un ovule orthotrope, et surmonté de 3 styles à extrémité stigmatifère déchiquetée. — *Fruit* sec, monosperme (achaine), entouré par les 3 pièces internes du périanthe. — *Graine* à albumen farineux et à embryon droit.

Le *Rumex Patientia* se distingue du précédent par sa taille plus élevée (2 m.) et ses feuilles non cordées.

Chimie. — La racine de *Patience* renferme : une résine, une huile essentielle (?), du tannin, de l'amidon, du soufre, des sels et une matière colorante mal connue, la *Rumicine*, très vraisemblablement identique à l'*acide chrysophanique* de la Rhubarbe.

Physiologie et Thérapeutique. — La *Patience* est légèrement vomitive et purgative; elle est en outre tonique et dépurative. Les fortes décoctions donnent aux excréments une teinte jaune. A la dose de 4 gr., la poudre amène des vomissements. A dose plus faible, elle purge sans coliques : il vaut mieux, dans ce but, employer la décoction (100 gr. p. 500 gr.). Comme tonique, elle a été prescrite quelquefois dans les fièvres. Ses propriétés dépuratives paraissent plus énergiques : dès la plus haute antiquité, on l'administrait contre plusieurs affections cutanées tenaces : dartres, psoriasis, ulcères, etc. On l'a même préconisée contre la syphilis et on a pu proposer de la substituer, dans beaucoup de cas, à la Salsepareille.

Elle est peu usitée aujourd'hui.

L'industrie emploie cette racine pour la teinture en jaune.

Diagnose. — La *Racine de Patience* est la seule racine *en tronçons* qui présente à la fois une coloration brune et des stries annulaires au dehors, une coloration jaune et une disposition radiée au dedans. — La *Réglisse*, qui s'en rapproche à certains égards, ne présente point de côtes annulaires et possède, en outre, une saveur sucrée toute spéciale ; la *Gentiane* est plissée longitudinalement au dehors et se montre douée d'une amertume très caractéristique.

259. FEUILLES DE NOYER

Description. — La feuille entière du *Noyer* est imparipennée, à 7-9 folioles, et mesure 50 cent. de longueur sur 30 à 40 de large; le plus souvent, on ne trouve dans les officines que les *folioles,* qui néanmoins conservent vulgairement le nom de feuilles.

Ces folioles sont sessiles, ovales acuminées, terminées en pointe mousse, colorées en vert sombre ou noirâtre à la face supérieure, en vert plus pâle à la face inférieure. Le limbe est mince, coriace et relativement résistant; les bords sont entiers ou légèrement sinués. La nervure médiane est faiblement saillante à la face supérieure, les nervures secondaires peu visibles. A la face inférieure, la nervure médiane forme une côte brune et luisante, très épaisse; les nervures secondaires, très nombreuses et bien parallèles, sont brun clair, extrêmement saillantes, et, jusqu'à la moitié environ de la hauteur du limbe, restent adhérentes à la nervure mé-

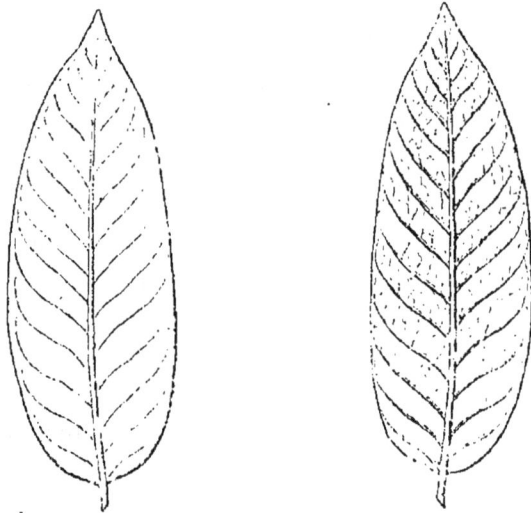

FIG. 291 et 292. — Folioles de Noyer. *Juglans regia.*

a. Face supérieure.　　　　　　b. Face inférieure.

diane en faisant saillie à sa surface. L'angle d'origine de chaque nervure est comblé par un tissu brun et épais que couvre chez les jeunes folioles un duvet grisâtre. Les nervures de 3e ordre sont très prononcées : leurs ramifications, nettement visibles à la face inférieure, forment à la surface de la foliole un quadrillé des plus délicats.

L'odeur est assez caractéristique : la saveur est légèrement astringente.

Botanique — Le *Noyer*[1] est un arbre de grande taille, originaire de la Perse, cultivé depuis longtemps dans presque toute l'Europe, le *Juglans regia*, type de la petite famille des *Juglandacées*[2]. — *Tige* dressée, parfois très épaisse (3 à 4 m. de circonférence), ramifiée au sommet. — *Feuilles* alternes. — *Fleurs* unisexuées : les mâles sont réunies en chatons latéraux, et les femelles groupées par grappes de 2 ou 3 au sommet des rameaux. — *Fleurs mâles* à réceptacle étalé en languette et conné avec la bractée, à périanthe composé de 6 pièces libres, à anthères en nombre variable, presque sessiles, biloculaires et introrses. — *Fleurs femelles* à réceptacle très concave, adné avec le gynécée et accompagné jusqu'à son bord par une bractée et 2 bractéoles : périanthe court, composé de 4 pièces aiguës. — *Ovaire* infère, uniloculaire, surmonté d'un style bilobé. L'ovule est orthotrope, à micropyle supérieur. — *Drupe* à endocarpe formant un noyau déhiscent en 2 valves. — *Graine* recouverte d'un tégument parcheminé, divisée en 4 masses par de fausses cloisons ovariennes, et formée d'un embryon à cotylédons charnus et huileux, profondément mamelonnés à la surface.

Chimie. — Les *Feuilles de Noyer* renferment du tannin en grande quantité, une résine amère spéciale, de la chlorophylle et des sels (malate, citrate et oxalate de potasse).

Physiologie et Thérapeutique. — Les *Feuilles de Noyer* constituent un tonique et un astringent précieux, fort usité encore aujourd'hui.

À l'intérieur, l'infusion de feuilles de Noyer (5 gr. pour 500 gr.) est dépurative, reconstituante et stomachique ; elle a rendu des services réels contre la scrofule, les engorgements lymphatiques, les ulcérations même syphilitiques. — À l'extérieur, la décoction est prescrite quotidiennement en gargarisme, en lavement, en lotion et surtout en injection uréthrale ou vaginale : elle constitue le traitement classique de la leucorrhée et de la vaginite ; on la prescrit en outre dans la blennorrhée, la dysenterie, les angines.

---

[1] Noyer royal, Noyer commun, Noyer cultivé, Goguer, Gauquier, Gognier.

[2] JUGLANDACÉES. — PLANTES ARBORESCENTES. — FEUILLES ALTERNES, COMPOSÉES, SANS STIPULES. — FLEURS UNISEXUÉES MONOÏQUES, APÉTALES, disposées en CHATONS. — RÉCEPTACLE CONCAVE (au moins dans les fleurs femelles). — PÉRIANTHE SIMPLE, à 4-6 divisions. — ÉTAMINES EN NOMBRE VARIABLE, libres et ordinairement SUPERPOSÉES AUX SÉPALES par groupes de trois : ANTHÈRES BILOCULAIRES, EXTRORSES, DÉHISCENTES PAR 2 FENTES LONGITUDINALES. — OVAIRE INFÈRE, UNILOCULAIRE, UNIOVULÉ, À STYLE BILOBÉ : OVULE ORTHOTROPE, DRESSÉ, inséré sur un PLACENTA BASILAIRE. — DRUPE MONOSPERME et DÉHISCENTE. — GRAINE NON ALBUMINÉE, à cotylédons plissés. — Cette petite famille ne renferme que quelques genres.

Elle aurait, paraît-il, une action très efficace sur les pustules malignes ou charbonneuses, et agirait dans ce cas comme un antiseptique véritable. On l'a enfin employée comme parasiticide contre la gale, la teigne et le muguet[1].

260. SANTAL CITRIN

Description. — Le bois de *Santal Citrin* du commerce est privé de son aubier et réduit au cœur de l'arbre, taillé à la hache en bûches à peu près cylindriques, larges de 7 à 15 cent. et de hauteur variable : dans les Droguiers, ces bûches ont été découpées en rondelles de quelques centimètres d'épaisseur. Plus rarement il se présente en copeaux.

Ce bois est très léger et coloré en jaune orangé très pâle. Sur la coupe transversale, on distingue de nombreuses couches concentriques, un peu onduleuses, et inégalement espacées. En regardant attentivement, — où mieux en se servant de la loupe, — on constate que tout le bois est parcouru par de très fines lignes radiales jaunes (rayons médullaires), alternant avec de petites lignes brunes piquetées de points jaunes (faisceaux ligneux et leurs vaisseaux).

L'odeur, qui ne se développe que lorsque le bois est fraîchement scié ou râpé, est très caractéristique et rappelle la rose en même temps que la Coriandre. La saveur est un peu âcre.

Au microscope, les rayons médullaires, formés de 1 ou

---

[1] Le *brou*, ou péricarpe vert du fruit, jouit des mêmes propriétés. Il renferme un corps non azoté, cristallisable, la *Nucine* ou *Juglandine*, insoluble dans l'eau, peu soluble dans l'alcool et l'éther, soluble en rouge dans les alcalis. L'extrait (1 à 5 gr.) aurait donné des succès dans le traitement de la *granulie* et surtout de la méningite tuberculeuse (?) (Luton). Les fleurs du Noyer, selon Rochleder, renferment une substance que les acides dédoubleraient en glucose et en *Nucine*. Le parenchyme qui tapisse intérieurement le noyau et forme les fausses cloisons, est antiseptique et antidysentérique. L'enveloppe de la graine passe pour fébrifuge et renferme un glucoside soluble dans l'eau et l'alcool, que les acides dédoublent en glucose et en *acide rothique* $C^{14}H^{12}O^9$.

2 rangées de cellules tabulaires à contenu jaune et résineux, séparent de très minces faisceaux constitués par des couches alternantes de fibres ligneuses vraies, allongées verticalement, et de cellules scléreuses à contenu résineux; des vaisseaux ponctués, remplis eux-mêmes d'une résine jaunâtre, se montrent disséminés parmi les cellules et les fibres.

Botanique. — Le Bois de *Santal citrin*[1] provient du *Santalum album* L., petit arbre de 6 à 10 mètres de haut, originaire du nord de l'Inde, cultivé en outre dans les iles Malaises, en Chine, en Egypte et dans l'Amérique du Sud, — appartenant à la famille des *Santalacées*[2].

Tige dressée, glabre, fort épaisse (50 à 90 cent. de circonférence). — *Feuilles* opposées, pétiolées, ovales aiguës. — *Inflorescence* en cymes bipares, à courtes bractées. — *Fleurs* régulières, hermaphrodites. — *Réceptacle* cupuliforme. — *Périanthe* à 4 pièces brunes, garnies intérieurement, à leur naissance, d'une touffe de poils. — 4 *étamines* biloculaires, introrses, superposées aux pièces du périanthe, alternant avec 4 lobes glanduleux dépendant du réceptacle. — *Ovaire* adné à sa base, uniloculaire, formé par 3 feuilles carpellaires, et surmonté d'un style à tète stigmatique trilobée; le placenta basilaire est allongé et supporte 3-4 ovules descendants, orthotropes et sans téguments. Au moment de la fécondation on voit le sac embryonnaire faire saillie hors du nucelle et en sortir sous forme d'un long boyau, allant à la rencontre du tube pollinique. — *Drupe* globuleuse et noire, à *graine* unique, albuminée[3].

---

[1] Il faut se garder de le confondre avec le *Santal Rouge* produit par une Légumineuse, le *Plerocarpus Santalinus*.

[2] SANTALACÉES. — PLANTES ARBORESCENTES ou quelquefois herbacées. — FEUILLES ALTERNES (*Thesium*) ou OPPOSÉES (*Santalum*), SANS STIPULES. — FLEURS RÉGULIÈRES, HERMAPHRODITES, unisexuées chez *Osyris*), disposées ordinairement en grappes ou en grappes de cymes. — RÉCEPTACLE CONCAVE (convexe chez *Olacinées*, (H. Baillon) tapissé par un disque plus ou moins développé. — PÉRIANTHE SIMPLE à 5 (*Thesium, Myoschilos, Comandra*), 4 (*Santalum, Nanodea*) ou 3 (*Osyris*) PIÈCES LIBRES. — ANDROCÉE à 5, 4 ou 3 ÉTAMINES LIBRES, SUPERPOSÉES AUX SÉPALES, à ANTHÈRES BILOCULAIRES et INTRORSES, s'ouvrant par 2 FENTES LONGITUDINALES. — OVAIRE INFÈRE (*Thesium*), semi-infère (*Santalum*), ou supère (*Olacinées*), UNILOCULAIRE, à PLACENTA CENTRAL portant 3 ou 4 OVULES ANATROPES, DESCENDANTS, SANS ENVELOPPES et RÉDUITS AU NUCELLE. — DRUPE MONOSPERME, ordinairement accompagnée des restes du périanthe. — GRAINE ALBUMINÉE.

[3] Hors des Indes, on substitue souvent au bois du *Santalum album* celui d'espèces voisines, telles que le *Santalum Yasi* Seem, *S. Freycinetianum* Gaudich., *Santalum pyrularium* Gray, *Santalum austro-caledonicum* Vieill., *Santalum cyenorum* Miq., *Santalum spicatum* DC., etc. Leur exploitation ne parait d'ailleurs nullement régulière. (Voir H. Baillon, *Bot. Méd.*, 1322.)

Chimie. — Le *Bois de Santal* renferme de la résine, du tannin et une huile essentielle parfumée, jaune, épaisse, lévogyre, bouillant à 237°, douée de l'odeur de la drogue (1 à 4 p. 100).

Physiologie et Thérapeutique. — L'huile essentielle est employée pour les usages médicaux; c'est un tonique et un antiblennorrhagique, que l'on a proposé de substituer au Copahu, mais qui, s'il est plus facilement supporté par les malades, occasionne souvent des douleurs lombaires assez vives, et d'ailleurs se montre d'une efficacité assez incertaine. On l'a prescrite en capsules de 20 centigrammes, à la dose de 6 par jour, en augmentant jusqu'à 20. Elle communique aux urines une odeur assez agréable[1].

261. BOURGEONS DE PIN

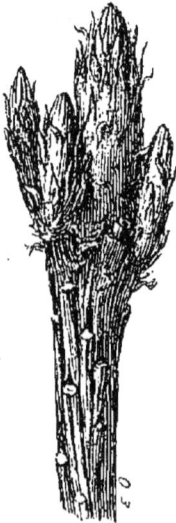

FIG. 293. — Bourgeons de Pin. *Pynus sylvestris.*

Description. — Les *Bourgeons de Pin*, sont souvent appelés improprement dans la pratique *Bourgeons de Sapin*. Tels qu'ils se présentent dans les Droguiers ou les officines, ils sont réunis au nombre de 3, 4 ou 5 au sommet d'une petite branche, autour d'un bourgeon plus volumineux qui en occupe le sommet. La branche est orangée ou rougeâtre, luisante, fortement ridée à sa surface, et épaisse de 1 cent environ.

Les bourgeons sont longuement cylindro-coniques, hauts de $1\ ^1/_2$ à 3 cent., larges de 5 à 10 mill. Ils sont constitués chacun par un axe central noir et rugueux, sur lequel s'étagent des écailles étroitement imbriquées à leur base; ces écailles sont d'un brun clair, membra-

---

[1] Le *Bois de Santal* est employé aux Indes et en Chine comme bois de senteur, et sert à la confection de statues et d'objets de piété; on le brûle sur les bûchers mortuaires ou dans les pagodes.

neuses, allongées, aiguës, et bordées de chaque côté par une large frange scarieuse, blanche, profondement laciniée; elles sont agglutinées entre elles au moyen d'une résine qui souvent exsude à leur surface en fines gouttelettes.

L'odeur est agréable, aromatique et caractérise bien la drogue. La saveur est un peu amère.

Botanique. — Le *Pin* dont les bourgeons sont employés en médecine est le Pin sauvage, *Pinus sylvestris*[1] L., grand arbre atteignant jusqu'à 30 mètres de haut, croissant dans presque toute l'Europe, le nord de l'Asie et l'Amérique septentrionale, et appartenant à la famille des *Conifères*[2], série des *Abiétinées*.

Tige dressée, chargée de nombreuses branches horizontales. — *Feuilles* longues, très grêles et pointues (*aiguilles*), aplaties, réunies par couples dans une courte gaine commune et insérées en spirale sur de courts appendices des branches. — *Fleurs* unisexuées, les mâles disposées en chatons composés (grappes ou épis de chatons), les femelles en chatons soit simples, soit réunis par deux ou par trois. — *Chatons mâles* jaunes, longs de 1 à 2 cent., constitués par un axe qui porte, insérées en spirale, de nombreuses écailles orbiculaires, à concavité dirigée en haut, et renflées sur leurs côtés en deux bosses ovales ou *anthères*, remplies de pollen jaune et déhiscentes par une fente longitudinale. — *Chatons femelles* bruns et beaucoup plus volumineux que les mâles (6 cent. de long sur 4 de large). Leur axe porte, insérées en spirale, de nombreuses bractées, courtes et membraneuses, à l'aisselle desquelles se développe un axe floritère en forme d'écaille ligneuse et aplatie,

---

[1] Pin du Nord, Pin de Russie, Pin Suisse, Pinasse.

[2] CONIFÈRES. — PLANTES LIGNEUSES. — FEUILLES OPPOSÉES (*Thuya*), ALTERNES (*Pinus, Taxus*) OU VERTICILLÉES (*Juniperus*), SANS STIPULES. — FLEURS UNISEXUÉES, souvent MONOÏQUES (dioïques chez *Juniperus, Taxus, Gincko, Dacrydium*, etc., SANS PÉRIANTHE, DISPOSÉES EN CHATONS chez les *Cupressinées* et les *Abiétinées*, SOLITAIRES chez les *Taxinées* et les *Dacrydiées*. — FLEURS MÂLES réduites à un connectif étalé, squammiforme, portant de 2 à 20 loges anthériques, déhiscentes par une fente longitudinale : pollen formé parfois de grains agminés. — FLEURS FEMELLES tantôt solitaires (*Juniperus*), tantôt groupées par deux sur une écaille aplatie (*Pinus*), insérées à l'aisselle d'une bractée plus ou moins développée : OVAIRE UNICAR-PELLÉ, UNILOCULAIRE, portant au sommet une ouverture limitée par deux rebords stigmatifères. — OVULE ORTHOTROPE, SOLITAIRE, SANS ENVELOPPES, et RÉDUIT AU NUCELLE. — FRUITS COMPOSÉS (cônes) (excepté chez les *Taxées*), formés d'achaines, quelquefois ailés (*Pinées*) (cône charnu bacciforme chez *Juniperus*). — GRAINE ALBUMINÉE, à embryon pourvu de 2 ou plusieurs cotylédons.

Cette famille a été divisée (Payer *Fam. nat. des Pl.*, p. 61) en 4 séries : *Cupressinées, Abiétinées, Taxinées, Dacrydiées.*

portant deux petites fleurs dirigées obliquement en bas ; ces fleurs sont réduites à un ovaire en forme de sac ouvert au sommet et pourvu, sur les lèvres de la fente, de deux renflements stigmatiques [1]. — *Ovule* orthotrope, solitaire, et dépourvu d'enveloppes. — *Fruit* composé, formant une masse cylindro-conique d'écailles ligneuses et écartées (Pomme de pin), restant deux ans avant d'atteindre sa maturité. Chaque écaille recouvre deux *achaines* ovoïdes et aplatis, entourés d'une aile membraneuse et renfermant une *graine* unique, à albumen huileux, à embryon droit, pourvu de 2 cotylédons multifides.

On a longtemps attribué, mais à tort, la production des bourgeons employés en médecine, au Sapin argenté, *Pinus abies* Du Roi. La récolte se fait principalement en Champagne et en Bourgogne.

Chimie. — Le principe actif des *Bourgeons de Pin* est l'Oléo-Résine qui enduit leurs écailles. Ils renferment 10 p. 100 d'eau, 21 p. 100 de résine et 0,25 p. 100 d'une essence $C^{10} H^{16}$ différant à plusieurs égards de l'essence de Térébenthine ordinaire.

Physiologie et Thérapeutique. — Les *Bourgeons de Pin* sont toniques, un peu astringents, sudorifiques, diurétiques, et possèdent une action bien marquée sur les sécrétions des muqueuses.

A l'extérieur on emploie l'infusion en lotions sur les plaies de mauvaise nature, en injections vaginales dans la leucorrhée, ou même en bains contre les rhumatismes chroniques.

A l'intérieur, l'infusion (20 à 30 gr. pour 106) ou le sirop (30 à 120 gr.) sont administrés chaque jour dans la bronchite légère, le catarrhe pulmonaire, la cystite catarrhale et même l'uréthrite. Macérés dans de la bière avec un peu de Raifort et de Cochléaria, ils donnent une boisson antiscorbutique, connue sous le nom de *sapinette*, et très employée autrefois comme préservatif du scorbut.

Au total, comme le fait remarquer Rabuteau, ils possèdent toutes les propriétés des Térébenthines.

---

[1] Pour un certain nombre de botanistes, la fleur des *Conifères* se trouve réduite à un ovule sans ovaire ; le sac qui entoure le nucelle, et que M. Baillon regarde comme une paroi ovarienne constituée par deux feuilles carpellaires, à bords stigmatiques libres, ne représente alors que le tégument d'un ovule à micropyle largement ouvert et festonné sur les bords : d'où le nom de *Gymnospermes* (graines ou ovules *nus*, sans ovaire) donné par ces botanistes au groupe des *Conifères*, par opposition à celui d'*Angiospermes* (graines *couvertes*) donné aux autres Dicotylédones.

262. TÉRÉBENTHINE DE BORDEAUX

Description. — La *Térébenthine de Bordeaux* est ordinairement trouble, colorée en blond pâle et douée d'une consistance molle qui rappelle celle du miel : elle coule assez rapidement, quand elle n'est point trop âgée, sur la paroi du vase qui la renferme, si l'on vient à faire pencher celui-ci. Sa pâte paraît grenue; avec le repos, elle se sépare en deux couches, la supérieure demi-fluide, pâle, transparente, — l'inférieure plus foncée, opaque, granuleuse et d'aspect résineux. — Elle est assez rapidement siccative en couches minces, et solidifiable en masse par $1/_{32}$ de magnésie. Elle est fortement poisseuse et adhère à la langue, aux dents et au palais.

L'odeur est spéciale; c'est celle de l'essence dite de *térébenthine*. La saveur est âcre et amère.

Botanique. — La *Térébenthine de Bordeaux* est fournie par le *Pin maritime. Pinus Pinaster* Sol. (et non *Pinus maritima* Ait.). C'est un arbre de 18 à 24 mètres de hauteur, originaire de l'Europe méridionale et occidentale, cultivé en grande abondance dans notre pays entre Bordeaux et Bayonne, et appartenant à la famille des *Conifères*, série des *Abiétées*.

Tige dressée, à écorce rougeâtre. — *Rameaux* étalés, couverts d'écailles réfléchies. — *Feuilles* géminées, longues, aiguës (12-20 cent. de long sur 2 mill. de large). — *Fleurs* et *Fruits* organisés comme ceux du *Pinus Sylvestris*. (Voir p. 793.) Toutefois les cônes du *P. Pinaster* ont un volume deux ou trois fois plus considérable, et la portion de chaque écaille visible à l'extérieur présente la forme d'une pyramide quadrangulaire très surbaissée, terminée par une bosse ovoïde (et non une pointe aiguë et recourbée comme dans le *P. sylvestris*.)

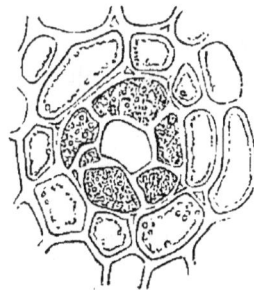

FIG. 294. — Canal sécréteur de l'écorce du *Pinus sylvestris*.

(D'après de Lanessan.)

Les axes, les feuilles et les bourgeons de la plante renferment une grande quantité de Résine, produite par des cellules sécrétantes spéciales, disposées en cercle autour d'un canal qui sert de débouché à la Résine qu'elles fabriquent : ce canal ne représente à l'origine qu'une file de méats intercellulaires dilatés.

La récolte se fait en incisant à coups de hache et du même côté du tronc, pendant quatre ou cinq années, les arbres ayant atteint de trente à quarante ans ; on attaque ensuite le côté opposé, pendant que les incisions antérieures se cicatrisent, ce qui permettra plus tard d'attaquer à nouveau le premier côté. La Résine brute s'accumule au pied de l'arbre dans un trou creusé à cet effet ; c'est la *gomme molle*. (Guibourt, III, 259.) Ce trou est vidé tous les mois, de février à octobre, et la Résine est purifiée par un filtrage assez grossier, après fusion soit au feu, soit au soleil : la *Térébenthine au soleil* ayant moins perdu de son arome primitif est ordinairement plus estimée.

Chimie. — La *Térébenthine de Bordeaux* est, comme toutes les autres *Térébenthines*, un mélange de Résine et d'huile essentielle.

La Résine est un mélange d'*acide pinique* (amorphe), d'*acide pimarique* et d'*acide sylvique* (cristallisés). (Voir plus loin p. 801, *Colophane*.) Tous ces corps sont isomères et répondent à la formule $C^{20} H^{30} O^2$: oxydés par l'acide nitrique, ils donnent de l'*acide térébique* $C^7 H^{10} O^4$, de l'*acide isophtalique* et de l'*acide trémellique*.

L'huile essentielle répond à la formule $C^{10} H^{10}$ et constitue un des corps connus sous le nom d'*Essence de Térébenthine*. Elle est accompagnée de plusieurs autres carbures plus volatils qu'elle, et de quelques produits plus fixes d'oxydation du *térébenthène*.

Il existe un grand nombre de ces essences, toutes isomères, différant uniquement par leur pouvoir rotatoire, par leur densité et par leur point d'ébullition. A chaque espèce de *Conifères*, — et souvent même, dans une seule espèce, à chaque partie distincte, feuilles, tiges ou bourgeons, — correspond une essence spéciale (Flück. et Hanb.). L'essence de beaucoup la plus employée en France, est celle de la *Térébenthine de Bordeaux*, ou *Térébenthène*. On l'obtient le plus souvent en distillant la Térébenthine seule dans un alambic de cuivre, parfois aussi en la mélangeant d'eau. Le résidu porte dans le commerce le nom de *Brai*. Suivant les cas, il constitue le *Brai sec* ou *Colophane*, la *Poix-Résine*, etc.

Pour Oppenheim, l'*Essence de Térébenthine* représente un hydride du *Cymol* ou *Cymène* $C^{10} H^{14}$.

Dippel a émis l'hypothèse que la Térébenthine prenait naissance dans les couches parenchymateuses de l'arbre, aux dépens de l'amidon, qui se transformerait alors en *Essence de Térébenthine* [1] et en eau :

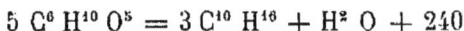

$$5\ C^6\ H^{10}\ O^5 = 3\ C^{10}\ H^{16} + H^2\ O + 240$$

L'essence, à son tour, se transformerait partiellement en résine, par oxydation lente :

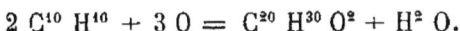

$$2\ C^{10}\ H^{10} + 3\ O = C^{20}\ H^{30}\ O^2 + H^2\ O.$$

L'essence, qui représente environ le $^1/_4$ du poids de la Térébenthine de Bordeaux, est lévogyre, incolore, douée d'une odeur forte et d'une saveur âcre : elle est soluble dans l'alcool absolu, l'éther, etc.; elle bout à 156°,5 et paraît être elle-même un composé de plusieurs carbures isomères : *térebène, colophène*, etc. Elle s'oxyde peu à peu à l'air avec production d'ozone, d'*acide acétique*, d'*acide formique*, de *Cymène* et d'*eau*, et se résinifie en prenant une teinte brune. Elle se décompose au rouge en *Benzine, Toluène, Cymène, Cumolène* et *Naphtaline*.

Oxydée par l'acide azotique, elle donne de l'*Hydrate de Terpine* $C^{10}\ H^{16}\ (H^2\ O)^2$ en beaux cristaux. Une oxydation plus prolongée donne naissance à une série de corps cristallisés $(C^{10}\ H^{16}\ Az\ O^2)^n$, nommés *Hydrazo-camphènes* (Tanret), colorant en violet persels de fer, et donnant, par réduction, des *Dihydrocamphines*. — Un courant d'acide chlorhydrique détermine, dans l'essence de térébenthine la production d'un monochlorhydrate solide et cristallisable, le *camphre artificiel* $C^{10}\ H^{16}$. H Cl; il se produit en même temps un monochlorhydrate liquide ayant la même composition. En laissant réagir à froid, pendant plusieurs semaines, une solution aqueuse d'acide chlorhydrique (saturée) sur l'essence, il se produit un bichlorhydrate liquide $C^{10}\ H^{16}$, 2 H Cl. Ce dernier, bouilli avec la potasse alcoolique, donne du *Terpinol* $C^{10}\ H^{16}$ 2 H^2 O : traité par le potassium, il donne du *Terpilène* $C^{10}\ H^{16}$.

Au contact de l'eau mêlée d'un peu d'acide azotique et d'alcool, on obtient à la longue d'abondants cristaux d'*Hydrate de Térébenthine* ou *Terpine* $C^{10}\ H^{16}$. 2 H^2 O + H^2 O mêlée d'un peu de *Terpol* $C^{10}\ H^{10}$, H^2 O (Bouchardat. 1887) : le même résultat est obtenu beaucoup plus rapidement par le contact direct avec l'eau oxygénée. La *Terpine* chauffée avec l'acide chlorhydrique ou sulfurique étendu donne du *Terpinol*, liquide incolore, à odeur suave, à saveur amère.

---

[1] L'essence dite *Anglaise* ou *Américaine* provient des Térébenthines du *Pinus Tœda* L., du *Pinus Canadensis* L. et surtout du *Pinus palustris* MILL. (*P. australis* MICHAUD), produits connus sous les noms de *Térébenthine d'Amérique, Térébenthine de Boston,* etc.

La *Terpine* est soluble dans l'essence de Térébenthine, l'éther et les huiles, moins soluble dans l'alcool, peu soluble dans l'eau ($^1/_{200}$). Elle se dissout dans l'acide sulfurique avec une belle coloration rouge.

Physiologie et Thérapeutique. — Dans le mélange qui constitue la *Térébenthine*, la résine peut être considérée comme à peu près inactive ; elle s'élimine par les urines sans laisser de traces. (Voy. p. 802.) C'est à son essence que la Térébenthine doit ses propriétés physiologiques, et celles-ci sont évidemment d'autant plus prononcées que cette essence est plus abondante.

Appliquée sur la peau, la Térébenthine (ou son essence) est rubéfiante ou même vésicante, selon que l'action est plus ou moins prolongée ; l'essence est absorbée par la peau.

. L'essence de Térébenthine est absorbée rapidement par les voies respiratoires, et paraît dans ce cas produire des effets plus marqués que lorsqu'elle l'est par les voies digestives. · — A l'intérieur, à faible dose (1 à 4 gr.), elle est absorbée rapidement et en totalité, puis éliminée par la peau, les voies respiratoires et les urines ; celles-ci contractent une odeur de violette (*Terpinol*). A dose plus élevée (4 à 30 gr.), l'absorption n'est que partielle ; il survient des coliques et même des vomissements ; à doses plus fortes encore, l'essence paraît n'être pas absorbée et être rendue en totalité dans des selles diarrhéiques.

Comme effets généraux, à faible dose, on n'observe qu'un peu d'excitation, de la transpiration et une légère augmentation de la quantité des urines. Avec des doses croissantes, l'élimination de l'essence par les voies cutanées, pulmonaires et rénales, détermine au passage une vive irritation sur tous ces points. Les urines sont abondantes ou rares, selon les sujets, parfois sanguinolentes, albumineuses : la mixtion est pénible ; il y a des érections douloureuses. Du côté des bronches, on observe de la sécheresse, des crachements de sang. Du côté de la peau, des éruptions et des taches érythémateuses. Aux doses très élevées, comme on l'a vu, il n'y a généralement pas absorption, et tout se borne à une purgation violente. Mais dans le cas d'absorption par les voies respiratoires, on observe de l'excitation, une céphalalgie opiniâtre, délire, puis dépression générale, refroidissement des extrémités, anesthésie et même syncope.

L'essence de térébenthine est très toxique pour les êtres inférieurs, et par suite parasiticide, antizymotique, etc.

Il paraît démontré qu'elle constitue un contre-poison énergique (le seul d'ailleurs) du phosphore. Elle formerait alors, selon Kœhler, une combinaison inoffensive, l'*Acide térébentho-phos-*

phoreux. Ce résultat qui serait dû, paraît-il, à une sorte d'oxydation, est obtenu beaucoup plus facilement avec l'essence vieille et riche en oxygène, qu'avec l'essence pure. Il faut en outre que l'ingestion de l'essence suive de 10 heures au plus celle du poison.

La thérapeutique l'emploie à l'extérieur comme rubéfiante (rhumatisme, névralgies), en frictions ou bains de vapeur térébenthinée, ou en lavements comme parasiticide et purgative : — à l'intérieur : 1° comme *anticatarrhale*, en déterminant une irritation substitutive (?) à la surface des muqueuses, dans le catarrhe pulmonaire, l'asthme humide, le catarrhe vésical, l'uréthrite chronique; 2° comme *antinévralgique* (névralgies viscérales, sciatique, etc.); 3° comme *antihémorrhagique*, en potion ou en inhalations (hémoptysies, hématuries), action douteuse et difficile à expliquer ; 4° comme excito-moteur de l'intestin (constipation opiniâtre); 5° comme contre poison du phosphore.

On prescrit à l'intérieur l'essence en capsules de 0 gr. 30 (1 à 15 par jour), en looch, en sirop.

La Térébenthine elle-même, rendue solide par l'addition de 1/32 de magnésie, est prescrite en pilules, aux mêmes usages ; — elle s'emploie à l'extérieur comme rubéfiante, ou entre dans la composition d'emplâtres excitants et d'onguents destinés à hâter la cicatrisation des plaies, à panser les ulcères gangreneux, etc. Elle fait partie de l'*Onguent digestif*, de l'*Onguent d'Arcœus*, de l'*Onguent d'Althea*, et d'une foule d'emplâtres classiques : *Emplâtre diachylon gommé*, etc.

Looch térébenthiné.

Essence de térébenthine	12	gr.
Sirop de menthe	64	—
Sirop de fleurs d'oranger	32	—
Sirop d'éther	22	—
Teinture de cannelle	2	—
Jaune d'œuf	n° 2	

2 à 3 cuillerées par jour.

263. GALIPOT

Description. — Le *Galipot*, encore appelé *Garipot* ou *Barras*, est une térébenthine en partie privée, par la dessiccation lente sur les arbres, de l'essence qui lui donnait sa fluidité. Il se présente dans le commerce en croûtes irrégulières,

conservant souvent des impuretés sur une de leurs faces;
elles sont mamelonnées, luisantes, et offrent dans certaines
places une disposition nettement cristalline. La couleur
varie du gris jaunâtre au jaune d'ambre. La masse est translucide, compacte et très cassante. Quand on brise une croûte
de Galipot, on trouve généralement, sous les couches solidifiées, jaunes et cristallines de l'extérieur, le centre encore
mou, pâle et opaque. — Les parties sèches s'écrasent facilement sous l'ongle en donnant une poudre très fine et très
blanche.

L'odeur est analogue à celle de la Térébenthine, mais
beaucoup moins forte. La saveur est amère. Les parties les
plus séches s'écrasent en grumeaux sous la dent, pour se
réunir, au bout de quelques instants de mastication, en une
pâte, molle, opaque, d'un blanc un peu jaunâtre, adhérant
fortement aux dents et au palais.

Au microscope, la masse paraît composée d'une foule de
petits cristaux (*acide abiétique*).

Botanique. — Le *Galipot*, de même que la Térébenthine de Bordeaux, est le suc résineux du *Pinus pinaster* Sol (voy. p. 795);
mais on réserve ce nom au produit qui s'écoule, pendant l'hiver,
des incisions faites au tronc de l'arbre pendant le courant de l'année. — Soit que la température devienne trop basse pour maintenir la résine fluide, soit qu'à cette époque de l'année la térébenthine soit originellement plus pauvre en essence et plus compacte
(Guibourt), — cette dernière poussée de résine coule lentement et
forme des croûtes ou des traînées irrégulières sur le tronc de
l'arbre, dont elle entraîne les impuretés [1].

Chimie. — Le *Galipot* tient le milieu entre la *Térébenthine de
Bordeaux* et la *Colophane*, grâce au peu d'huile essentielle qu'il
renferme encore ; lorsqu'il est complètement sec, il constitue
une sorte de Colophane naturelle formée, comme la Colophane ordinaire, d'*Acide abiétique* ou, plus exactement, de son anhydride

---

[1] La résine exsudée dans les mêmes conditions sur les pins d'Amérique, constitue le *Gum Thus* ou *Common Frankincense* des Anglais et le *Scrape* des
Américains.

(Maly); — selon Flückiger, ce serait plutôt un acide un peu différent, l'*Acide Pimarique*.

Le Galipot encore mou peut abandonner à la distillation sous
l'eau la légère quantité d'essence qu'il renferme ; c'est l'*huile de
rase* du commerce. Celle-ci possède toutes les propriétés de l'essence de térébenthine, mais se montre douée d'une odeur moins
désagréable.

Physiologie et Thérapeutique. — Le *Galipot* n'est guère employé que dans l'industrie. Il entre dans la composition de quelques
emplâtres classiques.

264. COLOPHANE

Description. — La *Colophane* est une résine absolument
transparente, que l'on trouve en fragments de taille et de
forme variables, à cassure conchoïdale et vitreuse. Elle est
colorée en jaune pâle lorsqu'elle provient du galipot fondu
et privé, par une chaleur douce, des derniers restes d'essence
qu'il renfermait; elle est d'un brun acajou plus ou moins
foncé, lorsqu'elle est obtenue au fond des alambics comme
résidu de la distillation de la Térébenthine.

La Colophane a une très faible odeur de térébenthine ; elle
s'écrase sous la dent en une poussière tellement fine qu'on
pourrait croire qu'elle se dissout dans la salive ; sa saveur
est faiblement amère.

Elle se réduit facilement sous l'ongle en une poudre très
blanche, et devient poisseuse quand on la réchauffe avec l'haleine ou dans la main.

Botanique. — La *Colophane, Brai sec* ou *Arcanson* est la résine
qui, unie à une essence $C^{10} H^{16}$, constitue les Térébenthines des Conifères. On distingue dans le commerce la *Colophane de Galipot*, la
Colophane de Bordeaux et celle d'*Amérique*, les deux dernières
provenant des Térébenthines de même nom. — On l'obtient industriellement soit en faisant chauffer le *Galipot*, soit en distillant les
térébenthines à feu nu ou sous l'eau.

Chimie. — La *Colophane* $C^{44} H^{62} O^4$ est considérée aujourd'hui comme l'anhydride d'un acide spécial, l'*Acide abiétique* $C^{44} H^{64} O^5$. Unie à l'alcool ou à l'essence, elle peut absorber une molécule d'eau et se transformer en *Acide abiétique* cristallisé ; c'est ce qui se passe lorsque la Térébenthine se dessèche lentement dans l'air humide ; la colophane pure, sans essence, reste dans les mêmes conditions complètement anhydre.

La colophane (densité $= 1,07$) se dissout dans l'alcool (surtout alcalinisé), la benzine, l'acétone, l'essence de Térébenthine ; elle se saponifie au contact des alcalis et donne des savons résineux. Elle fond à 135°, brunit fortement vers 150°, et, si l'on élève encore la température, se décompose en *Colophène*, *Térébène*, etc.

Physiologie et Thérapeutique. — La Colophane, prise à l'intérieur, paraît à peu près dénuée de propriétés médicamenteuses : elle se dissout dans les liquides alcalins de l'intestin grêle et s'élimine simplement par les urines. — A l'extérieur, on l'a employée en poudre, de même que la Sandaraque, comme hémostatique, en particulier sur les piqûres de sangsues ; comme toutes les substances résineuses, elle active la cicatrisation des plaies. Elle entre en outre dans la composition de quelques emplâtres, tels que l'onguent de Styrax.

Elle est beaucoup plus communément employée dans les arts, pour enduire les archets des instruments à corde.

265. POIX-RÉSINE

Description. — La *Poix-Résine*, qu'on appelle souvent aussi *Résine jaune (Yellow Resin)*, se présente en masses dures, cassantes, se réduisant facilement en poudre blanche et cristalline. Elle est opaque, sauf sous une faible épaisseur (au niveau des arêtes des fragments) ; sa couleur est d'un jaune sale et brunâtre ; la surface est luisante et comme vernie, non poisseuse au toucher, à moins qu'on ne la chauffe. La cassure est vitreuse et conchoïdale. La pâte renferme un grand nombre de petites bulles d'air.

L'odeur est légèrement térébenthinée, nullement désagréable ; la saveur est faible, un peu âcre. La Poix-Résine se réduit sous la dent en une poudre d'une grande finesse, comme la Colophane et la Sandaraque, sans se réunir ensuite en pâte comme le Galipot.

Botanique. — La *Poix-résine* est obtenue en brassant dans l'eau bouillante, pendant une vingtaine de minutes, la résine restée au fond de l'alambic après la distillation de l'Essence de Térébenthine ; c'est donc de la colophane pétrie avec l'eau, ce qui explique son opacité et les nombreuses bulles de sa pâte. — Quelquefois aussi, on la fabrique de toutes pièces en faisant fondre ensemble 1 partie de Colophane et 3 parties de Galipot.

Chimie. — La *Poix-résine* est constituée par un mélange de colophane (*anhydride abiétique*) et d'*acide abiétique* vrai, c'est-à-dire hydraté. (Voy. p. 802.) Elle est soluble dans l'alcool, la benzine, les essences.

Usages. — La Poix-résine figure au Codex dans la préparation de l'onguent d'Althea, de l'emplâtre de Vigo, etc.

Diagnose. — La *Poix-résine* présente quelque ressemblance, grâce à son opacité et à sa couleur, avec la *résine de Jalap ;* mais celle-ci ne se réduit pas en poudre fine et blanche, et possède une saveur âcre et une odeur de pruneaux cuits, qui la feront facilement reconnaître.

266. GOUDRON VÉGÉTAL

Description. — Le *Goudron végétal* est semi-liquide, plus ou moins grumeleux, opaque et noir vu en masse, transparent et brun sous une très faible épaisseur. Son odeur est forte, toute spéciale, non désagréable ; la saveur est chaude et âcre.

Au microscope, on observe souvent, dans la masse du goudron, des amas de cristaux formés par la *Pyrocatéchine.*

Botanique. — Le *Goudron végétal* provient de la distillation sèche des tiges et des racines de Conifères (parfois aussi du Hêtre et du Bouleau), opération qui s'accomplit surtout dans le nord de l'Europe, en Suède, en Finlande, en Russie (*goudron d'Arkangel* ou de *Stockholm*), et pour laquelle on emploie le plus souvent le bois de deux espèces, qui forment d'immenses forêts dans les régions boréales de l'Europe et de l'Asie, le *Pinus sylvestris* L. et le *Pinus Ledebourii* Endl.

En Russie, on fait chauffer à cet effet, dans de grands alambics de fonte, les parties d'arbres épuisées de résine et négligées comme bois de construction. Ce procédé est récent et encore peu répandu; dans la plupart des cas, on emploie la méthode traditionnelle des charbonniers, qui consiste à remplir de bûches une cavité en cône renversé creusée dans le sol (de préférence sur une pente), à entasser d'autres bûches sur les premières de manière à former un second cône appliqué base à base sur le premier, et à recouvrir le tout de terre et de gazon. On met le feu à la partie supérieure de la masse; le bois s'échauffe lentement, se carbonise, tandis que le goudron, noirci par la fumée et les autres composés pyrogénés, s'écoule à la base de la cuve et s'échappe par une rigole qui le conduit au dehors. — On peut retirer du bois des Conifères, par le premier procédé, jusqu'à 16 p. 100 de goudron.

A la partie supérieure des cuves de goudron se rassemble une partie plus fluide, de couleur brune, analogue au *pissœleon* ou *huile de poix* qui se montre dans les mêmes conditions à la surface de la *poix noire*[1], et que l'on substitue souvent à l'*huile de Cade*[2].

Chimie. — Le liquide huileux que laisse surnager le goudron quand on a opéré en vase clos, constitue ce qu'on nomme l'*acide pyroligneux* brut : — c'est en réalité un mélange d'*Alcool méthylique* $C H^3$. $O H$ (vulg. *Esprit de bois*), d'*Acide acétique* $C^2 H^4 O^2$, d'un peu d'*acide formique* dû à l'oxydation de l'alcool méthylique,

---

[1] La *poix noire* est obtenue comme le Goudron en carbonisant dans des fours spéciaux les débris de paille ou de bois provenant de filtres à térébenthine et encore enduits de celle-ci ; on y ajoute souvent des éclats de bois. Le produit noir et visqueux qui résulte de la combustion, laisse surnager l'*huile de poix* ou *pissœleon*. Les parties plus lourdes sont fondues à nouveau, rendues solides et cassantes par un brusque refroidissement dans l'eau, et constituent alors la *Poix noire*.

[2] L'*huile de Cade* est une sorte de Goudron que l'on obtient dans le midi de la France par la distillation du *Genévrier Cade* (*Juniperus Oxycedrus* L.) : on emploie de préférence le cœur du bois et l'on rejette l'aubier. C'est un liquide visqueux, de couleur moins foncée que le goudron et d'odeur moins désagréable. Il est quelquefois encore employé à l'extérieur dans le traitement de l'eczéma, du psoriasis, du lichen, de la gale ; il s'est montré très efficace contre l'ophthalmie scrofuleuse. Les *gouttes de Harlem* ne sont peut-être que de l'*huile de Cade* rectifiée pour obtenir seulement les parties les plus fluides et les moins colorées.

d'un peu d'*Acétone* $C^3 H^6 O$, de *Mésite* $C^6 H^{12} O^2$, de *Pyrocatéchine* $C^6 H^6 O^2$, etc.

Les couches plus lourdes restées au fond sont composées d'hydrocarbures nombreux : *Toluène* $C^7 H^8$, *Xylène* $C^8 H^{10}$, *Cumène* $C^9 H^{12}$, *Méthol* $C^9 H^{12}$, *Crésylol* $C^7 H^8 O$, etc. ; un fait important à noter au point de vue médical, c'est que le goudron des conifères ne renferme que peu de *Créosote*, abondante au contraire dans celui du Hêtre [1].

En distillant le goudron du commerce et fractionnant les produits, on trouve à la fin, comme produit de la distillation à une température élevée, un mélange solide constitué par de la *Paraffine*, de la *Naphtaline* $C^{10} H^8$, de l'*Anthracène* $C^{14} H^{10}$, etc.

Une partie de ces corps provient de la décomposition de la cellulose et surtout des matières *sucrées* que l'on trouve dans le Pin ; les autres dérivent de la térébenthine et en particulier de son essence.

Le goudron a une réaction franchement acide ; il est insoluble dans l'eau, mais abandonne à ce liquide quelques-uns de ses principes (*Pyrocatéchine*) et un peu de sa couleur. Il est soluble dans l'alcool, l'éther, la benzine, les essences, les alcalis, etc.

L'eau de goudron (à $^1/_{30}$), d'un usage assez répandu, doit se colorer en vert, puis en noir par le perchlorure de fer, et devenir d'un beau pourpre si l'on ajoute de la potasse (réaction de la *Pyrocatéchine*).

Physiologie et Thérapeutique. — Le Goudron possède une action très analogue à celle des térébenthines. Appliqué sur la peau, il amène une rubéfaction assez énergique. A l'intérieur, il détermine une légère stimulation, et s'élimine rapidement par les urines, la peau et la muqueuse respiratoire.

C'est surtout comme modificateur des sécrétions de cette dernière muqueuse qu'il est employé aujourd'hui à l'intérieur ; on le prescrit dans la bronchorrhée, la catarrhe pulmonaire, la laryngite. Il modifie également l'état des muqueuses génito-urinaires et s'est montré utile dans le traitement de l'uréthrite (surtout chronique), du catarrhe vésical, etc.

---

[1] Le Hêtre donne en Russie un goudron obtenu par un procédé analogue, et renfermant sensiblement les mêmes produits. On y trouve en plus un corps important, la *Créosote*, constituée en majeure partie par le *Créosol* $C^8 H^{10} O^2$, qui serait, selon Hlasiwetz, l'éther monométhylique de l'*homopyrocatéchine* : c'est un antiseptique de premier ordre, auquel on a attribué l'action conservatrice de la fumée sur les viandes : on l'a employée récemment dans les affections des voies respiratoires, et à plusieurs reprises elle a été préconisée contre la phthisie au début (?). — La *Créosote* que l'on retire du goudron de houille ne lui est pas absolument comparable et contient surtout des *Phénols*. C'est un mélange d'*alcool phénylique* ou phénol ordinaire et d'*alcool crésylique* ou *crésylol*.

Il est tonique, astringent, et en même temps doué de propriétés antizymotiques très prononcées. On l'emploie à cet effet dans le pansement des ulcères atoniques ou gangréneux, ou en injections dans les trajets fistuleux purulents. Les frictions avec la pommade au goudron sont un excellent remède contre beaucoup d'affections cutanées, et en première ligne contre l'eczéma rebelle, le sycosis et le psoriasis. Comme parasiticide, on a prescrit le goudron contre la gale, la teigne et les champignons parasites du cuir chevelu.

On prescrit à l'extérieur la pommade (goudron 4, axonge 30), ou le glycéré, — à l'intérieur, le goudron en capsules (0,25 à 4 gr. par jour), en pilules, en émulsion, en sirop ; souvent aussi on emploie simplement aux repas l'eau avec laquelle le goudron a été laissé en contact ou malaxé. C'est par erreur que l'on indique parfois de rejeter la première eau : c'est la seule à employer.

267. TÉRÉBENTHINE DE VENISE

Description. — La *Térébenthine de Venise*, souvent désignée sous les noms de *Térébenthine du Mélèze* ou de *Térébenthine de Briançon*, est un liquide épais, de la couleur blonde du miel, uniformément louche, filant, poisseux, non grumeleux, et ne laissant point déposer, comme la Térébenthine de Bordeaux, une couche cristalline au fond des bocaux. L'odeur est différente également de celle de cette dernière Térébenthine ; elle est plus fine et a pu être comparée à celle de la Muscade. La saveur est âcre, amère, un peu aromatique.

Botanique. — La *Térébenthine* dite *de Venise* est le suc oléorésineux sécrété par les canaux de l'aubier et du bois de *Mélèze* ; celui-ci est une *Conifère* de la série des *Abiétées*, le *Pinus Larix* L. (*Abies Larix* Lamk. *Larix europæa* D. C.), commun dans les montagnes de l'Europe centrale, depuis le Dauphiné jusqu'à la Carniole, en Angleterre, en Ecosse, etc.

Tige dressée, haute de 25 à 30 m. — *Feuilles* courtes, linéaires, réunies au nombre de 30 à 40 sur de courts tubercules ou ramuscules alternes ; elles sont caduques l'hiver, fait unique parmi les Conifères d'Europe. — *Chatons* mâles solitaires et de très petite taille, un peu évasés au sommet. — *Cônes* solitaires, presque sessiles, à écailles obovales, tronquées ou échancrées ; les bractées de ces écailles sont longues, étroites, dentées sur leur bord, et dépassent ces dernières en faisant saillie à la surface du cône. —*Fruits* pourvus d'une aile obtuse, environ deux fois plus longue qu'eux.

Les canaux résineux du Mélèze étant très rares dans l'écorce, beaucoup plus abondants dans l'aubier et surtout dans le bois, la récolte se fait, non à l'aide d'incisions superficielles, comme pour les autres Conifères, mais au moyen de trous profonds percés à la tarière et pénétrant jusqu'au cœur de l'arbre. Dans le Tyrol, on se contente de pratiquer un seul trou que l'on bouche au printemps, et que l'on débouche en automne ; la résine qui s'est accumulée dans la poche est plus pure : l'arbre en fournit une moins grande quantité, mais peut en produire ainsi à peu près indéfiniment. En France, on perce plusieurs trous dans le même arbre, et on adapte à chacun une petite rigole par laquelle le suc s'écoule au dehors et vient tomber dans une auge placée au pied de l'arbre. Dans ces conditions, l'arbre fournit chaque année une beaucoup plus grande quantité de térébenthine, mais s'épuise rapidement [1].

Chimie. — La *Térébenthine du Mélèze* est constituée par une colophane très abondante (*Acide abiétique anhydre* de Maly, — mélange d'*Acide pinique* et d'*Acide sylvique* $C^{20} H^{30} O^2$ selon Laurent), — et par une essence $C^{10} H^{16}$, un peu moins abondante que dans les autres *Térébenthines* (10 à 14 p. 100).

La Térébenthine du Mélèze a une réaction manifestement acide (*Acide formique, acide succinique*) ; elle est entièrement soluble dans l'alcool.

Physiologie et Thérapeutique. — La *Térébenthine de Venise* répond aux mêmes indications que la Térébenthine de Bordeaux : moins riche en essence, et douée d'une odeur moins désagréable, elle lui est préférée dans le traitement des catarrhes des voies respiratoires.

---

[1] Outre la térébenthine de Bordeaux, et la térébenthine de Venise, on trouve dans les pharmacies françaises une troisième térébenthine qui ne figure pas au Droguier de la Faculté, c'est celle du *Sapin*, plus connue sous les noms de *Térébenthine de Strasbourg* (ou d'*Alsace*) ou de *Térébenthine du citron*. Elle provient du *Sapin argenté* ou *Sapin vrai, Pinus abies* Du Roi (*P. Picea* L. *Abies pectinata* D. C., etc.). On la substitue assez souvent à celle de Venise (selon Guibourt et le Codex, c'est elle seule qui doit porter ce nom). Elle est plus fluide que la *T. de Bordeaux*, beaucoup plus siccative que la *T. du Mélèze*, incomplètement soluble dans l'alcool et douée d'une odeur de Citron assez agréable.

L'essence obtenue en distillant avec l'eau, les cônes du *Pinus Abies* est connue sous le nom d'*Essence de templine* $C^{10} H^{16}$.

Au point de vue pharmacologique, elle est la moins siccative des Térébenthines et ne se prend point en consistance pilulaire par son mélange avec la magnésie calcinée.

Elle entre dans la composition d'emplâtres et d'onguents classiques.

Alcoolat de térébenthine composé ou *Baume de Fioravanti.*

Térébenthine du melèze, 500 gr.		
Elémi		Aloès
Tacamaque		Origan
Succin		Galanga
Galbanum	àà 100 gr.	Zédoaire
Myrrhe		Gingembre àà 50 gr.
Styrax liquide		Cannelle
Baies de Laurier		Girofle
		Muscades

Alcool à 32° 3000 gr.

268. BAUME DU CANADA

Description. — La *Térébenthine du Canada*[1], improprement appelée *Baume,* — puisque ce nom est réservé aux produits qui renferment de l'*acide Cinnamique* ou de l'*acide Benzoïque,* — est semi-liquide, visqueuse, mais s'épaissit avec le temps Pâle et un peu trouble quand elle est récente, elle devient peu à peu d'une transparence parfaite, et se colore en jaune doré de plus en plus foncé. Son odeur est très agréable et suffit à la faire reconnaître : sa saveur est âcre et amère.

Botanique. — Le *Baume du Canada* provient du *Pinus balsamea* L. *(Abies balsamea* Mill., *Pinus balsamea* Lond.), bel arbre du nord et de l'ouest de l'Amérique septentrionale, haut de 6 à 15 mètres et souvent comparé à notre Sapin argenté *(Pinus abies).* — *Tige* volumineuse (30 cent. de diamètre), à rameaux horizontaux et étalés. — *Feuilles* linéaires, courtes, glabres, à base orbiculaire, à nervure dorsale saillante et blanchâtre. — *Chatons* mâles oblongs, axillaires et de petite taille. — *Cônes* solitaires, longs de 10 à 12 cent.,

[1] Cette térébenthine ayant servi fréquemment à falsifier le *Baume de la Mecque* ou *Baume de Gilead* (Térébinthacées. Voy. p. 363), le nom de *faux Baume de Giléad* lui a souvent été donné. Par une extension un peu singulière, les Anglais, et même certains auteurs de thérapeutique, l'appellent encore aujourd'hui indifféremment *Baume du Giléad* ou *Baume de Canada.*

à écailles dressées, obovales, portées par un mince onglet, terminées par une pointe aiguë sur le cône vert, violettes et terminées
par un bourrelet sur le cône mûr. *Bractées* courtes, denticulées et
ciliées.

Selon Asa Gray (cité par Flückiger et Hanbury), une petite
quantité de Baume du Canada serait produite par le *Pinus Fraseri*
Pursh, dans l'ouest et le sud des Etats-Unis [1].

L'oléo-résine forme sous l'écorce de l'arbre des cloques que
l'on perce et dont on recueille le contenu dans des bouteilles ;
souvent aussi des incisions sont faites sur le tronc et laissent
écouler lentement la résine, que l'on recueille à différentes époques.

Chimie. — La composition de cette Térébenthine est celle de
toutes les autres; elle représente le mélange en proportions variables d'une *Résine* et d'une *huile essentielle* volatile. — L'huile
essentielle $C^{10} H^{16}$ (17 à 24 p. 100) est ici analogue à celles que
fournissent les Térébenthines françaises dites de *Bordeaux*, de
Strasbourg, du *Mélèze*, etc., et diffère (par ses propriétés lévogyres) des autres essences américaines (dextrogyres). — La résine
est acide et constituée par deux corps différents, encore indé-
terminés, l'un soluble dans l'éther (16 p. 100), l'autre dans l'alcool
absolu et bouillant (60 p. 100) (Flückiger et Hanbury, II, 396).

Physiologie et Thérapeutique.— La Térébenthine du Canada est,
comme celle du Sapin, anticatarrhale et tonique. Son prix élevé
s'oppose à la vulgarisation de son emploi, qui n'offre d'ailleurs aucun
avantage bien marqué sur celui des autres oléo-résines. La technique histologique en fait le plus grand usage. Chauffée doucement
ou dissoute dans le chloroforme, elle sert à luter les préparations
microscopiques, auxquelles elle communique en outre une certaine transparence.

269. SANDARAQUE

Description. — La *Sandaraque* se présente ordinairement
en larmes translucides d'un jaune pâle, cylindriques, grêles,
un peu sinueuses, arrondies et légèrement renflées à l'ex-

---

[1] Le *Pinus Canadensis* L. (*Abies Canadensis*. Michx) croît dans les mêmes
régions que le *Pinus Balsamea*, et fournit une térébenthine très analogue au
Baume de Canada, connue aux Etats-Unis sous le nom de *Poix du Canada*.

trémité. Elles mesurent jusqu'à 3 cent. de long sur 3 à 4 mill. d'épaisseur; parfois on trouve deux ou trois larmes agglutinées côte à côte. Leur surface est un peu terne et grisâtre; la cassure est vitreuse et d'une transparence de cristal.

Ces larmes sont très friables et se réduisent facilement en une poussière blanche et cristalline, d'une grande finesse. Parfois leur surface conserve des débris d'écorce rougeâtre, restés adhérents.

L'odeur est faible, non désagréable ; la saveur est un peu résineuse et amère. La Sandaraque s'écrase sous la dent en une poudre sablonneuse très fine.

Botanique. — On n'est pas encore nettement fixé sur l'origine de la *Sandaraque* : on sait qu'elle coule sous forme de larmes, soit spontanément, soit à l'aide d'incisions, à la surface d'une *Cupressinée* du nord de l'Afrique. On pense aujourd'hui que cette plante est le *Callitris quadrivalvis* Ventenat (*Thuya articulata*[1] Vahl., *Frenela Fontanesii* Mirb.).

Le *Thuya articulata* est un arbuste de 15 à 18 pieds de haut, de forme pyramidale, à rameaux larges et étalés, à ramuscules comprimés, articulés, très cassants, couverts de feuilles. —*Feuilles* opposées, décussées, connées avec les rameaux à leur base, libres au sommet et imbriquées, pourvues d'une glande dorsale. — *Chatons* mâles jaunâtres, petits et grêles (4 à 4 $\frac{1}{2}$ mil.), terminaux sur les rameaux latéraux, à bractées opposées et lâchement imbriquées; 4-5 anthères subglobuleuses, uniloculaires, déhiscentes par une fente longitudinale. — *Chatons* femelles petits, verdâtres, terminaux sur les branches latérales, accompagnés à leur base d'un certain nombre de bractées stériles ; 4 écailles en croix, charnues, étalées, obtuses; ovaires dressés, solitaires à la base des petites écailles, au nombre de deux à la base des grandes. — *Cône* globuleux-tétragone, rougeâtre, long de 1 à 1 $\frac{1}{2}$ cent., à 4 valves ligneuses carénées, étalées à la maturité; nucules au nombre de 6, groupés par 3 à la base de 2 grandes écailles ou valves, élargis en ailes sur leurs bords et portant à leur région dorsale, vers le sommet et à la base, de petites fossettes résini-

[1] Bentham et Hooker, *Genera Plantarum*, III, 425, repoussent la synonymie *Thuya articulata* Vahl., créée à tort par L.-C. Richard. *Callitris*, κάλλος, τρεῖς, rappelle la remarquable répétition du type 3 dans toutes les parties de la plante.

fères; test cartilagineux. — *Graine* solitaire, à tégument très mince, adhérent au péricarpe à sa base.

Chimie. — La *Sandaraque* paraît être originairement une oléo-résine, privée de son essence par la dessiccation, et réduite, dans l'état où on la trouve dans le commerce, à la résine. Elle est soluble entièrement dans l'alcool, incomplètement dans la benzine et l'éther, insoluble dans l'essence de térébenthine. — Elle paraît constituée par trois résines différentes.

Physiologie et Thérapeutique. — La *Sandaraque* pulvérisée a été employée à l'extérieur, comme la Colophane, pour arrêter les hémorrhagies et faire cicatriser les petites plaies.

Elle sert surtout à satiner le papier aux endroits usés par le grattoir, pour l'empêcher d'absorber l'encre.

270. BAIES DE GENIÈVRE

Description. — Le fruit du Génévrier, improprement appelé *baie*, se compose de la partie terminale de l'inflorescence femelle ou *cône*, dans laquelle les trois bractées supérieures, disposées sur un même verticille, sont devenues charnues et se sont soudées entièrement. Ainsi constitué, ce fruit est globuleux et de la taille d'un petit pois; sa surface est un peu luisante, plus ou moins bosselée par la dessiccation, et colorée en pourpre foncé.

Au pôle supérieur, se trouve un espace triangulaire, un peu excavé, délimité par les pointes des bractées; celles-ci sont encore nettement visibles, grâce à leur bord arrondi et saillant; elles portent, un peu au-dessous du milieu de ce bord, une petite pointe d'un brun clair indiquant leur sommet; l'espace triangulaire présente en son milieu une étoile formée de trois sillons noirs, correspondant chacun à une ligne de soudure. Souvent les sommets bruns de 2 ou 3 autres écailles, devenues également charnues et fondues dans la masse, se montrent sur les côtés de la baie.

Au pôle inférieur, on trouve la cicatrice du pédoncule,

souvent entourée de trois petites bractées arrondies, jaunâtres et desséchées, restées adhérentes au fruit. Le pédoncule lui-même y est aussi quelquefois demeuré attaché ; il est jaune, ligneux, grêle et couvert de fines écailles pointues, verticillées par trois, qui lui donnent un aspect hérissé.

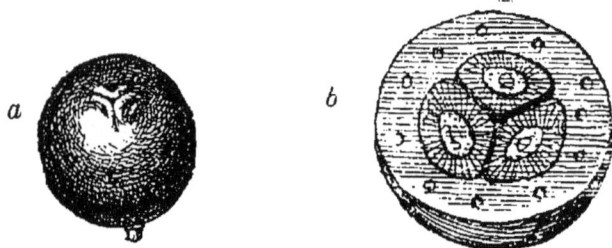

FIG. 295 et 296. — Fruit du Genévrier. *Juniperus communis.*

a. Fruit entier.　　　　b. Fruit coupé transversalement.

(D'après de Lanessan.)

A l'intérieur, on trouve une pulpe desséchée, de couleur jaune verdâtre, souvent séparée de l'épicarpe un peu coriace ; dans cette pulpe sont plongées trois graines allongées, dressées suivant l'axe du fruit, adhérentes à la pulpe par leur moitié inférieure, libres en dessus. — Ces graines isolées se montrent couvertes de bosses brunes qui ne sont autres que des réservoirs à essence ; il suffit en effet de fendre ces bosses avec une aiguille pour les voir remplies d'une résine solide, cristalline, d'un jaune verdâtre.

Ces graines ont une enveloppe ligneuse et épaisse ; elles renferment un embryon allongé, charnu, dicotylédoné, entouré d'un albumen.

L'odeur est aromatique. La saveur est sucrée, aromatique et assez caractéristique.

Au microscope, il n'y a à noter que la présence de volumineuses glandes à essence dans l'épaisseur du tégument externe des graines ; ces glandes sont constituées par une cavité servant de réservoir, entourée de cellules aplaties sécrétant la résine. — Dans le parenchyme du mésocarpe, on trouve également quelques lacunes oléo-résineuses. La matière colorante brune de l'enveloppe est renfermée dans deux couches de phytocystes cubiques, placées sous l'épiderme.

Botanique. — Le *Genévrier* dont on utilise les fruits est le *Genévrier commun*[1], *Juniperus communis* L., arbuste ou arbre dioïque, toujours vert, répandu dans toutes les régions froides et tempérées de l'hémisphère boréal. C'est une *Conifère* de la série des *Cupressinées*.

Tige dressée ou un peu inclinée, très ramifiée, mesurant de 0,75 cent. à 12 m. selon les latitudes. — *Feuilles* verticillées par trois, linéaires, cannelées, coriaces et aiguës. — *Chatons* mâles petits, axillaires, lâches, à bractées ovales-acuminées, verticillées par deux ou par trois ; le connectif étalé porte de 3 à 6 loges d'anthères. — *Chatons* femelles globuleux, solitaires, à bractées nombreuses, et étroitement imbriquées par trois, abritant chacune 2 fleurs dressées, du type du Pin. (Voir p. 793.) L'ovaire est pourvu de deux lobes stylaires inégaux.

Chimie. — Les *Cônes du Genévrier* renferment 1 à 2 p. 100 d'une *huile essentielle* que l'on peut dédoubler en deux autres, l'une ayant pour formule $C^{10}H^{16}$, l'autre $C^{20}H^{32}$: la proportion dans laquelle ces essences sont mélangées semble être en rapport avec le degré de maturité du fruit. — On a signalé en outre, dans ces fruits, du sucre (23-33 p. 100), une Résine spéciale, un peu d'*acide acétique*, d'*acide malique* et d'*acide prussique*, et un corps non défini, incristallisable, appelé *Junipérine* (Flück. et Hanb.).

Physiologie et Thérapeutique. — Ces fruits sont stimulants, diurétiques et sudorifiques ; ils passent également pour emménagogues. On les prescrit à l'extérieur en frictions, fumigations, bains ou cataplasmes, contre les engorgements lymphatiques, les ulcères atoniques, le rhumatisme, etc., — à l'intérieur, en infusion (15 à 30 gr. pour 1 litre), en teinture ou en alcoolat [(1 p. 2 d'alcool) (2 à 8 gr.)], en extrait aqueux (4 à 8 gr.), en poudre (2 à 8 gr.), en vin (30 à 60 gr. pour 1 litre de vin blanc. — 60 à 100 gr.), contre les écoulements muqueux chroniques, contre la cachexie paludéenne et même la fièvre intermittente, contre l'anasarque et contre l'hydropisie. L'huile essentielle, à la dose de 5 gouttes, constitue, paraît-il, un diurétique des plus actifs et possède en même temps une action si réparatrice sur la muqueuse utérale qu'on a pu (Plagge) proposer de la substituer au Copahu ou au Cubèbe.

---

[1] Genièvre, Genibre, pétron, pétrot, piket. (Cazin.)

271. SABINE

Description. — On trouve dans les Droguiers les jeunes rameaux de la plante, coupés en fragments de 1 à 3 cent. de long, quelquefois ramifiés, épais de 2 mill. environ et colorés en vert sombre, un peu jaunâtre.

Ces rameaux sont complètement recouverts par un grand nombre de petites feuilles opposées par paires alternantes, de telle sorte que le rameau semble parcouru par quatre côtes longitudinales. Ces feuilles sont très étroitement imbriquées et présentent deux formes bien distinctes. Dans une variété de la plante dite *Sabine mâle* ou *à feuille de Cyprès*, elles sont décurrentes à leur base, et leur extrémité, libre, triangulaire, aiguë, est déjetée en dehors de l'axe à qui l'ensemble de ces feuilles donne un aspect hérissé ; elles sont concaves en dessus, et sont creusées dans leur épaisseur d'une cavité allongée, renfermant une glande à essence. — Dans la seconde variété, dite *Sabine femelle* ou *à feuille de Tamarix*, les feuilles sont plus petites, rhomboïdales, convexes, et leur pointe est appliquée contre l'axe sans qu'aucune extrémité saillante se montre sur le rameau ; ces feuilles portent pareillement dans leur épaisseur une glande à essence faisant saillie à la face dorsale.

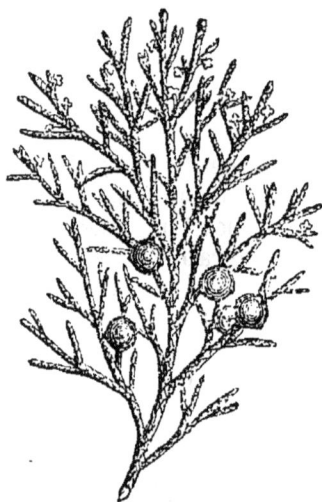

FIG. 297. — Sabine. *Juniperus Sabina* : variété *Sabine femelle.*

(D'après de Lanessan.)

De place en place, se voient les cicatrices des pédoncules qui portaient les inflorescences, soit mâles, soit femelles.

L'odeur est forte et résineuse. La saveur est âcre et amère.

Botanique. — La *Sabine*[1] est un arbrisseau ligneux, dioïque, ordinairement dressé, mais tendant parfois à s'étaler sur le sol, le *Juniperus Sabina* L., *Conifère* de la série des *Cupressées*, habitant les régions montagneuses du centre de l'Europe, de l'Asie et de l'Amérique du Nord ; on la trouve en France dans les Alpes du Dauphiné et dans la région Pyrénéenne.

Les deux formes commerciales, *Sabine mâle* et *Sabine femelle*, correspondent à 2 variétés de la même espèce, la première atteignant de 3 à 4 mètres de haut, l'autre beaucoup plus petite.

Rameaux cylindriques ou quadrangulaires. — *Feuilles* petites, nombreuses. — *Chatons mâles,* solitaires, à bractées un peu arrondies, renfermant chacune une glande et offrant la disposition des feuilles. — *Chatons femelles* incurvés. — *Cônes* violacés, pendants, formés de 4-6 écailles connées, entourant 2-3 achaines à graine albuminée.

Chimie. — La *Sabine* renferme une *Térébenthine* spéciale ; celle-ci se décompose facilement en une résine encore mal connue, et une huile essentielle (2 à 10 p. 100) à laquelle sont dues l'odeur et les propriétés de la drogue. Cette essence offre la même composition que l'essence de térébenthine vulgaire $C^{10}H^{16}$; elle en diffère par son odeur, et parce qu'elle est dextrogyre. La Sabine renferme, en outre, un peu de tannin, du sucre et de la chlorophylle.

Physiologie et Thérapeutique. — La *Sabine* est un stimulant énergique qui, à dose élevée, devient un drastique et un irritant dangereux. De même que la Rue, elle a sur les organes génitaux internes de la femme une action élective : elle congestionne fortement l'utérus et favorise les hémorrhagies de sa muqueuse. C'est un emménagogue puissant, souvent dangereux, amenant parfois l'avortement, sans que cette dernière propriété soit bien constante ; les doses réputées telles sont généralement toxiques, et le nombre des accidents causés par son administration criminelle et inutile, est encore considérable, surtout dans les campagnes[2].

---

[1] Savinier, Genévrier, Sabine.

[2] Toutefois, en agissant avec une extrême prudence, on a pu combattre avec la Sabine, la tendance à l'avortement, lorsque celle-ci était due au défaut d'énergie de l'organe (Metsch).

On la prescrit à l'extérieur en poudre, en pommade (2 p.5 d'axonge) ou en lotions, pour produire la rubéfaction ou la vésication, corroder les verrues, ou détruire les parasites. Al'intérieur, l'infusion (1 à 8 gr. pour 1 litre), la teinture au $\frac{1}{4}$ (1 à 4 gr.), l'extrait alcoolique (0,50 à 1 litre), l'extrait aqueux (0,50 à 1,50), la poudre (0,25 à 1 gr. 30), l'huile volatile (4 à 10 gouttes), sont employées contre l'aménorrhée due à l'atonie de l'organe, contre le rhumatisme chronique (à titre de drastique), parfois aussi contre les vers intestinaux.

272. RHIZOME D'IRIS

Description. — Le *Rhizome d'Iris*, improprement appelé *Racine*, — se compose, lorsqu'il est entier, d'une chaîne de renflements ovoïdes ou obconiques, atteignant 2 à 12 cent. de long dans leur ensemble et suivant l'âge. Dans le commerce, la chaîne a été segmentée en tronçons comprenant 1 ou 1 $\frac{1}{2}$ de ces renflements ; elle a, de plus, été profondément décortiquée.

Ces renflements sont alors globuleux, aplatis, parfois excavés en dessous, parfois diversement tordus, quelques-uns bifurqués ou portant la cicatrice d'une ramification. La couleur est d'un blanc mat et crayeux ; la face supérieure est lisse et porte les traces du couteau ; la face inférieure est criblée de ponctuations annulaires, qui forment des cercles bruns entourant un centre blanc (1 à 3 mill. de diamètre), et correspondent à l'origine des racines adventives, localisées à cette face du rhizome.

La coupe transversale se montre bordée d'une bande blanche de 1 à 4 mill. de large ; le centre est d'un gris-jaunâtre et piqueté irrégulièrement de petites taches plus foncées, indiquant la place des faisceaux fibro-vasculaires. Ces faisceaux sont plus serrés à la face inférieure, où la zone centrale tranche nettement, comme teinte et comme contours, avec la bande corticale qui la borde.

L'odeur est douce et rappelle beaucoup celle de la violette, bien que moins forte. La saveur est mucilagineuse, à peu près nulle.

Au microscope, la zône corticale et la zône centrale se montrent formées d'un même parenchyme à éléments polyédriques, gorgés d'amidon, et renfermant de place en place quelques cristaux de sels calcaires. Les faisceaux sont ovales sur la coupe transversale et de taille assez variable ; ils renferment un amas compact de cellules à parois épaissies et de nature fibreuse, entourant quelques vaisseaux annelés et quelques trachées.

Botanique. — Le *Rhizome* d'*Iris* des officines ne provient pas seulement de l'*Iris florentina* L., comme on l'a répété longtemps, mais également de l'*Iris germanica* L. et de l'*Iris pallida* Lamk.: il paraîtrait même qu'à Florence l'*Iris Florentina* est beaucoup moins cultivée que les deux autres espèces et ne sort guère de l'enceinte des villas. (Fl. et Hanb.). Aucun caractère ne permet d'ailleurs de reconnaître, sur la vue d'un Rhizome du commerce, de quelle espèce il provient, quoiqu'on attribue (Berg) à l'*Iris pallida* les gros échantillons à odeur plus délicate, désignés parfois sous le nom d'*Iris de Livourne*.

Ces plantes, qui paraissent originaires de l'est du bassin méditerranéen, sont répandues aujourd'hui (surtout l'*Iris germanica*) dans presque toute l'Europe. On les cultive industriellement en Toscane, au Maroc, — et en France, dans les départements de l'Ain et du Var. Elles appartiennent à la famille des *Iridacées*[1].

L'*Iris florentina* L. est une plante herbacée, vivace, à rhizome traçant, couvert d'écailles, et émettant chaque année à son extrémité un rameau aérien non ramifié, haut de 50 à 60 cent. — *Feuilles* alternes, distiques, engaînantes, pliées en deux moitiés qui se confondent au sommet. — *Fleurs* hermaphrodites et régu-

---

[1] IRIDACÉES. — PLANTES HERBACÉES, A RHIZOME CHARNU. — FEUILLES ALTERNES, souvent distiques, rectinerviées. — INFLORESCENCE en cymes unipares ou en grappes de cymes. — FLEURS HERMAPHRODITES et RÉGULIÈRES (sauf *Gladiolus*), accompagnées d'une enveloppe de bractées (SPATHE). — RÉCEPTACLE TRÈS CONCAVE, emprisonnant un OVAIRE INFÈRE. — PÉRIANTHE TUBULEUX à 6 lobes. — ÉTAMINES au nombre de TROIS, LIBRES ou rarement monadelphes, A ANTHÈRES ordinairement EXTRORSES, DÉHISCENTES PAR DEUX FENTES LONGITUDINALES. — OVAIRE TRILOCULAIRE, A PLACENTAS AXILES, MULTIOVULÉS. — STYLE SIMPLE à la base, DIVISÉ EN TROIS BRANCHES STIGMATIQUES. — OVULES ANATROPES. — FRUIT CAPSULAIRE, à trois loges, ordinairement LOCULICIDE. — GRAINES ALBUMINÉES, à EMBRYON MONOCOTYLÉDONÉ.

lières, accompagnées chacune d'une spathe verte et charnue, et disposées en grappes de cymes. — *Réceptacle* concave, emprisonnant un ovaire adné, long et trigone, qu'il dépasse d'une hauteur presque égale à la sienne. — *Périanthe* à 6 divisions : les 3 du verticille extérieur sont réfléchies, blanches ou lilas, parcourues intérieurement par une ligne de papilles jaunâtres ; les 3 pièces du verticille interne sont dressées et pourvues d'un onglet très grêle. — *Androcée* de 3 étamines superposées aux pièces du verticille externe, à filets libres, à anthères biloculaires, extrorses, déhiscentes par deux fentes longitudinales. — *Ovaire* triloculaire, à placentas centraux chargés de deux rangées d'ovules anatropes horizontaux. — *Style* conné avec le tube réceptaculaire, divisé en trois larges lobes pétaloïdes, concaves, à extrémité bilobée et surmontée d'un bourrelet papilleux transversal. — *Capsule* loculicide, à *graines* albuminées.

L'*Iris Germanica* [1] L. diffère de l'*Iris florentina* par ses fleurs d'un bleu foncé ou violacé et ses spathes scarieuses dans toute leur étendue.

L'*Iris pallida* L. possède des fleurs d'un bleu pâle, des spathes scarieuses et une hampe florale proportionnellement deux fois plus longue que dans les espèces précédentes.

La récolte a lieu en août ; après avoir mondé soigneusement les rhizomes et les avoir coupés en tronçons, on les laisse sécher d'abord au soleil, puis dans des hangars.

L'odeur de violette n'existe point dans la plante fraîche ; elle ne se développe que peu à peu, souvent après plus de deux ans de dessication.

Chimie. — Le *Rhizome d'Iris* renferme une forte quantité d'amidon, un peu d'acide tannique, du mucilage et une résine brune ; on en retire, par distillation avec l'eau, une substance cristalline $C^{14} H^{28} O^2$, isomère de l'*acide myristique* et nommée *Camphre d'Iris*. On en trouve de 0,10 à 0,12 p. 100. Elle paraît unie à un peu d'huile essentielle (Flück. et Hanb.).

Physiologie et Thérapeutique. — Le *Rhizome d'Iris* ne sert en médecine qu'à fabriquer des pois à cautère destinés, par leur action irritante et leur augmentation de volume, à entretenir la suppuration. On s'en sert également pour parfumer quelques poudres. — Il est légèrement purgatif, diurétique et dépuratif : on l'a même vanté contre la rage (?).

Il est beaucoup plus usité en parfumerie (Poudre de *Riz*), où on l'emploie à la confection de sachets, de poudres dentifrices, etc.

---

[1] Iris des jardins, Iris flambe, Glayeul bleu, Flambe, Flamme, Lirguo, Courtrai.

Diagnose. — Il n'existe d'autre racine blanche, décortiquée, odorante, dans le Droguier, que celle de l'*Acore vrai ;* or celle-ci est en grosses baguettes cylindriques, d'un blanc jaunâtre et sale, douées d'une saveur chaude et un peu âcre et d'une odeur n'offrant aucune analogie avec celle de la violette.

273. SAFRAN

Description. — On emploie en médecine, sous ce nom, les styles de la plante et surtout leur portion terminale ou stigmatique. L'ensemble forme un chevelu épais et très léger de_filaments d'un rouge brun, mêlés de quelques fils jaunâtres.

Le style entier est grêle et mesure 1 mill. de large à sa base ; au bout de 2 ou 3 cent. de longueur, il se divise en trois branches arrondies, devenant coniques et creuses à leur extrémité. Celle-ci est frangée, sur ses bords, de fines papilles glanduleuses ; elle est fendue sur un côté et mesure jusqu'à 3 mill. de large. A la loupe, cette région se montre parcourue de veines très délicates.

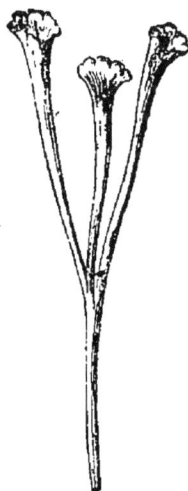

Au microscope, ces veines se réduisent à des divisions du faisceau fibro-vasculaire de la branche ; elles sont formées de trachées et entourées d'un parenchyme de cellules allongées, renfermant des granules de matière colorante et des gouttelettes huileuses.

FIG. 298. — Style du Safran. *Crocus sativus.*

L'odeur est aromatique, très forte et toute spéciale ; la saveur est amère.

Le *Safran de France* est ordinairement un mélange de portions stigmatiques et de portions basilaires de styles ;

ces dernières sont de couleur jaune. Les *Safrans d'Orient* sont composés de branches stigmatiques seules.

Botanique. — Le *Safran*, que l'on croit originaire d'Orient, est connu depuis la plus haute antiquité, et provient de la fleur du *Crocus sativus* L., petite herbe vivace de la famille des *Iridacées*, cultivée aujourd'hui en Europe et en Asie, particulièrement dans le bassin de la Méditerranée. L'industrie en retire de Perse, de Turquie, d'Autriche, et surtout d'Espagne et de France. A Pithiviers (*Safran du Gâtinais*) et à Angoulême, la culture du *Safran* est encore très développée. Le Safran du Gâtinais est même considéré comme une des meilleures sortes connues aujourd'hui.

Tige bulbeuse, pleine, en forme d'oignon aplati, portant inférieurement des racines adventives nombreuses et supérieurement des écailles brunes, ayant chacune un bourgeon dans leur aisselle; quelques-uns de ces bourgeons, placés à la partie supérieure du bulbe, se tubérifient à leur tour et forment des sortes de *bulbilles* surmontant le bulbe principal. La portion aérienne, feuilles et axe, est enfermée à sa base dans un tube formé de feuilles enroulées; les autres feuilles sont aiguës, étroites et légèrement creusées en gouttières. — *Fleurs* hermaphrodites et régulières, à pédicelle très court, solitaires ou disposées en cymes pauciflores. — *Périanthe* longuement tubuleux, divisé au sommet en six lobes ovales colorés en violet pourpre. — *Etamines* 3, à filets courts, insérés à la gorge du tube périanthique, à anthères biloculaires, déhiscentes par deux fentes marginales. — *Ovaire* infère, triloculaire, à style trifide, à placentas axiles, portant chacun deux rangées d'ovules. — *Capsule* loculicide, élevée au-dessus du sol par le pédicelle très accru. — *Graines* nombreuses et albuminées.

La récolte a lieu en septembre-octobre; les styles sont arrachés tout entiers (France) ou simplement leurs branches stigmatiques (Orient, Autriche), puis mis à sécher sur des tamis exposés au feu. Il faut 7,000 à 8,000 fleurs de Safran pour produire 500 gr. de la drogue fraîche, c'est-à-dire 100 gr. de drogue sèche du commerce; aussi son prix est-il toujours très élevé.

Chimie. — Le *Safran* est doué d'un pouvoir tinctorial très puissant; 1 mill. suffit à colorer 700 gr. d'eau. La matière colorante est un glucoside, la *Polychroïte* $C^{48} H^{60} O^{18}$, se décomposant, sous l'influence des acides dilués, en glucose, en huile volatile $C^{10} H^{14} O$, et en une substance colorante rouge, la *Crocine* $C^{16} H^{18} O^{6}$ (Weiss).

$$C^{48} H^{60} O^{18} + H^2 O = 2 (C^{16} H^{18} O^{6}) + C^{10} H^{14} O + C^6 H^{12} O^6$$

Polychroïte.   Crocine.   Essence.

Cette décomposition s'effectuant partiellement dans la plante même, le *Safran* du commerce renferme à la fois de la *Polychroïte*, de la *Crocine*, du sucre et de l'huile essentielle. — On y trouve en outre un peu de cire, de gomme, de graisses et de sels.

La *Polychroïte* est amorphe, déliquescente, colorée en rouge brun, soluble dans l'eau et l'alcool étendu, insoluble dans l'alcool absolu et la benzine.

Elle se colore en rouge écarlate par l'action des acides dilués. L'acide sulfurique la colore en bleu, passant ensuite au violet et au brun, réaction qui permet de caractériser le safran au milieu des nombreuses matières étrangères employées à le falsifier [1].

La *Crocine* est rouge, soluble dans l'alcool et les solutions alcalines, peu soluble dans l'eau, insoluble dans l'éther.

L'huile essentielle est jaune, soluble dans l'alcool et l'éther, et bout vers 210°.

Physiologie et Thérapeutique. — Le *Safran* a joui d'une haute réputation comme médicament antispasmodique et emménagogue ; on l'a vanté comme somnifère, apéritif et exhilarant (?) tout à la fois. Ces propriétés sont aujourd'hui très contestées, et ne se rattachent d'ailleurs qu'à son huile essentielle, dont il ne renferme guère plus de 1 p. 100 ; tout au moins son action s'est-elle montrée très inégale entre les mains des expérimentateurs.

Il est employé surtout comme condiment, en particulier dans les pays méridionaux. C'est un médicament très coûteux, qui ne s'impose jamais d'une façon absolue, et que l'on remplace facilement aujourd'hui par d'autres stimulants. On a beaucoup vanté jadis et l'on emploie quelquefois encore, contre le prurit gingival de la première dentition, le *Sirop* de Delabarre, dont le Safran forme la partie essentielle [2].

On peut prescrire la poudre (5 à 50 centigr.), l'infusion (30 centigr.

---

[1] Le Safran est très fréquemment falsifié ; il l'a d'ailleurs, paraît-il, été de tout temps, et, au moyen âge, des marchands furent brûlés vifs avec leur drogue frelatée. Le *Carthame* (p. 729) est constamment employé à cet usage. puis le *Souci* (*Calendula arvensis*, p. 753) — soit *en nature*, soit teint avec le campêche, — l'*Arnica*, la *Saponaire*, le *Grenadier* même, et les étamines de plusieurs *Crocus*. Toutes ces fraudes sont faciles à découvrir à la loupe. Il est plus difficile de reconnaître le Safran déjà épuisé par l'alcool, sinon à sa teinte plus pâle. Enfin le poids de la drogue est souvent augmenté à l'aide de poudres calcaires colorées, rendues adhérentes par le miel ou l'huile : il suffira d'agiter le Safran suspect avec un peu d'eau pour voir ces poudres tomber au fond du vase.

[2] Desbois de Rochefort a signalé ce fait que l'usage du Safran chez les femmes enceintes amène la coloration en jaune du liquide amniotique et du fœtus, — sans inconvénients, paraît-il, pour celui-ci.

p. 500), l'alcoolé de safran du Codex au $^1/_8$ (5 à 20 gr.), plus souvent le sirop de Safran (15 gr. par cuillerées à bouche).

Le *Safran* entrait jadis dans la composition d'une foule de médicaments composés, sinon même de tous ; il fut une époque où l'on eût difficilement confectionné un électuaire, un opiat, etc. sans y adjoindre du *Safran*. Il a persisté dans la composition du *Laudanum du Sydenham,* dont il paraît surtout augmenter le prix, dans l'Elixir de garus, le Looch vert du Codex, etc. — L'*électuaire de Safran composé* ou *Confection* d'*Hyacinthes*, très vanté jadis comme apéritif, figurait encore au Codex de 1866, et n'est plus aujourd'hui qu'une curiosité pharmaceutique.

Diagnose. — L'odeur et la couleur du *Safran* suffisent à le faire distinguer, dans le Droguier, des fleurs du *Carthame,* dit *Safran bâtard.* D'ailleurs, le *Carthame* est composé de corolles tubuleuses, à cinq dents, à étamines synanthérées, qu'un examen un peu attentif fera facilement reconnaître.

Electuaire de Safran composé.

Terre sigillée.	80 gr.	Santal citrin.	10 gr.
Yeux d'écrevisse.	50 —	Santal rouge.	10 —
Cannelle.	30 —	Safran.	10 —
Dictame de Crète.	10 —	Miel blanc.	240 —
Myrrhe.	10 —	Sirop d'œillets.	480 —

Dose : 2 à 5 gr.

274. BULBES DE COLCHIQUE

Description. — On trouve dans les Droguiers le bulbe entier et le bulbe coupé transversalement en rondelles de 2 à 3 mill. d'épaisseur.

Le bulbe entier a la taille d'une châtaigne ; il est coloré en brun terreux, et couvert de plis longitudinaux de dessiccation assez réguliers. Un large sillon, du diamètre d'une plume d'oie, se montre sur une de ses faces, et porte à sa partie inférieure une cicatrice arrondie. Le tubercule lui-même est comme érodé à sa base, au niveau de l'insertion des racines adventives ; il porte à son sommet, près de la terminaison du sillon, une large cicatrice cratériforme, et auprès de celle-ci une tache arrondie plus petite.

Les rondelles transversales sont ovales ou arrondies, et mesurent 2 ou 3 cent. de large ; elles sont souvent assez irrégulières dans leur contour, grâce aux plis de dessiccation qui couvrent la surface du bulbe ; mais toutes présentent une échancrure due à la coupe du sillon mentionné plus haut, échancrure plus ou moins prononcée selon le niveau où siégeait sur le bulbe la partie coupée, mais caractérisant toujours bien la drogue. L'enveloppe de la tranche est brune et rugueuse. Les deux faces sont blanches, rugueuses et finement mammelonnées.

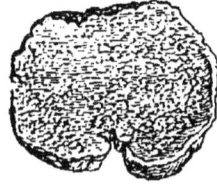

FIG. 299. — Rondelle de bulbe de Colchique. *Colchicum autumnale*.

La coupe transversale montre, au milieu d'une masse générale blanche et farineuse, des points bruns en grand nombre, groupés au centre assez irrégulièrement dans une zone à peu près circulaire.

L'odeur est nulle : la saveur est âcre et amère.

Au microscope, le parenchyme général se montre formé de phytocystes arrondis, de grande taille, renfermant en abondance des grains de fécule arrondis, à hile central étoilé et très prononcé, sans stries concentriques bien nettes ; quelquefois ces grains sont réunis par 3 ou 4.

Les faisceaux fibro-vasculaires sont ovoïdes et renferment un petit nombre de larges vaisseaux, entourés d'une enveloppe de cellules fibreuses, plus développées vers le centre du bulbe.

Botanique. — Le *Colchicum autumnale* [1] L. qui fournit les bulbes employés en médecine, est une petite plante herbacée, vivace,

---

[1] *Vulg.* Colchique d'automne, tue-chien, Safran des prés, veilleuse, veillotte, mort aux chiens, Safran d'automne, Safran sauvage, Safran bâtard, narcisse d'automne, lis vert, chenarde, flamme nue, Belle toute nue.

haute de 20 à 40 cent. croissant dans toute l'Europe centrale et méridionale, et appartenant à la famille des *Liliacées*[1], série des *Colchicées*. (Famille des *Colchicées* des anciens auteurs.)

La portion souterraine est un bulbe plein, entouré de deux ou trois larges enveloppes brunes et scarieuses: à l'époque où on le recueille, c'est-à-dire avant la floraison, il porte à son sommet la cicatrice profonde de l'axe de l'année précédente : vers sa base, un bourgeon latéral né à l'aisselle d'une des écailles, s'est développé inférieurement en un petit bulbe accessoire, et à son sommet en un axe florifère, dressé, se creusant pour son passage un sillon profond sur le flanc du bulbe principal. Cet axe est enveloppé dans deux ou trois feuilles enroulées en tube autour de sa base et portant chacune un bourgeon dans leur aisselle : lui-même est très court (1 à 2 cent.), accompagné de quelques feuilles encore rudimentaires qui ne se développeront qu'au printemps suivant, et porte à son sommet 2 ou 3 fleurs très longues et tubuleuses, disposées en cyme unipare et faisant saillie hors du fourreau foliaire: le réceptacle et l'ovaire restent au niveau du sillon latéral du bulbe, au-dessous du sol[2].

Feuilles opposées, longues, lancéolées, rectinerves, à nervure dorsale prononcée ; elles ne se développent qu'au printemps, en

---

[1] **LILIACÉES**. — (*Liliacées, Asparaginées et Colchicacées* des anciens auteurs.) — PLANTES ordinairement HERBACÉES dans leurs parties aériennes, à TIGE fréquemment RHIZOMATEUSE OU BULBEUSE. — FEUILLES ALTERNES, ordinairement RECTINERVES (palminerves chez les *Smilax*). — Inflorescences très variées (cymes, grappes, grappes de cymes). — FLEURS RÉGULIÈRES, ordinairement HERMAPHRODITES (sauf *Allium, Smilax, Asparagus*, etc.). — RÉCEPTACLE CONVEXE (un peu déprimé dans *Veratrum*). — PÉRIANTHE A SIX PIÈCES LIBRES (*Liliées, Smilacées, Veratrées*, etc.) OU SOUDÉES EN TUBE (*Aloïnées, Agapanthées, Hyacinthées, Colchicées, Asparagées*). — ANDROCÉE DE SIX ÉTAMINES, A FILETS LIBRES, A ANTHÈRES BILOCULAIRES, DÉHISCENTES PAR DEUX FENTES LONGITUDINALES ordinairement INTRORSES (sauf *Veratrum*, etc.). — OVAIRE A TROIS CARPELLES ENTIÈREMENT SOUDÉS (en partie libres chez les *Vératrées* et les *Colchicées*). — STYLE SIMPLE à trois branches (3 styles chez les *Vératrées* et les *Colchicées*). — OVULES ANATROPES, HORIZONTAUX OU DRESSÉS, A MICROPYLE INFÉRO-EXTERNE, SOLITAIRES OU ∞, DISPOSÉS EN 2 RANGÉES DANS CHAQUE LOGE (4 rangées dans *Colchicum*). — FRUIT CAPSULAIRE (CHARNU chez les *Asparagées*, les *Smilacées* et une partie des *Aloïnées*). — GRAINE A ALBUMEN charnu ou corné.

M. Baillon (*Bot. Méd.*, p. 1379) admet dans cette famille les 9 séries suivantes: *Liliées, Agapanthées, Aloïnées, Hyacinthées, Asphodélées, Asparagées, Smilacées, Vératrées, Colchicées*.

[2] Ultérieurement la base de l'axe florifère se développera en bulbe à son tour: le bulbe primitif se desséchera et disparaîtra, laissant sur le nouveau une cicatrice à son point d'attache ; d'autre part, des deux bourgeons nés à l'aisselle des feuilles enroulées autour de l'axe florifère, le plus inférieur donnera à son tour un axe florifère latéral, creusant également un sillon au flanc du nouveau bulbe : le second bourgeon avortera et laissera une tache au sommet du bulbe, à côté de l'axe florifère, ou de sa cicatrice s'il est déjà tombé. —Ainsi s'expliquent

même temps que le fruit, les fleurs ayant paru à l'automne. *Réceptacle* convexe. *Perianthe* tubuleux, long de 20 à 30 cent., blanc dans sa partie cachée, violet ou bleuâtre au sommet et divisé en 6 lobes oblongs lancéolés. — 6 *Etamines* connées avec le tube du périanthe jusqu'au niveau de la gorge, à filets courts dans leur partie libre, à anthères biloculaires et extrorses. — *Ovaire* supère, à 3 carpelles soudés inférieurement, libres à leur partie supérieure et possédant chacun un style grêle, renflé et papilleux au sommet. Placentas axiles, à deux lames portant chacune 2 rangées d'ovules semi-anatropes. — *Fruit* capsulaire, se divisant dans ses deux tiers supérieurs en 3 follicules. — *Graines* albuminées. (Voir l'article suivant.)

Chimie. — Le *Bulbe du Colchique* renferme 10 p. 100 d'amidon, de l'inuline, du sucre, de la gomme, de la résine, un corps gras, du tannin, et une proportion variable, mais toujours peu considérable (0,05 p. 100) de *Colchicine*, qui en constitue le principe actif. Cette inégalité dans l'énergie médicamenteuse du bulbe, qui paraît dépendre de l'époque de la récolte, a fait préférer, pour les préparations destinées à l'usage interne, les graines de la même plante, qui, recueillies à maturité, présentent une composition beaucoup plus fixe.

La *Colchicine* est une substance encore très mal définie, qui paraît se rattacher aux alcaloïdes. Pelletier et Caventou, qui l'isolèrent les premiers, la crurent identique à l'alcaloïde trouvé dans la racine de l'*Ellébore blanc* et la nommèrent *Vératrine*, ce qui était une erreur.

C'est une poudre cristalline d'un blanc jaunâtre, soluble dans l'eau, l'alcool, l'éther et le chloroforme ; elle présente cette particularité, que ses solutions *acides* l'abandonnent au chloroforme quand on les agite avec ce dissolvant, ce qui n'arrive pour aucun autre alcaloïde.

On lui attribue la formule $C^{17} H^{10} Az O^5$. Sous l'influence des acides, elle se dédoublerait en une matière résineuse et en *Colchicéine* cristallisable, non toxique (Oberlin). — L'acide sulfurique colore la *Colchicine* en brun, l'acide azotique en violet passant au vert pâle, puis au jaune. On la décèle en médecine légale à l'état de traces au moyen de réactifs très sensibles. Une solution d'io-

les diverses cicatrices mentionnées plus haut sur le bulbe entier : 1° sillon latéral portant au fond la cicatrice de l'axe florifère naissant; 2° profonde cicatrice au sommet, indiquant la place de l'axe aérien précédent ; 3° petite tache située dans le voisinage et correspondant au bourgeon avorté; il faut y ajouter une cicatrice située inférieurement et latéralement, marquant le point d'attache avec le bulbe père.

dure de potassium et de chlorure mercurique donne avec la *Colchicine*, en présence d'un acide minéral, un abondant précipité jaune. Une solution non acide de *Colchicine*, oxydée par l'acide sulfurique et le peroxyde de manganèse, se colore peu à peu en jaune, et le précipité de même couleur qu'y détermine le phospho-molybdate, se dissout dans l'ammoniaque avec une magnifique coloration bleue.

Physiologie et Thérapeutique. — Le *Colchique* et la *Colchicine* portent principalement leur action sur le tube digestif. Ce sont des médicaments très énergiques, déterminant, à doses faibles, de la purgation, à forte dose, de la gastro-entérite aiguë, avec vomis-sements, symptômes cholériformes ou diarrhée sanglante. Les symptômes généraux qui accompagnent ces doses élevées, sont la paralysie des nerfs moteurs et celle des nerfs sensitifs, cette der-nière précédée d'une légère excitation. Il y a insensibilité, tor-peur, accélération des battements cardiaques (paralysie des pneumogastriques) et diminution de leur intensité (paralysie des ganglions auto-moteurs). On a attribué au Colchique une action diurétique et sudorifique aujourd'hui contestée : il passe pour augmenter l'élimination de l'urée (fait également contesté par Schroff et Rabuteau), ou tout au moins en diminuer la formation (Gubler).

Le Colchique est donc un médicament dangereux, que l'on réserve comme purgatif violent dans l'hydropisie et surtout la goutte aiguë : il agit alors en produisant une dérivation du côté du tube digestif et en émoussant la sensibilité : il paraît inutile dans le rhumatisme articulaire simple. On doit éviter de le donner aux sujets dont le tube digestif est en mauvais état.

Les préparations de Colchique employées aujourd'hui sont obtenues avec les graines (voir l'article suivant), sauf le *Vin de Colchique*, prescrit à la dose de 1 à 4 grammes. (Bulbe 1. Alcool 1. Vin 16.)

275. SEMENCES DE COLCHIQUE

Description. — Les semences de *Colchique* sont glo-buleuses, un peu aplaties, et ne mesurent guère plus de 2-3 mill. de diamètre ; leur couleur est d'un brun foncé. Leur surface finement rugueuse, toujours un peu gluante au tou-

cher, présente un hile très petit d'où part une crête
saillante ou arille occupant un tiers ou la moitié de la circonférence de la graine. Cet arille est spongieux, blanchâtre
sur la graine fraîche; par la dessiccation, il se transforme le
plus souvent en une simple pointe brune.

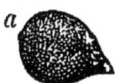

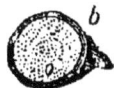

FIG. 300 et 301. — Semences de Colchique. *Colchicum autumnale.*

a. Graine entière.   b. Coupe longitudinale.

Sous l'enveloppe, qui est d'une très grande dureté, on
trouve un albumen gris, corné, renfermant un très petit
embryon linéaire, dressé vers le hile.

La saveur est amère ; l'odeur est nulle.

Au microscope, le tégument se montre formé de plusieurs
couches de cellules brunes, allongées tangentiellement, et
renfermant (surtout celles de la surface) un certain nombre
de grains d'amidon.

L'albumen est constitué par un parenchyme de phytocystes à paroi épaisse, dirigés radialement et en séries
concentriques assez régulières, renfermant des granulations
graisseuses, mais point d'amidon.

Botanique. — On emploie en médecine les graines du *Colchicum autumnale* décrit plus haut.

Chimie. — Ces graines renferment 6 p. 100 de matières grasses,
du sucre, un peu d'acide gallique, des traces d'amidon, et, d'une
façon assez constante, 0,25 p. 100 de *Colchicine.*

Physiologie et Thérapeutique. — Les *Semences de Colchique*
possèdent les mêmes propriétés que le bulbe : mais elles sont plus
actives, et surtout plus régulières dans leur action, les graines
recueillies à maturité ayant une composition toujours comparable.

On les préfère pour la préparation de la teinture de colchique
(au $^1/_{10}$; 1 à 5 gr. par jour) et de l'extrait alcoolique (1 à 10 centigr.). Le Codex indique également un Vin de semences de colchique

(semences 30, Vin de Malaga 300) qui se prescrit dans la goutte
aux doses de 2 à 10 gr. par jour.

Diagnose. — Les *Semences de Colchique* ressemblent par
leur couleur à celles de *Moutarde noire* : mais celles-ci sont
moins dures, dépourvues de crête noire en dehors : leur toucher est entièrement sec, et, sur leur tégument brun et
lisse, se détache un point blanc correspondant au hile.
(Voy. p. 205.)

276. CÉVADILLE

Description. — Les graines de *Cévadille*, qui sont la partie
active de la plante, sont d'un brun noir, luisantes, grêles,
allongées, pointues et aplaties à une extrémité, quelquefois
aux deux, et mesurent de 9 à 12 mill. de long sur 2 à 3 mill.
de large. Les côtés sont anguleux, par pression réciproque
des semences dans le fruit. Sous le tégument brun, très adhérent, on trouve un albumen corné, blanchâtre et d'aspect
cireux, renfermant un petit embryon dirigé vers la base de
la graine.

L'odeur est nulle ; la saveur est d'abord peu prononcée ou
simplement un peu amère ; bientôt il se développe dans
l'arrière-gorge une sensation d'âcreté et de brûlure, qui
peut durer une ou deux heures.

FIG. 302 et 303. — Graines de Cévadille. *Schœnocaulon officinale.*

a. Graine entière.   *b.* Coupe longitudinale.

Au microscope, les téguments se montrent constitués par
une couche externe de cellules cubiques recouvrant deux

ou trois plans de cellules tangentiellement dirigées. Les éléments de l'albumen sont disposés radialement et en couches concentriques ; ils renferment des gouttelettes huileuses et des granulations protéiques, point d'amidon.

Parfois on livre dans le commerce les semences encore enfermées dans le fruit. Celui-ci est une capsule grise, papyracée, mesurant 10 à 12 mill. de long, et conservant à sa base les vestiges du périanthe ; il se divise supérieurement en 3 follicules, chacun renfermant de 2 à 5 graines.

Botanique. — La *Cévadille* qui fournit les graines des officines est une *Liliacée* de la série des *Vératrées*. le *Schœnocaulon officinale* Asa Gray. (*Asagræa officinalis* Lindley. *Veratrum officinale* Schlecht. *Sabadilla officinarum* Brandt) : c'est une herbe vivace, haute de 2 mètres, à bulbe volumineux, croissant au Mexique, au Vénézuéla et au Guatémala.

Bulbe tuniqué, chargé de *feuilles* engainantes, longues, étroites, carénées, rectinerves, atteignant près de 1 mètre de haut. — *Axe aérien* dressé, se terminant en longue grappe de fleurs. — *Fleurs* hermaphrodites, au moins au milieu de la grappe, celles de la base étant parfois décrites comme femelles et celles du sommet comme mâles. — *Périanthe* de six pièces, connées à la base en un tube très court, lancéolées, trinerves, colorées en jaune pâle. — 6 *Etamines* à filet conné avec le tube du périanthe, à anthères biloculaires, réniformes, déhiscentes par 2 fentes confluentes au sommet. — *Ovaire* supère, formé de trois carpelles unis à la base, à styles libres et dressés ; placentas axiles portant chacun deux rangées d'ovules anatropes, à micropyle inféro-externe. — *Fruit* capsulaire.

Le *Veratrum Sabadilla* Rety, auquel on avait autrefois attribué la production de la *Cévadille*, donne un fruit assez différent, rarement mêlé à celui du *Schœnocaulon*, et inusité en médecine. Quelques auteurs le nomment *Cévadille des Antilles* par opposition à la *Cévadille officinale* dite *Cévadille du Mexique*.

Chimie. — Les *Semences de Cévadille* renferment trois alcaloïdes : la *Vératrine*, la *Sabadilline* et la *Sabatrine*, des *acides sabadillique* (Pelletier et Caventou) et *Vératrique* (Merck), de l'huile, du mucilage, de la cire, de la gomme et un peu de tannin.

La *Vératrine* (C^{52} H^{80} Az^{2} O^{15} ou C^{32} H^{51} Az O^{9} ou C^{17} H^{21} Az O^{3}) a été découverte par Meissner et étudiée par Pelletier et Caventou ;

elle est cristallisable (Merck). C'est une poudre un peu verdâtre, d'une âcreté excessive, soluble dans l'alcool et le chloroforme, moins soluble dans l'éther, insoluble dans l'eau ; elle existe dans les graines dans la proportion de 2 à 3 p. 100 — L'acide sulfurique concentré la colore à froid en rouge éclatant passant au violet, l'acide azotique en rouge passant au jaune. Elle se combine aux acides, mais ses sels n'ont pas été obtenus cristallisés.

La *Sabadilline* $C^{44} H^{66} Az^2 O^{13}$ (Couerbe) est insoluble dans l'éther, plus ou moins soluble dans l'eau, la benzine, le chloroforme, etc. ; elle est cristallisable

Le *Sabatrine* $C^{44} H^{86} Az^2 O^{17}$ (Weigelin) est amorphe, soluble dans l'éther et la benzine, peu soluble dans l'eau

L'*acide Cévadique* ou *sabadillique* est cristallisable, ainsi que l'*acide vératrique* $C^3 H^{10} O^4$.

Physiologie et Thérapeutique. — La *Cévadille* même n'est plus employée en Europe ; elle est très toxique et extrêmement irritante. Sa poudre excite des éternuements violents ; sous le nom de *Poudre des capucins*, elle servait à la destruction des poux. On prétend qu'au Mexique les indigènes emploient la Cévadille contre la rage.

Aujourd'hui, elle n'est plus utilisée que pour l'extraction industrielle de la *Vératrine*.

Celle-ci, qu'on emploie souvent seule, est un poison des plus violents, pouvant amener la mort à la dose de $^1/_2$ à 1 centigr. L'action locale est très irritante et se traduit par des éternuements, du larmoiement, de la soif, de la dysphagie, des vomissements, des coliques et de la diarrhée, suivant les points avec lesquels la drogue s'est trouvée en contact.

Les effets généraux sont des plus remarquables : la *vératrine* est un *poison musculaire*, qui, après une période de légère excitation, détermine dans le muscle des contractions répétées, intermittentes, éloignées de 5 à 6 secondes environ, très distinctes de celles du tétanos ou du *strychnisme*, qui sont d'origine nerveuse, tandis que celles-ci résultent d'une action intime sur la fibre musculaire elle-même, et persistent après la section des nerfs ; les contractions sont très énergiques, et les tracés graphiques permettent de constater que la période de retour de la fibre à l'état de repos est considérablement allongée. A doses élevées, il apparaît plus tard de la paralysie musculaire, en même temps que la sensibilité est à peu près abolie. Le cœur subit comme tous les muscles cette action de la *vératrine* ; ses battements ralentissent et la température s'abaisse rapidement. La mort survient dans la torpeur, par paralysie des muscles inspirateurs ou par arrêt du cœur.

On note, comme effets accessoires de l'action de la *vératrine*, une exagération notable de toutes les sécrétions, la diurèse, etc. L'élimination a lieu par les reins et par la peau; celle-ci se couvre parfois de *sudamina*.

On utilise la *Vératrine* en thérapeutique comme sédatif du cœur et antiphlogistique, comme analgésique et comme diurétique. Ces trois indications trouvent leur emploi dans le rhumatisme aigu et dans les congestions aiguës du poumon. — Comme analgésique, on l'a prescrite dans les névralgies, l'hystérie, les troubles de la vue et de l'ouïe. On a jadis utilisé son action irritante sur le tube digestif dans la goutte et l'hydropisie; on lui préfère aujourd'hui pour cet usage, le *Colchique*, dont le maniement est relativement moins dangereux.

On prescrit la *Vératrine* en pilules de 3 à 6 mill. dans lesquelles on l'associe à l'opium. A l'extérieur, la pommade à la vératrine (Vér. 5 centigr. : axonge. 4 à 10 gr.) s'emploie en frictions dans les douleurs névralgiques.

Diagnose. — Ces graines, en raison de leur forme allongée et de leur couleur brune, ne sauraient être confondues avec aucune des autres graines du Droguier, qui toutes sont plus ou moins arrondies ou polyédriques, à l'exception des *Semences de Coings*, qui sont beaucoup plus larges, très aplaties et recouvertes d'une sorte de buée bleuâtre devenant mucilagineuse dans la bouche, — et de l'*Ergot de Seigle* dont la forme, la fente ventrale et l'odeur sont très caractéristiques.

277. RHIZOME D'ELLÉBORE BLANC

Description. — Le *Rhizome* (et non la *Racine*) d'*Ellébore* se présente ordinairement entier dans le commerce. Il est à peu près droit, cylindrique, long de 5 à 10 cent., épais de 1 à 2 cent. et coloré en brun foncé; sa surface est couverte de fossettes, de cicatrices et de racines très nombreuses, épaisses de 2 à 4 mill. ridées à la surface, colorées en brun plus clair, et appliquées le long du rhizome, qu'elles masquent

presque complètement; ces racines sont blanches au dedans
et renferment un faisceau central jaune, ligneux, flexible,
assez facile à isoler du manchon que lui forment les couches
corticales parenchymateuses.

L'extrémité antérieure du rhizome porte une couronne
compacte faite de nombreuses bases de feuilles imbriquées
circulairement; les plus extérieures sont brunes et fibreuses;
les suivantes sont minces, membraneuses, rappelant comme
couleur et comme aspect les écailles de l'oignon; enfin les
feuilles du centre de la couronne sont coriaces, épaisses de
1 à 1 $\frac{1}{2}$ mill., blanches sur la coupe et très cassantes.

Le corps du rhizome est d'une grande dureté ; les racines
sont molles et assez flexibles.

On trouve aujourd'hui des rhizomes authentiques d'*Ellébore blanc* coupés en deux ou en quatre, suivant leur longueur, montrant ainsi leur portion centrale grise, rugueuse,
compacte, — faciles à reconnaître d'ailleurs à leur couronne
de feuilles et à leurs racines adventives.

La coupe transversale du rhizome montre, sous la ligne
brune du suber, un parenchyme gris jaunâtre, divisé en
deux zones par une ligne circulaire brune, très grêle, située
à $\frac{1}{3}$ ou à $\frac{1}{2}$ rayon de la périphérie. La zone externe, plus
claire, renferme quelques ponctuations jaunâtres ; la zone
centrale est d'un brun très clair, et présente de nombreux
points bruns correspondant aux faisceaux fibro-vasculaires,
devenant de moins en moins nombreux en s'approchant du
centre du rhizome, lequel est simplement parenchymateux.

L'odeur est nulle ; la saveur est âcre et irritante.

Au microscope, le suber se montre formé de cellules
cubiques brunâtres. La zone corticale est constituée par un
parenchyme à éléments arrondis, renfermant de l'amidon
en abondance ; quelques-uns contiennent une résine brune,
d'autres des paquets de raphides. On trouve dans cette
région quelques faisceaux fibro-vasculaires. Ceux-ci sont
très abondants et dispersés sans ordre dans la zone centrale,

sous la ligne de cellules allongées tangentiellement, qui constituent la *gaine protectrice*. Ces faisceaux sont formés de quelques éléments libériens (tubes et cellules) entourés de vaisseaux ponctués et rayés, largement ouverts, et de cellules fibreuses peu abondantes. — Le centre est occupé par un parenchyme identique à celui de l'écorce.

Les racines adventives renferment un parenchyme cortical identique à celui du rhizome, et un axe solide formé de faisceaux compacts de fibres ligneuses et de vaisseaux, qu'entoure une gaine protectrice.

Botanique. — L'*Ellébore blanc*[1] est une herbe vivace de la famille des *Liliacées*, série des *Vératrées*, le *Veratrum album* L., répandu dans les régions montagneuses de l'hémisphère nord, depuis la Sibérie, la Russie, l'Allemagne, jusqu'à l'Amérique du Nord.

Rhizome traçant. — *Axe aérien* dressé, simple, haut de 0m20 à 1m5. — *Feuilles* ovales aiguës, rectinervées, couvertes de plis longitudinaux, accompagnées de gaines embrassantes, et passant peu à peu à l'état de bractées à mesure que l'axe devient florifère. — *Fleurs* régulières, polygames, colorées en blanc jaunâtre ou verdâtre, disposées en grappe terminale un peu velue. — *Réceptacle* légèrement excavé. — *Périanthe* à six pièces étalées, ovales-aiguës, légèrement connées à leur base. — 6 *Étamines* périgynes, à filets connés avec la base des lobes périanthiques, à anthères extrorses s'ouvrant par deux fentes conniventes au sommet. — *Ovaire* semi-infère, à 3 carpelles unis par leur face ventrale, ayant chacun un style libre, à extrémité stigmatique renflée. — *Ovules* anatropes, ascendants, insérés en grand nombre sur deux rangs dans l'angle interne de chaque loge. — *Fruit* multiple, formé de 3 follicules à déhiscence ventrale. — *Graines* oblongues, ailées, albuminées.

Les Américains emploient une forme très voisine, le *Veratrum viride* (Ellébore vert), qui n'est peut-être qu'une variété du précédent. Son rhizome, que l'on ne trouve qu'accidentellement en France, où le *Veratrum album* pousse abondamment, se présente, selon Flückiger et Hanbury (*loc. cit.*, II, 529), en masses rectangulaires comprimées, formées par le rhizome et son chevelu de racines, ou en rondelles blanches ou brunes; on le trouve encore coupé en quartiers suivant sa longueur; cette dernière forme,

---

[1] Vératre blanc, varaire, vraire, varasco.

comme nous l'avons vu plus haut, appartient aussi bien à l'*Ellébore blanc* des pharmacies françaises, et nous ne saurions en faire, comme on l'a proposé, un élément de diagnose.

Chimie. — Le *Rhizome* d'*Ellebore blanc* renferme 28 p. 100 d'une résine molle (Flückiger), 10 p. 100 de matière pectique, de l'acide oxalique, de l'amidon, un principe amer, amorphe, déliquescent, la *Veratramarine*, de l'*acide Jervique*, $C^{14} H^{10} O^{12} + 2 H^2 O$ cristallisable (0,50 p. 1000), — et deux alcaloïdes, la *Vératrine* et la *Jervine*.

La *Vératrine* (Pelletier et Caventou) s'y trouve à l'état de gallate; considérée d'abord comme identique à l'alcaloïde de même nom trouvé dans la *Cévadille*, elle paraît aujourd'hui en différer légèrement (Dragendorff).

La *Jervine* $C^{30} H^{40} Az^2 O^3$ est cristallisable, insipide, incolore, soluble dans l'alcool, peu soluble dans l'eau ; l'acide sulfurique concentré la colore en jaune, puis en vert (Simon).

Physiologie et Thérapeutique. — Le *Rhizome* d'*Ellébore blanc* agit par la *Vératrine* qu'il contient, et dont les propriétés physiologiques ont été décrites à propos de la *Cévadille*. (Voy. l'article précédent.) Il est toutefois préféré à cette dernière pour les préparations officinales: poudre (5 à 20 centigr.), infusion ou décoction (0,50 à 1 gr. p. 500), teinture au $1/_5$ (III à V gouttes), pommade (Ellébore blanc 1, axonge, 30).

Diagnose. — Le Rhizome d'*Ellébore blanc* diffère essentiellement du *Rhizome* d'*Ellébore noir*; celui-ci est pourvu de racines ligneuses, sèches, brunes, épaisses de 1 à 2 mill., non spongieuses à la surface, et dépourvues, à l'intérieur, d'axe ligneux isolable ; le rhizome lui-même est couvert de collerettes transversales très caractéristiques, qui manquent absolument à l'*E. blanc*; enfin la coupe transversale indique nettement une Dicotylédone. — L'*Ellébore blanc* présente aussi quelque ressemblance avec les racines de l'*Ache* et de l'*Angélique*, dans son aspect général, surtout lorsqu'il est fendu suivant sa longueur; mais ces racines sont spongieuses dans leur masse, douées d'une odeur vive, et présentent sur leur coupe transversale, outre la disposition radiée des Dicotylédones, des glandes à essence nombreuses et de couleur brune.

278. SQUAMES DE SCILLE

Description. — Ces squames proviennent d'un bulbe tuniqué volumineux, pyriforme, atteignant jusqu'à 20 cent. de
haut. et 15 cent. de largeur vers la base. Il est entouré d'un
grand nombre de bases de feuilles, qui s'imbriquent circulairement et portent dans le commerce ce nom de *squames*.
Les squames externes, minces, coriaces et colorées en rouge
foncé sont abandonnées, de même que les feuilles du centre
du bulbe, blanchâtres, molles et épaisses ; on n'emploie que
les squames intermédiaires. Celles-ci, colorées soit en rouge
brun ou jaunâtre, soit en gris sale, sont ovoïdes, concaves, épaisses de 2 à 3 mill. au milieu, et atténuées en
lames minces sur leurs bords ; elles peuvent atteindre jusqu'à 10 cent. de large. La dessiccation les rend coriaces et
d'une consistance comparable à celle du cuir. Leurs faces
sont plus ou moins rugueuses, un peu luisantes, et divisées
en bandes longitudinales par des côtes peu marquées, bien
parallèles, espacées de $\frac{1}{2}$ ou 1 cent.

On distingue dans le commerce la *Scille rouge* et la *Scille
blanche ;* la première est la plus usitée en France : la seconde
est préférée en Angleterre. Cette différence dans la coloration est d'ailleurs la seule qui existe entre les deux drogues,
identiques par toutes leurs autres propriétés.

Fréquemment, le bulbe a été divisé transversalement en
rondelles de $\frac{1}{2}$ à 1 cent. de haut, de sorte que les squames
se trouvent découpées en lanières de cette largeur, longues
de 5 à 10 cent. C'est la forme sous laquelle on les trouve le
plus communément dans les officines.

La coupe transversale est rougeâtre, charnue, plus foncée
et plus compacte au centre que sur les bords. En déchirant
les squames ou les lanières dans le sens de la longueur (indi-

qué par les côtes parallèles de la surface), on distingue nettement, surtout si la déchirure a été faite un peu obliquement·
et en biseau, des aiguilles scintillantes d'oxalate calcique
dirigées suivant la longueur de la squame.

L'odeur est nulle ; la saveur est très âcre en même temps
que sucrée. En frottant le dos de la main contre la surface
d'une squame de Scille, dans le sens de la *longueur* de
celle-ci, on éprouve au bout de quelques instants un prurit
assez désagréable et très persistant, dû à la pénétration des
aiguilles calcaires dans la peau, et à l'introduction du suc
âcre de la plante à leur suite. Cette propriété s'atténue et
finit même par disparaître avec une dessiccation trop prolongée.

Au microscope, on observe la structure ordinaire des
feuilles de Monocotylédones ; c'est-à-dire un parenchyme homogène, polyédrique, compris entre deux lames d'épiderme ;
les cellules du parenchyme renferment les unes des gouttelettes résineuses, les autres de la matière rouge (absente
dans la variété dite *Scille blanche*) ; le plus grand nombre
contient des cristaux d'oxalate de chaux, les uns en faisceaux
d'aiguilles (*raphides*), les autres en gros prismes quadrangulaires (ceux-là mêmes que l'on voit à l'œil nu sur la déchirure longitudinale) : tous ces cristaux sont enveloppés dans un
épais mucilage que l'on rend visible en le coagulant par l'alcool. Les faisceaux fibro-vasculaires renferment des cellules
fibreuses, des tubes cribreux, quelques vaisseaux et de nombreuses trachées ; ils sont accompagnés de quelques laticifères et d'un petit nombre de cellules renfermant de
l'amidon.

Botanique. — La *Scille* employée en médecine est le *Scilla ma-*
ritima L. (*Urginea maritima* Baker. *Urginea Scilla* Steinheil),
herbe vivace de la famille des *Liliacées*, série des *Hyacinthées*,
commune sur toute l'étendue des rivages méditerranéens ; elle
s'étend d'autre part jusqu'au Cap. Il n'existe botaniquement aucune
différence entre les variétés commerciales *blanche* et *rouge*.

Bulbe tuniqué, volumineux. — *Axe* aérien dressé, indivis, terminé en grappe de fleurs. — *Feuilles* nées sur le bulbe, dilatées et engainantes à leur base, étroites, aiguës au sommet, un peu excavées en avant, rectinerves. — *Fleurs* hermaphrodites, d'un jaune pâle un peu verdâtre, naissant à l'aisselle d'une bractée étroite. — *Réceptacle* convexe. — *Périanthe* à six pièces étalées, ovales-lancéolées, un peu connées à leur base. — 6 *Etamines*, à filets connés légèrement avec la base des pièces correspondantes du périanthe, à anthères biloculaires et introrses. — *Ovaire* supère, triloculaire, à style unique, divisé au sommet en 3 lobes stigmatiques. — *Ovules* anatropes, horizontaux, insérés sur deux rangées longitudinales dans l'angle interne de chaque carpelle. — *Fruit* capsulaire, loculicide. — *Graines* aplaties, discoïdes, accompagnées d'une aile bien développée; embryon cylindrique entouré d'un albumen charnu.

Chimie. — Les *Squames de Scille* renferment un abondant mucilage, du sucre incristallisable, un principe amer, la *Scillitine* ou *Skuléine*, et un alcaloïde d'un blanc jaunâtre, soluble dans l'alcool, peu soluble dans l'eau, l'éther et le chloroforme, la *Scillaïne*. (Jarmersted, 1880.) Elles contiennent de l'oxalate de chaux dans la proportion de 3. 07 p. 100. (Flückiger et Hanbury, II, 522.)

La *Scillitine* paraît encore assez mal définie : on tend à la regarder comme un glucoside ; d'autre part on l'a considérée comme un extrait complexe. Elle est cristallisable, soluble dans l'éther et l'alcool, insoluble dans l'eau, et se colore en violet par l'acide sulfurique, en rouge écarlate par l'acide azotique.

Physiologie et Thérapeutique. — L'action locale des *Squames de Scille*, surtout fraîches, est violemment irritante. Ses effets, à l'intérieur, sont très analogues à ceux de la Digitale, mais plus prompts et plus passagers. A faible dose, elle ralentit les battements du cœur et augmente leur énergie, d'où abaissement de la température et accroissement de la diurèse. Elle paraît, en outre, douée de propriétés expectorantes. A doses élevées, elle détermine la mort, avec vomissements, violente inflammation des voies digestives et convulsions épileptiformes. (Dose toxique : 2 grammes de poudre).

On l'emploie comme diurétique et comme drastique énergique (révulsion sur l'intestin) dans l'hydropisie, le rhumatisme, l'asthme humide, — en poudre (10 à 30 centigr.), en teinture au $^1/_5$ (XX à XXX gouttes), en oxymel scillitique (8 à 30 grammes dans une tisane), en vin, etc.

Assez fréquemment, on emploie la méthode endermique et l'on prescrit la teinture de Scille en frictions.

47.

La *Scille* fait partie d'un grand nombre de vins diurétiques, en particulier du vin diurétique amer de la Charité.

Vin diurétique amer de la Charité.

Squames de Scille.	15 gr.	Feuilles de Mélisse.	30 gr.
Racine d'Asclépiade.	15 —	Quinquina Huanuco.	60 —
Racine d'Angélique.	15 —	Écorce de Winter.	60 —
Baies de Genièvre.	15 —	Zestes de citron.	60 —
Macis.	15 —	Vin blanc.	4000 —
Feuilles d'Absinthe.	30 —	(Dose : 50 à 100 gr. par jour.)	

Vin ou Vinaigre scillitique.

Scille sèche	100 gr.
Vin d'Espagne ou Vinaigre	} 1200 —
	15 gr. par jour.

Oxymel scillitique.

Vinaigre scillitique.	1 partie
Miel épuré.	4 —
	10 à 50 gr. par jour.

279. ALOÈS SUCCOTRIN

Description. — Ce nom a été donné de tout temps à l'Aloès de la meilleure qualité ; on supposait alors qu'il venait de l'île de *Socotora*, et Linné donna à la plante qui était censée le fournir le nom d'*Aloe Soccotrina*. On sait aujourd'hui que cet aloès ne provient pas de Socotora et qu'il n'en est peut être jamais provenu. Le nom d'*Aloès Succotrin* est donné à un Aloès de qualité supérieure, fourni par la même plante qui produit l'*Aloès des Barbades* ou l'*Aloès du Cap;* la différence d'aspect paraît résulter uniquement du mode de fabrication.

L'*Aloès Succotrin* se présente sous deux formes : l'une qui est l'*Aloès Succotrin vrai* ou *translucide*, l'autre l'*Aloès hépatique.*

L'*Aloès Succotrin* vrai est d'un brun rougeâtre très foncé ; vu en masse, il est opaque ; les arêtes fines sont transparentes et d'un beau rouge orangé ; les petits éclats, toujours très nombreux, sont d'une transparence parfaite, brillants, cristallins et d'une belle teinte grenat. La poudre obtenue en écrasant un fragment sous l'ongle, est d'un jaune d'or, *sans mélange de vert ou de brun.* La cassure est conchoïdale, luisante, presque vitreuse quand elle est récente. La masse se brise assez facilement ; elle est souvent fendillée, et renferme quelques petites bulles d'air. L'odeur des Aloès est caractéristique ; elle a été comparée à celles du Safran et de la Myrrhe ; elle rappelle un peu l'odeur dite de *bouc* : cependant celle des bonnes sortes, et en particulier de l'*Aloès Succotrin*, est douce et non désagréable. La saveur est spéciale, à la fois sucrée et amère, surtout amère, très caractéristique également [1].

La forme connue sous le nom d'*Aloès hépatique* a été ainsi nommée en raison de sa couleur orangée ou terre de Sienne, rappelant celle du foie. Elle est luisante à la surface et surtout sur la coupe, mais beaucoup moins que l'*Aloès Succotrin vrai*; les arètes des fragments sont opaques ; les éclats sont brillants, mais non transparents. La surface, réchauffée avec l'haleine, devient rapidement gluante et garde l'impression des doigts. La couleur de la poudre, l'odeur et la saveur sont comme chez l'*Aloès Succotrin*. Il paraîtrait d'ailleurs que, dans une même masse d'Aloès, ce dernier représente la couche supérieure, plus foncée et plus transparente, tandis que le nom d'*Aloès hépatique* est donné à la couche inférieure, opaque, granuleuse, souvent encore visqueuse ou même liquide lorsqu'elle parvient en Europe. Le premier est formé par l'*aloïne* à l'état amorphe, et rapidement desséchée; le second est constitué par de l'*aloïne* en cristaux enchevêtrés, ceux-ci s'étant produits pendant la plus lente dessiccation du produit.

On mêle souvent en France à l'*Aloès Succotrin*, qui y est rare et très cher, l'*Aloès du Cap*, sorte d'ailleurs assez estimable, et que l'on vend souvent à part. Cet Aloès se présente sous des aspects assez variables, qui en rendent la distinction parfois difficile. En général, il est d'un brun très noir, luisant à la surface, et présente une cassure conchoïdale très brillante, d'aspect vitreux, plus belle que celle de l'*Aloès Succotrin*; les bords des fragments sont très translucides : au lieu de laisser

[1] C'est à l'amertume proverbiale de l'*A. Succotrin* que paraît due, par altération, l'expression vulgaire : *amer comme chicotin*.

passer une lumière rouge grenat, ils sont colorés en *jaune verdâtre;* la poudre est également d'un *jaune vert* très caractéristique. En outre, les fragments sont plus fragiles et se réduisent très facilement en miettes. L'odeur est différente de celle de l'*Aloès Succotrin,* plus désagréable, et rappelle nettement l'odeur de bouc. La saveur est amère, non sucrée. — On trouve dans le commerce un *Aloès du Cap* non transparent et à cassure moins brillante, mais la poudre conserve constamment sa couleur verdâtre et la masse son odeur désagréable.

Botanique. — La production de l'*Aloès Succotrin* fut attribuée pendant longtemps à l'*Aloe Succotrina* L., que l'on croyait originaire de l'île de Socotora sur la côte orientale d'Afrique. Or, il est bien établi : 1° que l'*Aloe Succotrina,* n'a jamais existé à Socotora; c'est une plante de la région du Cap de Bonne-Espérance et de l'Afrique australe; 2° que l'*Aloès Succotrin* n'a jamais été fabriqué à Socotora, mais sur les côtes d'Afrique et sur le littoral de la mer Rouge; 3° qu'il n'existe à Socotora qu'une espèce d'Aloès, l'*Aloe Perryi* Bak., qui ne donne qu'une très petite quantité d'Aloès, décroissant de jour en jour, consommée sur place et d'ailleurs bien différente de l'*Aloès Succotrin* ou *Socotrin.* Si même Socotora a été jadis un entrepôt important du commerce de l'Aloès, comme l'est aujourd'hui Zanzibar, son exportation est devenue aujourd'hui absolument négligeable[1] (Baillon).

L'*Aloès Succotrin* est produit surtout par l'*Aloe vera,* L. (*Aloe vulgaris* Lamk. *Aloe indica* Royl. *Aloe barbadensis* Mill.), plante vivace suffrutescente, de la famille des *Liliacées,* série des *Aloïnées;* on la trouve sur les côtes de l'Afrique septentrionale et australe et sur le littoral de la mer Rouge, — d'où elle s'étend au nord jusqu'en Grèce, en Italie et en Espagne, au sud jusqu'au Golfe Persique et l'Inde occidentale; on la trouve également aux Antilles, où elle paraît avoir été introduite.

Tige ligneuse, courte, ayant l'épaisseur de la cuisse, se prolongeant en un axe florifère indivis, haut de 1 mètre environ, terminé par une longue grappe de fleurs verdâtres. — *Feuilles* charnues, formant une rosette au bas de la hampe florale, amplexicaules, atténuées en pointe aiguë, concaves sur leur face supérieure (sauf à leur origine), convexes sur l'autre, portant sur leurs bords des dents coniques, d'aspect ligneux, recourbées vers le haut et assez espacées les unes des autres. — *Fleurs* hermaphrodites, à périanthe tubuleux découpé en six lobes ovales aigus, dressés, dont les 3 plus intérieurs sont souvent un peu plus longs que les extérieurs. — 6 *Étamines* (dont 3 internes un peu plus longues) à filets subulés, à

---

[1] Une ancienne légende, rapportée par les auteurs classiques, attribue à Alexandre le Grand l'introduction de la culture de l'Aloès à Socotora sur le conseil même d'Aristote, qui en fit déplacer les aborigènes pour y substituer une colonie d'Ioniens.

anthères introrses. — *Ovaire* supère, triloculaire, à style unique, dressé. obscurément trilobé au sommet. — *Ovules* semi-anatropes, à micropyle dirigé en bas et en dehors, coiffé en partie par une sorte de calotte provenant du placenta; ils sont insérés en grand nombre dans l'angle interne de chaque loge sur deux rangées verticales. — *Fruit* capsulaire, loculicide, se divisant en trois valves (*placenticide*). — *Graines* aplaties, ailées, pourvues d'un arille membraneux, et renfermant un embryon cylindrique plongé dans un albumen charnu [1].

Nous ignorons la nature des procédés employés pour l'extraction de l'*Aloès Succotrin* de l'*Aloe vera*. Néanmoins nous pouvons facilement induire du procédé employé en Afrique pour la préparation de l'*Aloès du Cap*, si voisin du *Succotrin*, et d'une expérience classique de Stenhouse qui, en chauffant un *Aloès hépatique* jusqu'à 55°, le vit se transformer en *Succotrin* brun et translucide, — que le suc, recueilli dans un vase quelconque, a été chauffé, puis refroidi lentement; les couches supérieures, comme nous l'avons dit plus haut, se dessèchent rapidement et deviennent translucides (formées d'*Aloïne* amorphe); les couches inférieures se refroidissent avec lenteur et renferment de nombreux cristaux d'*Aloïne*, mêlés à quelques parties étrangères, telles que l'amidon, entraînées au fond par leur poids, et qui contribuent à donner à l'Aloès de ces couches sa couleur plus pâle et son opacité [2].

Chimie. — L'*Aloès* est soluble dans l'eau bouillante et dans l'alcool, insoluble dans le chloroforme et le bisulfure de carbone. Il renferme une petite quantité d'une huile volatile spéciale qui lui donne son odeur. Il est constitué en presque totalité par un corps propre à l'*Aloès Succotrin*, l'*Aloïne* ou *Socaloïne* (Flückiger), cristallisant en prismes $C^{15} H^{16} O^7$ ou $C^{34} H^{38} O^{15} + 5 H^2 O$. Elle est soluble dans l'alcool, moins soluble dans l'eau, encore moins dans l'éther. L'acide sulfurique étendu la dédouble en glucose et

---

[1] Le suc médicamenteux est renfermé dans des cellules placées bout à bout en files longitudinales à la partie externe des faisceaux fibro-vasculaires; ces files forment des sortes de vaisseaux cloisonnés, à contenu jaunâtre, accompagnés d'autres éléments plus petits, disposés aussi en files, renfermant chacun un gros noyau dont la fonction n'est pas encore déterminée.
Le suc visqueux de la partie centrale de la feuille est dépourvu d'action et même, dit-on, alimentaire. — C'est pour éviter qu'il se mélange au suc médicamenteux que les feuilles ne sont jamais pressées dans l'extraction de la drogue. (H Baillon. *Botanique médicale*, p. 1885.)

[2] Au Cap. les feuilles d'Aloès coupées sont placées sur le rebord d'un trou creusé en terre et tapissé d'une peau de mouton recouverte de feuilles : le suc qui s'écoule est recueilli quand la fosse est pleine, et chauffé sans grandes précautions dans un chaudron de fer. Les espèces qui servent à cette préparation sont surtout l'*Aloe spicata* L. F.. et les *Aloe ferox* Mill. *A. Soccotrina* L., etc., etc.

en *Rottlérine :* l'acide azotique la transforme à chaud en *acide chrysammique.*

L'Aloès renferme encore un principe brun désigné improprement sous le nom de *Résine d'Aloès,* qui se dépose dans les solutions aqueuses refroidies; il paraît composé (Tilden et Rammel) d'une Résine α soluble et d'une résine β insoluble, toutes deux isomères, (C^{c8} H^{70} O^{27}) et représentant un anhydride de la *Barbaloïne.*

L'Aloès donne, avec la soude, de l'*acide Paracumarique,* avec la potasse de l'*acide Paroxybenzoïque* ainsi que de l'*acide Alorcinique* (Welsesky). Distillé avec la chaux vive, il donne une huile volatile, l'*Aloïsol* (Robiquet), qui paraît n'être qu'un mélange de *Xylénol* C^8 H^{10} O, d'acétone et d'hydrocarbures (Reinbold) (Flück. et Hanb. II, 514).

Physiologie et Thérapeutique. — L'*Aloès* excite les sécrétions du tube digestif; il paraît agir sur le foie et augmenter la sécrétion biliaire. Selon plusieurs auteurs (Wedekind), l'Aloès n'agirait qu'après avoir été absorbé par le foie, et en donnant alors à la bile des propriétés purgatives. Ce fait est nié par Gubler, qui rattache l'hypersécrétion biliaire observée dans ce cas, à une excitation *réflexe,* et pense que la bile aide simplement à l'action de l'Aloès en dissolvant la résine grâce à son alcalinité. A faible dose, il est apéritif et eupeptique; à doses élevées (15 à 70 centigr.), il amène de l'hypersécrétion intestinale et des selles diarrhéiques; il détermine de la congestion du rectum et des organes voisins, de l'utérus en particulier, soit par son action irritante locale, soit par congestion du foie et stase veineuse dans le système porte. Son abus peut amener des hémorroïdes ou au moins rendre plus volumineuses et plus douloureuses celles qui existent déjà; il a d'autre part l'inconvénient de purger très tardivement, quelquefois vingt-quatre heures seulement après son administration. — Son action congestive sur l'utérus et le rectum l'a fait employer comme emménagogue et pour prévenir les congestions cérébrales. — A l'extérieur, la teinture d'Aloès ou les baumes dont il fait partie (Baume du Commandeur) favorisent la cicatrisation des petites plaies.

L'Aloès se prescrit en poudre (5 à 15 centigr. comme eupeptique, 15 centigr. à 1 gr. comme purgatif) sous forme de cachets ou de pilules, — en teinture (1 à 16 gr.), en lavement savonneux (10 gr. p. 300) ou en suppositoires.

L'Aloès fait partie d'une foule de pilules eupeptiques, purgatives ou emménagogues: Pilules ante cibum, Pilules de Morison, Grains de santé du Dr Franck, Pilules bénites, Pilules angéliques, etc., et de l'Elixir de Garus, de l'Elixir de longue vie, de l'Elixir antiglaireux de Guillé, de l'Elixir de propriété, de l'opiat mésentérique, etc. Il est encore la base d'un bon nombre de pilules ou remèdes secrets vendus de nos jours comme purgatifs doux contre la migraine et l'inappétence.

Diagnose. — Les *Aloès* en général se distinguent facilement, à leur odeur, de toute autre substance ; les *Cachous* (p. 96) présentent avec eux une certaine analogie d'aspect et de couleur ; dans le cas où l'on ne parviendrait pas à percevoir de saveur ou d'odeur bien nettes (comme cela arrive pour l'*Aloès Caballin*), il suffira d'écraser une parcelle de la substance douteuse ; la poudre des *Aloès* est toujours jaune ; celle des *Cachous* est toujours brun-chocolat.

Pilules ante cibum ou *Pilules gourmandes.*

Aloès.	24 gr.
Extr. de quinquina gris.	12 —
Cannelle.	4 —
Sirop d'absinthe.	Q. S.
Pour 200 pilules.	

Pilules de Morison.

Aloès.	70 gr.
Crème de tartre.	35 —
Séné.	35 —
Eau.	Q. S.
Diviser en pilules de 15 centigr.	

Alcoolat de Garus.

Aloès.	8 gr.
Anis.	8 —
Myrrhe.	8 —
Vanille.	8 —
Muscade.	30 —
Girofle.	12 —
Coriandre.	64 —
Cannelle de Ceylan.	125 —
Ecorces d'orange.	48 —
Alcool à 60°.	12 lit.
Distillez.	

Baume du Commandeur.

Aloès.	10 gr.
Myrrhe.	10 —
Oliban.	10 —
Benjoin.	60 —
Baume de Tolu.	60 —
Millepertuis.	20 —
Racine d'Angélique.	10 —
Alcool à 80°	720 —

Elixir de Garus.

Alcoolat de Garus.	1200 gr.
Eau de fleurs d'oranger.	200 —
Sirop de Capillaire.	1500 —
Teinture de Safran.	37 —

Grains de santé du Dr Franck.

Aloès.	100 gr.
Jalap.	100 —
Rhubarbe.	25 —
Sirop d'absinthe.	Q. S. —

Elixir de longue vie.

Aloès.	40 gr.
Gentiane.	5 —
Rhubarbe.	5 —
Zédoaire.	5 —
Safran.	5 —
Agaric	5 ..
Thériaque.	5 —
Sucre.	32 —
Alcool à 60.	2000 —

280. ALOÈS DES BARBADES

Description. — L'*Aloès des Barbades* était rangé autrefois avec l'*Aloès hépatique,* dont il a l'opacité. Il est d'un brun presque noir, rugueux, faiblement luisant à la surface. La cassure est irrégulière et rugueuse : elle présente parfois des fissures ou des éclats orangés et transparents rappelant un peu l'*Aloès Succotrin.* Les arêtes sont à peine translucides.

La masse est sèche, compacte, dure au toucher, ne devenant point visqueuse sous l'haleine. Les éclats sont presque noirs. La poudre est d'un *jaune brun.* L'odeur est plus désagréable que celle de l'*Aloès Succotrin;* néanmoins, il faut une grande habitude pour déterminer l'*Aloès des Barbades* sur ce seul caractère, comme le font, paraît-il, certains marchands. L'*Aloès des Barbades* est doué d'une amertume franche, plus prononcée que dans l'*Aloès Succotrin* et sans aucun mélange de goût sucré.

Botanique. — L'*Aloès des Barbades* est produit dans les îles de ce nom, par l'*Aloe vera* L. (*Aloe vulgaris* Lamk), décrit à l'article précédent comme fournissant en Afrique l'*Aloès Succotrin* et l'*Aloès hépatique.*

Les feuilles, coupées près de leur origine, sont placées au soleil sur deux plans inclinés formant entre eux un angle ou une rigole. Le suc s'écoule par un trou placé à l'extrémité de cette sorte d'auge. On le chauffe à une douce température, en l'agitant et en l'écumant avec une cuillère de fer; il est versé ensuite dans des callebasses où il se refroidit peu à peu. — Quelquefois, mais rarement, on se contente de laisser le suc s'évaporer à la chaleur du soleil, ce qui donne un produit de qualité exceptionnelle.

La même plante fournit, à Curaçao et dans quelques autres îles des Antilles, un Aloès très semblable, obtenu par le même procédé.

Chimie. — L'*Aloès des Barbades* présente la même structure que l'*Aloès Succotrin,* dont il ne paraît différer que par le plus grand soin apporté à son chauffage, et en particulier à la précaution prise de l'écumer et de l'agiter sans cesse.

Toutefois, la *Socaloïne* est ici remplacée par une autre *aloïne*[1] très voisine, la *Barbaloïne* (T. et H. Smith.); celle-ci existe dans la proportion de 25 p. 100 chez le meilleur Aloès des Barbades. Elle cristallise en prismes jaunes ($C^{34} H^{30} O^{14} + H^2 O$ ou $C^{17} H^{20} O^7$), insolubles dans l'éther, solubles dans l'alcool et l'eau à chaud. Avec l'acide nitrique, elle se colore en rouge cramoisi et donne de l'*acide chrysammique* $C^{14} H^4 (Az O^2)^4 O^4$ ou *tétranitrochrysazine* $C^{14} H^2 (Az O^2)^4 O H)^2 O^2$, de l'*acide aloétique* $C^{14} H^4 (Az O^2)^4 O^2$, de l'*acide oxalique* et de l'*acide picrique*. Avec le chlore et le brome, elle donne des composés définis cristallisables (*Chloraloïne* et *Bromaloïne*). Oxydée par l'acide sulfurique et le bichromate de potasse, elle donne de l'*Aloxanthine* $C^{15} H^{10} O^6$, (Fl. et Hanb., *loc. cit.*, II, 513, 516.)

Physiologie et Thérapeutique. — L'*Aloès des Barbades* est employé aux mêmes usages que l'*Aloès Succotrin*, dont il possède identiquement tous les effets. C'est le meilleur Aloès employé en France, où le *Succotrin* est rare. Il fait partie spécialement des Pilules d'Anderson ou Pilules écossaises, des Pilules hydragogues de Bontius, etc.

Pilules écossaises ou *d'Anderson.*

Aloès des Barbades.	24 gr.
Gomme gutte.	24 —
Essence d'anis.	4 —
Miel blanc ou sirop blanc. Q. S.	

F. S. A. pilules de 0.20.
(Dose : 1 à 6.)

Pilules hydragogues de Bontius.

Aloès des Barbades.	10 gr.
Gomme-gutte.	10 —
Gomme ammoniaque.	10 —
Vinaigre blanc.	60 —

F. S. A. pilules de 0,2.
(Dose : 2 à 6.)

281. ALOÈS CABALLIN

Description. — L'*Aloès Caballin* n'est point, à proprement parler, une sorte définie ; on donne ce nom à tout Aloès impur, fabriqué soit dans les pays d'Aloès, soit même dans

[1] On connaît, outre la *Socaloïne* et la *Barbaloïne*, une troisième *Aloïne*, que l'on extrait de l'*Aloès de Natal*, et qui porte le nom de *Nataloïne* $C^{16} H^{14} O^7$. L'acide azotique, succédant à l'acide sulfurique, la colore en bleu, réaction que ne présentent point les deux substances précédentes.

les magasins de drogueries, avec les rinçures des vases et des peaux qui ont servi à la préparation ou à la conservation de la drogue. Il ne présente point de caractère bien constant, sinon une grande dureté ; il est souvent d'un brun moins foncé que les autres Aloès, parfois, au contraire, tout à fait noir, terne, nullement translucide, même en éclats. Un échantillon de la Pharmacie Centrale nous a montré une cassure anfractueuse, terne, d'un jaune sale et terreux, criblée de bulles d'air. La masse était dure, pierreuse ; réchauffée avec l'haleine, elle devenait faiblement poisseuse, mais sans garder l'empreinte des doigts. La poudre était d'un jaune brun, l'odeur très faible et ne rappelant que peu celle des Aloès, la saveur très amère, mêlée d'un goût désagréable de caoutchouc ; les fragments croquaient sous la dent et présentaient une certaine résistance à l'écrasement.

On conçoit, d'ailleurs, que ces caractères puissent varier dans une assez large limite.

Botanique. — Cette drogue, comme nous venons de le voir, peut être produite à la fois par tous les Aloès exploités industriellement. Toutefois on a prétendu qu'elle était fabriquée en Espagne avec diverses sortes spéciales d'Aloès, entre autres l'*Aloe linguæformis* (?).

Chimie. — On trouve dans cette drogue les mêmes principes élémentaires que dans les autres Aloès, mêlés à une foule d'impuretés, amidon, sable, sels calcaires, etc.

Physiologie et Thérapeutique. — Cet Aloès, doué exactement des mêmes propriétés que les autres, était réservé, comme l'indique son nom, pour la médecine vétérinaire, laquelle n'en fait plus grand usage et lui préfère aujourd'hui, surtout en Angleterre, les Aloès du Cap, qui sont de meilleure qualité et cependant d'un prix peu élevé.

282. RACINE D'ASPERGE

Description. — On trouve dans les Droguiers le *Rhizome*, improprement appelé *Racine* comme tant d'autres, bien qu'il présente au plus haut degré les caractères des tiges souterraines. Il est cylindrique, court, de l'épaisseur du doigt, long de quelques centimètres. Sa surface, d'un jaune sale, est couverte d'écailles très nettes, très nombreuses, formant un grand nombre de collerettes transversales, espacées de 1 à 1 ¹/₂ cent. ; cette surface est papyracée et se déprime facilement sous le doigt. L'intérieur comprend un axe ligneux de faible consistance, séparé de la couche dure superficielle par un tissu spongieux, lacuneux, d'un brun pâle.

Le rhizome est entouré de nombreuses racines adventives qui le masquent plus ou moins complètement, et qui souvent se présentent isolées dans les Droguiers.

Ces racines sont de la grosseur d'une plume d'oie, longues de 20 cent. et plus, et se composent, comme le rhizome, d'une coque parcheminée, d'un gris sale, lisse, lustrée, mais dépourvue de cicatrices, et — d'un axe spongieux de couleur brune, qu'entoure un tissu mou et lacuneux souvent détruit en partie par la dessiccation.

L'odeur et la saveur sont faibles et n'ont rien de caractéristique.

Au microscope, le suber se montre constitué par plusieurs plans de cellules cubiques, à parois épaisses, et de couleur brunâtre ; le parenchyme sous-jacent est formé d'éléments arrondis, renfermant quelques cristaux calcaires et laissant entre eux de nombreuses lacunes souvent de très grande taille. On ne remarque point de couche protectrice. Le cylindre central renferme une zone continue de fibres ligneuses mêlées de quelques vaisseaux ponctués à très large ouverture. Le centre est occupé par une moelle lacuneuse semblable au parenchyme cortical, ne renfermant pas d'amidon.

Botanique. — L'*Asperge* est une *Liliacée* de la série des *Aspariginées* (dont les anciens auteurs avaient fait une famille spéciale caractérisée par son fruit charnu) ; c'est l'*Asparagus officinalis* L., plante herbacée, vivace, cultivée dans toute l'Europe, et dont on consomme les pousses aériennes ou *turions*.

Rhizome court, pourvu de nombreuses racines adventives. — *Axe* aérien dressé, ramifié plusieurs fois, atteignant un mètre de hauteur et même davantage ; les dernières ramifications sont filiformes. — *Feuilles* alternes, très petites, minces, ovales aiguës, formant des sortes d'écailles à la surface des rameaux. — *Fleurs* hermaphrodites ou unisexuées, disposées en petites cymes. — *Réceptacle* convexe. — *Périanthe* campanulé, verdâtre, formé de six pièces dressées, disposées en deux verticilles trimères, et légèrement unies à leur base. — 6 *Etamines* à filet conné inférieurement avec les pièces correspondantes du périanthe, à anthère biloculaire et introrse. — *Ovaire* triloculaire, à style court, dressé, divisé au sommet en trois lobes stigmatiques. — *Ovules* anatropes, ascendants, à micropyle inféro-externe, insérés au nombre de deux dans l'angle interne de chaque loge. — (Les anthères restant stériles d'une part, ou d'autre part les ovules avortant, la fleur peut rester unisexuée.) — *Baie* globuleuse, rougeâtre, à graines noires et albuminées.

Chimie. — Le *Rhizome d'Asperge* renferme, à l'état frais, beaucoup d'eau, du mucilage, de la gomme, une résine âcre et visqueuse, des matières albuminoïdes, de l'acétate et du phosphate de potasse, et deux principes cristallisables la *mannite* $C^{a} H^{u} O^{s}$ et l'*asparagine*. L'asparagine $C^{4} H^{8} Az^{2} O^{3} + H^{2} O$, est soluble dans l'eau bouillante, insoluble dans l'alcool et l'éther : elle est constituée par de l'*acide aspartique* uni à l'ammoniaque avec élimination d'eau; c'est donc une *amide*.

L'*asparagine* se retrouve chez un certain nombre d'autres drogues végétales telles que la feuille de Belladone, les racines de Réglisse et de Grande Consoude, etc.

Physiologie et Thérapeutique. — L'*Asperge* est considérée comme diurétique; l'odeur fétide qu'elle donne aux urines prouve au moins que certains de ses principes s'éliminent par cette voie; mais, selon Rabuteau, ce n'est point à l'*asparagine* qu'est due l'odeur des urines. Les sels de potasse que renferme l'Asperge rendraient compte suffisamment, selon lui, de la légère diurèse qu'elle produit. On la prescrit en tisane (2 à 10 gr. par litre).

C'était une des cinq *racines apéritives* des anciens Codex, elle fait encore partie du sirop dit des 5 racines apéritives.

283. SALSEPAREILLE

Description. — On emploie en médecine les racines adventives de plusieurs sortes de *Sal-
separeilles ;* ces racines ont, en
général, l'épaisseur d'une plume
d'oie, et se montrent fortement
ridées dans le sens longitudinal,
ce qui donne à leur coupe transversale une disposition étoilée.
Leur couleur varie du jaune
grisâtre au rouge brun ; leur
écorce et lisse, plus ou moins
terreuse, rouge ou grise sur
la coupe transversale, et le plus
souvent facile à isoler du cylindre
central ; celui-ci est ligneux, coloré en blanc ou en rose, régulièrement cylindrique. Sur la
coupe transversale, il se montre
nettement séparé de l'écorce
par un cercle brun caractéristique (*zone protectrice*) ; ses bords,
sur cette même coupe, sont
grisâtres et piquetés de trous
dus à l'ouverture des vaisseaux
ligneux ; le centre est d'un blanc
plus ou moins pur et présente
des dimensions plus ou moins
grandes selon les sortes.

Ces racines adventives arrivent
quelquefois dans le commerce encore attachées à leur

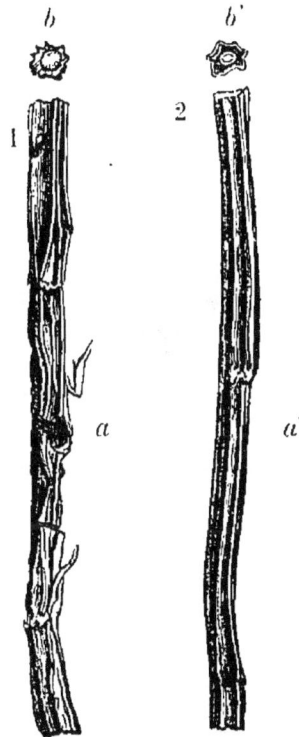

FIG. 304, 305.—Salsepareilles

1. Salsepareille de la Jamaïque (des Anglais).

a. Racine.— *b,* Coupe transversale.

2. Salsepareille de la Vera-
   Cruz.

a'. Racine. — *b'.* Coupe transversale.

rhizome (*S. de la Vera-Cruz*); elles sont accompagnées de radicules grêles et comme frisées, tantôt très abondantes, tantôt rares. — Toutes présentent une saveur douceâtre, un peu sucrée, devenant ensuite âcre et amère.

Au microscope, les cellules de l'épiderme forment deux ou trois zones de phytocystes à parois sclérifiées, plus ou moins épaissies vers le centre, sur les bords, ou en dehors,

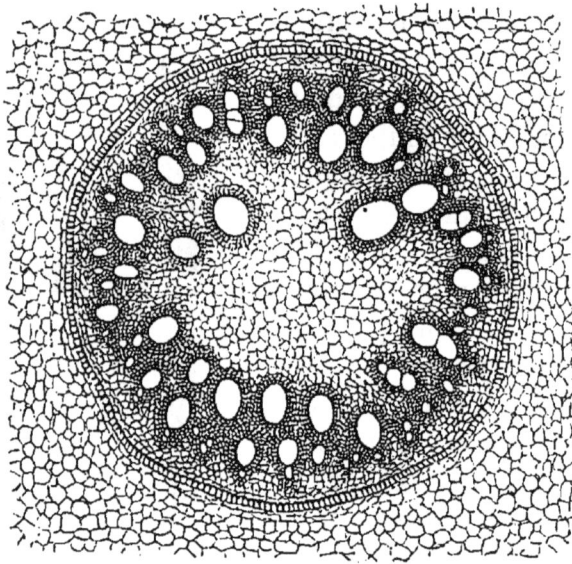

FIG. 306. — Racine de Salsepareille du Honduras. Coupe transversale de la partie centrale.
(D'après de Lanessan.)

selon les espèces; le parenchyme sous-jacent est formé d'éléments arrondis, riches en fécule. La *couche protectrice* est constituée par un seul rang de cellules scléreuses dont les parois sont inégalement épaissies et fournissent aussi un bon élément de détermination, selon que cet épaississement porte sur les parois interne, externe ou latérales; cette couche est ordinairement doublée en dedans par une zone étroite de

phytocystes de nature scléreuse formant deux ou trois plans.
Le cylindre central se compose d'une zone annulaire

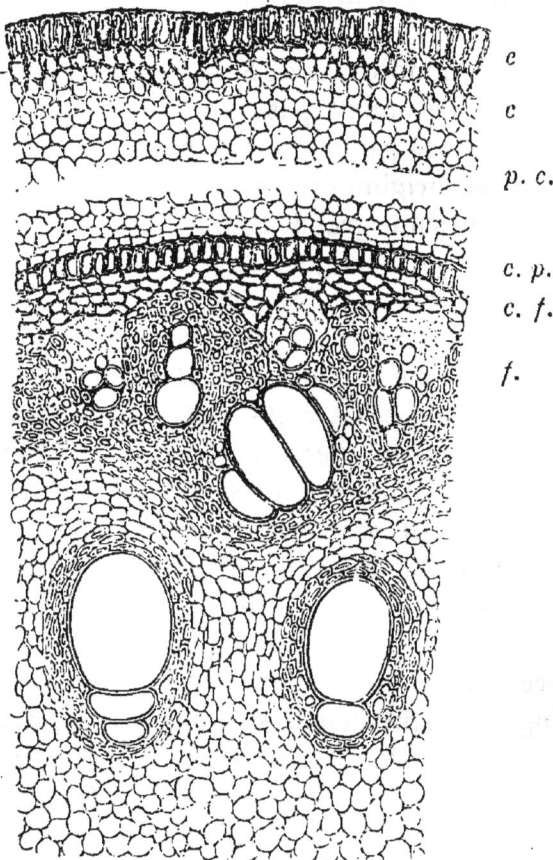

FIG. 307. — Salsepareille du Honduras. Coupe transversale
partielle, très grossie.

e. Epiderme ; — *e.* couches de cellules scléreuses renforçant l'épiderme ;
— *p. c.*, parenchyme cortical ; — *c. p.* couche protectrice ; — *c. f.* zones,
de renforcement de la couche protectrice ; — *f.* faisceaux fibro-vasculaires.

(D'après de Lanessan.)

plus ou moins épaisse de tissu ligneux, formée de vaisseaux à
large ouverture, qu'entourent des cellules fibreuses ; quelques éléments plus larges et moins épais, paraissant de

nature libérienne, forment de petits groupes à la périphérie de cette zone. Le parenchyme central ou moelle est constitué comme le parenchyme cortical et renferme de l'amidon en abondance.

Les sortes commerciales de *Salsepareilles* sont nombreuses. Guibourt n'en reconnaît pas moins de dix. Elles sont, en général, désignées par le nom de leur lieu d'origine ; mais, outre que cette origine est souvent assez incertaine, il règne entre les auteurs une grande confusion à l'égard des noms à attribuer à chaque sorte, les Anglais appelant *Salsepareille de Honduras* ce que les Français appellent *Salsepareille du Guatémala* et *Salsepareille du Mexique* ce que certains auteurs français appellent *Salsepareille de Honduras* et d'autres *Salsepareille de Tampico*. A cette confusion de noms, qui rend l'histoire des *Salsepareilles* assez obscure, se joint la grande difficulté de distinguer les sortes les unes des autres au premier aspect ; la plupart des droguistes en arrivent à tenir compte surtout du mode d'emballage de chaque sorte et de l'aspect des paquets. — Nous verrons plus loin que la même incertitude règne sur l'origine botanique de la plupart de ces produits.

Les Anglais distinguent des *Salsepareilles farineuses* et des *Salsepareilles non farineuses*, division assez mauvaise, la même racine pouvant présenter de la fécule à une de ses extrémités et en être dépourvue à l'autre.

Nous n'indiquerons ici que 4 sortes, aujourd'hui les plus usitées, les autres arrivant moins régulièrement dans le commerce européen.

1º *Salsepareille de la Vera-Cruz* (*Salsepareille de Honduras* de plusieurs auteurs français ou mieux *Salsepareille de Tampico : Salsepareille du Mexique* des auteurs anglais (une de leurs sortes *non farineuses*). Elle arrive dans le commerce en paquets de racines souvent encore adhérentes au rhizome, pliées en bottes, mais *non liées*. Elle est presque dépourvue de racines adventives; la couleur de l'écorce varie du gris au rouge : les sillons profonds de sa surface sont *souillés de terre*. Le cylindre ligneux est blanc. La zone ligneuse est très épaisse et, au microscope, les cellules de la couche protectrice se montrent allongées radialement, avec une paroi externe très mince. des parois interne et latérales épaissies. et une ouverture figurant un triangle isocèle à sommet aigu dirigé vers la moelle. — C'est la sorte la plus employée en France.

2º *Salsepareille de la Jamaïque* des auteurs anglais (*Salsepareille rouge barbue* des auteurs français ; les Allemands, désignent sous le nom de *Salsepareille de la Jamaïque* un produit différent, nommé en France *Salsepareille rouge* : c'est une des *Salsepareilles non farineuses* du commerce anglais). Les racines arrivent dans le commerce détachées du rhizome, pliées et réunies en bottes de 50 cent. de long autour desquelles est enroulée étroitement une racine même de Salsepareille. Elle est brun pâle ou brun rouge, et accompagnée de *très nombreuses racines adventives* ; l'écorce est *dépourvue de terre* au dehors, molle, flexible, se détachant facilement d'un axe ligneux rosé. Les cellules de la couche protectrice sont également amincies en dehors : mais leur ouverture forme un triangle à pointe tournée en dehors. Cette salsepareille est la plus estimée en Angleterre.

3° *Salsepareille de Honduras* des auteurs anglais (*Salsepareille de Guatémala* des auteurs français). Elle est pourvue de racines adventives, mais moins abondantes que dans la sorte précédente : elle est pliée comme elle en bottes liées avec une racine très enroulée : mais ces bottes sont un peu plus longues (0ᵐ75). L'écorce est jaunâtre : le cylindre central est rose ; le bois est peu développé ; la moelle forme au centre une large tache bien blanche et renferme ordinairement, ainsi que le parenchyme cortical, une forte proportion d'amidon. C'est une des sortes *farineuses* des Anglais. Les cellules de la couche protectrice sont à peu près quadrangulaires, également épaissies sur toutes leurs faces, et leur ouverture est arrondie. — Très employée en Allemagne et en Angleterre.

4° *Salsepareille du Brésil* (*Salsepareille du Para. Salsepareille de Portugal. Salsepareille de Lisbonne*). Les racines sont coupées en fragments de même longueur, non *pliées*, et réunies en bottes liées comme la Salsepareille de la Jamaïque ; ces bottes sont très longues (0.70 et plus) ; ces racines sont grêles, colorées en brun parfois noirâtre, pauvres en racines adventives. La moelle est très développée et farineuse. Les cellules de la couche protectrice ont une ouverture quadrangulaire et une paroi externe amincie, les autres parois épaissies. — Sorte très estimée autrefois, moins employée aujourd'hui.

La *Salsepareille Caraque* est une sorte très inférieure et assez rare : la *Salsepareille de Guayaquil*, la *Salsepareille de Guatémala*, la *Salsepareille de Maracaïbo* sont trop peu usitées pour tenir place ici et intéresser le médecin.

Botanique. — Les *Salsepareilles* sont produites par diverses espèces du genre *Smilax*, *Liliacées* de la série des *Smilacées* (*Asparaginées* des anciens auteurs) : ce sont des plantes dioïques, frutescentes, à rhizome court et épais, pourvu de racines adventives très nombreuses et très longues, à rameaux aériens grimpants, anguleux, souvent pourvus d'aiguillons solides, et s'accrochant aux arbres au moyen de vrilles nées à la base des feuilles. Les espèces à Salsepareille sont pour la plupart, sinon toutes, mal connues ; elles sont réparties dans l'Amérique centrale, depuis le Mexique jusqu'au Brésil et au Pérou [1].

On rapporte au *Smilax medica* Cham. et Schlecht. la production de la Salsepareille que l'on exporte par Vera-Cruz et Tampico et qui est connue sous ces deux noms dans le commerce. C'est

[1] Flückiger et Hanbury font remarquer (II, 540) que l'habitat de ces plantes dans des forêts marécageuses et chaudes, extrêmement dangereuses pour les Européens, la dioïcité des espèces et surtout le polymorphisme des feuilles, sont autant de difficultés presque insurmontables, qui s'opposent, à ce que nous connaissions les véritables espèces médicinales.

une liane, que l'on trouve sur la pente orientale des Andes mexi-
caines, — à rhizome court, à rameaux glabres, portant au niveau
des feuilles quelques aiguillons recourbés.

Feuilles alternes, à pétiole court et engainant, à limbe allongé
et acuminé, assez variable de forme, le plus souvent cordé ou
presque sagitté à la base, muni de 5 à 7 nervures saillantes et
parfois dentées en dessous, disposées suivant le type palmé; des
ponctuations glanduleuses criblent la surface; deux vrilles spiralées,
pourvues d'aiguillons et dues à la transformation de stipules ou de
lobes foliaires, se montrent de chaque côté du pétiole. — *Fleurs*
unisexuées, disposées en cymes unipares compactes, à axe principal très court, et simulant des ombelles axillaires. — *Réceptacle*
globuleux, accompagné à sa base de bractées lancéolées. —
Périanthe formé de 6 pièces oblongues lancéolées, libres, étalées,
disposées en deux verticilles trimères, le verticille externe étant
un peu plus développé que l'interne. — *Fleurs mâles* sans traces
de gynécée, à 6 étamines libres, à anthères biloculaires et introrses.
— *Fleurs femelles* pourvues de 2 à 6 staminodes plus ou moins
prononcés et d'un ovaire à 3 loges, à style unique, dressé, trilobé
au sommet; chaque loge renferme un ou rarement deux ovules
orthotropes, insérés en haut de l'angle interne, à micropyle
dirigé en bas. — *Baies* globuleuses, à 1-3 graines (une ou deux
loges de l'ovaire avortant assez fréquemment). — *Graines* ovoïdes,
renfermant un embryon très petit entouré d'un albumen cartilagineux.

Le *Smilax officinalis* H. B. K., — qui croît à la Nouvelle-Grenade,
dans l'isthme de Panama, et même, dit-on, au Guatémala et au
Pérou, et que l'on a introduit à la Jamaïque, — est regardé comme
l'origine de la Salsepareille qui arrive en Europe en passant par
cette île, et que nous avons désignée sous le nom de *Salsepareille
de la Jamaïque des Anglais*.

Il diffère du *Smilax medica* par ses plus grandes dimensions,
son rhizome noueux, ses rameaux anguleux pourvus d'aiguillons
plus nombreux et plus forts; les vrilles pétiolaires peuvent manquer; les feuilles présentent d'ailleurs le même polymorphisme
que dans l'espèce précédente. Les fleurs sont verdâtres, les pédicelles floraux accompagnés de bractées déchiquetées; les anthères
sont extrorses et s'enroulent après la pollinisation. Les fleurs
femelles et les fruits de la plante ne sont pas encore connus.

On ignore quelle est de l'espèce qui donne la *Salsepareille de
Honduras*. La *Salsepareille du Brésil* est fournie, pense-t-on, par
plusieurs espèces: *Smilax syphilitica* Humb., *S. papyracea*. Poir.
S. cordato-ovata Rich.

Chimie. — Les *Salsepareilles* renferment de l'amidon, de la résine, une très faible quantité d'huile essentielle, et environ 0,20 pour 100 d'une substance cristalline $C^8 H^{15} O^3$, incolore, neutre, non azotée, à formule mal établie, nommée successivement *Parilline* (Pallotti), *Salseparine*, *Acide Parillinique*, et *Smilacine*; elle est peu soluble dans l'eau, surtout l'eau froide, plus soluble dans l'alcool, insoluble dans l'éther; sa solution aqueuse mousse beaucoup. Elle se rapproche de la *Saponine* et appartient comme elle au groupe des glucosides; l'acide sulfurique étendu la dédouble en glucose et en *Parigénine* cristallisable, en même temps que la liqueur devient vert foncé. — Le même acide concentré la colore en brun violet.

Physiologie et Thérapeutique. — La *Salsepareille* jouit depuis longtemps de la réputation d'un médicament dépuratif, sudorifique et diurétique, réputation qui a paru de nos jours un peu exagérée. A faible dose, la Salsepareille stimule l'appétit; à haute dose, elle peut amener des nausées et des vomissements; la diurèse est à peine appréciable, et la sudation légère qu'elle provoque est commune, selon Gubler, à tous les émétiques. Ces vomissements même sont dus, paraît-il, non à la *Smilacine*, qui est à peu près inerte et s'élimine entièrement par les urines sans effet physiologique, mais à la résine amère que renferme la plante. — Au total, il existe, sans sortir de la flore française, des diurétiques et des dépuratifs bien plus énergiques que la célèbre drogue américaine.

On prescrit la tisane (64 gr. p. 1000), l'extrait alcoolique, la teinture alcoolique, le sirop, etc., dans le rhumatisme, la scrofule, la syphilis ancienne, les affections cutanées; on l'associe souvent à d'autres substances plus actives.

La Salsepareille fait partie d'une foule de sirops et de préparations dites dépuratives : Sirop de Cuisinier, Tisane de Feltz, etc. C'était un des quatre bois sudorifiques. (Voy. *Gaïac*, p. 283.)

Diagnose. — La *Salsepareille* se distingue facilement des racines adventives d'*Asperge*, qui sont molles, parcheminées et non striées à la surface: elle se distingue des *Tiges de Douce-amère* par l'absence des nœuds foliaires que présente celle-ci; la Douce-amère possède en outre une couche verdâtre dans le parenchyme cortical et présente un cylindre ligneux assez épais, nettement distinct de la moelle.

Tisane de Feltz		*Sirop de Salsepareille composé*	
Salsepareille	64 gr.	(Sirop de Cuisinier)	
Sulfure d'antimoine	80 —		
Colle de poisson	10 —	Salsepareille	1000 gr.
Eau	2000 —	Fleurs de Bourrache	
		Fleurs de Roses pâles	
Tisane sudorifique		Feuilles de Séné	ãã 64 —
Salsepareille	32 gr.	Anis vert	
Gaïac	64 —	Miel blanc	
Sassafras	8 —	Sucre	ãã 1000 —
Réglisse	12 —	Eau	Q. S.

284. SQUINE

Description. — La *Squine*, que beaucoup d'auteurs considèrent encore comme une souche véritable, paraît ne représenter que des portions tubérifiées de racines adventives [1]. Elle se présente en fragments cylindriques aplatis et irrégulièrement bosselés, tronqués aux deux extrémités, longs de 5 à 20 cent., épais de 3 à 5 cent. La surface est d'un brun clair, lisse ou finement ridée, et souvent d'aspect satiné. De larges cicatrices circulaires, planes, indiquent que la racine a été entaillée avec un instrument tranchant et privée d'une partie de ses tubercules ou de ses appendices. On n'observe que rarement des cicatrices de radicules, jamais d'écailles foliaires.

La coupe transversale montre un cercle subéreux brun assez épais, en dedans duquel la racine est constituée entièrement par une substance spongieuse, de couleur chair; on distingue une zone centrale de couleur plus foncée, assez vaguement délimitée, et parsemée de petites taches irrégulièrement disposées, qui correspondent à des faisceaux fibro-vasculaires et au milieu desquelles on distingue, surtout à la coupe, un ou deux petits trous indiquant les vaisseaux.

[1] Il y aurait là quelque chose de comparable à ce qui se passe pour la Pomme de terre, à cette différence près que cette dernière résulte d'une tuberculisation de *branches souterraines* et non de racines adventives.

L'odeur et la saveur sont à peu près nulles.

Au microscope, on trouve le suber constitué par un plan de cellules foncées, renfermant de la résine brune et des cristaux d'oxalate de chaux. Le parenchyme général est formé d'éléments allongés radialement, puis arrondis à mesure qu'on se rapproche du centre, et remplis de grains d'amidon très volumineux, arrondis ou polyédriques, à hile central très marqué, et souvent réunis par groupe de 3 ou 4. Les faisceaux fibro-vasculaires, qui ne se montrent que dans la zone plus foncée du centre et sont d'autant plus larges qu'ils sont plus éloignés de la périphérie, sont constitués par deux gros vaisseaux ponctués largement ouverts, qu'entoure une zone de cellules fibreuses à parois épaisses et canaliculées.

Botanique. — La *Squine* provient d'une *Liliacée* de la série des *Smilacées*, le *Smilax China*[1] L. (*Smilax ferox* Wall.), plante ligneuse, à rhizome court, à rameaux grimpants et munis d'aiguillons très nombreux, assez répandue dans la Chine, le Japon, et s'étendant aux Indes dans le Népaul, l'Assam, etc. Les *feuilles* sont ovales aiguës, à cinq nervures palmées, à pétioles bidentés, pourvus de deux vrilles. — *Fleurs* organisées comme celles des autres *Smilax* et formant des cymes axillaires ombelliformes. — *Baie* rouge triloculaire.

Les *Smilax glabra* Roxb. et *S. lancæfolia* Roxb. passent pour fournir des tubercules en tout semblables à ceux de la véritable Squine et qui leur sont peut-être mélangés.

Chimie. — La *Squine* renferme de l'amidon en abondance, une matière colorante, un tannin particulier, une résine mal déterminée, des sels calcaires, et vraisemblablement un principe médicamenteux, encore de nature inconnue. Certains auteurs pensent qu'elle contient le même glucoside que les Salsepareilles; on ne paraît pas encore l'y avoir trouvé d'une façon certaine.

Physiologie et Thérapeutique. — La *Squine* a joui de la même réputation que la Salsepareille, comme sudorifique, diurétique et

---

[1] On tire d'Amérique une Squine assez analogue à la Squine d'Asie, possédant les mêmes propriétés, et que l'on attribue avec doute aux *S. Pseudo-China* L., *S. Tamnoïdes* L., *S. Balbisiana* Kunth., *S. Jacapinga* Griseb., *S. Syringoïdes* Griseb., *S. Brasiliensis* Spreng.

dépurative; on lui attribue quelques cures célèbres, celle de Charles-Quint en particulier. Cependant sa vogue est tombée plus rapidement encore que celle de la drogue américaine, et aujourd'hui on la considère comme parfaitement inerte.

On la prescrivait en tisane ou en' sirop; elle faisait partie, comme la Salsepareille, des quatre *Bois sudorifiques*.

285. RHIZOME DE PETIT HOUX

Description. — Ce *Rhizome* est à peu près de la grosseur du doigt et long de 6 à 10 cent.; il est coloré en jaune grisâtre, lustré à sa surface, formé d'une série de renflements irréguliers, et souvent émet quelques branches latérales de même taille que lui. Sa surface est couverte de collerettes transversales espacées de 3 à 10 mill., correspondant à autant d'écailles dont on retrouve souvent les bases sous forme de membrane festonnée au niveau des écailles. La face supérieure porte un ou deux tronçons d'axes aériens, coupés lors de la récolte, et situés généralement un

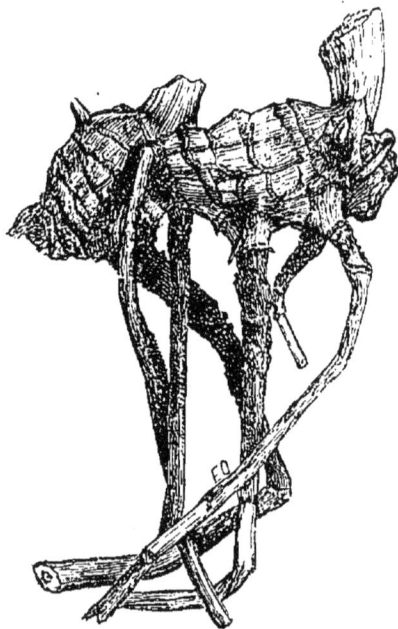

FIG. 308. — Rhizome de Petit Houx. *Ruscus aculeatus.*

peu en avant des renflements du rhizome ; la face inférieure et les faces latérales portent de nombreuses racines adventives ligneuses, de même couleur que la tige, dépourvues de toute cicatrice ou collerette, striées à la surface et quelquefois recouvertes d'une sorte d'enduit spongieux.

La coupe transversale du rhizome montre, sous la couche assez épaisse du suber, une masse en apparence homogène, blanche, compacte, piquetée de points jaunâtres disposés irrégulièrement et correspondant aux faisceaux fibro-vasculaires. Les racines adventives montrent un axe ligneux très blanc, bien séparé du parenchyme grisâtre qui l'entoure.

L'odeur est un peu térébenthinée; la saveur est douceâtre, sucrée, puis un peu âcre.

Au microscope, on trouve un suber épais, formé de plusieurs plans de cellules cubiques. Une sorte de couche protectrice, constituée par une seule ligne de cellules scléreuses, sépare le parenchyme cortical de la partie centrale ; le premier est formé d'un parenchyme à éléments arrondis, dépourvus d'amidon et contenant quelques raphides. Les faisceaux fibro-vasculaires de la portion centrale sont ovoïdes sur leur coupe transversale, et comprennent chacun plusieurs vaisseaux entourés de cellules ligneuses. Les racines adventives renferment dans les éléments de leur parenchyme cortical, outre des paquets de raphides, des granulations nombreuses. Le cercle ligneux qui double intérieurement la zone protectrice est continu et formé de cellules fibreuses, épaisses, parsemées de vaissaux à large ouverture.

Botanique. — Le *Petit Houx* [1] est une *Liliacée* de la série des *Asparaginées*, le *Ruscus aculeatus* L., petit arbrisseau toujours vert, commun dans toute l'Europe.

Rhizome traçant. — *Rameaux aériens* bisannuels, verdâtres, ramifiés, à rameaux élargis et aplatis en forme de feuilles ovales-aiguës (*Cladodes*). — *Feuilles* petites, aiguës, formant une mince écaille caduque à la face inférieure des cladodes. — *Fleurs* unisexuées, à pédicules connés en partie avec les cladodes. — *Récep-*

[1] Fragon épineux, Housson. Houx frélon. (Myrte sauvage des anciens.)

tacle convexe. — *Périanthe* étalé, formé de six pièces lancéolées, disposées en deux verticilles, dont le plus interne un peu plus petit que l'externe. — *Androcée* de 3 à 6 étamines monadelphes, à anthères biloculaires et extrorses : ces anthères avortent ou n'apparaissent pas chez la fleur femelle. — *Ovaire* supère, triloculaire, à style court, faiblement renflé au sommet. — *Ovules* semi-anatropes, à micropyle inférieur, insérés au nombre de deux dans l'angle interne de chaque loge (absents dans le gynécée de la fleur mâle). — *Baie* rouge, globuleuse, souvent monosperme par avortement. — *Graine* albuminée.

Chimie. — Le *Rhizome du Petit Houx* renferme une résine mal déterminée, une huile volatile et des sels de potasse et de chaux.

Physiologie et Thérapeutique. — Le *Rhizome de Petit Houx*, qui faisait partie des cinq *racines apéritives mineures*, et entre encore dans le sirop de ce nom, est considéré comme diurétique et sudorifique, propriétés qu'il paraît devoir aux sels de potasse qu'il renferme (?) On le prescrit en tisane (30 gr. pour un litre d'eau) dans l'hydropisie, l'ascite, etc., etc.

286. SALEP

Description. — Le *Salep* se présente en petites masses cornées, pyriformes plus ou moins aplaties ou déformées par la dessiccation, colorées en brun jaunâtre ou rougeâtre, longues de 1 à 3 cent. sur une largeur deux ou trois fois moindre ; elles sont fréquemment enfilées en chapelet au moyen d'une ficelle. L'extrémité supérieure porte une excavation correspondant à la cicatrice de la portion aérienne ; l'extrémité inférieure, ordinairement pointue, peut se trouver ramifiée et présenter un aspect *palmé* ou plus exactement celui d'une grosse mo-

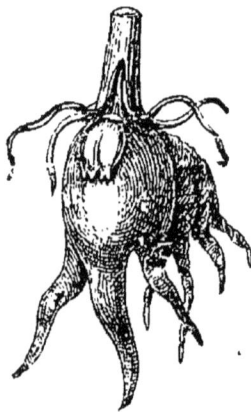

FIG. 309. — Bulbe d'*Orchis*. (D. L.)

laire munie de ses racines. La surface est finement rugueuse. La masse est translucide et offre souvent les apparences d'une gomme.

La coupe transversale montre une substance homogène, translucide, d'aspect corné.

L'odeur est nulle, la saveur faible.

Au microscope, on ne trouve que les traces d'un parenchyme dont les éléments primitivement arrondis ont été déchirés et déformés par la chaleur et la dessiccation. Des masses hyalines se montrent irrégulièrement disséminées dans ces cellules et entre elles; elles sont constituées par du mucilage et par de l'amidon transformé en empois.

Botanique. — Les grains de *Salep* ne sont autres que des bulbes desséchés de diverses *Orchidacées* [1]; on le prépare surtout en Orient, où il s'en fait une consommation considérable; mais, depuis qu'on est parvenu à se rendre compte de sa structure (Geoffroy, 1740), on fabrique en France et en Allemagne un Salep tout semblable à celui des Orientaux.

On emploie surtout à cet usage l'*Orchis militaris* L., l'*O. morio* L., l'*O. mascula* L., l'*O. ustulata* L., l'*O. pyramidalis* L., l'*O. coriophora* L., l'*O. longicruris* L., toutes plantes pourvues de tubercules oblongs et entiers, — et les *Orchis maculata* L., *saccifera* Brongn., *conopsea* L., *latifolia* L., dont les tubercules sont ramifiés ou palmés.

Ces tubercules ou *pseudo-bulbes* ne sont autres que des bases tubérifiées de bourgeons. Chaque *Orchis* possède deux pseudobulbes: l'un, plus ou moins desséché, se vide peu à peu pour

---

[1] ORCHIDACÉES. — PLANTES HERBACÉES. vivaces, la plupart ÉPIPHYTES (commensales d'autres arbres). quelques unes PARASITES (*Neottia*), d'autres (comme en Europe) vivant en pleine terre, et pourvues à leur pied de deux PSEUDO-BULBES, représentant des bases tubérifiées de bourgeons. — FEUILLES ALTERNES, simples. rectinerves. souvent engainantes. — Inflorescence en ÉPIS. — FLEURS HERMA-PHRODITES et IRRÉGULIÈRES, naissant à l'aisselle d'une bractée. — RÉCEPTACLE CONCAVE, EMPRISONNANT UN OVAIRE ADNÉ. INFÈRE, souvent tordu. — PÉRIANTHE IRRÉGULIER, constitué par DEUX VERTICILLES TRIMÈRES, la pièce antérieure (primitivement postérieure) du verticille interne se développant en un large LABELLE de forme variable. — ANDROCÉE primitivement de 6 ÉTAMINES, réduit à UNE SEULE, (2 chez *Cypripédium*, rarement 3) : ANTHÈRE BILOCULAIRE adossée au style et formant avec lui une colonne dite GYNOSTÈME; POLLEN AGGLUTINÉ dans chaque loge en une ou plusieurs MASSES CLAVIFORMES (POLLINIES). — OVAIRE TRICARPELLÉ, UNILOCULAIRE, à 3 PLACENTAS PARIÉTAUX portant de nombreux OVULES ANATROPES.— FRUIT CAPSULAIRE, LOCULICIDE, DÉHISCENT EN DEUX OU TROIS VALVES. — GRAINES NON ALBUMINÉES.

subvenir à l'alimentation de l'axe aérien actuel, né de lui; l'autre est un bourgeon né à l'aisselle d'une écaille inférieure de cet axe aérien ; ce bourgeon se développe graduellement à sa base en tubercule amylacé, destiné à pourvoir plus tard à la nutrition de sa partie supérieure, lorsque celle-ci se développera à son tour, l'année suivante, en axe aérien : une écaille de la base de cet axe futur donnera de même plus tard un bourgeon dont l'évolution sera identique à celle du précédent.

L'*Orchis militaris* L., une des espèces les plus communes et les plus employées pour la fabrication du Salep, est une plante herbacée, vivace, répandue dans toute l'Europe centrale et méridionale et s'étendant jusqu'en Asie Mineure.

Axe aérien dressé, annuel, haut de 20 à 30 cent. — *Feuilles* alternes, sessiles, oblongues-aiguës, rectinerves, formant une rosette au pied de la plante. — *Fleurs* hermaphrodites et irrégulières, disposées en épi terminal et insérées chacune à l'aisselle d'une bractée lancéolée. — *Réceptacle* concave emprisonnant un ovaire infère, adné, tordu sur lui-même de 180 degrés. — *Périanthe* rosé, à 6 pièces disposées en deux verticilles : les 3 pièces du verticille interne sont égales, lancéolées, les deux antérieures (primitivement postérieures, avant la torsion) formant deux ailes latérales, la pièce postérieure (primitivement antérieure) étant dressée et concourant à former une sorte de casque avec les deux pièces voisines du verticille interne (pièces postérieures, primitivement antérieures). La 3ᵉ pièce du verticille interne forme une large lèvre (*labelle*) trilobée, étendue en avant de la fleur (primitivement en arrière), parsemée de taches pourpres et portant à sa face inférieure une longue corne creuse, de même longueur que l'ovaire (*éperon*), — *Etamine* unique, biloculaire, accolée à la colonne stylaire et formant avec elle ce qu'on appelle le *gynostème* : chaque loge renferme une *pollinie* ou agglomération de pollen, en forme de petite massue, dont le manche (*caudicule*) s'insère hors de l'anthère sur une petite glande (*rétinacle*) logée sous la crête stigmatique. — *Ovaire* infère, uniloculaire, à trois placentas pariétaux portant chacun plusieurs rangs de petits ovules anatropes. Le style est dressé et porte une petite fossette stigmatique. — *Capsule* uniloculaire, loculicide, déhiscente en trois valves. — *Graines* non albuminées.

On attribue à deux autres *Orchidées*, appartenant à un genre différent, l'*Eulophia Campestris* Lindl. et l'*Eulophia herbacea* Lindl., la production du *Salep* le plus estimé en Orient, et connu sous le nom de *Salib misri*.

La récolte se fait d'une façon fort simple : après avoir arraché les bulbes et rejeté ceux qui ne sont pas pleins, on les lave, on les enfile autour d'une ficelle, on les plonge quelques instants dans l'eau bouillante, puis on les laisse sécher doucement au feu ou au soleil.

Chimie. — Le *Salep* renferme 48 p. 100 d'un mucilage non précipitable par l'acétate neutre de plomb, donnant, par ébullition avec l'acide nitrique, de l'acide oxalique, et plus voisin, par conséquent, de la cellulose que de la gomme arabique. Il contient en outre de l'amidon en proportions extrêmement variables, du sucre, de l'albumine et une quantité relativement considérable de Phosphates et de Chlorures potassiques et calcaires.

Physiologie et Thérapeutique. — Le *Salep* donne, même avec quarante fois son poids d'eau, une gelée épaisse, devenant plus compacte encore par l'addition d'un peu de borax ou de magnésie. On considère sa farine comme particulièrement analeptique et reconstituante ; elle sert à confectionner des potages destinés aux convalescents ; peut-être y a-t-il quelque exagration dans cette renommée.

La tisane de Salep (5. p. 500 gr. d'eau) est recommandée dans la convalescence des affections inflammatoires de l'intestin (entérite, fièvre typhoïde, etc.). La gelée de Salep, le chocolat au Salep, sont prescrits aux convalescents.

Les Orientaux attribuent au Salep des propriétés aphrodisiaques, peut-être simplement en raison de sa forme, comme il est arrivé pour beaucoup d'autres substances. Peut-être aussi les phosphates qu'il renferme jouent-ils un rôle dans ses propriétés reconstituantes.

287. VANILLE

Description. — On emploie en médecine le fruit, improprement appelé *gousse* dans le commerce ; c'est une capsule uniloculaire, tricarpellée, que l'on cueille avant sa maturité. sa déhiscence naturelle, que l'on observe quelquefois sur les sortes inférieures, cueillies trop tard, est loculicide et se fait au moyen de 2 valves inégales, qui ne se séparent que jusqu'aux deux tiers ou à la moitié de la longueur du fruit.

Ce fruit forme dans le commerce des baguettes molles et flexibles, très grêles, longues de 10 à 20 cent., épaisses de 1 à 1 $^1/_2$ cent.; il est un peu arqué et recourbé à son extrémité inférieure, plus ou moins cylindrique ou aplati, et laissant difficilement deviner sa forme primitive trigone. La surface est d'un brun foncé, plus ou moins luisante, striée de nombreux plis longitudinaux, bien parallèles. Les bonnes sortes se couvrent par places d'efflorescences blanches dues des amas de petits cristaux de *Vanilline*.

Sur la coupe transversale, la cavité du fruit, primitivement triangulaire, est obstruée par une masse considérable de petites graines noires et brillantes, qui semblent recouvertes d'un léger enduit visqueux; elles s'attachent sur **trois** placentas, dédoublés ou dédoublés ou déquadruplés, situés au niveau des faces du triangle primitif, et à peu près impossibles à distinguer sur les échantillons secs du commerce. Les parois du fruit sont brunes, coriaces, épaisses de 1 à 2 mill.

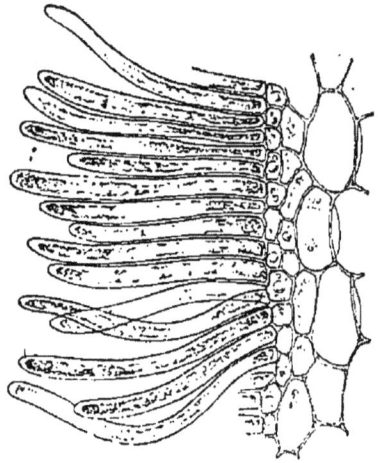

FIG. 310. — Vanille. *Vanilla claviculata*. Poils glanduleux des angles du fruit.

(D'après de Lanessan.)

L'odeur est caractéristique, très agréable, quelquefois voisine de celle du Baume de Tolu. La saveur est peu prononcée, douceâtre, moins agréable.

Au microscope, sous la couche épidermique de parenchyme tabulaire, à contenu brun, on trouve un parenchyme (*mésocarpe*) dont les éléments arrondis sont larges dans les couches extérieures et pourvus sur leurs parois de ponctuations linéaires (*Vanille du Mexique*) ou de lignes spirales

(*Vanille du Brésil*): les couches moyennes sont formées d'éléments plus petits, renfermant des gouttelettes huileuses ou résineuses, des raphides càlcaires et des cristaux prismatiques de *Vanilline*. A la partie interne de ce mésocarpe se trouve un cercle de faisceaux fibro-vasculaires très petits et assez espacés. L'épiderme interne (*endocarpe*) produit, dans l'intervalle des saillies placentaires (aux 3 angles de la capsule), des poils glanduleux renfermant une matière huileuse et une substance inodore, d'après les observations de Hanbury. — Les graines sont dépourvues d'albumen ; leur coque externe se brise facilement et laisse échapper la matière jaunâtre qui constitue l'embryon.

On distingue dans le commerce : 1° une Vanille supérieure dite *Vanille lec* ou *Vanille du Mexique*, grêle, effilée aux extrémités, colorée en brun foncé, couverte d'efflorescences de *vanilline* et douée d'une odeur très fine ; — 2° une *Vanille bâtarde*, ou *Vanille Simarona*, ou *Vanille de Bourbon*, plus courte, moins visqueuse, colorée en brun jaunâtre mêlé de veines noires, dépourvue d'efflorescences, et douée d'une odeur moins agréable ; — 3° une Vanille très inférieure, *Vanille pompona* ou *boca* ou *Vanillon*, plus large, aplatie, visqueuse et douée d'une odeur forte, peu aromatique ; elle a un léger goût de moisi, et fréquemment la déhiscence du fruit est déjà commencée ou achevée.

Botanique. — La *Vanille* qui donne la meilleure sorte commerciale (*Vanille du Mexique*) est le *Vanilla claviculata* Siv. (*Vanilla planifolia* Andrews), belle plante grimpante des forêts de l'est du Mexique, introduite au Brésil, aux Antilles, à Madagascar, souvent cultivée en Europe et appartenant à la famille des *Orchidacées*, série des *Aréthusées*.

Tige cylindrique, charnue, grimpante, se fixant aux arbres et aux corps voisins, au moyen de racines adventives aériennes, qui naissent au niveau des nœuds et parfois descendent dans l'air jusqu'au sol. — *Feuilles* alternes, courtement pétiolées, un peu engaînantes, à limbe charnu, oblong-aigu, à nervures parallèles, fines et très peu visibles. — *Fleurs* d'un vert pâle ou jaunâtre, disposées en épis axillaires compacts. — *Réceptacle* concave, très allongé, emprisonnant l'ovaire infère et simulant un pédicelle trigone. — *Périanthe* de 6 pièces, dont 5 lancéolées et à peu près semblables, et une antérieure (*labelle*) repliée en gouttière ou en cornet ; ce cornet est frangé à son orifice, adhérent par sa partie supérieure au gynostème, et porte intérieurement, en face de celui-ci, une touffe d'écailles frangées. — *Anthère* biloculaire, renfermant 2 pollinies dans chaque loge. — *Colonne stylaire* dressée, creuse, s'ouvrant vers le milieu par un orifice stigmatique bilabié situé sous l'anthère et hors de portée du pollen. — *Ovaire* uniloculaire, à 3 placentas pariétaux, chacun d'eux divisé en 2 ou 4 lames chargées de très nombreux ovules anatropes.

La production du *Vanillon* est attribuée à une espèce différente, le *Vanilla Pompona* Schiede.

On récolte les fruits avant leur déhiscence, lorsque leur couleur verte commence à s'altérer ; on les fait ensuite sécher au soleil avec quelques précautions et on les lie en bottes.

En raison de la situation relative du stigmate et de l'anthère, la fécondation de la plante par elle-même est rendue absolument impossible ; c'est grâce aux insectes, ainsi que l'a montré Darwin, que la fécondation peut s'opérer dans les fleurs des *Orchidacées* [1]. Dans les plantations de Vanille, on obtient des résultats plus constants en opérant la fécondation artificiellement par la main humaine ; c'est, dit-on, une des raisons qui maintiennent élevé le prix de la drogue.

Chimie. — La *Vanille* renferme 16,5 p. 100 de sucre et de gomme, 11 de matières grasses et de cire, 4 de résine, des sels, 2,75 p. 100 de *Vanilline* et un peu d'*acide vanillique* $C^8 H^8 O^4$.

La *Vanilline* $C^8 H^8 O^3$ est le principe odorant de la Vanille (Gobley) ; elle est incolore, cristallisable, volatile, soluble dans l'alcool et l'éther, peu soluble dans l'eau même bouillante. Avec la potasse chaude, elle donne de l'*acide protocatéchique* $C^7 H^6 O^4$. On la considère comme l'éther méthylique de l'*aldéhyde protocatéchique* ou *paroxymétaméthoxybenzaldéhyde*. Tiemann et Hartmann l'ont préparée artificiellement en oxydant la *Coniférine* $C^{16} H^{22} O^8 + 2 H^2 O$ de l'aubier des Pins.

Usages. — La *Vanille*, regardée autrefois comme stimulante et aphrodisiaque, et employée comme antispasmodique dans l'hystérie et diverses névroses, est inusitée aujourd'hui en médecine. Fonssagrives la regarde comme eupeptique et comme favorisant en particulier la digestion des corps gras ; le chocolat à la Vanille serait, dit-il, beaucoup plus digestif que le chocolat simple. Elle sert à parfumer certaines pastilles. La parfumerie et surtout la confiserie en font un très grand usage.

---

[1] Voir l'excellente thèse d'agrégation de Th. Barrois, *Le rôle des Insectes dans la Fécondation des Plantes*. O. Doin 1886.

288. GINGEMBRE

Description. — Le *Gingembre* se présente sous deux formes dans les pharmacies : le *Gingembre cortiqué* et le *Gingembre décortiqué*.

Le *Gingembre cortiqué* est un rhizome allongé, ramifié, formé de renflements ovoïdes et aplatis, peu nombreux, placés bout à bout, et portant sur les côtés des expansions *digitiformes* ou simplement tuberculeuses, qui donnent souvent à la drogue un aspect palmé ou plutôt dendriforme. Ces lobes latéraux portent à leur sommet une cicatrice entourée d'un bourrelet, et laissée par le rameau aérien qui s'y insérait. La longueur totale varie de 5 à 12 cent.; la largeur des tubercules peut atteindre 2-3 cent., l'épaisseur 1 cent.

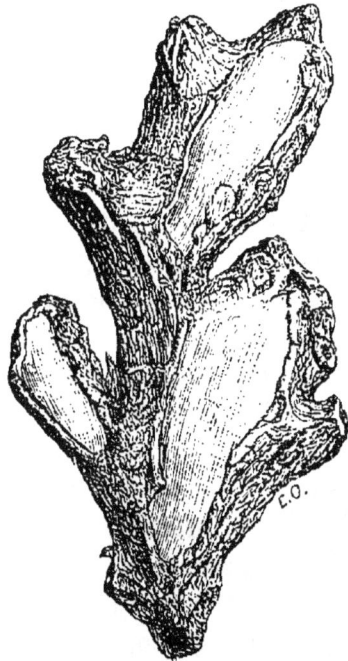

FIG. 311. — Gingembre cortiqué. *Zingiber officinale.*

Le rhizome est recouvert d'une écorce subéreuse, d'un brun très pâle à la surface, d'un rouge brun en dedans ; elle est finement grenue, un peu luisante, mais le plus souvent recouverte, dans le commerce, d'une légère couche de poussière grise. Elle porte des plis longitudinaux de dessiccation peu réguliers et plus ou moins marqués : des côtes transversales aplaties, de 1 mill. d'épaisseur environ, se montrent sur toute l'étendue du rhizome et de ses ramifications ; elles sont espacées de $^1/_2$ à 1 cent., et souvent peu visibles sur les échantillons du commerce. — Presque toujours, cette écorce a été raclée sur les faces bombées des tubercules, et laisse voir le tissu sous-jacent gris brun, plus ou moins foncé, compact et strié longitudinalement.

Sur la coupe transversale, d'un blanc jaunâtre, l'écorce brunâtre occupe une épaisseur de 1 mill. environ ; au-dessous vient une bande circulaire blanche, de 2 à 3 mill. d'épaisseur, piquetée de petits points bruns, et limitée intérieurement par une ligne très fine. Le centre est de nature féculente et parsemé irrégulièrement de points brunâtres correspondant aux faisceaux ; ceux-ci forment sur la cassure, d'ailleurs courte et compacte, de véritables filaments blancs.

L'odeur est aromatique et bien spéciale ; celle de l'écorce brune isolée est plus fine et rappelle celle du citron. La saveur est brûlante et poivrée. La poudre provoque des éternuements.

Le *Gingembre décortiqué* présente la disposition générale du *Gingembre cortiqué* ; mais ses rameaux sont plus grêles ; sa surface est d'un blanc mat et de nature farineuse ; la saveur est moins brûlante. En somme, il diffère surtout de l'autre Gingembre par l'absence de la couche corticale brune ; toutefois quelques auteurs pensent qu'il provient d'une espèce différente.

Au microscope, on trouve de dehors en dedans : une couche superficielle épaisse de cellules brunes ; une zone spéciale formée de plusieurs plans de phytocystes plus étroits, à paroi épaisse et sinueuse sur la coupe transversale, à contenu brun et résineux ; un parenchyme à éléments larges, remplis de grains de fécule grossièrement sphériques, entremêlés par places de larmes résineuses ; une couche de phytocystes aplatis, allongés suivant l'axe du rhizome, à laquelle s'adossent les premiers faisceaux fibro-vasculaires. Ceux-ci sont disséminés dans un parenchyme lâche, riche en amidon et en résine, semblable à

celui de la partie corticale ; ils ne renferment qu'un petit
nombre de trachées et de vaisseaux annelés, entourés d'une
zone épaisse de cellules fibreuses.

Botanique. — Le *Gingembre* est une plante herbacée, à rhizome
bisannuel, le *Zingiber officinale* Roscoe. (*Amomum Zingiber* L.),
originaire de l'Asie, cultivé aux Moluques et aux Indes, introduit
aux Antilles, dans l'Amérique du Sud, en Afrique et jusqu'en
Australie, donnant son nom à la famille des *Zingibéracées*[1].

Rameaux aériens dressés, hauts de 0,90 à 1m 50, les uns pourvus de feuilles, les autres de fleurs. — *Feuilles* alternes, lancéolées,
longuement engainantes, et pourvues d'une petite ligule membraneuse et bifide. — *Fleurs* hermaphrodites, irrégulières, groupées
en épi compact et pauciflore, au sommet de rameaux de petite
taille émis directement par le rhizome et couverts d'écailles bractéiformes engainantes et imbriquées ; ces écailles deviennent, au
sommet, de véritables bractées obovales, à bords membraneux, portant chacune dans leur aisselle une fleur courtement pédonculée,
qu'enveloppe à sa base une seconde bractée plus petite. — *Réceptacle* concave, emprisonnant un ovaire infère adné. — *Calice* tubuleux, verdâtre, gamosépale, à 3 divisions peu marquées. — *Corolle*
tubuleuse, jaunâtre, divisée en 3 lobes lancéolés à peu près égaux,
dont un dressé (le postérieur) et les deux autres étalés. — *Androcée* irrégulier, trimère ; une seule étamine est fertile, à filet
conné avec le tube de la corolle, à anthère biloculaire et introrse ;
les deux autres sont stériles, pétaloïdes, unies en un labelle
pourpre, tacheté de blanc, à trois lobes, dont deux latéraux aigus
et un médian large et arrondi. — *Ovaire* infère, triloculaire, sur-

---

[1] ZINGIBÉRACÉES (*Amomacées*, *Scitaminées*). — PLANTES HERBACÉES, A RHIZOME
TRAÇANT, ordinairement féculent et aromatique. — FEUILLES ALTERNES, ENTIÈRES,
souvent portées par des rameaux aériens distincts de ceux qui portent les fleurs.
— FLEURS HERMAPHRODITES ET IRRÉGULIÈRES, solitaires ou disposées en grappes
simples ou en grappes de cymes. — RÉCEPTACLE CONCAVE emprisonnant un
OVAIRE INFÈRE. — PÉRIANTHE formé de DEUX VERTICILLES TRIMÈRES, très distincts, à
pièces PEU INÉGALES, unies à leur base par verticilles. — ANDROCÉE IRRÉGULIER
formé par 3 ÉTAMINES dont UNE SEULE FERTILE ou seulement une des loges de
l'anthère (*Maranta*, *Canna*, etc.) : les deux autres étamines sont stériles,
pétaloïdes, dédoublées (*Maranta*) ou plus souvent unies en un LABELLE pendant. —
OVAIRE TRILOCULAIRE (uniloculaire, à placentas pariétaux, chez *Mantisia*, *Globba*,
Guillainia et *Hemiorchis*) : style simple. — OVULES ANATROPES, ASCENDANTS, A MI-
CROPYLE INFÉRO-EXTERNE, SOLITAIRES dans chaque loge ou 2-∞ SUR DEUX RANGÉES
VERTICALES. — FRUIT généralement CAPSULAIRE, TRIVALVE, A DÉHISCENCE LOCU-
LICIDE (indéhiscent chez les *Alpinia*, charnu chez quelques *Amomum*). —
GRAINES ALBUMINÉES, fréquemment ARILLÉES.
    Cette famille a été divisée (Bentham et Hooker. *Gen. Pl.* III, 637) en 4 tri-
bus : *Zingibérées*, *Marantées*, *Cannées* et *Musées*.

monté d'un disque épigyne formé de 2 languettes charnues; style grêle et exsert, évasé et frangé au sommet; placentas axiles, chargés de deux rangées verticales d'ovules ascendants. — *Fruit* capsulaire, loculicide, trivalve. — *Graines* arillées, albuminées.

Le *Gingembre gris*. le plus usité aujourd'hui et décrit ci-dessus, le *Gingembre de Chine*. le *Gingembre des Barbades* et autres sortes qui nous arrivent pourvues de leur écorce, proviennent tous de cette espèce. Quant au *Gingembre décortiqué*. il paraît provenir également du *Zingiber officinale*, dont l'écorce a été enlevée par le grattage et le lavage; toutefois Guibourt et quelques autres auteurs pensent qu'on emploie à cette préparation une espèce différente, qui arrive parfois dans le commerce sous le nom de *Gingembre blanc*, reconnaissable à ses rameaux plus grêles et à son épiderme d'un blanc mat, dépourvu de côtés transversales. On augmente souvent sa blancheur en le frottant de craie ou de.chaux. — Certaines sortes (*Gingembre des Barbades* ou *Gingembre noir*) ont été plongées dans l'eau bouillante et leurs grains d'amidon paraissent, au microscope, fondus en une sorte d'empoi.

Chimie. — Le *Gingembre* renferme, outre l'amidon et des sels, une résine brune et une huile volatile (0,25 p. 100), à laquelle il doit son odeur : la résine donne, avec la potasse, de l'*acide protocatéchique;* elle est soluble dans l'éther, et paraît être le principe actif de la drogue.

Physiologie et Thérapeutique. — Le *Gingembre* est un stimulant aromatique des plus puissants ; il est eupeptique, carminatif, aphrodisiaque. On ne le prescrit généralement point seul, mais il entre dans la composition de la plupart des préparations toniques et cordiales des anciens Codex.

On l'emploie encore en Angleterre contre les coliques et les tranchées, en même temps que contre l'enrouement et l'extinction de voix.

On peut prescrire l'infusion (10 gr. p. 100), l'alcoolé du Codex (alcool à 80°: 5; Gingembre 1) 4 à 10 gr., la Bière de Gingembre (20 gr. pour un litre de bière).

La poudre est usitée comme condiment dans les marmelades, les pâtisseries, etc. Le Gingembre confit, expédié de Chine tout préparé, est fort apprécié en Angleterre et en Allemagne.

Diagnose. — Le *Gingembre* se distingue facilement de la *Zédoaire longue*, dont la saveur est beaucoup moins brûlante, l'odeur bien distincte, et les rameaux fendus longitudinalement, jamais ramifiés.

Potion carminative d'Ainslie.

Essence d'anis.	XII gouttes.
Sucre blanc.	4 gr.
Alcoolé de Gingembre.	8 —
Hydrolat de Menthe poivrée.	250 —

289. CURCUMA

Description. — On trouve dans le commerce deux sortes de *Curcumas* : le *Curcuma long* et le *Curcuma rond*, autrefois regardés comme des produits bien distincts, dus à des espèces différentes, et qui sont, en réalité, le premier les racines latérales, le second la portion centrale du rhizome d'une même plante.

Le *Curcuma rond* est plutôt ovoïde dans sa forme générale : il est terminé en pointe aux deux extrémités, et l'une d'elles, ordinairement plus aiguë, porte la base de l'axe aérien, entourée de quelques gaines de feuilles ; la longueur est de 3 a 6 cent. ; le diamètre (au milieu) de 2 à 4 cent. La surface est colorée en gris brunâtre et formée par une écorce subéreuse, facile à enlever : elle porte des rides irrégulières, dues à la dessiccation, et des cicatrices arrondies, brunâtres, laissées par les racines. On y distingue plus ou moins nettement les anneaux transversaux qui s'étagent sur toute l'étendue du rhizome ; ils sont assez épais, aplatis, espacés de $1/2$ cent. environ ; dans les intervalles, le tissu subéreux se montre couvert de stries obliques, fines et bien parallèles, dirigées successivement de droite à gauche, puis de gauche à droite, d'un intervalle à l'autre ; le rhizome paraît ainsi strié de lignes en zigzag que coupent de distance en distance les bandes annulaires.

La cassure est courte, compacte, terne et devient luisante sous le frottement de l'ongle.

La coupe transversale est très caractéristique : à l'exception d'un étroit liséré externe, de couleur grise, doublé souvent intérieurement d'un liséré blanc aussi mince, elle est tout entière d'un brun orangé très foncé, presque rougeâtre ; une ligne circulaire plus pâle, à peine visible, se montre à 2-4 mill. du bord ; les deux zones (corticale et centrale) qu'elle détermine sont d'ailleurs en tout semblables. Les taches irrégulières que l'on observe parfois dans

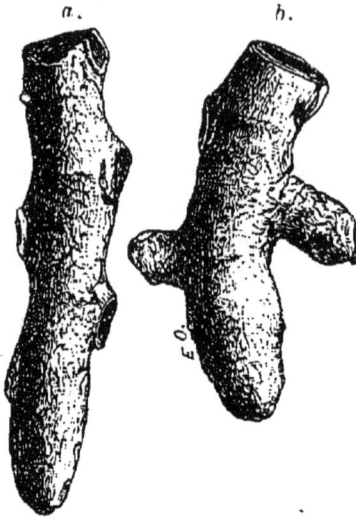

FIG. 312 et 313.—Curcuma long.
Curcuma longa.

a. Privé de ses ramifications ; —
b. Avec ramifications.

la masse, les éclats des cassures, les raclures ou la poudre sont d'un jaune orangé, rappelant beaucoup l'aspect du jaune d'œuf.

L'odeur est agréable et comparable à la fois à celle du Dahlia et de la Muscade ; la saveur est un peu âcre.

Le *Curcuma long* est en baguettes cylindriques un peu arquées, arrondies à un bout, portant à l'autre une cicatrice ou une surface de section ; la longueur dépasse rarement celle du petit doigt ; l'épaisseur est ordinairement de 1 cent. La surface est grise, chagrinée et divisée en segments de $1/2$ à 1 cent. par des anneaux transversaux plus ou moins nets ; chacun de ces segments porte, alternativement à droite, puis à gauche, une cicatrice ou une surface de section correspondant à une ramification de la racine, plus rarement la ramification elle-même, courte et arrondie ; ces surfaces de section sont ovales et peuvent atteindre jusqu'à 1 cent. de large ; elles présentent d'ailleurs le même aspect que la coupe transversale de l'axe. Celle-ci est d'un jaune orangé, moins foncé que dans le *Curcuma rond ;* la partie corticale, laissée en dehors de la ligne circulaire grêle qu'elle présente, est beaucoup plus développée et atteint souvent les $2/3$ du rayon total. — L'odeur et la saveur sont les mêmes que celles du *Curcuma rond.*

Au microscope, sous un suber formé de huit à dix couches de cellules rectangulaires, on trouve un parenchyme à éléments larges, arrondis, colorés en jaune orangé et renfermant des grains d'amidon, à peu près méconnaissables sans l'aide de l'iode, déformés par la cuisson ou même transformés en blocs d'empois hyalins et mammelonnés : des gouttelettes d'huile et de résine se montrent en outre dans quelques cellules ; les faisceaux fibro-vasculaires sont disséminés dans tout ce parenchyme, que divise en deux zones inégales une ligne de tissu fibreux à laquelle s'adosse un cercle assez régulier de faisceaux.

Botanique. — Les différentes sortes de *Curcumas* proviennent toutes du *Curcuma longa* L. (*Curcuma rotunda* L. ; *Curcuma domestica*. α *major*, β *minor* Rumph., *Curcuma tinctoria* Guibourt), *Zingibéracée* originaire de l'Inde[1], introduite à Ceylan, aux Moluques, en Afrique (Cap) et en Amérique (Brésil, Antilles).

Plante herbacée, à rhizome tubéreux (*Curcuma rond*), pourvu d'expansions latérales digitiformes (*Curcuma long*), elles-mêmes munies de racines adventives plus ou moins renflées. — *Axe aérien* grêle, dressé, haut de 30 cent. environ. — *Feuilles* alternes, très grandes, disposées toutes en rosette à la base, à pétiole long et engaînant, à limbe lancéolé, à nervure médiane saillante. — *Inflorescence* en épi terminal, à bractées brunes, verdâtres ou pourpres, renfermant dans leur aisselle une cyme unipare pauciflore ; celles du sommet restent stériles. — *Fleurs* jaunes, hermaphrodites et irrégulières. — *Périanthe* formé de deux verticilles trimères ; le verticille externe constitue un tube court, à trois dents égales ; le verticille interne forme un second tube plus allongé, à trois lobes, dont un plus large que les autres. — 3 *Étamines* : une fertile, à filet large et pétaloïde, à anthère biloculaire, introrse, portant deux éperons à sa base ; deux stériles unies en un labelle antérieur, bifide et orangé. — *Ovaire* infère, triloculaire : style grêle ; ovules anatropes insérés en grand nombre sur deux rangées verticales. — *Fruit* capsulaire, loculicide, trivalve. — *Graines* arillées, à albumen charnu.

Chimie. — Le *Curcuma* renferme une proportion considérable d'amidon[2], de la gomme, des sels de chaux et de potasse, entre

---

[1] *Kurkum*, en persan, est le nom du Safran (Flück. et Hanb.).

[2] Deux espèces voisines, les *Curcuma leucorhiza* Roxb. et *Angustifolia* Roxb., dépourvues de matière colorante, sont employées aux Indes pour l'extraction d'un *arrow-root*, qui, selon Hanbury, ne paraît pas parvenir en Europe.

autres du bioxalate de potasse (Kachler), une huile volatile —
(1 p. 100) composée d'un camphre $C^{10} H^{14} O$ identique au Carvol
et d'un hydrocarbure, — une matière colorante, la *Curcumine*,
et, paraît-il, des traces d'un alcaloïde.

La *Curcumine* $C^{10} H^{10} O^{13}$ ou $C^{14} H^{14} O^4$ (Jackson) est jaune, cristallisable, soluble dans la benzine, l'ammoniaque, l'alcool, l'éther
etc.; — le papier trempé dans une solution alcoolique de Curcuma, passe, au contact des alcalis, du jaune au rouge brun, puis
au violet en se desséchant; en employant de la *Curcumine*
mêlée d'un peu d'acide borique, on obtient immédiatement
avec l'ammoniaque une coloration bleue, réaction très fréquemment utilisée en chimie. Le borax, uni à la *Curcumine* donne naissance à la *Rosocyanine* (Schlumberger). Le sel potassique $K^2 C^{14}$
$H^{12} O^4$ est rouge et cristallisé : avec l'iodure d'éthyle, il donne de
la *diéthylcurcumine*, laquelle, par l'action du permanganate de potasse, se transforme en *acide éthylvanillique*.

Physiologie et Thérapeutique. — Le *Curcuma* est aromatique
et doué de propriétés stimulantes assez énergiques; il passe pour
diurétique. Néanmoins, il est aujourd'hui absolument inusité
comme médicament dans la thérapeutique européenne; il sert
en pharmacie à colorer en jaune quelques poudres et quelques
onguents.

La chimie utilise quotidiennement le papier au Curcuma comme
réactif des alcalis. La technique histologique fait quelquefois
usage de la teinture de Curcuma.

290. ZÉDOAIRE RONDE

Description — On distingue en pharmacie deux sortes de
Zédoaires : la *ronde*, qui est seule officinale, — et la *longue*,
décrite à l'article suivant.

La *Zédoaire ronde* du commerce provient sans aucun doute
d'un rhizome tuberculeux, ovoïde, plus ou moins aigu aux
extrémités, rappelant par sa forme le *Curcuma rond*,
et coupé en tranches transversales. Les segments qui
formaient les extrémités sont coniques ou pyramidaux : les
segments intermédiaires forment des rondelles de $^1/_2$ à

1 cent. de hauteur; le diamètre de tous ces segments, est de
2 à 5 cent.

L'écorce est d'un brun pâle, subéreuse, couverte de plis
irréguliers de dessiccation qui masquent les anneaux transversaux dont elle est couverte ; cette écorce est fréquemment enlevée sur les échantillons du commerce, et la surface
du rhizome se montre lisse, grisâtre, finement rugueuse :
des racines adventives très nombreuses, grêles (1 mill.),
fibreuses, naissent dans de légers enfoncements de cette surface, et le fragment d'écorce qui demeure adhérent au fond

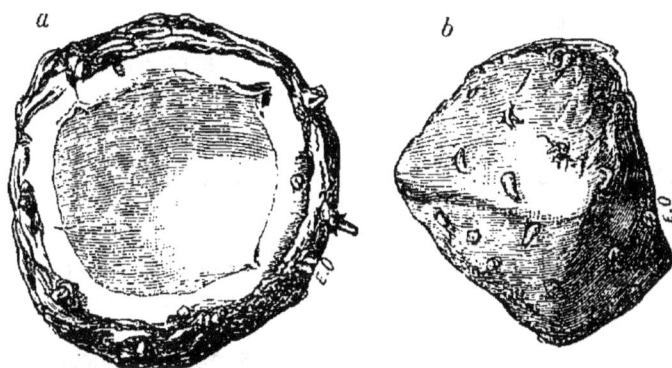

FIG. 314 et 315. — Zédoaire ronde, coupée en rondelles. *Curcuma
Zedoaria.*

a. Rondelle provenant du corps du Rhizome et vue en dessus ; — b. Rondelle
comprenant l'extrémité du tubercule et vue en dessus.

de cet enfoncement forme une sorte de collerette à la base de
la racine. Souvent enfin, une large cicatrice arrondie (1 à
2 cent. de diam.), placée sur le flanc du rhizome, indique le
point où un second tubercule s'attachait au premier, si le
rhizome était géminé.

La cassure est compacte, marmoréenne. La coupe transversale, sous le mince liséré du suber, se montre divisée en
deux zones par une ligne circulaire située à 2 ou 3 mill. de
la périphérie; la zone corticale est d'un gris très pâle et
paraît homogène à l'œil nu ; la zone centrale est plus foncée,

et se montre criblée de points les uns blancs, les autres
bruns, très fins, en général peu visibles:

L'odeur rappelle celle de la camomille ou du camphre;
quelquefois, elle est plus désagréable et rappelle plutôt
l'essence de térébenthine. La saveur est térébenthinée et
devient secondairement âcre et amère.

Au microscope, la structure paraît très analogue à celle
du *Curcuma*. Le suber est formé d'éléments rectangulaires
nombreux, disposés en plusieurs couches. Le parenchyme
renferme de nombreux grains d'amidon, de forme ovoïde,
pourvus à leur extrémité d'un tubercule qui porte le hile.
Des gouttelettes de résine se montrent par places dans ces
éléments. Les faisceaux, placés dans la partie centrale, sont
formés d'un petit nombre de vaisseaux annelés et spiralés,
entourés de cellules fibreuses. Le cercle qui divise la coupe
en deux zones est constitué par une ligne de cellules à
paroi épaissie et de nature fibreuse.

Botanique. — La *Zédoaire ronde* provient du tubercule central
du rhizome du *Curcuma Zedoaria* R (*Curcuma aromatica* Roxb.),
plante des Indes, appartenant à la famille des *Zingibéracées*, et
différant du *Curcuma longa* décrit p. 873, par la disposition de son
rhizome et par l'indépendance de son axe florifère, qui naît sur le
rhizome à part de l'axe follifère.

Chimie. — La *Zédoaire* renferme de l'amidon en abondance,
de la gomme, une huile essentielle et une sorte de résine mal
définie nommée par Tromsdorff *Zédoarine*.

Physiologie et Thérapeutique. — La *Zédoaire* est stimulante et
aromatique; ses propriétés rappellent celles du Gingembre, mais
avec une bien moindre énergie. Elle n'est plus usitée seule, mais
elle fait encore partie de drogues complexes d'origine ancienne :
baume de Fioraventi, esprit de vie de Mathiole (alcoolat de cannelle composé), élixir de longue vie, etc. Cependant, elle n'entre
dans la composition ni de la thériaque, ni du diascordium.

Diagnose. — La *Zédoaire* en rondelles se distinguera facilement du *Colombo*, de la *Bryone*, de la *Canne de Provence*, etc.,
et de toutes les autres racines du Droguier qui peuvent
se présenter en rondelles, et dont aucune ne possède sa

saveur, ni son odeur, jointe à sa couleur grise et à sa structure compacte.

291. ZÉDOAIRE LONGUE

Description. — La *Zédoaire longue* provient vraisemblablement des racines latérales de la plante dont le tubercule central forurnit la *Zédoaire ronde,* comme le *Curcuma long* dérive du *Curcuma rond.* Peut-être, comme le pense Guibourt, existe-t-il, dans la même espèce, des individus (ou même une variété constituée) chez lesquels la tubérisation se porte plutôt soit sur le rhizome central, soit sur les appendices latéraux.

La *Zédoaire longue* entière formait sans doute des baguettes cylindriques un peu arquées, de la longueur et de l'épaisseur du petit doigt, atténuées aux deux extrémités, peut-être un peu aplaties transversalement. Dans le commerce, elle se trouve découpée en tranches longitudinales : celles de la périphérie sont cylindriques sur une face, aplaties (ou plus souvent excavées par la dessiccation) sur l'autre ; les tranches intermédiaires forment des languettes aplaties sur leurs deux faces.

L'écorce est d'un brun clair, subéreuse, finement grenue, fortement ridée suivant la longueur et facile à détacher. Elle porte des anneaux transversaux plus ou moins visibles. Les tranches hémi-cylindriques provenant de la périphérie ont souvent été grattées et dépouillées de cette écorce dans leur partie bombée, comme les tubercules du rhizome de Gingembre.

La cassure est compacte et blanchâtre. Sur la coupe transversale, la zone centrale forme un cercle jaunâtre, dont le rayon ne représente que les deux tiers du rayon total ; ce cercle est piqueté de petits points brunâtres.

La saveur et l'odeur sont identiques à celles de la *Zédoaire ronde*, La structure microscopique est aussi la même.

Botanique. — La *Zédoaire longue* provient, comme la *Zédoaire ronde*, du *Curcuma Zedoaria* Roxb. Quelques auteurs la croient cependant produite par une espèce distincte, qui serait le vrai *Curcuma zedoaria* Roscoe, la *Zédoaire ronde* provenant, selon eux, du *Curcuma aromatica* Roxb.

Chimie. — Même composition chimique que la *Zédoaire ronde*.

Physiologie et Thérapeutique. — Mêmes propriétés et mêmes usages que la *Zédoaire ronde* ; cette forme de Zédoaire est encore plus inusitée que l'autre et devient très rare en Europe.

Diagnose. — Les portions hémisphériques dépouillées en partie de leur écorce présentent quelque ressemblance avec le *Gingembre* ; mais, outre que la *Zédoaire* n'est jamais ramifiée dans les échantillons du commerce, le *Gingembre* ne présente point de cercle foncé au centre de sa coupe transversale ; d'ailleurs sa saveur brûlante et son odeur toute spéciale peuvent suffire à le faire reconnaître.

292. GALANGA

Description. — On distingue dans le commerce un *Galanga mineur*, un *Galanga majeur*, et Guibourt en admet encore un troisième sous le nom de *Galanga léger*.

Le *Galanga mineur* est le seul qui figure au Droguier de la Faculté et qui soit officinal.

Il est à peu près cylindrique, tortueux, renflé par places, chargé de peu de ramifications, et coupé, dans le commerce, en fragments de 5 à 10 cent. de long ; l'épaisseur varie beaucoup d'un échantillon à l'autre et même sur les différents points des mêmes fragments, qui s'amincissent ou se renflent assez irrégulièrement ; elle est en moyenne de 5 à 10 mill.

La surface est colorée en brun foncé, finement ridée sui-

vant la longueur par la dessiccation, et coupée, de distance
en distance (5 à 10 mill.) par des collerettes transversales
d'un brun clair, au niveau desquelles se montrent des rudiments d'écailles plissées formant franges ; parfois, dans
l'aisselle d'une ramification, on trouve une écaille plus développée, membraneuse, mince et très cassante.

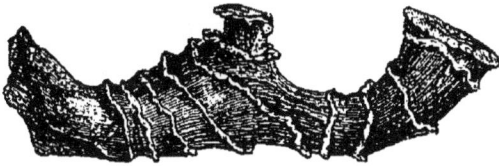

FIG. 316.— Rhizome de Galanga mineur. *Alpinia officinarum.* (De L.)

La cassure est fibreuse et d'un brun plus clair que la surface extérieure.

La coupe transversale, limitée par une zone peu apppré-
ciable de suber, se montre divisée par une étroite ligne
blanche en deux zones inégales : une zone annulaire externe,
large de $1/_3$ de rayon environ, colorée en brun rougeâtre,
parsemée de petites taches noirâtres (amas de résine) et de
points grisâtres (faisceaux), — et une zone circulaire centrale,
colorée en brun plus foncé que la couche externe, et criblée
de points grisâtres (faisceaux).

L'odeur est forte, aromatique, camphrée ; la poudre excite
de violents éternuements ; la saveur est brûlante, poivrée,
un peu âcre.

La structure microscopique est très analogue à celle des
Curcumas et des *Zédoaires*. Le suber est formé d'éléments
bruns, rectangulaires. La zone parenchymateuse externe est
constituée par des cellules à paroi peu épaisse et un peu
sinueuse, renfermant de la résine, de l'huile volatile, ou
beaucoup plus fréquemment des grains d'amidon ; ceux-ci
sont ovoïdes ou en massues, et portent leur hile au niveau
de leur partie élargie. La ligne blanche qui sépare les

2 zones centrale et corticale est formée d'une couche d'éléments scléreux, doublée intérieurement d'une zone de cellules fibreuses. Le parenchyme central est constitué comme le premier. Dans l'un et l'autre, mais surtout dans le second, sont disséminés des faisceaux fibro-vasculaires, à vaisseaux peu nombreux et étroits, entourés de cellules fibreuses.

Le *Galanga majeur* diffère du précédent par sa taille beaucoup plus considérable (2 à 4 cent.), par la coloration plus claire de sa coupe transversale. La zone corticale se trouve

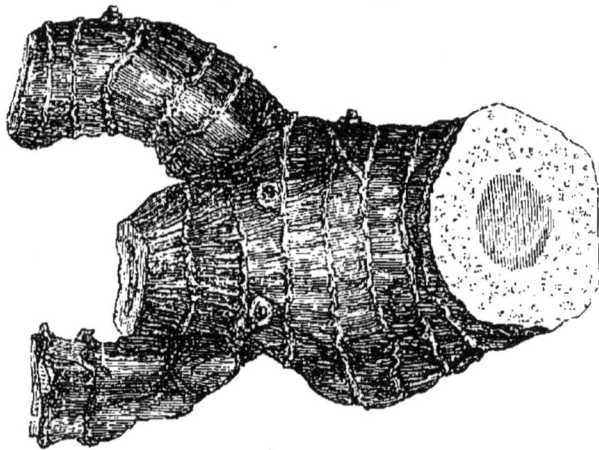

FIG. 317. — Rhizome de Galanga majeur. *Alpinia Galanga.* (De L.).

ici plus foncée que la zone centrale. Le rhizôme est moins riche en oléo-résine que le *Galanga mineur.*

Le *Galanga léger*, que l'on trouve quelquefois mêlé aux sortes précédentes dans le commerce, est d'une taille intermédiaire à celles de ces dernières. La surface est d'un brun rougeâtre et clair, rappelant la couleur de la rouille; elle est luisante, peu ridée longitudinalement; les échantillons sont, à volume égal, sensiblement plus légers que les *Galangas majeur* ou *mineur.*

La surface est d'un brun rougeâtre, dure, luisante et très grenue ; au niveau de la pointe, le micropyle est caché sous une petite touffe de poils jaunâtres, courts et roides.

Le tégument est épais, dur, cassant, noir sur la coupe ; à l'intérieur se trouve un albumen farineux, d'une blancheur extrême, au milieu duquel est plongé verticalement un petit embryon allongé, entouré d'un manchon cylindrique, jaunâtre et corné, qui constitue un second albumen.

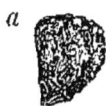

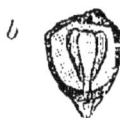

FIG. 320 et 321. — Graine de Maniguette. *Amomum Meleguetta*.

a. Graine entière.   b. Coupe longitudinale.

L'odeur de la graine écrasée est aromatique ; la saveur est brûlante et poivrée.

Au microscope, on observe dans les téguments trois zones bien distinctes : l'extérieure est formée d'une couche de cellules brunes dirigées radialement, à paroi très épaisse ; la couche moyenne renferme des éléments plus petits, à parois plus épaisses encore, à cavité très étroite ; les cellules de la couche externe ont une paroi épaisse et sont dirigées radialement ; de plus, elles sont imprégnées d'une résine brune. — L'albumen extérieur est formé d'éléments polyédriques arrondis, un peu allongés radialement, et gorgés de grains d'amidon très petits, agglutinés en masse ; l'albumen intérieur renferme du mucilage, un peu d'huile et quelques grains d'amidon.

Botanique. — La *Maniguette*, ou *Meleguette*, ou *Graine de Paradis*, est produite par une *Zingiberacée*, l'*Amomum Meleguetta* Rosc. (*Amomum Grana Paradisii* L.), plante herbacée de la côte occidentale et équatoriale d'Afrique (de Sierra Leone jusqu'au Congo). *Rhizome* traçant, écailleux, émettant des rameaux à feuilles et des rameaux à fleurs, les premiers hauts de 0m90 à 1m50, entourés de gaines de feuilles, les seconds courts, munis de quelques bractées distiques. — *Feuilles* alternes, longuement engainantes, lancéolées, étroites. — *Fleurs* hermaphrodites et irrégulières, solitaires, entourées de larges bractées. — *Verticille périanthique* externe tubuleux, vert, trilobé. *Verticille interne*, tubuleux, blanc, à trois lobes dont deux latéraux grêles et un médian large et dressé. — *Anthère fertile* biloculaire et introrse ; 2 étamines stériles pétaloïdes, unies en un large labelle arrondi, d'une belle couleur pourprée, bordé de jaune à la base. — *Ovaire* infère, triloculaire, à loges multiovulées, surmonté de 2 lames glanduleuses formant disque. — *Fruit* volumineux, pyriforme, charnu et coriace, indéhiscent. — *Graines* entourées d'un arille mince, disparu sur les échantillons du commerce.

Chimie. — Les *Graines de Maniguette* renferment environ 4 p. 100 d'une matière résineuse brune, de l'amidon, des sels, et une huile essentielle jaunâtre $C^{20} H^{32} O$ (0,30 p. 100).

Physiologie et Thérapeutique. — La *Maniguette* est un stimulant énergique qui paraît doué de toutes les propriétés du Poivre[1]. Elle n'est plus employée seule comme médicament, sinon dans la médecine vétérinaire. Elle fait cependant encore partie d'un certain nombre de drogues composées anciennes : élixirs cordiaux, baumes, etc.

Diagnose. — Les graines de *Colchique*, qui présentent quelque ressemblance d'aspect et de couleur avec la *Maniguette*, s'en distingueront facilement à leur forme prismatique, à leur taille plus petite à leur saveur âcre et à leur surface terne, sale et gluante.

295. CARDAMOME DU MALABAR

Description. — Le *Cardamome du Malabar* des Droguiers forme des capsules très légères, d'un brun très pâle, ovoïdes ou oblongues, trigones, à angles très arrondis et à faces bombées

[1] Au moyen âge, la Maniguette était un condiment et une épice fort estimée, employée, dit-on, dans la préparation de l'*hypocras*.

bées; la longueur est de 9 à 20 mill. et la largeur (au milieu) de 7 à 11 mill.; on en distingue une variété longue et une variété courte.

La coque est de consistance parcheminée et d'aspect subéreux; elle est striée, suivant sa longueur, de fines côtes parallèles; les faces présentent souvent un léger sillon médian. L'extrémité inférieure porte la cicatrice du pédicule et parfois un rudiment du pédicule lui-même; l'extrémité supérieure forme un léger tubercule ou même un bec très court, excavé au sommet.

La déhiscence est loculicide et s'opère au niveau des angles; à l'intérieur, la cavité du fruit est divisée en 3 loges par trois cloisons brunâtres, membraneuses, très minces, qui partent du milieu des faces et s'unissent au centre.

Les graines sont tassées, mutuellement comprimées, et forment dans chaque loge une masse allongée et compacte qui en comprend cinq à sept.

FIG. 322. — Cardamome du Malabar. *Elettaria repens.*

Chaque graine est irrégulièrement pyramidale et colorée en brun rougeâtre. Un fort sillon, au fond duquel se trouve le raphé, se montre sur l'une de ses faces et aboutit au hile. Les téguments sont finement chagrinés et très résistants. Ils sont recouverts d'une enveloppe transparente très mince, facile à en séparer, qui paraît de nature arillaire. A l'intérieur, on trouve un albumen farineux, au milieu duquel est placé un embryon allongé et cylindrique, entouré d'un manchon d'une substance cornée et grisâtre que l'on considère généralement comme un second albumen.

L'odeur du fruit est aromatique, agréable, et n'est due qu'aux graines; celles-ci sont, en outre, douées d'une saveur brûlante et camphrée. — Le péricarpe est par lui-même inodore et insipide.

Le microscope ne montre dans le péricarpe qu'un parenchyme à éléments larges, parcouru par des faisceaux

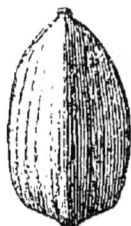

grêles; il est revêtu intérieurement et extérieurement d'une lame d'épiderme.

Les graines ont un tégument épais, composé de trois couches : la plus extérieure est formée d'éléments à paroi épaisse, striée de lignes spirales, à cavité étroite et dirigée tangentiellement; les cellules de la couche moyenne sont larges et à parois minces; celles de la couche interne sont disposées radialement et ont une paroi fortement épaissie.

Les éléments de l'albumen farineux sont polyédriques et renferment de l'amidon; ceux de l'albumen corné en sont dépourvus et paraissent renfermer de l'albumine et du mucilage.

Botanique. — Le *Cardamome du Malabar* est le fruit de l'*Elettaria repens* (*Elettaria Cardamomum* Maton, *Amomum repens* Sonnerat, etc.), plante herbacée, vivace, de la famille des *Zingibéracées*, haute de 1^m à 3^m60, originaire des montagnes du Malabar, de Cochin, de Travancore, où elle habite les forêts élevées, très humides, très touffues et ne se développe qu'à l'ombre.

Rhizome traçant, écailleux, portant des axes follifères et des axes florifères ou *Scapes*. — *Feuilles* alternes, longuement engaînantes, à ligule arrondie, à limbe lancéolé, étranglé en court pétiole à son origine, pubescent en dessus. — *Axes florifères* ramifiés, décombants, étalés sur le sol, portant à leur base des écailles, puis des gaines foliacées à l'aisselle desquelles naissent des grappes de cymes unipares. — *Fleurs* hermaphrodites, irrégulières, courtement pédicellées. — *Verticille périanthique externe* tubuleux, à trois lobes courts; *verticille interne* tubuleux, verdâtre, à trois lobes oblongs, un peu inégaux. — 1 *Étamine* fertile, à anthère biloculaire et introrse; 2 autres étamines stériles, pétaloïdes, unies en un large labelle étalé, trilobé, rayé de pourpre. — *Ovaire* infère, triloculaire, à style exsert, dilaté au sommet.

La plante ne produit pas de fruits avant trois ou cinq ans; on récolte ceux-ci avant leur déhiscence, et l'on se contente de les faire sécher au feu ou au soleil.

Chimie. — La graine, seule partie active du *Cardamome*, renferme de l'amidon, de l'huile fixe, de la résine et de l'huile essentielle (4 p. 100); l'essence est dextrogyre, douée de l'odeur de la drogue et renferme un camphre qu'elle laisse déposer à la longue et qui est peut être identique au camphre des *Lauracées*.

Physiologie et Thérapeutique. — Le *Cardamome* est aromatique, stimulant et diaphorétique; il est rarement employé aujourd'hui comme médicament. Il sert surtout à aromatiser un certain nombre de drogues anciennes plus ou moins usitées. On l'emploie beaucoup dans le nord et l'est de l'Europe comme condiment et comme épice.

296. CARDAMOME DE CEYLAN

Description. — Les fruits du *Cardamome de Ceylan* sont organisés comme ceux du *Cardamome du Malabar:* mais ils en diffèrent à première vue par leur taille beaucoup plus considérable et leur forme allongée (27 à 50 mill. de long sur 7 à 9 mill. de large). Ils sont souvent un peu arqués, atténués aux extrémités, surtout à l'extrémité supérieure, qui s'allonge ordinairement en un bec cylindrique, évasé et creux au sommet; la forme est d'ailleurs moins régulière, parfois bosselée; les faces sont rarement bombées, plus souvent concaves. — La couleur est d'un jaune sale; quelques échantillons sont recouverts d'un enduit grisâtre qui fait ressortir les côtes longitudinales de la surface.

Les graines sont plus nombreuses, plus volumineuses, plus grises que dans le *Cardamome de Ceylan.*

L'odeur et la saveur sont un peu moins aromatiques.

Botanique. — Le *Cardamome de Ceylan* est le fruit d'une *Zingibéracée* à laquelle on a donné le nom d'*Elettaria major* Smith, mais qui n'est vraisemblablement qu'une variété de l'*Elettaria repens* qui donne le *C. du Malabar.*

Cette variété β de l'*Elettaria repens* ne diffère de la variété décrite plus haut que par ses dimensions plus considérables et la forme allongée de son fruit; on ne la trouve qu'à Ceylan.

Chimie. — La composition chimique est sensiblement la même que celle du *C. du Malabar.*

Physiologie et Thérapeutique. — Mêmes usages que le *C. du Malabar.* Cette sorte est toutefois moins estimée; la première seule est réellement officinale.

297. CARDAMOME DE SIAM

Description. — Le *Cardamome de Siam*, organisé botaniquement comme les deux autres sortes qui figurent au Droguier, en diffère immédiatement par sa forme globuleuse. qui lui a valu son autre dénomination de *Cardamome rond*. Il est plus petit que le *C. de Ceylan*, et présente la longueur de celui du *Malabar* avec une largeur beaucoup plus grande; c'est surtout avec ce dernier qu'on pourrait le confondre. — La coque est plus épaisse, colorée en brun chamois, fortement ridée au dehors, et porte à l'intérieur, avec la saillie légère des rides de l'extérieur, une forte côte sur laquelle s'attachent les cloisons. L'extrémité inférieure du fruit est parfois légèrement ombiliquée; l'extrémité supérieure est faiblement saillante et ne s'allonge jamais en bec.

FIG. 323. — Cardamome de Siam. *Amomum Cardamomum.*

Les graines sont peu nombreuses dans chaque loge, et colorées en brun très foncé, parfois noirâtres. — L'odeur et la saveur sont très analogues à celles du *C. du Malabar.*

Botanique. — Le *Cardamome de Siam* est le fruit d'une *Zingibéracée* vivace, originaire du Cambodge, de Siam et des Moluques, l'*Amomum Cardamomum* L.
Rhizome traçant, portant séparément des rameaux aériens à feuilles et des rameaux à fleurs; les premiers sont dressés, hauts de 30 à 60 cent. — *Feuilles* alternes, longuement engaînantes, lancéolées, courtement pétiolées, glabres sur les deux faces. — *Fleurs* hermaphrodites et irrégulières, solitaires dans l'aisselle de bractées membraneuses et villeuses; l'ensemble forme une grappe compacte : le pédicelle de chaque fleur porte lui-même une seconde bractée plus petite. — *Fleurs* organisées comme celles de l'*Elettaria repens;* le périanthe interne est blanc et le labelle

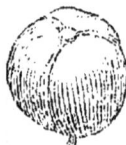

large, trilobé, coloré en jaune et parcouru par deux lignes rouges.
L'anthère fertile est surmontée d'un crète large et trilobée. L'ovaire
infère, triloculaire, est velu et surmonté de deux languettes glanduleuses.

Chimie. — Même constitution que les autres sortes de Cardamome.

Physiologie et Thérapeutique. — Mêmes usages que les autres
sortes ; ce Cardamome est devenu aujourd'hui très rare, bien qu'il
soit aussi estimable que le *C. du Malabar*.

298. ACORE VRAI

Description. — Le rhizome de l'*Acore* est grossièrement
cylindrique, un peu tordu, et assez souvent aplati de haut
en bas ; on le trouve dans le commerce en fragments de
longueur variable, larges de 2 cent. environ, épais de 1 à
1 ¹/₂ cent. Il se présente dans les Droguiers sous deux
formes : pourvu de son écorce ou décortiqué.

Le rhizome pourvu de son écorce est d'un brun rougeâtre ;
sa surface est plus ou moins plissée par la dessiccation,
terne, dure et d'apparence cornée. Il porte des côtes annulaires nombreuses, espacées de 1 à 2 cent., dirigées très
obliquement, et formant sur chaque face une courbe elliptique ; mais à la face supérieure, chacune de ces côtes
s'élargit en une encoche triangulaire placée sur les côtés du
rhizome, alternativement à droite, puis à gauche, et portant la cicatrice d'une large écaille dont on retrouve souvent
les rudiments des nervures ; dans l'aisselle de cette écaille,
et à la limite des faces supérieure et inférieure (au niveau
de l'angle le plus externe de l'encoche triangulaire), se
trouve un bourgeon arrondi, plus ou moins développé, tantôt
formant la base tronquée d'un rameau aérien, tantôt avorté
et réduit à une cicatrice.

La face inférieure est couverte d'un grand nombre de

ACORE VRAI

cicatrices arrondies, creuses au centre et entourées d'un léger bourrelet jaunâtre ; elles correspondent aux racines adventives et sont disposées suivant des lignes irrégulières et sinueuses.

Sur la coupe transversale, la couche brune superficielle n'a qu'une épaisseur insignifiante ; la masse intérieure est

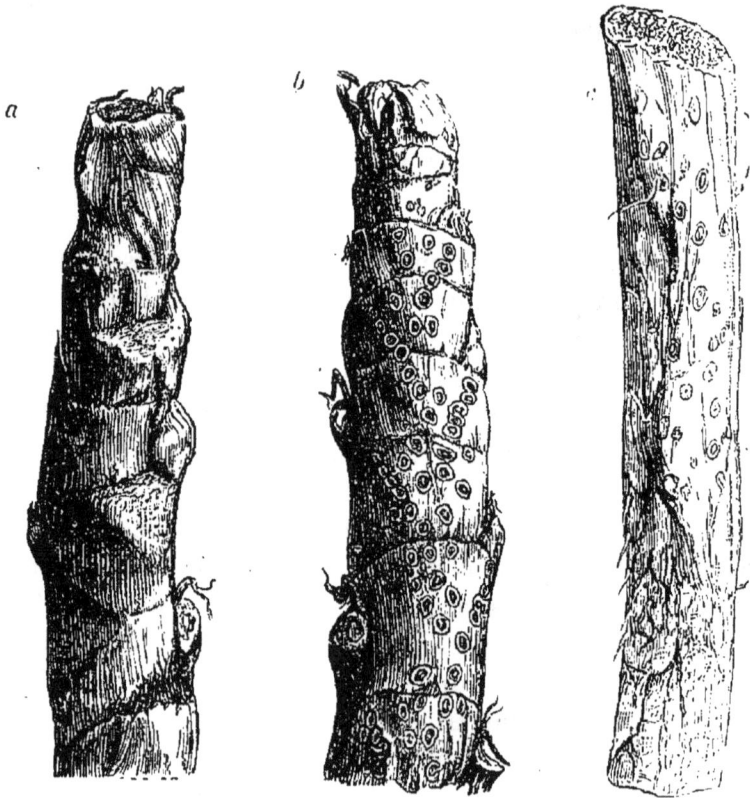

FIG. 324, 325 et 326. — Acore vrai. *Acorus Calamus.*

a. Rhizome entier. b. Rhizome entier. c. Rhizome décortiqué.
Face supérieure. Face inférieure. Face inférieure.

grisâtre, spongieuse, et présente au centre une large zone plus foncée, de forme elliptique, limitée par une ligne grisâtre plus ou moins nette, et criblée intérieurement de pelites taches (dues aux faisceaux fibro-vasculaires) et de trous microscopiques. Ces mêmes trous se montrent dans la zone externe en plus grand nombre encore; ils ne sont souvent visibles qu'à la loupe et sont beaucoup plus nets sur la cassure que sur la coupe. — Cette cassure est courte, compacte: quelques fibres se montrent parfois à la périphérie.

Le rhizome décortiqué se présente en fragments longs, souvent fendus suivant leur longueur et, dans ce cas, déprimés en rigole au niveau de la section. La surface est d'un gris jaunâtre ou rougeâtre, spongieuse, terne, et irrégulièrement sillonnée par les plis de dessiccation et les empreintes du couteau. Toute trace de côtes annulaires a disparu; mais, à la face inférieure, on retrouve les cicatrices caractéristiques, sous forme de mammelons étalés, ovalaires, plus rarement excavées, présentant une petite pointe peu saillante à leur centre.

L'odeur est agréable et spéciale à la drogue; c'est celle d'un certain nombre de pâtisseries qu'elle sert à aromatiser; la saveur est un peu âpre et amère.

Au microscope, la couche la plus externe se montre formée d'éléments bruns, allongés radialement, à paroi épaisse, ou de tissu subéreux normal, selon que la coupe passe au niveau d'une cicatrice foliaire ou d'une partie libre. Le parenchyme cortical, de même que le parenchyme central, est constitué par des cellules sphériques, remplies en général de grains d'amidon. Ces cellules sont étroitement groupées à la périphérie; puis quelques lacunes irrégulières apparaissent dans leur masse, et finalement, aux abords de la ligne de séparation des deux zones, le tissu devient franchement lacunaire. Des files de cellules formant mailles circonscrivent des espaces vides polygonaux; aux points d'intersection de ces mailles, se trouve ordinairement une cellule à huile essentielle; quelques lacunes sont occupées par un faisceau fibro-vasculaire. La ligne d'intersection se compose d'éléments allongés tangentiellement, et immédiatement au-dessous d'elle se pressent de nombreux faisceaux fibro-vasculaires, formés de trachées et de cellules fibreuses; vers le centre, les faisceaux deviennent plus rares et le parenchyme intermédiaire, d'abord très divisé, devient nettement lacuneux.

Botanique. — L'*Acore vrai*[1] ou *Roseau odorant* est une plante herbacée, vivace, l'*Acorus Calamus* L., de la famille des *Aroïdacées*[2]. originaire des bords de la mer Noire et répandue aujourd'hui dans toute l'Europe comme dans toute l'Asie, croissant dans les rivières ou les lieux humides, en particulier (en France), dans la Bretagne et dans les Vosges; elle est cultivée dans les jardins.

Rhizome traçant, écailleux, émettant un rameau aérien terminal et des rameaux latéraux nés à l'aisselle des écailles. — *Feuilles* alternes, étroites et aiguës, longues de 1 mètre environ, équitantes et repliées comme celles de l'Iris. — *Axe* florifère dressé, haut de 60 à 80 centim., terminé par un épi conique de fleurs hermaphrodites et régulières. — *Périanthe* double, à deux verticilles trimères, formés de pièces verdâtres, libres, écailleuses. — 6 *Etamines* en deux verticilles trimères, à filets libres, aplatis, superposés aux pièces du périanthe, à anthères globuleuses, biloculaires, introrses. — *Ovaire* supère, triloculaire, trigone, surmonté d'un court mammelon stylaire; ovules orthotropes, descendants, à micropyle inférieur. — *Baie* polysperme, à pulpe gélatineuse, à graines albuminées.

---

[1] Ainsi nommé pour mettre en garde contre la confusion assez fréquente de son rhizome avec celui de l'*Iris faux acore ;* ce dernier ne présente point d'entailles triangulaires à sa surface.

[2] AROIDACÉES. — PLANTES ordinairement HERBACÉES et RHIZOMATEUSES. — FEUILLES ALTERNES, souvent palmées et cordées à la base. — FLEURS RÉGULIÈRES. ordinairement UNISEXUÉES-MONOÏQUES (dioïques chez *Arisœma*), quelquefois HERMAPHRODITES (*Zamioculcasiées. Orontiées. Callées*), réunies sur un même épi ou SPADICE entouré d'une large bractée ou SPATHE insérée à sa base; le plus souvent les fleurs femelles occupent la base de l'épi et les mâles sont situées au-dessus, séparées d'elles par une zone de fleurs stériles. — PÉRIANTHE à 4-6 écailles exceptionnellement unies. ordinairement rudimentaire ou nul. — ETAMINES au nombre de 1 à ∞, le plus souvent libres. à FILETS TRÈS COURTS, à ANTHÈRES ordinairement BILOCULAIRES, DÉHISCENTES par 2 FENTES LONGITUDINALES OU TRANSVERSALES, EXTRORSES. ou par un ou deux PORES APICAUX; pollen parfois aggluliné. — OVAIRE à 1, 2, 3, 4, 6 LOGES, à PLACENTAS PARIÉTAUX (*Arum*), BASILAIRES (*Arisœma*) OU AXILES (*Acorus*) — OVULES 1 à ∞, ORTHOTROPES (*Colocasia. Acorus*). ANATROPES, exceptionnellement campylotropes. à direction très variable. — FRUIT MULTIPLE, CHARNU OU CORIACE. — GRAINE ALBUMINÉE (sauf *Symplocarpus*).

Cette famille a été divisée (Bentham et Hooker. *Gen. Pl.* III, 957) en 11 tribus : *Arinées, Stilochitonées, Zomicarpées, Pythoniées, Colocasiées, Philodendrées, Dieffenbachiées, Spathicarpées. Callées. Zamioculcasiées, Orontiées*.

Chimie. — Le *Rhizome d'Acore vrai* renferme de l'inuline (?), de l'amidon, de la gomme, du mucilage, un peu de tannin, de la résine, une huile essentielle (1,3 p. 100 du rhizome sec) composée de deux hydrocarbures, et un glucoside encore peu connu, l'*Acorine*.

Physiologie et Thérapeutique. — Le *Rhizome* d'*Acore* est aromatique, stimulant et tonique; il passe pour fébrifuge.

On l'a préconisé contre la dyspepsie, contre l'enrouement des chanteurs, etc. — Il est rarement prescrit seul aujourd'hui et sert surtout dans l'industrie à aromatiser les pâtisseries, la bière, etc.

299. SAGOU GROS

Description. — On distingue un assez grand nombre de sortes de *Sagous* en matière médicale. Tous se présentent en

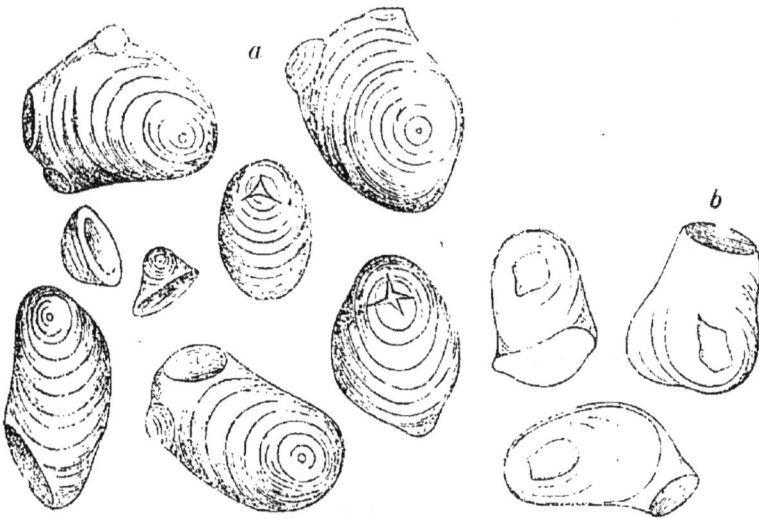

FIG. 327 et 328. — Grains d'amidon du Sagou. *Sagus Rumphii.*

a. Avant la torréfaction.   *b.* Après la torréfaction.

(D'après O. Berg.)

grains arrondis plus ou moins réguliers, rugueux, opaques

blancs, gris ou rosés, variant en diamètre de 1 à 8 mill. Ils sont très durs, s'aplatissent sous la dent avec effort, mais sans s'écraser, et ne se fendent même sous le couteau que très difficilement.

Enfin, caractère très important, les grains de *Sagou*, sauf dans une sorte qui sera décrite à l'article suivant, se présentent isolés, jamais en masses mammelonnées: ils se gonflent dans l'eau ou la salive sans s'y dissoudre, en devenant hyalins. Ils sont sans odeur et à peu près sans saveur.

Au microscope, les petites masses ou granules de *Sagou* se montrent composées de grains elliptiques ou ovales, plus ou moins réguliers, portant, à leur extrémité atténuée, un hile peu visible, soit punctiforme, soit disposé en fente longitudinale; souvent le contour présente de petites excroissances tuberculeuses, qui peuvent se détacher en laissant à la surface du grain une surface de section nette, en pan coupé, ou une légère excavation. Ils mesurent généralement de 50 à 70 μ et se colorent facilement par l'iode : mais l'eau dans laquelle ils ont macéré ne prend point de teinte bleue par ce réactif.

Parmi les 7 ou 8 sortes de *Sagous* connues, il faut mettre à part le *Sagou perlé* ou *Sagou tapioka*, dont les grains sont groupés en masses mammelonnées. Parmi les autres, le *Sagou des Moluques* ou *des Indes* est le plus répandu et en même temps celui dont les grains sont le plus volumineux; il est parfois d'une blancheur parfaite, ce qui tient à ce qu'il a été lavé. Souvent, à côté de grains ternes, ayant l'apparence du camphre, on en trouve d'autres parsemés de taches d'un blanc laiteux, et d'autres enfin entièrement envahis par cette teinte opaline ; ce sont des altérations dues à l'humidité ; ces derniers grains sont d'ailleurs plus friables. — Tous ces *Sagous* se gonflent fortement dans l'eau, jusqu'à doubler de volume, mais sans cesser de conserver leur forme et sans donner de bouillie comme le Tapioka.

Botanique. — Le *Sagou* est une fécule agglomérée artificiellement en grains pour le commerce, et extraite surtout de la moelle de deux *Palmiers*[1] nommés *Sagoutiers*, le *Metroxylon Rumphii* Mart. (*Sagus Rumphii* Wild.) et le *Metroxylon Sagus* Rottb. On en obtient d'autre part une certaine quantité par l'exploitation de quelques espèces voisines, telles que le *Phœnix farinifera*, l'*Areca oleracea*, l'*Arenga saccharifera*, et même d'espèces appartenant à d'autres groupes, telles que le *Cycas circinalis*, et le *Cycas revoluta*. (Moluques.)

Le *Sagou* provient surtout des Moluques, des Philippines, puis de laNouvelle-Guinée et des Indes : on en produit également au Cap.

Le *Metroxylon Sagus* Rottb. est un palmier de l'Asie et de l'Océanie tropicales (Bornéo. Célèbes. Nouvelle-Guinée, Vanikoro, etc.), pouvant atteindre 10 mètres de hauteur et deux mètres de circonférence.

Tronc dressé, cylindrique, un peu annelé à la base, couvert, au sommet, de bases de feuilles engainantes, et accompagné, à sa base, pendant le jeune âge, de stolons épineux. — *Feuilles* alternes, composées-pennées, à folioles aiguës au sommet et couvertes de piquants sur leurs bords, à large pétiole engainant et hérissé de piquants. — *Fleurs* monoïques, disposées en épis deux fois composés, chaque ramification primaire étant accompagnée d'une spathe velue ; point de spathe commune pour l'inflorescence. — *Périanthe* formé de deux verticilles trimères, à pièces

[1] PALMIERS. PLANTES ARBORESCENTES, à tige (*stipe*) non ramifiée (exc. *Hyphœne*). — FEUILLES ALTERNES, ordinairement DÉCOUPÉES. — FLEURS RÉGULIÈRES et ordinairement HERMAPHRODITES (unisexuées-monoïques chez *Areca*, unisexuées-dioïques chez *Calamus*, rarement polygames (*Lepidocaryées*), disposées en SPADICE plus ou moins ramifié qu'enveloppe une large SPATHE (spathes nombreuses chez *Cocoinées*, *Lépidocaryées*, *Coryphées*, *Borassées*). — RÉCEPTACLE ordinairement CONVEXE, exceptionnellement un peu excavé. — PÉRIANTHE DOUBLE, à VERTICILLES TRIMÈRES : PIÈCES LIBRES OU UNIES. — ÉTAMINES LIBRES (quelquefois connées avec la cupule périanthique), au nombre de 6, quelquefois plus (6-9 chez *Areca*, 1-12 chez *Eugeissonia* : exceptionnellement jusqu'à 50) ; staminodes nuls dans la fleur *femelle* ou transformés en écailles ou en anneau glanduleux ; ANTHÈRES BILOCULAIRES, ordinairement INTRORSES, déhiscentes par 2 fentes longitudinales. — GYNÉCÉE primitivement à 3 CARPELLES (4-7 au maximum ; assez souvent réduit à 1 par avortement) LIBRES, OU INCOMPLÈTEMENT UNIS OU ENTIÈREMENT UNIS ; STYLE UNIQUE court ou même nul, à 3 lobes stigmatiques. — OVULES ANATROPES ou SEMI-ANATROPES, insérés à la base ou dans l'angle interne des carpelles, dressés, horizontaux ou suspendus. — FRUIT accompagné du périanthe plus ou moins accru (quelquefois considérablement) BACCIFORME et CORIACE, ou DRUPACÉ, ordinairement UNILOCULAIRE et MONOSPERME (1 à 7 loges chez *Cocoinées*), exceptionnellement multiple et formé de 3 fruits monospermes (*Coryphées*). — GRAINES ALBUMINÉES, quelquefois pourvues d'un sillon ventral (*Phénicées*).

Cette famille a été divisée (Bentham et Hooker. *Genera*, Pl. III, 871) en 6 séries ou tribus : *Arecées*, *Phénicées*, *Coryphées*, *Lépidocaryées*, *Borassées*, *Cocoinées*.

libres, roussâtres, un peu charnues. — 6 *Etamines*, à anthères sagittées, biloculaires, introrses, à filets subulés, plus ou moins connivents à la base. — *Ovaire* supère, triloculaire, à 3 styles courts, finalement unis en un cône unique ; ovule unique et anatrope. — *Baie* monosperme, recouverte d'écailles, à albumen ruminé.

Pour la préparation du *Sagou*, on abat les arbres, lorsque leur sève, obtenue par ponction au moyen d'une tarière, laisse déposer de l'amidon quand on la reçoit dans l'eau ; le tronc est coupé en cylindres de 1 ou 2 mètres de long. que l'on fend suivant la longueur et dont on enlève la moelle ; celle ci est écrasée dans l'eau, et le liquide, privé des débris ligneux, par filtration, laisse déposer une fécule fine et blanche. Celle-ci, une fois à demi séchée, est réduite au moyen d'une sorte de filière (Guibourt) en petits grains que l'on roule sur des plaques ou dans des bassines très légèrement chauffées.

Chimie. — Le *Sagou* possède les caractères généraux des fécules; nous avons dit plus haut que l'eau de macération ne se colorait point en bleu par l'iode. Après ébullition dans l'eau, les grains sont fortement gonflés, et il reste au fond du vase un dépôt assez abondant, formé de débris parenchymateux et de coques éclatées, colorables en bleu par l'iode.

Physiologie et Thérapeutique. — Le Sagou se range à côté de l'*Arrow-root*, du *Tapioca* et du *Salep,* parmi les fécules analeptiques employées en médecine à la confection de potages ou de bouillies, destinés aux convalescents, aux vieillards, aux dyspeptiques [1], etc.

Diagnose. — Le *Sagou gros* se distingue de l'*Arrow-root* en grains par sa grande dureté, et du *Tapioka* par l'isolement et le volume de ses granules.

300. SAGOU PETIT

Description. — Ce *Sagou* ne diffère de celui décrit à l'article précédent que par sa petite taille et la coloration

[1] Le *Sagou* est très fréquemment falsifié en Europe au moyen d'autres fécules auxquelles on donne sa forme et jusqu'à sa couleur. L'examen microscopique, et. jusqu'à un certain point, la saveur, peuvent toujours faire découvrir la fraude ; mais il n'existe aucun moyen de la constater immédiatement à l'œil nu.

rosée qui se montre soit sur une partie du grain seulement, soit sur le grain entier. Dans cette catégorie se rangent le *Sagou des Maldives* et le *Sagou de la Nouvelle-Guinée* (Planche); c'est à cette forme enfin qu'appartient le *Sagou perlé* ou *Sagou tapioka*, plus employé aujourd'hui que toutes les autres sortes ensemble.

Ce *Sagou* se présente en grains petits (1 à 2 mill.) et beaucoup plus irréguliers que dans les autres *Sagous*. Sa coloration est d'un gris brun, avec des taches laiteuses peu abondantes : la surface est rugueuse, terne et comme cornée. Mais ce qui le caractérise surtout, c'est la réunion de ses granules en petites masses mammelonnées, parfois assez compliquées, dans lesquelles la forme du grain peut devenir méconnaissable. Lorsque l'on parvient à isoler un grain du groupe, la cassure se montre vitreuse au centre et bordée d'un fin liséré opaque de même aspect que la surface.

Au microscope, les grains du *Sagou tapioka* se montrent pourvus d'un hile considérablement dilaté ; un certain nombre sont éclatés, comme les grains d'amidon cuits. — L'eau de macération se colore en bleu par l'iode ; la masse des grains se gonfle considérablement au contact de l'eau et se prend en une masse compacte.

Botanique. — Le *Sagou Tapioka* est obtenu en maintenant sur des plaques chaudes, pendant quelques instants, la fécule encore à l'état de pâte. Comme Guibourt le fait remarquer, ce *Sagou* est, relativement aux autres sortes, ce que le *Tapioka* est à la *Farine de Manihoc*.

Chimie. — Le *Sagou Tapioka* abandonne à l'eau une plus grande quantité de matière amylacée que les autres sortes ; les autres propriétés sont les mêmes.

Physiologie et Thérapeutique. — Mêmes usages que les autres *Sagous* : cependant le *Sagou Tapioka* paraît aujourd'hui préféré aux autres, en raison de la bouillie homogène qu'il donne.

Diagnose. — Le *Sagou Tapioka* se distingue du Tapioka véritable par sa coloration brunâtre, la taille plus petite de ses fragments et la forme mammelonnée de ses grains.

301. FRUIT DU SAGOUTIER

Description. — Ce fruit a une forme ovoïde bien régulière : la grosse extrémité est dirigée en haut et pourvue d'une pointe courte et mousse correspondant à la base du style ; à la base se montre la cicatrice du pédoncule, rarement accompagnée des débris du périanthe. Il mesure jusqu'à 8 cent. de long et 4 à 5 de large dans sa portion renflée.

Ce fruit se compose d'une coque ligneuse, épaisse de 2 à 3 mill., renfermant une graine unique, entièrement libre chez le fruit sec, et produisant un bruit de grelot lorsqu'on agite ce fruit près de l'oreille.

La surface est dure et formée d'écailles imbriquées descendantes, offrant l'aspect de l'acajou verni, et unies par leurs bords inférieurs ; ces écailles, très petites au sommet (où elles couvrent même le style), deviennent plus larges à mesure que l'on se rapproche de la base, pour diminuer de nouveau de taille dans le voisinage immédiat de celle-ci ; elles sont rhomboïdales, bombées, et portent sur leur face dorsale un sillon médian, d'où partent obliquement des stries très fines ou des veines plus foncées, parallèles aux côtés de l'écaille ; leur épaisseur est de 2 à 3 mill., et leurs bords inférieurs (recouvrants) sont creusés intérieurement d'une forte rigole pour

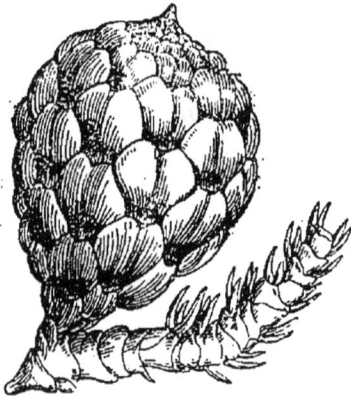

FIG. 329. — Fruit du Sagoutier attaché à sa branche. *Metroxylon Rumphii.*

(D'après Le Maout.)

assurer l'imbrication avec les écailles voisines. La face interne de la coque est blonde, satinée, marbrée de veines longitudinales brunes, et recouverte d'une mince pellicule transparente que l'on peut facilement détacher. Entre cette pellicule et les écailles, formant par conséquent coussin à celles-ci, existe un tissu très compact, de nature fibreuse.

Le noyau est volumineux, pyriforme, aigu à son extrémité inférieure. Il est recouvert d'une enveloppe jaune, luisante, parcheminée, mince, cassante, recouvrant une pulpe plus ou moins coriace, plus ou moins brune, plus ou moins sucrée ou acide, selon le degré de maturité du fruit. La graine est entourée d'une coque noirâtre très résistante, épaisse de 2 mill., doublée intérieurement d'une étroite couche d'un tissu rougeâtre et granuleux. L'albumen, d'un blanc éclatant, est d'une excessive dureté tant qu'il n'est pas humecté : il est ruminé, c'est-à-dire que des prolongements du tissu rouge et pulvérulent qui forme le second tégument séminal le pénètrent plus ou moins profondément, formant autant de marbrures sur la coupe de la graine. Un petit embryon ovoïde occupe la base un peu excentriquement.

Au microscope, les écailles et le tissu sous-jacent se montrent formés de cellules scléreuses, à contenu brun pour les couches superficielles. Le noyau se compose de cellules sclérifiées, parfois extrêmement volumineuses, à cavité allongée et très étroite, à paroi très épaisse et criblée de ponctuations : des cellules à contenu résineux et brumeux y forment des taches irrégulières de place en place. Le tissu rouge du deuxième tégument et des marbrures de l'albumen est formé d'un parenchyme à éléments rectangulaires, disposés assez régulièrement en files radiales, et contenant une matière résineuse brune. L'albumen se montre tout entier composé de cellules rectangulaires, à paroi excessivement épaisse, à contenu granuleux et pâle : ces parois sont creusées de canaux sinueux qui serpentent dans la cloison commune de 2 cellules contiguës mais sans communiquer : sur la coupe, une mince cloison sépare les anses en contact.

L'odeur est nulle : la saveur de l'albumen est douceâtre; celle de la pulpe brune qui entoure la graine dans le fruit mûr est sucrée et aigrelette.

Botanique. — *Metroxylon Sagus* Rottb., *Metroxylon Rumphii.* (Voy. p. 897.) et espèces voisines.

Chimie. — Ce fruit renferme du tannin, des acides malique et tartrique, et des matières grasses, mais point d'amidon.

Physiologie et Thérapeutique. — Ce fruit, dont la saveur est aigrelette et sucrée, est totalement oublié aujourd'hui comme médicament; Guibourt même n'en fait aucune mention. Il a d'ailleurs disparu depuis longtemps du commerce, et l'on peut dire sans aucune exagération que les seuls échantillons qui en subsistent aujourd'hui sont ceux des musées. Selon Duchêne, les indigènes l'emploient à la préparation d'une liqueur alcoolique.

302. SANG-DRAGON EN ROSEAUX

Description. — On donne ce nom au *Sang-Dragon* en boules ou en baguettes, qui nous arrive enveloppé dans une feuille desséchée et jaunâtre de Palmier (ordinairement le *Licuala spinosa* L.).

Les *baguettes* sont cylindriques et plus rarement aplaties elles ont de 30 à 50 cent. de long et atteignent l'épaisseur du petit doigt. La feuille qui les enveloppe est fixée par un nombre variable de liens annulaires, formés d'une lanière de tige de Rotang . — La drogue est compacte, cassante, assez légère; sa surface, colorée en brun rougeâtre très foncé, est lisse, bien qu'un peu poreuse, terne, et présente des stries longitudinales très fines, dues à l'impression des fibres de la feuille sur la résine encore molle. La cassure est courte, compacte, rugueuse, poreuse même et luisante par places.

La surface extérieure ou la cassure, grattées avec l'ongle,

donnent une poudre d'un rouge ocreux : la trace laissée sur le papier ou la porcelaine est brunâtre et beaucoup moins vive.

Les *boules* sont à peu près sphériques ; leur diamètre varie de 1 cent. à 5 cent. ; les plus petites sont disposées en file dans un tube fait avec la feuille roulée du *Licuala* que des liens retiennent de place en place ; les plus volumineuses sont enveloppées isolément dans un fragment de feuille lié aux deux bouts. La surface est moins poreuse que celle des baguettes et l'impression des fibres y est peu visible ; elle est fréquemment recouverte d'une poussière de couleur vermillon.

Le *Sang-Dragon* n'a point d'odeur appréciable : il s'écrase facilement sous la dent sans se dissoudre dans la salive ; la saveur est à peu près nulle d'abord, et devient peu à peu légèrement âcre.

Un beau *Sang-Dragon*, que nous avons pu voir dans les collections du Muséum. se présentait en baguettes nettement aplaties, larges de 25 mill.. épaisses de 15 mill. ; la section transversale était rectangulaire. à angles arrondis ; la surface était presque noire et comme vernie : les impressions fibreuses longitudinales étaient très nettes, la cassure foncée, granuleuse. luisante : la poudre était d'un rouge assez foncé, mais la trace laissée sur le papier, beaucoup plus claire et voisine du vermillon ; le fragment était relativement lourd, très compact, nullement poreux : la saveur était un peu âcre. — Cette sorte, aujourd'hui introuvable dans le commerce, paraît correspondre à celle dont parle Guibourt (II, 136) comme étant d'une qualité supérieure. mais que l'on n'a plus revue. dit-il, depuis longtemps.

Botanique. — Le *Sang-Dragon* est une résine exsudée à la surface des fruits mûrs du *Calamus Draco* W., *Palmier* à tige grêle et grimpante, que l'on trouve dans l'est de Sumatra, dans le sud de Bornéo et dans quelques îles de la Sonde.

Tige dressée à l'état jeune, puis grimpante et s'élevant à une grande hauteur en se fixant aux arbres voisins à l'aide des piquants de ses pétioles. — *Feuilles* composées-pennées, alternes, engaînantes, chargées de piquants sur leurs pétioles et sur leurs gaines, à folioles longues, aiguës, garnies d'aiguillons sur leurs bords et leurs nervures. — *Fleurs* dioïques, disposées en spadices axillaires plusieurs fois ramifiés, portant une spathe au niveau de chaque ramification primaire. — *Perianthe* double, à verticille externe court et tubuleux, divisé en trois dents, à verticille interne plus développé, semblablement disposé. — 6 *Etamines*, à filets unis entre eux à leur base et connés avec la partie tubuleuse du périanthe interne, à anthère biloculaire et introrse ; dans les fleurs femelles l'androcée est réduit au cercle formé par les bases d'étamines. — *Ovaire* supère, triloculaire, à trois style très courts, à loges uniovulées ; ovule anatrope, ascendant. Les fleurs mâles sont dépourvues de gynécée. — *Fruit* globuleux, de la taille d'une cerise, à pulpe résineuse, à péricarpe formé d'écailles descendantes et soudées, comme chez le Sagoutier. — *Graine* unique, à albumen corné et ruminé,

Le meilleur *Sang-Dragon* s'obtient en battant les fruits mûrs, en les secouant dans un sac ou en les grattant, ce qui fait tomber facilement par plaques la résine sèche exsudée à leur surface ; on débarrasse celle-ci des impuretés et on la fait fondre soit au feu, soit au soleil : puis, lorsqu'elle est encore molle, on la pétriten boules ou en baguettes, que l'on enveloppe ensuite dans des feuilles de palmier. Les sortes inférieures sont préparées par un procédé différent. (Voir l'article suivant.)

Chimie. — Le *Sang-Dragon* est soluble dans l'alcool, le chloroforme, la benzine, l'acide acétique, la soude, insoluble dans les essences hydrocarbonées. Il se compose en majeure partie d'une résine ($C^{20} H^{20} O^4$) (80 à 90 p. 100) rouge, amorphe, acide, donnant à la distillation de l'acide benzoïque, du *Toluol* $C^7 H^8$, et du *Styrol* $C^8 H^8$; comme beaucoup d'autres résines, elle donne, par ébullition avec la potasse, de la *Phloroglucine*, de l'*acide protocatéchique*, de l'acide oxalique, de l'*acide paroxybenzoïque*, etc.

Le *Sang-Dragon* renferme, en outre, une faible proportion de matière grasse et de sels de chaux ; la présence de l'*acide benzoïque* préformé y a été soupçonnée, mais non démontrée.

Physiologie et Thérapeutique. — Le *Sang-Dragon* était considéré autrefois comme astringent et tonique, et rapproché des *Kinos* et des *Cachous*, en raison peut-être de sa couleur et par confusion avec le suc réellement astringent du *Pterocarpus Draco* (Légumineuses), nommé de même *Sang-Dragon*[1].

Il sert aujourd'hui à colorer les poudres dentifrices, les emplâtres, les onguents. L'industrie l'emploie à la préparation de certains vernis.

---

[1] Le *Sang-Dragon* constitue, avec le sulfure rouge de mercure et l'acide arsénieux, la *Poudre escharotique d'Antoine Dubois* (contient 1/4 de son poids d'ac. arsénieux).

303. SANG-DRAGON EN MASSES

Description. — Le *Sang-Dragon en masses* est une sorte in-férieure, qui se présente dans le commerce en blocs irrégu-liers, parfois quadrangulaires, et d'un volume très variable.

La surface est rugueuse, terne, d'un brun rougeâtre, et recouverte d'une poussière d'un rouge plus clair ; la cassure est courte, rougeâtre, granuleuse, dure, souvent poreuse, et criblée de débris ligneux consistant surtout en écailles de fruits de *Calamus Draco*, écailles semblables à celles du fruit du Sagoutier, mais 2 ou 3 fois plus petites. La trace laissée par ce Sang-Dragon sur le papier est brunâtre.

Botanique. — Cette sorte provient, comme les autres, du *Cala-mus Draco* (voir l'article précédent) : mais elle est obtenue par un procédé beaucoup plus primitif. Les fruits sont simplement écrasés dans l'eau et bouillis avec celle-ci ; le liquide qui surnage est parfois recueilli et vendu à part en pains orbiculaires aplatis, presque translucides, pauvres en résine, et renfermant surtout la matière grasse des graines (*Sang-Dragon en galettes*).— La partie résineuse et compacte, restée au fond des chaudières, et mêlée de débris de fruits, constitue le *Sang-Dragon en masses*.

Chimie. — Même constitution que le *Sang-Dragon en roseaux* ; la résine ne paraît guère y dépasser la proportion de 70 p. 100 ; les impuretés et les matières étrangères laissées en résidu après dissolution de la résine dans l'alcool sont très abondantes et se composent de débris ligneux, sels calcaires, etc.

Physiologie et Thérapeutique. — Mêmes usages que la sorte précédente ; ce *Sang-Dragon* a une beaucoup moindre valeur commerciale.

304. CHIENDENT

Description. — Le rhizome du *Chiendent officinal* se pré-sente dans le commerce coupé en tronçons de 2 à 3 cent.

de long ; ils sont prismatiques, épais de 2 à 3 mill.
et couverts de côtes longitudinales saillantes. Leur surface,
d'un jaune paille, est dure, lisse, luisante, et porte des nœuds
espacés de 2 à 4 cent. Ces nœuds sont annulaires, légèrement renflés, et de couleur brune ; à leur niveau s'insère une

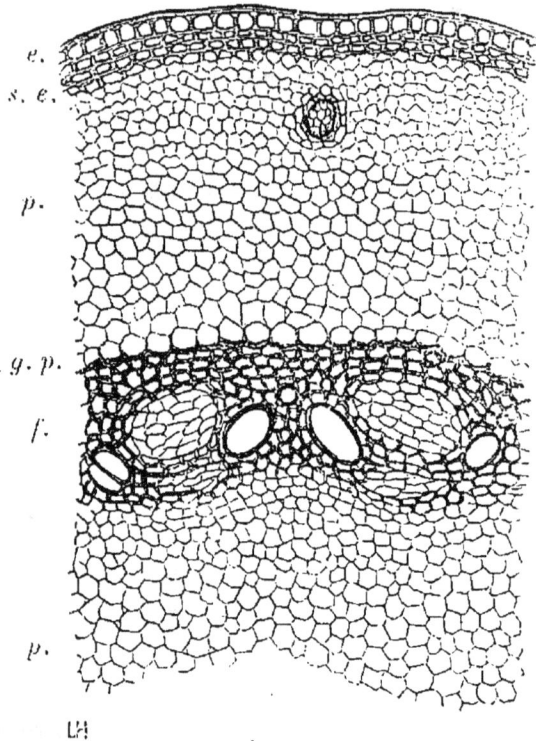

Fig. 330. — Rhizome de Chiendent. *Trilicum repens.*
Coupe transversale.

e., épiderme ; — *s. e.*, sous-épiderme ; — *p'.*, parenchyme ; — *g. p.*, gaine
protectrice ; — *f.*, zone des faisceaux.

(D'après de Lanessan.)

écaille engainante dont il ne reste ordinairement que la
base et quelques fibres. Ils portent, au niveau de la face inférieure du rhizome, des racines adventives grêles, souvent
enlevées sur les échantillons du commerce.

La partie corticale dure s'isole facilement du reste du rhizome ; le centre est creux, sauf au niveau des nœuds.

La saveur est un peu sucrée, l'odeur nulle.

Au microscope, sous un épiderme cuticularisé, à éléments rectangulaires, se trouve un sous-épiderme dont les phyto-cystes sont moins volumineux et ont une paroi plus épaisse.

Le reste est occupé par un parenchyme à éléments larges, polygonaux ou arrondis, pourvus de parois minces : ce parenchyme est divisé en deux zones par une ligne circulaire de cellules rectangulaires, dont la paroi n'est épaissie que sur les côtés interne et latéraux ; en dehors de cette zone, le parenchyme dit *cortical* renferme quelques faisceaux dis-posés en cercle. En dedans, on trouve une zone de cellules de renforcement, analogues à celles du sous-épiderme ; à cette zone est adossée une ligne circulaire de faisceaux, à liber peu développé, accompagnant quelques gros vaisseaux ponctués qu'entoure une zone de fibres ligneuses.

Botanique. — Le *Chiendent officinal* [1] est une *Graminée* [2] her-bacée et vivace, commune dans toute l'Europe, dans l'Asie sep-tentrionale et centrale, dans l'Amérique du Nord, etc., le *Tri-ticum repens* L. (*Agropyrum repens* P. Beauv.).

---

[1] Le Rhizome du *Gros Chiendent* ou *Chiendent pied-de-poule* se distingue du précédent par son épaisseur deux fois plus considérable, par la présence de plu-sieurs écailles au niveau de chaque nœud, et par l'existence de l'amidon dans les éléments de son parenchyme.

[2] GRAMINÉES. — PLANTES HERBACÉES, annuelles ou vivaces (quelquefois arbo-rescentes : *Bambusées*), à rhizome traçant, à RAMEAUX AÉRIENS FISTULEUX ENTRE LES NŒUDS. — FEUILLES ALTERNES, souvent engainantes et pourvues d'une ligule à l'orifice de la gaine. — INFLORESCENCES ordinairement TERMINALES, quelquefois axillaires. — FLEURS HERMAPHRODITES (exc. *Maïdées*, *Oryza*, etc.), disposées en épis d'épillets, ou en grappes d'épillets (épillet solitaire, terminal, glumes unies en tube chez *Lygéum*). — Epillets enveloppés à leur base par 2 bractées ou GLU-MES. — PÉRIANTHE RÉDUIT à 2 PIÈCES ou GLUMELLES inégales, l'une recouvrant l'autre par ses bords et pourvue au moins d'une nervure médiane (quelquefois prolongée en aiguillon : *Secale*) (GLUMELLE IMPARINERVE), l'autre recouverte par ses bords, dépourvue de nervure médiane et portant 2 nervures latérales, quelque-fois très saillantes (GLUMELLE PARINERVE). — ANDROCÉE à 3 ÉTAMINES (2 chez *Anthoxanthum*, 6 chez *Oryza*, 3, 4, 6, ∞ chez *Bambusées*), à FILETS LIBRES (monadelphes chez *Streptochœta*, *Gigantochloa*, et *Oxytenanthera*), à ANTHÈRES BILOCULAIRES, DORSIFIXES, DÉHISCENTES PAR 2 FENTES LONGITUDINALES INTRORSES. — 2 ou 3 lamelles, de la nature des disques, ou GLUMELLULES, se montrent de chaque côté de l'étamine superposée à la bractée parinerve. — OVAIRE UNILOCULAIRE

Rhizome[1] traçant, long et grêle, très ramifié.— *Rameaux* aériens nombreux, herbacés, dressés, hauts de 50 cent. à 1 m. — *Feuilles* longues et grêles, aiguës, longuement engainantes, glabres en dessus, rudes à la face inférieure. L'*inflorescence*, qui est un épi composé d'épillets, est longue, grêle, aplatie : *épillets* distiques (12-15), grêles, espacés, composés de 4 à 6 fleurs, et pourvus de deux glumes non carénées, à 5-7 nervures rudes. Les deux *glumelles* qui accompagnent chaque fleur sont sensiblement égales, l'inférieure faiblement carénée et aiguë, la supérieure membraneuse; *glumellules* ovales et ciliées sur leurs bords — 3 *Étamines* à filets libres et grêles, à anthères biloculaires et introrses.— *Ovaire* supère, uniloculaire, uniovulé, poilu au sommet et surmonté de deux styles plumeux ; ovule anatrope, à micropyle inférieur. — *Achaine* velu au sommet, ordinairement adhérent aux glumelles.

Chimie. — Le *Chiendent* renferme du sucre (3 p. 100), deux gommes, dont l'une, la *Triticine* C^{12} H^{22} O^{11}) se transforme facilement en sucre, — des sels de potasse et de chaux; on pense qu'il s'y trouve de la *mannite* (Fl. et Hanb.).

Physiologie et Thérapeutique. — Le *Chiendent* est considéré comme diurétique et dépuratif; ces propriétés, que la tradition lui conserve, ont souvent été mises en doute, et il est d'usage d'ajouter, pour plus de sûreté, à la tisane classique (15 à 30 gr. pour un litre) un peu d'azotate de potasse (4 gr.).

UNICARPELLÉ, à placenta disposé à la base de l'angle interne, à 2 (ou plus rarement 3) styles distincts ou unis en un style 2-3 fide, chaque branche étant terminée par un plumet de papilles filiformes. (Style unique chez *Lygeum. Anomochloa, Nardus* et quelques *Bambusées;* style 4-6 fide chez *Melocaina* et *Ochlandra ;* style court divisé en 2 lames membraneuses chez *Boissiera).* — OVULE UNIQUE, ANATROPE, ASCENDANT. — ACHAINE ADHÉRENT (non *soudé*) à la GRAINE. — GRAINE ALBUMINÉE, à EMBRYON BASILAIRE et LATÉRAL.
    Cette famille a été divisée (Bentham et Hooker. *Genera Plantarum* III, 1075) en 13 tribus ou séries : *Panicées, Maïdées, Oryzées, Tristeginées, Zorysiées, Andropogonées, Phalaridées, Agrostidées, Avenées, Chloridées, Festucées, Hordéées, Bambusées.*
    Bentham et Hooker (*loc. cit.,* 1074) donnent une autre interprétation de la structure de cette inflorescence et de cette fleur. Pour eux, le périanthe de chaque fleur est réduit à une seule pièce (la *glumelle imparinerve*); de plus chaque fleur est insérée à l'aisselle d'une bractée ; les 2 fleurs de la base de l'épillet sont toujours absentes et réduites à leurs bractées (ce seraient les 2 *glumes* que nous avons indiquées) ; les autres fleurs ont pour bractée ce que nous avons appelé la *glumelle parinerve.* Ainsi pour ces auteurs, ce que nous appelons *glumes* sont des *bractées vides;* la *glumelle imparinerve* est une *bractée florifère;* la *glumelle parinerve* est un *sépale unique.*

[1] Froment rampant, laitue de chien. vagon. sainte neige.

305. CANNE DE PROVENCE

Description. — Le Rhizome de *Canne de Provence* se présente dans les pharmacies en fragments de longueur variable (20 cent. au plus), mesurant 4 à 5 cent. de diamètre; plus souvent, il se trouve découpé en rondelles de 5 mill. d'épaisseur environ.

La surface est d'un jaune paille, dure, luisante, cannelée finement et irrégulièrement par un grand nombre de petites côtes longitudinales saillantes, dues à la dessiccation : des lignes annulaires assez marquées coupent transversalement le rhizome à des intervalles de 4 à 8 mill. En outre, à la face inférieure, on observe des cicatrices annulaires provenant des racines adventives, ou parfois des tronçons de ces racines elles-mêmes.

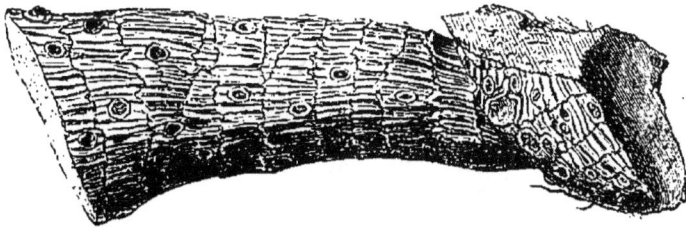

Fig. 331. — Rhizome de Canne de Provence. *Arundo Donax.*

La cassure est compacte, très courtement fibreuse; elle est de nature un peu spongieuse et colorée en gris brunâtre : sur la coupe transversale, le parenchyme général, bordé de la mince ligne jaunâtre de la cuticule, se montre divisé en deux zones par une ligne circulaire peu visible, située à ½ cent. environ du bord; la zone externe ou corticale est nettement spongieuse : la zone centrale, plus compacte,

enferme un grand nombre de faisceaux fibro-vasculaires
formant autant de petites taches.

L'odeur est douce, la saveur légèrement sucrée.

Au microscope, sous une cuticule formée d'un épiderme
incrusté de silice et d'un sous-épiderme très analogue
à celui du chiendent, on trouve un parenchyme très lacuneux, à éléments larges et arrondis, entremêlés de nombreux faisceaux fibro-vasculaires très grêles. La ligne qui
délimite les deux zones est formée d'une couche d'éléments sclérifiés, renforcés par une zone sous-jacente à peu
près semblable, mais à parois épaissies sur toute leur
étendue.

Botanique. — La *Canne de Provence* [1] est une *Graminée* vivace,
l'*Arundo Donax* L., commune dans tout le midi de la France,
croissant dans les lieux humides, mais souvent aussi en pleine
terre.

Rhizome traçant. — *Rameaux* aériens, dressés, hauts de 2 m.
à 3 m. 50, fistuleux, noueux. — *Feuilles* longuement engainantes,
aiguës, rudes sur les bords. — *Inflorescence* longue, compacte,
rougeâtre; épillets allongés, à 2-5 fleurs hermaphrodites, distiques, la supérieure rudimentaire. — *Glumes* carénées et aiguës
Glumelles inégales, l'intérieure bifide au sommet, à arête courte,
la supérieure bicarénée et plus petite; *glumellules* charnues. —
3 *Étamines* à filets longs et grêles, à anthères biloculaires et
introrses. — *Ovaire* supère, glabre, uniovulé, surmonté de
2 styles longs et grêles, plumeux à leur extrémité. — *Achaine*
indépendant des glumelles.

Chimie. — Ce rhizome renferme de la silice, des sels de potasse,
du mucilage, de la gomme, du sucre, et une matière résineuse à
odeur de Vanille.

Physiologie et Thérapeutique. — La *Canne de Provence* jouit
d'une grande réputation dans le public comme antilaiteuse; elle
paraît tout au plus légèrement sudorifique et diurétique. On la
prescrit en décoction (30 à 60 gr. p. 100).

[1] Grand roseau, roseau à quenouilles.

306. GRUAU D'AVOINE

Description — Le *Gruau d'Avoine* est le grain, c'est-à-dire le *fruit*, dépouillé de ses téguments et réduit à son amande (albumen et embryon). Il est très allongé (1 cent. environ), cylindrique, un peu aplati d'avant en arrière (3-4 mill. de large sur 2 mill. d'épaisseur), atténué et arrondi aux deux extrémités. Il est d'un blanc jau-nâtre, demi-translucide, onctueux au toucher, lisse et luisant, rappe-lant l'aspect de l'ivoire. Un sillon longitudinal, comblé par un reste d'enveloppe, règne au milieu d'une des faces ; l'autre face porte à sa partie inférieure un écusson très petit, faiblement ridé. L'extrémité supérieure du grain est plus blan-che et plus luisante encore que le reste.

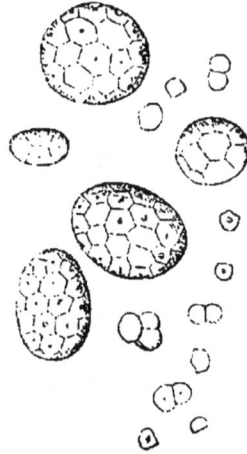

FIG. 332. — Grains d'a-midon de l'Avoine. *Avena sativa.*

(D'après de Lanessan.)

Sur la cassure, l'albumen se montre d'un blanc mat un peu jau-nâtre.

La saveur est faible, l'odeur nulle.

Au microscope, on trouve à la surface une couche de cellules cubiques renfermant une matière granuleuse et opaque (gluten), couche plus ou moins altérée par la décortication ; au-dessous, se montre l'albumen dont les éléments larges, polygonaux, renfer-ment des grains d'amidon très petits, polyédriques, à hile central, réunis en masses ovoïdes ou arrondies, qui parais-sent ainsi réticulées ou mammelonnées à leur surface.

Botanique. — L'*Avoine* est une *Graminée* herbacée et annuelle, l'*Avena sativa* L., originaire d'Asie, cultivée dans toute l'Europe. — *Rhizome* court, garni d'un grand nombre de racines fibreuses. — *Rameaux* aériens assez nombreux, dressés, fistuleux, hauts de 50 cent. à 1 mètre. — *Feuilles* très engainantes, longues et aiguës. — *Fleurs* hermaphrodites, disposées en grappes d'épillets assez longuement pédonculés, pourvus de deux longues glumes carénées, multinerviées : 2-3 fleurs dans chaque épillet, la 1re fertile, la 2e stérile, la 3e rudimentaire. — *Glumelle* inférieure bidentée, glumelle supérieure pourvue d'une longue épine tordue. — *Androcée* et *Gynécée* des *Graminées*. — *Achaine* adhérent à la glumelle supérieure et enveloppé par les deux glumes.

Pour obtenir le gruau[1], on sépare d'abord le fruit de ses enveloppes par le battage : les téguments, qui représentent à la fois le péricarpe et les enveloppes séminales, sont enlevés ensuite en plaçant les fruits entre deux meules horizontalement disposées.

Chimie. — Le *Gruau d'Avoine* renferme 20 à 24 p. 100 d'eau, de l'amidon (59 p. 100), une huile grasse odorante (2 p. 100), de la gomme de l'albumine, et une matière noire.

Physiologie et Thérapeutique. — Le *Gruau d'Avoine* passe pour émollient ; sa fécule sert à confectionner des bouillies analeptiques pour les convalescents.

On prescrit à l'intérieur la tisane (30 p. 1000), comme émolliente dans les affections inflammatoires du tube digestif, et même comme diurétique. A l'extérieur, le gruau d'avoine s'emploie quelquefois en cataplasmes.

307. ORGE MONDÉ

Description. — L'*Orge mondé* est le grain (*fruit*) d'Orge dépouillé de ses glumes. Il est elliptique, aplati d'avant en arrière, long de 4 à 8 mill., large de 3 à 4 mill., épais de 2 mill. environ. Il est recouvert d'un tégument dur, un peu

---

[1] On donne également le nom de *Gruau*, dans l'industrie, à la fine fleur de farine de Blé, qui sert à préparer des pâtisseries ou du pain de luxe.

ridé, de couleur jaune, souvent érodé par places ; un sillon très prononcé se montre au milieu de la face ventrale, ordinairement plus bombée que l'autre : deux sillons beaucoup moins nets existent de chaque côté de celui-ci, presque sur les bords du grain ; quelquefois même une légère dépression longitudinale s'observe au milieu de la face dorsale. L'écusson est très petit, orbiculaire.

L'odeur est nulle, la saveur faible.

Au microscope, le tégument se montre formé, à l'extérieur, d'une couche de cellules rectangulaires, jaunâtres, à laquelle fait suite une zone d'éléments bruns, aplatis. Les cellules à gluten, qui viennent immédiatement au-dessous, sont cubiques, à parois épaisses, à contenu granuleux et opaque ; elles sont disposées sur trois ou quatre rangées. L'albumen lui-même est formé de larges éléments polygonaux ou arrondis, remplis de grains d'amidon ; ceux-ci sont elliptiques, à contours irréguliers et bosselés, à hile longitudinal et central.

Botanique. — L'*Orge* est une *Graminée* herbacée et annuelle, l'*Hordeum vulgare* L., connue depuis la plus haute antiquité et répandue, de l'Asie dont elle paraît être originaire, dans le monde entier : elle présente des variétés nombreuses.

Rhizome traçant, accompagné de racines fibreuses. — *Rameaux* aériens peu nombreux ou solitaires, dressés, fistuleux, hauts de 60 à 90 cent. — *Feuilles* engaînantes, longues et aiguës, pourvues d'une ligule. — *Epillets* biflores (dont une fleur rudimentaire et stérile) et hermaphrodites, disposés par groupes de 3 sur chaque encoche de l'axe de l'épi : ce qui donne, pour l'épi entier, 6 rangées longitudinales d'épillets, dont 2 rangées un peu moins saillantes que les autres. — 2 *Glumes* longues et aiguës ; 2 *Glumelles* dont une bicarénée et un peu aplatie, l'autre concave, terminée par une longue arête. *Glumellules* membraneuses. — *Androcée* et *Gynécée* des *Graminées* : anthères biloculaires, à loges disjointes aux deux extrémités. — *Achaine* velu au sommet, adhérent aux glumes.

D'autres espèces fournissent également leur fruit à la médecine : l'*Hordeum distichum* L., dont l'épi comprimé ne possède que deux rangées saillantes d'épillets, ceux-ci hermaphrodites, à glumelle pourvue d'une longue arête, les autres mâles et dépourvus d'arêtes ; l'*Hordeum hexastichum* L., dont les 6 rangées d'épillets sont toutes également saillantes et hermaphrodites.

On obtient l'*Orge mondé* en débarrassant le grain de ses glumelles entre deux meules horizontales faiblement écartées.

Chimie. — L'*Orge* renferme 13 à 15 p. 100 d'eau, 60 à 70 p. 100 d'amidon, 3 p. 100 d'huile grasse, 16 p. 100 de matières albuminoïdes (gluten), de la dextrine[1] (6,6 p. 100), de la silice, des phosphates potassique et calcique, et une faible proportion de *cholestérine* (Lintner[1].)

Physiologie et Thérapeutique. — L'*Orge mondé* sert à préparer des tisanes rafraîchissantes, émollientes, légèrement nutritives, prescrites dans les affections inflammatoires de l'intestin ou de l'appareil urinaire, dans les convalescences, etc. La farine d'Orge sert à préparer des bouillies très nourrissantes, mais un peu indigestes.

308. ORGE PERLÉ

Description. — L'*Orge perlé* ne diffère de l'*Orge mondé* que par une décortication plus complète, qui a compris non seulement les glumes, mais les téguments de l'achaine. Le grain est alors comparable au Gruau d'avoine ; il est plus arrondi que l'Orge mondé ; sa surface est grise et farineuse : dans le sillon ventral, toujours très net, persistent des débris des téguments.

Au microscope, la surface des grains se montre constituée par des couches de cellules quadrangulaires à gluten.

---

[1] L'Orge, au moment de la germination, contient un ferment particulier, la *diastase*, qui assure la transformation de son amidon en dextrine, puis en sucre. La solution sucrée, devenue alcoolique par fermentation, et additionnée de houblon, constitue théoriquement la *bière*. Le plus souvent, on emploie, pour cette fabrication, de l'orge dont la germination, une fois commencée, a été arrêtée brusquement par une haute température ; ces grains, dans lesquels la transformation de l'amidon en sucre est suspendue et reprendra à volonté au contact de l'eau, constituent le *malt*.

La *diastase* a été employée récemment en thérapeutique pour aider à la digestion des féculents. — La poudre de *malt* a été préconisée contre les affections catarrhales des voies respiratoires ; on la prescrit en décoction dans l'eau ou le lait, ou en bière non fermentée (dite *bière de malt*).

Botanique. — Voir l'article précédent.

L'*Orge perlé* s'obtient en faisant passer les fruits entre deux meules horizontales faiblement écartées.

Chimie. — La composition de l'*Orge perlé* ne diffère de celle de l'*Orge mondé* que par une moins forte proportion de matières grasses.

Physiologie et Thérapeutique. — Mêmes usages que pour l'*Orge mondé*.

309. AMIDON

Description. — Les noms d'*Amidon* et de *Fécule* sont absolument synonymes et peuvent s'employer indifféremment l'un pour l'autre ; toutefois, celui d'*Amidon* s'applique d'habitude plus spécialement à la matière amylacée du fruit des *Graminées*, celui de *Fécule* à la matière semblable renfermée dans des plantes appartenant à d'autres familles.

L'*Amidon du Blé*, le plus communément employé, est en poudre très fine, remarquable par sa blancheur, son toucher un peu onctueux, et l'absence de points brillants bien nets dans sa masse. Humecté avec la salive, il forme facilement une bouillie compacte. On le trouve fréquemment, dans le commerce, aggloméré en prismes quadrangulaires semblables à des bâtons de craie à arêtes vives, se réduisant facilement en poudre (*Amidon en aiguilles*).

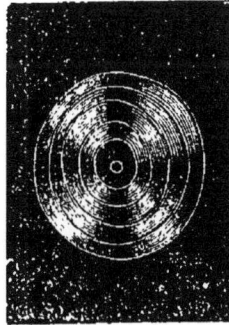

FIG. 333. — Grain d'Amidon du Blé, vu à la lumière polarisée.

(D'après Dippel.)

Au microscope, cet amidon se montre composé de grains de taille inégale, dont le plus grand diamètre excède rarement 50 μ. Ils sont orbiculaires, aplatis, souvent ellip-

DIAGNOSE DES PRINCIPALES
FARINES ET POUDRES VÉGÉTALES NATURELLES
EMPLOYÉES EN MÉDECINE

POUDRES.

En poudre fine.

Jaunâtre.
- Sucrée. . . . . Dextrine.
- Non sucrée.
  - Jaune pâle : fine . . . . . . Lycopode.
  - Jaune rougeâtre : grossière. . . Lupulin.

Blanche.
- Avec points brillants . . . . Féc. Pommes de terre.
- Sans points brillants.
  - Très blanche : toucher onctueux. Amidon de blé.
  - Moins blanche : toucher sec. . Arrow-Root.

Agglomérées.

En globules indépendants.
- Gros : ordinairement blancs. . Sagou gros.
- Petits : ordinairement chamois. Sagou petit.

En masses irrégulière mammelonnées.
- Petits : couleur chamois . . . Sagou perlé.
- Volumineuses : blanches. . . Manihoc.

En parcelles fines, allongées, irrégulières . . . . Tapioca.

En prismes quadrangulaires irréguliers, volumineux. . . . . . Amidon de blé.

tiques, très rarement ovales. Le hile est central, punctiforme, à peu près invisible sans l'intervention de la chaleur, et entouré de lignes concentriques peu appréciables.

A la lumière polarisée, ce grain présente une croix noire à branches égales.

Botanique. — Le *Blé* est une *Graminée* herbacée et annuelle, le *Triticum sativum* L., originaire d'Asie, cultivé dans presque toute l'Europe, en Algérie, dans les régions tempérées de l'Asie, de l'Amérique, de l'Australie, etc. On en distingue plusieurs variétés, admises par quelques auteurs comme espèces distinctes.

Rhizome traçant, court, fibreux, émettant plusieurs rameaux aériens dressés, fistuleux, hauts de 1ᵐ à 1ᵐ30. — *Feuilles* peu nombreuses, engainantes, ligulées, à limbe aigu et allongé. — *Epis* terminaux, compacts, composés d'épillets alternes, distiques, sessiles, comprimés, à 3-5 fleurs, dont les 3 inférieures au moins sont hermaphrodites et fertiles. — *Glumes* concaves, égales, carénées, plurinerves, rugueuses au niveau des nervures, terminées par une pointe courte, bordées d'une aile membraneuse étroite. — *Glumelles* inégales, rugueuses sur leurs bords, la supérieure concave, imparinerve, à arête terminale courte ou prolongée en une longue épine (*Blé barbu*); glumelle inférieure bicarénée, à deux pointes courtes, membraneuse dans sa partie médiane. — *Glumellules* courtes et membraneuses. — *Androcée* des *Graminées*, à loges d'anthère disjointes à leurs extrémités. — *Ovaire* velu, à 2 styles dressés, plumeux dans presque toute leur étendue. — *Achaine* oblong, velu au sommet, parcouru par un long sillon ventral.

Pour obtenir l'amidon du Blé, on laisse fermenter légèrement les grains concassés. Le gluten s'altère, le parenchyme à amidon se désagrège facilement; il suffit de filtrer au bout de quelques jours; l'amidon se précipite au fond des cuves, et, après plusieurs lavages, est séché rapidement; il se prend spontanément en prismes quadrangulaires.

Chimie. — L'amidon du *Blé* est chimiquement identique à la

---

¹ On trouvera, dans les articles précédents et dans le suivant, les caractères microscopiques des autres amidons de *Graminées* usités dans le commerce; nous n'indiquerons ici que ceux de l'amidon du seigle et de celui du *Maïs*.

Amidon de Seigle. — Un peu moins blanc, vu en masse, que celui du Blé. Grains plus volumineux, arrondis, à hile central bien net, en étoile à 3-6 branches.

Amidon de Maïs. — Grains petits, à contour irrégulièrement polygonal, à hile central, punctiforme ou linéaire.

Fécule de pommes de terre, décrite p. 560; comme elle, il se transforme en *dextrine*, puis en *glucose*, par l'action des ferments ou des acides. — Dans l'eau chaude, les grains se gonflent considérablement, et forment un *empois* pâteux; par une ébullition prolongée dans une forte quantité d'eau, l'amidon finit par se dissoudre; il reste dans le liquide un précipité floconneux, constitué surtout par la partie corticale des grains.

Physiologie et Thérapeutique. — L'*amidon*[1] est employé, comme la fécule, dans un grand nombre d'affections cutanées : pemphigus, intertrigo, eczéma, etc.; il constitue un des meilleurs topiques dans l'érysipèle. Les lavements d'amidon sont fréquemment prescrits dans les diarrhées ou l'entérite (15 gr. p. 200).

A l'extérieur, on le prescrit en poudre ou en glycérolé.

Les aliments amylacés sont recommandés dans la goutte, absolument interdits dans le diabète sucré.

Glycérolé d'amidon	*Pâtes de Canquoin*

			n° 1	n° 2	n° 3	n° 5
Amidon.	1 gr.	Chlorure de zinc.	30	30	30	30
Glycérine.	15 gr.	Farine de froment.	60	90	125	155
Eau.	Q. S.					

310. RIZ

Description. — Les grains de *Riz* se trouvent ordinairement dans le commerce dépouillés de leurs téguments carpiens et séminaux, et réduits à leur amandee.

Ils sont oblongs, aplatis latéralement, très obliquement tronqués à leur base, arrondis ou plus souvent tronqués au sommet; dans ce cas, l'inclinaison est moins forte qu'à la base, et de sens contraire. La longueur est de 5 à 8 mill.; la largeur de 3 mill. environ, et l'épaisseur de $1/2$ à 2 millimètres.

---

[1] L'*amidon* diffère de la *farine* en ce que celle-ci renferme du gluten et des débris parenchymateux, le grain ayant été simplement écrasé et privé, par le *blutage*, des débris des téguments. Par le lavage, on peut facilement extraire l'amidon de la farine.

Ces grains sont translucides et d'un gris un peu jaunâtre : fréquemment, sur l'arête ventrale, on trouve une tache laiteuse. Les faces latérales, plus ou moins bombées, portent chacune une côte longitudinale mousse et étalée, souvent divisée en deux par un sillon médian; ces deux côtes sont plus rapprochées de l'arête ventrale ; celle-ci, dans sa partie tronquée inférieure, renferme un très petit embryon blanc superficiel.

Le *Riz* croque sous la dent et présente sur la cassure une structure cornée, non farineuse.

Au microscope, les cellules de l'albumen se montrent larges et polyédriques, remplies de grains polyédriques très petits, étroitement serrés et marqués chacun d'un hile central punctiforme, très visible. Les téguments, quand ils existent encore, se montrent composés de deux couches minces, l'une externe, formée de cellules très aplaties tangentiellement; l'autre, sous-jacente, constituée par 1-2 plans de cellules allongées tangentiellement, renfermant un gluten opaque.

Botanique. — Le *Riz* est une *Graminée*, l'*Oryza sativa* L., à variétés nombreuses, cultivé dans les terrains marécageux des régions chaudes de l'Asie (Indo-Chine), de l'Europe (Piémont), et sur quelques points de l'Amérique septentrionale (Caroline. Floride).

Rhizome traçant, émettant plusieurs axes aériens dressés, hauts de 1m à 1m30. — *Feuilles* engainantes, larges et aiguës. — *Epis* terminaux, longs et ramifiés : *épillets* uniflores, courtement pédicellés, assez espacés, insérés sur un seul côté des ramifications de l'épi. — *Glumes* courtes et aiguës. — *Glumelles* concaves, translucides, velues au niveau des nervures, l'une d'elles terminée par une pointe flexueuse de longueur très variable. — *Androcée* de 6 étamines, disposées en deux verticilles trimères, à anthères longues, composées de deux loges disjointes à leur base. — *Ovaire* lisse, à deux styles plumeux et pourprés. — *Achaine* non adhérent aux glumelles.

Chimie. — Le *Riz* renferme 83 à 85 p. 100 d'amidon, 5 à 7 p. 100 d'eau, 3,60 de matières azotées, de la gomme, et de faibles proportion d'huile et de sucre incristallisable (Braconnot).

Physiologie et Thérapeutique. — Le *Riz*, privé de ses enveloppes comme il l'est dans le commerce, est un aliment très pauvre en matières azotées, dont on a pu dire qu'il n'était « guère plus nourrissant que le foin des prairies » (Boussingault) et qu'il convenait surtout aux pays chauds, aux pays où l'on n'a pas faim (Fonssagrives).

On n'emploie guère en médecine que la décoction [1] de riz en tisane ou en lavement, comme adoucissante et antidiarrhéique. Bouchardat déclare cette réputation plutôt traditionnelle que fondée.

Les grains très cuits servent à confectionner des cataplasmes. La poudre ou farine de riz est employée aux mêmes usages que l'amidon dans les affections cutanées.

311. RHIZOME DE FOUGÈRE MALE

Description. — On trouve ce rhizome, dans les pharmacies, entouré d'une masse compacte de bases de *frondes* (feuilles), coupées plus ou moins bas, et qui triplent son volume. En cet état, il forme un corps oblong (5 à 12 cent.), s'élargissant en massue à son sommet, large de 4 à 5 cent. à celui-ci, de 1 à 2 cent. à sa base : celle-ci est ordinairement tronquée.

Le corps même du rhizome est beaucoup plus grêle et son diamètre dépasse rarement 2 cent.; sa surface, cachée par les bases de pétioles, est d'un brun noirâtre, dure, ridée par la dessiccation et creusée de larges sillons qui donnent à sa coupe transversale un aspect très irrégulièrement étoilé, et au fond desquels s'insèrent ces pétioles.

Ces bases de pétioles sont également d'un brun noirâtre, plissées à leur surface par la dessiccation, un peu aplaties, toutes dirigées obliquement d'arrière en avant et de haut

---

[1] 10 gr. de riz dans eau Q. S. Faire crever le riz, filtrer, réduire à moitié et, pour la tisane, aromatiser en laissant infuser 12 gr. de racine de réglisse.

en bas, celles qui s'insèrent à la face inférieure s'incurvant
sur les côtés pour remonter en haut et vers le sommet, en
suivant la même direction que les autres; — en sorte qu'au
milieu de la face inférieure règne une ligne longitudinale

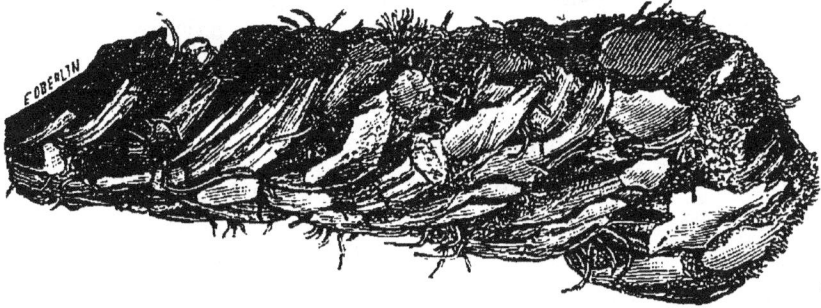

FIG. 334. — Rhizome de Fougère mâle. *Vepidium felix mas.*

de chaque côté de laquelle les bases incurvées des pétioles
se dirigent obliquement de deux côtés différents, en
chevrons.

En outre, à l'origine de ces pétioles et sur une étendue
de 2 ou 3 cent., s'insèrent de nombreuses écailles rousses,
fines, lancéolées, membraneuses, translucides, qui comblent
tous les vides et forment une sorte de bourre compacte
entre les pétioles qui hérissent la surface du rhizome.

Enfin de nombreuses racines adventives noires, grêles
(1 mill. d'épaisseur). très rigides, plus ou moins tordues,
naissent à la base des pétioles et s'échappent de toutes les
faces du rhizome.

La cassure de toutes ces parties est courte et compacte.
La coupe transversale du rhizome comme des pétioles est
d'un jaune verdâtre quand la drogue est encore assez récente
et active : elle est d'un jaune brun ou cannelle quand la drogue
est ancienne et devenue inerte. Elle est un peu spongieuse,
homogène, bordée par un liséré cortical brun et mince. La
coupe du rhizome présente un petit nombre de faisceaux
fibro-vasculaires jaunâtres, ovoïdes, elliptiques ou réni-

formes, bordés d'une ligne brunâtre. On en trouve une première zone à une faible distance des bords ; ils sont alors
petits, ovales, très espacés : une seconde zone de faisceaux, moins nombreux et plus allongés, forme au centre
un cercle irrégulier de 1 cent. de diamètre environ. La
coupe des pétioles est plus spongieuse et parfois plus foncée
au centre : on n'y trouve qu'une seule zone de faisceaux ;
ils sont très petits, très voisins des bords, et c'est presque
toujours à leur niveau que se montrent les plis de dessiccation : ils forment un cercle incomplet, en fer à cheval, aux
deux extrémités duquel se montre un faisceau plus large.

L'odeur est assez désagréable ; c'est une odeur de *moisi*.
La saveur est d'abord sucrée, puis astringente et faiblement
amère.

Au microscope, la zone corticale superficielle se montre
constituée par plusieurs plans de cellules rectangulaires à
parois brunes et épaisses. Le parenchyme général est formé
d'éléments polyédriques arrondis, à parois minces et ponctuées, gorgés de grains d'amidon : des lacunes se montrent
par places, et, parmi les cellules qui bordent ces lacunes,
quelques-unes portent sur un court pédicule une glande
sphérique renfermant une essence verdâtre. — Les faisceaux
sont constitués par une zone extérieure de cellules fibreuses, allongées dans le sens de l'axe, à paroi brunâtre :
au milieu se trouvent des vaisseaux scalariformes et annelés, des tubes cribreux et des cellules allongées suivant
l'axe. — Les faisceaux pétiolaires renferment en outre
quelques trachées.

Botanique. — La *Fougère mâle* est une *Fougère* [1] de la série
des *Aspidiées*, l'*Aspidium Filix mas* Swartz. (*Polystichum Filix
mas* Roth., *Nephrodium Filix mas*. Rich., *Polypodium Filix mas*

---

[1] FOUGÈRES. — PLANTES CRYPTOGAMES, appartenant au groupe dit des CRYPTO-
GAMES VASCULAIRES, et présentant deux formes alternantes : l'une est sexuée, c'est
le PROTHALLE ; l'autre asexuée, c'est le THALLE.
Le PROTHALLE consiste en une petite lame herbacée, couchée sur le sol, auquel

L.), plante herbacée vivace, répandue à peu près dans le monde entier, à Java et à la Nouvelle-Grenade comme au Groënland et en Islande : elle manque cependant aux États-Unis (Fl. et Hanb.).

Rhizome traçant, émettant de nombreuses feuilles ou frondes. — Frondes enroulées en crosse dans le jeune âge, dressées et hautes de 30 à 60 cent. à l'état adulte : pétiole ligneux et épais, garni, à sa base, d'écailles étroites et membraneuses et de radicules grêles : limbe composé penné, à folioles pennatilobées (pennatipartites à leur base) ; la face inférieure de chaque foliole porte, de chaque côté de la nervure médiane, un rang de sores à indusie réniforme. — Sporanges pédicellés,

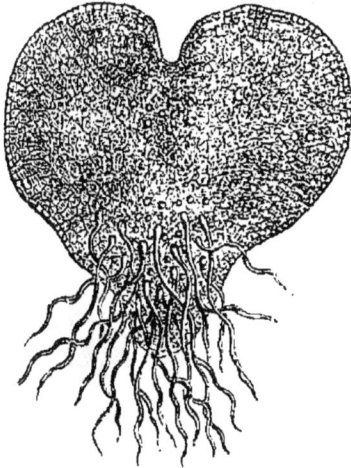

FIG. 335. — Prothalle d'*Aspidium Filix mas*.

(D'après de Lanessan).

elle adhère par quelques radicules, et présentant à sa surface deux sortes d'organes ; les uns (ORGANES MALES) sont de petites logettes saillantes et closes (ANTHÉRIDIES) qui renferment de nombreuses cellules très allongées (ANTHÉROZOÏDES), filiformes, pourvues de cils vibratiles ; les autres (ORGANES FEMELLES) sont des mamelons plus ou moins saillants (ARCHÉGONES), creusés d'un canal central au fond duquel repose une cellule unique (OOSPORE). La rupture des ANTHÉRIDIES amène la sortie des ANTHÉROZOÏDES, qui viennent, par l'orifice de l'ARCHÉGONE, féconder l'OOSPORE. Celle-ci est dès lors une OOSPHÈRE, qui immédiatement, et sur place, commence à se segmenter et à donner naissance à la forme arborescente et ASEXUÉE.

Celle-ci possède un axe ligneux, plus spécialement désigné sous le nom de THALLE, souvent rhizomateux : il présente une racine et porte des feuilles, plutôt connues sous le nom de FRONDES. Ces frondes sont alternes, simples et ordinairement découpées sur leurs bords, souvent aussi composées ou décomposées. A leur face inférieure se développent les organes reproducteurs ASEXUÉS. Ce sont de petits sacs (SPORANGES), de forme très variable, portant un anneau de cellules élastiques, disposé horizontalement ou verticalement, complet ou incomplet, et destiné à assurer la déhiscence. Ces SPORANGES sont groupés en bouquet sous une lamelle de nature épidermique et de forme très variable, que l'on nomme INDUSIE. L'ensemble des SPORANGES et de l'INDUSIE qui les recouvre, constitue une SORE. Chaque SPORANGE renferme un grand nombre de cellules arrondies ou SPORES, qui, mises en liberté et semées dans le sol, germeront et donneront naissance directement, par voie agame, à la forme asexuée ou PROTHALLE.

Cette famille a été divisée, d'après la disposition de l'anneau élastique des sporanges en *Hyménophyllées, Gleichéniées, Schizœées, Osmundées, Cyathées, Polypodiées, Marathiées, Ophioglossées*. Ces groupes sont regardés comme de simples tribus ou comme des familles distinctes, selon les auteurs.

quelquefois accompagnés d'une glande et entourés d'un anneau vertical. — *Spores* plissées à leur surface.

Prothalle vert, cordiforme, très petit ; *Anthéridies* excavées et saillantes, à *Anthérozoïdes* spiralés, munis de cils vibratiles. — *Archégones* formant une éminence conique, creusée d'un canal vertical.

L'énergie du rhizome se perd avec le temps ; il faut n'employer que le rhizome encore *vert* sur la tranche. Il vaut mieux le récolter en été, selon Cazin.

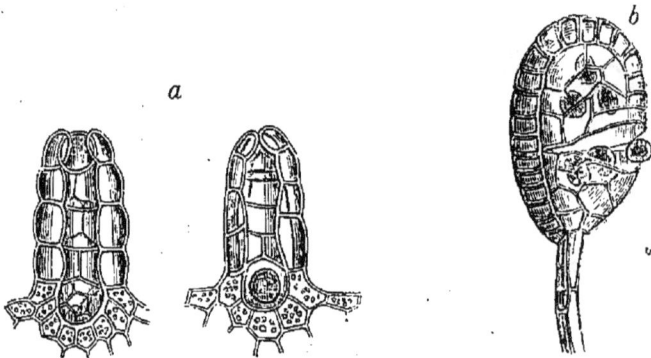

FIG. 336 et 337. — *Aspidium Filix mas.*

a. Archégone.   b. Sporange.

(D'après de Lanessan.)

On substitue très fréquemment, dans le commerce, au rhizome de *Fougère mâle*, celui de la *Fougère femelle* (*Aspidium Filix fœmina* Bernh.) ou même d'espèces voisines : *Aspidium angulare, oreopteris, dilatatum, thelipteris,* etc.

Chimie. — Le *Rhizome de Fougère mâle* renferme, à l'état *frais,* de l'amidon, du sucre, une huile grasse verte (5 à 6 p. 100), de l'huile essentielle, de la résine, du tannin, de la *Filicine* ou acide *filicique,* et de la *Filixoline.*

La *Filicine* $C^{14} H^{18} O^5$ ou $C^{26} H^{36} O^9$ est cristallisable, incolore, soluble dans l'éther et les huiles essentielles, difficilement soluble dans l'alcool et insoluble dans l'eau ; elle paraît être le principe actif de la drogue. Fondue avec la potasse, elle donne de la *Phloroglucine* et de l'*acide Butyrique.*

Le tannin de la Fougère mâle est composé de deux acides, *Acide Tannaspidique, Acide Ptéritannique* (Luck.) ; il peut se dédoubler, comme tous les glucosides, en sucre et en un corps ternaire $C^{26} H^{18} O^{12}$, analogue au *Rouge de Quinquina*, et nommée *Rouge de Fougère*. Par fusion avec la potasse, il donne de la *Phloroglucine* et de l'*acide Pyrocatéchique*.

Parmi les produits volatils paraît se trouver l'*acide formique*.

La *Filicine* est accompagnée, dans l'extrait éthéré, d'un glycéride, la *Filixoline*, décomposable en *Acide filosmylique* volatil, et en *Acide filixolique* fixe (Lück *cité par* Flückiger et Hanbury, II, 592.)

Physiologie et Thérapeutique. — Le *Rhizome de Fougère mâle* est un vermifuge très anciennement connu, oublié, puis remis en honneur au siècle dernier.

Il agit aussi bien sur les Cestodes que sur les Ascarides, et passe pour plus énergique à l'égard du *Bothriocéphale* que du *Tenia solium*. — A haute dose, il peut amener des nausées et des vomissements : il est bon d'en faire suivre l'emploi de celui d'un purgatif comme pour tous les vermifuges.

La décoction (30 à 60 p. 1000, réduire à 500) paraît peu active. Les seules préparations énergiques sont la poudre récente (12 à 16 gr.) et surtout l'*extrait éthéré* (0,50 à 1,50 en pilules ayant pour excipient la poudre du rhizome).

Mais cette dernière préparation, telle qu'elle est généralement obtenue dans le commerce français, est brune, compacte, douée d'une odeur fétide, et absolument infidèle, ce qui tient à ce qu'elle a été obtenue avec le rhizome sec. Il ne faudra compter que sur l'extrait préparé avec le rhizome *vert* au centre, et même avec cette partie verte seule, après enlèvement des portions corticales brunes et épuisement par l'éther : ce produit doit être semi-fluide et d'une belle couleur *verte*. On en obtient en moyenne 11,3 p. 100 (Cauvet).

312. RHIZOME DE POLYPODE COMMUN

Description. — Le Rhizome du *Polypode commun* ou *Polypode du chêne* est dépourvu de ses écailles brunes, dans les Droguiers, cylindrique, aplati, grêle, plus ou moins tortueux, long de 15 à 20 cent., large de 4 à 5 mill., épais de 3 mill. environ : dans le commerce, on le trouve fréquemment coupé en fragments de 3 à 4 cent. de longueur.

La surface est d'un brun rougeâtre et foncé ; elle est couverte de plis longitudinaux fins et irréguliers, dus à la dessiccation. La face supérieure porte, surtout près des bords, de petites saillies cupuliformes, hautes de 1 à 2 mill., larges de 2 à 3 mill.; ce sont des bases de pétioles des années précédentes, dont on reconnaît plus ou moins facilement la disposition alterne. — La face inférieure présente de fines radicules noirâtres, ou leurs tronçons, sous forme de petites pointes aiguës, hautes de 2 mill. à peine.

La cassure est courte, compacte, colorée en jaune brun ; dans les échantillons récents, elle est plus ou moins verdâtre au centre.

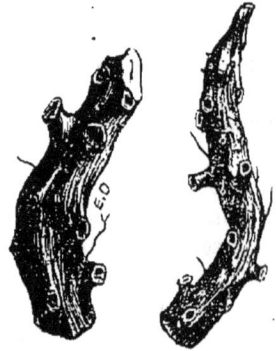

FIG. 338 et 339. — Rhizome de polypode commun. *Polypodium vulgare.*

La coupe transversale, bordée d'une imperceptible ligne brune, paraît homogène; les faisceaux sont peu nombreux, très petits, jaunâtres, disposés sur un cercle peu distant de la périphérie. La coupe des bases de pétioles, présente 4 à 5 points bruns, correspondant aux faisceaux et disposés très nettement en fer à cheval.

L'odeur est spéciale, peu agréable. La saveur, d'abord très sucrée, devient âcre et désagréable.

Au microscope, sous les cellules brunes et épaissies de la périphérie, le parenchyme général se montre homogène et formé d'éléments polyédriques arrondis, renfermant des grains d'amidon et des gouttelettes huileuses. Les faisceaux sont entourés d'une zone de cellules à parois excessivement épaisses; ils renferment du tissu fibreux et quelques vaisseaux scalariformes.

Botanique. — Le *Polypode commun* est une *Fougère* herbacée et vivace, très répandue dans toute l'Europe et l'Asie tempérée, le *Polypodium vulgare* L.[1].

Rhizome traçant, couvert de fines écailles, émettant à sa terminaison un petit nombre de feuilles alternes et caduques, à pétiole court, à limbe triangulaire, profondément pennatiséqué ; les lobes sont arrondis, à bords entiers, non réfléchis ; ils portent de chaque côté de la fine nervure médiane une rangée de *sores* petites, insérées sur l'extrémité des nervilles de 3e ordre du lobe et dépourvues d'induvie. — *Sporanges* pourvus d'un anneau vertical.

Chimie. — Le *Polypode commun* renferme du sucre, de la gomme, de l'amidon, une huile grasse, une matière astringente, une matière résineuse peu connue, et, dit-on, de la *Saponine*.

Physiologie et Thérapeutique. — Le *Polypode* est légèrement laxatif : on l'employait autrefois comme expectorant dans les catarrhes chroniques des voies respiratoires. — Il faisait partie de quelques drogues anciennes et compliquées, telles que l'*Eau générale*, la *Confection Hamech*, etc. On l'emploie encore quelquefois au lieu de Réglisse pour édulcorer des tisanes béchiques.

313. CAPILLAIRE DU CANADA

Description. — Les feuilles ou *frondes* du *Capillaire du Canada* sont décomposées-pédalées, c'est-à-dire que leur pétiole se divise en deux branches, pourvues sur un côté seulement (le supérieur) de ramifications pennées.

Le pétiole est long, grêle (2 mill. à la base, 1 mill. au sommet), coloré en rouge ou en brun-rougeâtre, et comme verni à sa surface ; il est fistuleux et d'un beau jaune à l'intérieur.

Les folioles sont alternes et très espacées sur les pétioles de 3e ordre. Elles sont pourvues d'un court pétiolule, colorées en vert grisâtre et présentent la forme d'un éventail dont une branche serait deux fois plus longue que l'autre et se trou-

[1] Polypode de chêne, polypode commun. réglisse des bois,

verait à peu près dans le prolongement du pétiolule ; celui-ci
se continue, sur le côté plus développé de la foliole, à une
faible distance de son bord, par une nervure très grêle d'où
partent de nombreuses nervilles obliques, bifurquées, se rendant vers le sommet de la foliole. Ce sommet est arrondi et
découpé en 4-6 lobes obtus, peu saillants eux-mêmes, marqués de dents très fines sur les folioles stériles. Les folioles
fertiles sont pourvues, sur leur face inférieure et au niveau
de chaque lobe, d'une petite *sore* en fer à cheval, à concavité
supérieure, recouverte par le lobe replié de la foliole formant *indusie*.

La feuille entière atteint jusqu'à 20 cent. de haut. Les
folioles mesurent de 1 à 2 cent. sur leur bord le plus long.

L'odeur est peu prononcée, assez agréable ; la saveur est
douceâtre, sucrée, un peu astringente.

Botanique. — Le *Capillaire du Canada* est une *Fougère* de la
série des *Adiantées*, l'*Adiantum pedatum* L., plante herbacée et
vivace de l'Amérique du Nord, à rhizome traçant, couvert d'é-
cailles membraneuses et étroites.

Chimie. — Le *Capillaire du Canada* renferme du mucilage, du
sucre, de la gomme, du tannin, de l'acide gallique, une matière
amère et une huile volatile spéciale.

Physiologie et Thérapeutique. — Le *Capillaire du Canada* est
considéré comme béchique et expectorant : on l'emploie en tisane,
(15 p. 1000) ou plus souvent en sirop. Ce sirop faisait partie de
drogues composées anciennes, telles que l'Elixir de Garus.

Selon Cauvet, le sirop de Capillaire que l'on trouve dans les
pharmacies, en Angleterre comme en France, n'est autre que du
sirop simple (sirop de sucre) coloré artificiellement et aromatisé
avec un peu d'Eau de fleurs d'oranger.

314. LYCOPODE

Description. — La poudre des spores de *Lycopode* est très
fine, douce et onctueuse au toucher, colorée en jaune sale,
et dépourvue de points brillants même sous la loupe.

Elle n'a ni odeur, ni saveur bien marquée. Elle flotte sur l'eau froide et s'enfonce dans l'eau chaude.

Au microscope, elle paraît formée de spores tétraédriques, mesurant environ 35 μ en diamètre : l'une des bases est convexe, les autres sont planes et forment une pyramide triangulaire dont les arêtes présentent chacune une

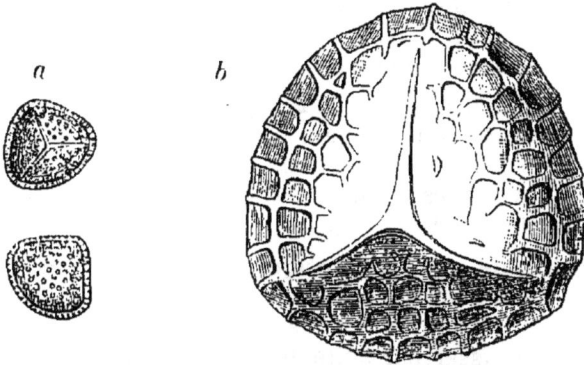

FIG. 340 et 341. — Lycopode. *Lycopodium clavatum.*

a. Spore peu grossie. — *b.* Spore très grossie.

(D'après de Lanessan.)

ligne saillante issue du sommet, et s'arrêtant à mi-hauteur La surface est couverte de lignes fines, régulières, s'entre-croisant en formant des mailles polygonales ; aux points d'intersection existent de très petites saillies dont l'ensemble donne à la spore un aspect velouté. L'enveloppe extérieure est épaisse, l'interne plus mince, peu visible, mais présentant une grande résistance aux réactifs.

Botanique. — Le *Lycopode* dont on emploie les spores en médecine est le *Lycopodium clavatum* L., herbe vivace très commune dans les régions froides et tempérées de l'hémisphère nord, en Australie, dans l'Afrique australe, etc. [1].

---

[1] La plante est douée, dans ses parties vertes, de propriétés nauséeuses et légèrement toxiques : le *Lycopodium Selago*, commun dans nos pays, est plus énergique encore. Un Lycopode très voisin, habitant le Pérou et le Brésil, et connu sous le nom indigène de *Piligan*, le *Lycopodium saururus* Lamk., possède une action

Rhizome court. — *Tige* très ramifiée, rampante, longue de 30 cent. à 1 mètre, émettant des racines adventives à sa face inférieure, et des branches feuillées à sa partie supérieure ; celles-ci sont bifurquées, et une partie d'entre elles se terminent par des organes sexuels — *Feuilles* lancéolées, terminées par une pointe, étroitement imbriquées en lignes spirales sur la tige et sur les rameaux. — *Inflorescences* en épis compacts, cylindriques, au nombre de deux sur chaque rameau ; ils sont formés d'écailles jaunâtres, membraneuses, prolongées en une longue pointe raide, étroitement imbriquées, et portant à leur aisselle un *sporange* réniforme, dans lequel sont renfermées les *spores* [2].

Chimie. — Les spores de *Lycopode* renferment jusqu'à 47 p. 100 d'huile essentielle (Flückiger et Hanbury), de la cire, et des sels calcaires parmi lesquels des phosphates. La matière jaune insoluble, formée par les coques des spores, a reçu le nom de *pollénine* et paraît de nature azotée.

Physiologie et Thérapeutique.— Le *Lycopode* est employé comme topique dans diverses affections cutanées ; il convient particulièrement à l'intertrigo et à tous les cas où la peau tend à s'ulcérer ou à se crevasser par suite de son contact trop prolongé avec les liquides organiques (pli de l'aine, fesses chez les jeunes enfants). On l'utilise en pharmacie, comme la poudre de réglisse, pour rouler les pilules et empêcher leur adhérence.

éméto-cathartique violente, et provoque une ivresse suivie de stupeur ; ce Lycopode renferme un alcaloïde, la *Piliganine*, agissant sur le bulbe à la façon de la *Pelletiérine*, et déterminant des convulsions cloniques. Voy. *Etude botanique, chimique et physiologique sur le Piligan et son alcaloïde la Piliganine*, par MM. Adrian, Bardet et R. Blondel. (Les *Nouveaux Remèdes*. 1886, p. 338.)

[2] LYCOPODIACÉES. — Plantes cryptogames vasculaires, à 2 formes alternantes, l'une dite asexuée, donnant sans fécondation naissance à des spores, l'autre dite sexuée, donnant, par fécondation, des oospores.

La génération sexuée se compose de 2 prothalles, l'un mâle et l'autre femelle (*Sélaginellées*), ou d'un seul prothalle monoïque, portant à la fois les organes des 2 sexes (*Lycopodiées*).

Dans le premier cas, le prothalle mâle provient du développement d'une microspore ou spore mâle, primitivement unicellulaire et qui s'est divisée en deux parties : l'une indivise, qui est le prothalle mâle proprement dit, l'autre segmentée en un grand nombre de cellules (cellules mères des anthérozoïdes) qui chacune donnent naissance à un anthérozoïde : tout cet appareil mâle est renfermé dans la coque de la microspore, dont la déhiscence mettra les anthérozoïdes en liberté. Le prothalle femelle se développe dans une macrospore ; celle-ci, également unicellulaire au début, se divise aussi en 2 parties : l'une accessoire, que l'on a comparée à l'albumen des Phanérogames, et nommée, pour cette raison, endosperme, l'autre recouvrant celle-ci comme une calotte et qui est le prothalle femelle proprement dit : ce dernier porte à sa surface plusieurs mamelons saillants ou archégones, creusés d'un canal au fond duquel se trouve une oosphère. — Les anthérozoïdes mis en liberté par la rupture de la

Diagnose. — Le *Lycopode* est, avec la *Dextrine* et le *Lupulin*, la seule poudre jaune que renferme le Codex ; ou la *Dextrine* est d'un jaune sale, et douée d'une saveur sucrée ; le *Lupulin* est jaune rougeâtre et possède une odeur forte, toute spéciale et une saveur très amère.

315. LICHEN D'ISLANDE

Description. — Le *Lichen d'Islande* se compose d'une lame foliacée (*thalle*), coriace, enroulée à sa base, élargie ensuite et divisée en lobes irréguliers, diversement bifurqués, dont les bords sont pourvus de piquants courts et espacés. Les bords sont plus ou moins recroquevillés par la dessiccation : les lobes supérieurs portent de petits corps d'un jaune rougeâtre, longs de 3 à 4 mill. ; ce sont les *apothécies* ou organes reproducteurs femelles (?), ordinairement disparus dans les échantillons du commerce.

La face supérieure est lisse, colorée en vert brunâtre ou jaunâtre ; l'inférieure est blanche, très dure et marquée de petites fossettes à fond crétacé.

MICROSPORE viendront par ce canal féconder cette oosphère, qui dès lors prendra le nom d'OOSPORE et renfermera bientôt un embryon. Celui-ci se développera en une plante possédant des feuilles, une tige et une racine, constituant la forme ASEXUÉE de l'espèce.

Dans le second cas (*Lycopodiées*) il n'existe ni MACROSPORE FEMELLE, ni MICROSPORE MALE, mais une seule espèce de spores HERMAPHRODITES, donnant naissance à un PROTHALLE MONOÏQUE, sur lequel se développent à la fois des sacs à ANTHÉROZOÏDES (ANTHÉRIDIES) et des ARCHÉGONES. La fécondation s'opère de la même manière (Frankhauser).

La forme asexuée est une plante à rhizome traçant, à feuilles très nombreuses et sessiles, insérées en spirales sur les rameaux aériens. Les organes reproducteurs existent tantôt à la base de toutes les feuilles indifféremment, tantôt à l'aisselle des feuilles supérieures seulement, qui forment alors ce qu'on nomme un ÉPI. Ils consistent en sacs ou SPORANGES, déhiscents par une fente longitudinale ; chez les *Lycopodiées*, ils renferment tous des spores semblables et HERMAPHRODITES ; chez les *Sélaginellées*; ils sont de 2 sortes : les uns, SPORANGES MALES, ne renferment que des MICROSPORES, les autres ou SPORANGES FEMELLES, que des MACROSPORES. Les uns et les autres sont portés par le même individu.

Il résulte de ce qui précède que les Lycopodiacées se divisent en 2 grands groupes : les *Lycopodiées* et les *Sélaginellées*.

L'odeur est faible; la saveur est amère.

Au microscope, le tissu de la lame (*thalle*) se montre formé d'une trame centrale de cellules fibreuses très anas-

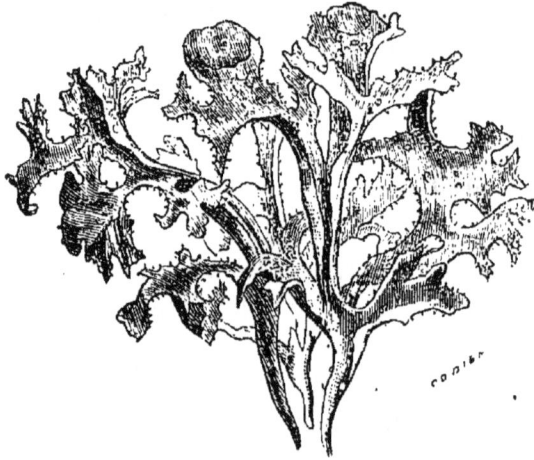

FIG. 342. — Lichen d'Islande. *Cetraria Islandica.*

(D'après de Lanessan.)

tomosées ou *hyphas*, bordée de chaque côté par une couche

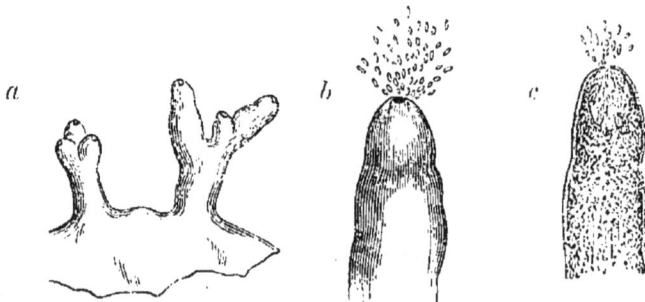

FIG. 343, 344 et 345. — Lichen d'Islande. Spermogonies.

a. Spermogonies groupées, faiblement grossies ; — *b.* Spermogonie isolée, très grossie, émettant des spermaties ; — *c.* Coupe longitudinale de cette spermogonie.

(D'après O. Berg.)

mince de cellules aplaties : — une enveloppe d'éléments à

parois très épaisses, à cavité très réduite, recouvre chacune des faces. A la limite de la zone centrale à *hyphas* et des deux zones voisines, se trouvent des cellules globuleuses, appelées *gonidies*, renfermant de la chlorophylle et rattachées par un court pédicule à l'un des *hyphas* de la zone sous-jacente. Les *apothécies* sont constituées par de petites plaques cupuliformes dont le fond est tapissé de poils longs, en forme de baguettes, nommés *paraphyses*, entre lesquels sont intercalés des sacs allongés, appelés *asques*, renfermant en général huit spores.

— Sur les bords du thalle se trouvent de petites éminences creuses, ou *spermogonies*, par l'orifice desquelles s'échappent de minces baguettes courtes, ou *spermaties*, que l'on a comparées aux *anthérozoïdes* et regardées souvent comme des éléments fécondants, les *apothécies* étant considérées comme des organes femelles.

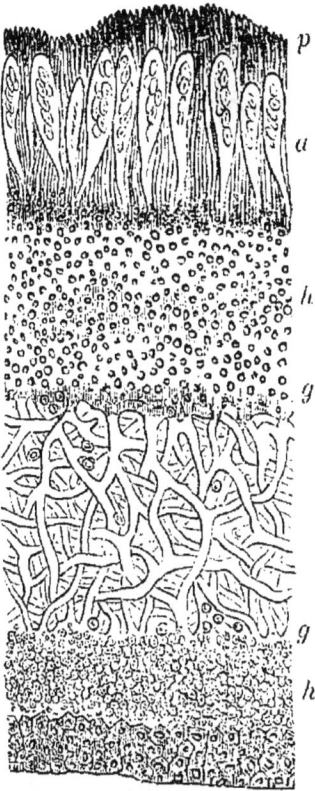

FIG. 346. — Lichen d'Islande. Coupe du thalle, pratiquée transversalement et passant au niveau d'une *apothécie*.

p. Paraphyses; — *a.* Asques; — *h.* Couches à *hyphas* de direction variable;— *g.* Couche à *gonidies*.

(D'apres Berg.)

Botanique. — Le *Lichen*[1] *d'Islande* des officines est le *Cetraria Islandica Acharius*, dont les variétés sont nombreuses; il croît

[1] LICHEN. Les caractères présentés par le *Cetraria islandica* se retrouvent dans tout le groupe, à peu de choses près. Les *apothécies* sont regardées par certains botanistes comme les organes femelles et les *spermogonies* comme les organes mâles. Plus récemment on a été amené à considérer le Lichen non comme un individu, mais comme une association de deux végétaux : une algue

en abondance dans toutes les régions septentrionales et froides, et même sur les montagnes de l'Europe et de l'Asie tempérée, en particulier en Suède; on le récolte en France dans les Pyrénées, les Vosges et l'Auvergne. En tout cas on n'en exporte jamais d'Islande (Flückiger).

Chimie. — Le *Lichen d'Islande* renferme 70 p. 100 d'une substance particulière, soluble dans l'eau bouillante, la *Lichénine* $C^0 H^{10} O^5$, qui paraît être une modification spéciale de la cellulose, distincte du mucilage ; — on y trouve en outre un *acide cétrarique* cristallisable ou *Cétrarine* $C^{18} H^{10} O^8$, un *acide lichénostéarique* (1 p. 100) $C^{14} H^{34} O^3$. de l'*acide fumarique* $C^4 H^4 O^4$ (décrit autrefois sous le nom d'*acide lichénique* : voy. p. 204 et 49), de l'*acide oxalique* et, dit-on, de l'*acide tartrique*. Il contient un peu de sucre, et, comme matières inorganiques, de la silice, de la potasse et de la chaux.

La *Lichénine* est insipide, inodore, incolore, soluble dans l'eau bouillante, et sa solution se prend en gelée par le refroidissement, propriété qu'elle perd si l'ébullition a été trop prolongée ; il y aurait alors, paraît-il, transformation en une matière analogue à la dextrine. Comme la cellulose, elle donne, par l'action des acides dilués, du glucose dont la fermentation permet ensuite d'obtenir de l'alcool. Selon Flückiger, la *Lichénine* obtenue par ébullition du Lichen privé de ses acides, puis précipitation à l'aide de l'alcool, se colore, lorsqu'elle a été soigneusement lavée et encore humide, en bleu intense par l'iode en poudre, réaction due, selon Berg, non à la *Lichénine*, mais à une substance isomère qui l'accompagnerait.

L'*acide cétrarique* est le principe amer du Lichen ; il est incolore, soluble dans l'alcool bouillant, peu soluble dans l'eau et dans l'éther. L'acide sulfurique le colore en jaune, puis en rouge ; l'acide chlorhydrique en dissout une partie et colore l'autre en bleu foncé. Les sels alcalins de l'*acide cétrarique* sont solubles dans l'eau et l'alcool. Il en résulte que, pour employer le Lichen comme analeptique et le débarrasser de son principe amer, il suffit de le laver préalablement dans une eau alcalinisée.

L'*acide Lichénostéarique* $C^{14} H^{34} O^3$ est insoluble dans l'eau, soluble dans l'alcool, et se transforme au delà de 120° en une matière huileuse cristallisable ; il est doué d'une saveur âcre.

La chlorophylle des *gonidies* paraît être d'une nature parti-

unicellulaire, qui est la *gonidie*, et un champignon ascomycète parasite, auquel se rapporteraient les *apothécies* et les *spermogonies* comme organes reproducteurs. Le fait qu'on est parvenu à isoler ces deux êtres, à les faire vivre séparément et à substituer aux *gonidies* spéciales à une espèce de Lichen, celles d'une espèce différente, donne beaucoup de poids à cette doctrine, désignée souvent aujourd'hui du nom de *Schwendenerisme*, le naturaliste Schwendener en ayant été le promoteur.

culière et ne se dissout point dans l'acide chlorhydrique. Knop et Schnedermann la distinguent sous le nom de *Thallochlor*.

Physiologie et Thérapeutique. — Le *Lichen d'Islande* est amer et tonique lorsqu'il n'a pas été privé de son *acide cétrarique*, —émolient, béchique, expectorant, lorsqu'il en a été dépouillé par des lavages alcalins. On l'emploie alors en tisane (10 gr. p. 1000). dans les bronchites et dans presque toutes les affections respiratoires. Le Codex indique une *gelée mucilagineuse* de *Lichen*, destinée aux mêmes usages. La *pâte de Lichen* est d'un usage populaire contre la toux ; il n'y entre ordinairement point de Lichen, peut-être sans grand dommage.

Dans les parties septentrionales de l'Europe, ce Lichen, réduit en poudre et mêlé au pain, est employé comme aliment ; ce pain est connu sous le nom de *Mosi*, *Moussa* ou *Grout*. Il paraîtrait que, dans ce cas, il ne faut pas employer le Lichen récolté au printemps, la plante possédant alors, dit-on, des propriétés médicamenteuses plus énergiques et même purgatives (Cauvet).

Pâte de Lichen.

Lichen d'Islande privé d'amertume.	500 gr.
Gomme du Sénégal.	2,500
Sucre blanc.	2,000
Extrait d'opium.	1
Eau filtrée.	Q. S.

(Codex.)

316. AGARIC BLANC

Description. — L'*Agaric blanc*, lorsqu'il est entier, forme des masses oblongues, renflées en massue et de la grosseur du poing. Il est recouvert par une portion corticale dure, jaunâtre, marquée de lignes annulaires colorées, correspondant aux étapes de son accroissement.

Le plus souvent, il se trouve dans les officines dépouillé de sa partie corticale et brisé en blocs irréguliers, blancs, spongieux, laissant aux doigts une poudre blanche et grasse ; la face inférieure se reconnaît à la présence d'un grand nombre de petits trous : ce sont les orifices des tubes verticaux juxtaposés qui constituent la base du champignon et ont valu au groupe dont il fait partie le nom de *Polypores*.

Au microscope, le tissu du champignon se montre formé d'un entre-croisement complexe de longues cellules très ramifiées ou *hyphas*. Les tubes de la face inférieure sont tapissés par une membrane peu épaisse (*membrane hyméniale*), formée de quelques plans de cellules aplaties ; celles de la couche superficielle sont les unes dressées et en forme de petites baguettes (*paraphyses*), les autres plus développées, renflées en massue et portant à leur extrémité, sur de petites pointes appelées *stérigmates*, des *spores* ovoïdes et granuleuses.

L'odeur est à peu près nulle ; la saveur, d'abord un peu sucrée, devient rapidement d'une âcreté extrême.

Botanique. — L'*Agaric blanc* ou *Polypore du Mélèze*, se développe sur les troncs âgés des Mélèzes, dans la Carinthie, le Dauphiné, la Circassie. C'est un *Champignon*[1] *Hyménomycéte* du groupe des *Polypores*, le *Polyporus officinalis* Fries.

Chimie. — L'*Agaric blanc* renferme 72 p. 100 d'une résine acide, l'*agaricine*, blanche, soluble dans l'éther, les alcalis et l'eau bouillante ; l'eau froide la précipite et la coagule. — On y trouve, en outre, une matière amère, un *acide agaricique* $C^{10} H^{28} O^5$ (Fleury) et une cellulose spéciale, désignée sous le nom de *Fongine*.

Physiologie et Thérapeutique. — L'*Agaric blanc* est un drastique violent employé autrefois dans le traitement de la goutte. Depuis la fin du siècle·dernier, on l'utilise avec avantage contre les sueurs profuses des phtisiques, à la dose de 0,25 centigr. à 1 gr. Ses effets sont très prompts et très certains, mais de courte

---

[1] CHAMPIGNONS. — CRYPTOGAMES NON VASCULAIRES souvent unicellulaires, à tissus dépourvus de vaisseaux, mais réduits à un parenchyme dans lequel quelques éléments plus allongés, enchevêtrés en trame, portent le nom d'HYPHAS. Le seul caractère constant de ce groupe est que les plantes qui le composent ne renferment jamais de chlorophylle et vivent toutes en parasites. Les modes de reproduction sont extraordinairement variés. On peut y observer la reproduction sexuée s'effectuant par une simple CONJUGAISON (*Mucorinées*), ou plus souvent la reproduction asexuée s'effectuant au moyen de SPORES, celles-ci portées sur des cellules spéciales ou BASIDES (*Basidionus citis*), ou renfermées dans des sacs ou ASQUES (*Ascomycètes*). Souvent il existe deux formes pour la même espèce : l'une sexuée, filamenteuse ou *mycelium* ; l'autre, le *réceptacle*, asexuée.

Les groupes que l'on reconnaît dans les Champignons sont extrêmement nombreux et souvent très distincts : *Basidiomycètes*, *Ascomycètes*, *Urédinés*, *Ustilaginés*, *Mucorinés*, *Peronosporés*, *Saprolynés*, *Myxomycètes*, *Trychophytés*, *Microsporés*, *Saccharomycètes*, *Schyzomycètes*.

durée: au bout de quatre à cinq jours, il demeure impuissant. — Il est contre-indiqué lorsqu'il y a diarrhée.

On le prescrit en poudre, plus rarement en tisane (1 à 4 gr. p. 300) ou en extrait (5 à 20 centigr.).

317. AGARIC DU CHÊNE

Description.— L'*Agaric du chêne*, ou vulgairement l'*Amadou*, se présente dans les officines en lames de dimensions très variables, épaisses de 1 cent. au plus, colorées en brun jaunâtre. Elles sont très molles, très légères, lisses ou inégales à la surface, et se laissent facilement fendre en lames suivant leur épaisseur. Ces lames internes sont veloutées, très douces au toucher et d'aspect satiné.

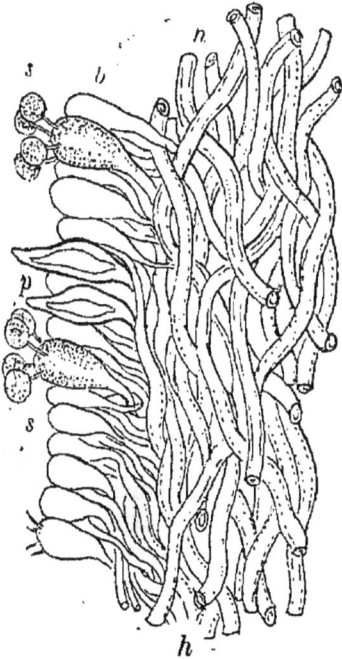

L'odeur et la saveur sont nulles.

Au microscope, le tissu de l'Amadou paraît constitué par un entrecroisement compliqué d'*hyphas* ou de cellules fibreuses très longues, très ramifiées, et anastomosées entre elles. La paroi des tubes est recouverte, comme chez l'*Agaric blanc*, d'un *hyménium* que tapisse une rangée de *basides* portant chacune quatre spores.

FIG. 347. — Agaric amadouvier. *Polyporus igniarius.*

Coupe de l'hyménium (*n*) montrant les paraphyses (*p*) les basides (*b*), et les quatre spores (*s*), qu'elles portent à l'extrémité de leurs stérigmates.

(D'après de Lanessan.)

Botanique. — On emploie pour la préparation de l'*Amadou* trois Champignons du groupe des *Polypores*, les *Polyporus fomentarius, soloniensis,* et *igniarius*. Le premier, ou *Polypore ongulé*, doit être préféré pour l'amadou médical : le *P. igniarius* ou *Amadouvier* donne un produit trop dur, employé de préférence pour fabriquer des mèches de briquets en raison de son extrême combustibilité.

Le *Polyporus fomentarius* Fries et Pers. croît sur les vieux troncs des hêtres, des chênes et des tilleuls. Il a la forme d'un sabot de cheval (*Polypore ongulé*), et sa portion superficielle dure et brunâtre se montre marquée de lignes concentriques correspondant au nombre des années. Il peut acquérir 2 pieds de large.

Le *P. igniarius* Fries et Pers. est également en forme de sabot, mais pourvu d'une enveloppe grisâtre et crevassée ; il peut atteindre 20 cent. de diamètre sur 12 cent. de haut. Il croît sur les troncs des vieux arbres, sur les chênes et surtout les saules.

On prépare l'Amadou en dépouillant le champignon de sa partie corticale dure et de sa partie poreuse inférieure. Le tissu intermédiaire est mis à macérer dans l'eau, puis battu à coups de maillets jusqu'à ce qu'il s'étale en lames minces et souples ; on le fait sécher et on le bat ensuite une seconde fois.[1]

Chimie. — L'*Amadou* est constitué surtout par une forme de la cellulose, dite *fongine*, accompagnée d'un *acide Bolétique* (Braconnot) très voisin de l'*acide Succinique*.

Physiologie et Thérapeutique. — L'*Amadou* est employé en chirurgie, moins aujourd'hui qu'autrefois, pour arrêter les petites hémorrhagies ; il convient particulièrement aux piqûres de sangsues, aux fortes coupures, etc. Il determine assez promptement la formation d'un coagulum, sans que le mécanisme de cette action, que l'on a attribuée à la grande surface d'oxydation offerte au plasma par le tissu poreux de l'*Amadou*, soit encore bien expliqué.

318. ERGOT DE SEIGLE

Description. — L'*Ergot de Seigle* est à peu près cylindrique, arqué, atténué en pointe aux deux extrémités, surtout à l'extrémité supérieure. Il mesure de 1 à 4 cent.

---

[1] L'amadou destiné aux fumeurs est rendu plus inflammable encore en le trempant dans une forte solution de nitrate de potasse.

et même 6 cent. de long sur 2 à 4 mill. d'épaisseur. Sa section transversale est plutôt trigone ou quadrangulaire à angles arrondis, que véritablement circulaire.

Sa surface est lisse, très dure, colorée en brun noirâtre ou violacé; sur les faces concave et convexe se montre un sillon bien marqué; plus rarement de fines cannelures longitudinales se dessinent sur le reste de la surface, plus rarement encore de petites crevasses transversales. — Le sommet porte normalement un petit amas de matière grisâtre et pulvérulente, ordinairement absent des échantillons du commerce.

La consistance est cornée. L'Ergot s'incurve légèrement quand on le plie, puis se casse net. Il s'aplatit et s'écrase sous les fortes pressions, mais se réduit difficilement en poudre s'il n'a pas été récemment desséché au four. La cassure est blanche, compacte et bordée d'un liséré violet, au voisinage duquel le tissu blanc commence à se foncer légèrement.

L'odeur est très désagréable, ainsi que la saveur ; c'est un goût de moisi et de beurre rance bien spécial, laissant dans l'arrière-gorge une sensation d'âcreté assez persistante.

Au microscope, le tissu de l'Ergot se montre absolument homogène dans toutes ses parties. Il est formé d'un enchevêtrement très étroit de cellules longues et cylindriques, très grêles, à parois relativement peu épaissies, à contenu granuleux mêlé de gouttelettes huileuses; ces cellules deviennent brunes à la périphérie, mais sans changer de nature.

Botanique. — L'*Ergot du Seigle* n'est point, en dépit de sa forme, un ovaire de Seigle altéré, à développement monstrueux. Il est tout entier constitué par un *Champignon Pyrénomycète*, le *Claviceps purpurea* Tulasne, ou plutôt par la phase moyenne du développement de ce champignon, la phase de *Sclérote ;* à peine retrouve-t-on au sommet de l'ergot récent, sous forme de masses grisâtres, mammelonnées et pubescentes, des débris de la portion supérieure de l'ovaire et des styles plumeux du Seigle, repoussés par le développement du parasite à la base du gynécée.

Le parasite débute, à la surface de la jeune fleur de Seigle encore enveloppée de ses glumes, par une *spore* allongée, apportée par le vent, la pluie, ou peut-être par des insectes, tels que les fourmis et quelques autres (*Rhagonycha melanura* Fabr.).Cette spore s'allonge, se cloisonne, se ramifie et donne peu à peu naissance à un *Mycelium* qui envahit toute la surface de l'ovaire à l'exception du sommet. Les cellules de la couche superficielle du mycélium ont reçu parfois le nom d'*hyménium ;* elles sont dressées, juxtaposées, et donnent naissance, en s'allongeant et en se segmentant successivement, à de petits corps libres, ovoïdes ou allongés qui sont les *conidies* ou *spermaties*. En même temps un mucus gluant et sucré exsude à la surface du grain et englue avec lui ces *conidies ;* celles-ci, entraînées par la pluie et par les insectes

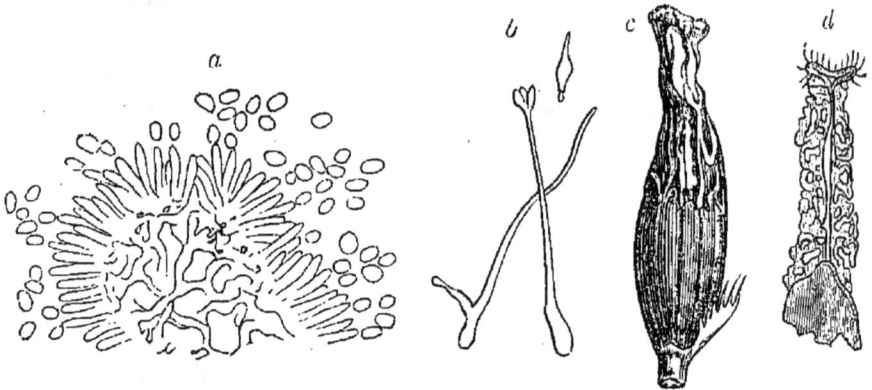

FIG. 348, 349, 350. — Ergot de Seigle. *Claviceps purpurea,*
1re et 2e phases.

a. Coupe de l'hyménium de la *sphacélie :* cet hyménium porte et laisse échapper des *conidies; — b.* Conidie en voie de germination ; — *c. Sclérote* (2° phase) : on voit, à la base, la glumelle de l'ovaire, au sommet les restes de l'ovaire refoulés par le développement du sclérote au-dessous de lui ; — *d,* Coupe longitudinale de la partie supérieure de la figure *c.*

(D'après de Lanessan.)

qu'attire le mucus, vont plus loin donner naissance à d'autres *myceliums* en s'allongeant et en se ramifiant, comme a fait la spore primitive.

Cette première phase, ou état de *mycelium* (autrefois regardé comme un champignon distinct sous le nom de *sphacélie* qui lui est encore donné quelquefois), est donc contemporaine de l'apparition des jeunes ovaires du Seigle (huit jours après la floraison, dans une expérience de Roze).

Le mycélium pénètre alors plus profondément dans les tissus de l'ovaire, et s'y substitue complètement; à la base du carpelle se forme un enchevêtrement d'*hyphas* à parois épaissies, et peu à peu le rudiment d'ovaire se trouve soulevé par cette production nouvelle, qui s'allonge, prend une forme cylindroïde, et finalement constitue le *Sclérote*, deuxième phase du développement du *Cla-*

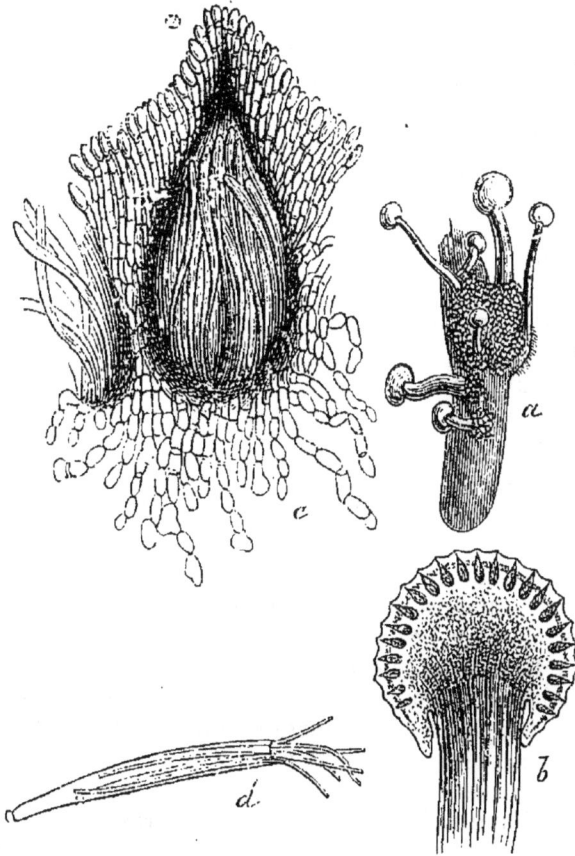

FIG. 351, 352, 353, 354. — *Claviceps purpurea*, 3e phrase.

a. Sclérote émettant des conceptades pédiculés ; — *b.* Coupe très grossie d'un conceptacle ; — *c.* Coupe d'une thèque renfermant des paraphyses et des asques ; — *d.* Asque émettant des spores.

viceps. C'est ce *Sclérote* qu'on nomme l'*Ergot* ; il apparaît vers le mois de juillet.

A la 3e phase, le *Sclérote* est tombé à terre, et, au printemps suivant, au contact du sol humide et réchauffé, il commence à fructifier.

Sa surface se fend en plusieurs points et laisse sortir de petites boules violacées, puis rougeâtres, de la grosseur d'une tête d'épingle. Ces boules ou *conceptacles* sont portées par un pédicelle cylindrique qui s'allonge peu à peu, et bientôt l'ergot se montre couvert d'un grand nombre de ces masses globuleuses pédicellées : celles-ci présentent à leur surface un grand nombre de trous, conduisant chacun à un petit sac implanté dans la masse. Ce sac ou *thèque* est en forme de bouteille et tapissé au dedans de nombreux filaments creux et renflés, les uns fertiles (*asques*), les autres stériles (*paraphyses*).

Les *asques* renferment plusieurs *spores* filiformes ; celles-ci s'échappent plus tard par l'ouverture de l'*asque*, sortent de la *thèque*, et si elles sont entraînées à la surface d'un jeune ovaire sain de *Graminée*, reproduisent d'abord un *mycélium* à *conidies*, puis un *Sclérote*, etc.

Telles sont les trois phases de l'évolution du *Claviceps purpurea*. Le même épi du seigle peut présenter plusieurs fruits ainsi infestés [1].

C'est surtout en Espagne et en Russie que les Seigles présentent des épis ergotés en quantités suffisantes pour être exploités commercialement.

Il convient de conserver l'Ergot dans des endroits parfaitement secs, ses propriétés s'affaiblissant sensiblement avec le temps et l'humidité.

Chimie. — L'histoire chimique de l'*Ergot de Seigle* est encore assez confuse, malgré les nombreux travaux entrepris sur ce sujet. Ce qui est certain, c'est que l'on y trouve une forte proportion (30 à 40 p. 100) de cellulose des champignons ou *fungine*, une matière colorante rougeâtre soluble dans l'ammoniaque très étendue et dans les acides minéraux, un peu de *Cholestérine*, des traces d'acide acétique et d'acide formique, un sucre cristallisable, la *Mycose* $C^{12} H^{22} O^{11} + 2 H^2 O$, et une forte proportion (30 p. 100) d'une huile fixe, mêlée d'une résine mal connue et d'acides gras volatils.

Cette huile, regardée d'abord comme le principe actif, est inerte quand elle est pure.

Les substances regardées successivement comme le principe actif de l'ergot sont : l'*Ecboline* et l'*Ergotine* $C^{60} H^{52} Az O^8$ (Wenzell), deux alcaloïdes amorphes combinés, à l'*acide Ergotique*, et dont le

---

[1] D'autres Graminées, telles que le *diss* (Algérie), le *maïs*, le *blé*, l'*orge*, le *riz*, le *roseau*, etc., peuvent être infestées par un champignon parasite et porter chacune un sclérote particulier.

premier seul paraît jouir des propriétés de la drogue, — l'*Acide Sclérotinique* et la *Scléromucine* ,(Draggendorf et Padwissotzky), substance visqueuse, soluble dans l'eau, accompagnée d'un alcaloïde, la *Picrosclérotine*, de matières colorantes diverses : *Scléroiodine*, *Scléroxanthine*, *Sclérocristalline*, acide *Fucosclérotinique*, *Sclérérythrine*, etc. — l'*Ergotinine* de Tanret (1 p. 1000), — enfin 3 substances spéciales, l'*acide Ergotinique*, l'*acide Sphacélique* et *Cornutine* (Kobert).

L'*Ergotinine* paraît être le principe actif véritable ; c'est un alcaloïde cristallisable $C^{35} H^{40} Az^4 O^6$, incolore, inodore, et se résinifiant à l'air. Elle est soluble dans l'alcool, l'éther et le chloroforme, insoluble dans l'eau, et se colore en violet, puis en bleu quand on la traite par l'acide sulfurique en présence de l'éther. Elle est accompagnée d'un corps volatil, cristallin, analogue au camphre.

La *Cornutine* de Kobert est un alcaloïde très voisin de l'*Ergotinine*, sinon identique.

Aujourd'hui, il existe dans le commerce trois substances considérées chacune comme possédant toutes les propriétés de l'Ergot :

1º L'*Ergotine de Wiggers*, la plus ancienne, extrait *alcoolique* d'Ergot, dépouillé de matières grasses par l'éther, amer et rougeâtre, insoluble dans l'eau. Elle renferme de la résine, un peu d'*Ergotinine* et d'*acide Sclérotique ;*

2º L'*Ergotine de Bonjean*, extrait *aqueux*, débarrassé par l'alcool de toutes les matières solubles dans ce véhicule, renfermant de la *Scléromucine* de Draggendorf et de Padwitssotzky, des matières colorantes et du sucre, point d'*ergotinine ;*

3º L'*Ergotine cristallisée* de Tanret [1].

Physiologie et Thérapeutique. — L'*Ergot* est un médicament névro-musculaire, agissant tout spécialement sur l'ensemble des fibres lisses de l'économie, dont il détermine énergiquement la contraction ; son action sur le bulbe paraît beaucoup moins démontrée, et a pu être rapportée par Brown-Séquard à une anémie des centres nerveux consécutive à la diminution du calibre des vaisseaux ; toutefois, dans les empoisonnements chroniques par l'ergot, on a noté, à l'autopsie, une dégénérescence des cordons fasciculés de la moelle et des racines nerveuses postérieures (Siemens, 1881).

---

[1] L'ergot et la farine mêlée d'Ergot de seigle donnent naissance, quand on les chauffe avec des alcalis, à des bases ammoniacales de décomposition, telles que la *Triméthylamine*, matière volatile à odeur de hareng saur ou de saumure (on la trouve d'ailleurs dans ces substances), qui permet ainsi de reconnaître facilement l'altération des farines.

— On admet aujourd'hui que l'action constrictive exercée par la drogue sur les parois vasculaires est toute locale, et indépendante du grand sympathique, puisqu'elle apparaît lors même que les nerfs reliant celui-ci à l'organe ont été coupés (Holmens).

Transporté par le sang dans tout le système vasculaire, l'*Ergot* détermine donc rapidement ($^1/_4$ d'heure ou $^1/_2$ heure après son ingestion) la diminution du calibre des vaisseaux en agissant directement sur les fibres lisses de leurs tuniques : il en résulte une augmentation de la pression sanguine, et, par suite, de la diurèse ; d'autre part, cette augmentation de pression gêne les mouvements du cœur et amène leur ralentissement ; les sécrétions sudorales, salivaires, etc., sont diminuées. (Chez les coqs, la crête pâlit et, à forte dose, se couvre de points noirs.) — En même temps, les organes renfermant des fibres lisses, l'utérus, la vessie, les sphincters, se contractent plus aisément (la pupille se dilate).

A l'égard de l'utérus, l'Ergot paraît avoir peu d'action hors le temps de grossesse sinon d'arrêter les hémorrhagies menstruelles excessives. Mais chez l'utérus gravide, les fibres lisses étant énormément accrues en nombre et en volume, l'effet produit devient considérable. Toutes ces fibres se contractent à la fois : il en résulte que si l'utérus est plein et le col encore fermé, l'effet des contractions se portera sur le col comme sur le reste, et amènera une occlusion plus complète de l'organe avec diminution de sa capacité. Si le col est dilaté, et que le fœtus déjà engagé oppose un obstacle mécanique à sa fermeture, l'effet des contractions du fond de l'organe sera seul appréciable, et se traduira par une poussée du fœtus en avant. Il convient donc de ne jamais prescrire l'Ergot que lorsque le travail est commencé et qu'aucun obstacle ne s'oppose à la sortie du fœtus. Le seul inconvénient que peut amener la contraction du col en ce cas, c'est l'étranglement du cordon contre l'enfant.

A forte dose, on observe des symptômes généraux, tels que vomissements et convulsions, qui relèvent de l'anémie des centres nerveux. — L'empoisonnement chronique par l'ergot détermine, outre les lésions de la moelle signalées plus haut, une asphyxie locale des extrémités, se traduisant par une teinte bleuâtre de celles-ci et finalement par la gangrène. On peut observer également de la cataracte, due sans doute à des troubles trophiques.

L'ergot est employé quotidiennement en thérapeutique : 1° pour déterminer les contractions utérines, quand le travail ralentit par inertie musculaire de l'organe ;

2° Pour rappeler la contractilité des fibres lisses de la vessie ou du sphincter anal dans les paralysies de ces organes ;

3° Pour arrêter les hémorrhagies, en diminuant le calibre des vaisseaux (hémorrhagies de l'accouchement, hémoptysies, dysenterie).

Il remplit donc au moment de l'accouchement deux indications : énergie plus grande des contractions, diminution du calibre des vaisseaux et arrêt des hémorrhagies qui suivent le décollement du placenta ; dans ce dernier cas, la contraction de l'organe, en comprimant les vaisseaux qui circulent dans son épaisseur, n'est pas non plus sans jouer un certain rôle dans l'hémostase.

Auprès des tuberculeux, il remplit également deux indications, heureuses : arrêt des hémoptysies et diminution des sueurs.

On prescrit ordinairement la poudre (2 à 4 gr. en plusieurs paquets) ; son effet apparaît après 15 minutes en moyenne et s'épuise au bout de 30 minutes; on renouvelle la dose toutes les demi-heures. On la prend en cachets de pain azyme, ou infusée dans du vin blanc, ou en lavement.

L'Ergotine de Bonjean ou celle de Wiggers se prescrivent en potion, pilules, etc. (0,50 à 2 gr.), ou en injections sous-cutanées.

Comme contre-poison de l'intoxication par l'ergot, on prescrira l'alcool et l'opium. L'ergot, associé au phosphate de soude, détermine une hilarité étrange, accompagnée d'une légère ivresse comparable à celle du protoxyde d'azote, beaucoup plus prononcée chez les femmes que chez les hommes (Luton).

Mixture exhilarante de Luton.	*Injection hypodermique*
Teinture d'Ergot de seigle. 5 gr. Solution de phosphate de soude au 1/10. 15 gr. Prendre en une seule fois à jeun.	Extrait aqueux (Bonjean). 2 gr. Glycérine. 10 gr. Eau bouillie. 10 gr. Dose : 1 gr. (une seringue de Pravaz).

319. CORALLINE BLANCHE

Description. — La *Coralline blanche* ou *officinale* est une *algue* incrustée de sels calcaires, auxquels elle doit sa couleur blanc jaunâtre. Elle est formée d'une masse basilaire étroite, munie de solides crampons qui la fixent aux rochers, et donnant naissance à une touffe épaisse (haute de 4 à 6 centimètres) de filaments grêles, comprimés, ramifiés, et pourvus, ainsi que leurs ramifications, de courtes branches latérales très nombreuses. — Chaque filament est formé d'articles de longueur variable, plus larges à leur sommet qu'à leur base, et emboîtés les uns dans les autres, comme les pièces des antennes des insectes ou des crustacés. Souvent la couche calcaire et pulvérulente qui recouvre l'algue paraît continue, et les divisions ainsi que la forme des articles ne deviennent nettement visibles qu'aux bifurcations.

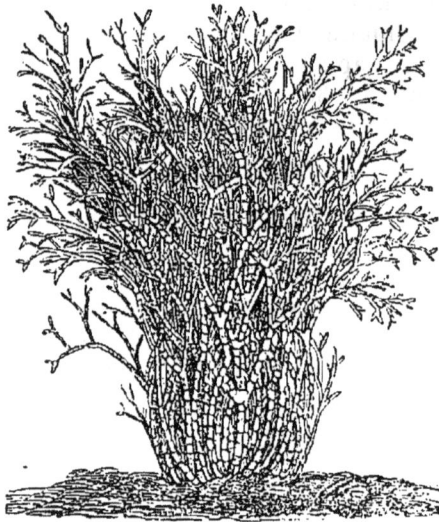

FIG. 355 — Coraline blanche. *Corallina officinalis.*

Ces filaments sont flexibles ; lorsqu'on les plie complètement, la couche calcaire superficielle se brise, et l'on crée artificiellement un article, relié aux autres par un axe fibreux central très mince et très fragile. On peut facilement, en roulant la brindille de Coralline entre les doigts avec précaution, la débarrasser de sa couche calcaire et mettre cet axe à nu.

A l'extrémité des rameaux, quelques articles portent, lorsque la plante est adulte, de petits corps en massue, formés d'un pédoncule et d'un sac terminal ovoïde, percé

d'un trou à son extrémité. Ce sont les organes reproducteurs ; ils renferment chacun un petit
nombre de filaments grêles et allongés, dressés sur le fond de la cavité,
et contenant chacun quatre spores.

Au microscope, on trouve le tissu
extérieur formé de cellules arrondies,
incrustées de sels calcaires, entourant
un axe central à éléments allongés verticalement, grêles, étroitement juxtaposés et groupés par séries transversales.

Botanique. — La *Coralline blanche* est
une *Algue* [1] du groupe des *Floridées*, le *Corallina officinalis* L., commun sur toutes les
côtes d'Europe et récolté surtout sur celles
de la Méditerranée.

Chimie. — La *Coralline blanche* renferme
des matières colloïdes et mucilagineuses, regardées autrefois comme de la *Gélatine*, et
69 p. 100 de sels calcaires, consistant en une forte proportion de
carbonate, mêlé d'un peu de sulfate et de phosphate.

FIG. 356. — *Coral-
lina officinalis.*
Cystocarpe.

(D'après de Lanes-
san.)

Physiologie et Thérapeutique. — La *Coralline* est inusitée aujourd'hui : elle passait autrefois pour anthelmintique.

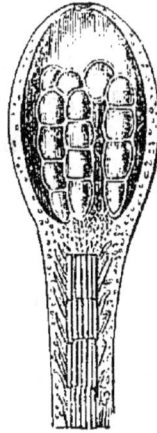

320. MOUSSE DE CORSE

Description. — On trouve dans les officines, sous le nom
de *Mousse de Corse*, un mélange d'un grand nombre d'espèces

---

[1] ALGUES. — Végétaux cryptogames non vasculaires, souvent unicellulaires,
ou réduits à une seule file de cellules, ou formés d'une trame de cellules plus
ou moins allongées et enchevêtrées, mais sans jamais présenter de vaisseaux ni
d'éléments différenciés. Le seul caractère constant est la présence de la chlorophylle ou de matières qui en dérivent. Par cela seul, les ALGUES se distinguent des CHAMPIGNONS. La reproduction s'effectue par des moyens très variés
et totalement différents d'un groupe à l'autre, tantôt réduite à une simple seg-
mentation (*Oscillariées, Nostoccacées, Chroococcacées, Hydrodyctiées*) quelque-

d'Algues marines, parmi lesquelles l'Algue véritablement appelée Mousse de Corse, l'*Alsidium Helminthocorton* Lamk., est
extrêmement rare. On ne la trouve guère que dans la drogue
provenant d'Ajaccio; la mousse, beaucoup plus commune
dans le commerce, qui provient des côtes de Provence,
en est absolument dépourvue.

On a pu décrire jusqu'à vingt-deux espèces différentes
d'Algues dans la Mousse de Corse du commerce; encore les
graviers et les matières étrangères entrent-elles dans son
poids pour une forte proportion.

L'ensemble forme des masses irrégulières et moussues,
de couleur brune, dans lesquelles on distingue des filaments
de taille variable, diversement anastomosés. — La saveur
est salée; l'odeur est celle du varech.

L'*Alsidium Helminthocorton* est une très petite algue, d'un
gris rougeâtre, constituée par quelques crampons filiformes
et par une touffe de filaments très grêles (1/4 de mill.), longs
au plus de 15 mill., ramifiés en dichotomie irrégulière, et
striés transversalement à leur surface. Anatomiquement,
elle est formée de cellules ovoïdes, rangées à côté les unes
des autres par groupes transversaux assez réguliers. Les
organes reproducteurs sont de petits corps globuleux et
rougeâtres, naissant sur les filaments, et renfermant chacun
quatre spores rouges.

Botanique. — L'*Alsidium helminthocorton* Lamx. (*Gigartina
helminthocorton* Lamx., *Fucus heiminthocorton* La Tourr., *Sphæro-
coccus helminthocorton* Ag., *Ceramium helminthocorton* Roth., *Plo-
caria Helminthocorton* Endl.) est une *Algue tétrasporée*, que l'on
recueille sur les rochers des côtes de Corse et de Provence, mêlée

fois accompagnée de conjugation (*Volvocinées, Diatomées, Conjuguées*), tantôt
réellement sexuée, avec existence soit sur le même individu, soit sur des individus
séparés, d'organes mâles (zoosporanges, anthéridies) renfermant des zoospores
ou des anthéridies, et d'organes femelles ou oogones renfermant des oosphères
que la fécondation par les anthérozoïdes transforme en oospores.
Ce grand groupe comprend des divisions nombreuses : *Fucacées, Phéospo-
rées, Coléochetées, Œdogoniées, Confervacées, Vauchériées, Conjuguées, Diatomées, Floridées, Volvocinées, Hydrodyctiées, Oscillariées, Nostoccacées,
Chroococcacées.*

de nombreuses espèces étrangères, parmi lesquelles on cite : *Grateloupia filicina* Ag., *Gelidium corneum* Lamx., *Acrocarpus crinalis* Kutz., *Jania rubens* Lamx., etc., et des débris de *Coralline blanche*.

Chimie. — On a trouvé dans la Mousse de Corse du commerce environ 20 p. 100 de sels calcaires, et une forte proportion d'une matière muqueuse que l'on a prise autrefois pour de la gélatine (60 p. 100). Cette matière forme avec l'eau une gelée consistante; mais elle provient sans doute des plantes étrangères associées à l'*Alsidium helminthocorton*, car celle-ci en est, paraît-il, absolument dépourvue (Debeaux). On ignore la nature du principe vermifuge. — On a signalé dans la mousse de Corse, des traces de fer, d'iode, de magnésie et de silice, principes communs à toutes les plantes marines.

Physiologie et Thérapeutique. — La *Mousse de Corse* est employée fréquemment comme anthelmintique, surtout chez les enfants; elle paraît porter son action surtout sur les lombrics, Elle colore les selles en vert.

La décoction est employée en Corse dans le peuple, paraît-il, comme fondante, contre les squirrhes et les cancers (??) (30 gr. p. 1000).

On prescrit comme vermifuge, la poudre (1 à 2 gr.), la décoction dans du lait (4 à 10 gr.), le sirop (eau, 2; Mousse de Corse, 1; sucre, 6), la gelée, les tablettes, etc.

Gelée de Mousse de Corse.		
Mousse de Corse.	30 gr.	
Sucre.	60 gr.	
Vin blanc.	60 gr.	
Colle de poisson.	2 gr.	
Eau.	Q. S.	

Elixir vermifuge		
Mousse de Corse.	} à à	50 gr.
Semen Contra.		
Absinthe marine.		
Sirop de Spigélie.		500 gr.
Teinture de zestes d'orange frais.		10 gr.
Eau-de-vie.		500 gr.
	(Bouchardat.)	

321. CARRAGUEN

Description. — Le *Carraguen*, ou *Carragaen*, *Carragahéen*, *Carrageen* [1], est une algue constituée tout entière par un

---

[1] Mousse d'Irlande, mousse perlée, algue commune. *Carraigeen* signifie en irlandais : *mousse des rochers*. (Fl. et Hanb.)

thalle homogène dendriforme, un peu aplati et discoïde au
niveau de sa base de fixation, puis grêle, dressé, aplati,
et finalement se dichotomisant plusieurs fois en formant une
touffe compacte et crépue, dont les dernières ramifications

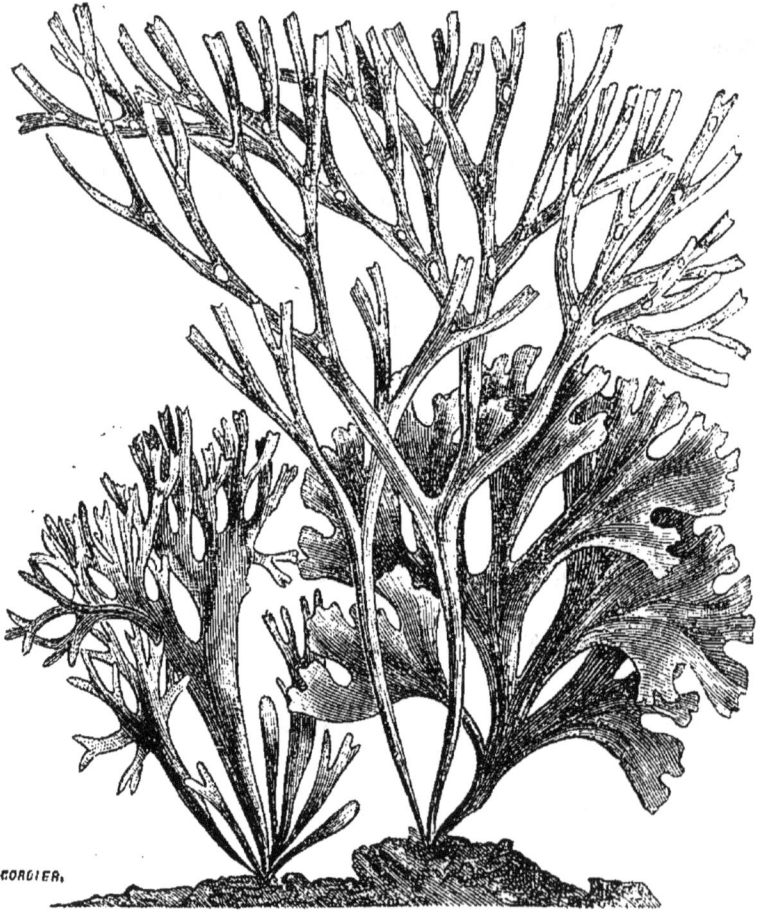

357. — Carragaen. *Chondrus crispus*. Trois pieds de forme
différente.

(D'après de Lanessan.)

sont bifides et plus ou moins acuminées. L'ensemble mesure jusqu'à 15 cent. de haut; la partie grêle et dressée du
thalle, formant tige, est large de 4 à 5 millimètres.

La substance est cornée, élastique, translucide, colorée en jaune clair et sale ; sa surface est lisse ou un peu ridée elle porte souvent des corps étrangers, tels que des *Bryozoaires*.

Au sommet des rameaux, sur les individus fertiles seulement, on trouve de petites masses arrondies, et creuses, qui sont les organes reproducteurs (*cystocarpes*). Chez les organes femelles, leur cavité se montre tapissée de nombreux filaments, les uns grêles et stériles (*paraphyses*), les autres courts et supportant de grosses sphères opaques (*sporanges*) qui renferment 4-6 spores. Les cystocarpes mâles renferment des sacs allongés dont le contenu s'échappe sous forme de filaments mobiles (*anthérozoïdes*) ; les sacs mâles fertiles, ou *anthéridies*, sont également entremêlés de sacs stériles ou *papaphyses*.

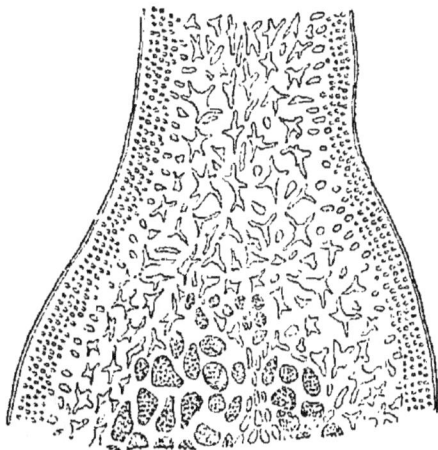

FIG. 358. — *Chondrus crispus*. Coupe longitudinale passant par un cystocarpe et montrant les spores.

(D'après de Lanessan.)

Au microscope, le tissu de l'Algue se montre constitué à la surface par des cellules arrondies, très serrées les unes contre les autres, à paroi brunâtre et assez épaisse, au milieu par une trame de phytocystes beaucoup plus larges, allongés, à contour sinueux, à contenu granuleux, à parois peu épaisses à l'état sec, mais prenant dans l'eau un tel développement que la masse entière du tissu se montre alors formée d'une bouillie muqueuse, dans laquelle on ne distingue plus d'éléments différenciés.

L'odeur est celle du Varech ; la saveur est mucilagineuse, quelquefois salée quand la drogue a été insuffisamment lavée ; les fragments se gonflent considérablement dans la bouche et s'y couvrent d'un enduit visqueux.

Botanique. — Le *Carragaen* est une *Algue Floridée* commune sur tous les rivages d'Europe, le *Chondrus crispus* Lyngb.

Chimie. — Le *Chondrus crispus* augmente considérablement de volume dans l'eau ; il renferme une forte proportion d'un mucilage insoluble dans le réactif cuprique de Schweitzer, précipitable par l'acétate de plomb, et donnant de l'*acide mucique* au contact de l'acide azotique concentré ; il paraît donc chimiquement plus voisin des gommes que de la cellulose.

Le *Carragaen* renferme un peu d'iode et d'autres principes communs aux plantes marines.

Physiologie et Thérapeutique. — La propriété que possède le *Carragaen* d'augmenter de volume au contact de l'eau l'a fait employer en chirurgie pour dilater les trajets fistuleux ou les orifices naturels étroits (col de l'utérus). Il peut remplacer à cet égard l'éponge à la ficelle, sur laquelle il présente l'avantage de se dilater plus lentement et avec plus de régularité, en même temps que d'être plus sûrement et plus facilement rendu *aseptique*.

La même propriété est utilisée pour la confection de cataplasmes dits *instantanés*, qui, en outre, sont d'un poids très faible, d'une conservation à peu près indéfinie et d'un transport facile. On les prépare généralement en imbibant de gelée de Carragaen de larges plaques d'ouate, que l'on dessèche ensuite, et que l'on ramène par la compression, au plus petit volume possible.

A l'intérieur, la tisane mucilagineuse de Carragaen (10 p. 1000), le sirop, la gelée, etc., sont employés de même que le mucilage de graine de lin, comme émollients et analeptiques, dans les inflammations chroniques du tube digestif et des voies respiratoires.

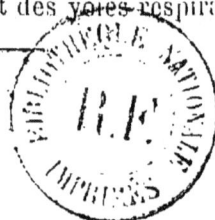

TABLE ALPHABÉTIQUE

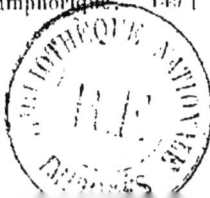

954 TABLE ALPHABÉTIQUE

I

J

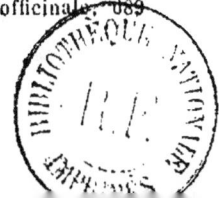

OCTAVE DOIN

ÉDITEUR

8, PLACE DE L'ODÉON, PARIS

EXTRAIT DU CATALOGUE GÉNÉRAL

AVRIL 1887

TOUS LES OUVRAGES PORTÉS SUR CE CATALOGUE SERONT EXPÉDIÉS FRANCS DE PORT EN N'IMPORTE QUEL PAYS, AUX PRIX MARQUÉS, A TOUTE PERSONNE QUI EN FERA LA DEMANDE. — LES DEMANDES DEVRONT TOUJOURS ÊTRE ACCOMPAGNÉES D'UN MANDAT POSTAL OU D'UNE VALEUR A VUE SUR PARIS.

DICTIONNAIRES

DICTIONNAIRE ABRÉGÉ DE MÉDECINE. de chirurgie, de pharmacie et des sciences physiques, chimiques et naturelles, par Ch. Robin, membre de l'Institut et de l'Académie de médecine. Professeur à la Faculté de médecine de Paris. 1 vol gr. in-8 jésus de 1,030 pages imprimées à deux colonnes :

Broché, 16 fr. — Relié en maroquin, plats toile, 20 fr.

DICTIONNAIRE DE THÉRAPEUTIQUE. de matière médicale. de pharmacologie, de toxicologie et des eaux minérales, par Dujardin-Beaumetz, membre de l'Académie de médecine et du Conseil d'hygiène et de salubrité de la Seine, médecin de l'hôpital Cochin, paraissant par fascicules de 180 pages petit in-4 à deux colonnes, avec de nombreuses figures dans le texte.

SONT EN VENTE

Tome Ier (fascicule 1 à 5), 25 fr. — Tome II (fascicule 6 à 10), 25 fr.
Tome III (fascicule 11 à 15), 25 fr.

L'ouvrage sera complet en quatre volumes. Le tome IV paraîtra comme les trois premiers en 5 fascicules. Il paraît quatre fascicules par an.
Tous les fascicules se vendent séparément............ 5 fr.

DICTIONNAIRE DES SCIENCES ANTHROPOLOGIQUES, *Anatomie, Craniologie, Archéologie préhistorique, Ethnographie (Mœurs, Lois, Arts, Industrie), Démographie, Langues, Religions.* Publié sous la direction de MM. A. Bertillon, Coudereau, A. Hovelacque, Issaurat, André Lefèvre, Ch. Letourneau, de Mortillet. Thulié et E. Véron.

Avec la collaboration de MM. Belluci, J. Bertillon, Bordier, L. Buchner, A. de la Calle, Carthaillac. Chantre, Chervin, Chudzinski, Collineau, Mathias Duval, Keller, Kuhff, Laborde, J.-L. de Lanessan, Manouvrier, P. Mantegazza, Mondière, Picot, Pozzi, Girard de Rialle, Mme Clémence Royer, de Quatrefages, Salmon, Schaafhausen, Topinard, Varambey, Julien Vinson, Carl Vogt, Zaborowoski, etc., etc.

Première partie (A-H) *livraisons* 1 à 12. — 1 beau vol. petit in-4° de 560 pages imprimé à deux colonnes, avec de nombreuses figures dans le texte   15 fr.

Les livraisons 13 à 19 (H-P). — commençant la 2e partie, sont parues. Prix de chaque livraison   1 fr. 25

L'ouvrage sera complet en 24 livraisons.

ANATOMIE, PHYSIOLOGIE, EMBRYOLOGIE

ATLAS D'ANATOMIE TOPOGRAPHIQUE DU CERVEAU ET DES LOCA-
LISATIONS CÉRÉBRALES, par E. GAVOY, médecin principal à l'hôpital militaire de Versailles. 1 magnifique volume in-4° en carton
contenant 18 planches chromolithographiques (8 couleurs), exécutées d'après nature, représentant de grandeur naturelle toutes les
coupes du cerveau, avec 200 pages de texte.
En carton, 36 fr. — Relié sur onglets en maroquin rouge tête dorée, 42 fr.

AUFFRET (Ch.), professeur d'anatomie et de physiologie à l'école de
médecine navale de Brest, ancien chef des travaux anatomiques. —
Manuel de dissection des régions et des nerfs. 1 vol. in-18.
cart. diamant, de 471 pages, avec 60 figures originales dans le texte
exécutées, pour la plupart d'après les préparations de l'auteur. 7 fr.

BALBIANI, professeur au Collège de France. — **Cours d'embryo-
génie comparée du Collège de France.** *De la génération des
vertébrés.* Recueilli et publié par F. HENNEGUY, préparateur du cours.
Revu par le professeur. 1 beau vol. grand in-8 avec 150 figures
dans le texte et 6 planches chromolithographiques hors texte. 15 fr.

BRIEGER, professeur assistant à l'Université de Berlin, **Microbes,
Ptomaïnes et Maladies,** trad. par MM. ROUSSY et WINTER avec
une préface de M. le prof. HAYEM. 1 vol in-18 de 250 pages. 3 fr. 50

CADIAT (O.), professeur agrégé à la Faculté de médecine de Paris.
Cours de Physiologie professé à la Faculté. 1882-1883.
Petit in-4° de 250 pages. Avec des dessins autographiés .. 9 fr.

CARNOY (le chanoine J.-B.). docteur ès sciences naturelles, professeur à l'Université de Louvain. — **La Biologie cellulaire,**
étude comparée de la cellule dans les deux règnes, 1er fascicule :
1 vol. de 300 pages avec 141 figures dans le texte...... 12 fr.
*L'ouvrage sera publié en trois fascicules, payables séparément. — On peut
dès maintenant souscrire à l'ouvrage complet pour 25 fr.*

DEBIERRE, professeur agrégé à la Faculté de médecine de Lyon. —
Manuel d'Embryologie humaine et comparée. 1 vol.
in-18, cartonné diamant, de 800 pages, avec 321 figures dans le
texte et 8 planches en couleur hors texte............. 8 fr.

DUVAL (Mathias), membre de l'Académie de médecine, professeur à
la Faculté de Paris, professeur à l'Ecole des Beaux-Arts. — **Leçons
sur la Physiologie du Système nerveux (Sensibilité),**
recueillies par P. DASSY, revues par le professeur. In-8 de 130 pages,
avec 30 figures dans le texte .... 3 fr.

FOSTER et LANGLEY. — **Cours élémentaire et pratique de
physiologie générale.** Traduit sur la 5e édition anglaise par
F. PRIEUR. 1 vol. in-18 jésus de 450 pages avec 115 figures. 5 fr.

JULIEN (Alexis), répétiteur d'anatomie. — **Aide-mémoire d'anatomie** (muscles, ligaments, vaisseaux, nerfs), avec figures, cartonnage toile.................... 3 fr. 50

KLEIN (E.), professeur adjoint d'Anatomie générale et de physiologie
à l'Ecole médicale de Saint-Bartholomew's Hospital. Londres. —
Nouveaux éléments d'histologie, traduits sur la 2e édition
anglaise, et annotés par G. VARIOT, préparateur des travaux pratiques d'Histologie à la Faculté de médecine de Paris, chef de clinique à l'hôpital des Enfants-Malades, et précédés d'une préface
de M. le professeur Ch. ROBIN, 1 vol. in-18 jésus cartonné diamant
de 540 pages avec 185 figures dans le texte............ 8 fr.

LEE ET HENNEGUY. — Traité des méthodes techniques de l'anatomie microscopique, avec une préface de M. le professeur RANVIER, 1 vol. in-8, de 500 pages ....   12 fr.

PATHOLOGIE INTERNE, HYGIÈNE ET MATIÈRE MÉDICALE

BARDET et EGASSE. — Formulaire annuel des nouveaux remèdes, 1887. 1 vol in-18, cartonné de 350 pages..   4 fr.

BLONDEL (R.), préparateur à la Faculté de médecine de Paris. — Le Droguier de la Faculté de médecine de Paris. — Histoire naturelle. — Diagnose. — Matière médicale. — Action physiologique et emploi thérapeutique des substances qui le composent. 1 vol. in-18, cartonné diamant, de 900 pages avec 300 figures dans le texte. (Sous presse)

CAMPARDON (Ch.). — Guide de thérapeutique aux eaux minérales et aux bains de mer, avec une préface du docteur DUJARDIN-BEAUMETZ, membre de l'Académie de médecine, etc. 1 vol. in-18, cartonné diamant...........................   5 fr.

CANDELLÉ (Dr Henri), ancien interne des hôpitaux de Paris, membre de la Société d'hydrologie médicale. — Manuel pratique de médecine thermale, 1 vol. in-18 jésus de 450 pages, cartonné diamant.... ....   6 fr.

DANION(L.) docteur.—Traitement des affections articulaires par l'électricité, leur pathogénie, 1 volume grand in-8 de 240 pages ....   5 fr.

DELMAS (Paul). — Manuel d'hydrothérapie. 1 vol. in-18, cartonné diamant de 600 pages, avec 39 figures dans le texte, 8 tableaux graphiques et 60 tracés sphygmographiques hors texte...   6 fr.

DUCHESNE (L.), ancien interne des hôpitaux de Paris, membre de la Société de thérapeutique, de la Société de médecine pratique de Paris, etc., etc.—Aide-mémoire et formulaire du médecin-praticien. 1 vol. petit in-18, cartonné, de 380 pages..   3 fr. 50

DUCHESNE (L.) et Éd. MICHEL. — Traité élémentaire d'hygiène à l'usage des lycées, collèges, écoles normales primaires, etc., 3e édition. 1 vol. in-18 de 225 pages, cartonné toile.....   3 fr.

DUJARDIN-BEAUMETZ, membre de l'Académie de médecine, médecin de l'hôpital Cochin, membre du Conseil d'hygiène et de salubrité de la Seine. — Leçons de clinique thérapeutique contenant le traitement des maladies du cœur et de l'aorte, de l'estomac et de l'intestin, du foie et des reins, du poumon et de la plèvre, du larynx et du pharynx, des maladies du système nerveux, le traitement des fièvres et des maladies générales. 3 vol. grand in-8, de 800 pages chacun, avec figures dans le texte et planches chromolithographiques hors texte, 4e *édition* entièrement remaniée.   48 fr.

DUJARDIN-BEAUMETZ. — *Conférences thérapeutiques de l'hôpital Cochin,* 1884-1885. Les nouvelles médications. 1 vol. in-8, de 216 pages avec figures, 2e édition, broché..........   6 fr.
cart. ....   7 fr.

DUJARDIN-BEAUMETZ. — *Conférences thérapeutiques de l'hôpital Cochin,* 1885-1886. L'Hygiène alimentaire, 1 vol. de 240 pages avec figures, et une planche en chromo hors texte, br. 6 fr.
cart. ....   7 fr.

DUJARDIN-BEAUMETZ. — (Voyez *Dictionnaire de thérapeutique*)

LAVERAN (A.), médecin principal, professeur à l'École de médecine militaire du Val-de-Grâce. — Traité des fièvres palustres avec la description des microbes du paludisme, un beau vol. in-8, de 558 pages avec figures dans le texte..............   10 fr.

LEWIS (Richard).—**Les microphytes du sang** et leurs relations avec les maladies. 1 vol. in-18, avec 29 figures dans le texte. 1 f. 50

MONIN (E.), secrétaire de la Société d'hygiène. — **L'hygiène de la Beauté. Formulaire cosmétique.** 3ᵉ mille. 1 vol. in-18, cartonné diamant, de 250 pages. . . . . 3 fr. 50

PAULIER (A.-B.), ancien interne des hôpitaux de Paris. — **Manuel de thérapeutique et de matière médicale.** 2ᵉ *édition*, revue, très corrigée et augmentée. 1 beau vol. in-18, de 1300 pages, avec 150 figures intercalées dans le texte. . . . . 12 fr.

PAULIER (A.-B.). — **Manuel d'hygiène publique privée et ses applications thérapeutiques.** 1 fort vol. in-18, de 800 pages. . . . . 8 fr.

PAULIER (A.-B.) et F. HETET, professeur de chimie légale à l'École navale de Brest, pharmacien en chef de la Marine. — **Traité élémentaire de médecine légale, de toxicologie et de chimie légale.** 2 vol. in-18, formant 1,350 pages, avec 150 figures dans le texte et 24 planches en couleur hors texte. . . . . . . 18 fr

RÉGIS (E.), ancien chef de clinique des maladies mentales à la Faculté de médecine de Paris. — **Manuel pratique de médecine mentale,** avec une préface de M. BALL, professeur de clinique des maladies mentales de la Faculté de médecine de Paris. 1 vol. in-18 jésus, cartonné diamant, de 640 pages. . . . . 7 fr. 50

RITTI (Ant.), médecin de la maison nationale de Charenton. — **Traité clinique de la Folie à double forme (Folie circulaire, délire à formes alternes).** Ouvrage couronné par l'Académie de médecine. 1 vol. in-8, de 400 pages. . . . . 8 fr.

VULPIAN (A.), ancien doyen de la Faculté de médecine, membre de l'Institut et de l'Académie de médecine, médecin de l'hôpital de la Charité, etc. — **Maladies du système nerveux.** Leçons professées à la Faculté de médecine de Paris. Recueillies par le Dʳ BOURCERET, ancien interne des hôpitaux. Revues par le professeur, *Maladies de la Moelle.* 1 grand in-8. . . . . 16 fr.

VULPIAN (A.). — **Maladies du système nerveux.** Leçons professées à la Faculté de médecine de Paris. Deuxième volume. *Maladies de la Moelle* (fin), 1 vol. grand in-8, de 800 pages. . . . . 16 fr.

VULPIAN. — **Leçons sur l'action physiologique des substances toxiques et médicamenteuses,** 1 vol. in-8 de 700 pages. . . . . 13 fr

VULPIAN (A.). — **Clinique médicale de l'hôpital de la Charité.** Considérations cliniques et observations, par le Dʳ F. RAYMOND, médecin des hôpitaux. Revues par le professeur. — RHUMATISME, MALADIES CUTANÉES, SCROFULES, MALADIES DU CŒUR, DE L'AORTE ET DES ARTÈRES, DE L'APPAREIL DIGESTIF, DU FOIE, DE L'APPAREIL GÉNITO-URINAIRE, DE L'APPAREIL RESPIRATOIRE, MALADIES GÉNÉRALES, EMPOISONNEMENTS CHRONIQUES, SYPHILIS, MALADIES DU SYSTÈME NERVEUX. fort vol. in-8, de 958 pages. 14 fr.

PATHOLOGIE DES PAYS CHAUDS

ARCHIVES DE MÉDECINE NAVALE. — Recueil fondé par le Cᵗᵉ DE CHASSELOUP-LAUBAT, ministre de la marine et des colonies, publié sous la surveillance de l'inspection générale du service de santé. Directeur de la rédaction : M. TREILLE médecin en chef. Les *Archives de médecine navale* paraissent le 15 de chaque mois par cahier de 80 pages, avec figures dans le texte et planches hors texte.

France et Algérie....... 14 fr, | Étranger........ 17 fr.
*Les abonnements partent du 1er janvier de chaque année et ne
sont reçus que pour un an.*

BÉRENGER-FÉRAUD (L.-J.-B.), directeur du service de santé de la
Marine, membre correspondant de l'Académie de médecine. —
Traité théorique et clinique de la Dysenterie, Diarrhée et Dysenterie aiguës et chroniques, 1 fort vol. in-8, de
800 p.. 12 fr.

BÉRENGER-FÉRAUD (L.-J.-B.). — **Traité clinique des maladies des Européens aux Antilles** (Martinique), 2 vol. in-8,
de 1193 pages .... 16 fr.

BERTRAND (L.-E.), professeur d'hygiène à l'école de Brest, et J. FON-
TAN, professeur d'anatomie à l'École de Toulon. — **De l'entéro-
colite endémique des pays chauds**, diarrhée de Cochinchine,
diarrhée chronique des pays chauds, etc., etc., 1 volume in-8 de
450 pages avec figures dans le texte et planches en couleurs hors
texte... 9 fr.

BUROT (P.), médecin de 1re classe de la Marine. — **De la Fièvre
dite bilieuse inflammatoire à la Guyane.** Application des
découvertes de M. PASTEUR à la pathologie des pays chauds, 1 vol.
in-8, de 535 pages, avec 5 planches hors texte, dont une co-
loriée... 10 fr

CORRE (A.) médecin de 1re classe de la marine, professeur agrégé à
l'Ecole de médecine navale de Brest. — **Traité des Fièvres bi-
lieuses et typhiques des pays chauds**, 1 beau vol. in-8,
de près de 600 pages, avec 35 tracés de température dans le texte 10 fr.

CORRE (A.). — **De l'étiologie et de la prophylaxie de la
fièvre jaune**, in-8, avec une planche en couleur...... 3 fr. 50

CORRE (A.) et LEJANNE. — **Résumé de la matière medicale
et toxicologique coloniale.** 1 vol. in-18, de 200 pages avec
figures dans le texte........................... 3 fr. 50

JOUSSET (A.), ancien médecin de la marine. — **Traité de l'accli-
matement et de l'acclimatation**, 1 beau vol. in-8, de
450 pages avec 16 planches hors texte.............. 10 fr.

MAUREL (E.), médecin de 1re classe de la Marine. Contribution à la
pathologie des pays chauds. — **Traité des maladies paludéennes à la Guyane.** In-8, 212 pages......... 6 fr.

MOURSOU (J.), médecin de 1re classe de la Marine. — **De la fièvre
typhoïde dans la Marine et dans les Pays chauds**, 1 vol.
in-8, de 310 pages............................... 6 fr.

ORGEAS, médecin de la Marine. — **Pathologie des races humaines et le problème de la colonisation.** Études anthropologiques et économiques, 1 vol. in-8, de 420 pages.   9 fr

PATHOLOGIE EXTERNE ET MÉDECINE OPÉRATOIRE

A. BRISSAY (de Rio-de-Janeiro), docteur. — **Fragments de chirurgie et de Gynécologie opératoire contemporaines,**
complétés par des notes recueillies au cours d'une mission scienti-
fiques du Gouvernement Français en Autriche et en Allemagne,
précédés d'une introduction par J.-A. DOLÉRIS, accoucheur des
hôpitaux de Paris, 1 vol. gr. in-8 de 210 pages avec 43 figures dans
le texte... 7 fr. 50

CHALOT, professeur à la Faculté de médecine de Montpellier. — **Nouveaux éléments de chirurgie opératoire.** 1 vol. in-18 cartonné diamant de 750 pages avec 498 figures dans le texte.   8 fr.

CHAVASSE, professeur agrégé au Val-de-Grâce. — **Nouveaux éléments de petite chirurgie.** *Pansements, Bandages* et *Appareils.* 1 vol. in-18 cartonné diamant de 900 pages avec 525 figures... 9 fr.

POULET (A.), médecin major, professeur agrégé au Val-de-Grâce, lauréat de l'Académie de médecine, membre correspondant de la Société de chirurgie, et H. BOUSQUET, médecin-major, professeur agrégé au Val-de-Grâce, lauréat de la Société de chirurgie. — **Traité de pathologie externe.** 3 vol. grand in-8 formant 3,114 pages avec 716 figures intercalées dans le texte.

Prix broché, 50 fr. » — Relié en maroquin, 57 fr. 50

POULET (A.) — **Traité des corps étrangers en chirurgie.** *Voies naturelles: tube digestif, voies respiratoires, organes génito-urinaires de l'homme et de la femme, conduit auditif, fosses nasales, canaux glandulaires.* 1 vol. in-8 de 800 pages, avec 200 gravures intercalées dans le texte.......................... 14 fr.

SCHREIBER (J.), ancien professeur libre à l'Université de Vienne, etc. — **Traité pratique de massage et de gymnastique médicale.** 1 vol. in-18 cartonné diamant de 360 pages, avec 117 figures dans le texte..................................... 7 fr.

VAILLARD (L.), professeur agrégé au Val-de-Grâce. — **Manuel pratique de vaccination animale.** Technique. Procédés de conservation du vaccin. 1 vol. in-18 cartonné toile, avec figures dans le texte et 2 pl. en couleur hors texte........... 2 fr. 50

VOIES URINAIRES, MALADIES VÉNÉRIENNES ET DE LA PEAU

Atlas des maladies des voies urinaires, par F. GUYON, professeur de pathologie externe à la Faculté de médecine de Paris, membre de l'Académie de médecine, chirurgien de l'hôpital Necker, et P. BAZY chirurgien des hôpitaux de Paris, membre de la Société anatomique et de la Société clinique. 2 vol. in-4 contenant 700 pages de texte et 100 planches chromolithographiques dessinées *d'après nature* et représentant les différentes affections des voies urinaires, la plupart de *grandeur naturelle* .

L'ouvrage paraît par livraison de 10 planches avec le texte correspondant. — Il sera complet en 10 livraisons.

Prix de chaque livraison.............. 12 fr. 50

Le Tome 1er (livraisons 1 à 5) est en vente. Un magnifique volume de 400 pages avec 50 planches et table des matières.

En carton, 62 fr. 50. Relié sur onglets en maroquin rouge, tête dorée 70 fr.

BERLIOZ (F.), professeur à l'école de médecine de Grenoble. — **Manuel pratique des maladies de la peau,** 1 vol. in-18, cartonné de 470 pages.............................. 6 fr.

DELFAU (Gérard), ancien interne des hôpitaux de Paris, — **Manuel complet des maladies des voies urinaires et des organes génitaux.** 1 fort vol. in-18 de 1000 pages, avec 150 figures dans le texte.............................. 11 fr.

HILLAIRET (J.-B.), médecin honoraire de l'hôpital Saint-Louis, membre de l'Académie de médecine, du Conseil d'hygiène et de salubrité de la Seine, etc., et GAUCHER (E.), médecin des hôpitaux de Paris, ancien interne de l'hôpital Saint-Louis. — **Traité théorique et pratique des maladies de la peau.**

Tome 1er : *Anatomie et physiologie de la peau ; Pathologie générale ; Dermatoses inflammatoires communes,* 1 beau vol. gr. in-8

de 670 pages, avec figures dans le texte et 8 plauches chromolithographiques hors texte exécutées d'après nature.....   17 fr.
L'ouvrage sera complet en deux volumes : le tome II qui contiendra
12 planches hors texte, est actuellement sous presse.

LANGLEBERT, ancien interne des hôpitaux de Paris. — **Traité pra-**
tique des maladies des organes sexuels. 1 vol. in-18 jésus,
cartonné diamant de 600 pages avec figures dans le texte.   7 fr.

RIZAT (A.). — **Manuel pratique et complet des maladies**
vénériennes. 1 vol. in-18, cartonné de 600 pages, avec 24 planches
en couleur, dessinées et coloriées d'après nature, représentant les
différentes affections syphilitiques chez l'homme et chez la
femme ....   11 fr.

YVON (P.), ancien interne des hôpitaux de Paris. — **Manuel cli-**
nique de l'analyse des urines. 2ᵉ *édition*, revue et augmentée. 1 vol. in-18, cartonné diamant, de 320 pages, avec figures dans
le texte et 4 planches hors texte.....................   6 fr.

ACCOUCHEMENTS, MALADIES DES FEMMES ET DES ENFANTS

BOURGEOIS (A.), médecin de la garde républicaine. — **Manuel**
d'hygiène et d'éducation de la première enfance. 1 vol.
in-18 de 180 pages................................   2 fr.

BUDIN (P.), professeur agrégé à la Faculté de médecine de Paris. —
Obstétrique et gynécologie. Recherches expérimentales et
cliniques. 1 beau vol. gr. in-8 de 720 p. avec 101 fig. dans le
texte et 13 planches lithographiques et en couleur hors texte. 15 fr.

BUDIN (P.). — **Mécanisme de l'accouchement normal et**
pathologique et recherches sur l'insertion vicieuse du placenta,
les déchirures du périnée, etc., par J. Mattews DUNCAN, président
de la Société obstétricale d'Edimbourg. Traduit de l'anglais. In-8 de
520 pages, avec figures intercalées dans le texte.
Broché, 12 fr. — Cartonné, 13 fr.

CADET DE GASSICOURT, médecin de l'hôpital Sainte-Eugénie. —
Traité clinique des maladies de l'Enfance : Leçons professées à l'hôpital Sainte-Eugénie. 2ᵉ *édition*, revue et corrigée,
3 vol. grand in-8 formant 1800 pages avec 220 figures....   36 fr.

CORRE (A.). — **Manuel d'accouchement et de pathologie**
puerpérale, 1 vol. in-18 de 650 pages, avec 80 figures dans le
texte et 4 planches en couleur hors texte.
Broché, 5 fr. — Cartonnage diamant, tranches rouges, 6 fr.

ELLIS (Edward), médecin en chef honoraire de l'hôpital Victoria pour
les enfants malades, de l'hôpital de la Samaritaine pour les femmes
et les enfants, ancien assistant de la chaire d'obstétrique au collège
de l'Université de Londres. — **Manuel pratique des mala-**
dies de l'enfance, suivi d'un formulaire complet de thérapeutique infantile. Traduit de la quatrième édition anglaise par le
Dr WAQUET, et précédé d'une préface de M. le Dr CADET DE GASSI-
COURT, médecin de l'hôpital Sainte-Eugénie. 1 fort vol. in-18 de
600 pages ....   5 fr.
Cartonné diamant, tranches rouges...................   6 fr.

GODLESKI (A.). — **La Santé de l'enfant.** Guide pratique de la
mère de famille. 1 joli vol. in-12 de 210 pages.......   2 fr. 50

LAWSON TAIT, président de la Société de gynécologie de Londres,
chirurgien de l'hôpital des femmes de Birmingham —**Traité des**

maladies des ovaires suivi d'une étude sur quelques progrès récents de la chirurgie abdominale et pelvienne, (enlèvement des annexes de l'utérus. Cholécystotomie, hépatotomie, etc.) Traduit de l'anglais avec l'autorisation de l'auteur, par le Dr Adolphe OLIVIER, ancien interne des hôpitaux de la Maternité de Paris, membre de la Société obstétricale et gynécologique de Paris, etc. Précédé d'une préface de M. O. TERRILLON, professeur agrégé à la Faculté de médecine de Paris, chirurgien des hôpitaux. 1 beau vol. grand in-8 de 500 pages, avec 58 figures dans le texte............. 12 fr.

PLAYFAIR (W.-S.), professeur d'obstétrique et de gynécologie à King's College, président de la Société obstétricale de Londres. — **Traité théorique et pratique de l'Art des Accouchements**, traduit de l'anglais et annoté par le Dr VERMEIL. 1 beau vol. grand in-8 de 900 pages, avec 208 figures dans le texte... 15 fr.

RODRIGUES DOS SANTOS, directeur de la Maternité de Rio-Janeiro. — **Clinique obstétricale**, précédée d'une préface de M. A. PINARD, professeur agrégé à la Faculté de médecine de Paris. Tome I. Un vol. in-8° de 400 pages avec 57 figures. .... 10 fr.

SCHULTZE (B.-S.), professeur de gynécologie à l'Université d'Iéna. — **Traité des déviations utérines**, traduit de l'allemand et annoté par le Dr F.-J. HERRGOTT, professeur de clinique obstétricale à la Faculté de médecine de Nancy. 1 beau vol. in-8° de 470 pages, avec 120 figures dans le texte...................... 10 fr.

SINÉTY (L. de). — **Traité pratique de gynécologie et des maladies des femmes**, 2e *édition*, revue corrigée et augmentée de près de 200 pages. 1 beau vol. in-8° de 1,000 pages, avec 181 figures dans le texte............................... 15 fr.

TRIPIER (A.). — **Leçons cliniques sur les maladies des femmes. Thérapeutique générale et applications de l'électricité à ces maladies.** 1 vol. in-8° de 600 pages avec figures dans le texte............................... 10 fr.

TOUSSAINT (E.), docteur, inspecteur du service de protection des enfants du premier âge, etc., etc. — **Hygiène de l'enfant en nourrice et au sevrage**, guide pratique de la femme qui nourrit. 1 vol. in-18 jésus de 150 page............... 1 fr. 50

MALADIES DES YEUX, DES OREILLES, DU LARYNX, DU NEZ ET DES DENTS

ABADIE (Ch.), ancien interne des Hôpitaux, professeur libre d'Ophtalmologie. **Traité des maladies des yeux.** 2e *édition*, revue et augmentée. 2 vol. in-8° de 500 pages chacun, avec 150 fig. 20 fr.

ABADIE (Ch). — **Leçons de clinique ophtalmologique**, recueillies par le Dr PARENTEAU, revues par l'auteur, contenant les découvertes récentes. 1 vol. in-8° de 280 pages.......... 7 fr.

ANDRIEU (E.), docteur en médecine de la Faculté de Paris, président de l'Institut odontotechnique de France; président honoraire de la Société odontologique; Professeur de clinique à l'Ecole dentaire de France; dentiste de l'hospice des Enfants assistés et de la Maternité. —**Traité de prothèse buccale et de mécanique dentaire**, 1 vol. grand in-8 de 600 pages avec 358 figures intercalées dans le texte .... 18 fr.

ANDRIEU (E.), **Leçons sur les maladies des dents.** — 1 vol. grand in-8° .... 7 fr.

ATLAS D'ANATOMIE PATHOLOGIQUE DE L'ŒIL par les professeurs **H. PAGENSTECHER** et G. GENTH, traduit de l'allemand par le Dr PARENT, chef de clinique du Dr GALEZOWSKI, avec une préface de M. GALEZOWSKI. 1 fort vol. grand in-4°, contenant 34 planches sur cuivre d'une splendide exécution, représentant en 267 dessins tous les différents cas d'anatomie pathologique des affections de l'œil.

En regard de chaque planche se trouve le texte explicatif des dessins représentés.

En cart., 90 fr.—Relié sur onglets en maroq. rouge, tête dorée, 100 f.

CHARPENTIER (Aug.). professeur à la Faculté de médecine de Nancy. — **L'examen de la vision au point de vue de la médecine générale.** In-8° de 137 pages, avec 15 figures dans le texte .... 2 fr.

GAILLARD (Dr Georges), Lauréat de la Faculté de médecine de Paris, membre de la Société d'anthropologie, secrétaire de la Société odontologique, etc. etc. — **Des déviations des arcades dentaires et de leur traitement rationnel.** 1 vol. in-8° de 200 pages, avec 80 figures dans le texte, dessinées d'après nature... 8 fr.

GUERDER (P.). — **Manuel pratique des maladies de l'oreille.** 1 joli vol. cartonné diamant de 300 pages. .... 5 fr.

LANDOLT, directeur adjoint au laboratoire d'ophtalmologie à la Sorbonne. — **Manuel d'ophtalmoscopie.** 1 vol. in-18, cartonné diamant avec figures dans le texte.................. 3 fr. 50

MASSELON (J.). premier chef de clinique du professeur de Wecker. — **Examen fonctionnel de l'œil,** comprenant : *La Réfraction. Le Choix des Lunettes. La Perception des couleurs. Le Champ visuel et le Mouvement des Yeux.* 1 joli vol. in-18 cartonné avec figures dans le texte et 15 planches en couleur et hors texte. 8 fr.

MASSELON (J.). — **Mémoires d'ophtalmoscopie.**

I. CHORIO-RÉTINITE SPÉCIFIQUE. — Grand in-8° avec 12 dessins photographiques d'après nature.................. 4 fr.

II. INFILTRATION VITREUSE DE LA RÉTINE ET DE LA PAPILLE, avec 12 dessins photographiques....................... 4 fr.

III. DES PROLONGEMENTS ANORMAUX DE LA LAME CRIBLÉE, avec 12 dessins photographiques..................... 4 fr.

MORELL-MACKENSIE, médecin à l'hôpital des maladies de la gorge et de la poitrine à Londres, etc. etc. — **Traité pratique des maladies du larynx, du pharynx, et de la trachée,** traduit de l'anglais et annoté par MM. les Drs E.-J. MOURE et F. BERTHIER. 1 fort vol. in-8° de 800 pages, avec 150 figures... 13 fr.

MOURE (E.-J.). — **Manuel pratique des maladies des fosses nasales.** 1 vol cartonné diamant de 300 pages avec 50 figures et 4 planches hors texte .... 5 fr.

POLITZER (A.), professeur d'otologie à l'Université de Vienne. — **Traité des maladies de l'oreille,** traduit par le Dr JOLY (de Lyon). 1 beau vol. grand in-8° de 800 pages, avec 258 fig. 20 fr.

POYET (G.), ancien interne des hôpitaux de Paris. — **Manuel clinique de laryngoscopie et de Laryngologie.** 1 vol. in-18 cartonné diamant de 400 pages, avec 50 figures dans le texte et 24 dessins chromolithographiques hors texte...... .. 7 fr. 50

Société française d'ophtalmologie (*Bulletins et Mémoires*). publiés par MM. ABADIE, ARMAIGNAC, CHIBRET, COPPEZ, GAYET, MEYER, PANAS, et PONCET.

3ᵉ année. — 1885. Un beau vol. grand in-8° de 380 pages, avec fi-

gures et 8 planches en chromo et en héliogravure hors texte.   10 fr.
4ᵉ année. — 1886. Un beau volume grand in-8° de 420 pages avec
5 planches en couleur,............................   10 fr.

SOUS (G.), de Bordeaux. — **Hygiène de la vue**. 1 joli vol in-18
cartonné diamant de 360 pages avec 67 figures intercalées dans le
texte...........................   6 fr.

SOUS (G.). — **Traité d'optique**, considérée dans ses rapports avec
l'examen de l'œil. 1 vol. in-8° de 400 pages, avec 90 figures dans
le texte. 2ᵉ *édition*...........................   10 fr.

TOMES, professeur à l'hôpital dentaire, membre de l'Institut royal
de Londres. — **Traité d'anatomie dentaire humaine et
comparée**, traduit de l'anglais et annoté par le Dʳ CRUET, ancien
interne en chirurgie des hôpitaux de Paris. 1 vol. in-8° de 450
pages, avec 175 figures dans le texte...............   10 fr.

WECKER (L. de). — **Thérapeutique oculaire**. Leçons cliniques
recueillies et rédigées par le Dʳ MASSELON. Revues par le professeur.
1 vol. in-8° de 800 pages, avec figures dans le texte....   13 fr.

WECKER (L. de). — **Chirurgie oculaire**. Leçons cliniques recueillies et rédigées par le Dʳ MASSELON. Revues par le professeur. 1 vol.
in-8° de 420 pages, avec 88 figures dans le texte ....   8 fr.

WECKER (L. de) et J. MASSELON. — **Echelle métrique pour
mesurer l'acuité visuelle le sens chromatique et le sens
lumineux**. 2ᵉ *édition* augmentée de planches en couleur 1 vol.
in-8° et atlas séparé, contenant les planches murales. Le tout cartonné à l'anglaise............................   8 fr.

WECKER (L. de) et J. MASSELON. — **Ophtalmoscopie clinique**.
Beau vol in-18 cartonné de 280 pages, avec 40 photographies hors
texte représentant, d'après nature, les différentes modifications
pathologiques de l'œil............................   11 fr.

WECKER (L. de) et J. MASSELON. — **Oftalmoscopia clinica**.
Traducedo por REAL gefe de clinica, en el gabeneto oftalmico del
professor DE WECKER, 40 *fotographias fuero de texto*.   13 fr.

HISTOIRE DE LA MÉDECINE ET OUVRAGES ADMINISTRATIFS

Annuaire de l'Administration des forêts. Tableau complet
au 1ᵉʳ février 1887 du personnel de l'Administration des forêts de
France et d'Algérie, 1 vol. grand in-8 de 165 pages...   3 fr. 50

AUDET, médecin major à l'Ecole spéciale militaire de Saint-Cyr. —
Manuel pratique de Médecine militaire. 1 joli vol. in-18,
cartonné diamant avec planches hors texte....:......   5 fr.

BARNIER médecin de 1ʳᵉ classe de la marine. — **Aide-Mémoire du
Médecin de la Marine**. In-8 de ....   2 fr. 50

GUARDIA (J.-M.). — **Histoire de la médecine** d'Hippocrate à
Broussais et ses successeurs. 1 vol. in-18 de 600 pages cartonné
diamant...........................   7 fr.

PETIT (A.), médecin-major de l'armée. — **Guide du Médecin et
du Pharmacien auxiliaires de l'armée**, programme de
l'examen d'aptitude prescrit par le dernier règlement ministériel en
date du 25 mai 1886, pour les docteurs en médecine, les pharmaciens, les officiers de santé et les étudiants à douze inscriptions
(deuxième édition, revue et corrigée), 1 vol. in-18 de 200 pages
avec figures...........................   3 fr. 50

ROBERT (A.), médecin principal, professeur agrégé au Val-de-Grâce, membre correspondant de la Société de chirurgie. — **Traité des manœuvres d'ambulance et des connaissances militaires pratiques**, à l'usage des médecins de l'armée active, de la réserve et de l'armée territoriale. 1 beau vol. grand in-8° de 640 pages avec 253 figures dans le texte............... 13 fr.

BOTANIQUE

Atlas des champignons comestibles et vénéneux de la France et des pays circonvoisins, contenant 72 planches en couleur où sont représentées les figures de 210 types des principales espèces de champignons recherchés pour l'alimentation et des espèces similaires suspectes ou dangereuses avec lesquelles elles peuvent être confondues, dessinées d'après nature avec leurs organes reproducteurs amplifiés par Charles RICHON, docteur en médecine, membre de la Société botanique de France. Accompagné d'une monographie de ces 210 espèces et d'une histoire générale des champignons comestibles et vénéneux, par Ernest ROZE, lauréat de l'Institut, membre de la Société botanique de France, etc. Texte illustré de 45 photogravures des dessins primitifs des anciens auteurs, d'après des reproductions exécutées par Charles ROLLET. *L'ouvrage sera publié en 9 fascicules in-4, Chaque fascicule contient 8 planches et 32 pages de texte.* Prix de chaque fascicule................................. 10 fr.

Les six premiers fascicules sont parus. — Le septième paraîtra le 15 juin 1887 et les suivants de deux en deux mois.

On peut souscrire dès maintenant à l'ouvrage complet au prix de 75 fr. — Les souscriptions à ce prix de 75 francs ne seront plus acceptées à partir de l'apparition du 7e fascicule. L'ouvrage, dont nous avons *tout le manuscrit et les planches* entre les mains, sera terminé avant la fin de la présente année.

BAILLON (H.), professeur d'histoire naturelle médicale à la Faculté de médecine.—**Le jardin botanique de la Faculté de médecine de Paris.** — Guide des élèves en médecine et des personnes qui étudient la botanique élémentaire et les familles naturelles des plantes. Contenant un résumé de leurs affinités et de leurs propriétés. 1 vol. in-18, cartonné diamant avec un plan du jardin collé sur toile.. 5 fr.

BAILLON (H.). — **Iconographie de la Flore Française**, paraissant par séries de 10 planches chromolithographiées (10 couleurs), d'après les aquarelles faites d'après nature sous les yeux de l'auteur. — Le texte explicatif, très complet, est imprimé au verso même des planches. Chaque planche porte un numéro qui n'indique que l'ordre de publication. Un index méthodique et des clefs dichotomiques établissant les séries naturelles suivant lesquelles les espèces doivent être disposées, seront publiées ultérieurement. Le nom des plantes qui appartiennent à la Flore parisienne est accompagné d'un signe particulier (*). Les principales localités des environs de Paris sont indiquées à la fin du paragraphe relatif à l'habitat.

Prix de chaque série de 10 planches avec couverture.   1 fr. 25

L'ouvrage sera publié en 40 ou 50 séries. Les 16 premières séries sont en vente (mars 1887). Il paraît en moyenne une série par mois.

BAILLON (H.). — **Guide élémentaire d'herborisations** et de **botanique pratique**, petit volume avec figures dans le texte.. 1 fr.

CRIÉ (Louis), professeur à la Faculté des sciences de Rennes, D^r ès sciences, pharmacien de 1re classe. — **Nouveaux éléments de botanique**, pour les candidats au baccalauréat ès sciences, et les élèves en médecine et en pharmacie, contenant l'organographie, la morphologie, la physiologie, la botanique rurale et des notions de géographie botanique et de botanique fossile. 1 gros vol. in-18, de 1160 pages avec 1332 figures dans le texte......... ❦ 10 fr.

CRIÉ (L.) — **Cours de Botanique** (organographie, familles naturelles), pour la classe de quatrième, et à l'usage des Écoles d'agriculture et forestières et des Écoles normales primaires. 3e *édition*. 1 beau vol. in-18, cartonné, de 500 p., avec 863 fig. dans le texte. 4 f. 50

CRIÉ (L.). — **Anatomie et Physiologie végétales** (cours rédigé conformément aux nouveaux programmes), pour la classe de philosophie et les candidats au baccalauréat ès lettres. 2e *édition*. 1 vol. in-18, cart., de 250 p., avec 230 fig. dans le texte... 3 fr.

CRIÉ (L.). — **Premières notions de Botanique**, pour la classe de huitième et les écoles primaires, 1 vol. in-18, cartonné, de 150 pages avec 132 figures... .... 2 fr.

CRIÉ (L.). — **Essai sur la Flore primordiale** : ORGANISATION. — DÉVELOPPEMENT. — AFFINITÉS. — DISTRIBUTION GÉOLOGIQUE ET GÉOGRAPHIQUE. Grand in-8°, avec nombreuses figures dans le texte. 3 fr.

FLUCKIGER, professeur à l'Université de Strasbourg, et HANBURY, membre des Sociétés royale et linnéenne de Londres. — **Histoire des drogues d'origine végétale**, traduite de l'anglais, augmentée de très nombreuses notes par le Dr J.-L. DE LANESSAN, professeur agrégé d'histoire naturelle à la Faculté de médecine de Paris. 2 vol. in-8° d'environ 700 pages chacun, avec 350 figures dessinées pour cette traduction...................... 25 fr.

FORQUIGNON (L.), professeur à la Faculté des sciences de Dijon. — **Les Champignons supérieurs.** PHYSIOLOGIE. — ORGANOGRAPHIE. — CLASSIFICATION. — Avec un vocabulaire des termes techniques. 1 vol. in-18, cartonné diamant, avec 100 figures.. 5 fr.

GÉRARD (R.), professeur agrégé à l'école supérieure de pharmacie de Paris. — **Traité pratique de micrographie** appliquée à l'étude de la Botanique, de la Zoologie, des Recherches cliniques et des Falsifications. 1 vol. gr. in-8°, cartonné en toile, de 500 pages de texte, avec 300 figures dans le texte et 40 planches sur cuivre hors texte, contenant plus de 1200 dessins, 1 vol. grand in-8°, cartonné toile.. 18 fr.

LANESSAN J.-L. de), professeur agrégé d'histoire naturelle à la Faculté de médecine de Paris. — **Manuel d'histoire naturelle médicale (botanique, zoologie)**. 2e *édition*. Corrigée et augmentée. 2 forts volumes in-18 formant 2,200 pages avec 2,050 figures dans le texte, 20 fr. — Cartonné en toile....... 22 fr.

LANESSAN (J.-L. de). — **Flore de Paris** (phanérogames et cryptogames), contenant la description de toutes les espèces utiles ou nuisibles, avec l'indication de leurs propriétés médicales, industrielles et économiques, et des tableaux dichotomiques très détaillés, permettant d'arriver facilement à la détermination des familles des tribus, des genres et des espèces de toutes les phanérogames et cryptogames de la région parisienne, augmentée d'un tableau don-

nant les synonymes latins, les noms vulgaires, l'époque de floraison, l'habitat et les localités de toutes les espèces, d'un vocabulaire des termes techniques et d'un memento des principales herborisations. 1 beau vol. in-18 jés. de 950 pag. avec 702 fig. dans le texte
Prix broché, 8 fr. - - Cartonné diamant, 9 fr.

LANESSAN (J.-L. de). — **Histoire des Drogues simples d'origine végétale.** 2 vol. in-8°. (Voir *Fluckiger et Hanbury*).   25 fr,

LANESSAN (J.-L. de). — **Flore générale des Champignons.** (Voir *Wunsche*.)

LORENTZ et PARADE. — **Cours élémentaire de Culture des Bois.** 6ᵉ *édition* publiée par MM. A. LORENTZ, directeur des forêts au ministère de l'Agriculture, et L. TASSY. 1 beau vol. in-8°. de 750 pages, avec une planche hors texte................   9 fr.

MARCHAND (Léon), professeur à l'école supérieure de pharmacie de Paris. **Botanique Cryptogamique pharmaceutico-médicale**, 2 vol. gr. in-8° de 500 pages avec de nombreuses figures dans le texte et des planches hors texte dessinées par FAGUET.

Le tome 1, qui comprend la 1ʳᵉ et la 2ᵉ partie est en vente. Il forme 1 vol. de 500 pages, avec 130 figures dans le texte et une planche en taille-douce, hors texte, prix...,......   12 fr.

PORTES (L.), chimiste expert de l'Entrepôt, pharmacien en chef de Lourcine, et F. RUYSSEN. — **Traité de la Vigne et de ses produits**, précédé d'une préface de M. A. CHATIN, membre de l'Institut, directeur de l'École supérieure de pharmacie de Paris 2 forts volumes de plus de 700 pages chacun, avec de nombreuses figures dans le texte. Prix de l'ouvrage complet........   24 fr.

Le Tome Iᵉʳ et le 1ᵉʳ fascicule du tome II sont en vente, la fin de l'ouvrage, qui se paye d'avance, sera remise aux souscripteurs en 1887.

POULSEN (V.-A.) **Microchimie végétale,** guide pour les recherches phytohistologiques à l'usage des étudiants, traduit d'après le texte allemand par J. Paul LACHMANN, licencié ès sciences naturelles. 1 vol. in-18 ....   2 fr.

QUELET (Lucien). — **Enchiridion Fungorum in Europa Media** et præsertim in Gallia vigentium. 1 vol. in-18, cartonnage percaline verte, toile rouge.........................   10 fr.

Exemplaire interfolié de papier blanc quadrillé........   14 fr.

TASSY (L.), conservateur des forêts. — **Aménagement des forêts.** 1 vol. in-8° de 700 pages. 3ᵉ *édition* très augmentée, 1887. 8 fr.

TASSY (L.). — **État des Forêts en France,** travaux à faire et mesures à prendre pour les rétablir dans les conditions normales. Une brochure de 120 pages..........................   2 fr.
Ce travail est extrait de la 3ᵉ édition de « l'Aménagement des Forêts ».

WUNSCHE (Otto), professeur au Gymnasium de Zwickau. — **Flore générale des Champignons.** Organisation, propriétés et caractères des familles, des genres et des espèces, traduit de l'allemand et annoté par J.-L. de LANESSAN, professeur agrégé à la Faculté de médecine de Paris. 1 vol. in-18 de plus de 550 pages. 8 fr.
Cartonné diamant..............................   9 fr.

ZOOLOGIE ET ANTHROPOLOGIE

BÉRENGER-FÉRAUD (L.-J.-B.), médecin en chef de la marine. — **La Race provençale.** Caractères anthropologiques, mœurs, coutumes, aptitudes, etc. et ses peuplades d'origine. 1 vol. in-8°, de 400 pages .... 8 fr.

CORRE (A.), professeur agrégé à l'École de Brest. — **La Mère et l'Enfant dans les Races humaines.** In-18 de 300 pages, avec figures dans le texte .... 3 fr. 50

DICTIONNAIRE DES SCIENCES ANTHROPOLOGIQUES. (Voir aux *Dictionnaires*.)

HOVELACQUE (Abel). — **Les débuts de l'humanité. L'homme primitif contemporain.** In-18 de 336 pages, avec 40 figures dans le texte .... 3 fr. 50

HUXLEY (Th.), secrétaire de la Société royale de Londres et MARTIN (H.-N.). — **Cours élémentaire et pratique de Biologie,** traduit de l'anglais par F. PRIEUR. 1 vol. in-18 de 400 pages. 4 fr.

LANESSAN (J.-L. de), professeur agrégé d'histoire naturelle à la Faculté de médecine de Paris. — **Traité de Zoologie. Protozoaires.** 1 beau vol. gr. in-8° de 350 pages, avec une table alphabétique, et 300 figures dans le texte .... 10 fr.

> Le traité de zoologie paraît par volumes ou parties à 300 ou 400 pages, ornés de très nombreuses figures, contenant chacune l'histoire complète d'un ou plusieurs groupe d'animaux, et terminées par une table analytique.
> 1re partie. — *Les Protozoaires* (parue).
> 2e partie. — *Les Œufs et les Spermatozoïdes des Métazoaires. Les Cœlentérés* (sous presse).
> 3e, 4e et 5e partie. — *Les Vers et les Mollusques.*
> 6e et 7e partie. — *Les Arthropodes.*
> 8e 9e 10e partie. — *Les Proto-Vertébrés et les Vertébrés.*

LANESSAN (J.-L. de). — **Manuel de Zootomie,** guide pratique pour la dissection des animaux vertébrés et invertébrés à l'usage des étudiants en médecine, des écoles vétérinaires et des élèves qui préparent la licence ès sciences naturelles, par AUGUST MOJSISOVICS ELDEN VON MOSJVAR, privat-docent de zoologie et d'anatomie comparée à l'Université de Gratz. Traduit de l'allemand et annoté par J.-L. DE LANESSAN. 1 vol. in-8° d'environ 400 pages avec 128 figures dans le texte .... 9 fr.

LANESSAN (J.-L. de). — **Le Transformisme. Évolution de la matière et des êtres vivants.** 1 fort vol. in-18, de 600 pages, avec figures dans le texte .... 6 fr.

PHILIPPON (Gustave), Ex-professeur d'Histoire naturelle au Lycée Henri IV. — **Cours de zoologie, l'homme et les animaux,** rédigé suivant les nouveaux program., pour les Lycées et Collèges, et à l'usage des Écoles normales primaires. Un joli vol. in-18 cart. toile, de 500 pages, avec 300 figures dans le texte .... 4 fr. 50

RAY-LANKESTER (E.), professeur de zoologie et d'anatomie comparée à l' « University college » de Londres. — **De l'embryologie et de la classification des animaux.** 1 vol. in-18 de 107 pages, avec 37 figures hors texte .... 1 fr. 50

VÉRON (Eugène). — **Histoire naturelle des Religions.** — Animisme. — Religions mères. — Religions secondaires, — Christianisme. — 2 vol. in-18 formant 700 pages .... 7 fr.

WAGNER (Moritz), — **De la Formation des espèces par la ségrégation.** traduit de l'allemand. 1 vol. in-18 ...... 1 fr. 50

MINÉRALOGIE ET PALÉONTOLOGIE

JAGNAUX (R.), membre de la Société Minéralogique de France et de la Société des Ingénieurs. — **Traité de Minéralogie appliquée** aux arts, à l'industrie, au commerce et à l'agriculture, comprenant les principes de cette science, la description des minéraux, des roches utiles et celle des procédés industriels et métallurgiques auxquels ils donnent naissance, à l'usage des candidats à la licence, des ingénieurs, des chimistes, des métallurgistes, des industriels, etc., etc. Un très fort volume gr. in-8 de 900 pages, avec 468 figures dans le texte........................   20 fr.

PORTES (L.), pharmacien en chef de l'hôpital de Lourcine. — **Manuel de minéralogie.** 1 vol. in-18 jésus, cartonné diamant, de 366 pages, avec 66 figures intercalées dans le texte.....   5 fr.

ZITTEL (Karl), professeur à l'Université de Munich, et SCHIMPER (Ch.), professeur à l'Université de Strasbourg. — **Traité de Paléontologie.** Traduit de l'allemand par Ch. Barrois, maître de conférences à la Faculté des sciences de Lille, 3 vol. grand in-8 de 700 à 800 pages chacun, avec 1800 figures dans le texte.

Le tome I — *Paléozoologie.* 1 vol. in-8 de 770 pages, avec 563 figures dans le texte, est en vente................   37 fr. 50

Le Tome II — *Paléozoologie* (fin). — Comprenant les mollusques et les articulés, 900 pages, avec 1.109 fig. dans le texte.   45 fr.

Le Tome III — *Paléobotanique.* (Sous presse).

CHIMIE, ÉLECTRICITÉ ET MAGNÉTISME

BARDET (G.). — **Traité élémentaire et pratique d'électricité médicale** avec une préface de M. le prof. C. M. Gariel, 1 beau vol. in-8 de 640 pages, avec 250 figures dans le texte. 10 fr.

BARÉTY (A.), ancien interne des hôpitaux de Paris. — **Le Magnétisme animal,** étudié sous le nom de force neurique rayonnante et circulante, dans ses propriétés physiques, physiologiques et thérapeutiques. Un vol. gr. in-8 de 640 pages avec 82 figures.............................   14 fr.

BERNHEIM, professeur à la Faculté de médecine de Nancy. — **De la suggestion et de ses applications à la thérapeutique.** 1 vol. in-18 cartonné diamant de 450 pages avec c figures dans le texte.............................   6 fr.

BOUDET DE PARIS, ancien interne des hôpitaux de Paris. — **Électricité médicale.** Études électrophysiologiques et cliniques. 1 vol. gr. in-8 de 600 pages, avec de nombreuses figures dans le texte. Cet ouvrage paraîtra en 3 fascicules. Le 1er fascicule est en vente, il forme 100 pages.......................   3 fr.

Le 2e et le 3e fascicule paraîtront en 1887.

BOUDET DE PARIS : **La Photographie sans appareils** pour la reproduction des dessins, gravures, photographies et objets plans quelconquo, in-8 avec 10 planches hors texte en héliogravure.............................   3 fr. 50

DUTER (E.), agrégé de l'Université, docteur ès sciences physiques, professeur de physique au lycée Louis-le-Grand. — **Cours d'é-**

lectricité rédigé conformément aux nouveaux programmes. 1 vol. in-18, cartonné toile, de 280 pages, avec 200 figures dans le texte.. 3 fr. 50

GARIEL (C.-M.), professeur à la Faculté de médecine de Paris, membre de l'Académie de médecine, ingénieur en chef des Ponts et chaussées. — **Traité pratique d'électricité**, comprenant les les applications aux *Sciences* et à l'*Industrie* et notamment à la *Télégraphie*, à l'*Éclairage électrique*, à la *Galvanoplastie*, à la *Physiologie*, à la *Médecine*, à la *Météorologie*, etc., etc. Deux beaux volumes grand in-8 formant 1000 pages avec 600 figures dans le texte. Ouvrage complet..................... 24 fr.

GIBIER (P.), — **Le Spiritisme** (Fakirisme occidental), un vol. in-18 de 400 pages avec figures........................ 4 fr.

GRAHAM (professeur). — **La chimie de la panification**, traduit de l'anglais, 1 vol. in-18...... .... 2 fr.

HÉTET, pharmacien en chef de la marine, professeur de chimie à l'École de médecine navale de Brest. — **Manuel de chimie organique** avec ses applications à la médecine, à l'hygiène et à la toxicologie. 1 vol. in-18, de 880 pages, avec 50 figures dans le texte. Broché, 8 fr. — Cartonné..................... 9 fr.

JAGNAUX (R.), professeur de chimie à l'Association philotechnique, membre de la Société Minéralogique de France, et de la Société des ingénieurs civils, etc. — **Traité de chimie générale analytique et appliquée**, 4 vol. grand in-8 formant 2200 pages avec 800 figures dans le texte, et deux planches en couleur, hors texte.. 48 fr.

JAGNAUX (R.). — **Traité pratique d'analyses chimiques et d'essais industriels**, méthodes nouvelles pour le dosage des substances minérales, minerais, métaux, alliages et produits d'art, à l'usage des ingénieurs, des chimistes des métallurgistes, etc. 1 vol. in-18 de 500 pages avec figures................ 6 fr.

OCHOROWICZ (J.), ancien professeur agrégé à l'Université de Lemberg. **La Suggestion mentale**. 1 vol. in-18 jésus, de 500 pages.. 5 fr.

YUNG (Émile), Privat-Docent à l'Université de Genève. — **Le Sommeil normal et le Sommeil pathologique**, magnétisme animal, hypnotisme névrose hystérique, 1 vol. in-18. 2 fr. 50

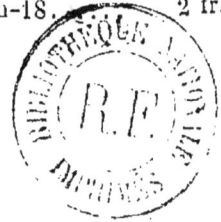

1565. — Tours imp. Rouillé-Ladevèze, DESLIS Frères successeurs.

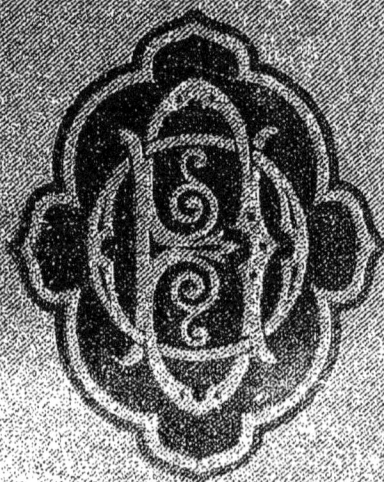